AF466250

TRAITÉ PRATIQUE

DE

# CHIRURGIE ORTHOPÉDIQUE

# TRAITÉ PRATIQUE

DE

# CHIRURGIE

# ORTHOPÉDIQUE

PAR

LE Dr P. REDARD

LAURÉAT DE L'INSTITUT
ANCIEN CHEF DE CLINIQUE CHIRURGICALE DE LA FACULTÉ DE MÉDECINE
DE PARIS
CHIRURGIEN DU DISPENSAIRE FURTADO-HEINE
MEMBRE CORRESPONDANT DE L'AMERICAN ORTHOPEDIC
ASSOCIATION, ETC., ETC.

Avec 771 figures dans le texte.

PARIS
OCTAVE DOIN, ÉDITEUR
8, PLACE DE L'ODÉON, 8

1892

# PRÉFACE

L'importance, la fréquence, le traitement des affections orthopédiques ont, de tout temps, attiré l'attention des chirurgiens et particulièrement des chirurgiens français.

Injustement délaissée pendant de nombreuses années, l'Orthopédie a récemment repris le rang qui lui est dû. D'immenses progrès ont été réalisés.

En Europe, aux États-Unis, l'étude scientifique et clinique de cette spécialité est aujourd'hui en grand honneur.

Bien que nous possédions en France de remarquables travaux sur cette branche de la chirurgie, il n'existe pas de traité d'ensemble donnant l'état actuel des connaissances *pratiques* déjà acquises, de celles qui sont encore à acquérir. Notre *Traité pratique de Chirurgie orthopédique* a pour but de combler cette lacune.

Nous dédions cette œuvre à Madame C. Furtado-Heine dont la charité et la libéralité ont permis la création, à Paris, d'un important Dispensaire avec une section d'orthopédie et de chirurgie des enfants.

C'est dans ce service, dont nous avons la direction chirurgicale, que nous avons pu étudier les difformités orthopédiques, appliquer les diverses méthodes que nous exposons dans ce *Traité*.

Nous adressons à Madame C. Furtado-Heine l'expression de notre profonde reconnaissance.

# TRAITÉ PRATIQUE

DE

# CHIRURGIE ORTHOPÉDIQUE

---

## HISTOIRE DE L'ORTHOPÉDIE

Avant la création du mot *Orthopédie*, les anciens avaient reconnu la nécessité d'étudier le traitement des difformités.

Hippocrate établissait une division entre les déviations du rachis de cause externe et de cause interne. Aux premières, on opposait l'extension et la contre-extension combinées à la pression exercée sur la gibbosité. Contre les secondes, on employait le procédé barbare de la succussion qu'Hippocrate signale d'ailleurs pour le combattre. Dans son chapitre sur les maladies des articulations, le médecin grec indique les moyens de redresser et de maintenir le pied bot après l'opération.

Certaines dénominations anciennes que la médecine a gardées prouvent que les difformités étaient déjà l'objet d'une étude spéciale. C'est ainsi que les mots grecs *lordose*, *scoliose*, *cyphose*, nous sont venus de Galien.

Pendant longtemps et jusqu'à Ambroise Paré et Fabrice de Hilden, les notions d'orthomorphie ne firent guère de progrès.

Les Arabes ne nous ont laissé que des compilations et peu de travaux originaux. Leur chirurgie, sous le rapport de l'orthopédie, n'est qu'un reflet des anciennes traditions. La question des cals difformes est cependant discutée. Rhazès repousse les procédés brusques et violents. Avicenne pense que la rupture du cal peut être obtenue par des moyens de douceur qui n'exposent pas à une nouvelle fracture.

Avec Ambroise Paré, la chirurgie brille d'un nouvel éclat. Les travaux de ce chirurgien, ceux de ses élèves et de ses successeurs, préparent les bases même de l'orthopédie qui va prendre corps avec la publication d'Andry.

Les déviations du rachis, le pied bot, sont cependant les seules difformités qu'étudient les chirurgiens de cette époque. Ambroise Paré imagine un corselet d'acier, une bottine pour corriger le pied bot, un doigtier pour suppléer à l'action des tendons des extenseurs du pouce, sectionnés à la suite de blessures.

Arcœur, chirurgien espagnol, contemporain d'Ambroise Paré, invente quelques appareils orthopédiques.

Pendant longtemps encore, les appareils jouent le principal rôle, soit pour corriger les déformations, soit pour suppléer à quelque impotence fonctionnelle.

Les moyens mécaniques, plus ou moins ingénieux, consistent toujours dans les pressions, l'extension. C'est ainsi que, dès 1660, Glisson emploie l'extension et la suspension au moyen d'un collier, dit *escarpolette anglaise*, par un procédé analogue à celui recommandé dans ces dernières années par L.-A. Sayre, de New-York.

Nuck et Solingen inventent un collier très ingénieux destiné au traitement du torticolis.

L'année 1641 marque un progrès important dans l'histoire de l'orthopédie. A cette date I. Minnius sectionne à ciel ouvert le sterno-cléido-mastoïdien. Tulpius, Flurianus, Mekren, Blasius, Roonhuysen (1670), suivent son exemple.

Cheselden recommande, en 1740, l'usage de *bandes adhésives* dans le traitement du pied bot. Cette méthode, appliquée au traitement d'autres difformités, s'est aujourd'hui généralisée et rend les plus grands services dans la pratique orthopédique.

Bientôt Andry publie, en 1741, son ouvrage l'*Orthopédie ou l'art de corriger, dans les enfants, les difformités du corps*. D'après cet auteur, le mot *orthopédie* qu'il propose le premier, dérive des deux mots grecs : ορθός, *droit;* παῖς, *enfant*. De Saint-Germain se demande si ce mot a bien réellement l'étymologie qu'on lui donne et s'il ne vient pas plutôt de παιδεία, *éducation;* orthopédie voulant dire : éducation correcte de l'enfant.

Quoi qu'il en soit de cette question, il est juste de reconnaître que c'est à Andry que l'on doit le premier traité sur la matière. Cet auteur a eu, le premier, l'idée de centraliser dans un ouvrage d'ensemble tout ce que l'on savait à cette époque sur les causes, les symptômes, le traitement des difformités. On trouve dans cet ouvrage, publié à l'âge de quatre-vingts ans, des notions pratiques sur les causes des déviations de la taille et sur leur traitement. Andry accorde une grande influence à l'hygiène scolaire.

L'œuvre d'Andry ne fut suivie que de quelques travaux peu importants sur des appareils mécaniques empruntés au passé et modifiés.

Levacher (1768) propose une machine à extension pour le traitement des incurvations du rachis chez les enfants.

Portal publie, en 1779, son livre sur *la Nature et le traitement des incurvations du rachis et des membres*, et insiste sur la valeur du traitement préventif des difformités.

André Venel (1780) crée un établissement orthopédique à Orbe, dans le canton de Vaud, et publie, en 1778, une brochure dans laquelle il expose le traitement des déviations de la taille et décrit, le premier, le *lit à extension*, modifié plus tard par Heine de Wurzbourg et importé, en France, en 1823, par Milly. Il invente son appareil pour le traitement du pied bot, le *sabot de Venel*.

Vers la même époque, Typhaine et Verdier exercent l'orthopédie à Paris, Jackson et Sheldrake à Londres, Bruckner et Heine en Allemagne.

Vers 1793, Jaccard succède à Venel.

D'Ivernois et E. Mellet, élèves de Venel, fondent, à Paris, des établissements orthopédiques. On doit à Mellet (1823) une thèse sur *la torsion des pieds*, dans laquelle il décrit les appareils de Venel et Jaccard, et un intéressant *Manuel pratique d'orthopédie* (1836).

En 1827, paraît la *Méthode nouvelle pour le traitement des déviations de la colonne vertébrale*, de C.-G. Pravaz.

En 1829, les *Recherches sur les principales difformités du corps humain*, de Jalade-Lafond; en 1833, l'*Orthopédie clinique*, de C.-A. Maisonnabe; en 1838, le *Traité des difformités du système osseux*, de Humbert et Jacquier.

Jusqu'à ce moment, les progrès consistent à peu près seulement dans l'amélioration des appareils; les déviations du rachis, les pieds bots sont les seules difformités orthopédiques étudiées. Signalons cependant les travaux de Richter sur le torticolis, ceux de Duverney, J.-L. Petit sur les affections articulaires et osseuses.

Avec le XVIII^e siècle commence l'ère véritablement scientifique de l'orthopédie. A l'empirisme des premiers chirurgiens succède l'étude raisonnée des causes, des lésions anatomiques, de la physiologie pathologique des difformités sur lesquelles se basent des traitements rationnels.

Palletta publie ses remarquables études anatomiques sur la *luxation congénitale de la hanche* et complète l'histoire de la *spondylite* déjà étudiée par Percival Pott.

Scarpa publie, en 1802, son admirable travail sur les *pieds bots* et donne une étude complète de l'anatomie pathologique du pied varus, que les descriptions modernes ont peu modifiée.

La Société de médecine de Londres met au concours en 1822 : *De la valeur des moyens mécaniques dans la cure des difformités de la colonne vertébrale.*

Bampfield, J. Shaw (*On the nature and treatment of distorsions*, 1823; *Further observations on the lateral curvature of the spine*), Dods (*On the spine*), Ward, publient d'importants mémoires sur ce point.

En 1821, Dupuytren pratique la ténotomie sous-cutanée du sterno-cléido-mastoïdien, adoptée par Dieffenbach (1830), Stromeyer (1836), Syme (1833), Bouvier (1836), J. Guérin (1837).

Le célèbre chirurgien publie, en 1882, ses travaux sur les *luxations congénitales de la hanche.*

Les établissements pour le traitement des difformités se multiplient : Heine fonde un institut orthopédique à Wurzbourg, Humberg à Morley (Meuse), Milly à Chaillot (1846), Pravaz à Lyon (1845), Delpech à Montpellier.

Vers 1830, il existait, à Paris, huit ou dix instituts orthopédiques.

Vers l'année 1827, on note une réaction contre l'abus des appareils mécaniques et des lits à extension.

Lachaise, un des premiers, critique l'usage exclusif des lits à extension qui ne doivent, à son avis, servir que comme des moyens adjuvants ; avec Andry et Portal, on insiste sur la valeur de la gymnastique et du traitement préventif.

Avec Delpech, Pravaz, l'hygiène et la gymnastique reprennent le rang qui leur est dû dans la prophylaxie des déformations.

L'Académie des sciences met au concours, pour l'un des prix Montyon, la question du *Traitement des difformités par la gymnastique et les appareils mécaniques.*

Après trois concours infructueux, huit ans après l'ouverture du concours, J. Guérin et Bouvier remportent le prix.

Parmi tous les chirurgiens auxquels revient le mérite de la renaissance de l'orthopédie au commencement de ce siècle, Delpech se distingue entre tous par ses remarquables publications. Résumant les travaux de ses devanciers, ajoutant le fruit de ses propres recherches, il publie (1829), un *Traité d'Orthomorphie* dans lequel il étudie la pathogénie, les états morbides qui sont le point de départ des difformités, le rôle des muscles dans les déviations, l'anatomie pathologique. Il donne, en détail, le traitement hygiénique, gymnastique, médical ou opératoire, suivant les cas. Delpech a le mérite d'avoir indiqué les ressources que la chirurgie peut fournir à l'orthopédie. C'est à Delpech que revient l'honneur d'avoir, *le premier*, fait, en 1816, la *section sous-cutanée* du tendon d'Achille. Jusqu'à ce moment les sections tendineuses avaient été pratiquées à ciel ouvert (I. Minnius (1635), Lorenz (1782), Thilénius (de Francfort) (1784). Delpech fit voir l'innocuité de la méthode sous-cutanée. L'exemple de Delpech ne tarde pas à être suivi. Dupuytren (1821), Stromeyer (1833), D.-L. Rogers (1844), Gunther, Dieffenbach, Cooper, Little adoptent la ténotomie sous-cutanée. De Serre, Sédillot, Bouvier, Duval, Philips, Bonnet, mais surtout J. Guérin, en proclament l'utilité et les nombreuses applications.

De nombreux abus suivent la découverte de la ténotomie sous-cutanée, la section des tendons ou des muscles paraissent devoir guérir toutes les difformités. Avec Duchenne (de Boulogne) et quelques médecins instruits, on reconnaît que les causes des difformités tiennent à des lésions musculaires et nerveuses variées, les unes justiciables de la ténotomie, les autres devant être traitées par l'électricité, l'hydrothérapie, la gymnastique, etc.

Deux noms doivent être associés à celui de J. Guérin dans cette brillante période de la chirurgie orthopédique, ceux de V. Duval et de Bouvier. V. Duval pratique un des premiers, après Delpech, les ténotomies sous-cutanées et démontre la valeur de cette opération dans son excellent *Traité pratique du pied bot*, réédité récemment par son fils E. Duval, avec des additions importantes. Malgré les injustes tracasseries dont il est l'objet, il dirige avec éclat la consultation hebdomadaire d'orthopédie du Bureau central, créée par arrêté du Conseil général des hospices en 1831.

J. Guérin attire l'attention du monde médical par son enseignement clinique à l'hôpital des Enfants (1838), par ses études sur les lits orthopédiques, la ténotomie, les déviations du rachis. Malgré les services rendus, J. Guérin, n'appartenant pas au monde officiel, est congédié et privé de son service d'hôpital, en 1848.

Bouvier commence ses études d'orthopédie dans son établissement de Chaillot. Bientôt nommé médecin des hôpitaux, en 1831, il finit par obtenir un service de médecine à l'hospice des Enfants trouvés (1838), puis à l'hôpital des Enfants. Il publie un mémoire sur le pied bot et son traitement par la section du tendon d'Achille, il indique la cause des insuccès. Il recommande une seule incision à la peau et au lieu de laisser le pied dans l'extension, comme le faisait Delpech, il le place de suite dans la flexion. Il démontre le rôle exagéré que l'on a voulu faire jouer à la rétraction musculaire, particulièrement pour les déviations du rachis. Il faudrait une longue bibliographie pour donner une idée de l'importance des travaux de Bouvier sur l'orthopédie. Nous nous contenterons de citer ses recherches sur les corsets, sur le mal de Pott, le torticolis, la paralysie musculaire atrophique. Ses leçons sur les *Affections du système locomoteur* (1858) contiennent de précieux documents sur l'anatomie et la physiologie pathologique des difformités.

P. Bouland fut le digne collaborateur de Bouvier dans plusieurs de ses travaux, et publia des mémoires originaux très importants sur les scolioses.

A. Bonnet (de Lyon) fait paraître, en 1841, son *Traité des sections tendineuses et musculaires*, et quelques années plus tard un *Traité des maladies des articulations*.

C.-G. Pravaz (de Lyon) publie d'intéressants mémoires sur le traitement des difformités et particulièrement le *Traité théorique et pratique des luxations congénitales du fémur* (1847).

Citons encore les tentatives de Louvrier (1837), pour la rupture des ankyloses au moyen de puissantes machines. Cette méthode abandonnée en raison des nombreux insuccès du début, fut perfectionnée et heureusement reprise par Dieffenbach, Palasciano, Bonnet (de Lyon). Elle devient le point de départ des études sur l'ostéoclasie que Delore applique, dès 1865, au traitement du genu valgum.

En 1815, Lemercier, chirurgien français, resèque les deux fragments du tibia pour un cal vicieux.

En 1834, Clémot (de Rochefort) ouvre une ère nouvelle à l'ostéotomie en créant son procédé d'excision cunéiforme du cal.

En 1840, Jobert de Lamballe fait la première ostéotomie pour redresser une courbure rachitique.

Velpeau émet l'idée, en 1839, d'appliquer la resection cunéiforme aux déviations du pied, du genou, du poignet et du coude.

En 1847, Maisonneuve pratique la première opération d'ostéotomie pour ankylose de la hanche.

Malgaigne (1847) signale, en termes précis, l'idée et le manuel opératoire de l'ostéotomie sous-cutanée pratiquée plus tard par Meyer et Langenbeck.

Les citations précédentes démontrent la priorité des chirurgiens français pour la plupart des opérations importantes de chirurgie orthopédique.

Les chirurgiens étrangers prennent aussi une grande part dans les progrès orthopédiques de cette époque, appliquent les méthodes sanglantes opératoires à la cure des difformités.

En Italie, paraissent les travaux de Cittadini (1820) et de du Camus (1838) sur le traitement chirurgical des pseudarthroses; ceux de Portal (de Palerme) et de Gherardi sur les cals difformes; ceux de Petrali (de Vicenze) et de Bertrandi (de Milan), sur les difformités osseuses. Bruni (de Naples) et Carbonai (de Florence) dirigent des établissements orthopédiques.

Vers 1845, Rizzoli propose la fracture du fémur sain dans le but de raccourcir le membre correspondant et de lui donner la même longueur que son voisin, plus court à la suite de fracture.

Il fait voir l'importance de l'ostéoclasie et invente un ostéoclaste, *macchinetta ossifraga*, qu'il applique au traitement de l'ankylose de la hanche, du genou, des luxations.

Il applique l'ostéotomie linéaire à la cure des contractures de la mâchoire.

En Allemagne, les chirurgiens démontrent, par de nombreuses opérations, la valeur des ostéotomies et des resections.

Dès 1826, Rhea Barton (de Philadelphie) sectionne le fémur dans un cas d'ankylose de la hanche. Vilcox pratique, en 1849, la resection de la hanche. David L. Roger (1834) et Detmold pratiquent, les premiers, en Amérique, des ténotomies et des myotomies sous-cutanées.

Valentine Mott (1842) dans ses *Voyages dans l'Est et en Europe*, exprime son admiration pour la science orthopédique telle qu'il l'a vue pratiquer à Paris. La mort soudaine de V. Mott ne lui permet pas de réaliser son projet de création d'un institut orthopédique à New-York.

Chase (1842) publie un mémoire sur le traitement du pied bot sans ténotomie. Muller (1845) fait un travail sur le même sujet. H.-J. Bigelow, dans son important *Manual of Orthopædic Surgery* (1845), fait une large part au traitement chirurgical des difformités, par les myotomies sous-cutanées. Avec le pied bot, les déviations rachidiennes, le torticolis, il s'occupe du traitement du bégaiement et du strabisme.

Quelques années plus tard, vers 1852, David Green invente les appareils à traction élastique, perfectionnés plus tard par Barwell, Bruns, et recommande un très ingénieux appareil d'extension destiné aux affections de la hanche.

C.-F. Taylor invente son appareil pour le traitement mécanique du mal de Pott. Bauer, L.-A. Sayre, C.-F. Taylor et l'Ecole orthopédique américaine s'occupent du traitement *préventif* et *curatif* des difformités succédant à des affections articulaires. Ils démontrent la valeur du traitement mécanique par des appareils et des attelles à traction et à extension.

L.-A. Sayre pratique un des premiers, en 1854, la resection de la hanche, propose en 1862 son opération pour le traitement des ankyloses de la hanche, et invente, quelques années plus tard, de très nombreux appareils orthopédiques, parmi lesquels l'admimirable corset plâtré.

En Allemagne, Ross, Wildberger, Eulenburg, Meyer, Heine (de Wurzbourg), Berend, Bruns (de Tubinge), s'occupent surtout du traitement opératoire des difformités. Meyer et Langenbeck appliquent l'ostéotomie sous-cutanée au traitement des cals vicieux et des courbures rachitiques. Werner publie un intéressant mémoire : *Reform der Orthopædie*, Berlin, 1851.

Les Instituts orthopédiques de Berend (fondé en 1840), d'Eulenburg (fondé en 1851), de Löwenstein à Berlin, de Zahn à Nuremberg, de Hessing à Göggingen près d'Augsbourg, de Kriegel et Nussbaum à Munich, sont florissants et reçoivent de nombreux malades.

En Angleterre, Little fonde à Londres le Royal Orthopædic Hospital. Le National et le City Orthopædic Hospital sont destinés au traitement des difformités.

Bishop, Tamplin, W. Adams, Brodhurst, Lonsdale, Little, M. Roth, L.-J. Chance, Bigg publient leurs intéressants travaux sur l'orthopédie.

De 1860 à 1870, paraissent les travaux de Malgaigne (*Leçons d'orthopédie*, 1862), de G. Gaujot et E. Spillmann (*Arsenal de la chirurgie contemporaine*, 1867), en France; de G. Fischer, de Klopsch, de R. Nitzsche (de Dresde), de Goldschmidt, de Lorinser, de Langgaard (*Zur Orthopædie*), de L. Bauer, de Scharlau (*Handbuch der orthop. Chirurgie*, 1870), de Bœttger (*Beiträge zur Orthopædick*, 1871), de Langenbeck, en Allemagne; de L.-J. Chance, Heather H. Bigg, Little, W. Adams (*Club-foot*, 1860), Barwell (*On the cure of club-foot*), en Angleterre; de Bauer, D. Prince (*Orthopædics for* 1866), Ph. Wales (*Mechanical therapeutics*, Philadelphie, 1867), en Amérique.

Les opérations chirurgicales pratiquées pour les difformités étant souvent suivies d'accidents, sont combattues par quelques orthopédistes, timidement pratiquées par d'autres.

De 1870 à 1890, les progrès obtenus en orthopédie sont considérables.

Ces progrès sont dus à l'étude plus scientifique des difformités par des chirurgiens instruits et possédant des connaissances médicales générales, aux ressources créées par la *chirurgie antiseptique* qui permet de faire, avec sécurité, toutes les opérations orthopédiques nécessaires, à l'association dans une juste mesure des moyens chirurgicaux aux moyens mécaniques, anciens ou nouveaux.

Le bistouri, l'ostéotome, la scie deviennent de puissants auxiliaires dans le traitement des difformités, incurables par d'autres moyens.

L'*ostéotomie* est appliquée à la cure des cals vicieux (Lister, Bardeleben, Richet, Lefort, Verneuil, Ollier, Poncet); des ankyloses de la hanche (Adams, Gant, L.-A. Sayre, Volkmann); des courbures rachitiques (Wahl, Howard Marsh, Bœckel, Lannelongue); du genu valgum (Max Schede, Volkmann, Billroth, Annandale, Ogston, Reeves, Messenger Bradley, Riedinger, Chiene, W. Macewen, Demons, Beauregard). W. Macewen fait surtout connaître la valeur de l'ostéotomie, et particulièrement de l'*ostéotomie cunéiforme*, appliquée à la cure des difformités.

Les sections osseuses, les diverses resections totales ou partielles des os du tarse sont appliquées à la cure du pied bot (Weber, Davis Colley, Little, Lund, Ried, Rupprecht, Kocher, Hahn, E. Bœckel, Gross, Margary, Chauvel, A. Paci, Lannelongue, Lucas-Championnière, Ch. Nélaton). Cette magnifique méthode chirurgicale transforme le traitement de cette difformité et permet la guérison des cas les plus graves, les plus invétérés.

Les *resections* osseuses articulaires sont largement appliquées à la cure des difformités et donnent de brillants résultats. Ollier publie ses remarquables travaux sur ce sujet.

L'*ostéoclasie* manuelle de Delore (de Lyon), ou instrumentale, prend une extension considérable. Collin et V. Robin (de Lyon) ont le mérite de construire des ostéoclastes reposant sur des données scientifiques. V. Robin a le très grand mérite de créer une véritable méthode nouvelle d'ostéoclasie, qui rend tous les jours d'immenses services dans le traitement des difformités.

L'Ecole de Lyon, toujours au premier rang pour le traitement des affections orthopédiques, avec Ollier, V. Robin, D. Mollière, Vincent, A. Poncet, Tripier, Levrat, perfectionnent les méthodes d'ostéoclasie et l'appliquent avec succès au traitement des ankyloses et des déviations latérales du genou.

Aysaguer (1879), Campenon (1883), Pousson (1886) publient de remarquables travaux sur l'ostéotomie et l'ostéoclasie.

Les interventions sanglantes sont proposées pour la cure des luxations congénitales de la hanche (Margary, Hoffa).

Les sections tendineuses à ciel ouvert sont fréquemment pratiquées dans des cas spéciaux, et quelques chirurgiens ont même de la tendance à les substituer dans presque tous les cas aux sections tendineuses sous-cutanées (Volkmann, A. Lorenz).

A.-M. Phelps (de New-York) publie son importante méthode de traitement du pied bot par les sections tendineuses et ligamenteuses.

L'*Arthrodèse*, récente conquête de la chirurgie orthopédique, grâce aux travaux d'Albert (de Vienne), Von Lesser, Zinsmeister, J. Wolff, Karewski, Defontaine, Petersen, Ogston, a ses applications dans de nombreux cas.

Grâce aux travaux précédents, la chirurgie, malgré quelques abus, est aujourd'hui inséparable de l'orthopédie. Ses indications sont nettement posées, les procédés opératoires sont précis et appropriés aux différents cas.

Les résultats obtenus par le traitement *mécanique*, la *mécanothérapie*, ne sont pas moins importants.

Les exercices orthopédiques, de suspension et de redressement basés sur l'étude de la physiologie des mouvements ont pris dans ces derniers temps une juste extension. La méthode de redressement brusque ou forcé, particulièrement utile dans le traitement du pied bot, des ankyloses, du genu valgum, des luxations, mal appliquée au début, tend à reprendre la place qu'elle mérite.

Le corset plâtré de L.-A. Sayre (1874), malgré d'injustes critiques, reste un appareil de premier ordre qui rend des services signalés dans le traitement des affections du rachis.

Les appareils à immobilisation, à extension continue, surtout recommandés par Lannelongue et les chirurgiens américains, les appareils à traction continue, à traction élastique, les bandages adhésifs, sont mieux connus et journellement appliqués dans les difformités articulaires. Les chirurgiens américains contribuent pour une large part au traitement des difformités à la suite des maladies articulaires, et nous aurons souvent l'occasion de signaler les ingénieux appareils qu'ils ont proposés.

Les appareils, bandages, corsets que le chirurgien peut construire lui-même, appareils rigides de contention ou de redressement, principalement les appareils plâtrés, aujourd'hui très perfectionnés, donnent des cures rapides et brillantes.

Quant aux appareils orthopédiques, on sait aujourd'hui à quel point l'art du constructeur est poussé et quels ingénieux mécanismes sont journellement proposés. L'orthopédiste, au courant de la partie mécanique de sa spécialité, donne ses indications pour la construction de ces appareils, les modifie suivant les besoins et surveille leur application.

D'importants travaux (*G.-H. Meyer. Die Statik und Mechanik des menschlichen Knochengeruestes ; Hueter. Aetiologie der Fusswurzel-Contracturen, Arch. f. Klin. Chir.*, 1863, t. IV, et *Klinik der Gelenkkrankh. Leipzig*, 1870), sont faits sur la statique et la mécanique animale.

La gymnastique, basée sur les connaissances physiologiques et sur des principes rationnels, devient un des plus puissants auxiliaires du traitement des difformités.

Les continuateurs de Ling, et particulièrement Zander (gymnastique suédoise), attirent l'attention sur les services que la gymnastique manuelle et mécanique, les exercices orthopédiques et les exercices respiratoires peuvent rendre à l'orthopédie.

La gymnastique manuelle, les manipulations, surtout dans le traitement des scolioses et du pied bot, le massage, sont d'une application journalière dans le traitement des difformités.

L'électricité s'adresse aux difformités d'origine nerveuse et musculaire, qui sont devenues un chapitre important de la chirurgie orthopédique.

L'étiologie, le traitement préventif, consistant à diriger, dans une bonne voie, le développement régulier de l'individu et à supprimer toutes les causes qui peuvent le faire dévier, sont mieux connues.

Dans l'étude des scolioses, on recherche les causes de cette difformité, si difficile à traiter. On insiste sur le traitement préventif, sur l'influence des causes prédisposantes, mauvaises attitudes, hygiène scolaire défectueuse. Le traitement des difformités se ressent de la connaissance plus précise de l'étiologie.

Malgré les immenses progrès réalisés en orthopédie, il existe encore de nombreuses obscurités et des contradictions, surtout dans les indications du traitement de certaines difformités. Nous ne doutons pas que, grâce au concours des chirurgiens de valeur, en Europe et aux États-Unis, qui étudient cette spécialité, aujourd'hui réhabilitée, les quelques desiderata qui existent encore ne disparaissent bientôt.

Parmi les ouvrages d'orthopédie générale, publiés dans ces dernières années, nous citerons :

Holmes. — *Thérapeutique des maladies chirurgicales des enfants.* Trad. par O. Larcher. Paris, 1870.

E. Kormann. — *Compendium der Orthopædie*. Leipzig, 1873.

Schildbach. — *Orthopædische Klinik*. Leipzig, 1877.

B. Brodhurst. — *Orthopædic Surgery*, 1876.

H. Heather Bigg. — *Orthopraxy. The mecanical treatment of deformities*, 1877.

A. Dubreuil. — *Éléments d'orthopédie*, 1882.

P. Vogt. — *Moderne Orthopädik*, 1883.

L.-A. Sayre. — *Leçons cliniques sur la chirurgie orthopédique*, 1879.

De Saint-Germain. — *Chirurgie orthopédique*, 1882.

F. Busch. — *Allgemeine Orthopædie, Gymnastik und Massage*, Leipzig, 1882.

A.-H. Reeves. — *Bodily Deformities and their treatment*, 1886.

*Die Chirurgischen Erkrankungen des Kindesalters*, par F. Beely, F. Trendelenburg, E. von Wahl, F. Meusel, J. Bokai, T. Kocher, C. von Mosengeil, O. Witzel.

A. Schreiber. — *Allgemeine und Specielle Orthopædische Chirurgie*, 1888.

W. Pye. *Surgical treatment of the common Deformities of children*. London, 1889.

E.-H. Bradford et R.-W. Lovett. — *Treatise on Orthopedic Surgery*. New-York, 1890.

*The surgical Diseases of children*, de *Edmund Owen*, traduit récemment par O. Laurent avec des additions importantes, contient plusieurs chapitres intéressants d'orthopédie.

Nous signalerons en faisant la description des difformités et, dans notre bibliographie, les nombreux mémoires originaux et les monographies publiées récemment sur l'orthopédie.

Parmi les principaux auteurs qui, dans ces dernières années, ont fait accomplir de grands progrès à la chirurgie orthopédique, nous devons citer : W. Adams, H.-F. Backer, Balkwill, Barwell, A.-H. Bigg, Brodhurst, R. Dave, C.-T. Dent, R. Fischer, C.-H. Golding Bird, Harrison, J.-W. Havard, J. et E.-M. Little, Robert Jones, Lund, W. Macewen, Marsh, E. Owen, W. Parker, Pye, A.-H. Reeves, Mathias Roth, Bernard Roth, Noble Smith, H.-O. Thomas, W.-J. Walsham, G.-A. Wright, en Angleterre ; E.-H. Bradford, de Forest Willard, V.-P. Gibney, C.-F. Stillman, A.-B. Judson, R. Lovett, T. Morton, A.-M. Phelps, J. Ridlon, L.-A. Sayre, R.-H. Sayre, N.-M. Shaffer, C. Scudder, A.-J. Steele, C.-F. Taylor, H.-L. Taylor, R. Whitman, en Amérique ; Rauchfuss, en Russie ; Beely, Bessel-Hagen, F. Busch, E. Fischer, Hoffa, Karewski, Kölliker (Leipzig), E. Kormann, A. Landerer, (Leipzig), V. Lesser, Mosengeil, H. Nebel, Petersen (Kiel), Schede, A. Schreiber, H. Staffel, R. Vogt, J. Wolff, Volkmann, en Allemagne ; A. Albert, Dollinger, A. Lorenz, en Autriche-Hongrie ; Albanèse, A. d'Ambrosio, A. Paci, Albertini, Bonadei, A. Caselli, Margary, M. Motta, Panzeri, Piantanida, Rota en Italie ; L. Burkhard, Dumont, H. Martin, C. Reymond, Schenk, W. Schulthess, en Suisse; O. Bloch, Ipsen, Sigfred Lévy, Panum, en Danemark; Berg, Murray, A. Wide, G. Zander, en Suède; Casse, Charon, Deschamps, G. Gevaert, en Belgique; Tilanus, en Hollande; Bilhaut, Bouland, Dailly, Defontaine, de Saint-Germain, Kirmisson, Lannelongue, Ollier, Phocas, T. Piéchaud, Pravaz, V. Robin, Verneuil, Thorens, en France.

Aux États-Unis, le nombre des hôpitaux et dispensaires orthopédiques que nous avons visités dans un récent voyage est considérable. Nous citerons à New-York :

*New-York Hospital for Ruptured and Crippled* (chirurgiens : V.-P. Gibney, Royal Whitman).

*Bellevue Hospital Medical College* (Lewis-A. Sayre, J. Bryant; assistant : R.-H. Sayre).

*S. Lucke's Hospital* (W. Shaffer, T. Halsted Myers).

*Nursery and Child's Hospital* (V.-P. Gibney).

*New-York Hospital* (A.-B. Judson).

*New-York Orthopædic Hospital and Dispensary* (N. Shaffer, A.-B. Judson, S. Ketch, T. Halsted Myers, T.-P. Gibney).

*New-York Policlinic* (W.-R. Townsend).

*Vanderbilt Clinic* (J. Ridlon).

A Boston :

*Children's Hospital* (Bradford, Burrell, Brackett, R. Lovett).

*Samaritan Hospital* (dont le premier chirurgien fut Buckminster-Brown, aujourd'hui chirurgien consultant; chirurgiens actuels : Bradfort, R. Lovett).

*Boston city Hospital* (Bradfort, Burrell).

A Philadelphie :

*Orthopædic Hospital* (J.-K. Mittchell, T. Morton, H.-E. Goodmann).

Il existe d'importantes cliniques orthopédiques dans les Collèges ou Universités dont les professeurs sont : L.-A. Sayre, J. Bryant (*Bellevue Hospital medical College*), A.-M. Phelps (*University of the city of New-York*), à New-York ; de Forest Willard (*University of Pensylvania*) ; T. Morton (*Philadelphia policlinic and college for graduater*) ; Bernard Bartow et Roswell Park (*Medical department of the University of Buffalo*) ; J. Moore (*University of Minnesota*) ; G.-W. Ryan (*Clinical lecturer in the Medical College of Ohio*) ; A.-J. Steele (*St-Louis Post-graduate School of medecine*).

A l'*Académie de médecine de New-York*, il existe une section d'orthopédie. L'*American Orthopedic Association*, fondée en 1887, compte actuellement près de quatre-vingt-cinq membres. Ses congrès très importants ont lieu tous les ans.

En Angleterre, il existe depuis longtemps des hôpitaux destinés au traitement des difformités. Nous citerons, à Londres : *The National Orthopædic Hospital*, chirurgiens : W. Adams, F. Fisher, E. Muirrhead Little, G.-F. Roberts; *The Royal Orthopædic Hospital*, chirurgiens : B.-E. Brodhurst, H.-A. Reeves, C. Read, W.-E. Balwill, H.-F. Backer; *City Orthopædic Hospital*, chirurgien : E.-J. Chance, puis l'*Hospital for Sick Children*, chirurgiens : E. Owen, Lane; l'*East London Hospital for Children*, chirurgiens : R.-W. Parker ; l'*Evelina Hospital for Children*, le *North Eastern Hospital or Children;* le *Victoria Hospital for Children;* le *Paddington green Children's Hospital;* l'*Alexandria Hospital for Hip Disease*, chirurgien : E. Owen. Les hôpitaux *St-George* (chirurgiens : J. Warrington Havard, C.-F. Dent) ; *St-Bartholomew* (chirurgiens : W.-J. Walsham, H. Cripps) ; *St-Mary* ont un département spécial pour l'orthopédie.

Nous devons une mention spéciale à la Clinique particulière de B. Roth.

A Liverpool, Hugh Owen Thomas, R. Jones; à Glasgow, W. Macewen ; à Manchester, E. Lund, G.-A. Wright ; à Dublin, Lambert, H. Ormsby ; à Edimbourg, Annandale, dirigent d'importants services de chirurgie d'enfants et d'orthopédie.

En Allemagne, nous avons visité les intéressantes cliniques de chirurgie orthopédique de Beely et J. Wolff à Berlin, de F. Hessing à Göggingen, de Hoffa à Wurzbourg, de Kölliker à Leipzig, de Nebel à Francfort, de Roth à Stuttgard, de Staffel à Wiesbaden, de F. Tausch, à Monaco (Bavière).

J. Wolff vient d'être récemment nommé professeur de chirurgie orthopédique et dirige l'*Universitäts Poliklinik für orthopædische Chirurgie.*

En Autriche-Hongrie, nous devons signaler l'enseignement orthopédique du professeur A. Lorenz (Vienne), l'importante clinique de Dollinger (Buda-Pesth), les instituts orthopédiques de Weil à Wharing, près Vienne, de H.-W. Schwarz, à Prague.

En Italie, il existe des Instituts et Ecoles pour les rachitiques, dans lesquelles les affections orthopédiques sont traitées par d'habiles spécialistes.

En 1886, une chaire de chirurgie orthopédique a été créée à l'Université de Naples et est actuellement occupée par le professeur A. d'Ambrosio, chirurgien de l'Ospedale degli Incurabili.

Nous avons visité les intéressants *Istituti dei Rachitici* de Turin, fondé par Ricardi et Gamba (1871-1887), chirurgien : Oliva; de Milan, le plus important de tous, fondé en 1873, par le regretté G. Pini, et sous la direction chirurgicale actuelle de P. Panzeri ; de Gênes (1878), chirurgien : Azio Caselli ; de Crémone (1880), chirurgien : U. Bonadei ; de Bergame, chirurgien : Rota; de Vérone ; de Mantoue; de Padoue; de Venise.

A Gênes (chirurgien : M. Motta), à Milan (chirurgien : Panzeri), il existe d'importantes policliniques avec des sections de chirurgie orthopédique.

L'Ospedale infantile de San Filippo Apostolo fondé par la duchesse Galliera, avec un dispensaire, donne asile à de nombreux enfants atteints de difformités.

A Palerme, le regretté professeur Albanese a fondé un magnifique hôpital maritime, avec une section chirurgicale destinée au traitement des rachitiques.

A Florence, où existe un ancien Institut orthopédique fondé par Ferdinando et Angiolo Carbonai, Bruci, Landi, Paolo Cresci-Carbonai, Levi, Masina, Guidi, ont contribué à la création d'un hôpital pour les rachitiques de cette ville.

A Rome, le docteur Ceccarelli et Pio Blasi sont chargés du service chirurgical et orthopédique de l'Ospedale de Bambino Gèsu, dont le chirurgien en chef est F. Topai.

A Naples, il existe un important hôpital dispensaire, sous la direction chirurgicale du professeur Gallozzi, l'*Ospedale Lina*, fondé par la duchesse de Raveschieri.

Ces instituts et hôpitaux ont été construits et sont entretenus, grâce à des dons particuliers.

En Belgique, le docteur Charon dirige un service de chirurgie d'enfants et d'orthopédie à l'hôpital Saint-Jean. L'hospice d'Ixelles, près de Bruxelles, est destiné aux enfants malades, aux rachitiques et aux convalescents. L'hospice maritime de Middelkerke possède un important service de chirurgie d'enfants et d'orthopédie dirigé par le D^r^ Casse.

En Suisse, nous signalerons les Instituts orthopédiques de

Burkhard à Bâle, de Martin à Lausanne, de C. Reymond à Genève, de W. Schulthess à Zurich.

En Danemark, à Copenhague, nous avons récemment visité les intéressants services d'orthopédie d'O. Bloch et Plüm au Frederiks-Hospital; d'Ipsen à la policlinique, de Sigfred Levi et de Panum à la Société pour l'Assistance aux mutilés et estropiés.

En Suède, à Stockholm, il existe d'importantes cliniques de massage, de gymnastique manuelle et mécanique dans l'Institut de gymnastique orthopédique, si habilement dirigé par A. Wide, dans l'Institut central de gymnastique (professeur Murray, etc.), qui dépendent de l'Université, et dans les deux gymnases de G. Zander. Dans un récent voyage nous avons pu constater l'importance et la bonne organisation de ces Instituts.

En France, nous ne possédons que quelques établissements destinés aux traitements des difformités. A Paris, nous citerons : l'Hôpital des Enfants (chirurgien : de Saint-Germain) ; l'Hôpital Trousseau (chirurgien : Lannelongue) ; l'importante consultation orthopédique du Bureau central (chirurgien : de Saint-Germain); la consultation chirurgicale et orthopédique externe de l'Hospice des Enfants-Assistés (chirurgien : Kirmisson) ; le Dispensaire Furtado-Heine (chirurgien : P. Redard); l'Institut kinésithérapique, anciennement dirigé par Dailly; la Clinique de chirurgie orthopédique de Bilhaut ; à Lyon, les services de chirurgie d'Ollier, Tripier, A. Poncet et Levrat, la Clinique particulière de Mollard; l'Institut orthopédique de Pravaz; à Bordeaux et Lille, les services de chirurgie d'enfants, de T. Piéchaud et Phocas.

Un grand nombre de journaux et de recueils spéciaux, créés surtout dans ces dernières années, traitent de la chirurgie orthopédique. En Allemagne, le *Jahrbuch für Kinderheilkunde*, Leipzig, dirigé par Wiederhofer, Politzer, etc. ; *Archiv. für Kinderheilkunde*, Stuttgard, dirigé par Baginski, Herz et Monti (de Vienne), le *Centralblatt für orthopædische Chirurgie de Beely*, remplacé (mai 1891) par le *Deutsche Zeitschrift für Orthopædische Chirurgie*, dirigé par J. Wolff, Beely, A. Lorenz, W. Schulthess, Nebel, Hoffa.

En Amérique, les *Archives of Pediatrics*, dirigées par W. Perry, depuis 1884 ; l'*American Journal of Obstetrics and Diseases of women and children*, les *Transactions of American Orthopedic Association.*

En Angleterre, *The Archives of Pediatrics* (1884).

En Italie, les *Archivio italiano di Pediatria*, fondées par L. Somma et dirigées par G. Somma; les *Archivio di Ortopedia*, fondées par Margary et dirigées par Panzeri.

En France, la *Revue mensuelle des maladies de l'enfance*, dirigée par C. de Gassicourt et de Saint-Germain (1887); les *Annales d'Orthopédie*, de Bilhaut; la *Revue d'Orthopédie*, de Kirmisson et L.-H. Petit (1890).

Signalons, en terminant, l'importante création d'une section spéciale d'orthopédie au dixième Congrès international de médecine et de chirurgie (Berlin, 1890), due à l'initiative des Américains, après consultation et avis favorable des orthopédistes de toute nationalité. Cette utile innovation a eu le plus grand succès et le nombre des communications importantes a été considérable.

# CHAPITRE PREMIER

## CHIRURGIE ORTHOPÉDIQUE EN GÉNÉRAL

---

La chirurgie orthopédique est l'étude des difformités *congénitales* ou *acquises* et de leur traitement.

La difformité a été définie de façons différentes par les orthopédistes : altération morbide de la forme et des fonctions du corps, altération de forme et de fonction de l'appareil locomoteur ; déviation des rapports connus de symétrie de l'organisme humain (Tamplin).

De cette divergence d'opinions, il résulte que pour les uns la chirurgie orthopédique doit comprendre la description de *toutes* les difformités congénitales ou vices de conformation, tels que le bec de lièvre, la fissure palatine, l'imperforation de l'anus et du rectum, de toutes difformités acquises, de tous les troubles de l'appareil locomoteur ; les autres ne comprennent dans le domaine de l'orthopédie que les difformités de l'appareil locomoteur.

La même incertitude existe au point de vue des moyens thérapeutiques dont dispose l'orthopédiste, les uns n'acceptant que les moyens mécaniques, les autres se servant largement des procédés chirurgicaux applicables au traitement des difformités.

Dans les traités, publiés jusqu'à ce jour, les limites de l'orthopédie sont mal définies et les auteurs comprennent, de façon différente, leur programme.

Andry, dans son *Orthopédie*, se propose « d'enseigner divers moyens simples et faciles pour prévenir et corriger dans les enfants, les difformités du corps ».

Il ne s'occupe que « des défauts *extérieurs*, ceux qu'on ne saurait cacher ».

Après quelques notions générales sur l'extérieur du corps, il traite des difformités de la taille, des membres, de la tête, difformités de la tête par rapport à la chevelure, difformités du visage, des oreilles, du nez, des yeux, myopie (strabisme), des lèvres, de la langue (mutisme, bégaiement).

Mellet, dans son *Manuel*, ne s'occupe que des difformités constituées « par des changements de direction survenus dans le système osseux, musculaire et ligamenteux, tant dans la continuité des os que dans leurs articulations » et décrit surtout le pied bot, les déviations du rachis et leur traitement mécanique.

Bigelow intitule son œuvre *Manuel de chirurgie orthopédique*, et démontre les ressources chirurgicales de la ténotomie et de la myotomie. En dehors du pied bot, des déviations rachidiennes, du torticolis, il traite du bégaiement et du strabisme.

L.-A. Sayre étudie en détail, dans ses *Leçons*, les maladies articulaires ; le traitement mécanique et chirurgical de la coxalgie et du mal de Pott, et de quelques autres affections orthopédiques.

P. Vogt (*Moderne Orthopædik*, 1883) ne s'occupe que du traitement de la cyphose, du pied bot, de la scoliose.

D'après de Saint-Germain (*Chirurgie orthopédique*, 1883), *toutes* les difformités du corps, quelles que soient leurs origines, tumeurs congénitales, bec de lièvre, malformations du nez et des oreilles, des dents, des yeux, de la langue, etc., sont du domaine de l'orthopédie.

A. Schreiber dans son *Traité* (*Allgemeine und Specielle Orthopædische Chirurgie*, 1888) ne décrit que les difformités de l'appareil locomoteur. Il fait à l'article *Cyphose* une description assez étendue du mal de Pott et développe le traitement chirurgical orthopédique.

E.-H. Bradford et R.-W. Lovett groupent sous le titre de *Chirurgie orthopédique* (*Treatise on Orthopedic Surgery*. New-York, 1890) l'étude d'un grand nombre de difformités.

Ils étudient, *en détail*, le mal de Pott, toutes les affections articulaires chroniques, coxalgie, sacro-coxalgie, etc., les affections nerveuses s'accompagnant de difformités, les diverses paralysies, la pseudo-hypertrophie, l'atrophie et l'hypertrophie unilatérale, les affections fonctionnelles du rachis et des membres. Ces auteurs décrivent, avec soin, les opérations chirurgicales orthopédiques.

Newton M. Shaffer dans un récent discours prononcé au Congrès de Berlin, 1890, sur *ce que l'on doit entendre par chirurgie orthopédique* (*Wath is Orthopædic Surgery?*), fait remarquer combien les limites de l'orthopédie sont mal établies et s'élève contre l'extension exagérée de l'orthopédie sur le terrain chirurgical et opératoire. D'après cet auteur, l'orthopédie est un département de la chirurgie qui ne doit s'occuper que du traitement préventif, mécanique et opératoire des difformités chroniques et progressives, *pour la cure desquelles des appareils ou des machines spéciales sont nécessaires.*

Pour cet auteur, l'orthopédiste ne doit opérer que les malades qui ont besoin d'*un traitement orthopédique spécial après l'opération.*

Nous n'adopterons pas dans notre traité le programme extrêmement étendu qui consiste à décrire *toutes* les difformités du corps, malformations, etc., dont la plupart sont étudiées dans les ouvrages de chirurgie. Le caractère pratique de notre œuvre nous oblige à restreindre les limites de la chirurgie orthopédique à l'étude des difformités du système locomoteur, altérations de forme et de fonction du système osseux, articulaire, musculaire, ligamenteux.

Contrairement à Bradford et Lovett, nous n'étudierons les affections articulaires et nerveuses que dans leurs conséquences, *au point de vue des difformités*, ankyloses, contractures, etc.

Nous décrirons rapidement le mal de Pott, en insistant surtout sur les difformités rachidiennes qui l'accompagnent.

Nous ne ferons pas l'histoire du rachitisme en général, et nous négligerons l'étude détaillée de la tuberculose osseuse, qui joue cependant un rôle important, au point de vue de la genèse des difformités. Nous n'étudierons ces affections qu'au point de vue des difformités qui les accompagnent.

Pour le rachitisme, nous donnerons quelques indications particulières dans notre article : *Difformités en général.* Nous décrirons les diverses difformités rachitiques dans des chapitres spéciaux (scoliose rachitique, déformation rachitique du thorax, difformités rachitiques des membres, genu valgum, genu varum).

Nous signalerons, dans divers chapitres, les difformités si importantes sous la dépendance d'affections nerveuses. Nous croyons utile de donner quelques renseignements succincts sur les principales difformités à la suite de fractures et de luxations. Nous donnerons de grands développements au traitement chirurgical en indiquant les précieuses ressources de l'intervention chirurgicale dans de nombreux cas.

La distinction que cherche à établir N. Shaffer entre le traitement *mécanique* et le traitement *chirurgical* ne nous paraît pas admissible. Dans nos divers chapitres, nous établirons au contraire que la thérapeutique orthopédique doit bénéficier des progrès accomplis dans ces deux ordres de moyens, mécaniques et chirurgicaux.

La chirurgie étant actuellement inséparable de l'orthopédie, nous adopterons, avec la majorité des auteurs, l'expression de *chirurgie orthopédique*.

Nous suivrons enfin, dans nos descriptions, l'ordre anatomique, simple et pratique : tête, tronc, membres.

Au point de vue *étiologique*, les difformités doivent être divisées en *congénitales* et *acquises*.

*Difformités congénitales*. — Les *difformités* ou *malformations congénitales* sont la conséquence d'arrêts de développement, d'adhérences anormales, de pressions intra-utérines (position anormale du fœtus, pression anormale de l'utérus sur le fœtus), de maladies intra-utérines, (rachitisme congénital (Glisson, Brocke, Hansen, Chance, Siebold, Henning, Kormann, Jacobi, Guéniot), fractures, affections nerveuses), de lésions se produisant pendant la grossesse ou au moment de l'accouchement.

L'étiologie de ces affections est encore pleine d'obscurité, nous discuterons les principales théories proposées dans notre chapitre : *Difformités du pied*.

*Difformités acquises*. — Les *difformités acquises* ou *déformations* reconnaissent des causes variées. Les attitudes vicieuses (scolaires, professionnelles), la surcharge, les troubles statiques, les pressions anormales des vêtements, des chaussures mal appropriées, jouent un rôle important dans la genèse des difformités.

Les lésions osseuses (rachitisme, tuberculose), les maladies articulaires, de quelques natures qu'elles soient, sont les causes les plus fréquentes des difformités. (Voir Chapitre : *Contractures et Ankyloses*.)

On doit une mention spéciale au rachitisme qui joue un rôle capital dans la genèse des difformités. La fréquence des difformités rachitiques est extrême. Dans notre consultation du Dispensaire Furtado-Heine, 40 p. 100 des maladies présentent des lésions se rattachant au rachitisme.

La figure 1, d'après une photographie de notre collection, représente un enfant atteint de déformations rachitiques multiples.

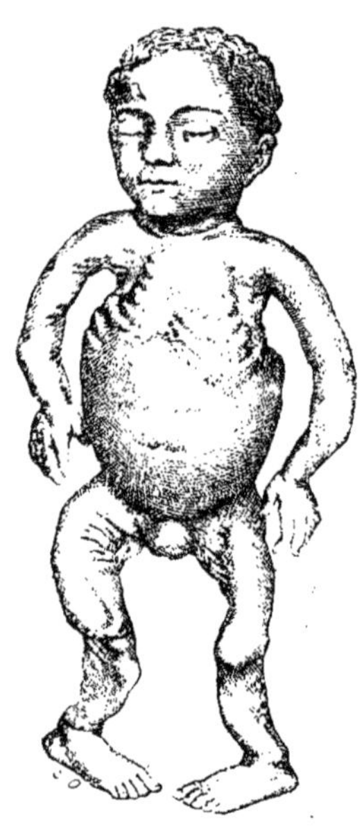

Fig. 1.

Nous donnons dans différents chapitres des figures représentant des difformités d'origine rachitique (difformités de la colonne vertébrale, des membres inférieurs, etc.).

Les déformations rachitiques peuvent être classées de la façon suivante, par ordre de fréquence : déformation des membres inférieurs, genu valgum, genu varum, déformation de la colonne vertébrale, du thorax, de l'avant-bras et du bras.

Rappelons que le rachitisme quelquefois congénital, héréditaire (Notta, Bouvier), observé dans les premiers jours de la vie (Schwarz), se montre surtout à l'époque de la première dentition et devient plus rare après la première enfance.

Si l'on ne connaît pas bien encore la nature du trouble pathologique créé par le rachitisme, on est mieux renseigné sur les conditions favorables à son apparition.

En première ligne il faut placer : l'alimentation vicieuse, l'allaitement artificiel, le sevrage prématuré, la nourriture qui n'est pas en rapport avec l'âge de l'enfant, l'abus des féculents, l'absence de phosphate ou de graisse (Cheadle) dans les aliments, puis une hygiène défectueuse, la vie confinée, l'habitation dans des locaux froids et humides.

Nos observations, conformes à celles de la plupart des auteurs actuels, démontrent que le rachitisme ne peut être considéré comme une manifestation de la syphilis héréditaire que dans quelques cas exceptionnels.

Le gonflement épiphysaire des extrémités inférieures du radius et du cubitus sont constants et existent, à un degré plus ou moins prononcé, même dans les cas de rachitismes légers. Nous étudierons dans divers chapitres les difformités rachitiques de la colonne vertébrale et des membres qui intéressent l'orthopédiste.

Nous adopterons la division pratique du rachitisme en trois périodes :

La *première* période dite d'épanchement (J. Guérin), de raréfaction (Bouvier), se borne à des modifications de structure des os, sans déformation extérieure.

La *seconde*, dite d'organisation (J. Guérin), de ramollissement, de déformation (Follin), se caractérise par du gonflement des extrémités (nouures), des courbures, des fractures des os.

Dans la *troisième* période, le squelette se consolide (état éburné de Bouvier), ou la réparation manque et le malade succombe.

Le mécanisme des déformations rachitiques est complexe. Parmi les principales causes de déformations, il faut citer le poids du corps agissant surtout sur la colonne vertébrale et les membres inférieurs pendant la station debout, les contractions musculaires et même la tonicité musculaire (contraction du diaphragme et des muscles respiratoires agissant sur le thorax), les pressions extérieures. La part qu'il faut attribuer à ces divers éléments varie avec les régions.

Nous attachons une importance particulière aux attitudes vicieuses données aux enfants en puissance de rachitisme. C'est ainsi que nous pensons que l'attitude donnée aux enfants rachitiques portés sur les bras est une cause efficace du genu valgum et de déviation de la colonne vertébrale. L'enfant représenté figure 2 est atteint de genu valgum du côté droit et de scoliose rachitique dorso-lombaire convexe à droite. (V. aussi : *Scoliose rachitique.*)

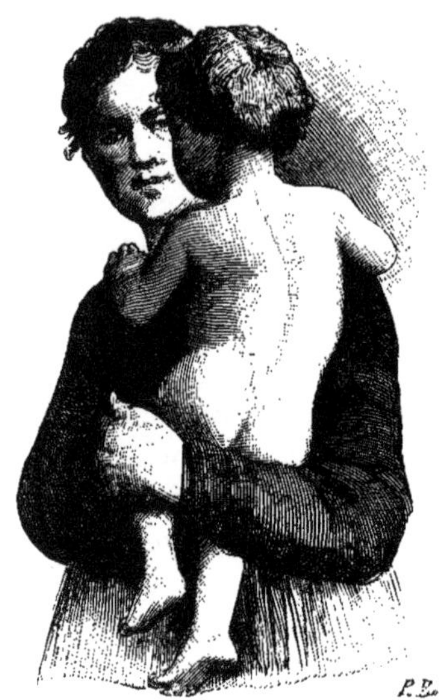

Fig. 2.

D'après une photographie de notre collection.

Ces deux difformités sont, à notre avis, la conséquence de l'attitude prolongée imposée à l'enfant suivant les indications du dessin.

Si l'enfant est porté sur le bras droit, la scoliose est convexe à gauche et le genu valgum existe du côté gauche.

A. Desprès a justement insisté sur l'influence sur le genu valgum de la position de l'enfant porté sur les bras.

Nos observations démontrent que le genu valgum unilatéral rachitique siège presque toujours du côté pressé par le bras sur lequel repose le jeune enfant.

Nous indiquons plus loin que la scoliose rachitique présente des caractères spéciaux dépendant de l'inclinaison donnée au bassin et au tronc de l'enfant et variable suivant que l'enfant est habituellement porté sur le bras droit ou le bras gauche.

Après les difformités rachitiques, viennent par ordre de fréquence les déformations d'origine *nerveuse* ou *musculaire* par contraction, pression, paralysie, dont nous étudions plus loin le mécanisme. (Voir Chapitres : *Difformités d'origine nerveuse; Difformités du pied; Ankyloses et Contractures.*)

Les difformités de cause *traumatique* sont dues à des altérations des parties molles (perte de substance, cicatrices), à des altérations des os ou des articulations (cals difformes, luxations invétérées).

L'âge, la période de croissance, le sexe, l'état de la santé générale, le genre de vie habituel, l'hérédité ont une influence marquée sur la production des difformités. (Voir *Difformités de la colonne vertébrale.*)

L'*hérédité* est très souvent signalée dans l'étiologie des difformités (scolioses, pied bot).

Nous aurons enfin à signaler dans plusieurs chapitres les importantes théories étiologiques des déformations osseuses de Hueter, J. Wolff.

Hueter admet qu'il existe une résorption osseuse dans les points où il y a surcharge et pression exagérée, prolifération dans les points où il y a diminution de pression. H.-V. Meyer, J. Wolff, Martini, Kœster, Hoffa soutiennent au contraire, s'appuyant sur des examens anatomiques précis, que la lésion osseuse se développe surtout dans les points où existe une pression ou une traction exagérée, la diminution de pression ou de traction s'accompagnant d'une atrophie des parties osseuses. L'examen de la substance spongieuse des os indique qu'il existe une forme bien déterminée qui représente les lignes de la plus forte pression auxquelles l'organe est soumis.

D'après J. Wolff, tous les os en activité possèdent une forme fonctionnelle déterminée par les lois mécaniques. Tout changement dans la fonction statique ne conduit pas seulement à une structure en rapport avec le nouvel état, mais encore une forme fonctionnelle appropriée. La fonction est l'élément unique qui donne la forme. La forme doit être regardée comme secondaire et dépendante du rétablissement de la fonction. (*Loi de la construction intérieure des os et changement pathologique de leur forme extérieure. Loi de la transformation.*)

D'après J. Wolff, les *difformités osseuses ne sont que des adapta-*

*tions fonctionnelles dues à des changements des conditions statiques d'origine pathologique*. Ainsi le pied bot est une adaptation fonctionnelle à la rotation en dedans de l'extrémité inférieure ; le genu valgum, une adaptation à la rotation de la jambe en dehors ; la scoliose une adaptation fonctionnelle à l'attitude paresseuse, affaissée, de la moitié supérieure du corps.

Malgré quelques points faibles indiqués par Bessel-Hagen et Hoffa, cette théorie a une importance considérable au point de vue du traitement des difformités. Nous verrons, en effet, la nécessité dans de nombreux cas de rétablir les rapports statiques du squelette et les fonctions de certaines parties du corps.

D'après Hoffa, les difformités osseuses sont des accommodations résultant des changements des rapports statiques, la fonction ne venant qu'en seconde ligne.

Nous étudierons, en détail, en faisant l'histoire particulière des différentes difformités : l'*anatomie pathologique*, la *symptomatologie*, le *diagnostic* et le *pronostic*.

Pour le *diagnostic*, les procédés de mensuration, le dessin, la photographie, les moulages, l'inspection, l'examen des mouvements, la recherche de la contractilité musculaire électrique, l'anesthésie par le chloroforme, etc., seront surtout utilisés.

Le *pronostic* des difformités dépend de causes variées : nature de l'affection, son ancienneté, nature du traitement, etc. En général, les résultats, en orthopédie, sont péniblement obtenus et exigent une grande patience de la part des malades, des parents et du chirurgien. Un certain nombre de difformités seront rapidement améliorées, si le traitement est commencé de bonne heure et avant que des lésions irrémédiables se soient produites.

Les nouvelles méthodes de traitement, les progrès accomplis récemment en chirurgie orthopédique, rendent moins sombre le pronostic de certaines difformités regardées jusqu'à ce jour comme incurables.

Le *traitement* des difformités en général comprend : 1° le traitement *préventif*; 2° le traitement de la *difformité*.

1° Le traitement *préventif* consistant dans des exercices physiques, de gymnastique, une bonne hygiène scolaire, la correction d'attitudes vicieuses permet d'éviter le développement de graves difformités.

On doit aussi soigner avec rigueur et de bonne heure les maladies (arthrites, paralysies), qui sont souvent accompagnées de déformations.

2° Les moyens thérapeutiques dirigés contre les difformités s'adressent à l'*état général*, certains agents médicamenteux, phos-

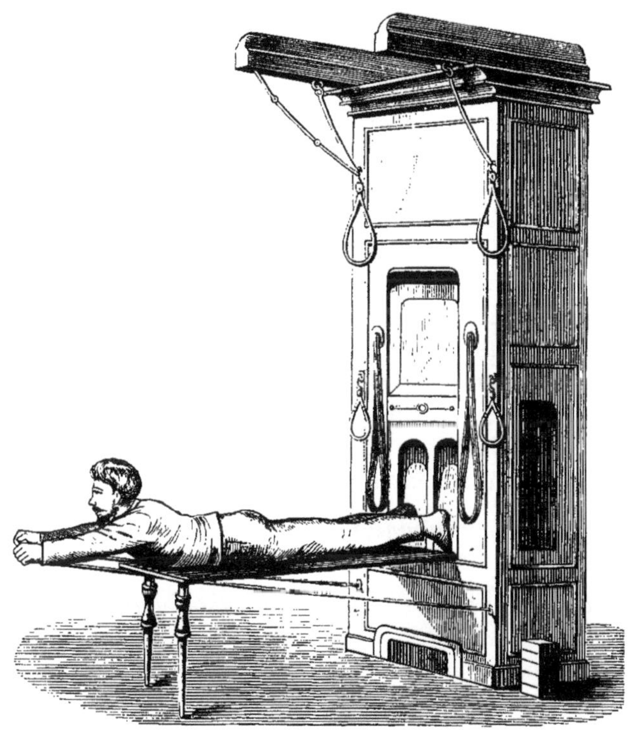

Fig. 3. — Appareil de Paz-Burlot.

phore, phosphate, fer, iodure de potassium, iode, huile de foie de morue, conviennent dans les difformités d'origine rachitique ou scrofuleuse.

Parmi les *agents physiques* employés dans la thérapeutique orthopédique, les *bains*, les bains salés et surtout les bains de mer, particulièrement utiles dans le rachitisme, l'*hydrothérapie*, la *chaleur*, sèche ou humide, ont une réelle valeur.

3° Les autres moyens de la thérapeutique orthopédique consistent à *corriger la difformité*, par des procédés physiologiques, chirurgicaux ou mécaniques, à *maintenir la correction obtenue*.

Les exercices de *gymnastique*, par différentes méthodes, mouvements actifs, passifs, gymnastique suédoise, manuelle, méthode de l'opposant (P.-L. Ling, Rothstein, Roth, Zander, Pichery), les exercices orthopédiques, de redressement rendent les plus importants services et nous aurons de nombreuses occasions de signaler leurs utiles applications.

Parmi les appareils gymnastiques souvent employés, nous citerons les appareils de Zander, de Paz-Burlot (fig. 3), le pantagon de Nykander.

Les *manipulations*, le *massage*, sont dans de très nombreux cas indispensables et le complément nécessaire d'autres opérations orthopédiques.

L'*électricité*, sous ses différentes formes (courants continus, interrompus, électricité statique), convient dans les cas d'affaiblissement musculaire, dans les difformités d'origine nerveuse, si fréquemment observées.

Nous donnerons, dans nos divers chapitres, quelques indications s'appliquant au traitement des cas orthopédiques spéciaux.

Il nous reste enfin à étudier en général :

I. — *Les Moyens mécaniques, Appareils et Machines orthopédiques.*

II. — *Les Opérations chirurgicales orthopédiques.*

---

# I

## APPAREILS ET MACHINES ORTHOPÉDIQUES

Les appareils et machines orthopédiques, extrêmement nombreux, sont destinés à prévenir ou à corriger les difformités congénitales ou acquises; à remédier à la perte des fonctions du système locomoteur, atteint de rétraction ou de paralysie. Un certain nombre de moyens mécaniques proposés dans ces dernières années servent surtout au traitement mécanothérapique des difformités; ils sont destinés à produire des redressements lents ou brusques, temporaires, des mobilisations, des parties déformées ou rétractées. Nous étudierons surtout les appareils et machines qui servent principalement à exécuter des exercices orthopédiques et qui se rapprochent des appareils de gymnastique, dans notre chapitre de la scoliose et du pied bot. Nous signalerons surtout ici les principaux appareils à redressement, à extension et à suspension. Nous décrivons dans nos chapitres *Scoliose* et *Mal de Pott* les nombreux corsets à mécanismes variés.

Les différents appareils orthopédiques peuvent être ramenés à des types bien définis. Les formes employées dans ces appareils se réduisent à redresser, presser ou tirer, soutenir. Quelques appareils agissent de plusieurs façons, en redressant et en soutenant.

Nous croyons utile de donner quelques indications générales sur :

*Les appareils de redressement ou de réduction* (appareils et bandages à traction élastique, bandages adhésifs);

*Les appareils à extension et à suspension.*

Nous ferons suivre cette étude de la *technique des corsets orthopédiques*, que le chirurgien peut faire lui-même et qui sont, suivant les cas, des appareils de contention ou de redressement.

Nous ne ferons que signaler les appareils *automatiques*, qui permettent au sujet de faire exécuter aux membres ankylosés ou rétractés les mouvements perdus et de mobiliser les articulations (Bonnet). (Voir Chapitre : *Ankyloses et Contractures.*) Nous indiquerons aussi dans ce chapitre les différents appareils proposés pour la cure de ces difformités.

Les divers appareils orthopédiques sont *amovibles, portatifs, inamovibles ou ne devant agir que sur le malade placé dans le lit.*

Le matériel servant à la confection de ces appareils est extrêmement varié; l'acier, le fer, le cuir, les courroies élastiques, les diverses articulations mécaniques sont le plus fréquemment employés.

Le moulage a une importance et une utilité très grande pour la confection de la plupart des appareils orthopédiques. Nous décrirons plus loin la technique du moulage du thorax. Les règles que nous indiquons peuvent s'appliquer en partie au moulage du cou, des membres.

Il importe de faire remarquer que les appareils doivent être simples, convenir aux cas particuliers et être surtout bien appliqués. « L'art de l'orthopédiste, dit Mellet, est tout dans sa main. Ce n'est que par une longue habitude d'appliquer les appareils mécaniques, de les changer, de les modifier de mille manières différentes, qu'on peut arriver à obtenir des résultats heureux. C'est une grave erreur de se croire orthopédiste parce qu'on possède des appareils qui peuvent servir, il est vrai, à corriger des difformités, mais qui sont stériles sans une main exercée. Le point capital est de savoir s'en servir. »

## I. — APPAREILS DE REDRESSEMENT

1° Des mécanismes variés ont été proposés pour le redressement des difformités. Les forces *à extension fixe* mises en jeu à l'aide de différents mécanismes, utilisés pour la confection de ces appareils, varient suivant les cas. Les mécanismes le plus souvent employés sont : le treuil, la manivelle, la crémaillère, la vis de pression, la vis de rappel, l'engrenage à pignon.

Les figures de la planche ci-contre représentent les principes des principaux mécanismes utilisés en orthopédie.

Nous donnons plus loin des figures d'appareils se rattachant à

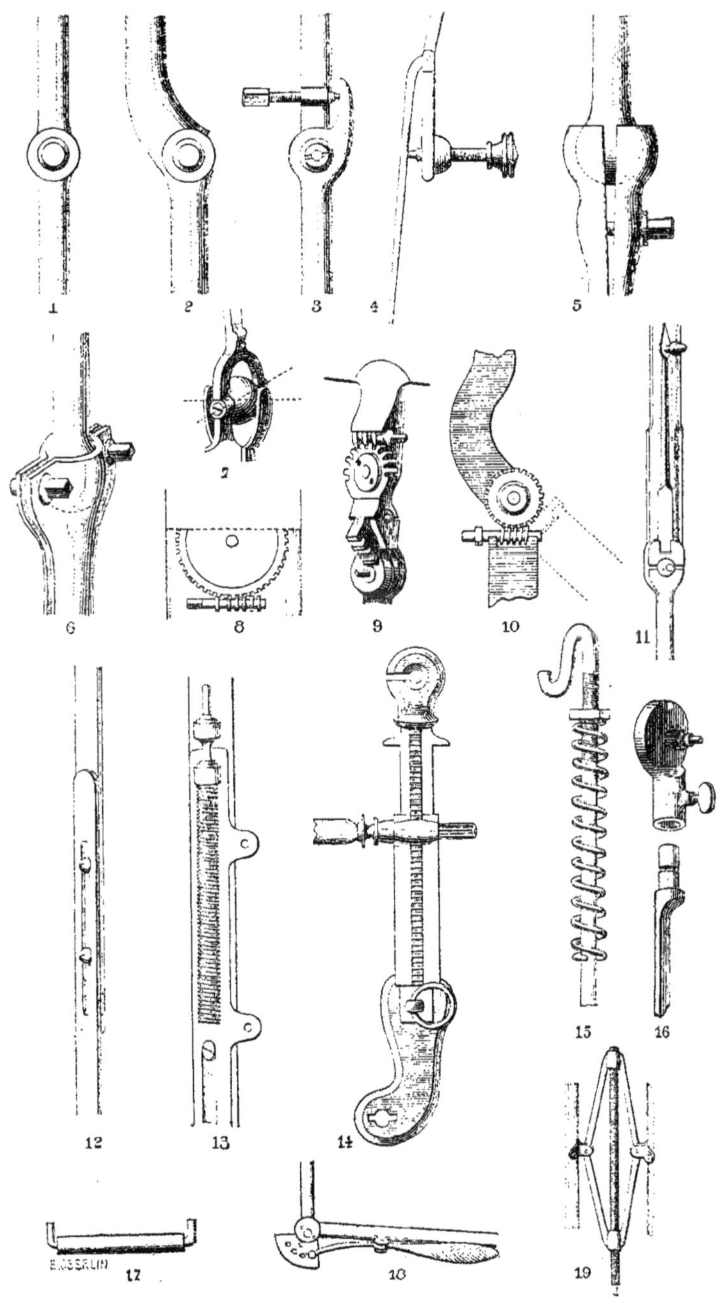


PLANCHE I.

## EXPLICATION DE LA PLANCHE I

---

1. Articulation simple droite.
2. Articulation simple excentrique.
3. Articulation avec vis à marteau (sur le champ).
4. Seconde forme d'articulation avec vis à marteau (sur le plat).
5. Articulation en boule avec simple vis de pression.
6. Articulation avec deux vis de pression à arrêt.
7. Articulation en boule libre.
8. Crémaillère à rochet simple.
9. Articulation à crémaillère à rochet double.
10. Articulation excentrique avec rochet.
11. Articulation avec verrou d'arrêt.
12. Branche à allonge simple.
13. Branche avec vis d'extension.
14. Crémaillère d'extension.
15. Branche avec ressort pour l'extension continue.
16. Mécanisme pour la rotation du membre inférieur en dedans ou en dehors.
17. Articulation à double tourillon.
18. Articulation avec arrêt et levier à teton.
19. Parallélogramme avec vis de rappel, pour écartement des membres inférieurs.

ces mécanismes variés, usités dans certains cas comme appareils de redressement et d'extension.

(Nous adressons nos remerciements aux habiles constructeurs qui ont bien voulu nous donner les dessins de leurs appareils orthopédiques que nous faisons figurer dans divers chapitres de ce Traité : MM. Collin, R. Mathieu, L. et J. Rainal, Monlon, van Schoor, F. Lacroix, en France ; J. Reynders, G. Tiemann, en Amérique.)

Tout appareil orthopédique présente à considérer : 1° la nature de la force agissante, qui doit être continue et susceptible de graduation ; 2° le point d'appui, pris tantôt hors du corps, sur le lit, tantôt sur le corps par l'intermédiaire de ceintures, de tuteurs ; 3° le mode d'application qui est déterminé par la forme et la composition des différentes pièces constituant l'appareil, lacs, plaques, tuteurs, corsets, bottines.

Les appareils mécaniques ou bandages doivent être avant tout peu compliqués, légers, faciles à appliquer, et n'exerçant aucune compression fâcheuse. Il faut, suivant le précepte de Chassaignac, chercher à concilier au plus haut degré possible la mobilité du sujet avec la solidité de la continuité des agents mécaniques. Dans un grand nombre de cas, et particulièrement dans les difformités d'origine paralytique, les appareils doivent permettre autant que possible le mouvement naturel des parties atteintes par la difformité (Sayre). Traiter une difformité paralytique, dit L. A. Sayre, par un appareil inamovible, me paraît être une pratique absolument condamnable.

Parmi les appareils à redressement, nous étudierons plus loin les appareils pour le torticolis (appareil de Bonnet, Minerve de Mellet, Bouvier, les appareils de Bigg, Richard, Reynders) ; les lits orthopédiques, les corsets à pressions latérales, à refoulement, à inclinaison, à flexion, à soulèvement, à tuteurs, pour les déviations du rachis ; les appareils à mécanismes variés, pour le redressement des ankyloses, pour le traitement des contractures, des difformités d'origine nerveuse, des luxations dites congénitales de la hanche, du genu valgum ; les appareils de pression et de traction à force de torsion fixe (appareils de Venel, Scarpa, Duval, Bouvier, Guérin, Collin, Mathieu), pour le pied bot.

Certains appareils de redressement ou de réduction agissent lentement par des pressions ou des tractions lentes, d'autres agissent brusquement. Nous étudierons surtout ces appareils de *redressement forcé* et leur mécanisme dans notre chapitre du pied bot.

1° *Appareils et bandages à traction élastique.* — L'emploi des forces élastiques, dans le but de produire l'allongement des muscles raccourcis et de redresser les difformités, recommandé d'abord par David Green, puis par Barwell, Bruns, a fait faire à l'orthopédie un grand progrès, égal, d'après Sayre, à celui qu'elle doit à la ténotomie sous-cutanée. Les tractions élastiques peuvent être faites avec le caoutchouc, les ressorts métalliques, les tissus composés d'éléments métalliques comme les ressorts à boudin. L'agent élastique peut être fixé par des bandages très simples sur toutes les parties du corps au moyen de petites plaques d'étain maintenues par des bandages adhésifs (Barwell), d'appareils plâtrés, etc.

Nous indiquerons le mode d'application et les modifications des appareils et bandages à traction élastique dans nos différents chapitres. Parmi les appareils à traction élastique, il faut citer les corsets de Barwell et de Fischer pour la scoliose, les divers appareils de redressement des ankyloses, du genu valgum, les appareils de Sayre, Barwell pour le pied bot, etc.

Les appareils de Delacroix, Duchenne, sont constitués par plusieurs liens élastiques qui jouent le rôle de muscles artificiels et qui sont applicables dans la paralysie des extenseurs ou des fléchisseurs des membres.

Les appareils de H. Bigg, de Doyle, de Robert, de Mathieu, sont des exemples d'appareils avec tractions élastiques au moyen de ressorts métalliques ou à boudin.

2° *Bandages adhésifs.* — Les bandages adhésifs sont fréquemment employés en chirurgie orthopédique, et rendent, dans un grand nombre de cas, de très grands services. Ils servent surtout comme agents de redressement et d'extension.

Le choix de la substance adhésive, destinée à fixer le point d'action de la traction continue, a une certaine importance. Quelques auteurs recommandent le sparadrap anglais, connu sous le nom de *moleskin plaster*. Le diachylon, sparadrap français du Codex, et notamment celui dit des hôpitaux, lorsqu'il est de bonne qualité, préparé récemment, est le meilleur des emplâtres adhésifs.

Avant l'application de ces bandages, on doit raser le membre, le savonner et l'essuyer avec un linge chaud.

Les bandelettes doivent être, avant leur application, *légèrement* chauffées, soit devant un foyer de chaleur, soit en les faisant glisser rapidement entre les doigts, puis pétries, légèrement malaxées et soumises à des tractions assez fortes.

On doit recouvrir d'abord les bandelettes de diachylon avec une bande de toile assez serrée que l'on enlève bientôt; lorsqu'on a constaté que l'adhérence des bandelettes est très solide, *sans plis*, on les fixe définitivement.

Quand on enlève les bandelettes restées en place pendant un certain temps, la peau, sous l'influence de l'humidité, est recouverte de couches plus ou moins épaisses d'épiderme mortifié; dans quelques cas, il existe une irritation assez vive de la peau et de l'eczéma.

Il faut avoir soin, avant d'appliquer à nouveau les bandes adhésives, de frotter la surface cutanée avec de l'huile, que l'on enlève ensuite avec du savon et de l'eau chaude.

S'il existe quelques érosions, on doit attendre qu'elles soient cicatrisées.

Suivant le conseil de A.-B. Judson, on doit placer les bandelettes sur une surface saine voisine de celle sur laquelle elles avaient été primitivemeet appliquées.

Cheselden paraît être un des premiers auteurs qui ait recommandé, en 1740, l'usage des emplâtres adhésifs pour le traitement du pied bot.

S.-D. Gross (de Philadelphie, 1830), J.-N. Quimby (1867), Gilbert, Joliffe, Tufnell, L.-A. Sayre, C.-F. Stillman, E. Develin, F.-T. Paul, Barwell, N. Shaffer, A.-B. Judson, ont aussi employé avec avantage des emplâtres adhésifs pour la cure des pieds bots.

A.-B. Judson s'est servi de bandelettes de diachylon pour empêcher le chevauchement des orteils.

Gilbert, de Philadelphie, W.-J. Little, A.-J. Steele, L.-A. Sayre, ont recommandé des appareils très simples, faits avec du diachylon dans le traitement du torticolis.

J.-K. Swift, S.-D. Gross, J. Crosby, Henry-G. Davis, L.-A. Sayre ont recommandé l'extension continue au moyen de bandages agglutinatifs dans le traitement des maladies de la hanche et des autres articulations.

Andrews (1853), G.-A. Berry (1879), ont pratiqué l'extension de la colonne vertébrale dans le mal de Pott au moyen des bandages adhésifs.

H.-O. Marcy, J. Reid se sont servis du diachylon pour la suspension des malades pendant l'application des corsets plâtrés.

## II. — APPAREILS D'EXTENSION

Les appareils agissant par traction et extension sont extrêmement nombreux. Nous ne ferons que rappeler ici les principes de ces appareils, que nous décrivons plus loin en détail dans nos différents chapitres.

L'extension peut être appliquée : 1° dans la *position horizontale;* 2° dans la *position oblique;* 3° dans la *position verticale.*

1° *Extension dans la position horizontale.* — Ce procédé est le plus fréquemment employé et s'adresse particulièrement au tronc, au rachis, aux membres inférieurs.

Les différents lits à extension, surtout proposés pour le traitement de la scoliose et du mal de Pott, se composent essentiellement :

1° D'un plan résistant, très légèrement matelassé;

2° De moyens d'extension et de contre-extension agissant, d'un côté sur la tête et les épaules au moyen de colliers et de courroies, de l'autre sur le bassin et les membres inférieurs au moyen de courroies et de poids. Un mécanisme plus ou moins compliqué est chargé dans quelques cas d'opérer les tractions.

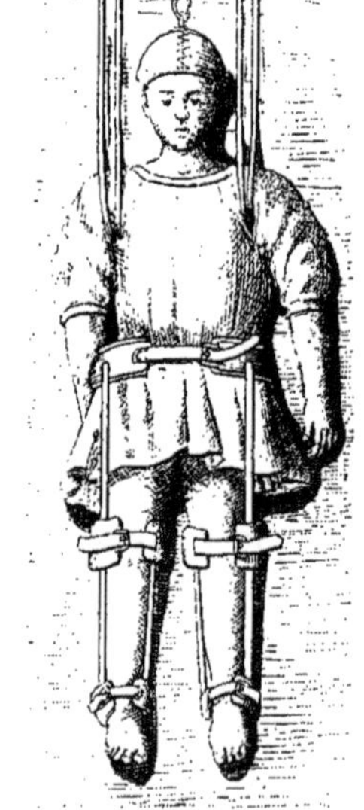

Fig. 4. — Lit à extension de Venel, 1788.

Venel (fig. 4), Shaw, Delpech, Jalade-Lafond, Maisonnade, Mellet, Lonsdale ont proposé des appareils basés sur ces principes.

Heine (de Wurzbourg), le premier, mit en usage les forces élastiques en plaçant, au delà des courroies, des ressorts croisés en X.

La plupart des lits à extension (Pravaz, J. Guérin, Bouvier, Bigg (fig. 5), sont disposés de façon à pouvoir exercer, en même temps que l'extension, des pressions latérales.

Nous décrirons les lits à extension de Pravaz, W. Adams dans notre chapitre : *Luxation dite congénitale de la hanche.*

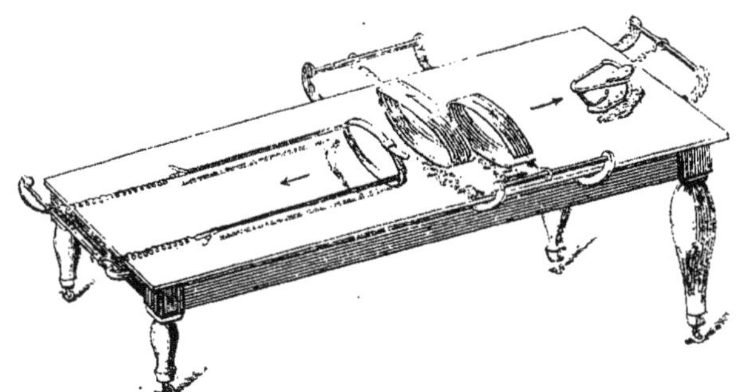

Fig. 5. — Lit à extension de H. Bigg.

Les lits à extension sont particulièrement utiles dans le traitement du mal de Pott (voir Chapitre : *Mal de Pott*).

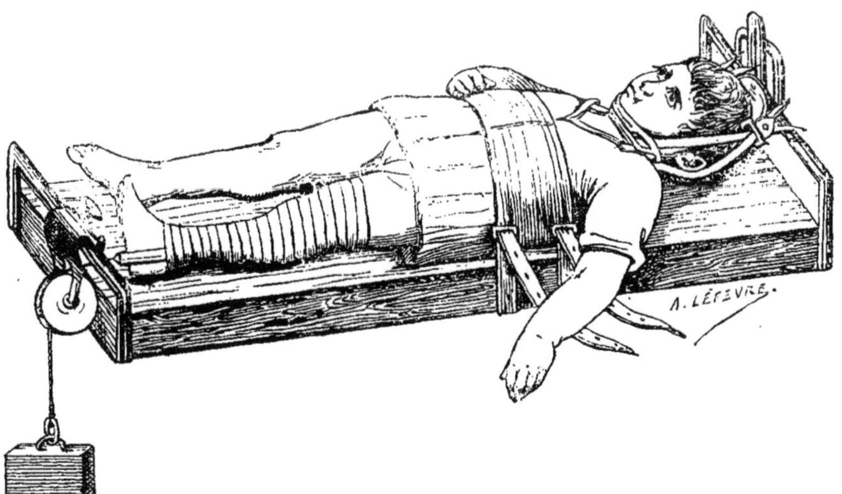


Fig. 6. — Appareil d'immobilisation et d'extension de P. Redard.

La figure 6 indique la disposition très simple que nous adoptons pour l'immobilisation et l'extension du rachis dans le mal de Pott.

Le sujet étant placé sur un plan résistant, une planche légèrement matelassée, l'extension est pratiquée au niveau de la tête au moyen d'une mentonnière de Glisson, reliée à un arc métallique rigide pouvant être placé plus ou moins haut.

La contre-extension est faite par le poids du corps que l'on place plus ou moins obliquement en élevant l'extrémité de la planche qui correspond à la tête. Dans quelques cas, on exerce une traction des membres inférieurs avec l'anse de diachylon et des poids.

Cet appareil peut aussi servir pour pratiquer l'extension des

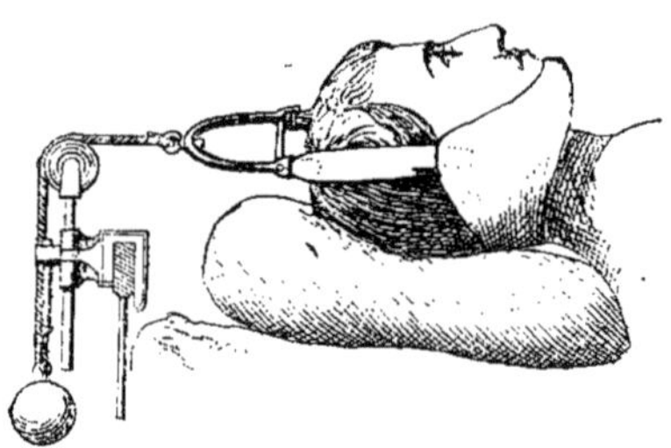

Fig. 7.

membres inférieurs. Dans ces cas, le thorax est immobilisé avec une ceinture ouatée, suivant les indications du dessin.

La disposition indiquée dans la figure 7 permet d'exercer au moyen de poids de 3 à 6 kilogrammes une traction énergique sur

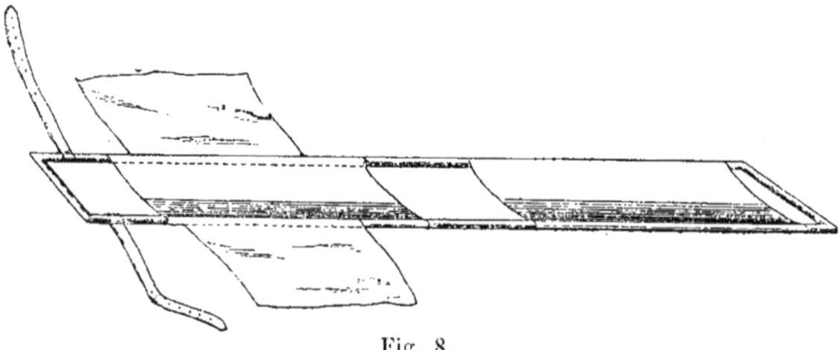

Fig. 8.

la tête et convient particulièrement dans les lésions de la région cervicale du rachis.

On construit très facilement des mentonnières de Glisson ou frondes en découpant, dans du cuir anglais, pris en double, deux bandes, l'une pour le menton, l'autre pour l'occiput ; les deux extrémités se croisent au-dessus de l'oreille et vont s'attacher en avant et en arrière de la tête du patient sur la tige du *jury mast*. (H. Nebel).

La figure 8 représente la façon simple et économique de

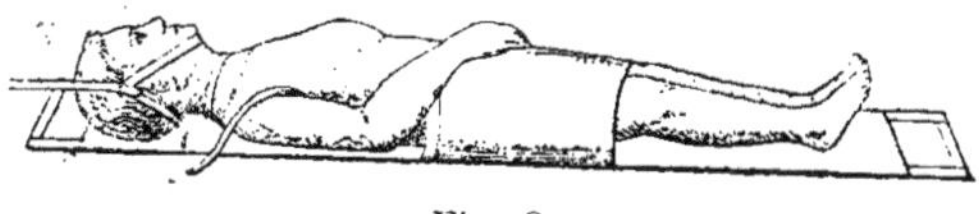

Fig. 9.

construire des lits d'immobilisation et d'extension portatifs très utiles dans le traitement du mal de Pott et de la coxalgie (Brad-

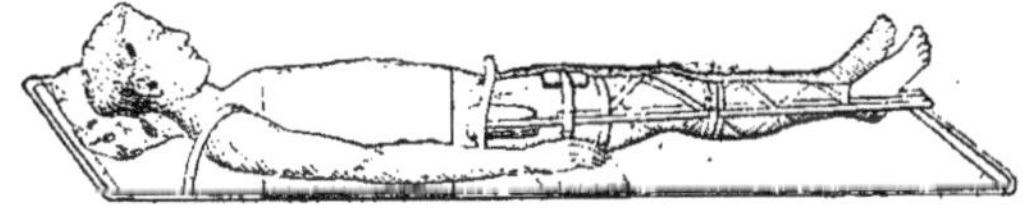

Fig. 10.

fort). Un cadre fait très simplement avec une tige ou un tuyau en zinc reçoit des pièces d'étoffe qui le recouvrent en totalité ou en

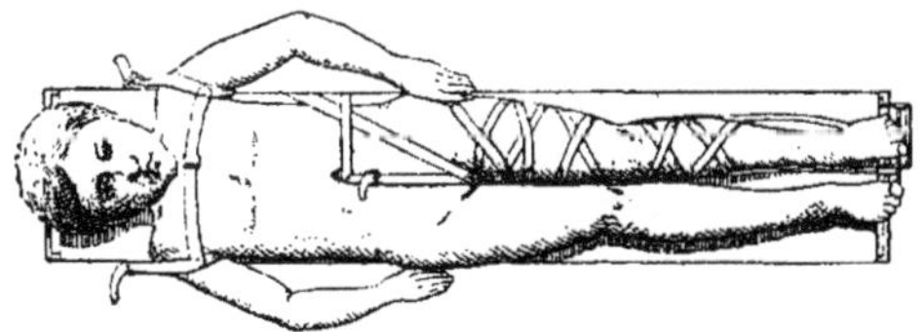

Fig. 11.

partie (fig. 8). Une large ceinture fixée de chaque côté du cadre sert à entourer et à immobiliser le tronc. Des appareils à extension pour la tête, le rachis (fig. 9), les membres inférieurs (fig. 10 et 11), peuvent être facilement adaptés à cet appareil. Des courroies convenablement disposées immobilisent le sujet.

Dans l'appareil de Rauchfuss (voir Chapitre : *Mal de Pott*), l'extension est produite dans les deux sens par le poids du corps.

Nous décrivons plus loin les gouttières, les lits plâtrés à réclinaison (A. Lorenz), les lits de Phelps, Beely, permettant l'extension de la tête et du rachis dans le mal de Pott.

La méthode d'extension des membres inférieurs dans la position horizontale au moyen de la poulie et des poids est très ancienne; elle a été employée au XVI$^e$ siècle par Guy de Chauliac, plus tard au XVII$^e$ siècle par Fabrice de Hilden.

Le procédé de l'anse de diachylon, dû à l'Américain Goock, et vulgarisé par Josiah Crosby (1850), Gordon Buck, L.-A. Sayre, en Amérique, E. Bœckel, Trélat, Lefort, Duplay, Tillaux, en France; Heine, Heinecke, V. Volkmann, en Allemagne, constitue un grand progrès en orthopédie.

Dans la pratique, voici comment nous recommandons d'appliquer l'appareil à diachylon destiné à produire l'extension :

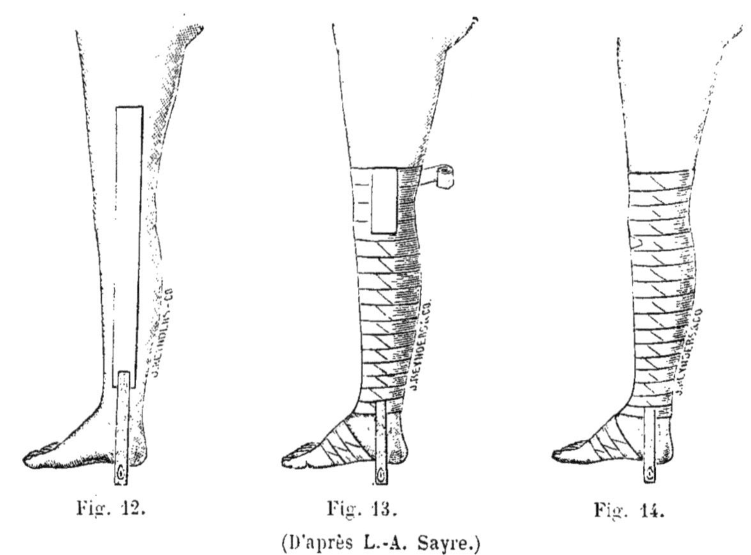

Fig. 12. Fig. 13. Fig. 14.
(D'après L.-A. Sayre.)

Le membre étant préalablement rasé, lavé avec un liquide antiseptique, puis bien essuyé avec un linge chaud, on prépare une ou plusieurs bandes de diachylon. Une seule bande suffit généralement. Cette bande doit avoir 5 à 8 centimètres de large, suivant les dimensions du membre, et doit être assez longue pour que, repliée en deux sur elle-même, elle dépasse en bas l'extrémité du membre de 12 à 15 centimètres et remonte en haut à 15 ou 18 centimètres au-dessus des condyles fémoraux, dans le cas où l'on désire pratiquer l'extension de la cuisse ou de la hanche (fig. 12, 13, 14).

A l'exemple de L.-A. Sayre, on peut supprimer l'anse en

diachylon et la remplacer par une anse beaucoup plus solide en tissu résistant, longue de 7 à 8 centimètres (fig. 12). Dans ce cas, chaque bande de diachylon latérale ne doit pas dépasser les malléoles. On coud solidement aux extrémités de ces bandes les bouts des sangles.

Le pied et le cou-de-pied sont soigneusement recouverts avec un bandage roulé; on applique alors avec soin les bandes de diachylon, l'une contre la face externe, l'autre contre la face interne de la jambe et de la cuisse; pour empêcher leurs bords de

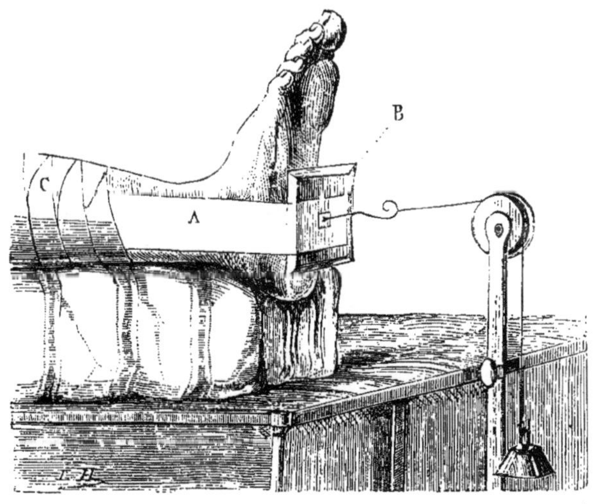


Fig. 15. — (D'après Bœckel.)

se plisser, on les entaille. Leur extrémité inférieure, celle qui est cousue à la sangle, doit être placée au-dessus de la malléole. On les fixe à l'aide d'un bandage roulé *en évitant avec grand soin les plis.*

Quelques tours de bande assurent le maintien des sangles terminales; le genou est recouvert avec le bandage roulé dont les doloires sont menées en huit de chiffre.

A 5 ou 7 centimètres au-dessus des condyles, on renverse sur le bandage roulé les bandes de diachylon (fig. 13) que l'on recouvre par plusieurs tours de bande (fig. 14).

On peut dans quelques cas appliquer directement sur la peau les bandes de diachylon.

Le bandage roulé appliqué, on fait avec la main des frictions et des pétrissages, afin d'assurer exactement l'adhérence du diachylon au niveau de la cuisse.

Afin d'empêcher les parties latérales de l'anse A (fig. 15) de comprimer le membre, au niveau des malléoles, pendant la traction, on introduit dans la sangle ou l'anse de diachylon une planchette de bois B, percée d'un trou central par lequel on fait passer une corde retenue par un nœud ou un bâtonnet transversal. On

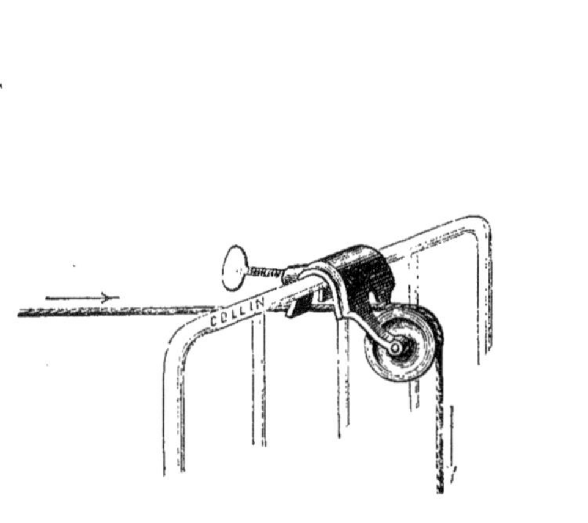


Fig. 16. — Poulie de Collin.

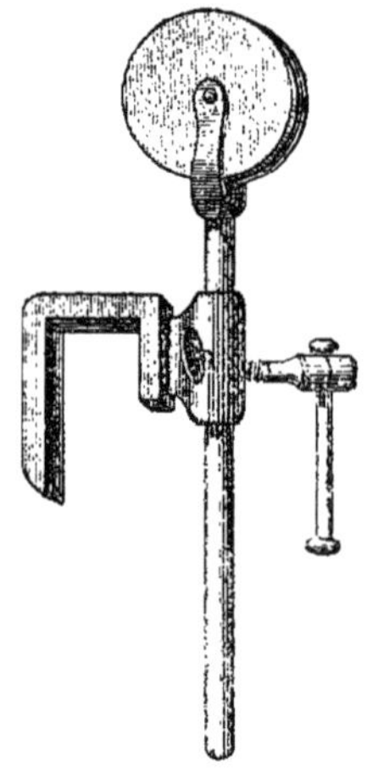

Fig. 17. — Poulie de Heine.

peut plus simplement attacher la corde à la planchette au moyen d'un nœud coulant.

La corde va se réfléchir sur une poulie (fig. 16 et fig. 17), sur le dossier d'une chaise, et à son extrémité on suspend des poids (de 2 à 8 kilogrammes), un sac rempli de plomb ou de sable.

Les tractions au moyen de tubes de caoutchouc ou d'autres agents élastiques, ne doivent pas être employées. Le caoutchouc se relâche et donne une extension très irrégulière. L'élasticité ne peut donner qu'une traction variable.

Dans le but d'empêcher la rotation du membre en dehors, Volkmann a conseillé, après l'application de l'anse de diachylon, d'ajouter à la partie inférieure de la jambe une petite gouttière en tôle avec une pédale verticale qui porte vissée sur sa partie talonnière une petite traverse carrée destinée à glisser sur un châssis (fig. 18).

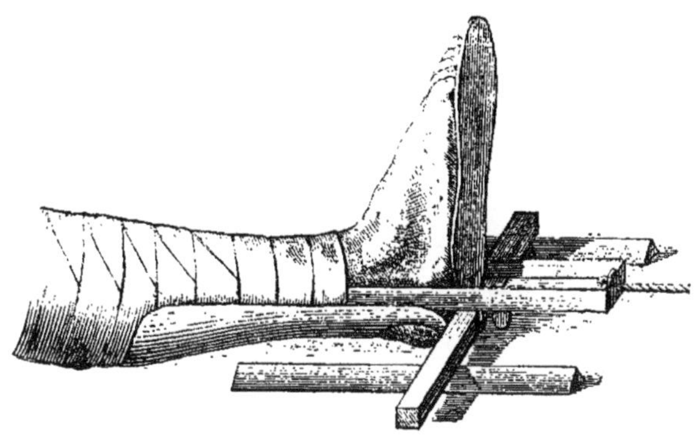

Fig. 18. — Châssis de Volkmann.

Heinecke (fig. 19) se sert, pour pratiquer l'extension, d'un système composé de deux poulies de réflexion.

E. Bœckel conseille chez les personnes à peau délicate ne supportant pas le diachylon d'appliquer celui-ci sur les téguments du

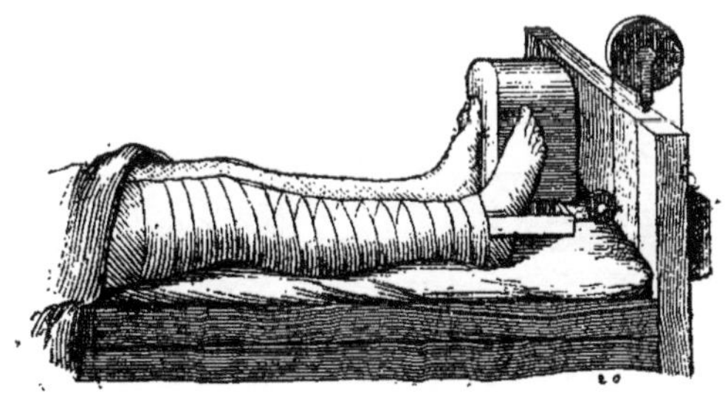

Fig. 19. — Extension par un lit à panneaux pleins, d'après Heinecke.

côté de la toile et de laisser la face emplastique en dehors, le tout fixé par une bande de toile.

L'extension avec l'anse de diachylon pour le genou et le cou-de-pied doit se faire d'après les indications précédentes. Pour le genou (fig. 20), L.-A. Sayre recommande d'exercer la traction suivant deux directions : directement en agissant sur le pied, obliquement en agissant sur la partie postérieure et supérieure du tibia.

La traction avec le diachylon présente un certain nombre d'inconvénients. Le diachylon produit souvent une irritation vive de la peau. Les bandelettes agglutinatives agissent surtout sur les tégu-

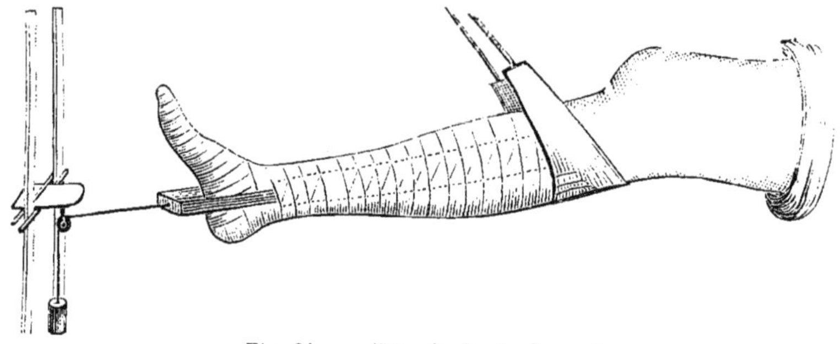

Fig. 20. — (D'après L.-A. Sayre.)

ments qui glissent sur l'aponévrose sous-jacente sans exercer une action extensive très efficace sur les leviers osseux profonds et sur les muscles en contraction (Hennequin, A.-B. Judson, P. Thiéry).

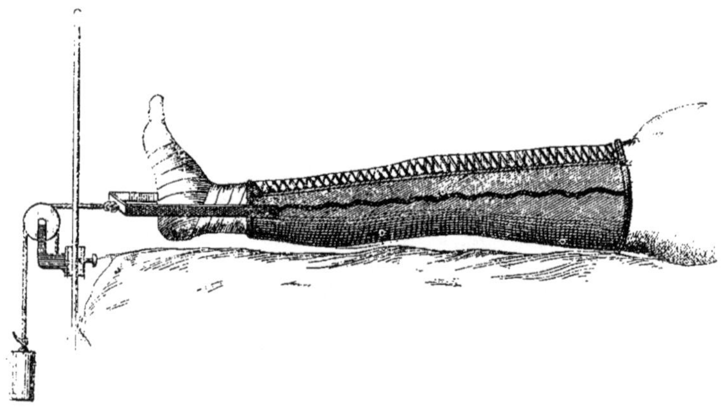

Fig. 21.

D'après A.-B. Judson, la traction avec le diachylon aurait un effet nul et les résultats favorables d'extension observés seraient dus à l'immobilisation produite par cette traction.

En raison de ces inconvénients, nous pratiquons souvent l'extension au moyen d'une guêtre en feutre ou en cuir, lacée à la partie antérieure, disposée suivant les indications de la figure 21.

Cet appareil, qui permet de faire une extension assez rigoureuse en prenant un large point d'appui sur la cuisse, a l'avantage de pouvoir être placé très facilement et enlevé dans le jour, lorsque l'extension ne doit être appliquée que la nuit.

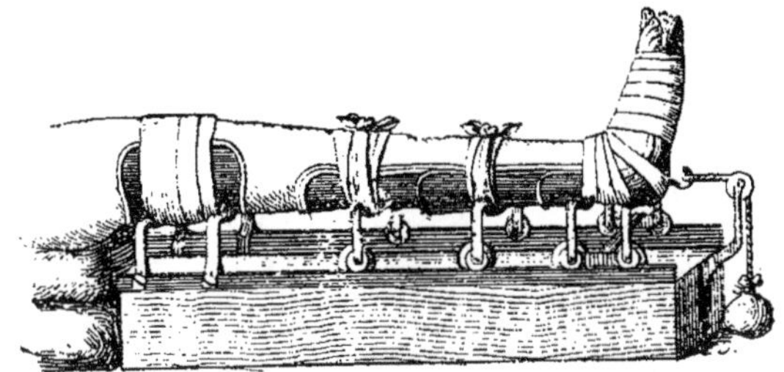

Fig. 22. — Appareil à chariot pour l'extension par les poids de Dumreicher, modifié par Bruns.

Les appareils de Dumreicher, de Bruns (fig. 22), de Ried, constitués par des gouttières à roulettes, permettent de diminuer les résistances passives et d'augmenter l'effet de la traction.

La contre-extension peut être pratiquée par le poids du corps,

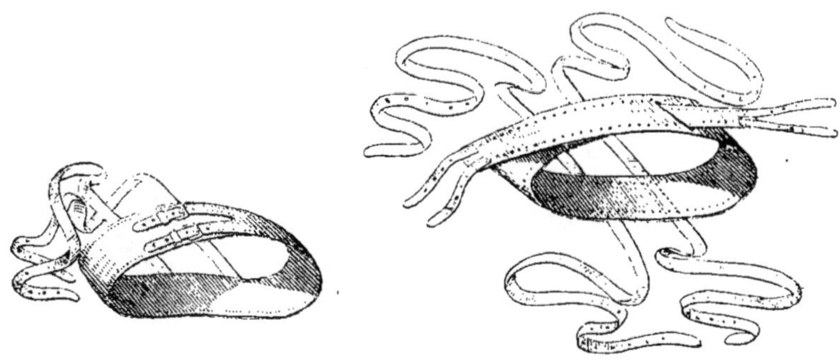

Fig. 23. Fig. 24.

en élevant légèrement le lit ou en fixant le thorax et le bassin au moyen de ceintures. Cette dernière disposition est adoptée dans l'appareil de Lannelongue, destiné à l'extension des membres inférieurs dans la coxalgie, mais qui peut aussi servir pour l'extension du rachis dans la portion lombaire (fig. 26).

Cet appareil se compose d'une ceinture thoracique et d'un bandage de corps superposés. A la ceinture s'attachent en arrière deux lacs assez longs pour être fixés aux barreaux de la tête du lit (fig. 23).

Le bandage de corps (fig. 24) présente, à une certaine distance du milieu, une boutonnière assez grande pour permettre d'y enga-

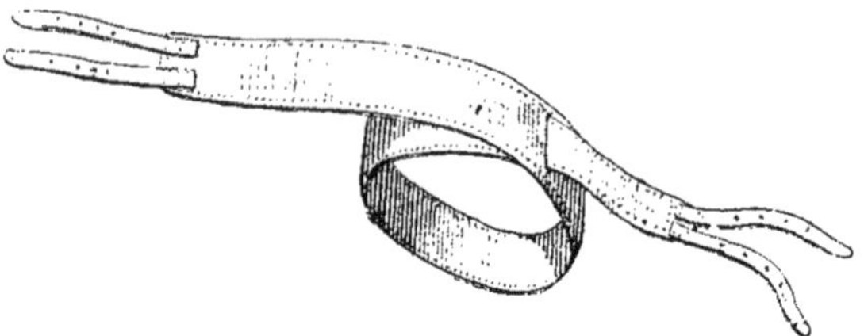

Fig. 25. — Ceinture de l'appareil de Lannelongue.

ger une des extrémités du bandage. Les extrémités des chefs du bandage sont attachées sur les parties latérales du lit à l'aide de courroies.

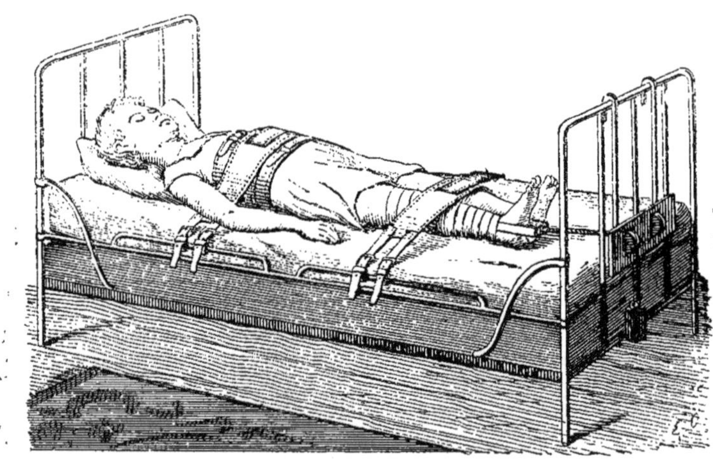

Fig. 26. — Appareil à extension de Lannelongue.

Quatre lacs, tous attachés en arrière sur deux lignes verticales, deux au bord supérieur, deux au bord inférieur, se fixent, les premiers à la tête du lit, les seconds aux barreaux du pied du lit. Les deux ceintures sont donc tenues par six lacs, deux appartenant à la première ceinture, quatre appartenant à la seconde, c'est-à-dire au bandage de corps.

Enfin, les deux membres inférieurs sont tenus rapprochés l'un de l'autre par un troisième bandage en toile, moins large (fig. 25).

On obtient ainsi une fixation très exacte du tronc.

L'extension des membres inférieurs se pratique au moyen de l'anse de diachylon suivant le procédé décrit plus haut.

Cet appareil doit être rapproché de celui de la figure 6.

Dans certains cas, le sujet, au lieu d'être placé sur un lit, peut être couché dans une gouttière de Bonnet, l'extension étant pratiquée sur une poulie disposée à la partie inférieure de la portion jambière de l'appareil.

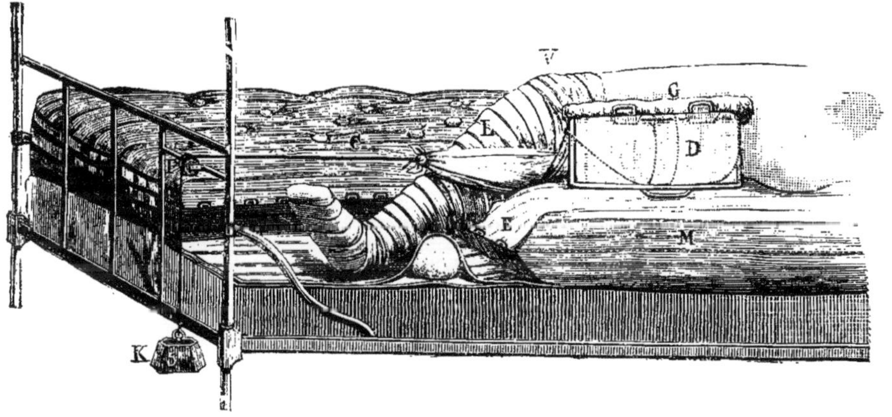


Fig. 27. — Appareil à extension du membre inférieur de J. Hennequin.

D'après J. Hennequin, la position la plus favorable du membre inférieur, pour la traction et l'extension, est la position physiologique, jambe *fléchie* à 40 degrés, la cuisse reposant sur un plan horizontal.

D'après cet auteur, la traction doit : 1° prendre ses points d'appui sur le squelette du segment mobile; 2° être dirigée dans l'axe du membre; 3° être assez puissante pour vaincre toutes les résistances actives et passives; 4° être tolérable et inoffensive, par conséquent réduite à son minimum; 5° ne prendre ses points d'appui que sur des régions abondamment pourvues de tissus mous.

Conformément à ces principes, Hennequin a proposé l'excellent appareil, représenté dans la figure 27. Cet appareil qui rend de très nombreux services en orthopédie, pour l'extension du membre inférieur (arthrites, coxalgies, fractures, ankyloses, luxations), et après des opérations chirurgicales (ostéotomies, arthrotomies), se compose :

1° D'une petite gouttière crurale ;

2° De deux ou d'une serviette cylindrée ou en toile roide, selon qu'on se sert ou non de la gouttière. Cette serviette sert à exercer une traction sur la face postérieure et supérieure de la jambe;

3° De deux bandes, en toile neuve autant que possible, de 10 à 12 mètres de longueur sur 5 centimètres de largeur;

4° D'une livre de ouate;

5° D'une cordelette et de poids pesants.

Ces différentes pièces, disposées suivant les indications de la figure, produisent une traction très efficace.

Quelques auteurs, Bryant, P. Bruns, Lentze, H. Kümmel,

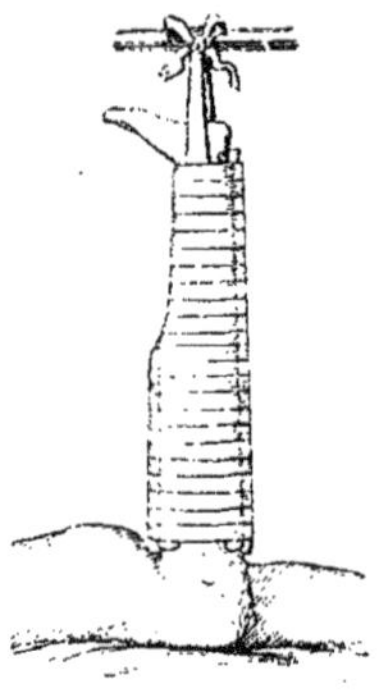

Fig. 28. — Extension verticale, d'après Bryant.

Schede, A. Paci, Casse (fig. 29), C.-N. Dixon Jones, immobilisent le tronc et le bassin du sujet couché dans la position horizontale, mais la traction est exercée sur le membre inférieur placé verticalement, fléchi à angle droit sur le bassin (fig. 28).

Les poids employés pour la traction varient, suivant les cas, de 10 à 2 kilogrammes.

Casse (de Middelkerke), dans le but de produire l'extension du membre, l'immobilité de la cuisse, et aussi d'éviter la souillure du pansement par l'urine, après l'ostéoclasie ou l'ostéotomie pour genu valgum, fixe, avec un bandage plâtré, au niveau du pied laissé libre, une sorte d'étrier au moyen duquel le membre inférieur de l'enfant est suspendu dans la position verticale (fig. 29). Le

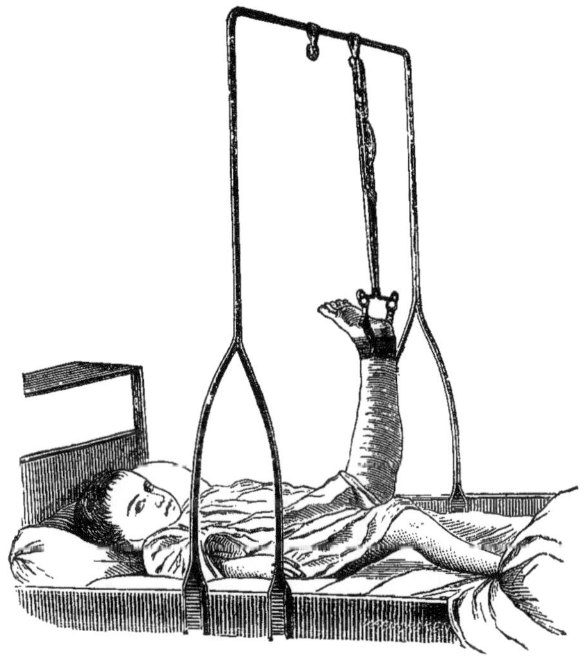

Fig. 29. — Appareil de Casse.

bandage plâtré doit s'appliquer aussi haut que possible sur la

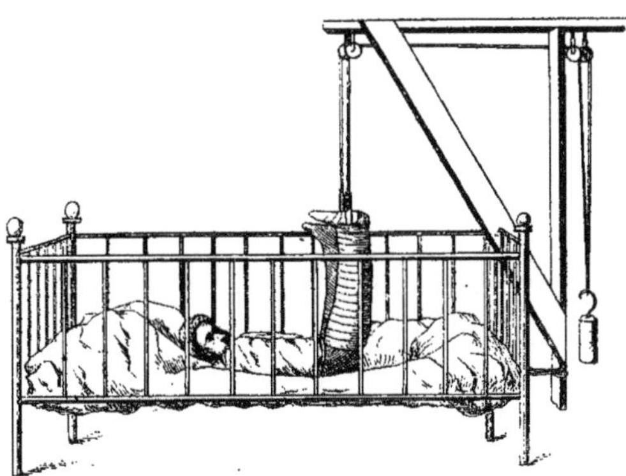

Fig. 30. — Appareil de C.-N. Dixon Jones.

cuisse, mais ne pas remonter jusqu'au bassin : il est fixé sur la ceinture pelvienne au moyen d'un spica formé par une bande ordinaire. La suspension se fait au moyen d'une potence en fer formée de deux parties verticales qui s'appuient sur le bord du

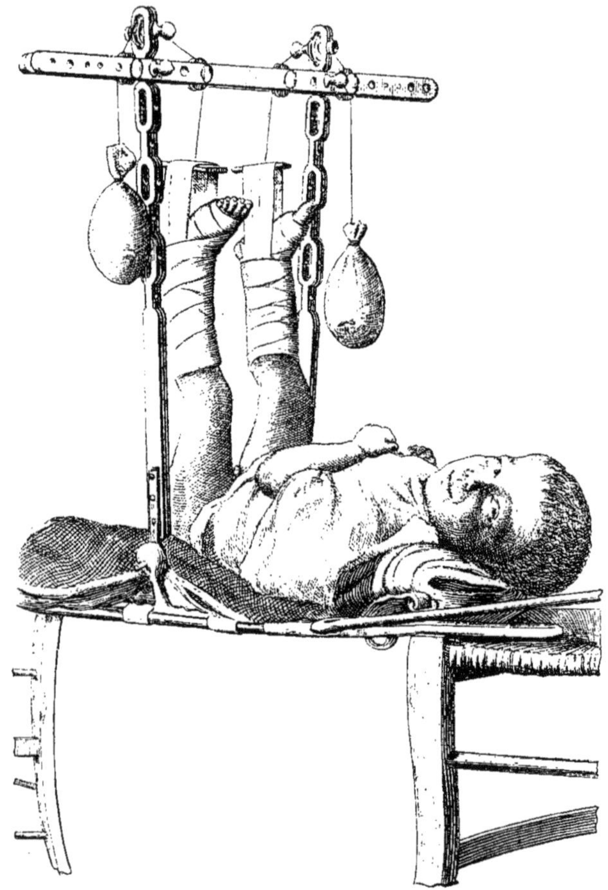

Fig. 31. — Appareil de A. Paci, pour l'extension verticale des membres inférieurs.

lit et d'une partie horizontale qui réunit leurs extrémités supérieures et à laquelle est fixé l'étrier.

C.-N. Dixon Jones place les enfants dans la position indiquée dans la figure 30 après les ostéotomies pour genu valgum ou pour courbures rachitiques des membres inférieurs.

A. Paci recommande un appareil analogue (fig. 31), dans le

but de produire l'extension continue des membres inférieurs chez de jeunes sujets atteints de luxation congénitale de la hanche.

Cette position verticale du membre inférieur est surtout recommandable chez les jeunes sujets.

Un certain nombre de précautions sont indispensables si l'on désire que la traction, par les différents procédés indiqués, produise un travail utile, une véritable extension.

Il faut veiller à ce que la corde d'extension ne soit pas trop longue, tire suivant l'axe du membre, glisse facilement dans la poulie sans frottement.

Le frottement sur les matelas, les draps ou les couvertures, doit être réduit au minimum, le plan résistant ne sera pas trop incliné ascendant. Il faut éviter en un mot toutes les causes de déperdition de la force vive. Une traction pour être tolérable ne doit infliger au patient aucune souffrance capable de troubler son repos et ses fonctions, ne doit compromettre ni la circulation, ni l'énervation, ni le jeu des articulations du membre (Hennequin).

2° *Extension dans la position oblique.* — Dans cette méthode, le sujet est placé sur un plan résistant, la tête fixée au moyen d'une

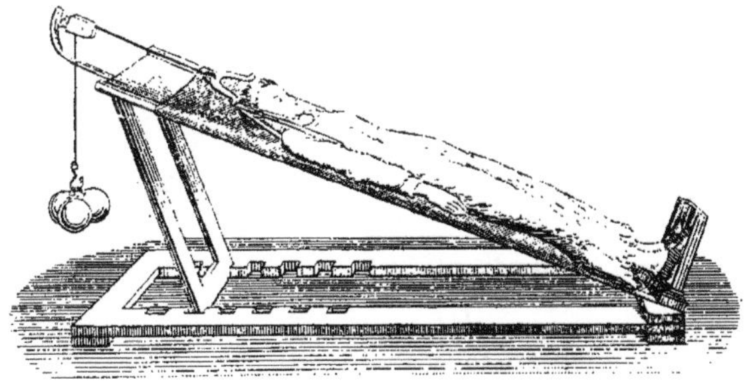

Fig. 32. — Lit à extension de Beely.

mentonnière de Glisson. La contre-extension est pratiquée par le poids du corps, qui agit plus ou moins suivant le degré d'inclinaison oblique donné au lit.

On peut adopter la disposition indiquée dans la figure 6, page 38.

Le lit à extension de Beely (fig. 32), recommandé dans le traitement des scolioses, les lits pour le traitement du mal de Pott, de Phelps, Beely, sont des exemples d'appareils à extension du rachis dans la position oblique.

Les lits à plans brisés, qui permettent d'exercer une extension sur des portions déterminées du rachis (J. Shaw), agissent par le poids du corps placé plus ou moins obliquement.

3° *Extension dans la position verticale.* — Parmi les appareils à extension dans la position verticale, nous devons citer les corsets de Heister, Levacher, Portal, destinés à produire l'extension et le redressement du rachis dans les scolioses. (Voir *Scoliose.*)

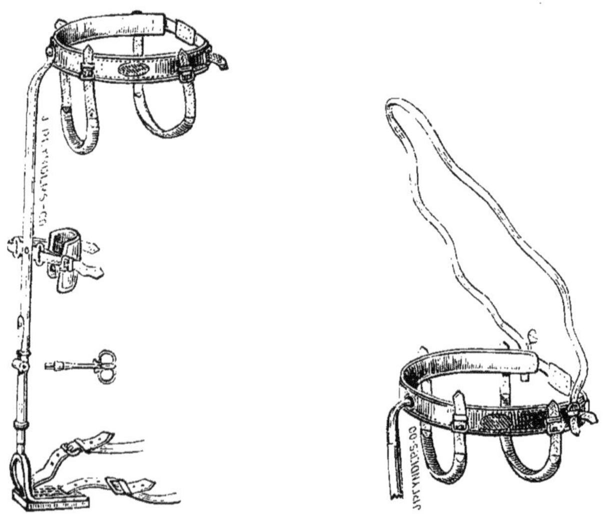

Fig. 33. — Appareil à extension de la hanche à longue attelle, de L.-A. Sayre.

Dans quelques cas, l'extension du rachis était pratiquée au moyen de béquilles, de fauteuils. Ces appareils sont aujourd'hui abandonnés.

L'extension au moyen de *mâts de fortune* (*jury mast*), fixés à une mentonnière de Glisson (voir in *Scoliose*), est dans un assez grand nombre de cas utile et efficace.

Un grand nombre d'appareils produisant l'extension des membres inférieurs dans la position verticale et permettant la marche, servent dans la pratique orthopédique. Ces appareils produisent une extension assez énergique, immobilisent et maintiennent les membres dans une bonne position. Nous devons une mention spéciale aux appareils d'extension de la hanche (attelles américaines, appareils de Davis, C.-F. Taylor, L.-A. Sayre) (fig. 33, 34, 35), qui trouvent de nombreuses applications en orthopédie, dans le traitement consécutif et préventif des difformités de la hanche à la suite de coxalgie et dans le traitement des luxations dites congénitales de la hanche.

Ces appareils se composent d'une longue attelle externe se reliant à la partie supérieure à une ceinture pelvienne très solide avec sous-cuisses, et à la partie inférieure à une guêtre, à une

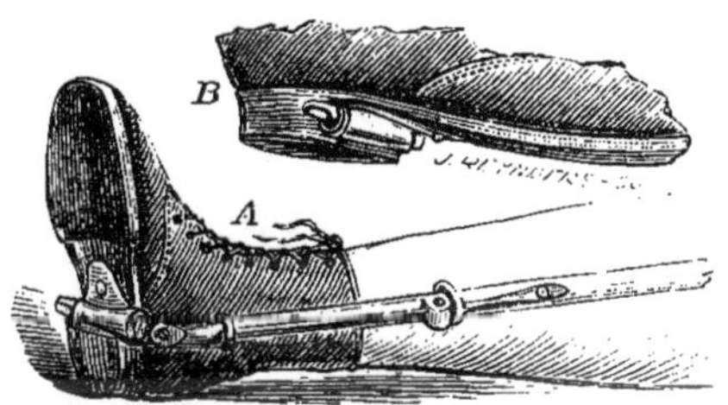


Fig. 34.

semelle de forme spéciale ou au soulier du sujet (fig. 34 A, B). L'attelle ou tige d'acier est composée de deux parties, glissant l'une dans l'autre au moyen d'une crémaillère et d'une clef (fig. 35, B). On peut, à l'aide de ce mécanisme simple et très ingénieux, allonger ou raccourcir l'attelle principale et produire une extension plus ou moins forte de la hanche.

Dans les cas où il y a flexion prononcée de la cuisse sur le bassin, l'appareil porte une bande élastique fixée au-dessus du genou, remontant derrière la cuisse et s'attachant à la partie postérieure de la ceinture pelvienne.

Le mode d'articulation de l'attelle au niveau de la ceinture A, B, C, F (fig. 35), indiquée par Reynders, permet des mouvements en avant et en arrière dans le sens de l'extension et de la flexion.

En tournant la vis C, on peut faire prendre à l'attelle la position indiquée par la ligne ponctuée. En F, l'attelle est divisée en deux parties ajustées bout à bout; l'inférieure est munie d'une vis sans fin, transversale, mue par une clef et qui détermine des mouvements de rotation.

Dans la luxation congénitale des deux hanches, nous recommandons un appareil à extension à crémaillère double agissant sur les deux membres inférieurs et produisant une traction éner-

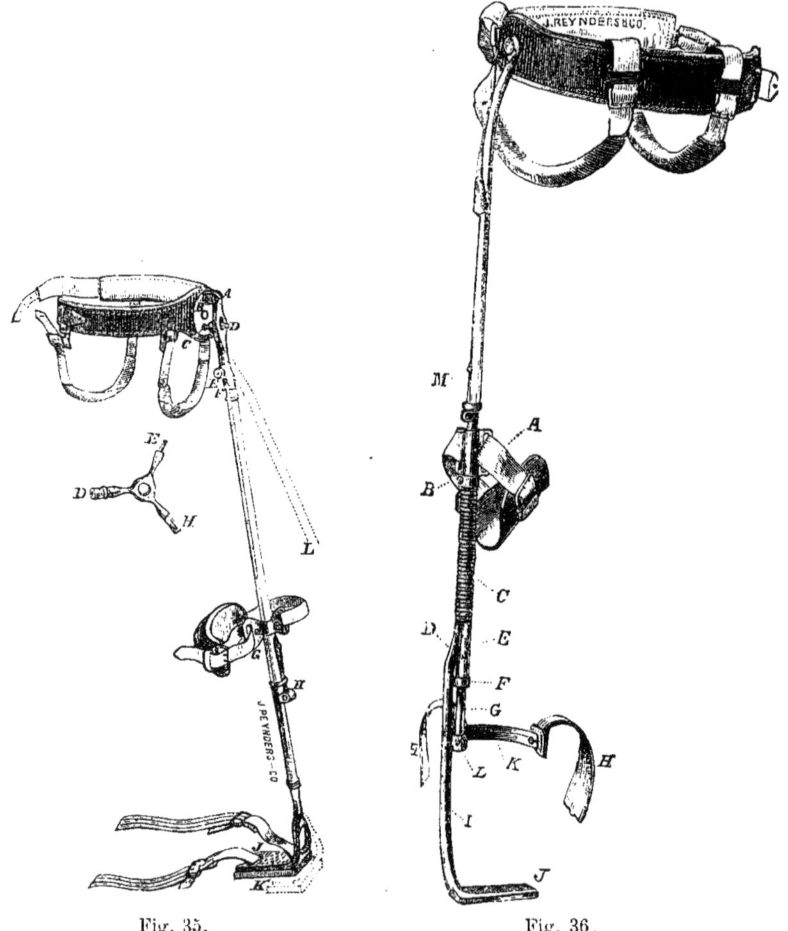


Fig. 35.
Appareil à extension de la hanche à longue attelle de L.-A. Sayre.

Fig. 36.
Appareil de N.-M. Shaffer.

gique au niveau des articulations coxo-fémorales. (Voir Chapitre : *Luxation dite congénitale de la hanche.*)

Parmi les modifications nombreuses de ces appareils, nous devons signaler celles proposées par N.-M. Shaffer (fig. 36), J. Roberts (fig. 37), J.-C. Hutchinson (fig. 38), W.-R. Whitehead (fig. 39).

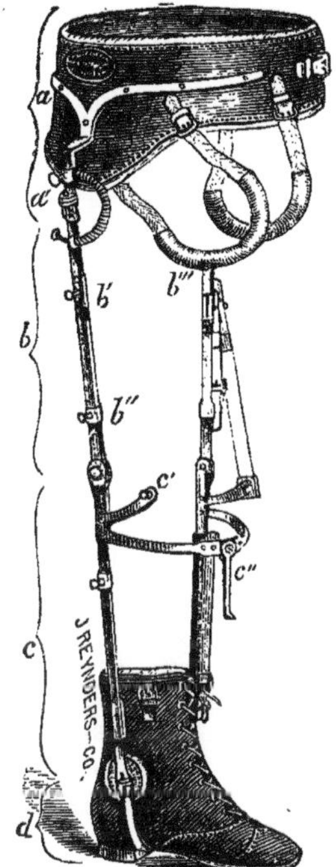


Fig. 37. — Appareil de J. Roberts.

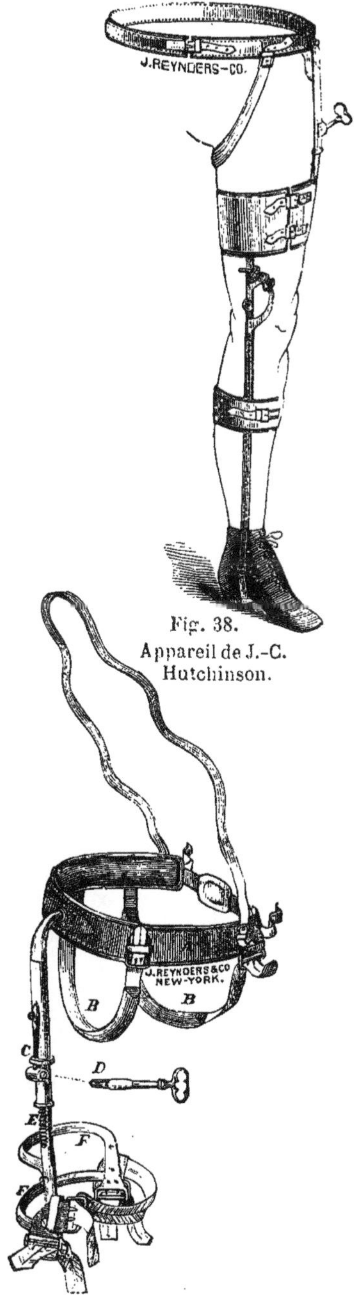


Fig. 38. — Appareil de J.-C. Hutchinson.

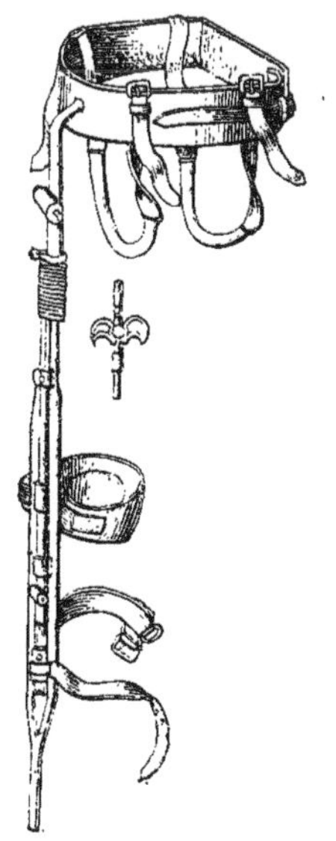

Fig. 39. — Appareil de W.-R. Whitehead.

Fig. 40. — Appareil à courte attelle de L.-A. Sayre.

Dans certains cas, Sayre (fig. 40) emploie un appareil à courte

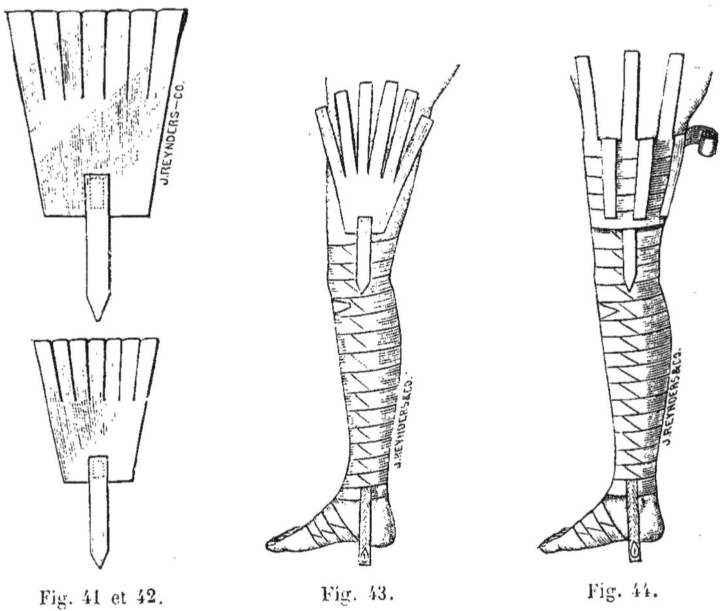


Fig. 41 et 42. Fig. 43. Fig. 44.

attelle, fonctionnant aussi par le mécanisme de la crémaillère.

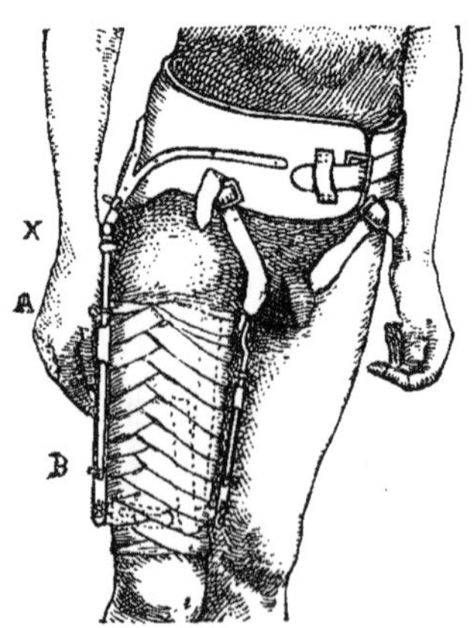


Fig. 45. — Appareil de J. Roberts.

A sa partie inférieure l'attelle externe se rattache par deux demi-anneaux métalliques à une petite attelle interne. Les deux attelles, interne et externe se terminent par une poulie cylindrique surmontée d'une boucle. Deux bandes d'étoffe solide cousues à des

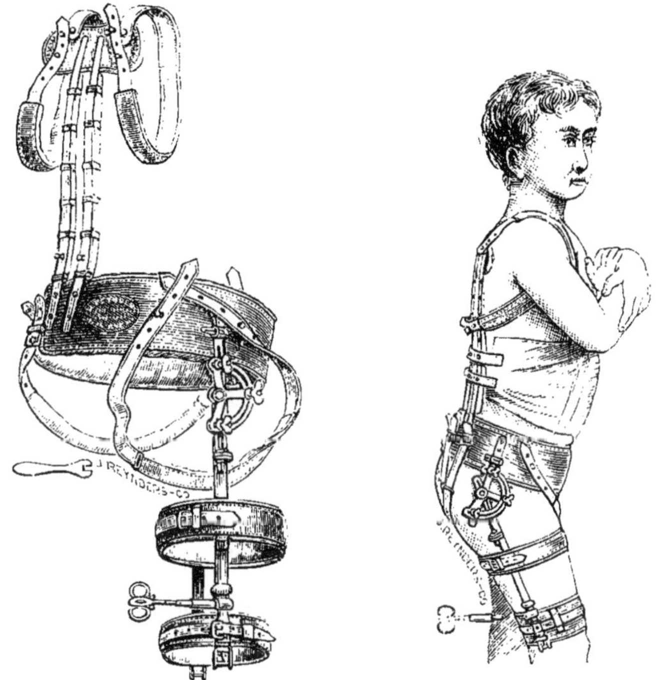

Fig. 46. Fig. 47.
Appareil de F. Stillman.

pièces de diachylon (fig. 41 et 42) et fixées sur la cuisse de la façon indiquée dans les figures 43 et 44 viennent se réfléchir sur

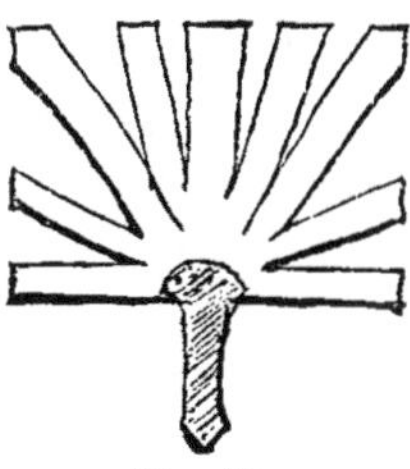

Fig. 48.

la poulie qui termine inférieurement chaque attelle. On les boucle aussi serré que possible, ainsi que les sous-cuisses et la courroie qui contourne la cuisse et la maintient contre l'attelle.

J. Roberts recommande l'appareil à courte attelle avec traction élastique représenté figure 45.

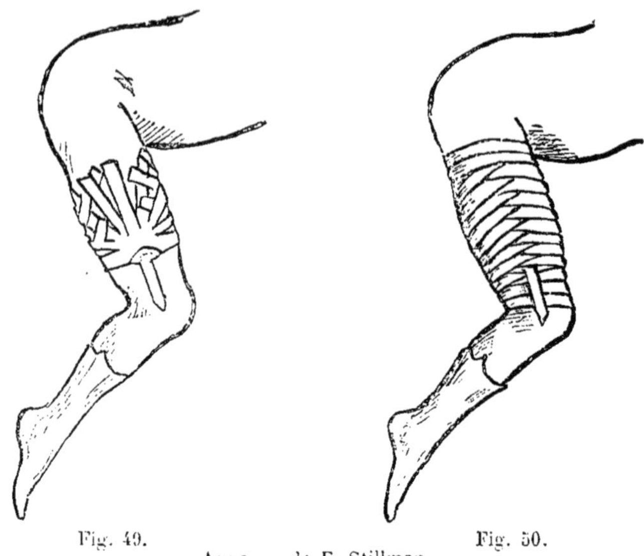

Fig. 49. Fig. 50.
Appa de F. Stillman.

L'appareil de Stillman, dont les figures 46, 47, 48, 49, 50,

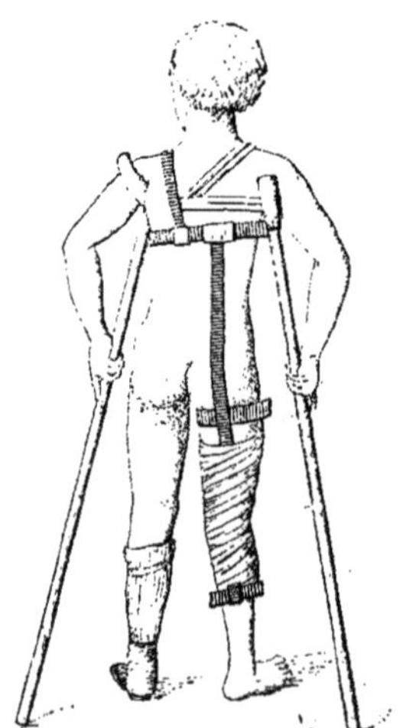

Fig. 51. — Attelle de H.-O. Thomas, de Liverpool.

indiquent le mécanisme et le mode d'application, est destiné à produire à la fois l'extension et le redressement de l'articulation coxo-fémorale en contracture.

La figure 51 représente l'appareil de H.-O. Thomas (de Liverpool) que nous avons adopté depuis longtemps. Cet appareil bien appliqué, lorsque les phénomènes d'inflammation de la coxalgie sont calmés, à la période de convalescence, permet de maintenir le membre en bonne position, d'éviter les difformités en flexion ou adduction, et de produire un certain degré d'extension de l'articulation de la hanche.

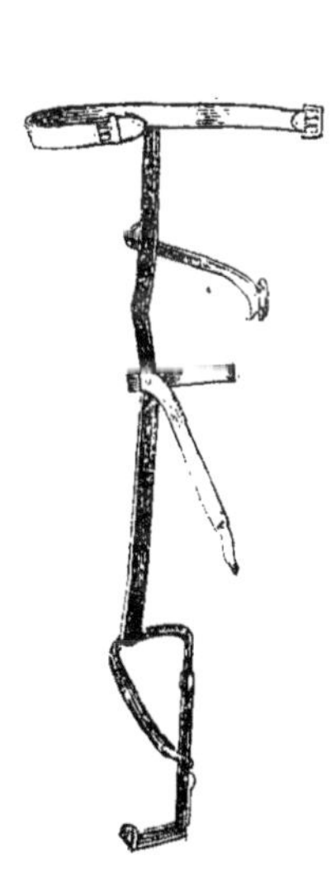

Fig. 52.
Attelle de Lovett.

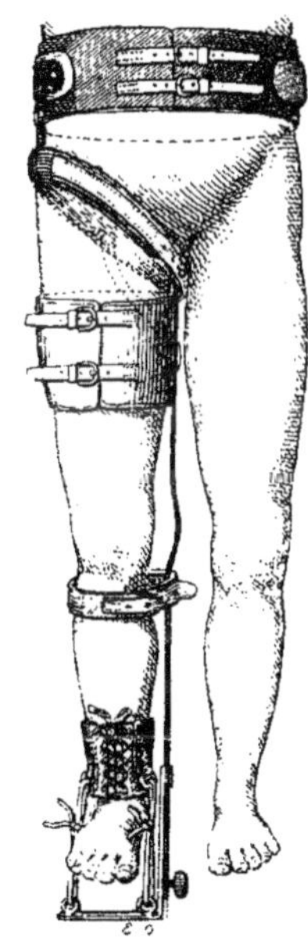

Fig. 53.
Appareil à extension de l'articulation de la hanche, de A. Lorenz.

L'appareil de Lovett (fig. 52) est une ingénieuse modification de l'appareil de Thomas qui permet l'immobilisation et un certain degré de traction.

L'appareil d'A. Lorenz (fig. 53), surtout utile dans la coxalgie, permet la marche du malade, tout en produisant une extension énergique de l'articulation coxo-fémorale. Une pièce métallique rembourrée, contournant le pli fessier (ligne pointillée du dessin), vient prendre point d'appui sur l'ischion et se relie à une attelle métallique latérale interne. L'extension est obtenue, suivant les indications du dessin, par des tracteurs élastiques fixés d'un côté à

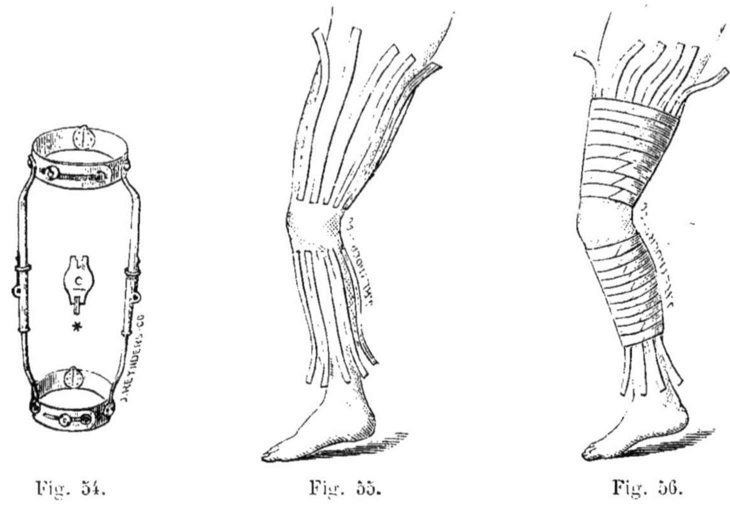

Fig. 54. Fig. 55. Fig. 56.

une guêtre jambière et de l'autre à une barre métallique trans-

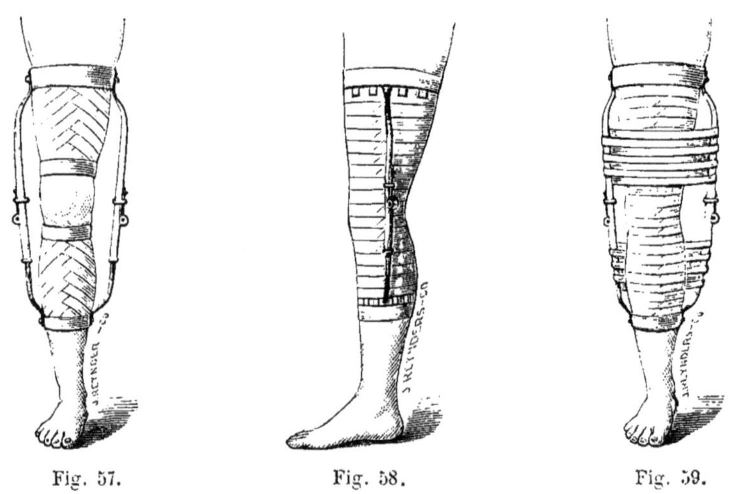

Fig. 57. Fig. 58. Fig. 59.

versale, reliée à la portion verticale de l'attelle interne. La ceinture pelvienne en feutre ou en cuir, peut être remplacée par une ceinture platrée inamovible. Le malade doit marcher avec des béquilles, et la semelle du soulier du côté sain doit être plus ou moins surélevée, de façon à ce que la barre transversale de l'appareil ne touche pas le sol.

L'appareil de Sayre pour l'extension du genou se compose d'un bracelet crural et d'un bracelet jambier, larges de 3 centimètres, reliés par deux tuteurs latéraux qu'une crémaillère permet d'allonger ou de raccourcir à volonté.

Les figures 54, 55, 56, 57, 58, 59, indiquent la façon dont les bandelettes de diachylon doivent être disposées et reliées au bracelet.

La figure 60, représente l'excellent appareil de H.-O. Thomas, pour

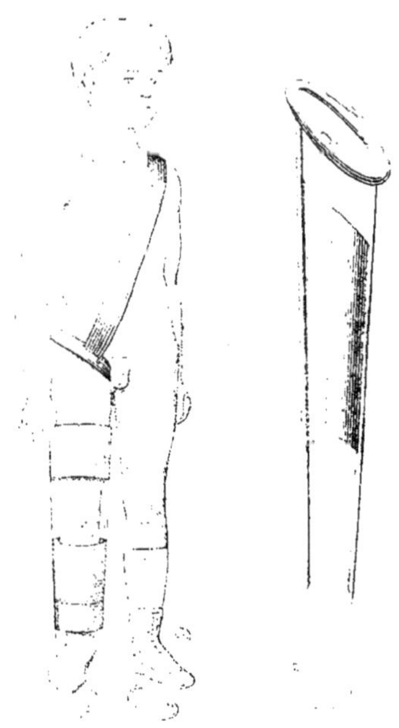

Fig. 60. — Appareil à extension et immobilisation du genou de H.-O. Thomas.

le genou. Cet appareil légèrement modifié peut servir dans les cas de lésions des articulations tibio-tarsiennes.

W.-R. Whitehead recommande la disposition indiquée dans les figures 61 et 62, permettant d'obtenir l'extension énergique du genou.

Dans le but de pratiquer l'extension de l'articulation tibio-tarsienne et son immobilisation dans une bonne position, L.-A. Sayre recommande l'appareil métallique à double crémaillère, représenté dans la figure 63.

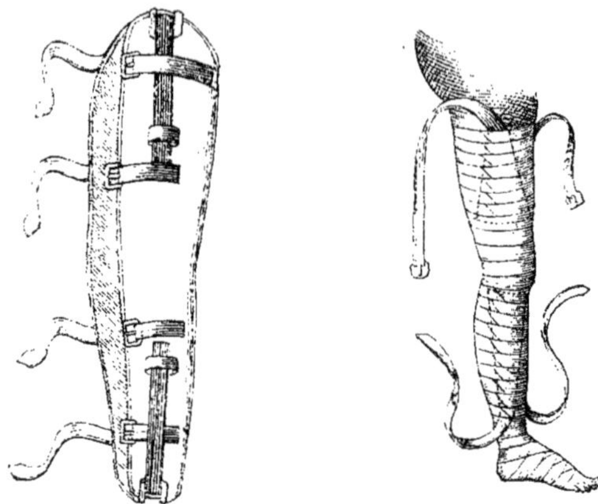

Fig. 61 et 62. — Appareil de Whitehead, pour l'extension du genou.

Le bracelet métallique supérieur doit s'appliquer immédiatement au-dessous du genou.

Pour l'application de cet appareil, on taille des bandelettes de

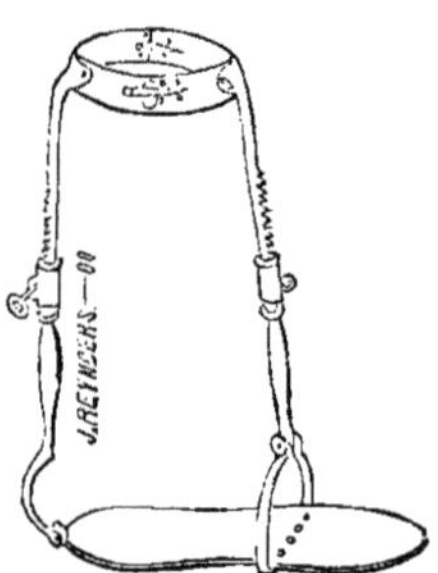


Fig. 63. — Appareil à extension de l'articulation tibio-tarsienne, de L.-A. Sayre.

diachylon, larges d'environ 2 centimètres et demi, assez longues pour aller du cou-de-pied jusqu'un peu au-dessus du genou. Ces bandelettes sont appliquées le long de la jambe. Une bande roulée, qui remonte jusqu'au-dessous du genou, les maintient.

L'appareil est alors mis en place, et le pied maintenu contre la semelle au moyen de bandelettes de diachylon.

Une bande roulée est appliquée par-dessus, de manière à prévenir tout glissement. Les bouts supérieurs des bandelettes de diachylon sont renversés par-dessus le bracelet et fixés par quelques tours de bande. L'appareil ainsi mis en place, on gradue l'extension au moyen des crémaillères.

Nous décrirons dans notre Chapitre *Contractures et Ankyloses* quelques autres appareils d'extension et de redressement des principales articulations.

### III. — APPAREILS DE SUSPENSION

La suspension *verticale*, fréquemment usitée en orthopédie, pour des exercices de redressement ou pour l'application de cor-

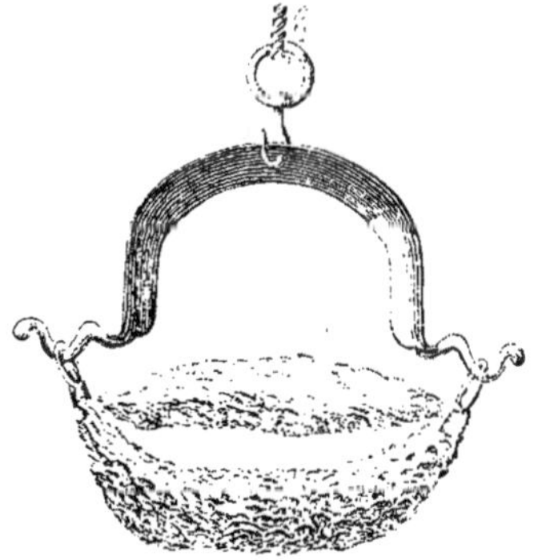

Fig. 64. — Collier de Nuck, 1696.

sets plâtrés, est destinée à étendre ou à placer le rachis dans une position redressée.

L'extension se produit par la pesanteur, le poids du corps; la contre-extension est obtenue à l'aide d'une mentonnière embrassant la tête, fixée à un solide crochet attaché soit à l'extrémité supérieure d'un trépied, soit dans une poutre du plafond de la chambre.

Glisson eut, en 1650, le premier, l'idée de la suspension verticale avec un appareil agissant sur les aisselles, la tête et les mains, et que l'on désigna sous le nom d'*escarpolette anglaise*.

Nuck imagina, en 1696, le collier représenté figure 64, qui permettait de suspendre les sujets à l'aide de cordes et de poulies.

La figure 65 représente le collier à suspension proposé par Heuermann en 1754.

Levacher employa, vers la même époque, la suspension dans la position verticale avec un appareil analogue.

On trouve dans l'ouvrage de J. Hirsch, publié en 1845, une des-

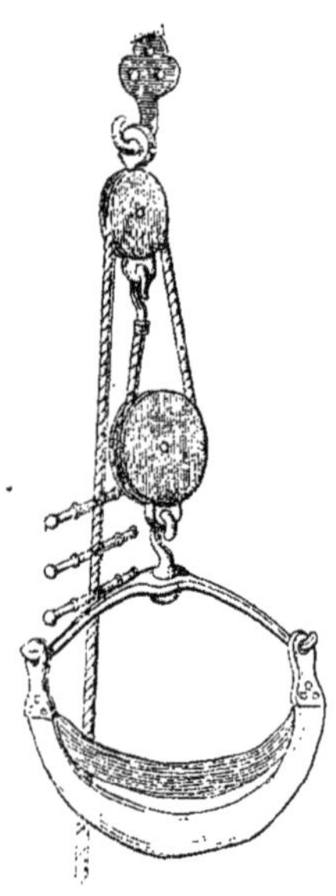

Fig. 65. — Appareil de Heuermann, 1754-57.

cription complète d'un appareil à suspension absolument semblable à celui récemment proposé par L.-A. Sayre.

Delpech indique, dans son *Orthomorphie*, la façon de suspendre les malades au moyen d'un casque à extension.

Cazin (de Berck) se sert, depuis de longues années et avant les publications de Sayre, d'un appareil à suspension, analogue à celui du chirurgien américain.

L'appareil le plus habituellement employé aujourd'hui est celui de L.-A. Sayre, qui a eu le grand mérite de remettre en honneur la méthode de suspension verticale dans le traitement des difformités du rachis et de l'associer au corset plâtré. Cet auteur a insisté, en outre, sur la valeur de la méthode de suspension ou d'extension par le *malade lui-même* (auto-suspension, self-suspension) de B. Lee, qui présente de nombreux avantages.

L'appareil à suspension de Sayre se compose (fig. 66 et 67) :

1° D'une tige en fer, ayant la forme d'un arc, munie à sa partie médiane d'un anneau et recourbée en crochet aux extrémités ;

2° D'un collier en cuir rembourré, composé de deux parties, une embrassant exactement le menton, l'autre la région occipitale et

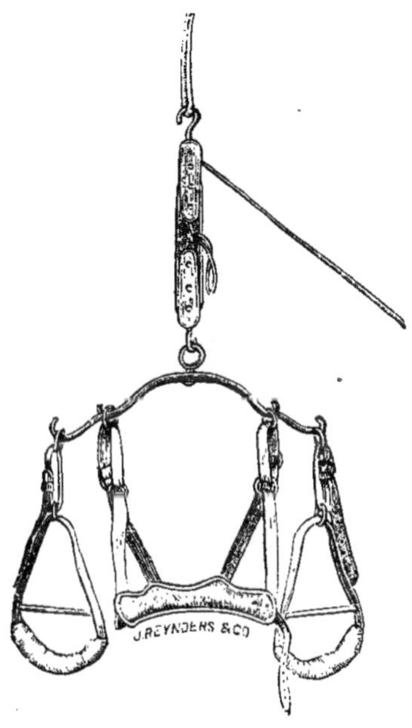


Fig. 66.

réunis sur les côtés par des boucles ou plus simplement par un crochet passant dans des trous pratiqués sur des lanières de cuir en différents points ;

3° De deux brassières capitonnées qui contournent les aisselles que l'on peut allonger ou raccourcir à l'aide de boucles et qui se fixent, également par un anneau, aux extrémités en crochet de l'arc ;

4° D'un palan dont les deux moufles contiennent chacune un même nombre de poulies égales. La moufle supérieure est accrochée à un point fixe ; la moufle inférieure, étant mobile sur la corde du palan, porte le crochet de résistance. La corde peut être fixée à des hauteurs différentes, grâce à un mécanisme très simple (Collin, Mathieu), disposé au niveau de la poulie supérieure.

Les poulies peuvent être fixées à un anneau du plafond ou à un trépied (fig. 67). Dans ce dernier cas, l'appareil est facilement transportable.

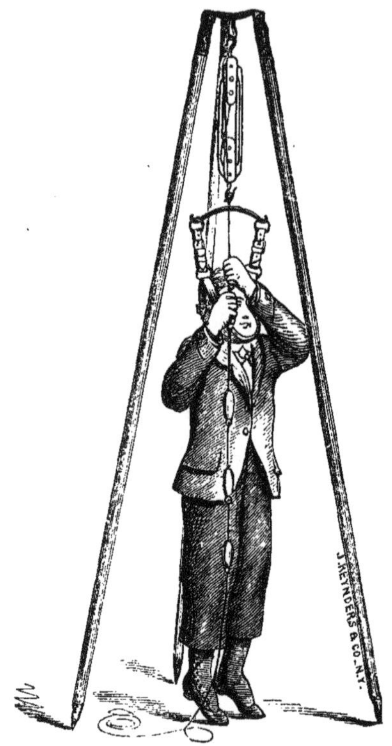


Fig. 67. — Appareil à suspension de L.-A. Sayre.

Les modifications de détail à cet appareil, proposées par quelques auteurs, ont peu d'importance.

Les figures 68 et 69, dessinées par notre ami Paul Richer, représentent un modèle d'appareil à suspension destiné surtout aux enfants d'un certain âge ou aux adultes.

Un certain nombre de précautions sont nécessaires pour l'application correcte de l'appareil. Elles permettent d'éviter les quelques inconvénients et accidents reprochés à la méthode de suspension verticale.

Le collier doit être exactement appliqué au niveau du menton et de l'occiput, en évitant les pressions exagérées, les plis.

La traction doit surtout s'opérer sur la tête, les brassières n'étant qu'un appareil de soutien destiné à donner de l'immobilité et à éviter les inconvénients des mouvements faux et brusques. Si la traction est plus considérable sous les aisselles qu'au niveau de la tête, on obtient une élévation fâcheuse des épaules, l'action d'extension et de correction sur le rachis est presque nulle.

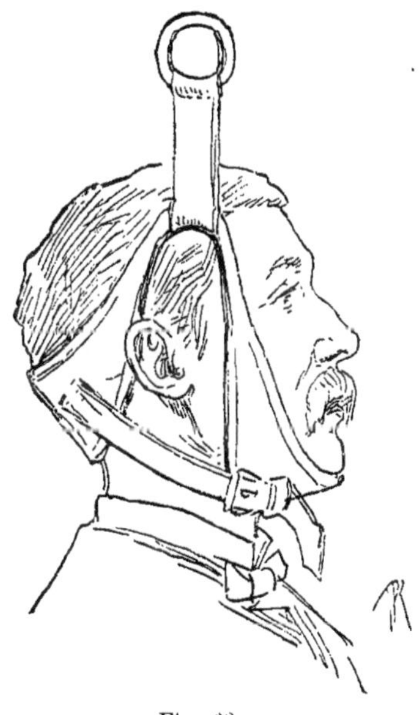

Fig. 68.

La situation des brassières doit être telle qu'en plaçant le bras dans la position horizontale, elles jouent librement, sans relever le moignon de l'épaule; on évite ainsi la compression sur les vaisseaux et nerfs de l'épaule.

Les courroies axillaires peuvent être supprimées dans un grand nombre de cas ; elles deviennent inutiles dans l'auto-suspension.

On peut permettre aux sujets de se soutenir avec leurs mains appliquées sur la corde de la poulie ou mieux sur un morceau de bois transversal fixé plus ou moins haut sur la corde de traction.

On a beaucoup discuté sur la façon de suspendre le malade ; les uns voulant que le sujet fut complètement suspendu dans l'espace, les autres conseillant de ne jamais rechercher une suspension complète, la pointe des pieds effleurant toujours le sol. La pre-

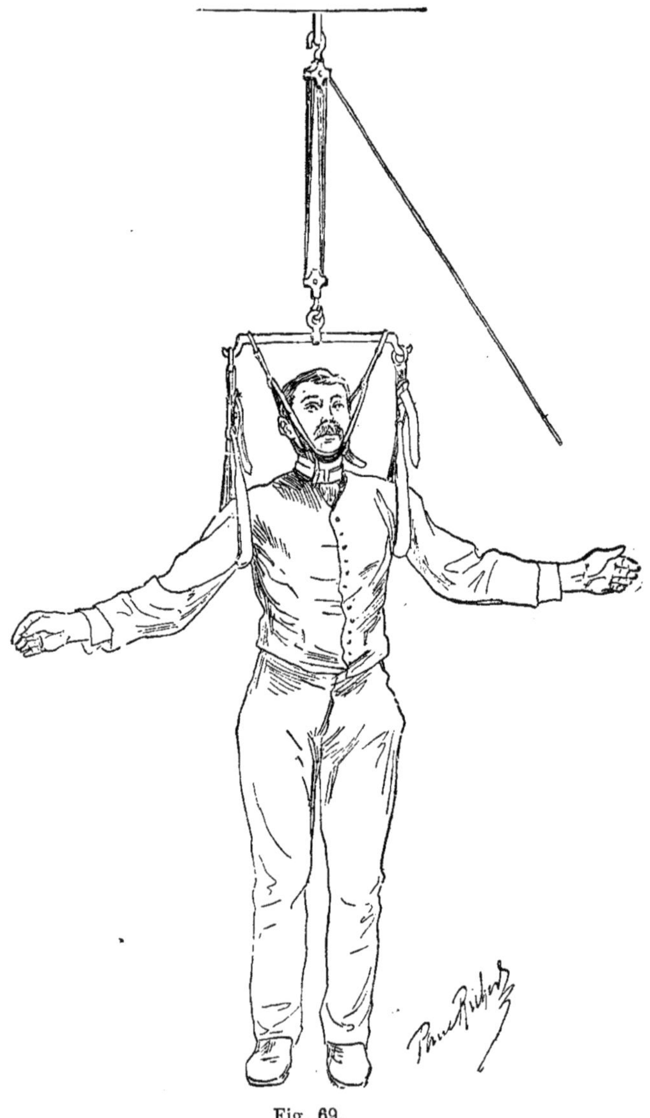

Fig. 69.

mière pratique est dangereuse et nous pensons que, dans tous les cas, le sujet doit s'appuyer sur le sol par l'extrémité de ses orteils.

La suspension doit se faire lentement, sans secousses, graduellement, en habituant pendant quelques minutes, tous les jours, le sujet à la traction. On veillera très attentivement, pendant toute la durée de la suspension, relâchant l'appareil au moindre signe de douleur ou de malaise. La suspension verticale bien appliquée ne *doit pas être douloureuse.*

On examinera avec soin la façon dont la traction s'exerce au

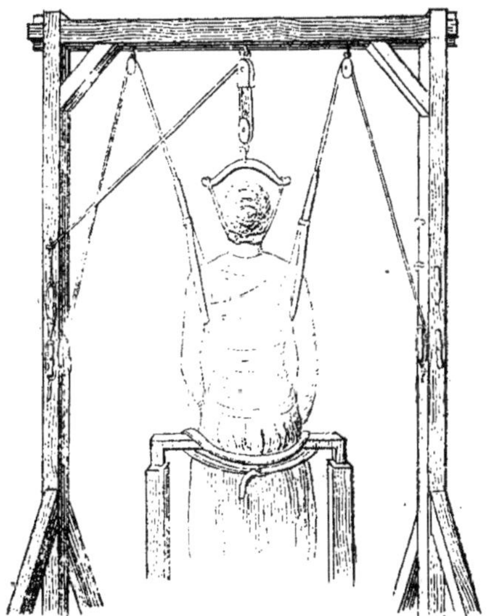

Fig. 70. — Appareil de suspension de Beely.

niveau de la tête en évitant une extension trop énergique. On conseillera au malade de respirer largement.

On évitera ainsi les accidents observés à la suite de la suspension (syncope, douleurs, etc.), qui sont certainement dus à une mauvaise application de la méthode.

Appliquée suivant les règles que nous venons d'indiquer, la suspension verticale est absolument inoffensive.

La durée de la suspension varie suivant les cas ; elle doit être en moyenne de cinq à dix minutes.

Un certain nombre de modifications à l'appareil de Sayre ont été proposées.

Beely place ses sujets dans la position indiquée dans les figures 70 et 71.

Des cordes avec poulies distinctes exercent des tractions sur la tête et les membres inférieurs. Le bassin est fixé, au moyen

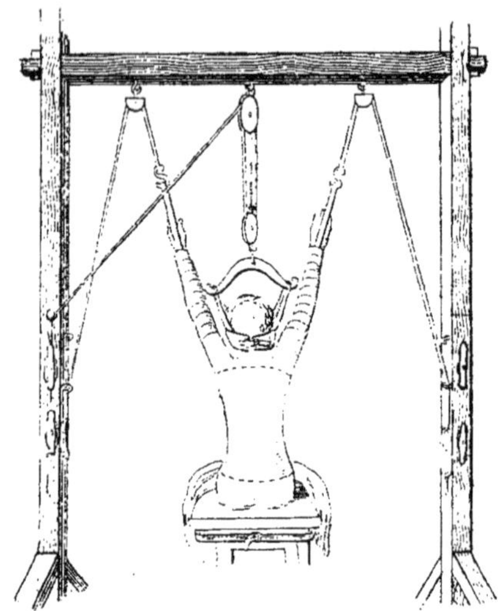

Fig. 71. — Appareil de suspension de Beely.

ed courroies (fig. 70) sur un banc transversal, ou sur une chaise (fig.71.)

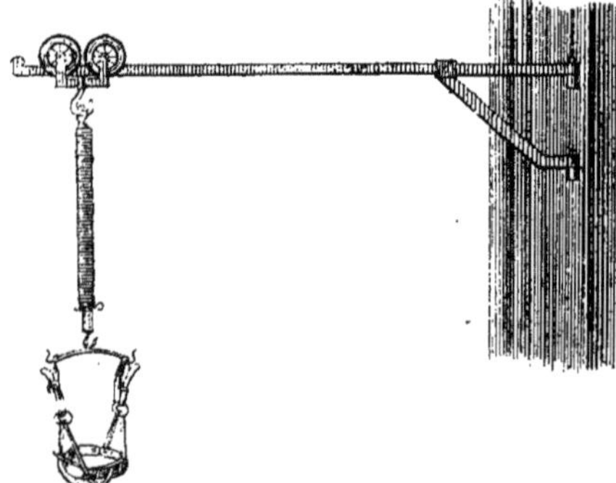

Fig. 72. — Appareil à suspension élastique de J. Roberts.

On peut aussi fixer le bassin au moyen du dispositif indiqué dans notre appareil. (Voir in *Scoliose*.)

Josiah Roberts recommande la suspension élastique avec l'appareil de la figure 72.

Quelques auteurs ont cherché à graduer la traction que subit le rachis d'après le poids du corps.

Roux (de Lausanne) se sert d'un ingénieux appareil qui se compose d'un tabouret qui, à l'aide d'une corde, transmet automatiquement, par un système de moufles combinées, une traction égale au poids de l'individu.

Schenk recommande d'effectuer une traction égale à la moitié

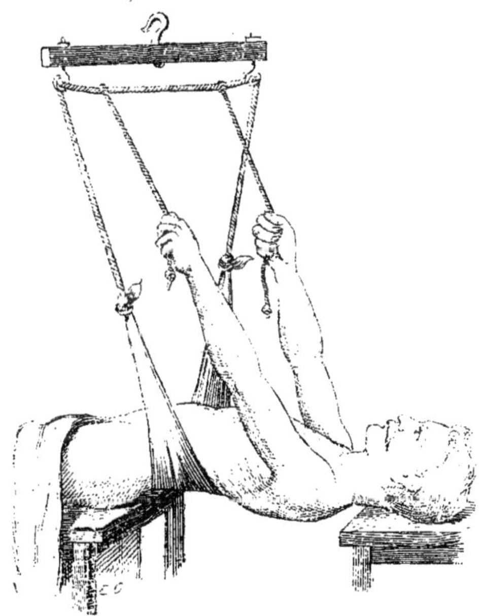

Fig. 73. — Appareil à suspension horizontale de Petersen.

du poids de l'individu. Des dynamomètres reliés aux cordes de traction donnent des renseignements sur la force de traction exercée.

R. Barwell se sert d'une croix en acier dont chaque branche a huit pouces de long et est munie à son extrémité libre d'un crochet ; les brassières sont placées de telle sorte que celle qui passe sous le bras droit s'attache au crochet gauche, et réciproquement, de façon à obtenir un entre-croisement et à faire porter la compression plutôt sur le premier espace intercostal que sur le paquet vasculo-nerveux de l'aisselle. La partie antérieure du collier de

Barwell est formée par un croissant en cuir léger; il repose sur le menton et à chaque corne s'attache une courroie en cuir léger. Un second croissant, plus petit, forme la partie postérieure du collier et sert de soutien à la nuque, deux anneaux sont disposés à ses extrémités effilées. Les courroies du premier croissant sont passées dans les anneaux du second et attachées au centre de la croix.

Petersen (fig. 73), Davy, Willett, Berkeley-Hill, Dornblüth (de Rostock) suspendent leurs malades dans la position *horizontale*.

Davy pratique la suspension dans un hamac en toile. Le malade est placé dans cet appareil dans le décubitus ventral, la colonne vertébrale subit une incurvation à concavité postérieure, en sens inverse de l'inclinaison pathologique. Dans ces dernières méthodes, l'extension du rachis est peu importante, le redressement est surtout recherché par des positions spéciales du sujet.

Les modifications précédentes nous paraissent peu importantes et ne sont utiles que dans des cas spéciaux. L'appareil à suspension primitif de Sayre donne d'excellents résultats et doit être recommandé dans presque tous les cas.

Les recherches expérimentales de Cagney (1890) démontrent l'action puissante de la suspension verticale, qui redresse les courbes du rachis. L'effet principal porte sur la région dorsale. La traction produit une diminution de la distance qui sépare la première vertèbre dorsale de la dernière vertèbre lombaire, un allongement de la région cervicale; elle entraîne l'écartement des corps vertébraux en avant, leur rapprochement en arrière, ainsi que le rapprochement des arcs vertébraux et des apophyses épineuses. La moelle, loin d'être élongée, se relâche.

Les appareils à *suspension latérale*, décrits dans notre Chapitre *Scoliose*, sont surtout destinés à des exercices de redressement.

## IV. — BANDAGES, APPAREILS D'IMMOBILISATION ET DE CONTENTION

Un certain nombre d'appareils de contention ou d'attitude sont destinés à fixer les parties difformes dans une position de correction obtenue avec la main ou les machines.

Ces appareils sont de deux sortes : les uns peuvent être exécutés par le chirurgien lui-même (bandages); les autres, plus compliquées, doivent être construits par des ouvriers orthopédistes.

1° Les bandages *contentifs* orthopédiques, amovibles ou inamovibles, d'un prix peu élevé, simples, faciles à appliquer, rendent les plus grands services dans la pratique hospitalière.

Les appareils plâtrés, attelles, gouttières, valves, capsules plâtrées (Port) seront surtout utilisés. Le mode d'application de ces appareils est connu de tous et nous croyons inutile d'insister sur le manuel opératoire décrit dans les traités de petite chirurgie.

Pour la confection des appareils plâtrés, la méthode la plus pratique consiste à imprégner de plâtre de Paris à modeler des bandes de tarlatane que l'on trempe pendant quelques minutes dans de l'eau avant l'application.

Les appareils plâtrés peuvent donner des points d'appui à des pièces métalliques chargées de produire des tractions ou de l'extension (Corset de Roberts, v. fig. 81), appareil de J. Wolff pour le genu valgum, etc.

Les bandages au silicate de potasse, au silicate de potasse et magnésite (J. Wolff, Kœnig), à l'amidon, à la dextrine, trouvent leur application dans de nombreux cas, particulièrement pour la cure du pied bot.

On peut aussi se servir utilement de modèles en carton, en gutta-percha (Giraldès, Port), en cuir, en fil de fer (Bonnet), en zinc laminé (Levis), en feutre, en bois.

Les appareils en feutre doivent être tout particulièrement recommandés. On peut se servir du feutre, dit *poroplastique*, préparé d'avance (Cocking, Liatti Angelo [de Tavigliano]), ou de feutre à chapeau imprégné d'une solution de gomme laque (David Smith, Hamilton, P. Bruns, Grenadin, Kœnig).

Nous employons habituellement pour l'imprégnation du feutre une solution concentrée préparée à froid de gomme laque dans l'alcool (2 parties de gomme laque pour 3 d'alcool; 600 grammes de gomme laque pour un litre d'alcool). On verse peu à peu cette solution sur les deux faces du feutre et on l'étend avec un pinceau jusqu'à ce que le corset ou la gouttière ait acquis quatre fois son poids primitif. Le durcissement se fait à l'air libre et exige deux jours en été, cinq jours en hiver. On doit essayer l'appareil avant qu'il ne soit complètement durci, afin de pouvoir le rectifier s'il est nécessaire.

Grenadin entoure le membre d'un bandage ouaté roulé et d'une bande de gaze assez large. Il humecte et imprègne la gaze d'alcool à 90° pour activer son pouvoir absorbant, puis l'enduit avec un vernis composé d'une partie de laque dissoute dans deux parties d'alcool. Au bout de deux minutes, le bandage est très dur et imperméable.

On peut aussi imprégner le feutre avec une solution alcoolique d'une partie de colophane et de trois parties de gomme laque. Le feutre se remollit à 65° environ. Avec de la colophane sans laque et l'addition à la solution de 2 à 3 p. 100 d'huile de ricin, on obtient un feutre résistant, qui a l'avantage de se ramollir à une faible température (50-55°), ce qui permet de l'appliquer directement sans crainte de brûlures. Pour le préparer, on place le feutre dans un bassin en fer-blanc et on y verse la solution modérément épaisse; quand il est imprégné, on le fait sécher à l'air, puis on égalise et on unit la tablette avec un fer à repasser ou un fer de chapelier.

2° Les appareils contentifs plus compliqués ont souvent pour but non seulement de conserver le redressement acquis et de prévenir la récidive, mais de rétablir les mouvements perdus et de suppléer au défaut de contraction des muscles affaiblis.

Nous décrivons les colliers modelés, moulés, employés pour le torticolis; les corsets si nombreux proposés pour le mal de Pott et la scoliose, comme moyens de contention, de soutien, de traction, etc., les bottines mécaniques à extension limitée, à point d'arrêt, à force élastique, avec mécanisme de rotation pour le pied bot.

Parmi les appareils à *immobilisation*, il faut citer les diverses gouttières et particulièrement la gouttière de Bonnet. (Voir Chapitre : *Mal de Pott*).

Les *chaussures* orthopédiques simples ou reliées à des attelles latérales sont des moyens de contention ou de redressement (pied plat). Nous indiquons dans nos derniers chapitres les formes de chaussures le plus souvent employées. (Voir *Difformités du pied* et *Pied plat*.)

Les *corsets orthopédiques* agissent comme agents de contention et de redressement. Nous croyons utile d'indiquer ici la technique de ces appareils que le chirurgien peut confectionner lui-même, en plâtre, en feutre, en silicate de potasse, en bois, etc.

3° *Technique des corsets orthopédiques.*— C'est pour ne pas avoir suivi certaines règles que l'on a attribué à quelques corsets des

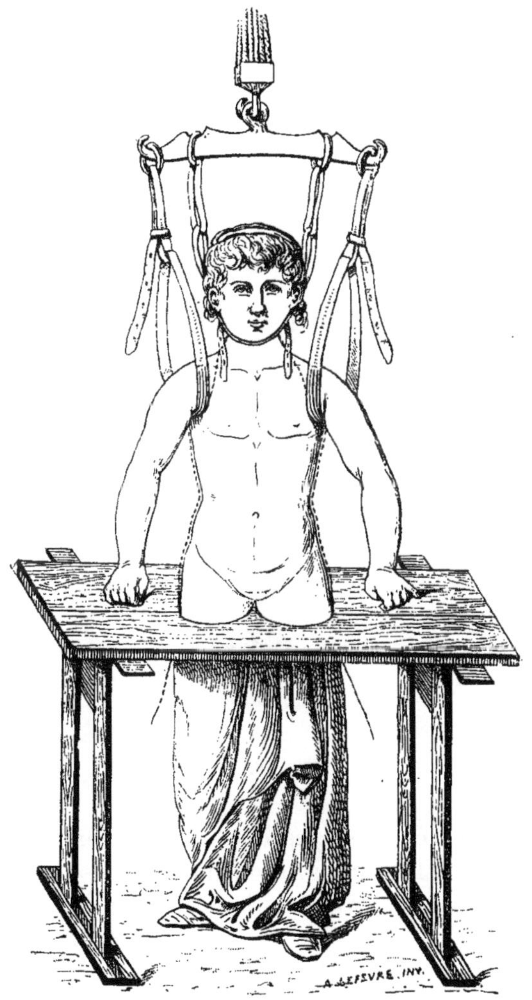


Fig. 74. — Disposition du sujet pour le moulage du tronc.

inconvénients graves. Une pratique défectueuse, l'oubli de quelques préceptes importants, un manque d'attention, sont souvent en effet la cause d'accidents sérieux.

Nous apprécierons plus loin la valeur de ces corsets dans le traitement des scolioses (chap. *Scoliose*) et Mal de Pott (*Mal de Pott*).

Quelques-uns des corsets orthopédiques devant être appliqués sur des moules positifs en plâtre, nous commencerons par indiquer la façon pratique de confectionner ces moules.

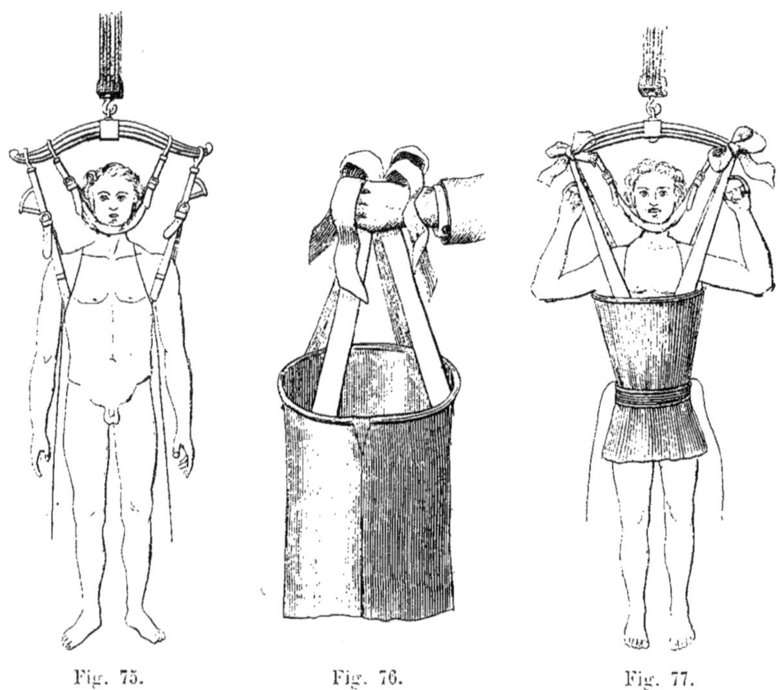

Fig. 75. Fig. 76. Fig. 77.

Le meilleur procédé, celui qui permet d'obtenir une reproduction très exacte de la configuration du torse, consiste à pratiquer un véritable moulage suivant les indications de la figure 74.

Un fil destiné à couper ce moule en deux avant la solidification du plâtre est placé autour du cou du malade et fixé sur les parties latérales du thorax et du bassin.

On enduit d'une très petite quantité d'huile la peau du sujet. Le patient, suspendu au moyen de l'appareil de Sayre, est placé sur une planche découpée suivant les indications du dessin.

Le plâtre, en suffisante quantité et convenablement préparé, est rapidement appliqué sur le corps de bas en haut, en couches assez épaisses, lorsqu'il a acquis une consistance pâteuse.

Le négatif étant obtenu, on enduit sa surface interne d'huile ou d'une solution assez épaisse de savon noir, et on coule dans son intérieur du plâtre. Le moule positif est rendu lisse avec du papier à l'émeri, ou avec un couteau flexible et rectifié en le comparant aux formes de la difformité.

Le même dispositif peut servir pour le moulage du bassin et de la racine des membres inférieurs.

Heydenreich se sert d'un sac en toile (fig. 76) appliqué suivant les indications des figures 75, 76, 77. Après expérience, nous trouvons ce procédé peu pratique.

D'une façon plus simple, on peut appliquer sur le torse du sujet en suspension un corset plâtré épais qu'on laisse durcir en le maintenant bien appliqué avec les mains. En arrière, l'appareil doit en général remonter jusqu'au niveau de la 7e cervicale; en avant, jusqu'au creux axillaire; en bas, jusqu'au niveau des grands trochanters, à quelques centimètres au-dessous des épines iliaques antérieure et supérieure. On fend ce corset à la partie antérieure et médiane. On le retire et, lorsqu'il est bien sec, on le ferme en avant avec de la bouillie de plâtre. On place son rebord inférieur sur une planche; on le fixe avec du plâtre, en bouchant exactement tous les interstices. On enduit alors la face interne du négatif avec de l'huile ou une solution de savon noir, et on obtient un moule positif en versant du plâtre pur ou mieux des gâteaux d'étoupe imprégnés de plâtre dans l'intérieur du moule primitif (Braatz, Beely).

Beely applique les corsets plâtrés pour la confection des moules dans la position de suspension indiquée dans la figure 70.

Karewski a proposé de combiner l'enveloppement avec des bandes plâtrées avec le moulage en plâtre.

On fait sur le tronc bien graissé quelques tours avec des bandes plâtrées (4 à 5 tours superposés) depuis les trochanters jusque très haut dans les creux axillaires; on procède avec une grande rapidité. On verse ensuite du haut de la nuque et dans le corset une bouillie plâtrée très délayée, faite avec du plâtre très fin. Cette bouillie va remplir tous les vides, arrive jusque dans le sillon interfessier, d'où elle s'écoule jusqu'à ce qu'elle durcisse, après quelques secondes; tous les vides sont bien remplis, surtout les régions au-dessus du sillon interfessier, le sillon correspondant aux apophyses épineuses, la taille et toutes les concavités formées par la déformation.

Quand la bouillie plâtrée est en plein durcissement, on coupe le corset en avant sur la ligne médiane, on l'enlève pour rapprocher exactement les bords de la section et envelopper le tout de quelques tours de bande jusqu'à dessiccation complète.

On obtient de cette façon des moules négatifs très exacts.

On peut aussi se servir pour la confection du moule de pièces de tarlatane convenablement taillées, imprégnées de plâtre, que l'on applique sur le tronc avec des bandes et après les avoir mouillées (Rainal).

Le moulage, le procédé de Karewski, permettent seuls d'obtenir des modèles en plâtre reproduisant très exactement la configuration du thorax et du tronc. Dans les moules obtenus avec des bandes imprégnées de plâtre, les bandes ne s'appliquent pas exactement sur les saillies et les dépressions, quel que soit le nombre des aides employés ; on n'obtient par cette méthode que des moules imparfaits. En raison cependant de la facilité et de la rapidité d'exécution, on peut se servir de ce procédé dans quelques cas.

*Corset plâtré.* — Après avoir appliqué, au début de notre pratique, pendant un certain temps, le corset plâtré suivant les indications primitives de Sayre, nous étions peu partisan de cet appareil. A la suite d'un voyage à New-York, nous avons suivi la pratique de L.-A. Sayre, légèrement modifiée pour l'application de ses corsets, et nous avons appliqué, sous la direction de cet orthopédiste, plusieurs corsets plâtrés. Sayre a pu facilement nous convaincre que les reproches adressés à sa méthode tenaient à une technique défectueuse, à l'oubli de quelques règles importantes.

Rappelons quelques-unes des règles qui permettent d'obtenir des corsets efficaces, légers et solides.

La suspension doit se faire lentement, graduellement, d'après les indications pages 67, 68, 69, 70.

On peut se servir pour la suspension de la disposition indiquée par Beely, pages 70 et 71.

Le maillot doit être construit d'une façon spéciale, en tissu fin, élastique, avec des bretelles mobiles, d'une longueur double de celle du tronc, une partie de ce maillot devant se replier et recouvrir la face externe du corset. Il doit être appliqué retourné, sa face interne en dehors.

Il faut protéger avec grand soin les hanches et les parties saillantes de la difformité. Nous nous servons avec avantage de feutre blanc que l'on peut diminuer d'épaisseur, creuser suivant les besoins. Deux plaques de feutre peu épaisses sont disposées sur les parties saillantes des hanches. Un morceau de feutre est disposé au niveau des saillies, de telle sorte que les parties voisines de la difformité soient situées sur un plan plus élevé que cette dernière, et que la pression soit transmise aux parties adjacentes et non aux vertèbres ou aux côtes saillantes. Le feutre n'a pas besoin de présenter une face adhérente.

Au niveau de l'abdomen on place quelques compresses, moins épaisses à la partie inférieure; les mamelles, chez la femme, sont protégées par du coton ou mieux par une sorte de petite cuirasse en baleine (faux appas). Chez les garçons, on peut se servir d'une serviette fine et peu épaisse, que l'on fait remonter un peu du côté de la poitrine.

Une plaque de zinc, peu épaisse, large de 4 centimètres environ et longue de 50 à 60 centimètres, est placée sous le maillot à la partie médiane du thorax et de l'abdomen. Cette pièce sert à couper très rapidement et très facilement, en protégeant la peau, les corsets plâtrés que l'on veut rendre amovibles.

Le corset est fortement tendu avec une épingle de sûreté fixée au niveau du périné, les bretelles mobiles fortement serrées.

Les bandes en tarlatane non gommée, à mailles fines, de 6 mètres de longueur, larges de 6 à 8 centimètres, doivent être imprégnées, *en petite quantité*, d'un plâtre très fin (plâtre de Paris à mouler) *non éventé*.

On ne se sert de ces bandes que lorsque les bulles qui se forment dans l'eau tiède où elles sont placées ont cessé de se produire. On doit exprimer avec soin, avant l'application, l'eau qu'elles contiennent en excès. Pendant l'application de la première bande, la deuxième doit être placée dans l'eau tiède, et ainsi de suite.

On commence l'application des bandes par la partie moyenne du thorax jusqu'au-dessous de la crête iliaque, presque sur les épines iliaques, chaque tour de bande recouvrant les deux tiers de la circulaire supérieure. On remonte ensuite presque sous les aisselles. Il ne faut *presser* que très modérément, surtout au niveau des saillies et du ventre; la pratique indique vite le degré de force que l'on doit développer. On doit appliquer et *maintenir* très exactement les bandes au niveau des creux, des dépressions; à l'aide de renversés, on peut mouler les hanches du sujet et dessiner très exactement la taille sans pression nuisible.

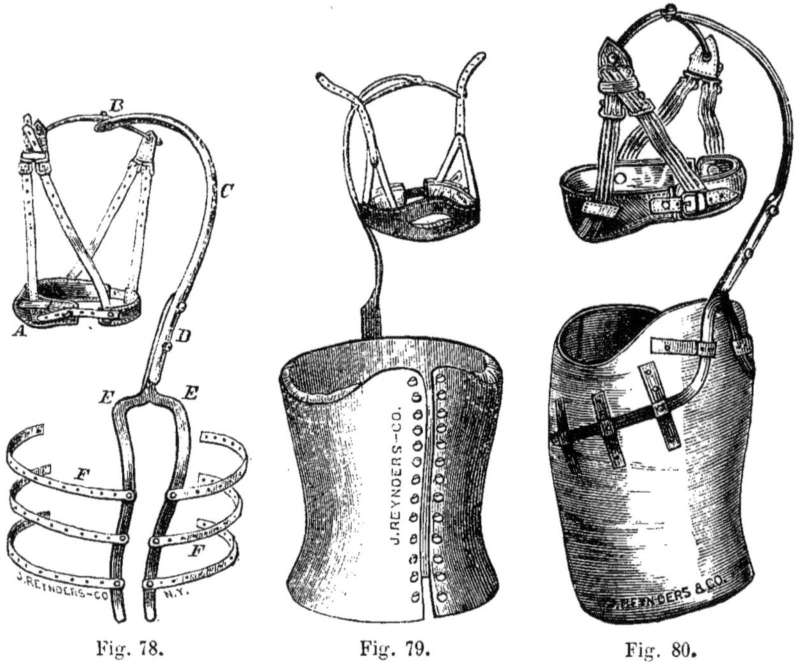


Fig. 78. Fig. 79. Fig. 80.

Le nombre des bandes à employer ne doit pas être trop élevé, 3 pour un enfant de quatre à six ans, 6 à 8 pour un sujet de seize ans, sous peine d'alourdir le corset.

L'addition de lamelles métalliques (Sayre, Valzberg), de morceaux d'étoffe épaisse (Petersen), dans le but de consolider l'appareil, est inutile et nuisible.

C'est, à notre avis, une mauvaise pratique que d'appliquer de la bouillie de plâtre sur le corset terminé.

On peut adapter à ce corset des pièces accessoires : *mâts de fortune* (*jury mast*) (fig. 78, 79, 80 et 81) destinés à soutenir la tête, des anneaux destinés à recevoir des liens en caoutchouc permettant le redressement du tronc dans le cas d'inclinaison. (Voyez *Mal de Pott.*)

Nous employons assez souvent dans le mal de Pott de la région cervicale, la forme de jury mast représenté dans les figures 82 et 83. — Ce jury mast est relié à un corset plâtré au moyen de tiges métalliques antérieures et postérieures assez longues, suivant les indications du dessin.

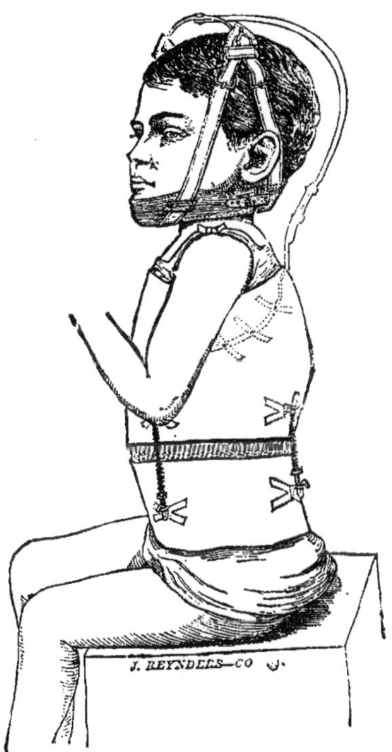

Fig. 81. — Corset de Roberts.

Le corset durci, à l'aide d'un canif ou d'une serpe très tranchante, on coupe hardiment sur la partie moyenne jusqu'à la bande en zinc, placée ainsi que nous l'avons indiqué.

Suivant la pratique actuelle de Sayre, nous faisons presque tous nos corsets amovibles. Dans tous les cas de scoliose, les corsets sont amovibles; dans quelques cas extrêmement rares de mal de Pott, le corset doit être inamovible. Par cette pratique, on évite un certain nombre d'accidents, et, contrairement à ce qu'on a prétendu, nous avons pu nous convaincre que de semblables corsets donnent une immobilité et un redressement très suffisants.

La garniture des corsets doit être extrêmement simple, il suffit

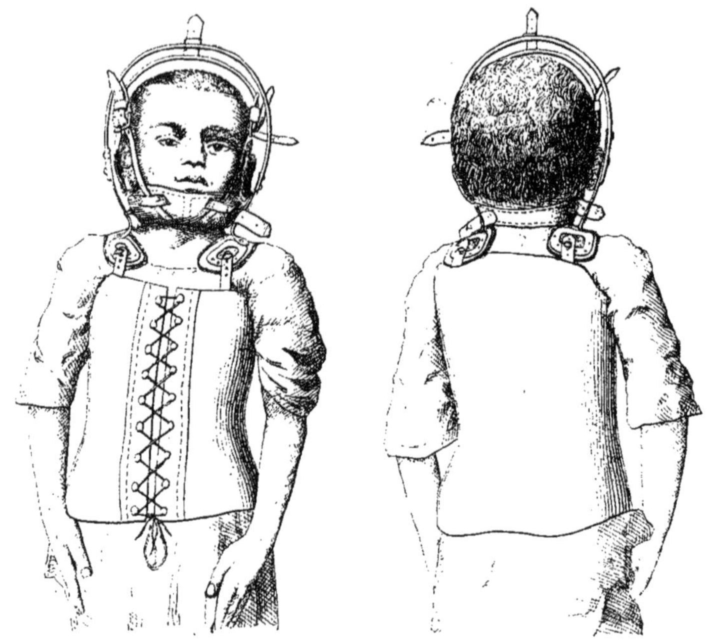

Fig. 82 et 83. — D'après des photographies de notre collection.

de recouvrir la face externe avec la partie du maillot libre et de

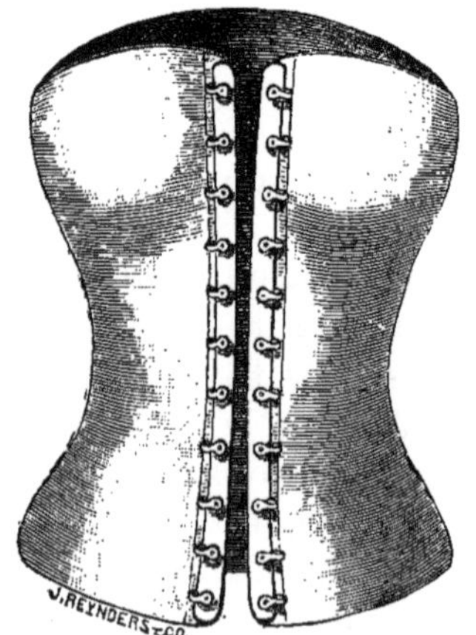


Fig. 84.

placer des œillets (fig. 84). Il faut avoir préalablement échancré au niveau des aisselles et des hanches jusqu'à ce que le sujet n'éprouve aucune gêne. Les rebords du corset, surtout au niveau des aisselles, doivent être protégés par du feutre. On peut aussi se servir d'agrafes en métal soutenues par des boucles élastiques (J. Roberts) (fig. 85), ou de boucles suivant les indications de la figure 86.

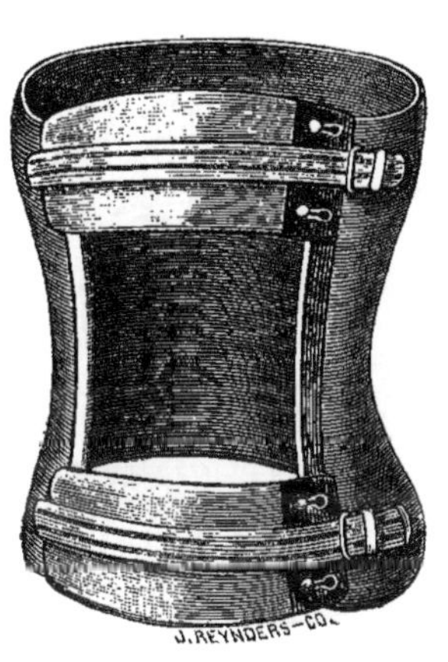


Fig. 85.

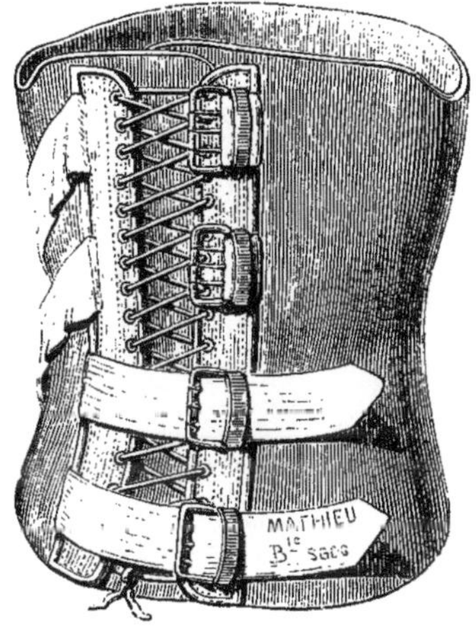


Fig. 86.

Si l'on suit exactement les règles que nous venons de tracer, on obtient des corsets très légers, flexibles, élastiques, durables. La pression, au niveau de l'abdomen, des saillies, ne cause aucune gêne et ne donne jamais d'escarres. Les corsets plâtrés, même amovibles, bien plus que les corsets qu'il nous reste à décrire, en feutre, etc., assurent le repos des parties lésées ; la pression portant sur toute la surface du thorax, ils agissent à la façon d'une cuirasse, immobilisent et redressent le thorax et la colonne vertébrale déformée.

*Corset en feutre.* — Nous avons assez souvent employé avec avantages des corsets en feutre.

On peut se servir du feutre préparé dit *poroplastique*, fabriqué en Angleterre (Cocking), et en Italie (Liatti Angelo), qui se ramollit vite sous l'influence de l'eau très chaude, se moule sur les parties déformées et se durcit ensuite rapidement en se refroidissant.

Nous ne conseillons pas de mouler le feutre poroplastique directement sur le corps du patient. On n'obtient qu'un moule très imparfait, et l'on expose le malade à des brûlures.

Nous faisons toujours nos corsets de feutre sur des moules négatifs en plâtre (fig. 87 et 88). On peut, dans ces conditions, appliquer très exactement le feutre qui se moule sur les parties difformes au moyen de pressions et de tractions. On attend la

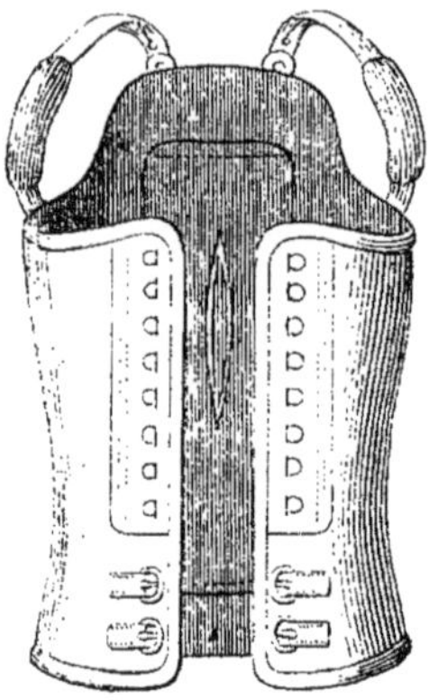

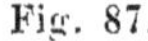

Fig. 87.

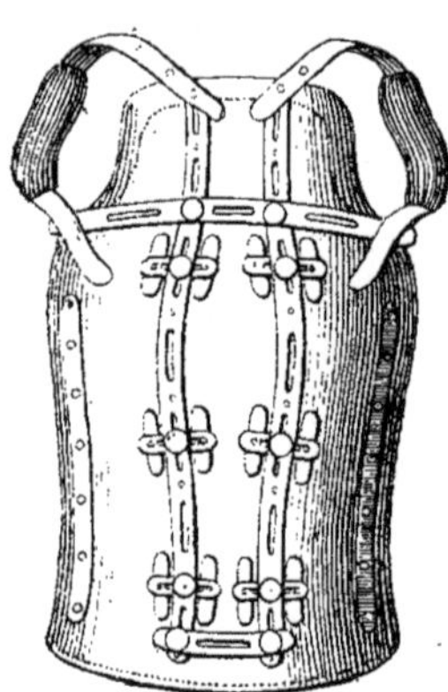

Fig. 88.

dessiccation dans de bonnes conditions en évitant toute déformation.

On place le feutre dans une étuve à une assez haute température 90° et quand il est bien ramolli on l'étend sur le moule en l'appliquant très exactement, au moyen de tractions avec des pinces plates. On projette ensuite à sa surface de l'eau très froide afin d'obtenir un durcissement rapide.

Dans la pratique hospitalière, on peut confectionner rapidement et à peu de frais des corsets en feutre, en employant du feutre mou (feutre des chapeliers) que l'on imprègne ensuite de gomme laque, d'après le procédé indiqué plus haut, p. 74 et 75 (Braatz, Beely, Kœnig). Le sujet étant suspendu et revêtu d'un tricot d'une certaine épaisseur bien ajusté et *convenablement* humecté, on taille une plaque de feutre mou de longueur et de largeur convenable, on l'enroule autour du torse du malade, et l'on détermine la position des ouvertures destinées au passage des bras. On pratique les excisions nécessaires, on enlève les plis formés par le feutre en excès, au niveau de la région axillaire, et l'on réunit les bords de la section par une suture.

Le feutre étant *très exactement* appliqué, on l'imprègne de la solution de gomme laque et d'alcool (v. p. 74). On peut laisser sans imprégnation certaines parties du feutre, au-dessous des aisselles, dans la région des mamelles chez la femme, au niveau des gibbosités saillantes. On évite ainsi les pressions du corset lorsqu'il est devenu rigide.

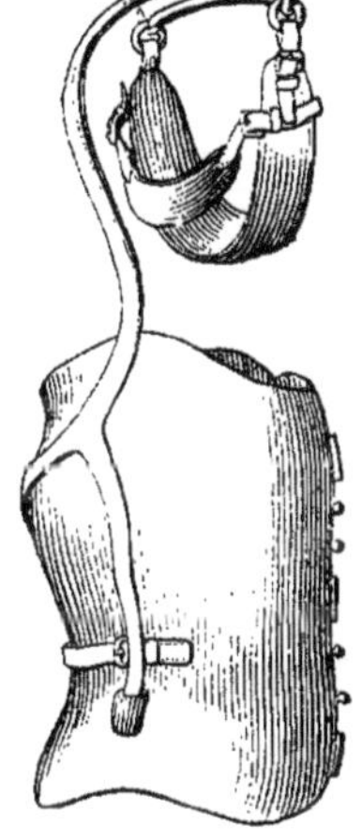

Fig. 89.

Le moule étant enlevé avec soin et en évitant toute déformation, on le laisse sécher à l'air libre, et non dans une étuve. Au bout de deux jours en été, de cinq jours en hiver, *avant qu'il ne soit complètement durci*, on applique le corset sur le torse du sujet et on lui donne sa forme définitive. Lorsque le moule en feutre est sec et dur, on peut appliquer à sa surface un fer de chapelier bien chauffé qui diminue l'épaisseur du feutre, le rend plus solide et plus élastique. On pratique les excisions et corrections nécessaires, on le renforce au besoin par de minces plaques d'acier. On le garnit enfin, au bout de quelques jours et lorsqu'il est absolument sec et dur, comme les corsets plâtrés, en ajoutant à sa face interne de la peau de daim souple et légère.

Plus simplement, on peut coudre de chaque côté de la section médiane trois courroies avec des boucles.

On peut ajouter à ces corsets des mâts de fortune pour soutenir la tête (fig. 89), des anneaux destinés à des redressements par

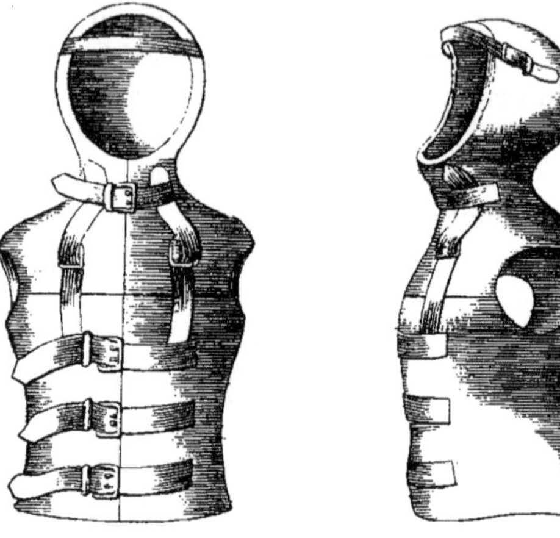

Fig. 90. Fig. 91.
Cuirasses en feutre pour lésions de la partie supérieure du rachis de Walsham.

des tractions élastiques. Lorsqu'on veut donner un soutien à la tête,

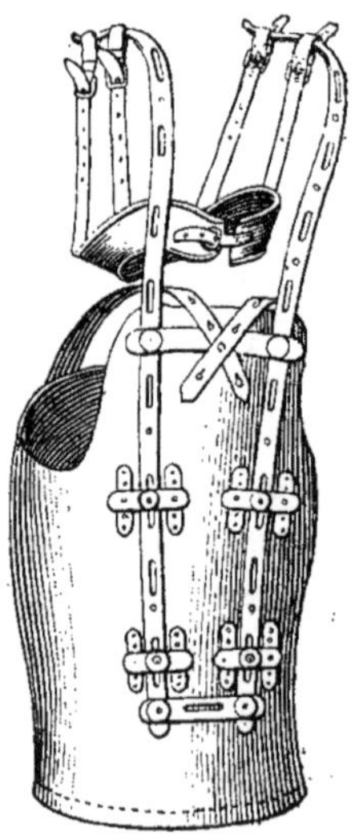

Fig. 92. — Corset en feutre de Beely.

on peut, à l'exemple de P. Vogt, Walsham (fig. 90 et 91), tailler dans le feutre un collier ou une sorte de capote qui se continuent avec la partie dorsale du corset.

On doit assez souvent, surtout dans le cas de gibbosité, par mal de Pott, renforcer le corset en feutre, au moyen de lames métalliques convenablement disposées.

On peut, à l'aide de tuteurs métalliques, fixés sur le corset, soutenir la tête placée dans une mentonnière de Glisson. Le corset de Beely (fig. 92), construit d'après ces principes, convient très bien dans le traitement de certaines formes de mal de Pott. (Voyez aussi le nouveau modèle de corset en feutre de Beely dans le Chapitre *Mal de Pott.*)

Les corsets de feutre sont légers, d'un prix peu élevé. Ils présentent le grave inconvénient de se déformer au bout de quelques mois, principalement pendant les grandes chaleurs, d'être imperméables à la transpiration, de se mouler inexactement sur les saillies.

*Corsets en gutta-percha.* — La gutta-percha peut être employée pour la confection des corsets orthopédiques.

Le mode d'application est le même que pour les corsets en feutre. Leur prix est peu élevé, mais ils sont un peu lourds.

*Corsets dextrinés, amidonnés.* — La dextrine, l'amidon, proposés par Kuhn, Madelung, donnent des corsets peu résistants, se desséchant lentement. Les plaques de caoutchouc que Walcker a conseillé d'introduire entre les bandes, dans le but de renforcement, ne remédient pas à ces inconvénients et provoquent souvent de l'eczéma et des excoriations.

*Corsets en silicate de potasse.* — Nous nous servons très souvent des corsets en silicate de potasse, recommandés par Cazin, Coover, T. Kölliker, Bruns.

On applique d'abord sur le torse du sujet une bande de flanelle; une large plaque en zinc, à la partie antérieure et médiane du thorax; on protège les parties saillantes avec du coton ou mieux du feutre mou; on applique alors quatre à six bandes de toile, imprégnées de silicate. Il est souvent utile de consolider ces corsets avec des plaques de carton ou quelques petites attelles longitudinales sur les parties latérales du rachis et le long de la ligne axillaire.

Quelques auteurs recouvrent le tout de trois ou quatre bandes plâtrées, qui sont enlevées au bout de deux jours, lorsque le silicate est durci. A l'exemple de Karewski, nous préférons renforcer les corsets en silicate avec de la toile métallique.

La toile métallique que nous employons est à mailles serrées, de 3 millimètres carrés environ, assez flexible. Il faut la mouler *très exactement* sur la difformité. On peut avec avantage se servir de deux plaques, l'une pour la face antérieure, l'autre pour la face postérieure du tronc, que l'on réunit ensuite avec des bandes imprégnées de silicate de potasse, moyennement serrées. Il faut ajouter une petite quantité d'alcool au silicate, afin d'obtenir une dessiccation rapide.

On échancre avec soin les aisselles et on garnit avec soin la partie interne de peau, on place des œillets à la partie moyenne.

On peut de cette façon obtenir un corset très utile.

Les corsets en silicate de potasse, qui ne conviennent que dans le traitement du mal de Pott, sont lourds, se moulent imparfaitement sur les saillies. Ceux confectionnés sur des moules négatifs en plâtre, sont meilleurs, ils s'adaptent mieux aux difformités et sont plus légers. Dans ce cas, nous recommandons la technique suivante :

Une pièce de toile entourant très exactement le moule en plâtre positif, on applique à sa surface des bandes de tarlatane mouillées. Lorsque ces bandes sont sèches, on les imprègne d'un mélange de silicate et d'oxyde blanc de zinc qui durcit très rapidement et est très solide. Les jours suivants on applique de nouvelles bandes de tarlatane que l'on imprègne de silicate de potasse et d'oxyde de zinc. On obtient de cette façon des corsets solides, légers et élastiques (Karewski).

*Corsets en fil de fer, en paraffine.* — Les corsets en papier, en fil de fer (S.-W. Smith, J.-W.Kabs), se moulent inexactement et se déforment vite.

Macewen a proposé de substituer la paraffine au plâtre dans la confection des corsets. Après expérience, nous pensons que le plâtre est supérieur à la paraffine.

Vance a fabriqué des corsets avec du papier. Il fait d'abord un moule en plâtre. Sur ce moule, enduit d'un corps gras, et au-dessus de bandes de flanelle, préalablement placées, il applique des bandelettes de fort papier brun. Ces bandeletttes sont agglutinées au moyen d'un enduit, composé d'une partie de gélatine, deux d'oxyde de cuivre et six d'eau que l'on étend au moyen d'un pinceau.

Le corset sèche sur le moule, au bout de trente heures, il est coupé et enlevé.

Ce corset est léger, dure longtemps, mais de même que le feutre il se déforme sous l'influence de la chaleur et de la perspiration cutanée.

*Corsets en cuir moulé.* — Le cuir employé par Souwers, lorsqu'il est moulé et chauffé, devient très souple; il s'applique assez

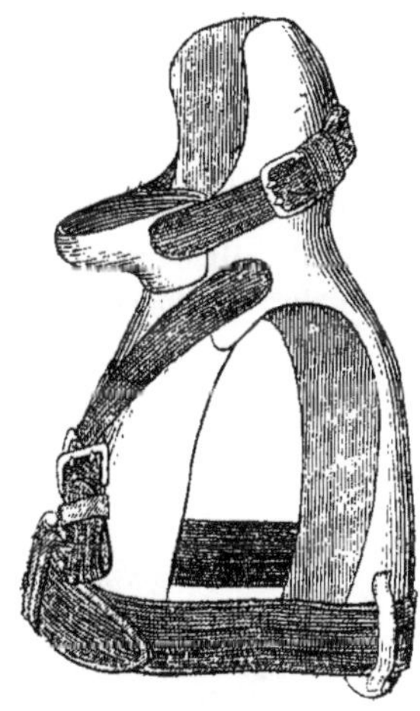

Fig. 93. — Cuirasse en cuir de E. Owen.

exactement sur les saillies et dépressions; par la dessiccation il reprend sa dureté (fig. 93).

Le cuir a une consistance trop faible et on doit le soutenir avec des tiges en acier. Dans ce cas, sa confection rentre dans la pratique des bandagistes (Corset de Mathieu, in *Mal de Pott*).

*Corsets de bois.* — Les corsets de bois, d'abord proposés par Waltuch (d'Odessa) et A. Lorenz ont été récemment recommandés par quelques orthopédistes. Nous avons construit assez souvent des corsets de bois. Voici la pratique que nous suivons, conforme à celle de Waltuch. (Nous empruntons les dessins au travail de Waltuch sur ce sujet.)

La confection d'un corset en bois consiste dans un véritable placage, analogue à celui que pratiquent journellement les ébénistes. Un certain nombre de matériaux sont nécessaires.

1° Les rubans de bois sont obtenus en rabotant sur leur face

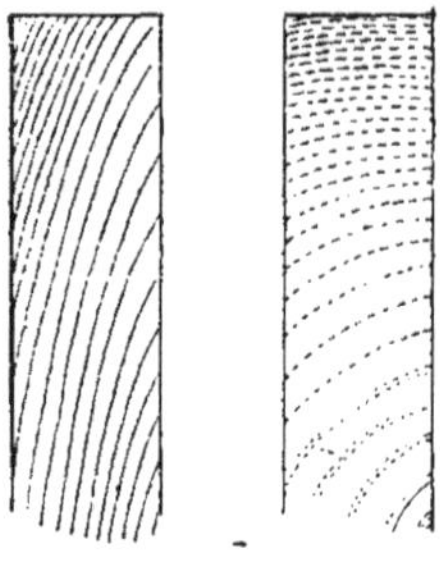

Fig. 94 *a*. Fig. 94 *b*.

latérale des planches de pin, de sapin, de noyer ou de sycomore (Bilhaut) de 6 mètres de long sur 5 centimètres d'épaisseur. Ces rubans de 6 mètres, sorte de copeaux soigneusement préparés, s'enroulent d'eux-mêmes; ils ont une face lisse et une face rude.

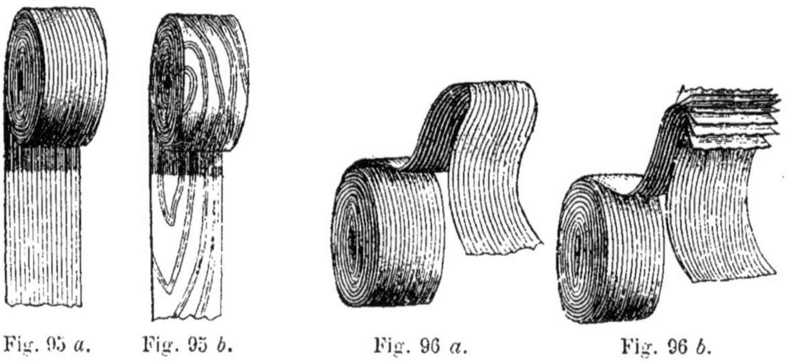

Fig. 95 *a*. Fig. 95 *b*. Fig. 96 *a*. Fig. 96 *b*.

Le bois ne doit pas être complètement sec et autant que possible dépourvu de branches. Les cercles annuels dont la disposition se voit sur la surface de section de la planche, doivent être parallèles à la grande surface de la planche (fig. 94 *a*) et non à la face latérale (fig. 94 *b*).

Dans le premier cas, en obtient des raies régulières, très fines en même temps qu'une grande solidité des copeaux (fig. 95 *a*); dans le second cas, un exemplaire semblable à celui représenté par la figure 95 *b* et des copeaux qui sont cassants et se cambrent facilement. Pour éviter de déchirer les copeaux avec le rabot, il faut humecter chaque fois la planche avec de l'eau. Les copeaux ne doivent pas se casser en les fléchissant, et sur la convexité de flexion, il ne doit pas se dresser de crêtes (fig. 96 *a-b*).

Il faut essayer également à partir de quel bout de planche il est le plus facile de fabriquer des copeaux. Il ne faut pas raboter contre le bois.

2° La colle employée est la colle forte dite de Cologne, très pure, qui sert aux travaux de placage ordinaire.

On fait ramollir cette colle pendant huit à dix heures dans l'eau froide, puis on la place dans un bain-marie sans y ajouter de l'eau. La colle gonflée contient une quantité suffisante d'eau ; elle doit être assez épaisse pour qu'on sente une résistance au pinceau. En y ajoutant 5 p. 100 de glycérine (3-4 cuillerées à bouche pour un litre de solution de colle forte), elle a la propriété de rester élastique après être sèche ; par addition d'un peu de solution de bichromate de potasse, elle résiste à l'eau (5-10 cuillerées à café pour un litre de solution de colle forte).

On enduit les copeaux de colle sur une plaque en zinc, la colle qui reste sur la plaque se solidifie rapidement et le copeau suivant n'y reste pas accolé. Il faut toujours placer la colle sur la face lisse du copeau, *en employant le moins de colle possible*.

3° Le moule en plâtre positif est recouvert d'un *maillot en tricot* lisse (jersey) ; le tissu dit de Jæger convient très bien.

4° De la toile gommée forte et légère est appliquée au-dessus du tricot, plusieurs pièces de toile non préparées sont placées dessus les diverses couches du corset et au-dessus de la dernière couche de bois. On se sert avec avantage de batiste écrue, légère et résistante qui absorbe peu de colle forte.

Les copeaux enduits de colle ne s'appliquant pas exactement comme les bandes placées sur les saillies, les courbes, et les creux du moulage, on décompose la surface totale des moules en parties telles qu'on divise la courbure compliquée, irrégulière, en plusieurs courbures plus simples ; puis on fait le placage sur chaque division à l'aide de quelques couches croisées en ayant soin d'empiéter toujours sur les divisions voisines. De cette façon, chaque couche est doublée sur les limites de la division. On renforce de même les places qui ont à supporter une plus forte pression ou les concavités très prononcées.

Les copeaux qui se suivent en série dans telle ou telle direction ne sont pas placés côte à côté, mais doivent se recouvrir sur une largeur de 5-6 millimètres. Afin qu'ils s'adaptent à toute courbure,

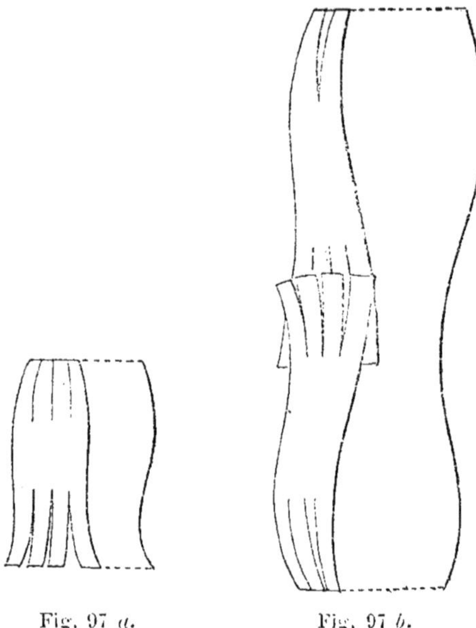

Fig. 97 *a*. Fig. 97 *b*.

on fend chaque ruban à ses deux bouts sur une longueur d'un quart à un tiers de la longueur totale, à l'aide d'un couteau ou de

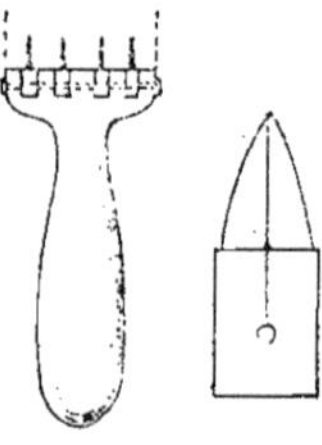

Fig. 98 *a-b*.

ciseaux ; on peut le fendre en deux, trois, quatre parties et davantage. Ainsi les copeaux s'appliquent sur les surfaces convexes par convergence (fig. 97 *a-b*) des extrémités fendues, sur les surfaces concaves par divergence de ces extrémités.

Plus le rayon de courbure est petit, c'est-à-dire plus la concavité est prononcée, plus la convergence ou la divergence est grande, plus il faut d'incisions.

Pour pratiquer rapidement ces incisions, on se sert d'un cou-

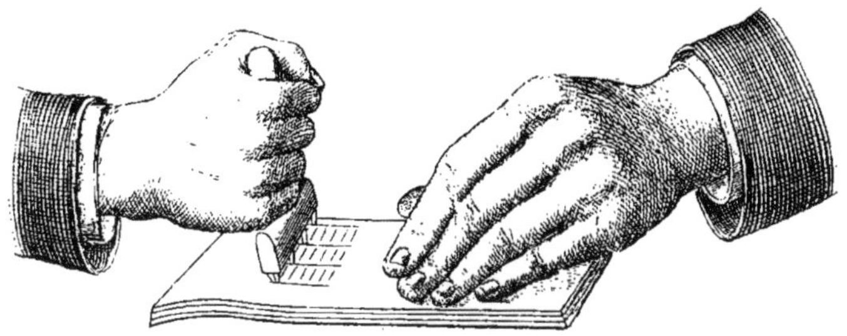

Fig. 99.

teau à quatre tranchants (fig. 98 *a-b* et 99) à l'aide duquel on peut fendre quatre ou cinq rubans superposés à la fois.

Par deux coups de couteau on fend le ruban en neuf parties.

Pour renforcer certaines parties, au niveau des concavités très

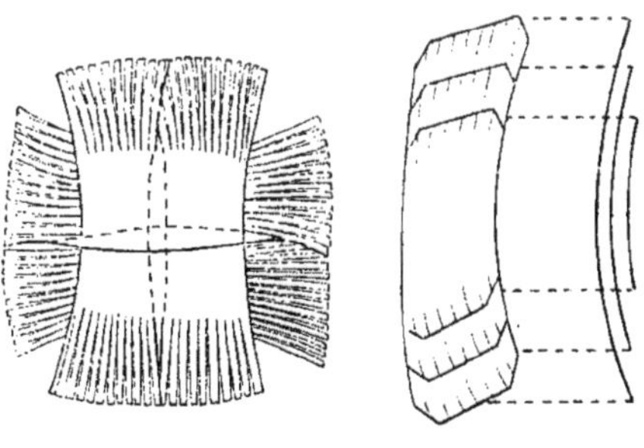

Fig. 100 *a*. Fig. 100 *b*.

prononcées, on ajoute de petites pièces au bois qui se croisent (fig. 100 *a*) ou qui se superposent deux ou trois fois en diminuant de longueur, suivant le principe des ressorts de voiture (fig. 100 *b*). Un marteau à plaquer sert à frapper et à frotter sur les bandes afin de les coller très exactement.

Voici maintenant comment on confectionne le corset en bois :

On applique exactement sur le moule en plâtre le tricot bien tendu et cousu aux deux extrémités du positif. Afin de pouvoir placer le moule dans diverses positions, il est bon de le faire reposer sur deux coussins de sable.

Au-dessus du tricot, on applique très exactement la toile gommée que l'on fixe avec des clous de tapissier en haut et en bas. On humecte cette toile et l'on facilite son adhésion avec des frictions à la brosse et par l'application de quelques tours de bande.

Lorsque la toile est sèche, on commence l'application des rubans de bois.

A l'aide de trois lignes verticales, l'une antérieure médiane et deux autres postérieures axillaires (fig. 101 *b c*, coupe horizon-

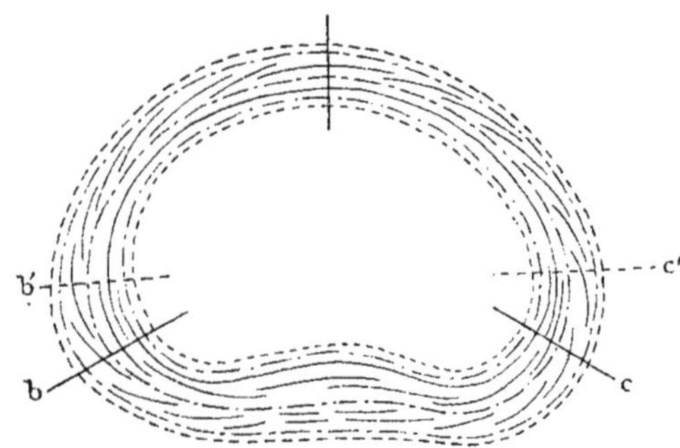


Fig. 101.

tale), on décompose la surface totale du moule en trois segments à peu près égaux; on marque en outre les lignes axillaires latérales (fig. 101 *b' c'*).

Cette décomposition du moule en plusieurs segments sert à appliquer, suivant des règles précises, les différentes couches de bois, horizontales et diagonales.

Tous les rubans de bois que l'on colle en arrière dans la direction horizontale et diagonale s'étendent jusqu'aux lignes *b' c'*; ceux collés en avant doivent s'avancer jusqu'aux lignes *b c* et couvrent ainsi la couche postérieure dans une certaine étendue. En avant, les différentes parties se rencontrent à la couture du tricot, sans se couvrir, afin que l'on puisse enlever du moule le corset achevé, en décousant le tricot.

La couche verticale est limitée par une ligne circulaire répondant à la ceinture, au point le plus rétréci de la taille.

Les copeaux supérieurs dépassent cette limite à une certaine

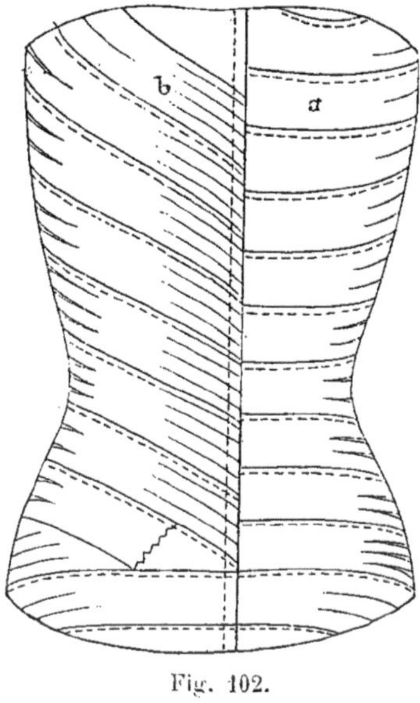


Fig. 102.

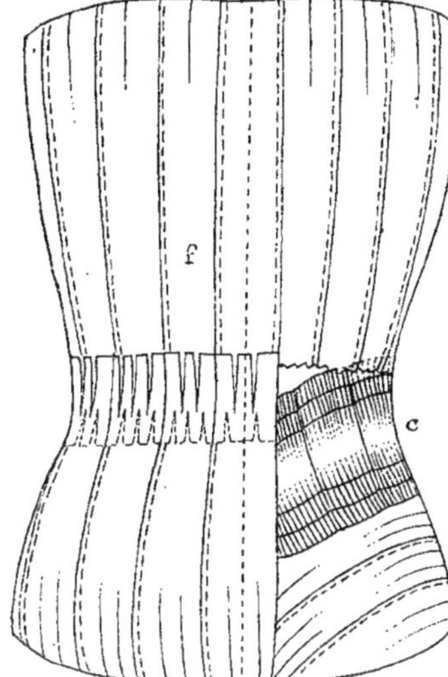


Fig. 103.

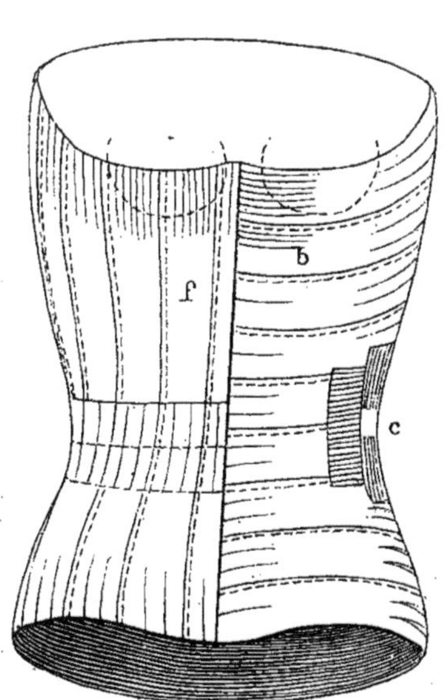


Fig. 104.

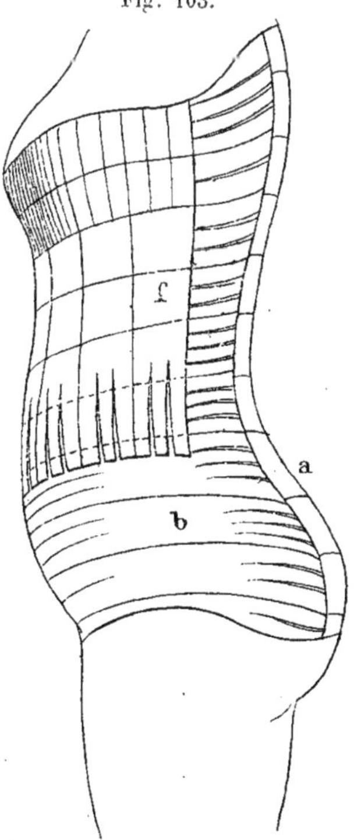


Fig. 105.

distance en bas, et vice versa. Cette couche verticale devient ainsi double dans cet endroit et le corset est fortement renforcé.

En résumé, le placage sur le moule déjà recouvert de toile et du tricot se fait dans l'ordre suivant :

1° *En arrière* du bois, horizontalement (fig. 102 et 105 *a*).

2° *En avant* du bois, horizontalement des deux côtés (fig. 105 *b*).

3° *En avant* de la toile des deux côtés (fig. 101).

4° *En arrière* du bois en diagonale (fig. 102 *b*).

5° *En arrière* de la toile (fig. 101).

6° On renforce en *certains endroits* (fig. 103 et 104 *c*) et on double avec de la toile d'une grandeur convenable.

7° *Le tout* est recouvert d'une couche verticale de bois (fig. 103, 104, 105) que l'on applique en commençant en arrière sur la ligne médiane et en avançant peu à peu en avant des deux côtés, jusqu'à la ligne médiane antérieure.

La figure 106 représente un corset de bois pour cyphose vu par

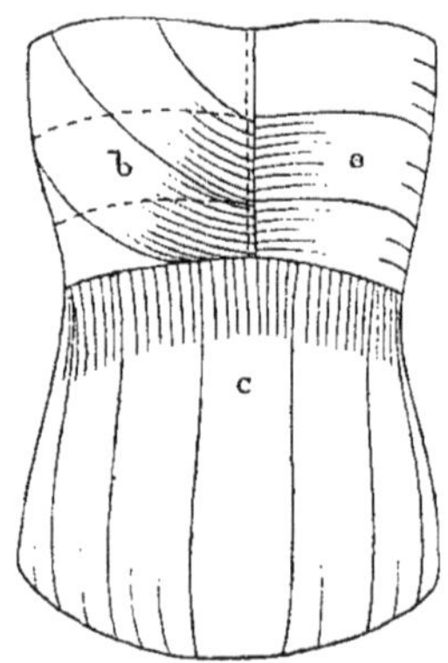


Fig. 106.

sa partie postérieure; *a*, *b*, *c*, indiquant les trois couches de bois.

Ainsi donc, dans sa portion dorsale, le corset est composé de trois couches, une horizontale, une diagonale et une troisième verticale; dans toute la portion antérieure, il n'existe que deux couches, une orizontale et une verticale. Sur des corsets plus grands, on peut ajouter une quatrième couche dans une des trois directions indiquées. Le corset contient trois couches de toile, l'une à la face interne, l'autre à la face externe, et la troisième entre les couches de bois; sa solidité se trouve ainsi notablement augmentée.

Le corset étant terminé, on l'enveloppe d'une bande élastique, puis, au bout de quatre à six heures, on l'enlève du moule et on le laisse sécher pendant douze à vingt-quatre heures.

La surface est lissée avec une lime ou du papier à l'émeri; on le recouvre de toile et de tricot, on l'essaie et on le coupe convenablement. On le garnit ensuite, on place les œillets, les courroies axillaires, périnéales, les attelles pour une minerve, etc. Avec un marteau, on frappe sur une enclume les parties trop dures, avec une pince mousse on renverse les parties qui peuvent exercer, en se recourbant, en dedans une pression douloureuse.

Le corset de bois présente, comme principal avantage, d'être très léger (400 à 600 grammes en moyenne). — Il se moule assez exactement sur les parties redressées par la suspension verticale et les maintient bien. Il n'a pas cependant, à ce point de vue, une efficacité plus grande que les corsets plâtrés bien faits que nous lui préférons dans le traitement des scolioses. En raison de sa légèreté, il est utile dans le mal de Pott avec difformité marquée de la région lombaire et dorsale inférieure chez les jeunes enfants.

Notre pratique nous a démontré que ce corset présente d'assez sérieux inconvénients et que son emploi doit être très limité. Il convient peu dans la pratique hospitalière. Sa confection est en effet difficile, compliquée, demande un temps assez long (trois à six heures) et exige des matériaux d'un prix assez élevé.

Le bois qui le compose joue facilement; le corset se rétrécit et exerce des compressions fâcheuses; il se ramollit pendant les fortes chaleurs, de la même façon que le corset de feutre.

## II

## OPÉRATIONS CHIRURGICALES ORTHOPÉDIQUES

Les opérations chirurgicales, fréquemment employées en orthopédie, ont pour but de masquer ou de pallier les difformités congénitales ou acquises, de restaurer la figure altérée des organes, de rétablir les fonctions compromises par des lésions anciennes, permanentes.

De nouveaux procédés opératoires permettent actuellement le redressement et la guérison de difformités pour lesquelles les anciennes méthodes thérapeutiques étaient impuissantes et qui étaient regardées jusque dans ces derniers temps comme incurables. Il existe de ce côté un immense progrès, dû aux nouvelles conquêtes de la chirurgie et surtout à la sécurité opératoire que donnent l'*asepsie* et l'*antisepsie*. Nous avons insisté sur ce point dans notre historique de l'orthopédie.

Nous étudierons ici les opérations orthomorphiques (Ollier) ou anaplastiques (Verneuil), le plus fréquemment pratiquées en orthopédie, signalant surtout les méthodes, les procédés opératoires, leur technique, les suites et les accidents, renvoyant aux chapitres spéciaux pour l'étude de leur valeur.

L'intervention chirurgicale peut être *non sanglante* ou *sanglante*.

Dans le premier groupe se trouvent les opérations telles que l'ostéoclasie, dans laquelle on produit la rupture de l'os en agissant à travers la peau et les parties molles *sans les diviser*. Dans le second groupe, on pratique l'exérèse de la peau et des tissus périphériques afin de pouvoir agir directement sur les parties profondes (tendons, os, etc.).

Bien qu'il y ait une remarquable analogie entre les différents procédés de diérèse proposés, nous distinguerons cependant les opérations portant sur les parties molles, celles atteignant les parties dures, le système osseux, les moyens de division variant dans ce dernier cas, en raison de la résistance des os.

Nous décrirons avec soin les procédés *sous-cutanés*, les opposant aux *sections à ciel ouvert ;* tout en faisant remarquer que la méthode sous-cutanée, encore extrêmement précieuse, tend à perdre de son importance depuis la pratique de l'antisepsie.

L'*anesthésie générale* avec le chloroforme est indispensable dans les opérations d'une certaine importance et surtout dans les redressements forcés.

Dans les ténotomies pour difformités du pied, l'anesthésie est souvent inutile. Pour les petites opérations de courte durée, nous nous servons dans quelques cas de l'anesthésie générale obtenue avec le bromure d'éthyle.

L'*anesthésie locale*, avec la cocaïne en injections hypodermiques, malgré les succès obtenus par A. Lorenz pour les contractures de la hanche et le pied plat valgus douloureux, ne nous paraît recommandable que dans quelques cas. Cette méthode présente un certain danger chez les jeunes enfants.

## I. — OPÉRATIONS NON SANGLANTES

Le *redressement* ou *brisement forcé manuel*, primitivement employé par les orthopédistes, permet le redressement et l'extension des parties déformées. Il s'adresse surtout aux muscles, aux tendons, aux aponévroses, aux néoformations inflammatoires dans le voisinage des articulations. Ce redressement doit, en général, être pratiqué sans l'anesthésie et en ne dépassant pas certaines limites. Il doit être maintenu par des appareils rigides, à extension, ou permettant de conserver la mobilité des membres.

Nous indiquons le manuel opératoire, variable suivant les cas, les indications et la valeur de ces opérations dans nos Chapitres : *Contractures et Ankyloses; Pied bot.*

### Ostéoclasie.

L'*ostéoclasie* a pour but la rupture artificielle du squelette sans lésion des parties molles. C'est une des opérations le plus fréquemment employées en orthopédie, grâce aux perfectionnements récents.

Les procédés d'ostéoclasie sont très nombreux, nous ne décrirons que les principaux.

Ostéoclasie manuelle. — La rupture de l'os peut être produite par *traction*, *torsion manuelle* (procédé de Larger), *pression verticale* et *flexion*. Les procédés par pression verticale et flexion sont le plus communément employés (Delore, Tillaux).

*Procédé de Delore.* — Le procédé de Delore (1861) consiste à opérer le redressement du membre par une pression exercée verticalement sur le point culminant de la courbe osseuse. Le malade anesthésié est couché sur le bord d'un lit résistant, puis le chirurgien place le membre dans la rotation en dehors, et, tandis qu'un aide soutient le pied et la jambe au niveau du plan du lit, il appuie fortement sur le sommet de l'angle de courbure en lui imprimant de petites secousses. Après des efforts plus ou moins prolongés, on entend quelques craquements et le redressement est immédiat. La force à employer est variable : chez les enfants de deux à trois ans, qui sont en pleine puissance rachitique, il faut une pression modérée, tandis que pour des sujets de dix-huit à vingt ans, dont les os sont éburnés, il faut, en général, user d'une grande force.

*Procédé de Tillaux.* — Le procédé de Tillaux, employé pour le valgum, est un procédé par flexion dans lequel, au lieu d'agir sur le genou pour ramener la jambe dans l'axe de la cuisse, on se sert de la jambe comme levier.

Le malade anesthésié est couché sur un plan résistant, tel qu'une table recouverte d'un matelas peu épais. Le membre inférieur est appliqué sur le rebord de la table, de façon qu'on ait un point d'appui sur le condyle interne, la jambe entière dépassant la table. Un aide vigoureux immobilise la cuisse dans cette position et le chirurgien, saisissant de sa main droite la jambe à sa partie moyenne, s'en sert comme d'un bras de levier. Pendant qu'il maintient le genou fortement appliqué contre la table, à l'aide de sa main gauche, il exerce sur la jambe des pesées successives et de plus en plus fortes, jusqu'à ce qu'il perçoive un craquement caractéristique. Le membre est ensuite placé bien droit et maintenu dans cette position pendant soixante jours dans un appareil silicaté.

Dans certains cas, les pressions pour produire l'ostéoclasie, doivent être faites avec les mains et le genou transmettant le poids du corps, avec les mains et le bord de la table.

Dans certains cas, particulièrement pour l'articulation de la hanche, on doit se servir d'appareils fixateurs d'un des segments du membre.

L'appareil de Terrillon (fig. 107) produit une fixation très exacte

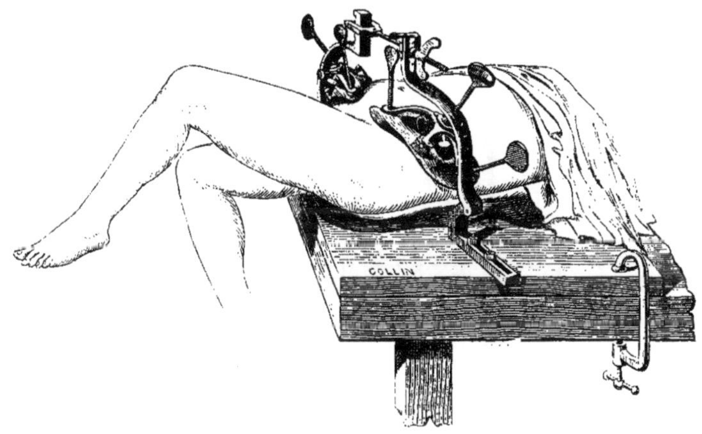


Fig. 107. — Appareil de Terrillon.

du bassin et a rendu des services à son auteur pour la rupture d'ankyloses vicieuses coxo-fémorales.

Les indications de l'ostéoclasie manuelle ou instrumentale varient suivant les cas, l'âge du sujet. En raison de la difficulté d'apprécier, en clinique la résistance des os (Charpy), on doit souvent tenter d'abord l'ostéoclasie manuelle par ses divers procédés et dans le cas d'échec recourir à l'emploi de machines.

Ostéoclasie instrumentale. — Un très grand nombre d'appareils pour fracturer les os, ostéoclastes agissant comme les mains du chirurgien par pression, flexion ou traction (Bellastungs Methode), ont été inventés.

Nous ne décrirons pas les machines de Purmann, Bosch, Œsterlen, Rizzoli, Bruns, Manrique, Esmarch, Taylor qui ne sont plus employées de nos jours. Les appareils de Collin et

V. Robin, extrêmement ingénieux, très précis, répondent à toutes les indications.

La figure 108 représente l'ostéoclaste (*macchinetta ossifraga*) de Rizzoli.

Ce chirurgien qui a le premier conçu l'idée de fracturer un os normal ou courbe dans un but orthopédique, se servit de cet ins-

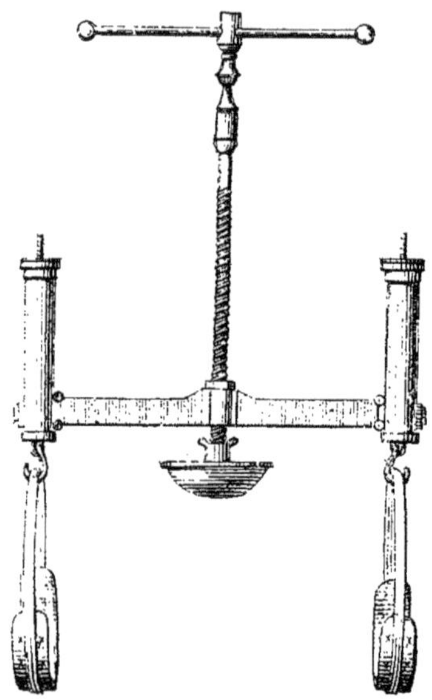

Fig. 108. — Ostéoclaste de Rizzoli (1847).

trument en 1847 pour la rupture d'un cal vicieux et plus tard pour la cure des ankyloses.

Il a perfectionné depuis le même ostéoclaste (1866) par l'addition de deux dynamomètres qui permettent de préciser le degré de force que l'on emploie.

L'ostéoclaste de Bruns n'est qu'une modification à peine sensible de celui de Rizzoli. Les anneaux de l'appareil de Bruns sont articulés par une charnière.

L'ostéoclaste, récemment (1890) proposé par N. Grattan, est d'un mécanisme assez simple, peu compliqué, mais il est certainement inférieur, au point de vue de la précision, aux ostéoclastes de Collin et de V. Robin.

Ostéoclaste de Collin. — *Premier appareil.* — Cet appareil (fig. 109), basé sur les principes de l'ostéoclasie par flexion, se compose de trois pièces : deux demi-gouttières s'appliquant l'une à la

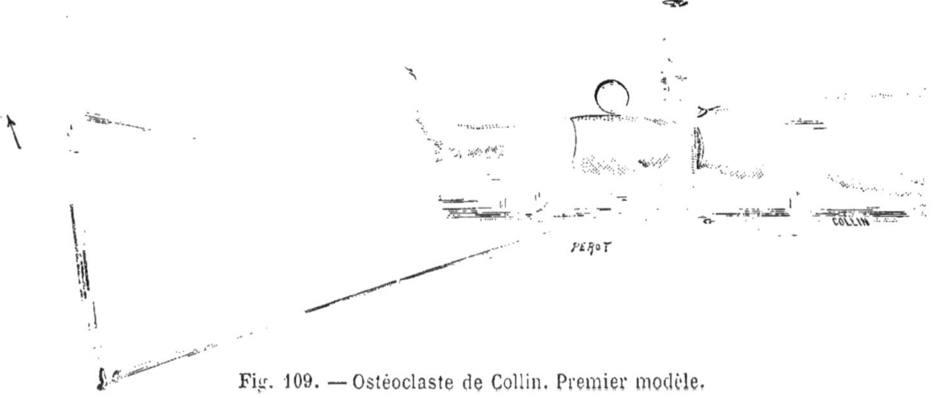

Fig. 109. — Ostéoclaste de Collin. Premier modèle.

partie moyenne de la cuisse, l'autre au tiers de la jambe et formant les deux extrémités d'un porte à faux, dont la branche agissante est supportée par un levier. Ces deux demi-gouttières sont

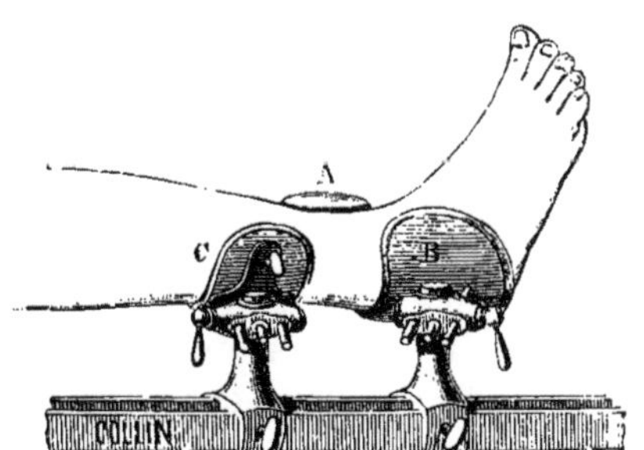


Fig. 110.

soutenues par deux tiges de fer glissant à coulisse sur une branche d'acier, afin de pouvoir s'adapter à toutes les tailles. Une partie mobile, actionnée par un levier, attire le genou en dehors, pendant que les deux demi-gouttières maintiennent le membre. Pour empêcher les rotations en dehors ou en dedans, on maintient la rotule au moyen d'une pelote concave qui peut s'abaisser à volonté entre deux montants. Tout l'appareil est monté sur une planche qui le rend très solide.

Cet appareil modifié peut être très utile dans le cas d'ostéoclasie pour fracture de la jambe (fig. 110). (Le Dentu, Verneuil, Redard.) On doit dans ce cas se servir des pièces supérieures et moyennes de l'appareil précédent dont l'une (C) embrasse le mollet, l'autre agit par pression (A) sur l'angle de déviation de la jambe. La pièce supérieure emboîte très exactement la face inférieure de la jambe (B), jusqu'à l'angle résultant de la fracture, cette pièce devant suivre le mouvement du pied au fur et à mesure de son redressement et est montée sur un pivot.

L'appareil primitif de Collin avait le grand inconvénient, dans l'ostéoclasie pour genu valgum, d'agir de bas en haut et par l'intermédiaire de l'articulation, aussi cet auteur proposa bientôt un nouvel appareil qui agissait latéralement sur un segment de membre voulu, en reproduisant la fracture sur un point fixe de l'os et sans retentissement sur l'articlation du genou.

*Nouvel appareil de Collin.* — Le second ostéoclaste de Collin, adapté au principe de l'appareil de Robin de Lyon, se compose de trois parties (fig. 111) :

1° Le support;

2° La vis de compression;

3° Les bras de levier et la plaque de cuisse.

1° Le support est une branche au milieu de laquelle se trouve une forte tige d'acier quadrilatère pouvant osciller d'avant en arrière, ce qui permet d'incliner plus ou moins l'appareil tout entier.

2° La vis de compression, glissant comme un curseur sur une forte barre en acier ajustée à angle droit sur la tige d'acier; suivant qu'on veut fracturer le fémur de dehors en dedans, ou de dedans en dehors, on place cette seconde partie en dedans ou en dehors du membre. A l'extrémité de la vis se trouve une plaque, appelée plaque de point d'appui, qu'un mécanisme de bascule, aussi simple qu'ingénieux, permet de porter plus ou moins haut le long du fémur.

3° La plaque de cuisse est une demi-gouttière fixe, servant à immobiliser le fémur avec la plaque de point d'appui précitée. Elle est assez longue (35 centimètres) pour empêcher le membre de basculer sur le point d'appui, lorsque la plaque de puissance du côté opposé agira sur la partie inférieure du fémur pour le fracturer.

Des deux bras de levier, l'un est mobile et sert à faire mouvoir la plaque de puissance qui brise le segment osseux; ce levier est rapproché du second au moyen de moufles à trois gorges.

Cette troisième partie, bras de levier et plaque de cuisse, peut être placée à volonté pour agir de dehors en dedans, ou de dedans en dehors.

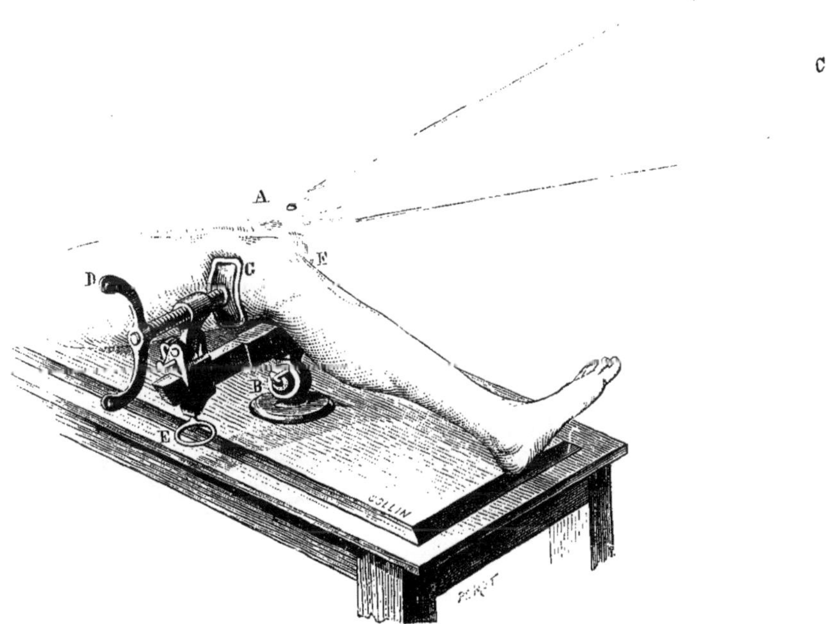


Fig. 111. — Ostéoclaste de Collin. Dernier modèle.

Cet appareil ne peut fracturer l'os qu'en un point fixe situé entre la plaque d'appui et la plaque de cuisse et répond aux deux desiderata, d'agir transversalement sur le fémur et sans l'intermédiaire de l'articulation ; enfin, il s'applique au membre inférieur et au membre supérieur.

Ostéoclaste de V. Robin. — L'ostéoclaste de V. Robin, de Lyon (1882) (fig. 112, 113, 114), imaginé avant le second appareil de Collin, se compose d'une planche, de deux colliers d'acier, d'une gouttière d'acier, d'un collier de cuir et d'un levier.

La *planche* est destinée à recevoir la cuisse et doit être fixée sur une table dans une situation inclinée en avant et en bas, de façon que le fémur, plus élevé à son extrémité pelvienne, s'applique bien dans toute sa longueur ; on évite ainsi une rotation de la cuisse en dehors au moment de l'opération, ainsi que l'obliquité du trait de fracture. La partie postérieure de la planche est brisée et on a de la sorte une planche de différentes longueurs, s'adaptant à des

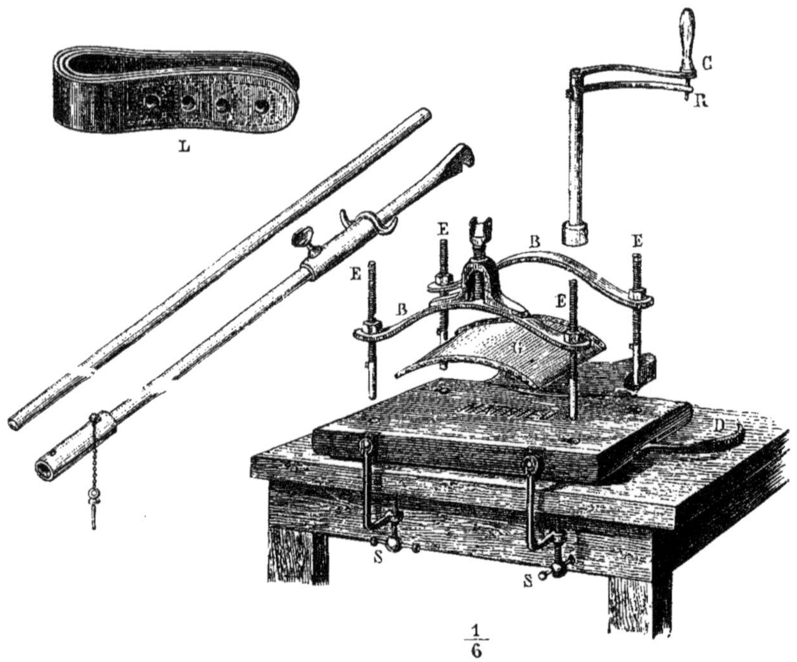


Fig. 112. — Ostéoclaste de V. Robin.

cuisses courtes et longues ; elle présente une échancrure terminale pour recevoir la fesse. Une lame de cuir recouvre la planche, de façon à la déborder en arrière et en avant ; en arrière pour adoucir les angles de la partie brisée, en avant pour servir de point d'appui au collier de cuir et pour éviter les tiraillements de la peau au moment de la flexion osseuse.

La *gouttière d'acier*, garnie de cuir en dedans, embrasse la cuisse et elle est assez large pour permettre l'expansion des parties molles.

Les *demi-colliers d'acier* servent à immobiliser la cuisse dans la gouttière ; ils sont reliés à la planche par quatre écrous, qu'on serre avec une manivelle creuse jusqu'au moment où un ressort indique le moment de s'arrêter ; on voit au moment précis le ressort, tendu d'abord, lâcher.

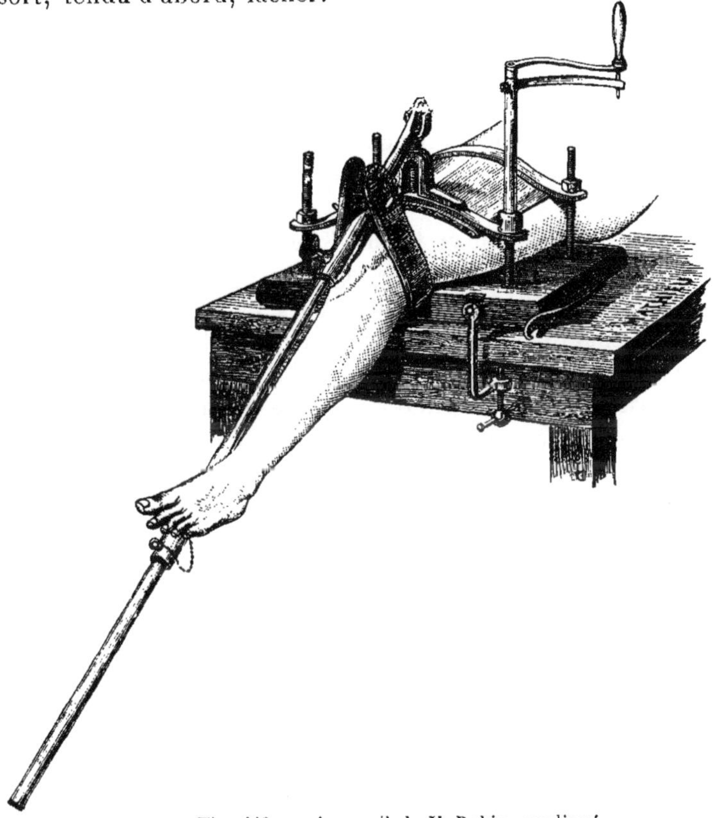

Fig. 113. — Appareil de V. Robin, appliqué.

Il ne faut pas négliger de serrer vigoureusement pour avoir le résultat précis que donne l'ostéoclaste ; en serrant fortement, la cuisse s'aplatit, les parties molles refluent de chaque côté entraînant l'artère poplitée et le nerf sciatique en dedans ; ces organes ne sont exposés à aucun tiraillement, ni à la moindre compression.

Pendant ces manœuvres, la jambe doit toujours être maintenue en extension sur la cuisse afin d'empêcher le tiraillement de la peau pendant l'ostéoclasie.

Les moyens de fixation étant connus, décrivons l'appareil de redressement.

Le *collier de cuir* se place sur les condyles du fémur, il doit être ni trop grand ni trop étroit, juste pour permettre le passage du levier et de son curseur; celui-ci est muni de crochets allant se loger dans des trous, garnis d'œillets et situés sur les deux extrémités du collier.

Le *levier* est une tige d'acier, longue d'un mètre, et pourvue d'un curseur mobile, pouvant être fixé au levier par une vis qui le traverse. Le levier est introduit dans le collier de cuir au-dessus de la rotule et peut être rapproché, à l'aide du curseur, ou éloigné.

Gouttière et cercles d'acier fixent le fémur, d'où impossibilité que l'os se brise dans cette partie vigoureusement maintenue; le collier de cuir pouvant se placer aussi près de la gouttière qu'on veut et maintenant la partie du fémur sur laquelle il agit, l'os ne peut évidemment se fracturer que dans la partie située entre le collier redresseur et la gouttière. Ainsi le point de fracture est absolument mathématique, qu'il soit dans l'épiphyse ou dans la diaphyse; il suffit d'avoir un point d'appui de quelques centimètres sur l'extrémité de l'os pour le fracturer; on n'aura ni arrachement de ligaments articulaires, ni tiraillements dans l'articulation.

*Manuel opératoire.* — Le malade, fortement anesthésié, est placé sur la table à laquelle est fixé l'ostéoclaste; le membre est dans la position indiquée dans la figure 113. Le point à fracturer étant connu, on soulève le levier en lui imprimant une secousse continue plutôt que brusque. Le traitement consécutif est toujours le même dans les différentes formes d'ostéoclasie. (Voir plus loin p. 114 et 115.)

*Modifications.* — L'ostéoclaste de V. Robin, construit, dans le principe, pour le redressement du genu valgum, peut servir à la rectification de toutes les déviations du squelette des membres; pour cela il doit subir différentes modifications, suivant le siège de la déviation et suivant sa nature.

*A.* S'il doit produire dans l'*ankylose du genou* une fracture sus-condylienne du fémur, son application est la même que pour le genu valgum. Mais il est des cas où l'ankylose s'est faite à angle droit ou à angle aigu sur la cuisse, et où l'embrasse de cuir, qui est forcément rigide, ne peut se mouler dans le creux poplité. Pour obvier à cet inconvénient, on remplace le collier en cuir par une espèce d'étrier, présentant deux branches verticales suffisamment écartées pour admettre le levier et son curseur, et une

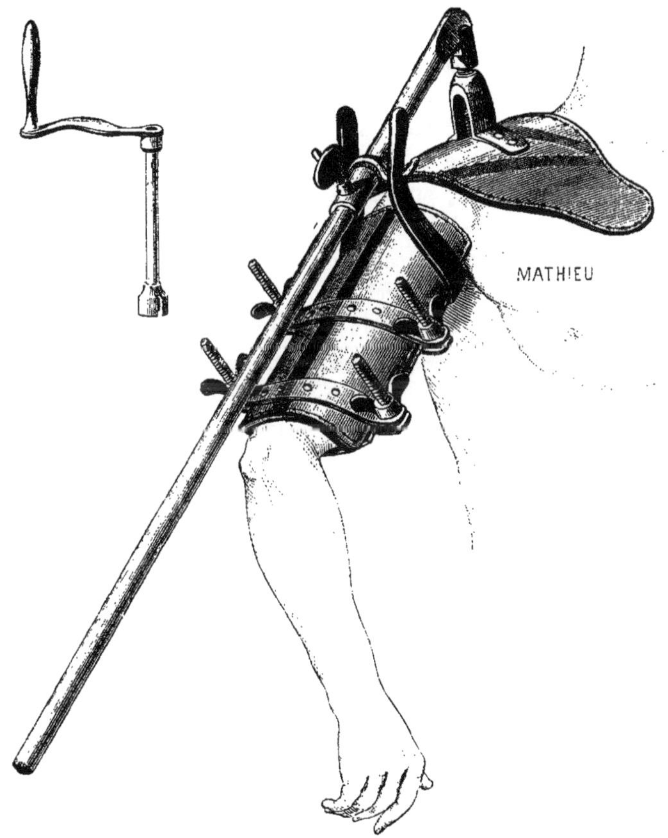


Fig. 114. — Ostéoclaste de V. Robin (nouveau modèle) pour l'articulation de l'épaule.

branche horizontale, en cupule, destinée à recevoir le genou, qui proémine ; l'étrier est formé par une corde très résistante, entourée dans tous les sens d'une forte bande de toile. Le principe opératoire reste le même, sauf que la cuisse est latéralement placée sur une de ses faces et serrée dans l'ostéoclaste, de façon que l'extrémité seule des conduits fémoraux affleure le bord antérieur de la gouttière d'acier. En soulevant le levier, on comprend que la fracture se fait par le mécanisme ordinaire.

*B.* Pour appliquer l'ostéoclaste de Robin, *à la jambe*, on n'a qu'à remplir les vides laissés par la gouttière d'acier avec des compresses mouillées ou mieux avec de la gutta-percha. La fracture de la jambe à différentes hauteurs se produit alors avec la régularité et l'innocuité ordinaires.

*C.* L'emploi de l'appareil au membre supérieur n'est pas moins facile. Le malade, présentant, par exemple, un cal vicieux de l'extrémité inférieure du radius, est anesthésié et placé dans le décubitus dorsal sur une table, au bord de laquelle on a rangé la planche de l'ostéoclaste ; sur cette planche on a superposé régulièrement tout un coussin de compresses mouillées, formant un rebord et recevant l'avant-bras en supination ou en pronation suivant que la déviation est en arrière ou en avant. Sur la face opposée à la planche, on range de même un coussinet de compresses languettes mouillées afin de pouvoir fixer nettement les organes de l'avant-bras dans leur forme et leur situation ; puis on procède comme à l'ordinaire en serrant et en fixant.

La figure 114 représente l'ingénieux et récent ostéoclaste de V. Robin, *pour l'épaule*, construit par Mathieu, et son mode d'application.

*D.* Pour rendre l'emploi de son appareil possible dans la région de la *hanche*, V. Robin a renversé la position des gouttières immobilisatrices, disposées jusqu'ici au-dessus de la fracture chirurgicale, et a ajouté une pièce à son appareil, savoir un levier de 20 centimètres.

Plus tard, il modifia le manuel opératoire pour obtenir la fracture chirurgicale, en cas d'ankylose coxo-fémorale, en se servant de gouttières plâtrées, moulant les contours du bassin du malade et servant à immobiliser le bassin pendant l'opération pour éviter des fractures.

*Chez les jeunes enfants*, particulièrement pour l'ostéoclasie du fémur et des os de la jambe, il est nécessaire de se servir de petits modèles d'ostéoclaste de Robin, construits par Mathieu. Dans l'ostéoclasie pratiquée avec des instruments qui ne sont pas appropriés à la longueur et au volume des membres, les courroies s'appliquent mal, la section osseuse n'est plus précise.

L'ostéoclaste de P. Ferrari (fig. 115 et 116), d'une construction assez simple, destiné au genu valgum, a une action moins précise que les ostéoclastes de Collin et V. Robin.

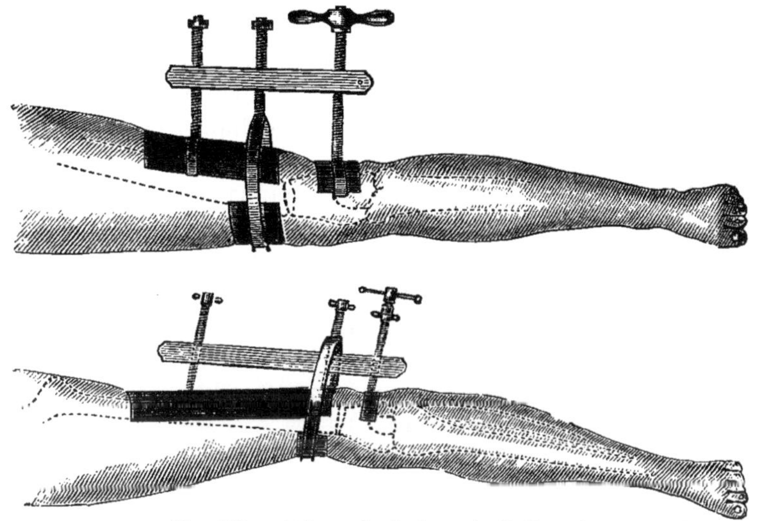

Fig. 115 et 116. — Ostéoclaste de P. Ferrari.

Il est très utile d'adapter aux ostéoclastes de Collin et de Robin un dynanomètre qui renseigne sur la force employée pendant les efforts pour la rupture osseuse.

Effets immédiats de l'ostéoclasie. Lésions qu'elle détermine. — Les lésions anatomiques produites par l'ostéoclasie varient suivant l'état de l'os fracturé, suivant le siège de la fracture et suivant le procédé opératoire employé. Pour faire leur étude, on n'a eu heureusement que peu d'autopsies, et l'on a dû recourir à l'expérimentation sur le cadavre.

*A*. Aysaguer a fait des ostéoclasies manuelles sur la diaphyse des membres rachitiques, appartenant à des enfants de deux à huit ans, et il est arrivé aux conclusions qu'on peut toujours fracturer le squelette de la jambe par des efforts manuels chez des sujets rachitiques, et que seule la force à déployer augmente avec l'âge des enfants. Chez les enfants de deux ans environ, les os ont une telle flexibilité, qu'on n'obtient généralement qu'une incurvation sans solution de continuité : aussi le périoste reste-t-il intact. Au-dessus de cinq ans, le périoste est presque toujours déchiré, mais la fracture se fait alors et elle est toujours simple, généralement transversale, légèrement dentelée.

Les parties molles périphériques sont indemnes, la rupture osseuse se fait au point d'appui ; dans la moitié des cas d'Aysaguer, le péroné était rompu au même niveau que le tibia, dans les autres cas à 1 ou 2 centimètres au-dessus ou au-dessous.

Le clinicien est donc en droit d'avoir une certaine confiance dans les procédés manuels appliqués aux diaphyses d'enfants en puissance rachitique.

*B.* Pour ce qui est des décollements épiphysaires par ostéoclasie manuelle, des expériences et des autopsies ont montré la complexité et l'irrégularité des lésions produites. De Santi a expérimenté sur des sujets de dix-huit à vingt-deux ans, et sur douze membres, il n'a jamais pu obtenir le décollement épiphysaire à la suite d'efforts manuels; presque toujours c'était le ligament latéral interne qui cédait avec ou sans arrachement d'un fragment condylien, ou même du condyle interne entier.

Les procédés manuels doivent donc être exclusivement à réserve à la chirurgie infantile.

*C.* Les expériences de Peyrot et Ménard, avec le *premier ostéoclaste Collin* prouvaient qu'on arrivait à faire des désépiphysations, qui étaient impossibles par les procédés manuels ; on avait encore dans ces cas du décollement périostique et des déchirures ligamenteuses.

*D.* Depuis l'*emploi des deux nouveaux ostéoclastes*, on a réussi à avoir des fractures précises et nettes, sans contusions des parties molles, sans décollement périostique étendu, sans esquilles nombreuses, sans fissures graves de l'os, enfin sans lésions des organes de voisinage et des articulations.

*a.* Des preuves à l'appui ont été fournies par V. Robin, dès 1882, pour son appareil, sur des pièces anatomiques montrant des fractures artificielles sur l'extrémité inférieure du tibia. Depuis, de nombreux faits expérimentaux ont été publiés par Demons, après ostéoclasie du fémur avec l'appareil Robin, par Pousson, qui opérait sur la jambe. Les conclusions de ces auteurs sont les mêmes et les résultats sont ceux que nous venons de formuler ; les accidents ne surviennent que lorsque l'application de l'ostéoclaste a été défectueuse.

*b.* Des expériences avec l'*appareil Collin* ont été entreprises par Regnard et Pousson, ces expériences ont eu des effets constamment semblables; fractures régulières, sans esquilles, sous-périostées, avec intégrité des ligaments, des muscles et des organes voisins; ces auteurs insistent sur les précautions à prendre dans l'application de l'appareil, qui permettent d'éviter les accidents.

Avec l'appareil Collin on n'a pas pu arriver à produire des décollements épiphysaires, et Pousson fait remarquer que le point d'union diaphyso-épiphysaire est placé trop bas pour que la plaque mobile de l'appareil puisse prendre un point d'appui sur l'épiphyse.

En somme, les deux ostéoclastes sont d'excellents instruments; la seule différence entre les deux consiste en ce que l'appareil Robin agit dans le sens antéro-postérieur, tandis que celui de Collin agit transversalement sur l'os à fracturer.

Les reproches faits à V. Robin, quant à la compression des vaisseaux et nerfs poplités, ne sont pas fondés, puisqu'une injection poussée au moment de l'opération dans l'artère poplitée a pu fuser dans les artères de la jambe; enfin, les lésions nerveuses ne sont pas à redouter puisqu'il n'y a que très exceptionnellement des esquilles extrapériostiques. L'observation indique la rareté des accidents après l'ostéoclasie avec l'appareil de V. Robin.

*Soins consécutifs.* — L'ostéoclasie étant faite, on pratique par des manœuvres de douceur, le redressement. Le redressement peut être *immédiat*, le membre redressé étant placé de suite dans un appareil contentif, gouttière ou appareil plâtré complet, cet appareil doit remonter assez haut sur la cuisse.

Quelques auteurs (Schede, Casse) placent le membre en extension dans la position verticale (v. p. 50, fig. 29, appareil de Casse). Cette position a l'avantage de produire l'extension, l'immobilité, et d'éviter la souillure du pansement par l'urine.

Le redressement peut être *consécutif*, et fait après plusieurs jours (six à huit).

Dans l'intervalle, le membre repose dans une gouttière plâtrée, prise avant l'opération sur le membre difforme (V. Robin).

Dans notre pratique nous adoptons toujours la méthode de redressement immédiat.

Il faut surveiller attentivement la fracture, surtout si elle siège au voisinage de l'articulation, pendant toute la durée du traitement.

La consolidation est en général obtenue au bout de trente à quarante jours.

*Accidents.* — Les *accidents opératoires* sont rares. On ne note qu'exceptionnellement, des fissures, du retentissement du côté des articulations.

Les nouveaux ostéoclastes de Collin et Robin, bien appliqués, donnent une sécurité à peu près absolue.

Les accidents *généraux*, la fièvre, etc., sont très rares.

Parmi les *accidents locaux primitifs*, il faut surtout citer une douleur vive, atroce parfois, qui siège dans le genou, dans le cas de redressement de genu valgum. En général, cette douleur ne dure que vingt-quatre à quarante-huit heures.

Il n'est pas rare de voir coïncider avec cette douleur de l'hydarthrose, pouvant se montrer très vite après la fracture sus-condylienne du fémur, ou bien plusieurs jours après, ou enfin même à la fin de la cure. Pour expliquer cette hydarthrose, il convient d'invoquer avant tout la rupture du périoste (Robin, Barudel); les faits cliniques démontrent en effet que si l'on évite toute brusquerie opératoire, l'hydarthrose n'est plus observée.

Avec les nouveaux ostéoclastes, les arthrites, les périostites phlegmoneuses ne sont plus à redouter.

Les accidents *locaux consécutifs*, arthrites, relâchement articulaire, pseudarthroses sont des exceptions. Bœckel rapporte un seul cas de pseudarthrose dû à l'enlèvement prématuré de l'appareil immobilisateur et au rachitisme très marqué du sujet.

## II. — OPÉRATIONS SANGLANTES

### Ostéotomie.

L'ostéotomie a pour but le redressement ou l'augmentation de longueur d'un membre ou d'un segment de membre par section ou excision osseuse.

L'ostéotomie est à *ciel ouvert* ou *sous-cutanée*, suivant que le foyer de la section osseuse correspond ou ne correspond pas avec la section des parties molles. Elle est *simple*, lorsque la section est pratiquée tout entière avec le ciseau ou la scie; *combinée*, lorsque la section, en partie faite par le ciseau ou la scie, est complétée par le brisement forcé ou l'ostéoclasie manuelle ou mécanique. Elle est *linéaire*, lorsque la section osseuse se borne à une simple division de l'os, *transversale*, *oblique*, *uniforme* ou *dentelée;* elle est *cunéiforme*, *nummulaire*, *trapézoïde*, etc., lorsque la section osseuse s'accompagne d'une ablation partielle de l'os en

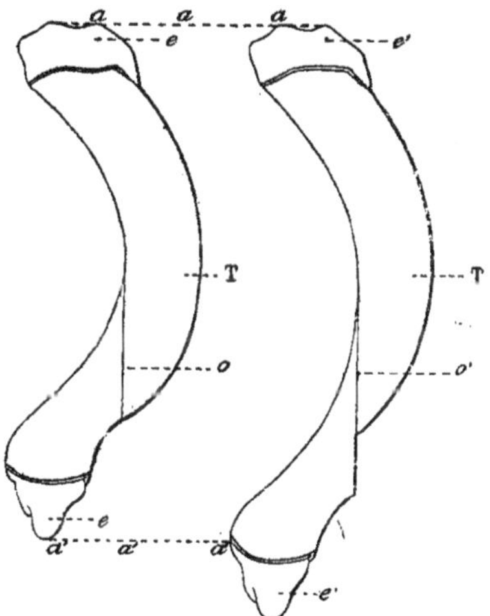


Fig. 117. — Allongement des tibias rachitiques, dédoublés par l'ostéotomie verticale, d'après Ollier.

*a*, *a*, *a*, niveau supérieur de l'os qui est resté le même ; — *e*, *e*, *e'*, *e'*, épiphyses ; — *o*, *o'* section longitudinale de la diaphyse ; — Sur la figure de droite, on a fait glisser en bas le segment inférieur et l'os se trouve allongé de toute la partie située au-dessous de la ligne *a'*, *a'*, *a'* qui, avant l'opération, indiquait le niveau de la pointe des malléoles.

forme de coin, de rondelle, de trapèze (ostéectomie de certains auteurs). La perte de substance de l'os peut être obtenue par tassement (ostéotomie *cunéiforme* par *tassement* de Macewen).

L'ostéotomie *verticale*, *longitudinale* ou *très oblique* (fig. 117) proposée par Ollier et Jeannel, principalement pour les courbures rachitiques, consiste à dédoubler les os dans une certaine étendue, sans faire d'excision de coin osseux, dans le but d'augmenter la longueur des os déviés.

Dans les cas de fractures vicieusement consolidées avec déviation des fragments, Hennequin a proposé récemment l'ostéotomie oblique dans le but de faire glisser les deux fragments l'un sur l'autre et d'obtenir l'allongement du membre raccourci. A l'ostéotomie, Hennequin joint l'extension continue au moyen de son appareil.

*Appareil instrumental.* — Les *perforateurs*, l'aiguille à trépan,

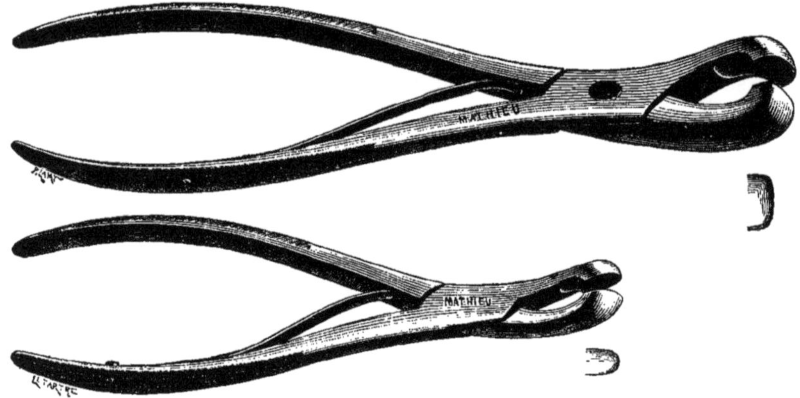


Fig. 118. — Cisaille ou pince-gouge de Mathieu.

les tiges en acier montées sur un vilebrequin, le perforateur à

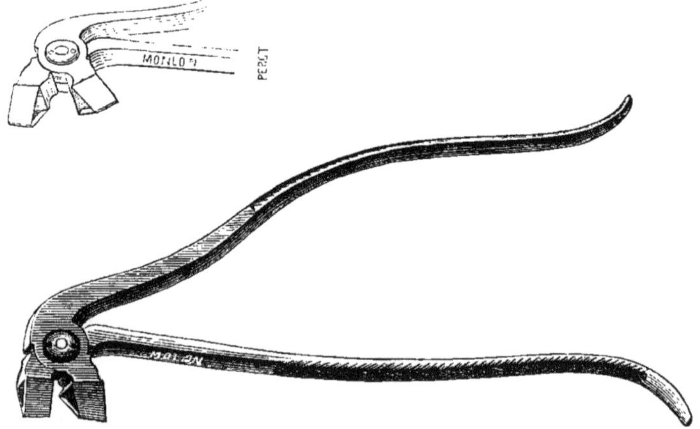

Fig. 119. — Ostéotome en bec de perroquet de de Saint-Germain.

extrémité triangulaire, les vrilles, ne sont plus guère employées comme moyens ostéotomiques.

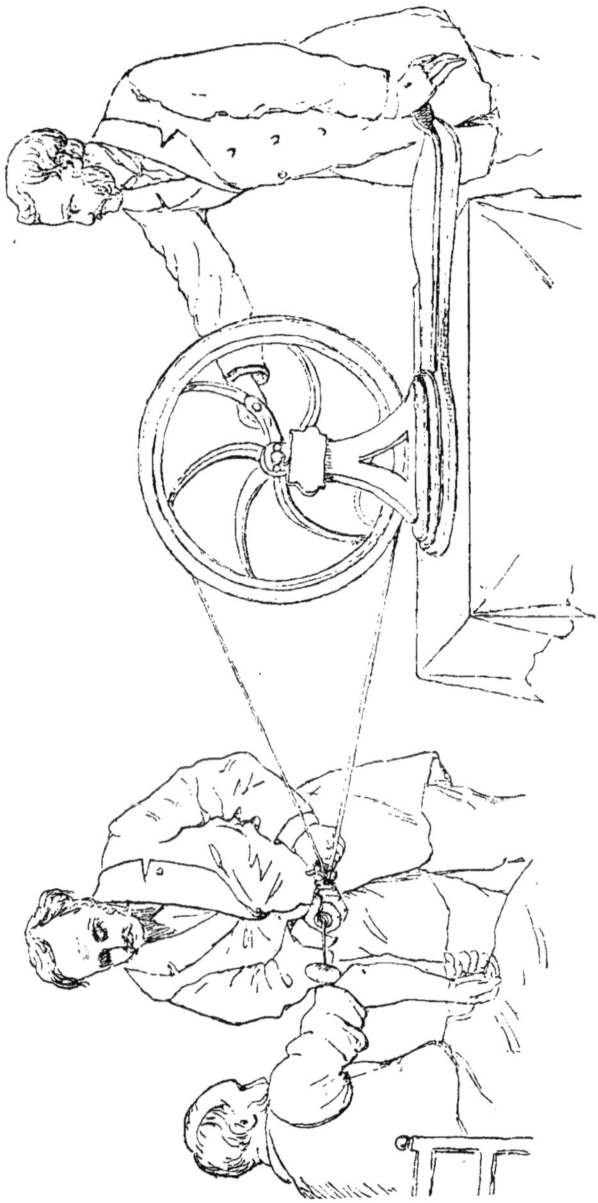

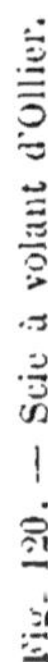

Fig. 120. — Scie à volant d'Ollier.

Les *cisailles* et *pinces coupantes*, insuffisantes et imparfaites pour les sections osseuses nettes, servent à réséquer les esquilles et pointes osseuses après l'ostéotomie.

La pince coupante, à mors effilés et légèrement recourbés, égaux en longueur, la grande cisaille de Péan, modèle Mathieu, la cisaille de Mathieu à tranchant unique, peuvent servir à sectionner d'un seul coup des os de petit diamètre, tels que le péroné, le radius et le cubitus.

Les cisailles de Mathieu (fig. 118), l'ostéotome de de Saint-

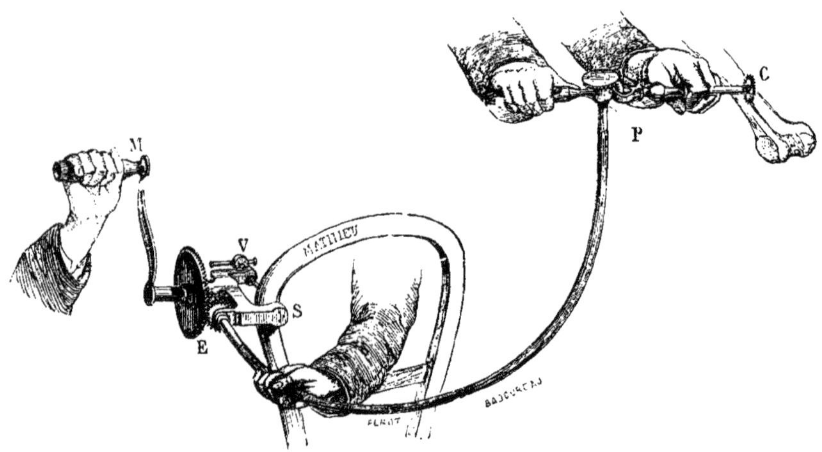


Fig. 121. — Polytritome de Péan.

Germain (fig. 119), pourront servir à enlever des coins sur des os de jeunes sujets.

Les différentes *scies*, de Langenbeck, d'Adams, de Butcher, de Larrey, les scies à arc, à chaîne, ont été souvent employées dans les ostéotomies sous-cutanées. La scie à volant d'Ollier (fig. 120), le polytritome de Péan (fig. 121), le davier-scie de Collin (fig. 122), de Ceccarelli (fig. 123), de Mathieu (fig. 124), seront souvent utiles dans certaines ostéotomies à ciel ouvert.

Les scies présentent des avantages très marqués dans les cas où l'on doit agir sur les diaphyses et lorsque les os sont durs, éburnés. Dans ces cas, les sections sont nettes, sans esquilles ni fissures.

Ces instruments sont indispensables pour les ostéotomies trapézoïdes, en toit, verticales.

La plupart des ostéotomies sont actuellemeut pratiquées avec des instruments de formes spéciales, *ciseaux* ou *ostéotomes*.

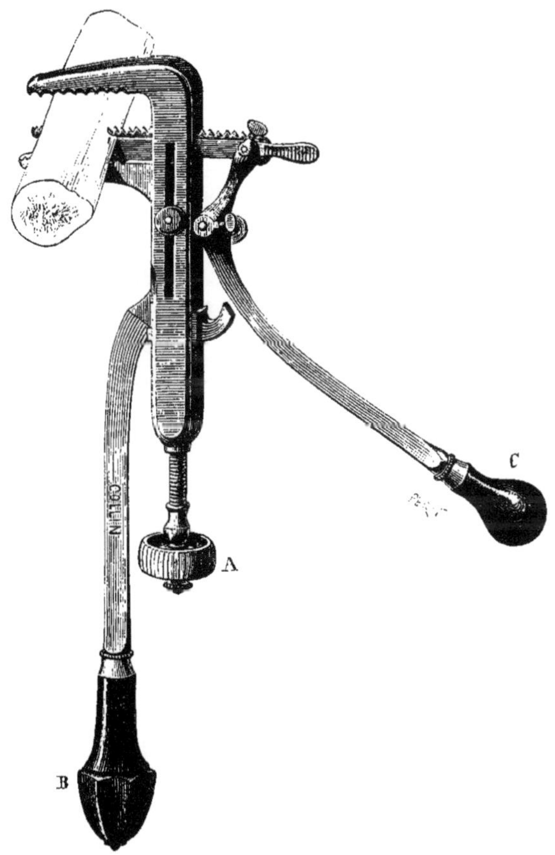


Fig. 122. — Davier-scie de Collin.

Le *ciseau* de Macewen ressemble à un ciseau de charpentier; il présente une lame taillée en biseau aux dépens d'une seule de ses faces. En raison de cette disposition, il ne peut faire une section nette de l'os, il dévie facilement de la position primitive qu'on lui a donnée (Macewen). Il ne peut servir que dans l'ostéotomie cunéiforme et dans le « rabotage des surfaces fragmentaires ».

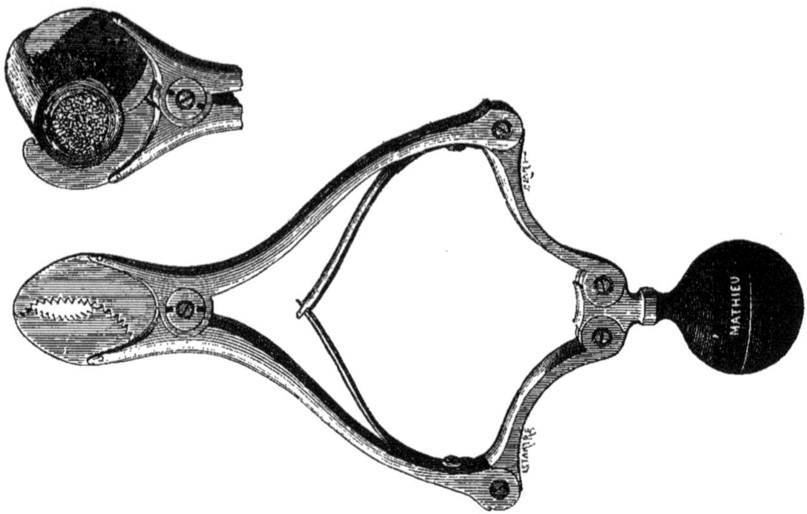


Fig. 123. — Davier-scie de Ceccarelli.

Les ciseaux à ostéotomie de Munder, Linhart, Billroth ne sont

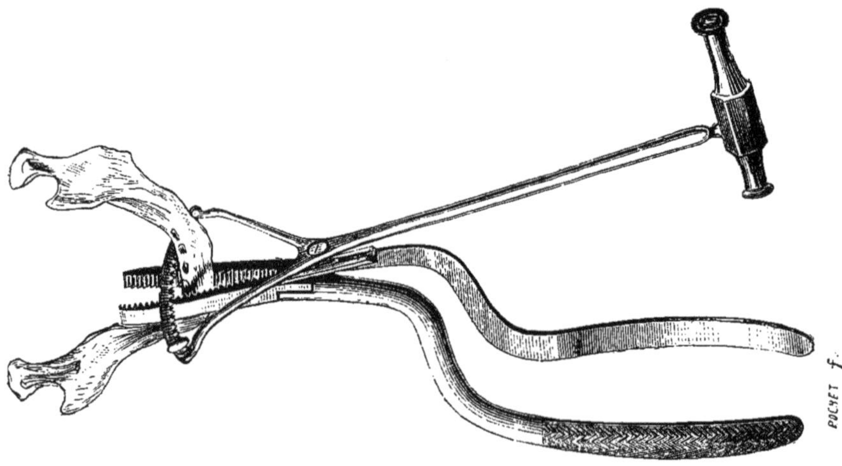


Fig. 124. — Davier-scie avec pince de Mathieu.

autres que les ciseaux à froid des serruriers. Ils sont effilés également aux dépens de leurs deux faces.

L'*ostéotome* de *Macewen* (fig. 125 et 126) se distingue des précédents par sa forme franchement cunéiforme, son extrémité peu effilée. Son manche est octogone afin de donner une bonne prise à la main du chirurgien, une tête arrondie reçoit les coups de maillet.

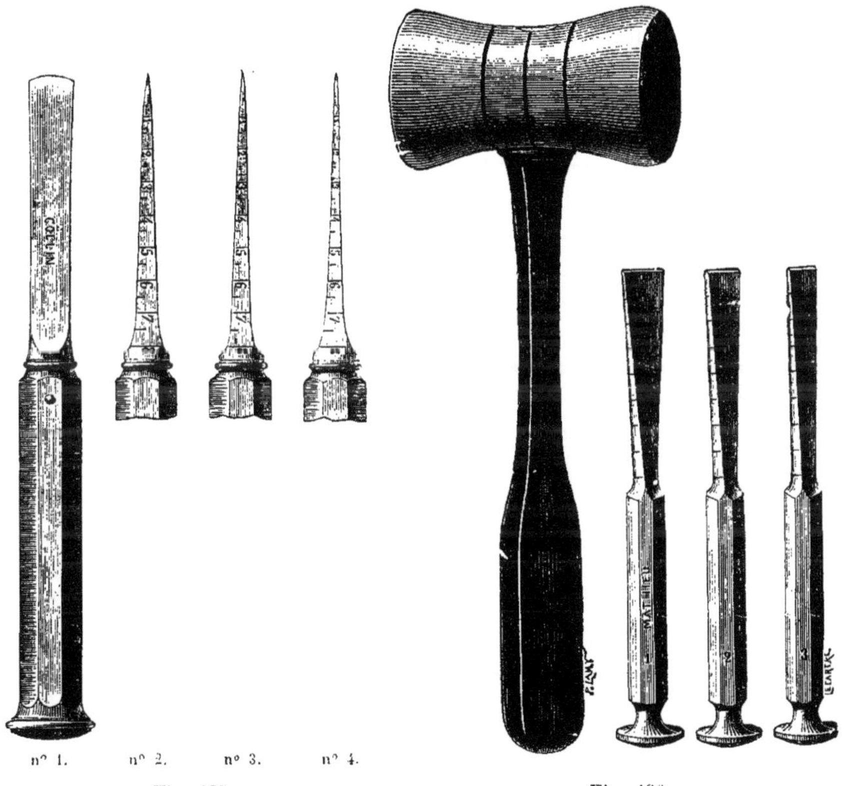


n° 1. n° 2. n° 3. n° 4.

Fig. 125.

Ostéotomes de Macewen, modèle Collin.

Fig. 126.

Ostéotomes de Macewen, modèle Mathieu.

La lame présente sur un de ses bords des graduations indiquant la profondeur à laquelle pénètre le tranchant dans la profondeur de l'os. Sur quelques ostéotomes, un curseur indique l'étendue de la partie tranchante que l'on désire faire pénétrer dans l'os (fig. 127).

Afin d'éviter les échappées et le glissement de l'ostéotome, lorsqu'il travaille sur le bord de l'os, Hennequin a modifié de la façon suivante l'instrument de Macewen : à l'une des extrémités de l'ostéotome, le tranchant est limité par une petite tige cylindrique, mousse, située dans le prolongement du bord correspondant, par conséquent perpendiculaire à la direction du tranchant, et un peu recourbée vers lui. Lorsque l'ostéotome glisse, il vient frapper les parties molles non avec son tranchant, mais avec cette sorte d'apophyse cunéiforme qui presse sur elles sans les couper. Cette apophyse sert encore à écarter les parties molles sur le passage de l'ostéotome, lorsque celui-ci ne pénètre dans l'os que par un de ses angles. Hennequin donne à cet instrument le nom d'*ostéotome à onglet.*

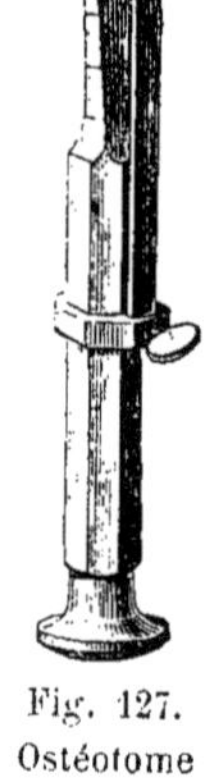

Fig. 127. Ostéotome avec curseur mobile de Mathieu.

L'ostéotome doit être en très bon acier trempé, afin d'éviter les ruptures.

D'après sa forme cunéiforme, on comprend que cet instrument n'est pas destiné à sectionner l'os, *mais à creuser par tassement un vide en forme de coin.*

Le maniement de l'ostéotome a de l'importance et exige une certaine habitude. Il doit être tenu solidement à main fermée, le bord cubital de l'avant-bras prenant point d'appui sur le membre ou sur un plan résistant voisin (fig. 128). Le poignet de l'opérateur doit jouer le rôle de

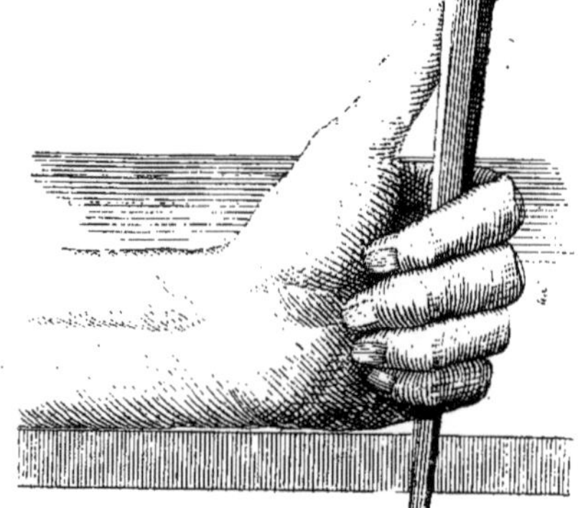

Fig. 128.

ressort résistant aux secousses imprimées à l'ostéotome par le maillet.

En raison de sa forme, l'ostéotome de Macewen supporte, au fur et à mesure qu'il pénètre, des pressions de plus en plus fortes sur chacune de ses faces. Les sensations perçues deviennent moins nettes et la main ne peut plus distinguer le chemin parcouru, ni la résistance réelle de l'os. Afin d'éviter ces inconvénients, on doit, suivant le conseil de Macewen, remplacer l'ostéotome, primitivement employé, par d'autres instruments de calibre décroissant, désignés par les chiffres 1, 2, 3, 4 (fig. 125). Lorsque le premier ostéotome commence à être serré, on le remplace par les instruments n° 2, 3, etc. Afin d'éviter l'attrition des parties molles voisines, il faut toujours se servir d'un ciseau de largeur moindre que le diamètre de l'os que l'on doit attaquer.

Pour la section des os durs, l'ostéotome de Macewen avec ses trois numéros, est un excellent appareil, absolument supérieur aux autres instruments recommandés.

Le maillet servant à enfoncer l'ostéotome par des coups successifs doit être en bois dur, ordinairement en bois de gaïac, avec un manche long de 24 centimètres et du même bois (fig. 126).

Un appareil d'Esmarch, un bistouri à pointe aiguë, un coussin de sable, complètent le matériel indispensable pour l'ostéotomie.

*Manuel opératoire.* — Le sujet étant profondément anesthésié, l'appareil d'Esmarch appliqué et toutes les précautions antiseptiques prises, on pratique l'*incision des parties molles*. Cette incision est faite d'une façon différente dans l'ostéotomie à ciel ouvert et dans l'ostéotomie sous-cutanée.

Dans l'ostéotomie à ciel ouvert, on peut pratiquer d'assez larges incisions perpendiculaires à l'axe de l'os. La forme de l'incision varie; elle est tantôt rectiligne, tantôt en forme de L, H, T, tantôt courbe, tantôt en forme de croix, suivant les cas particuliers.

Dans l'ostéotomie verticale d'Ollier, les incisions doivent être assez longues et tracées de telle sorte que le sommet de l'angle d'incurvation soit toujours compris dans le fragment supérieur.

Dans l'ostéotomie sous-cutanée au contraire, le grand axe de l'incision doit être parallèle à l'axe de l'os, de sorte que les deux sections, osseuse et tégumentaire, peuvent être comparées aux deux branches d'une croix et ne se répondent, par conséquent, qu'en un seul point.

Le trajet de l'incision est autant que possible oblique; son étendue est juste suffisante pour permettre le passage et le jeu de l'ostéotome. Cette dernière pratique n'est pas adoptée par certains opérateurs qui préfèrent des incisions de 3 à 5 centimètres (Adams), permettant une rigoureuse asepsie du foyer opératoire.

Dans l'ostéotomie à ciel ouvert, l'incision des téguments est faite d'un seul coup ou couche par couche. Dans l'ostéotomie sous-cutanée, le bistouri est enfoncé d'emblée jusqu'à l'os par ponction et d'un seul coup.

Dans les deux cas, le bistouri, après l'incision, ne doit pas être retiré et sert de conducteur et de guide à la scie et au ciseau.

Avant de pratiquer *la section de l'os*, on doit soigneusement maintenir écartées du champ opératoire les parties molles qui peuvent être blessées par les instruments.

Lorsqu'on opère à ciel ouvert, le *périoste* est incisé au bistouri, le plus souvent en croix, puis décollé avec une rugine en évitant de le déchirer.

Dans l'ostéotomie sous-cutanée, le bistouri doit tracer le sillon dans lequel est placé l'ostéotome ou la scie. Macewen recommande de sectionner le périoste avec l'ostéotome.

Quand l'os est à nu dans l'étendue désirable, l'ostéotome à petits coups, lame par lame, fait son œuvre.

L'ostéotomie peut être *complète* ou *incomplète* (*combinée*). Certains auteurs entament à peine l'os (Wahl) et pratiquent ensuite l'ostéoclasie. C'est là une mauvaise pratique, pleine d'inconvénients. Nous préférons avec Macewen, Barwell, faire une ostéotomie incomplète, divisant les trois quarts ou les trois cinquièmes de l'os en respectant une petite lamelle osseuse profonde qui maintient les fragments en rapport et évite la lésion des parties profondes.

Le manuel opératoire de l'incision linéaire est facile à exécuter : l'ostéotome étant introduit dans l'incision des parties molles, en se guidant sur le bistouri on le tourne d'un quart de cercle de façon à mettre son tranchant perpendiculaire à l'axe de l'os. Avant de commencer la section, il faut noter la position de l'ostéotome par rapport aux parties voisines, pour le maintenir dans cette position pendant toute la durée de l'opération, évitant toute fausse route et toute échappée. On commence à frapper à coups de maillet sur la tête de l'ostéotome, solidement tenu dans la main gauche de la façon indiquée plus haut. Si l'on sent que l'instrument est serré dans la plaie osseuse, on le retire et on le remplace par un autre instrument de calibre inférieur.

Il ne faut jamais pousser l'ostéotome transversalement à sa largeur, si on veut éviter la rupture de l'instrument et les fissures de l'os.

Dans l'ostéotomie cunéiforme, on enlève successivement, avec le ciseau, des lamelles osseuses, jusqu'à ce que l'on soit arrivé à l'ablation complète désirée.

Dans le procédé de Macewen, ostéotomie cunéiforme par tassement, l'ostéotome en forme de coin écarte les tissus en les tassant pour former une cavité angulaire dont les faces se touchent au moment du redressement. On obtient, dans ce cas, une perte de substance de l'os par une seule manœuvre opératoire.

Pour les ostéotomies trapézoïdes et en toit (Sayre), on doit se servir de la scie, principalement de la scie à chaîne.

Il existe une assez grande difficulté à déterminer la partie osseuse à enlever. On peut calculer assez exactement les dimensions du coin à enlever sur une feuille de carton représentant la forme de la courbure osseuse. Ces dimensions, représentées par un fragment triangulaire de carton, seront tout le temps sous les yeux du chirurgien pendant l'opération.

On peut aussi se servir d'un moule en plâtre du membre difforme sur lequel on arrive à déterminer la direction du trait de scie et la hauteur du coin à retrancher en découpant des coins au niveau de la saillie (Ollier).

Nous indiquons plus loin les manœuvres spéciales, le niveau auquel l'os doit être divisé dans les diverses variétés de courbure. Nous décrirons les modifications au manuel opératoire pour les ostéotomies dans les courbures rachitiques des membres inférieurs. (V. Ch. *Difformités des membres inférieurs*).

L'ostéotomie *verticale* ou *longitudinale* d'Ollier doit être pratiquée avec la scie à volant de ce chirurgien ; à défaut de cette scie, on se servira d'une scie à lame large et à dos mobile. La section doit être rectiligne et très nette. La section osseuse étant terminée, on divise avec le ténotome le périoste de la face postérieure de l'os qui a été soigneusement conservé dans le but de protéger les parties molles contre l'action de la scie (Jeannel).

On obtient le plus grand allongement des os en faisant glisser les deux surfaces de section l'une sur l'autre, et au moyen de traction sur le membre inférieur en ayant soin de libérer le plus possible les bouts de l'os de leurs adhérences et en pratiquant au besoin des ténotomies périphériques.

Dans les ostéotomies obliques pour cals vicieux par le procédé Hennequin, pratiqué avec succès par L. Labbé, P. Berger, Terrier, Ch. Monod, l'obliquité de la ligne de section osseuse doit être en rapport avec l'allongement désiré. On doit attaquer l'os au milieu et non sur les bords, afin d'éviter les pointes osseuses, surtout en bec de flûte (Sardou). Si l'on creuse le sillon osseux d'une façon régulière et égale sur toute sa longueur, cheminant de la face antérieure vers la face postérieure, les parties minces restent solidaires des parties voisines plus épaisses et ont plus de chance de résister.

Les fragments osseux étant mobilisés, le membre redressé, on pratique l'extension continue au moyen de l'appareil d'Hennequin. Les sutures osseuses sont en général inutiles.

Dans les cas de pseudarthrose ou de cal vicieux, le manuel opératoire de l'ostéotomie diffère suivant les cas, suivant la forme des fragments. Si l'un des fragments présente une extrémité en forme de pointe triangulaire, on l'enclave dans une encoche de même forme qu'on pratique sur l'autre fragment, ou bien on les taille en biseau ; on peut encore faire l'enclavement en taillant un des fragments en forme d'angle dièdre, en forme de coin, et en l'adaptant dans une encoche de même forme dans l'autre fragment. On peut enfin employer la section en Z de Nazilow.

A l'exemple de P. Berger, on peut introduire l'extrémité du fragment le plus atrophié dans le canal médullaire de l'autre.

Le périoste doit être soigneusement conservé, disposé en forme de collerette (procédé de la double collerette d'Ollier), suturé quelquefois au niveau de la réunion osseuse.

Le contact des fragments est obtenu au moyen de l'enclavement (Leyring, Nazilow), ou de la suture à fils métalliques perdus.

Les instruments employés doivent *être très rigoureusement aseptiques.*

Il faut enlever soigneusement avec un courant d'eau phéniquée ou sublimée, avec des pinces, les lamelles osseuses, les esquilles, la poussière osseuse qui s'accumulent dans le foyer opératoire.

Les ostéotomies multiples, linéaires ou cunéiformes, souvent nécessaires, doivent toujours être pratiquées d'après les préceptes que nous venons d'indiquer.

Le *redressement* du membre est *immédiat* ou *tardif*, *brusque* ou *progressif*, le plus souvent, le redressement doit être immédiat. On procède lentement, sans brusquerie, par une série de secousses très légères. Si l'on éprouve une trop grande résistance, il faut introduire à nouveau l'ostéotome plus profondément, examiner si les parties molles sont rétractées. Si la résistance tient à un défaut d'élasticité portant sur la *totalité* des parties molles (résistance générale de Campenon), on pratiquera une ostéotomie trapézoïde. Si la résistance est partielle (Campenon), tenant à quelques muscles seulement, on pratiquera *des opérations complémentaires* (ténotomies, myotomies). Dans tous les cas, la violence doit être proscrite.

Les ténotomies, la libération des deux bouts de l'os de leurs adhérences périphériques, à la suite des ostéotomies verticales, seront plus ou moins complètes suivant le degré d'allongement du membre que l'on recherche.

Le redressement complémentaire est indiqué dans quelques cas, soit que le résultat primitif ait été incomplet, soit que la déviation se soit reproduite. Ce redressement sera entrepris suivant les règles habituelles vers la fin de la troisième semaine.

Le pansement sera rigoureusement antiseptique, la réunion immédiate, exposant à des accidents de rétention ne doit pas être tentée. La peau doit seule être réunie par un ou deux points au crin de Florence. Le pansement est renouvelé au bout de vingt-quatre heures.

Les *appareils de contention* varient suivant la forme de la dévia-

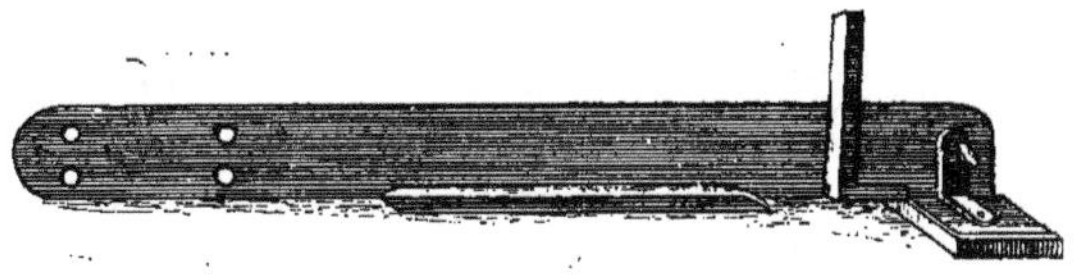

Fig. 129. — Attelle de Macewen.

tion et la région opérée. La traction continue convient pour l'ostéotomie pour l'ankylose de la hanche et à la suite de l'ostéotomie verticale (Ollier, Macewen).

L'attelle de Macewen (fig. 129) est un excellent appareil de contention après l'ostéotomie.

L'extension continue, avec l'appareil d'Hennequin, doit être appliquée après les ostéotomies obliques pratiquées pour cal vicieux du fémur. Les attelles latérales, surtout les appareils plâtrés, conviennent dans la généralité des cas.

C.-N. Dixon Jones, Casse, recommandent, dans les ostéotomies du membre inférieur, d'entourer le membre d'un appareil plâtré et de le suspendre verticalement en exerçant des tractions avec des poids suspendus à deux cordes reposant sur des poulies attachées à un cadre ou à une potence (voir p. 50, fig. 29 et 30).

M. Motta préconise l'extension continue par les poids, après l'ostéotomie, avec l'appareil de diachylon. Il ne pratique pas le redressement immédiat, mais abandonne le membre ostéotomisé à l'action correctrice des poids qui se fait sentir dans les trois ou quatre premiers jours.

Les appareils contentifs employés doivent surtout assurer l'immobilité parfaite des fragments. Ils seront laissés en place pendant un mois à cinq semaines. La consolidation osseuse et la guérison définitive est obtenue, en moyenne, au bout de deux mois.

## ACCIDENTS ET COMPLICATIONS

*Accidents opératoires.* — L'attrition des parties molles, les échappées de l'ostéotome avec lésions de vaisseaux ou nerfs importants, les esquilles, les fissures osseuses peuvent être évitées si l'on suit exactement les préceptes que nous avons indiqués.

Les instruments employés doivent être d'une trempe parfaite, afin d'éviter les ruptures signalées par quelques chirurgiens.

*Accidents consécutifs.* — Grâce à l'asepsie et à l'antisepsie, l'ostéotomie est devenue une opération bénigne, se compliquant très rarement de phénomènes inflammatoires, de suppuration, d'infection putride et purulente.

Dans certains cas, on note de la rétention des liquides séro-sanguins. Cet accident est évité si l'on ne pratique pas une suture exacte des plaies opératoires.

Les phénomènes inflammatoires, les nécroses partielles résultent surtout du nettoyage insuffisant du foyer opératoire et de l'immobilisation imparfaite des fragments. Il faut, en conséquence, enlever très soigneusement, pendant l'opération, les petites esquilles et surtout la poussière osseuse ; se servir d'appareils contentifs efficaces.

La réduction des fragments peut être difficile à maintenir ; on doit, dans ce cas, anesthésier le sujet et maintenir les fragments dans le rapport voulu à l'aide d'appareils plâtrés, sectionner les muscles et les tendons s'opposant au redressement.

*Indication des divers procédés d'ostéotomie.* — Nous ne donnerons ici que quelques renseignements généraux sur l'indication des différents procédés d'ostéotomie, qui varient suivant les cas, suivant les formes des courbures.

L'examen de la façon dont se produit le redressement, après les divers procédés ostéotomiques, démontre que la simple section linéaire, malgré sa supériorité incontestable au point de vue de l'innocuité, ne peut servir utilement lorsque les déformations sont très marquées, lorsque les parties molles sont rétractées et peu élastiques.

L'ostéotomie cunéiforme convient dans ces derniers cas.

Dans les déviations très marquées avec résistance des parties molles, l'ostéotomie trapézoïde est indiquée.

L'ostéotomie cunéiforme par tassement de Macewen est impuissante pour la correction des grandes courbures et flexions, elle est absolument parfaite pour les déviations moyennes que l'on rencontre le plus souvent dans la pratique.

Les ostéotomies obliques en toit, verticales, en dos d'âne, sont faites dans des buts absolument spéciaux (allongement des os rachitiques par dédoublement, cals vicieux, tentative de néarthroses trochantériennes).

### Ténotomie.

La *ténotomie* est une opération qui consiste dans la section d'un tendon dans un but orthomorphique, c'est-à-dire permettant de restaurer la forme, la direction et les rapports anatomiques d'un organe, d'un membre ou d'un segment de membre. Cette section peut être *sous-cutanée* ou *à ciel ouvert*.

Nous n'examinerons ici que les généralités sur la ténotomie indiquant les appréciations et les indications spéciales de cette opération pour la cure des difformités dans nos différents chapitres.

Les ténotomies sont les opérations les plus fréquemment pratiqués en chirurgie orthopédique. Elles conviennent dans la cure de plusieurs variétés de pied bot. Elles sont le complément nécessaire de certaines opérations orthopédiques (ostéotomies, résections, réductions d'ankylose), dans les cas où les muscles rétractés s'opposent au redressement des membres. Elles ne sont indiquées que dans des cas bien déterminés, et il faut éviter les abus des ténotomies commis dans ces dernières années par certains opérateurs, particulièrement pour le traitement du pied bot.

## I. — TÉNOTOMIE SOUS-CUTANÉE

Minnius (1642), Roonhuysen (1670), Thilénius (1784), Sartorius (1804), firent d'abord des sections de tendons à ciel ouvert. Ces opérations, suivies d'accidents, furent abandonnées, Delpech, le premier (1816), pratiqua la section sous-cutanée du tendon d'Achille. Dupuytren (1822) fit la section sous-cutanée du sterno-cléido-mastoïdien. Viennent ensuite les travaux sur ce sujet de Dieffenbach (1830), Stromeyer (1835), Bouvier, J. Guérin, V. Duval, Malgaigne, Bonnet. Stromeyer a incontestablement le mérite d'avoir érigé en méthode et d'avoir vulgarisé à l'étranger la ténotomie sous-cutanée, opération d'origine française.

*Appareil instrumental.* — Les instruments destinés à pratiquer la ténotomie sous-cutanée sont les *ténotomes*, bistouris à lame courte et étroite, ordinairement fixe sur le manche (fig. 130, 131, 132).

Le manche porte souvent un index indiquant la direction du tranchant de la lame, précaution indispensable pour reconnaître où se trouve le tranchant qui a pénétré dans les tissus.

La lame doit être résistante, en excellent acier, pour éviter qu'elle ne se brise sur un tendon résistant ou sur des téguments rétractés. Le talon de la lame est formé par une tige assez épaisse, longue de 2 à 5 centimètres, et se terminant par la lame, longue de 2 à 5 centimètres. L'extrémité de la lame doit toujours être arrondie, mousse ou mieux taillée en biseau suivant ses faces afin de diviser les tissus plutôt que de les sectionner. Les ténotomes pointus dont le maniement est toujours dangereux dans la profondeur des tissus au voisinage d'un tronc nerveux ou vasculaire, doivent être abandonnés et ne peuvent servir que pour la ponction superficielle.

Les figures 130, 131, 132 indiquent différentes formes de tétonomes recommandés; les uns droits, les autres courbes à tranchant convexe ou concave, les uns à tige coudée, les autres à tige droite, à extrémité arrondie et en biseau.

Pour les très jeunes enfants, nous nous servons des ténotomes

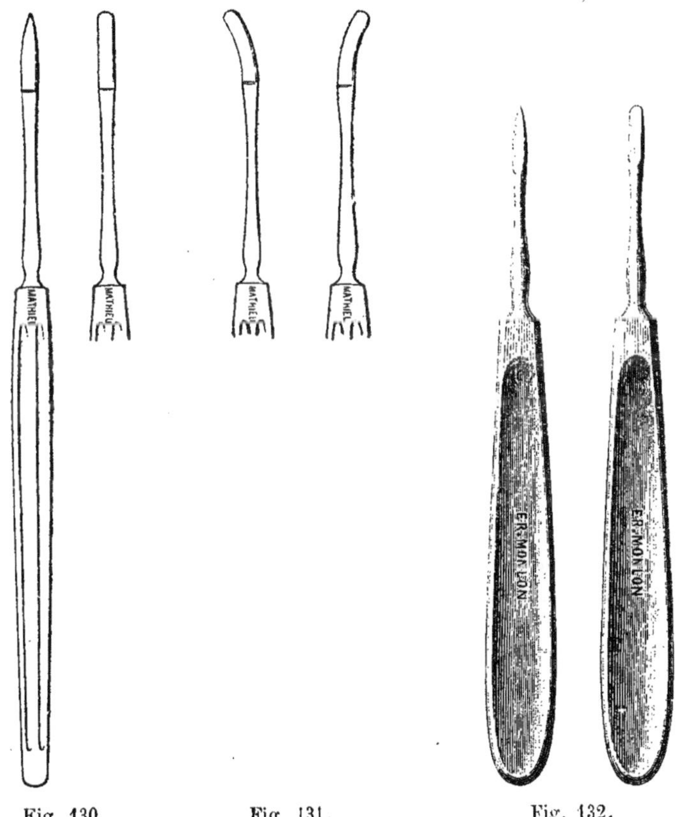


Fig. 130. Fig. 131. Fig. 132.

représentés dans la figure 131 dont les lames ont une longueur de 1 centimètre 1/2.

*Manuel opératoire.* — La ténotomie sous-cutanée est pratiquée suivant deux procédés, de *dehors en dedans* ou par *section prétendineuse* (*méthode sus-tendineuse de J. Guérin*), et de *dedans en dehors* ou par *section rétrotendineuse* (*méthode sous-tendineuse de Duval*).

L'anesthésie est nécessaire pour certaines ténotomies, par exemple pour la section des tendons du muscle sterno-cléido-mastoïdien.

L'anesthésie locale avec l'éther ou la cocaïne suffit en général pour les autres ténotomies.

Les téguments sont savonnés, lavés avec la liqueur de Van Swieten ou avec l'eau phéniquée à un vingtième. Les mains de l'opérateur, les ténotomes seront rigoureusement aseptiques. Nous nous servons habituellement de l'éther pour la désinfection de nos bistouris et ténotomes.

1° *Section prétendineuse* ou de dehors en dedans.

*a.* Le tendon que l'on veut sectionner est placé dans l'extension forcée :

*b.* Le chirurgien fait glisser la peau latéralement à l'aide du pouce de la main gauche, et fait une ponction avec le ténonome pointu.

Il peut aussi faire, à un ou deux centimètres du tendon, un pli à la peau, à la base du pli cutané, il engage à plat le ténotome pointu et conduit la pointe près de l'organe à diviser.

De Saint-Germain conseille d'enfoncer le ténotome jusque dans le tendon lui-même, afin d'éviter les lésions des vaisseaux et des nerfs.

*c.* Cette première ponction faite, le ténotome aigu est retiré et remplacé par le ténotome mousse. La peau, tenue par le pouce de la main gauche est relâchée, l'instrument est placé par de petits mouvements de va-et-vient au-dessus du tendon à diviser, son extrémité le dépassant de quelques millimètres. La lame du ténotome est retournée et présente son tranchant au tendon qui, maintenu dans un état de tension extrême, vient se couper lui-même. Il faut éviter les mouvements de scie recommandés par quelques opérateurs.

Le défaut de résistance et un bruit sourd caractéristique indiquent que la section est complète.

Le chirurgien retire alors la lame en la plaçant à plat, lave la petite plaie cutanée avec une solution au sublimé, et pratique une occlusion parfaite avec un peu de coton aseptique imbibé de collodion iodoformé.

La section tendineuse peut être pratiquée avec un seul ténotome (Duval), on se sert dans ce cas d'un ténotome à extrémité arrondie et taillée en biseau. Nous préférons, en général, nous servir de deux ténotomes, l'un pointu, l'autre à extrémité mousse.

2° *Section rétrotendineuse* ou de dedans en dehors.

Ce procédé diffère peu du précédent, le ténotome est placé sous le tendon et le coupe de dedans en dehors, de la profondeur vers la superficie.

Le passage de la lame derrière le tendon est souvent difficile, expose à des lésions des parties profondes et de la peau, et nous préférons, dans la généralité des cas, la section pratiquée de dehors en dedans.

*Accidents de la ténotomie sous-cutanée.* — La petite ponction sous-cutanée guérit en général par première intention. La suppuration, les phlegmons, la synovite purulente, autrefois assez fréquentes, sont la conséquence d'une asepsie mal faite.

La bonne instrumentation, l'emploi de ténotomes mousses appropriés, peu volumineux, mettent à l'abri des hémorrhagies.

On a fait grand bruit dans ces derniers temps des hémorrhagies et des blessures des vaisseaux profonds du cou dans la ténotomie du sterno-cléido-mastoïdien. Dans un cas de Robert, le malade est mort d'infection purulente à la suite de blessure d'une veine profonde du cou à une époque où l'asepsie était négligée. Dans deux observations, de Volkmann et d'E. Owen, il y eut une hémorrhagie assez sérieuse par blessure de la jugulaire interne à la suite de ténotomie sous-cutanée du sterno-cléido-mastoïdien. Les sujets guérirent.

Ces observations d'hémorrhagies à la suite de ténotomies sous-cutanées du sterno-cléido-mastoïdien, nous paraissent les seules qui aient été publiées jusqu'à ce jour. Ces accidents doivent donc être considérés comme exceptionnels, si l'on considère le nombre très considérable de ténotomies sous-cutanées pour torticolis qui ont été et sont pratiquées tous les jours. Lorsque la rétraction porte sur le faisceau claviculaire, que la difformité est ancienne, il faut savoir cependant que le ténotome agissant à l'aveugle peut blesser des vaisseaux importants.

La ténotomie à ciel ouvert doit alors remplacer la ténotomie sous-cutanée (v. p. 190).

## II. — TÉNOTOMIE A CIEL OUVERT

La ténotomie à ciel ouvert, pratiquée par les premiers opérateurs et abandonnée en raison d'accidents inflammatoires et septiques, tend aujourd'hui à revenir en honneur, grâce à l'asepsie et aux pansements antiseptiques qui rendent cette opération peu grave.

Elle devrait même remplacer, d'après certains chirurgiens, la ténotomie sous-cutanée dans presque tous les cas. Il y a là une exagération évidente. Nous indiquerons, en étudiant les indications de la ténotomie pour les diverses difformités, les cas pour lesquels la ténotomie à ciel ouvert doit être pratiquée, ceux, très nombreux, qui sont justiciables de la ténotomie sous-cutanée, facile à pratiquer, exempte de dangers.

Volkmann (1855), A. Lorenz, Verneuil, Kirmisson, Ducurtil, Phocas, T. Piéchaud, Vincent, Levrat, Dessirier, G. Taccoen, ont surtout recommandé l'ancien procédé de section à ciel ouvert pour le sterno-cléido-mastoïdien, afin d'éviter les lésions des vaisseaux importants du cou et de pouvoir couper en toute sécurité les brides profondes aponévrotiques qui s'opposent au redressement. Nous donnons, dans notre Chapitre *Torticolis* (p. 190, 191, 192), les indications de cette opération. Quelques opérateurs ont proposé, dans ces derniers temps, de pratiquer les ténotomies d'autres régions à ciel ouvert (section du tendon d'Achille, etc.). Nous pensons que, dans ce cas, la ténotomie sous-cutanée, qui a fait ses preuves, doit être conservée.

Les sections aponévrotiques, ligamenteuses et tendineuses de l'opération de Phelps ne peuvent se faire qu'à ciel ouvert.

*Manuel opératoire.* — Le sujet étant anesthésié, le tendon en extension, on pratique une section transversale au bistouri divisant couche par couche les tissus. Les sections verticales ne donnent pas, en général, assez de jour et doivent être rejetées.

On divise l'aponévrose et la gaîne tendineuse; on charge le tendon sur la sonde cannelée et on le coupe d'avant en arrière. A l'exemple de Verneuil, on peut se servir de ciseaux mousses pour diviser le tendon, le muscle et surtout sa gaîne, soulevée par la pulpe de l'index. Les brides qui proviennent des gaînes profondes tendineuses ou musculaires sont saisies avec des pinces à mors larges et coupées avec des ciseaux.

Si le redressement parfait n'est pas possible, on divise toutes les brides tendineuses ou aponévrotiques profondes qui s'opposent à la correction de la difformité.

On place des pinces à forcipressure sur les vaisseaux importants et on en pratique la ligature. On fait une réunion parfaite de la plaie et on applique un pansement antiseptique.

*Redressement.* — Nous pratiquons toujours le redressement immédiat du membre après la ténotomie sous-cutanée ou à ciel ouvert.

Cette pratique, adoptée par Sayre, est exempte de dangers, si l'on a pris des précautions antiseptiques rigoureuses.

Pour les membres, nous nous servons de gouttières ou de bottes plâtrées qui maintiennent très exactement la réduction.

Nous décrirons plus loin tous les appareils contentifs, de redressement et d'extension recommandés après la section du sterno-cléido-mastoïdien pour le torticolis.

*Accidents.* — La suppuration, les hémorrhagies secondaires sont exceptionnelles et tiennent à des fautes opératoires ou à des pansements imparfaits.

## III. — TÉNOTOMIES SPÉCIALES

### *Ténotomie du sterno-cléido-mastoïdien. — Ténotomie sous-cutanée.*

*Faisceau sternal.* — Le sujet étant profondément anesthésié, on glisse sous ses épaules un coussin dur. L'aide placé derrière la tête, la saisit en déprimant fortement le front de la main gauche, tandis que de la droite il communique un mouvement de rotation du côté opposé à celui où doit se pratiquer l'opération; il abaisse fortement l'épaule du côté malade. Le tendon à diviser faisant une forte saillie, le ténotome pointu est enfoncé à travers la peau à 15 ou 20 millimètres au-dessus de son insertion, afin d'éviter la portion horizontale de la jugulaire antérieure, suivant les règles indiquées plus haut, et remplacé par un ténotome mousse. L'instrument doit être plongé immédiatement contre le bord interne du tendon soulevé en le rasant de près. On évite ainsi la partie verticale de la jugulaire antérieure. On peut sectionner le tendon sur le doigt qui déprime, en s'enfonçant, les parties superficielles. On peut ainsi apprécier l'importance et l'étendue des parties à sectionner (Jalaguier). La section du tendon est pratiquée de la superficie vers la profondeur (méthode sus-tendineuse de Syme, Bouvier, J. Guérin) ou de la profondeur vers la superficie (méthode sous-tendineuse de Dupuytren et Duval). Nous préférons en général le premier procédé.

La section de dedans en dehors, d'après Gross, expose moins à la lésion des vaisseaux profonds. L'opération pratiquée avec précaution est exempte de dangers. Les lésions des vaisseaux et des nerfs du cou peuvent être facilement évités.

Bien que les opérations de ténotomies du sterno-cléido-mastoïdien soient journellement pratiquées, il n'existe dans la science que quelques rares cas de lésions de vaisseaux importants dus peut-être à la maladresse des opérateurs.

*Faisceau cléidien.* — Le tendon est tendu comme précédemment, on fait un pli vertical à la peau sur le côté externe du tendon à sectionner, de façon à ce que le milieu du pli soit porté au-dessus de la clavicule, puis on engage le ténotome à la base du milieu du pli à un travers de doigt au-dessus de la clavicule, au bord externe, sous le tendon claviculaire, et on le sectionne de dedans en dehors. La ténotomie du faisceau cléidien expose plus que celle du faisceau sternal à la lésion des vaisseaux du cou. La section d'avant en arrière permet d'éviter plus sûrement la blessure de la jugulaire externe (Dubreuil).

*Ténotomie à ciel ouvert.* — La ténotomie *à ciel ouvert* d'un ou des deux tendons du sterno-cléido-mastoïdien indiquée dans le torticolis, sera pratiquée suivant les règles indiquées plus haut (p. 135 et 136).

L'incision cutanée transversale perpendiculaire au muscle (Keetly) sera en général pratiquée parallèlement au bord supérieur de la clavicule à 1 centimètre au-dessus et avec une étendue de 2 à 4 centimètres.

Volkmann pratiquait une incision oblique, presque verticale, assez longue, le long du bord interne du muscle, dans le but de sectionner le muscle et d'extirper le tissu scléreux de la gaîne musculaire.

A. Lorenz recommande une incision très courte, placée entre les deux chefs du muscle, à partir du chef sternal, en obliquant en dehors et en haut vers le bord interne du chef claviculaire.

On peut se contenter, d'après cet auteur, d'une incision de 2 et demi à 3 centimètres, « l'opération est moins facile que lorsque l'incision est longue ». Après section de la peau, on écarte la plaie en dedans afin de placer le chef sternal dans le champ opératoire et de pouvoir le sectionner facilement, avec le bistouri, sur la sonde cannelée. S'il reste des fibres musculaires en arrière, on les déchire avec la pince. On écarte ensuite en dehors afin de mettre à nu le chef claviculaire qu'on sectionne de la même façon. On coupe et on enlève avec soin les brides fibreuses du feuillet externe de la gaîne et les brides sclérosées situées sur le muscle lui-même.

Les tractus profonds, qui se tendent lorsqu'on redresse la tète sont déchirés prudemment avec la pince. On ne doit considérer l'opération comme terminée, que lorsque le redressement de la tête indique qu'il n'existe plus aucune bride, fibre ou aponévrose rétractées.

Phocas, Vincent, Levrat font des incisions verticales. Dans le but de faciliter la cicatrisation du tendon, Vincent le coupe obliquement.

Phocas pratique une incision verticale de 2 à 3 centimètres. Commençant au niveau de l'insertion du sternum il charge successivement sur la sonde cannelée les deux tendons et les coupe ainsi que toutes les brides fibreuses. Ce procédé, d'après l'auteur, a l'avantage, tout en permettant la section facile des deux tendons, d'éviter la cicatrice qui mesure seulement 1 centimètre à 1 centimètre et demi. Cette cicatrice verticale, située assez bas peut facilement se dissimuler.

Phocas reconnaît que ce procédé n'est pas applicable dans tous les cas, dans le torticolis ancien, avec rétraction profonde, étendue.

Les petites incisions, les incisions verticales trop courtes ne nous paraissent pas avantageuses ; elles ne permettent pas de voir exactement les parties à diviser, en évitant les vaisseaux et la ligature facile des vaisseaux dans le cas d'hémorrhagie.

La division du tendon, de sa gaîne et des brides doit être pratiquée avec des ciseaux et des pinces suivant l'excellente recommandation de Verneuil. La section des muscles avec des ciseaux avait déjà été recommandée au XVII^e^ siècle, par Flurianus.

Biceps brachial. — La ténotomie du biceps brachial doit en général être pratiquée à ciel ouvert.

Le malade est anesthésié et pendant qu'un assistant fait l'extension forcée du bras, l'opérateur recherche le bord externe du tendon du biceps et la tête du radius; il incise ensuite la peau sur une étendue de 5 centimètres en commençant à la hauteur de la tête radiale et en prolongeant l'incision entre le long supinateur et le tendon du biceps; il récline la veine médiane céphalique, puis, à l'aide de la sonde cannelée, il charge successivement le tissu cellulaire sous-cutané et l'aponévrose anti-brachiale, qu'il divise sur la sonde cannelée.

Enfin il met à nu le tendon du biceps qu'il sectionne à petits coups à 1 centimètre au-dessus de son insertion.

Triceps brachial. — *Ténotomie sous-cutanée au-dessus de l'olécrâne.* — Un aide maintenant le membre du malade en extension forcée, le chirurgien fait un pli de la peau vertical sur le bord postéro-externe de la partie inférieure du bras, de façon que le milieu de ce pli soit à 1 centimètre et demi au-dessus de l'olécrâne. A ce point d'élection il engage le ténotome par la base du pli sur le tendon très épais du triceps, pour ensuite le sectionner d'arrière en avant dans toute la largeur de l'olécrâne.

Fléchisseurs communs des doigts. — *Ténotomie à ciel ouvert au-dessus du poignet.* — La main est placée en extension et sur le milieu de la face antérieure de l'avant-bras, on fait une incision cutanée longitudinale sur une étendue de 5 centimètres, incision qui finit à 1 centimètre au-dessus de la ligne inférieure du poignet. Sur la sonde cannelée on divise le tissu cellulaire sous-cutané et l'aponévrose antibrachiale; on tombe sur le tendon du petit palmaire, qu'un aide a soin d'écarter en dehors; puis on reconnaît les tendons du fléchisseur superficiel qu'on peut sectionner en les chargeant sur un crochet mousse.

Au-dessous d'eux on trouve les fléchisseurs profonds séparés du tendon du fléchisseur propre du pouce par nerf médian qu'il faut ménager; la section d'un ou de plusieurs tendons du fléchisseur peut être faite alors en ayant soin de la pratiquer vers le milieu de l'incision cutanée, parce que plus bas on pourrait ouvrir les gaînes synoviales carpo-phalangiennes.

Biceps fémoral. — *Ténotomie sous-cutanée au-dessus de la tête du péroné.* — Le membre étant placé en extension incomplète et en rotation en dedans, on fait au-devant de la face externe du tendon bicipital un pli vertical à la peau, dont le milieu est à peu près au niveau du bord inférieur de la rotule. Puis on enfonce le ténotome sur le tendon qu'on sectionne de dehors en dedans par de petits mouvements de va-et-vient qu'il faut cesser lorsqu'on a la sensation de résistance vaincue ; car si la section porte trop en dedans, on risque de diviser le nerf sciatique poplité externe situé en dedans du tendon du biceps.

*Ténotomie de la Patte d'oie.* — Cette ténotomie se pratique par la méthode sous-cutanée contre la tubérosité interne du tibia.

Le membre débordant la table d'opération est placé en extension complète et en rotation en dehors ; on engage ensuite le ténotome à la base du milieu d'un pli vertical fait au bord postéro-interne de la tubérosité interne du tibia, en faisant passer l'extrémité de l'instrument sous la peau jusqu'au bord externe de la corde du demi-membraneux, qui est le tendon le plus externe ; enfin on divise d'arrière en avant et de dehors en dedans le demi-membraneux, le demi-tendineux, le couturier. Il n'y a dans ce point ni vaisseau ni nerf important au contact de ces tendons

*Ténotomie du tendon d'Achille.* — La jambe reposant sur sa face externe, le pied débordant la table d'opération, un aide maintient ce pied à angle droit ou étendu sur la jambe, pendant que l'opérateur fait en dedans du tendon d'Achillle un pli vertical de la peau dont le milieu est au niveau de la malléole interne.

Le ténotome pointu est engagé à la base du milieu de ce pli jusqu'au bord interne du tendon, puis on le remplace par le ténotome mousse concave qu'on glisse sous la peau et contre la face postérieure du tendon, on le retourne et on sectionne le tendon d'arrière en avant pour ne s'arrêter que si on est sûr d'avoir divisé complètement le tendon et sa gaîne.

Il faut procéder avec prudence, en limitant la section au tendon d'Achille, afin d'éviter la blessure des autres tendons, des vaisseaux et nerfs tibiaux postérieurs, de l'artère péronière, ou enfin de la veine saphène externe rétro-malléolaire.

Chez les jeunes enfants, la ténotomie du tendon d'Achille présente de réelles difficultés, le tendon étant peu saillant et se confondant avec les tendons voisins. Nous recommandons dans ces cas l'emploi d'un petit ténotome mousse, assez fortement convexe (fig. 131), qui permet de limiter la section au tendon d'Achille et d'éviter les vaisseaux et nerfs tibiaux.

*Ténotomie du jambier antérieur.* — Il faut d'abord reconnaître le tendon du jambier antérieur; on fait reposer le pied sur le talon, la plante tournée en dehors et en haut; on sent facilement la corde tendineuse que ce tendon fait sous la peau. On pratique ensuite un pli cutané parallèle au bord externe du tendon de façon que son milieu corresponde au milieu du scaphoïde; le ténotome ira enfin diviser le tendon, d'avant en arrière, jusque sur l'os.

*Ténotomie du long péronier latéral.* — Cette ténotomie se fait à ciel ouvert au-dessus de la malléole externe. Elle est surtout utile dans le pied creux valgus congénital ou acquis.

Une incision est faite sur le bord postérieur de la malléole externe, après avoir couché la jambe sur sa face interne; cette incision est verticale et longue de 3 centimètres et elle ne porte que sur la peau et le tissu cellulaire sous-cutané. Avec la sonde on divise l'aponévrose jambière, et le premier tendon qu'on trouve est celui du long péronier latéral; on le soulève avec un crochet à strabotomie et on le sectionne par un coup de ciseaux.

*Ténotomie du court péronier latéral.* — Le chirurgien est placé en dehors du pied, qu'il met en adduction forcée, la plante en dedans, puis, sans faire de pli cutané, il engage le ténotome à 1 centimètre en arrière du tubercule du cinquième métatarsien, au-dessus du tendon du péronier, en le poussant de bas en haut entre la peau et le tendon; enfin il sectionne ce dernier vers le cuboïde.

*Ténotomie du jambier postérieur et du long fléchisseur commun des orteils. — Ténotomie à ciel ouvert au-dessus de la malléole interne.* — La jambe reposant sur sa face externe, on détermine le bord postérieur de la malléole interne pour aller inciser la peau et le tissu cellulaire sous-cutané sur ce bord dans une hauteur de 3 centimètres; cette incision cutanée doit s'arrêter à l'extrémité de la malléole. On découvre le ligament annulaire interne du tarse avec ses fibres transversales; au-dessus de lui on charge sur la sonde cannelée l'aponévrose jambière qu'on divise de bas en haut sur une petite étendue. On tombe sur les tendons; le plus superficiel est le fléchisseur commun des orteils, le plus profond, mais le plus antérieur, est celui du jambier postérieur. Pour les sectionner, on les charge sur le crochet mousse et on les coupe à l'aide des ciseaux au-dessus de leur coulisse propre, près du canal calcanéen.

Les vaisseaux et nerfs ne risquent pas d'être lésés, si on a soin de bien isoler les tendons avec le crochet, avant d'y porter les ciseaux.

*Ténotomie du jambier postérieur.* — En Allemagne, la ténotomie du jambier postérieur a été presque complètement abandonnée ces dernières années; en Angleterre, elle est encore assez fréquemment pratiquée (Little, Adams). Dans ces derniers temps, P. Vogt a conseillé de nouveau cette petite opération, soit comme acte préparatoire de l'ostéotomie cunéiforme, soit pour faciliter le traitement orthopédique des pieds bots varus récidivés et anciens. Vogt pratique la section du tendon, à ciel ouvert, au fond d'une petite incision pratiquée le long du bord interne du tibia et avec toutes les précautions antiseptiques. Ce procédé présente une grande facilité d'exécution et une innocuité parfaite; il est à conseiller lorsque, dans les formes graves de pied bot varus, on sent le tendon de ce muscle comme une corde tendue à l'endroit indiqué plus haut.

Le tendon du jambier postérieur doit être cherché tout près du bord postérieur ou interne du tibia où il fait en général une forte saillie, même chez les enfants d'un certain âge, lorsque le varus est très prononcé. A une distance de la malléole interne variant entre 2 à 4 centimètres suivant la longueur de la jambe, on fait le long du bord interne du tibia une incision de 3 centimètres. On va à la recherche du tendon le plus rapproché de l'os, on ouvre sa gaîne, puis à l'aide d'un crochet à strabotomie on attire le tendon qu'on sectionne.

Nous indiquons dans notre Chapitre *Pied bot*, le manuel opératoire des ténotomies de l'opération de Phelps.

### Ténorraphie

Cette opération consiste à rapprocher deux surfaces de sections tendineuses par des sutures, dans le but de rétablir la continuité de l'organe ; elle est indiquée dans les cas de plaies et de ruptures tendineuses, dans certaines sections chirurgicales, dans la greffe tendineuse et la ténoplastie.

L'appareil instrumental est peu compliqué et se compose : *a.* d'une série d'aiguilles courbes et demi-courbes, étroites, à double tranchant à leur extrémité; *b.* de fils de soie ou de catgut; *c.* d'une érigne et d'un tenaculum: *d.* de pinces à dents et de pinces à verrou; *e.* d'une paire de ciseaux; *f.* de quelques tubes de Galli.

Recommandée au XIII^e^ siècle par Roger de Parme, Guillaume de Salicet, etc., la ténorraphie ne fut définitivement mise en pratique que vers la fin du XVII^e^ siècle. Malgré les expériences de Haller qui démontra l'insensibilité des tendons, cette opération fut rarement pratiquée pendant le XVIII^e^ siècle; J.-L. Petit, seul, publie quelques intéressantes observations de suture tendineuse. Vinrent plus tard les faits cliniques de Gensoul (1834), Robert (1839), Roux (1853), Sédillot (1853), Chassaignac (1854), de Jobert et de Demarquay, puis plus récemment les travaux, publiés en France, de Tillaux, Polaillon, Faure, Delore, Rochas, Chauvel, Terrier, Le Dentu, Duplay, etc., etc.

*Manuel opératoire.* — Il y a deux modes de suture tendineuse : *suture à affrontement* et *suture à chevauchement* (C. Hueter) suivant qu'on met face à face les coupes du tendon ou qu'on suture les surfaces juxtaposées de ses bouts sur une certaine étendue.

Le mode de suture à chevauchement est préférable à la suture à affrontement, mais il n'est pas toujours possible: il est fondé sur ce que le tendon est entouré de tissu conjonctif plus riche en vaisseaux et en éléments cellulaires que le tissu tendineux lui-même, et qu'ainsi ce tissu prétendineux est plus favorable à la réunion par intention que les coupes de tendons.

La suture à chevauchement présente l'inconvénient de n'être pas toujours réalisable en raison du trop grand écartement des bouts tendineux ou de la difficulté de mobilisation et du maintien des deux extrémités du tendon l'un contre l'autre; la suture à affrontement est au contraire toujours possible, puisqu'on peut la pratiquer à distance ou à contact.

*a.* Suture a affrontement. — Le manuel opératoire se compose de quatre temps :

*Premier temps ou recherche des tendons.* — En général le bout osseux des tendons est facilement découvert, tandis que celui qui est adhérent au corps musculaire est remonté plus ou moins haut dans sa gaîne par la contraction musculaire ; cette difficulté est souvent augmentée par du sang épanché ou des lésions vasculaires, nerveuses, musculaires Pour parer à cet inconvénient, il faut favoriser le relâchement musculaire soit par une position convenable du membre, soit par le chloroforme; ou bien il faut faire des pressions sur les muscles contractés afin de faire sortir le tendon de sa gaîne ; la bande et le tube d'Esmarch sont utiles en produisant l'ischémie du membre et favorisant la ligature des artères blessées.

On peut introduire des pinces dans la gaîne du tendon pour le saisir et le ramener au dehors; enfin on peut faire des débridements de la gaîne sur une étendue de quelques centimètres.

Une fois saisis, les deux bouts sont maintenus rapprochés au contact, puis on procède à leur suture en ayant soin de tenir le membre dans la position qu'il doit conserver pendant toute la cure.

*Deuxième temps ou suture.* — Le catgut sert de nos jours le plus souvent de moyen de suture, parce qu'il présente sur le fil d'argent l'avantage de ne pas couper le tissu du tendon et de se résorber dans les tissus en permettant ainsi la réunion par première intention. Mais cette propriété de se résorber devient un inconvénient si la suture tendineuse tarde trop longtemps à se faire.

Pour les tendons forts comme le tendon d'Achille, on procède de la façon suivante : on introduit une aiguille armée d'un fort fil de soie sur le milieu de la face antérieure du tendon d'Achille, à 8 millimètres de sa section; on traverse le tendon de part en part en faisant sortir l'aiguille par la face postérieure; on l'enfonce ensuite sur le milieu de la face postérieure du bout inférieur, à 8 millimètres également de la section tendineuse, et on la fait sortir sur la face antérieure; la suture d'affrontement est faite; le chirurgien la serre jusqu'au rapprochement maximum des deux bouts, pendant qu'un aide maintient l'extension du pied; les deux chefs sont noués et coupés au ras du nœud. L'opérateur place ensuite la suture d'appui ou latérale, en traversant chaque bout d'un bord à l'autre du tendon, à 5 à 6 millimètres de sa coupe, de façon à avoir les deux anses emboîtées l'une dans l'autre; on la serre de même que la première.

Pour les petits tendons, la suture d'appui n'est plus utile; la suture simple de rapprochement suffit.

*Troisième temps.* — Ce temps comprend la réunion de la plaie cutanée, l'application du pansement et d'un appareil de contention dans l'attitude choisie d'avance pour rapprocher les bouts tendineux.

Avec la suture au catgut, on doit toujours tâcher d'obtenir la réunion par première intention; de même, avec la suture au fil d'argent, mais on laisse, dans ce cas, sur la plaie, une petite place de passage aux fils à retirer plus tard.

On applique un pansement antiseptique ordinaire, une gouttière plâtrée, un appareil silicaté, etc., appareil de contention permettant la surveillance de la plaie.

*Quatrième temps.* — Le quatrième temps comprend les soins consécutifs; avec la ligature au catgut, on n'a pas à se préoccuper de l'enlèvement des fils; avec la suture d'argent, on doit toujours, avant de retirer les fils, s'assurer de la réunion tendineuse, en pratiquant quelques mouvements et en explorant l'état de la réunion.

Le massage et l'électricité, conviennent après la cicatrisation du tendon.

*b.* Suture a chevauchement. — Les mêmes temps opératoires se succèdent ici comme pour la suture à affrontement et se résument de la manière suivante :

Après avoir fait l'hémostase provisoire à l'aide de l'appareil d'Esmarch, on recherche les deux bouts tendineux; le bout osseux est facile à trouver. Un aide exprime par des pressions le bout musculaire, et l'opérateur, saisissant ce bout avec la pince à dents ou l'érigne, introduit à 4 millimètres de sa section, sur le milieu de la face superficielle, une aiguille avec un fil de catgut dont l'épaisseur varie avec le volume du tendon. On fait sortir le fil à 2 millimètres de sa coupe sur la face profonde; on saisit ensuite le bout inférieur et on introduit l'aiguille à 4 millimètres de sa coupe sur le milieu de la face profonde, pour la faire sortir sur le milieu de la face superficielle à 2 millimètres.

Pendant que l'aide continue toujours à refouler par des pressions sur le muscle le bout musculaire du tendon, et qu'il met le membre en bonne position (par exemple en cas de ténorraphie de l'extenseur du pouce, il met le pouce en extension), le chirurgien fait chevaucher les deux bouts, il serre l'anse et noue les deux chefs, puis les coupe au ras du nœud. Le reste du manuel opératoire est identique à celui que nous venons d'exposer pour la suture à affrontement.

Dans quelques cas, on pourra se servir de la mobilisation des tendons par déplacement des saillies osseuses sur lesquelles ils s'insèrent, principalement pour le tendon d'Achille et le tendon rotulien, d'après le procédé récent de Poncet.

L'ostéotomie avec glissement des insertions tendineuses constitue une ressource précieuse dans les sections anciennes de quelques gros tendons. Seule ou combinée avec des incisions en zigzag du tendon, avec des incisions libératrices du muscle sus-jacent, elle rend possible, dans les pertes de substance, dans les sections anciennes de certaines tendons, l'affrontement des deux bouts.

### Ténectomie.

Dans le pied bot talus paralytique, quelques opérateurs ont proposé de raccourcir le tendon d'Achille étiré et devenu trop long et d'en pratiquer la suture consécutive *(Ténectomie)*. Nous décrirons les procédés de Willett, Walsham, Gibney.

Annandale ayant, en 1877, obtenu une suture parfaite en avivant un tendon d'Achille anciennement sectionné, Willett reprit en 1880 cette opération qu'il appliqua à la cure du pied bot talus.

b. *Procédé A. Willett.* — Cet opérateur recommande une incision en Y.

Sur la peau recouvrant le tendon d'Achille, il dissèque le lambeau formé, libère le tendon en haut et en bas et vis-à-vis du point de jonction de l'incision verticale avec les incisions obliques, il supprime un segment du tendon par deux sections obliques de bas en haut et d'arrière en avant. Puis il redresse le pied en superposant les deux sections tendineuses. Enfin il fixe le segment supérieur sur le segment inférieur à l'aide de quatre points de suture en fil de fer qui passent en même temps par la peau; l'incision cutanée en Y se trouve ainsi transformée en une incision en V.

c. *Procédé de Walsham.* — Walsham modifie le procédé de

Willett, en se bornant à remplacer les sutures au fil de fer par des sutures faites à l'aide de tendons de kanguroo.

d. *Procédé de Gibney.* — Gibney conserve l'incision en Y, mais il n'enlève pas de segment du tendon d'Achille ; il fait une incision tendineuse très oblique de bas en haut, d'arrière en avant, et faisant glisser le segment supérieur sur l'inférieur, il les jumelle ensemble, en les fixant dans la position qu'ils occupent quand on les tend, le pied étant dans l'extension complète; on pratique quatre sutures au catgut. Par-dessus on suture la peau, de telle sorte que les sutures, de deux en deux, traversent et la peau et le tendon d'Achille, pour déterminer ainsi des adhérences entre le tégument externe et ce tendon, destinées à résister aux tiraillements provoqués par les contractions musculaires.

### Greffe tendineuse.

L'opération de la greffe tendineuse consiste à coapter un bout tendineux périphérique avec le bout central d'un autre tendon, c'est la *greffe bout à bout*, ou à fixer un bout périphérique sur le flanc d'un autre tendon normal, c'est la *greffe latérale* de Missa, *suture par anastomose* de Tillaux, ou enfin à enclaver un bout périphérique dans une boutonnière faite sur un autre tendon, c'est la *greffe à boutonnière* de Tillaux.

a. *Greffe bout à bout.* — Cette greffe est indiquée :

1° Dans la section de deux ou de plusieurs tendons, lorsqu'on n'arrive pas à reconnaître les bouts périphériques.

2° Dans certaines paralysies musculaires, pour suturer le bout périphérique du muscle paralysé avec le bout central d'un muscle sain. Nicoladoni a proposé dans le pied bot talus paralytique, dans le but de donner de l'activité musculaire au triceps crural atrophié, de greffer les tendons actifs voisins sur l'extrémité inférieure du tendon d'Achille avivé latéralement. (Méthode de transplantation des péroniers.)

b. La *greffe latérale* et la *greffe à boutonnière* s'appliquent quand il est impossible d'attirer ou de reconnaître le bout central d'un tendon ou que la perte de substance est trop considérable.

*Manuel opératoire.*

*A.* Soit une section transversale du petit et du grand palmaire à la partie inférieure de l'avant-bras, dont l'identité des bouts est censée ignorée. On fait la *greffe bout à bout*, en mobilisant les bouts centraux des muscles et en réunissant le bout central du grand palmaire au bout périphérique du petit, le bout central du petit palmaire au bout périphérique du grand.

*B*. Soit une section transversale intéressant le long extenseur du pouce; le bout central est supposé hors de portée; dans ce cas, on fait la *greffe latérale*.

On avive le bord interne du court extenseur du pouce et on coupe obliquement le bout périphérique du long extenseur; puis on le mobilise et on présente sa coupe sur le flanc du court extenseur au niveau de l'avivement; enfin on le fixe par un point de suture.

Nicoladoni recommande le procédé opératoire suivant de greffe des péroniers latéraux avec le tendon d'Achille :

Le long du bord antérieur des péroniers latéraux, on fait une incision cutanée de 12 centimètres environ, aboutissant en bas au niveau de la malléole externe : une seconde incision horizontale part de la première et permet de relever un lambeau, pour pouvoir dégager les tendons des péroniers derrière la malléole et les sectionner sans les séparer les uns des autres. Au même niveau on détache du tendon d'Achille une bande latérale de 8 centimètres à peu près et dans la fente ainsi formée, on greffe en les suturant avec des fils de soie les tendons des péroniers.

*C*. Quant au procédé de la *greffe à boutonnière*, on n'a qu'à mettre à nu le tendon voisin sur une petite étendue et, avec une pointe de bistouri, on le fend dans son milieu de part en part. On mobilise le bout périphérique du tendon sectionné et on l'engage dans la boutonnière, en l'y fixant par un point de suture traversant les deux tendons.

### Ténoplastie.

La ténoplastie consiste à placer et à fixer entre les deux bouts d'un tendon sectionné (Czerny), soit un ou deux lambeaux qu'on prend sur l'un ou l'autre des tendons, soit un segment de tendon détaché d'un tendon d'un muscle voisin moins important ou enfin emprunté à un animal (Assaky).

Cette opération est indiquée pour assurer ou pour favoriser la réunion des bouts tendineux, lorsque ces bouts sont trop écartés ou qu'un tendon a subi une grande perte de substance; plus que tout autre procédé de réunion tendineuse, la ténoplastie donne une réunion rapide et un rétablissement complet de continuité dans le tendon.

### Aponévrotomie.

L'aponévrotomie consiste dans la section d'une aponévrose dans un but orthomorphique, section qui se fait à *ciel ouvert* ou par un *trajet sous-cutané.*

Cette opération est surtout indiquée dans les cas de rétraction de l'aponévrose palmaire (Dupuytren, Goyrand, Cooper) et de l'aponévrose plantaire, enfin dans certains cas de pieds bots compliqués de fort creux plantaire.

Le manuel opératoire diffère peu de celui de la ténotomie, avec cette différence que la section porte sur une surface plus large et moins limitée.

Nous rapprocherons de l'aponévrotomie la section sous-cutanée ou à ciel ouvert des cicatrices. Ces sections ou débridements sont en général multiples, transversales ou presque transversales, intéressant les couches superficielles et profondes.

Les sections ne suffisent pas toujours et l'on doit souvent avoir recours aux diverses opérations *autoplastiques :* autoplastie par les divers procédés; transplantation de lambeaux; greffe de Reverdin et de Thiersch; greffe par la méthode italienne et de Berger. Nous décrirons dans divers chapitres et particulièrement dans notre Chapitre *Difformités des doigts*, quelques-unes de ces méthodes et signalerons les indications de ces opérations pratiquées sur la peau et les parties molles.

### Myotomie.

L'opération de la section des muscles doit être distinguée de la ténotomie; celle-ci étant l'opération habituelle pour remédier à des contractures ou des rétractions musculaires, la myotomie étant plus rarement pratiquée. Le couteau a, en effet, un accès bien plus facile au niveau des tendons d'insertion qu'au niveau des muscles eux-mêmes, il doit couper des organes moins vasculaires et moins volumineux que n'est le corps musculaire. La ténotomie et la myotomie se confondent dans certains cas, par exemple, dans la section du sterno-cléido-mastoïdien à 15 millimètres environ au-dessus de la clavicule, au lieu d'élection de la section de ce muscle.

Les premières myotomies furent tentées par Amussat, Roux, Stromeyer, qui sectionnèrent le corps du sterno-mastoïdien, du trapèze, du couturier, du pectiné. C'est à Jules Guérin que revient l'honneur incontestable d'avoir érigé la myotomie en méthode, tant par la voie expérimentale que par la clinique, en l'appliquant au traitement des déviations rachidiennes, surtout de la scoliose, et aussi des luxations congénitales. Ce chirurgien portait le couteau sur les muscles longs du dos, les transversaires épineux, la masse sacro-lombaire, etc., en créant parfois des solutions de continuité énormes, sans cependant avoir d'accidents.

Dans le torticolis spasmodique, J. Guérin recommandait le *procédé du doigt* à l'aide duquel il faisait la section sous-cutanée du sterno-mastoïdien au niveau du point où se trouve le spinal. Ce procédé consiste à passer le doigt sous le corps charnu du muscle mis en saillie et à faire pénétrer sous lui un myotome à deux tranchants, en suivant l'extrémité du doigt à mesure qu'il se retire. On divise alors la masse charnue au muscle, ainsi que le spinal et les autres filets nerveux venant d'autres sources, en respectant la peau.

La myotomie a été utilement appliquée au traitement des ankyloses et des contractures d'origine paralytique. Nous décrivons plus loin, le manuel opératoire et les indications de cette opération dans ces cas particuliers.

Le manuel opératoire, les soins consécutifs, sont les mêmes que pour la ténotomie.

### Myorraphie.

La suture musculaire peut se pratiquer à l'aide de trois rangées de sutures, sutures profondes, moyennes, superficielles. Dans le cas où le muscle est peu volumineux, les sutures moyennes peuvent être supprimées.

Les sutures doivent être en général pratiquées avec des fils de soie ou du catgut.

### Neurotomie. — Neurectomie. — Neurorhexis. — Neurotripsie. Neuroténie.

Les opérations chirurgicales sur les nerfs sont rarement pratiquées en chirurgie orthopédique.

La section, la résection, l'élongation ou la ligature du nerf spinal et de ses branches ont été recommandées dans les cas de spasmes et de contractures et particulièrement dans le torticolis spasmodique. Le manuel opératoire varie suivant le nerf atteint et sa position anatomique. Nous croyons utile d'indiquer le manuel opératoire recommandé dans le torticolis spasmodique, pour la section du spinal et de ses branches.

*Section ou résection du nerf spinal. Procédé de Tillaux.* — Les points de repère qui servent à découvrir et reséquer la branche externe du spinal, sont sur deux lignes horizontales partant l'une du bord supérieur du cartilage thyroïde, l'autre de l'angle de la mâchoire. La diagonale du parallélogramme qu'elles forment avec les deux bords du sterno-cléido-mastoïdien représente le trajet du nerf, qui se dirige de l'angle supéro-interne vers l'angle inféro-externe.

On pratique le long du bord postérieur du muscle sterno-cléido-mastoïdien une incision de 6 centimètres environ comprise entre les deux lignes horizontales. On divise le peaucier, on découvre avec soin le muscle de façon à mettre à nu les fibres musculaires elles-mêmes et non pas seulement la gaîne, on le soulève avec un écarteur, on aperçoit le nerf spinal. On doit faire la section aussi haut que possible, afin d'atteindre la branche du trapèze.

Le procédé d'incision le long du bord *postérieur* du muscle a été adopté par Campbell de Morgan, Tillaux, Southam, Reeves, Rivington, Schwartz, Terrillon.

Ballance, Annandale, Sands, Southam, Noble Smith, ont recommandé une incision le long du bord *antérieur* du muscle.

L'incision doit commencer au niveau de l'apophyse mastoïde ou mieux au niveau de l'apophyse transverse de l'atlas (Ballance) et se continuer en bas dans l'étendue de deux pouces. On soulève le bord antérieur du muscle et on le repousse en arrière, le nerf est ainsi tendu et peut être facilement réséqué.

Le procédé d'incision le long du bord postérieur du muscle,

bien que moins souvent pratiqué que le précédent, nous paraît préférable ; il donne plus de jour et expose moins à blesser la veine jugulaire.

*Section des nerfs cervicaux.* — Cette section, recommandée par Terrillon et pratiquée par Thiersch, Noble Smith, Keen, dans les cas de torticolis spasmodique, par spasme de plusieurs filets cervicaux, doit se pratiquer de la façon suivante :

*Procédé de W. Keen.* — Une incision transversale de 2 pouces et demi à 3 pouces de long est faite à environ un demi-pouce au-dessous du lobule de l'oreille, à partir de la ligne médiane du cou en arrière, ou même empiétant sur la ligne médiane.

Le trapèze est divisé transversalement. La dissection de ce muscle permet de trouver le grand occipital au point où il émerge du complexus et entre dans le trapèze. Le nerf, assez volumineux, émerge du complexus en un point situé entre cette aponévrose et la ligne médiane, d'ordinaire environ à un demi-pouce au-dessus de l'incision, mais quelquefois plus haut, et entre alors dans le trapèze.

On divise à petits coups le complexus transversalement au niveau du nerf ; puis on dissèque le nerf plus loin de la face antérieure du complexus, où il naît de la branche postérieure de la deuxième paire cervicale. On résèque une portion de la branche postérieure avant la naissance du grand occipital, afin de comprendre dans la section les filets du muscle oblique inférieur. On divise ainsi le deuxième nerf cervical.

On reconnaît le muscle oblique inférieur en suivant le nerf sous-occipital vers le rachis. Le nerf passe immédiatement sur le bord du muscle.

On reconnaît le triangle sous-occipital formé par les deux muscles obliques et le grand droit postérieur de la tête. Dans ce triangle se trouve le sous-occipital près de l'occiput. On le suit jusqu'au rachis et on le divise ou mieux on l'excise. On divise ainsi le premier cervical.

Un pouce au-dessous du grand occipital, et sous le complexus, est la branche externe de la division postérieure du troisième nerf cervical, allant au splénius.

Lorsqu'on l'a trouvée, on la divise ou on l'excise près de la bifurcation du tronc principal. On divise ainsi le troisième nerf cervical.

Cette opération difficile, compliquée, exigeant de grands délabrements, ne doit être pratiquée que dans des cas exceptionnellement graves.

Pour l'élongation nerveuse, on se servira avec avantage de l'élongateur de Gillette et on exercera une traction d'abord de haut en bas sur le pôle central, puis de bas en haut sur le pôle périphérique (Nussbaum). La traction exercée sur le nerf spinal devra être modérée, afin d'éviter le retentissement sur le bulbe (Tillaux).

La suture nerveuse (neurorraphie) sera faite d'après les principes généraux indiqués pour la ténorraphie. La suture sera tantôt directe (Nélaton), tantôt n'atteindra que le névrilemme (Baudens), tantôt ne comprendra que le tissu conjonctif environnant (C. Hueter).

La greffe nerveuse peut se pratiquer bout à bout, latéralement.

Dans quelques cas exceptionnels, on doit pratiquer la neuroplastie qui consiste à placer dans l'intervalle de deux bouts nerveux soit deux lambeaux (Letiévant), ou un lambeau qu'on emprunte aux bouts ou à l'un d'eux, soit un segment de tronc nerveux emprunté à un animal (Vulpian, Glück).

### Résections articulaires orthopédiques.

A côté des résections osseuses dans la continuité que nous avons étudiées dans notre article ostéotomie, nous signalerons les résections articulaires orthopédiques (*orthomorphiques*, Ollier), (*anaplastiques*, Verneuil). Ces opérations sont destinées à rendre à un membre ou à une partie du corps sa forme et ses fonctions. Devenues usuelles dans ces derniers temps, elles n'ont guère été pratiquées que depuis les résultats heureux obtenus par Velpeau (1839), Meyer (de Wurzbourg) (1851), et la pratique de la méthode antiseptique. Nous signalerons dans nos divers chapitres, et particulièrement dans le Chapitre *Contractures et Ankyloses*, les indications de ces opérations qui varient suivant les causes et l'origine de la difformité.

D'une façon générale, les résections articulaires orthopédiques sont indiquées dans les ankyloses osseuses en mauvaise position, dans les rétractions par cicatrices vicieuses périarticulaires, dans les lésions étendues des parties molles (Guermonprez), dans les luxations anciennes, irréductibles, dans les luxations congénitales, dans les malformations ou déviations congénitales ou acquises des articulations des pieds et des mains.

1° Dans les ankyloses osseuses, la résection permet de redresser une articulation coudée (articulation du genou), de couder une ankylose rectiligne (coude), de rendre une articulation mobile. (Voir Chapitre *Contractures et Ankyloses.*) Dans ces cas, on pratique presque toujours une résection *cunéiforme*, la quantité d'os à enlever variant suivant les cas, ou une résection *trapézoïde*.

L'ankylose osseuse par fusion totale des os, ou simplement par ossification périphérique, supprimant totalement l'articulation, les deux os contigus n'en formant qu'un seul; la résection pratiquée au niveau de l'ancienne articulation n'est en réalité qu'une résection dans la continuité et ressemble à la résection d'une diaphyse.

Dans le but de prévenir la reproduction de l'ankylose, Ollier conseille d'enlever avec l'os une zone de périoste de 8 à 10 millimètres et même plus (*résection sous-périostée interrompue d'Ollier*). Il conseille en outre, après l'opération, une *extension continue* rigoureuse.

Tantôt la résection osseuse est *complète*, portant sur les os des deux extrémités; tantôt *incomplète*, portant sur les os d'une extrémité articulaire (*résection semi-articulaire supérieure* ou *inférieure* d'Ollier).

Ces dernières résections sont faites dans les cas où les lésions sont limitées à un des os constituant l'articulation. Elles conviennent surtout dans les résections pour ankylose à la suite de luxations irréductibles ou par fracture articulaire.

L'indication des résections orthopédiques pour déformation à la suite de fractures sera décrite dans notre Chapitre *Contractures et Ankyloses.*

2° Les déformations des articulations, avec ou sans luxation, par brides cicatricielles, dans le pied bot, la main bote et les autres articulations, devront être traitées dans certains cas par des résections orthopédiques (Verneuil, Bide).

3° Les résections orthopédiques pour luxations irréductibles ou anciennes ont surtout été recommandées par Spence (1876), Volkmann, Mac-Cormac, Polaillon, O. Bloch. Ces opérations conviennent dans les luxations irréductibles anciennes. Elles doivent être pratiquées par la méthode sous-périostée, et en enlevant une quantité d'os suffisante pour que l'os luxé puisse reprendre sa place sans violence. On obtient en général la reproduction osseuse de l'extrémité enlevée et le rétablissement des mouvements.

4° Nous étudierons en détail dans notre Chapitre *Luxation dite congénitale ou paralytique de la hanche*, les indications et le manuel opératoire des résections orthopédiques appliquées à ces variétés de difformités.

5° Nous indiquons dans notre Chapitre *Pied bot et Main bote*, les indications et le manuel opératoire des résections orthopédiques appliquées à la cure de ces difformités.

6° La résection ostéoplastique du pied par le procédé de Wladimirow-Mikulicz-Berger, pratiquée dans un but *orthopédique*, rendra des services dans le raccourcissement d'un des membres inférieurs (Rydygier), particulièrement à la suite de malformations congénitales, dans le pied bot varus équin paralytique (Bruns). (Voir Chapitre *Pied bot.*)

Nous renvoyons à notre Chapitre *Contractures et Ankyloses*, pour les indications et le manuel opératoire des principales résections orthopédiques et au Traité des résections d'Ollier pour les détails d'exécution de ces opérations que nous ne pouvons indiquer ici.

### Chondrectomie, Chondrotomie orthopédique.

La *chondrectomie* orthopédique consiste dans l'excision des cartilages de conjugaison pour arrêter l'accroissement des os et corriger certaines difformités (Ollier).

C'est à Ollier que nous devons l'introduction de cette opération orthopédique. Ce chirurgien a attiré l'attention sur cette importante méthode, en se basant sur ses nombreuses expériences faites sur l'accroissement en longueur des os. Ces expériences ont démontré qu'on pouvait à volonté modifier cet accroissement. En excisant en effet les deux cartilages de conjugaison d'un os long, on arrête complètement la croissance ultérieure de cet os; en enlevant l'un des deux cartilages, l'accroissement est moindre, puisque l'os ne peut s'accroître que par le cartilage de l'autre extrémité.

En excisant sur toute l'épaisseur de l'os une mince lamelle du cartilage interdiaphyso-épiphysaire, on ralentit et diminue l'accroissement, et l'os, tout en prenant sa direction normale, sera raccourci. Mais en enlevant sur un point limité toute l'épaisseur de ce cartilage, le reste évoluera, tandis que l'os ne s'allongera pas au point privé de son cartilage; il se produira un mouvement de pivot déjetant l'épiphyse du côté du point excisé et entraînant ainsi la déviation du segment de membre situé en dessous vers le même côté.

Si l'on a donc affaire à des sujets qui sont encore en croissance et chez lesquels on observe des déviations des membres, on pourra produire le redressement par cette chondrectomie. Dans les cas d'accroissement inégal des os parallèles dans un même segment de membre (radius et cubitus, tibia et péroné), au lieu d'employer la résection de l'os trop long, on se contentera de faire l'excision du cartilage de conjugaison, opération simple, facile et sans dangers. Si le radius a eu, par exemple, son cartilage de conjugaison inférieur altéré par une ostéite juxta-épiphysaire suppurée, on empêchera le cubitus de croître et de produire une difformité permanente et disgracieuse en excisant son cartilage de conjugaison inférieur : le membre sera raccourci, mais non dévié.

La chondrectomie n'est pas applicable à tous les cartilages de conjugaison, à cause de leurs rapports avec les cavités articulaires. Elle convient surtout pour la jambe et l'avant-bras et peut être appliqué au traitement du genu valgum, du genu varum et d'autres difformités observées chez des enfants ou des adolescents qui ont encore un assez longtemps à parcourir avant l'achèvement de leur croissance.

Ollier recommande surtout de ne jamais dépasser le but qu'on se propose. Il faut que la quantité de cartilage enlevée soit proportionnelle à l'effet recherché. On n'enlèvera jamais toute l'épaisseur du cartilage chez un enfant, afin de produire une déformation inverse à celle que l'on veut corriger. En général, il faut se borner à exciser un coin dont l'angle se trouve vers l'os, et si on ne peut prévoir les conséquences éloignées de la chondrectomie, mieux vaut rester au-dessous du but voulu, quitte à recommencer plus tard.

La simple incision ou *chondrotomie* est indiquée dans ces cas plutôt que la chondrectomie.

Il importe de toujours tenir compte de l'âge du sujet, de la difformité à corriger et encore de la part plus ou moins considérable que prend le cartilage dans l'accroissement de l'os en question.

Plus efficace et plus rationnelle que la résection d'un fragment de diaphyse, cette opération doit être proposée toutes les fois que la déviation de la main et du pied résistera à l'usage des appareils de redressement, et surtout lorsque la difformité, progressive de sa nature, exposera le sujet à une gêne fonctionnelle plus ou moins marquée.

Nous devons rapprocher de la chondrectomie, la méthode, rarement employée, d'irritation de la diaphyse (Ollier) superficielle ou profonde, au moyen de l'implantation de *clous métalliques* dans la longueur des os dans la période de développement du squelette.

### Arthrodèse.

L'*arthrodèse* (de ἄρθρον, articulation, et δέω, je fixe) ou *arthrodésis*, *arthrokleisis* récemment appliquée dans la pratique orthopédique, est une opération qui a pour but de provoquer l'ankylose d'une articulation saine, qui n'a pas la fixité nécessaire et à laquelle les muscles ne peuvent imprimer les mouvements physiologiques.

Les avantages de l'arthrodèse sont surtout de rendre utile pour la marche et la station un membre ou segment de membre ayant perdu ses fonctions, d'éviter l'emploi d'appareils orthopédiques gênants et coûteux.

Constituée d'une façon générale par l'ouverture de l'articulation, l'abrasion des cartilages articulaires, l'immobilisation, l'arthrodèse présente quelques analogies avec la résection à laquelle emprunte son manuel opératoire et son appareil instrumental.

Ces deux opérations doivent cependant être distinctes et séparées avec soin.

Au point de vue fonctionnel, l'arthrodèse, en pratique, agit dans un but absolument opposé à celui de la résection. L'arthrodèse produit l'ankylose et la disparition des mouvements; la résection, la mobilité de l'articulation et des mouvements.

Au point de vue opératoire, l'arthrodèse doit être limitée à l'abrasion simple des cartilages ; la résection est caractérisée par l'ablation de parties plus ou moins importantes des os.

D'après cela, on ne doit pas donner le nom d'arthrodèse aux

opérations complexes (Bauer, Albert, Helferich, Lorenz, Bauer, Margary) dans lesquelles on extirpe ou résèque une partie osseuse importante.

Pratiquée d'abord par Albert (de Vienne) (1878), puis par Wolff, V. Leser, Rydygier, Lorenz, Ried, Helferich, Glück, Nicoladoni, Hoffa, Zinsmeister, Ogston, Defontaine, Deschamps (de Liège), Karewski, Petersen (de Kiel), Kirmisson l'arthrodèse a donné de brillants résultats dans les cas de paralysie infantile. Sur 68 cas d'arthrodèse, 36 ont été pratiqués pour des cas de paralysie infantile (Euringer), 22 pour les articulations du pied, de pied bot paralytique, de pied plat, douloureux (Ogston), de laxité articulaire permanente, d'impotences fonctionnelles des membres, de fractures anciennes de la rotule (Poncet). Nous donnons plus loin les indications et les résultats de ces opérations.

L'arthrodèse est le plus souvent pratiquée sur les articulations des membres inférieurs, particulièrement sur l'articulation *tibio-tarsienne* (pied ballant, pied bot paralytique).

Sur 68 arthrodèses relevées dans la statistique d'Euringer, 64 ont été pratiquées sur le membre inférieur, 22 sur l'articulation tibio-tarsienne, 16 sur l'articulation du genou, 26 sur l'articulation de la hanche, 4 sur le membre supérieur (articulation de l'épaule).

Les arthrodèses de l'articulation du genou ont surtout été pratiquées pour des impotences fonctionnelles, résultat de la paralysie infantile. Poncet a fait deux fois avec succès l'arthrodèse pour des fractures de la rotule sans trace de consolidation avec déchirure plus ou moins étendue des ailerons capsulaires et manque de fixité de l'articulation.

Les arthrodèses de l'articulation de la hanche pratiquées jusqu'ici ne sont pas, d'après notre définition, des arthrodèses, mais de véritables résections. Les résections pratiquées pour luxations congénitales de la hanche (Margary, Reyher, Albert, Heusner, Hoffa, etc.), pour luxations traumatiques invétérées (Reyher), ont cependant pour idée dominante d'obtenir, comme avec les arthrodèses proprement dites, l'ankylose articulaire.

L'arthrodèse scapulo-humérale a été pratiquée pour des luxations habituelles (Albert) ou paralytiques de cette articulation (J. Wolff).

L'arthrodèse du poignet et du coude sont exceptionnelles. Nous n'avons trouvé qu'une seule observation d'arthrodèse du coude pour paralysie.

L'arthrodèse du genou est encore indiquée dans les malformations des membres inférieurs dans les cas d'amputation de la jambe, dans le but d'empêcher le moignon de basculer en arrière par suite de la prédominance des muscles postérieurs de la cuisse (Zinsmeister).

Zinsmeister et Hoffa proposent l'arthrodèse de l'articulation tibio-tarsienne, afin d'empêcher la projection en bas de la tête astragalienne après la désarticulation de Chopart.

Les arthrodèses multiples et symétriques donnent en général de mauvais résultats, au point de vue fonctionnel. Les observations d'arthrodèse des deux genoux et des deux articulations tibio-tarsiennes d'Albert et de Winiwarter prouvent cependant que les sujets ont obtenu une amélioration incontestable, la marche étant possible, plus facile.

La nécessité de l'ankylose des deux hanches, des deux genoux ou des deux articulations tibio-tarsiennes avec la soudure d'une articulation coxo-fémorale, le jeune âge des sujets, un mauvais état général sont des contre-indications aux opérations d'arthrodèse.

Parmi les travaux les plus importants sur l'arthrodèse, nous citerons ceux d'Albert, Euringer, Karewski, Petersen, E. Rochard, H. Ramally.

*Manuel opératoire.* — L'opération de l'arthrodèse nécessite la large ouverture de l'articulation, la mise à nu de la totalité des surfaces articulaires et l'abrasion complète des cartilages qui les recouvrent. Elle doit dans certains cas être précédée de ténotomie, d'aponévrotomie, de redressement avec des appareils.

La technique opératoire et l'appareil instrumental diffèrent peu de ceux de la résection.

La façon d'aborder et d'ouvrir l'articulation est basée sur les règles adoptées pour les résections. L'hémostase étant faite au moyen de la bande d'Esmarch, l'articulation et la capsule articulaire étant ouvertes, on pratique l'*abrasion complète de tous les cartilages* qui concourent à former l'articulation.

La profondeur à laquelle il convient d'enlever les cartilages varie suivant l'épaisseur de ceux-ci et suivant les diverses parties de l'articulation. Cette dénudation du tissu osseux est indispensable pour obtenir la soudure osseuse parfaite.

Pendant cette dénudation, on doit s'abstenir de réséquer les saillies naturelles des os et de leurs apophyses. Le bistouri suffit en général pour pratiquer l'abrasion. On pourra employer utilement les ciseaux, les ostéotomes, les rugines, les curettes tranchantes. Pour les articulations ayant des surfaces courbes, on se servira de gouges de largeurs appropriées à la courbure de la surface articulaire à dénuder.

L'abrasion des cartilages étant terminée, on nettoie très attentivement l'intérieur de l'articulation en évitant de laisser le moindre débris de cartilage ou d'os.

On enlève ensuite toutes les parties accessibles de la synoviale. On n'enlèvera la capsule articulaire que dans des cas particuliers, dans la distension capsulaire exagérée (J. Wolff).

Les tendons que l'on aura dû sectionner ou réséquer (Nicoladoni) seront suturés.

La réunion des os peut être obtenue par suture au fil d'argent (Albert), ou au catgut, par l'enchevillement à l'aide de chevilles aseptiques, chevilles d'ivoire (Karewski), par simple affrontement.

Lorsque les extrémités articulaires peuvent être facilement maintenues en contact, le simple affrontement avec appareil contentif nous paraît le procédé le plus simple et le plus efficace.

On doit pratiquer la suture exacte de la plaie, afin d'obtenir une réunion par première intention, sans drainage et sous un seul pansement.

La suppuration dans l'intérieur de l'articulation, obtenue par l'emploi de mèches iodoformées, expose à des accidents et ne donne pas une ankylose plus solide que la réunion osseuse obtenue aseptiquement.

Le membre doit être soigneusement immobilisé dans une bonne position avec un appareil contentif, appareil plâtré, attelles de Bœckel, gouttière de Bonnet.

Les procédés opératoires varient pour les diverses articulations.

Pour l'*articulation tibio-tarsienne*, on peut pratiquer une incision au côté interne et au côté externe de l'articulation (procédé de Moreau). Une seule incision courbe au côté externe, allant de l'articulation tibio-péronière jusqu'au bord des tendons extenseurs vers la base du quatrième métatarsien suffit en général. (Bœckel.)

L'incision transversale allant d'une malléole à l'autre (Albert, Karewski) a le grand inconvénient d'intéresser les tendons extenseurs, l'artère pédieuse et les nerfs dorsaux du pied.

Les surfaces articulaires et particulièrement la face supérieure de l'astragale doivent être taillées de façon à ce que le pied puisse être placé dans une position telle qu'il forme avec la jambe un angle légèrement aigu. Cette position du pied est plus favorable pour la marche que la soudure à angle droit du pied.

Pour l'avivement de *l'articulation astragalo-calcanéenne*, Karewski recommande une incision parallèle à la plante du pied, passant par la malléole interne.

Pour l'arthrodèse de *l'articulation astragalo-scaphoïdienne*, recommandée par Ogston dans la cure du pied plat douloureux (voir Chapitre : *Pied plat*), on pratique une incision de quatre à cinq centimètres sur le bord interne du pied et on ouvre l'articulation. A l'aide de l'ostéotome, on détache un coin à base interne de l'extrémité antérieure de l'astrapale, puis, avec le même instrument, on abrase la surface cartilagineuse du scaphoïde. L'enchevillement pratiqué lorsque les deux surfaces osseuses sont en contact, présente toujours d'assez grandes difficultés d'exécution.

Pour le *genou*, on pratique les incisions recommandées pour la résection de cette articulation (Ollier, Forster, Volkmann). Afin d'obtenir une surface plane, opposable au plateau tibial, on doit réséquer la partie convexe des condyles fémoraux, et abaisser quelquefois une partie des condyles tibiaux (Defontaine). Il est nécessaire de sectionner et d'enlever avec la rugine les ligaments croisés et les ménisques qui s'opposeraient à l'ankylose osseuse. On a aussi proposé de faire l'avivement des surfaces articulaires de la rotule et celles qui leur correspondent au fémur et au tibia, et de faire ensuite la fixation à l'aide de chevilles d'ivoire.

Quelques auteurs ont pratiqué l'enchevillement en enfonçant obliquement en avant, à la partie postérieure des condyles fémoraux et au travers d'une petite incision préalable, des tiges d'ivoire allant perdre leur extrémité dans l'épiphyse tibiale.

On suivra en général la technique simplifiée, adoptée aujourd'hui par la majorité des opérateurs, des résections du genou, et l'on s'abstiendra de drainage, de sutures osseuses, de sections étendues.

L'arthrodèse de l'*articulation de la hanche* présente d'assez grandes difficultés ; après s'être frayé une voie jusque sur la tête fémorale et la cavité cotyloïde, on ouvre l'articulation et on fait l'abrasion du cartilage avec un couteau à résection pour la tête, avec une curette tranchante pour la cavité cotyloïde, on enlève les autres parties de l'articulation avec la pince à griffes et les ciseaux. Les autres temps de l'opération diffèrent peu de ceux indiqués pour les autres articulations.

Pour le *coude*, Karewski recommande l'incision de Kocher. L'abrasion cartilagineuse de l'humérus et de la cavité olécranienne sera facilitée par une incision interne.

La difficulté d'obtenir l'ankylose de cette articulation rend nécessaire la suture osseuse ou l'enchevillement.

Pour pratiquer l'enchevillement, on fait une simple incision de faible dimension sur l'olécrâne, la tige partant de la partie supérieure du cubitus fléchi et s'enfonçant dans l'humérus suivant une direction perpendiculaire à celle de l'axe de l'avant-bras.

Pour l'*articulation de l'épaule*, on pratique en général l'incision unique longitudinale. Après libération des segments articulaires, on enlève le cartilage avec un ciseau plat sur les facettes concaves, avec un couteau sur les facettes convexes. On cherchera à obtenir sur l'humérus une surface osseuse cruentée plane s'adaptant à la surface correspondante abrasée, plane aussi, du scapulum.

La suture de l'humérus à l'omoplate est indispensable. Elle s'obtient en passant un fil d'argent à travers la tête humérale et la partie supérieure de la cavité glenoïde et même en reliant aussi par une suture métallique l'humérus à l'acromion. — On peut aussi enfoncer horizontalement des chevilles dans la tête humérale, leur pointe plongeant profondément dans la substance osseuse qui forme le fond de la cavité glénoïde.

*Suites opératoires. — Accidents. — Résultats.* — L'examen des nombreuses observations et des statistiques (Karewski, Petersen démontrent que l'arthrodèse est une opération peu grave. La pratique rigoureuse de l'asepsie et de l'antisepsie permettent d'éviter le sphacèle, les suppurations, les abcès notés par les premiers opérateurs.

Il faut surveiller attentivement l'état du membre opéré, examiner si les appareils contentifs n'exercent pas une pression douloureuse.

La fièvre, les abcès, la suppuration, ne sont notés que dans de très rares observations et encore ces accidents n'ont-ils pas empêché la guérison.

La consolidation osseuse, généralement obtenue au bout de six semaines, est quelquefois retardée en raison de causes locales ou générales. Les articulations de l'épaule, du coude, s'ankylosent plus difficilement que les autres articulations et nécessitent souvent de nouvelles interventions, des enchevillements secondaires des os. Dans quelques cas la mobilité des surfaces osseuses peut persister, mais à un degré assez faible pour être compatible avec un état fonctionnel satisfaisant (J. Wolff).

De l'examen des observations d'arthrodèse, il résulte que le but recherché par l'opération de l'arthrodèse est le plus souvent atteint.

Le sujet a un membre utile; il peut se passer d'appareils orthopédiques, lourds, incommodes, coûteux.

L'arthrodèse n'a aucune influence sur l'accroissement du membre, les cartilages épiphysaires étant respectés. Loin de favoriser l'atrophie des muscles et l'arrêt de développement des os (Schussler), cette opération atténue les troubles trophiques et modifie favorablement la nutrition des muscles paralysés (Karewski).

Les arthrodèses multiples et symétriques donnent en général de mauvais résultats au point de vue des fonctions des membres.

En résumé, l'arthrodèse est une excellente opération de chirurgie orthopédique qui donne, dans des cas déterminés, de brillants résultats.

---

# CHAPITRE II

## TORTICOLIS

*Caput obstipum, Collum distortum, Cou tors, Schiefhals, Wry-neck.*

---

Sous le nom de torticolis, on doit décrire une difformité congénitale ou accidentelle caractérisée par une inclinaison latérale vicieuse permanente de la tête sur une épaule, jointe à un mouvement de torsion du cou et de la face.

En général l'ensemble de la tête est déplacé, par rapport au plan médian du corps, vers l'épaule du côté sain (Nicoladoni). Il existe en même temps une scoliose cervicale qui joue un rôle importan au point de vue de la symptomatologie et du traitement. Un grand nombre d'auteurs considèrent aujourd'hui avec raison le torticolis comme une attitude scoliotique de la tête.

La déviation de la tête avec rotation et scoliose cervicale est un symptôme commun à un certain nombre d'affections, aussi a-t-on distingué plusieurs formes de torticolis : torticolis *cutané* ou *cicatriciel*, *osseux*, *articulaire*, *musculaire* ou *musculo-nerveux ;* torticolis par *rétraction musculaire*, par *paralysie musculaire*, torticolis par *contracture musculaire*, comprenant le torticolis *spasmodique* et le torticolis par *action dynamique* (Tillaux). Nous décrirons surtout dans ce chapitre la forme *musculaire*, *chronique* ou *permanente* que l'on rencontre le plus souvent dans la clinique orthopédique et que nous différencierons à l'article diagnostic des autres variétés.

ETIOLOGIE. — Le torticolis musculaire est sous la dépendance des muscles cervicaux, agents de l'équilibre céphalique. Le sterno-cléido-mastoïdien du côté droit est le plus souvent atteint. Sur trente-sept cas, Dieffenbach n'a constaté que neuf fois la rétraction du muscle du côté gauche. Bouvier sur vingt-sept cas l'a observé dix-huit fois à droite et neuf fois seulement du côté opposé. Dans tous les cas de torticolis congénital que nous avons observés, la difformité siégeait à droite. D'après Bouvier, trois fois sur quatre, le faisceau sternal se trouve seul rétracté. Le chef claviculaire n'est pris isolément que tout à fait exceptionnellement (Bouvier, Philips); il paraît se rétracter consécutivement à la lésion du faisceau sternal.

La rétraction des deux muscles sterno-mastoïdiens est très rare. Guérin a cité un cas de rétraction des deux muscles avec prédominance à gauche.

D'après Delore, la contracture des muscles trapèze, splénius, angulaire de l'omoplate et postérieurs de la nuque (*torticolis postérieur*) est très fréquente. Sur vingt-deux cas de torticolis, dix-huit fois la lésion siégeait sur les muscles postérieurs de la nuque, quatre fois seulement sur le sterno-cléido-mastoïdien.

D'après notre observation, cette forme de torticolis est fréquente dans le rhumatisme ou à la suite de lésions d'organes voisins.

Le torticolis musculaire peut se produire à l'état *physiologique* ou à l'état *pathologique*.

D'après Bouvier le torticolis physiologique (torticolis des petits-maîtres) est caractérisé par une inclinaison *volontaire* ou *involontaire* de la tête.

« Le torticolis volontaire, dit cet auteur, est habituellement lié aux divers états de l'âme ; le cou concourt, en effet avec la tête, à l'expression des passions. » Il peut s'accompagner à la longue d'une difformité permanente. Le torticolis involontaire peut être causé par une lésion siégeant loin de la région du cou et obligeant le malade à prendre une attitude vicieuse, névralgie faciale, céphalalgie (Mellet), troubles oculaires.

Andry a insisté sur l'influence des positions vicieuses *involontaires,* façon de porter les enfants, de les placer dans leur berceau.

Cuignet (de Lille) a le premier décrit en 1873, une forme de *torticolis oculaire,* sous la dépendance de quelques affections oculaires photophobie, diplopie.

Wadsworth (de Boston) a publié un cas de torticolis dû à un

strabisme sursum vergens de l'œil. — Risley a rapporté deux observations semblables.

E. Landolt a démontré récemment que le torticolis oculaire était une conséquence assez fréquente de la paralysie de la quatrième paire de la parésie ou de la paralysie des obliques supérieurs.

Maubrac (1865) a décrit les relations qui existent entre les mouvements des yeux et ceux du muscle sterno-mastoïdien.

Le torticolis *pathologique* est *congénital* ou *acquis*.

## I. — TORTICOLIS CONGÉNITAL

Quelquefois héréditaire (Dieffenbach, Vidal de Casis, Petersen, Jeannel), siégeant presque toujours à droite, plus fréquent chez les filles que chez les garçons, le développement du torticolis congénital a été attribué :

1° A des pressions anormales dans l'utérus (Hippocrate, Ambroise Paré, Dieffenbach, Cruveilhier, Malgaigne) (manque des eaux de l'amnios, rétrécissement de l'espace de la cavité utérine); à des positions vicieuses dans l'utérus (Busch, Petersen). D'après Busch, la fréquence du torticolis à droite serait en rapport avec la présentation O. I. G. A. souvent observée.

Dans ces cas, le torticolis n'est pas exclusivement musculaire et on peut observer des difformités du crâne, de la colonne cervicale.

D'autres difformités (pied bot, etc.) peuvent coexister avec le torticolis.

2° A des lésions musculaires ou musculo-nerveuses résultant d'une altération des centres nerveux (Rudolphi, Béclard, J. Guérin), à une inflammation des fibres musculaires.

3° A un arrêt de développement d'un des côtés de la face, à un moment donné de son évolution (Bouvier).

L'existence du torticolis congénital a été mis en doute par Stromeyer, Dieffenbach, G. Fischer, Busch, Volkmann, qui ont admis que le torticolis dit congénital était dû à une déchirure ou à une rupture du sterno-cléido-mastoïdien pendant l'accouchement (*Torticolis obstétrical*) suivi de rétraction cicatricielle, à une attrition des nerfs du muscle par le forceps (Stromeyer).

Quelques auteurs admettent que le torticolis peut succéder à une contusion avec attrition légère du muscle suivie d'épanchement, sanguin et d'hématome.

D'après Volkmann, la rupture du muscle pendant des manœuvres obstétricales est assez souvent suivie de torticolis. L'hématome seul ou des ruptures partielles ne peuvent donner ce résultat.

Cet auteur appuie sa théorie sur des recherches microscopiques (voir p. 172) démontrant que très souvent le muscle est profondément altéré, présentant des traces de cicatrice, ce qui indique qu'à un certain moment il s'est produit une rupture musculaire.

Dans quelques observations, le muscle ne présente aucune trace d'une inflammation ancienne ou d'un traumatisme antérieur.

Dans deux observations de Volkmann, la rétraction du muscle a succédé à des ruptures manifestes.

D'après de Saint-Germain, les ruptures du sterno-cléido-mastoïdien ne peuvent être produites par le forceps qui n'agit pas au niveau de ce muscle. Elles peuvent d'après cet auteur, se produire pendant l'accouchement, en particulier pendant les présentations du siège et des pieds, par suite des tractions exercées sur le cou de l'enfant, mais elles ne sont jamais suivies de torticolis.

Ed. Owen pense que le torticolis congénital est très souvent la conséquence des ruptures complètes ou partielles du muscle sterno-mastoïdien.

Jeannel n'admet pas que la rupture obstétricale du sterno-cléido-mastoïdien puisse être suivie de torticolis. Il invoque les raisons suivantes:

1° La prétendue rupture du sterno-mastoïdien au moment des accouchements difficiles, à la suite de présentations de la face ou de certaines applications de forceps sur le cou, connue sous le nom d'hématome du sterno-mastoïdien, n'est point une rupture du muscle, c'est tout au plus une contusion avec attrition légère ;

2° Les enfants qui ont eu des hématomes n'ont point d'ordinaire de torticolis ;

3° Loin d'être une cause de torticolis, l'hématome du sterno-cléido-mastoïdien en serait plutôt un effet; témoins les deux cas de Petersen concernant deux enfants venus au monde naturellement et facilement avec un torticolis et qui eurent secondairement des hématomes;

4° Le torticolis est souvent héréditaire ;

5° La rupture du sterno-cléido-mastoïdien est absolument incapable de produire le torticolis.

Comme dernier argument capital, Jeannel rappelle que dans aucun des quarante cas de rupture du sterno-cléido-mastoïdien relevés par Maydl, sauf les cas très problématiques de Cavalier, il n'a existé de torticolis.

Fabry a tenté quelques expériences sur les animaux dans le but de rechercher si les lésions traumatiques du sterno-cléido-mastoïdien pouvaient être suivies de la rétraction permanente de ce muscle. Ces expériences, en trop petit nombre et mal conduites, n'ont donné aucun résultat précis.

Witzel avait déjà essayé de produire expérimentalement le torticolis chez le lapin par l'attrition du sterno-cléido-mastoïdien d'un côté. Cet auteur obtint facilement des hématomes, mais il n'observa dans aucun cas une rétraction consécutive du muscle.

Petersen admet que les contusions expérimentales des muscles ne sont jamais suivies de rétraction et de raccourcissement.

Cet auteur soutient depuis longtemps qu'il n'existe aucun rapport entre la rupture, l'hématome du sterno-cléido-mastoïdien, et le raccourcissement consécutif du muscle. Il n'admet pas non plus l'arrêt de développement du muscle après rupture musculaire, et attribue le torticolis dit obstétrical à des rétractions musculaires, ligamenteuses ou osseuses du muscle sterno-cléido-mastoïdien pendant la vie intra-utérine.

Dans une récente communication, Petersen se basant sur ses expériences sur des animaux qui démontrent qu'un muscle dont les points d'insertion pendant la période de croissance sont maintenus longtemps rapprochés, finit par se raccourcir définitivement, pense que le torticolis congénital se produit pendant la vie intra-utérine sous l'influence d'adhérences amniotiques fixant la tête du fœtus dans une position inclinée anormale pendant un temps plus ou moins long. Les adhérences arrivent à disparaître sans laisser de traces, mais le torticolis persiste.

Les cas de Petersen, de Meinhardt Schmidt, de W. Schulthess, sont des cas bien évidents de torticolis congénitaux.

L'*hématome* du sterno-cléido-mastoïdien, conséquence de la contusion et de l'attrition du muscle, à la suite d'accouchements difficiles et de présentations du siège (Dieffenbach, Wilks, Bouchut, Blachez, Planteau, Pératé, Tordeus, de Saint-Germain, Lannois,

Le Breton) ne s'accompagne en général, d'après nos observations, que d'un torticolis *passager*. La rétraction permanente, dans ces cas est exceptionnelle.

En résumé, l'étiologie du torticolis congénital présente, malgré les récents et intéressants travaux, d'assez nombreuses obscurités.

Un certain nombre de cas de torticolis paraissent bien certainement en rapport avec des accouchements difficiles. Nous avons souvent noté cette coïncidence. Sur quatorze cas de torticolis congénitaux, Fabry a noté douze fois des accouchements difficiles (huit présentations du siège, quatre applications du forceps).

Contrairement à Petersen et à Jeannel, nous pensons que dans quelques cas *très exceptionnels*, la rétraction permanente peut succéder à la *rupture partielle* du muscle sterno-mastoïdien. Les examens anatomo-pathologiques ne sont pas, il est vrai, en faveur de la théorie de la rupture musculaire.

Le plus grand nombre de torticolis congénitaux sont produits pendant la vie intra-utérine et nous nous rallions à la récente théorie de Petersen qui attribue cette difformité à une position vicieuse de la tête du fœtus dans l'utérus. La fréquence du torticolis congénital à droite en rapport avec les présentations les plus communément observées, dans laquelle la tête du fœtus est inclinée à droite, l'hérédité, la coexistence de l'hémiatrophie faciale et crânienne et d'autres difformités, les lésions anatomiques observées, sont de puissants arguments en faveur de cette théorie.

Aucun fait anatomo-pathologique précis ne permet d'admettre jusqu'à ce jour que le torticolis congénital soit sous la dépendance d'une lésion nerveuse centrale ou périphérique.

## II. — TORTICOLIS ACQUIS

Le torticolis acquis s'observe surtout dans l'enfance ; l'âge et le sexe constituent une prédisposition réelle.

Parmi les causes qui agissent directement sur la fibre musculaire, il faut citer le traumatisme, les myosites de quelque nature qu'elles soient, suivies ou non de suppuration, les gommes syphilitiques.

Les ruptures musculaires, les hématomes, signalés plus haut, à la suite d'accouchements difficiles, produisent en général un torticolis passager. On peut aussi observer, au moment de la naissance, des tumeurs du sterno-cléido-mastoïdien s'accompagnant de torticolis dont la nature syphilitique ne peut être niée (Bouisson, Ricord, Salomon, F. Taylor, Petit-Radel).

Dans deux cas que nous avons soumis à l'examen du professeur Fournier, la tuméfaction observée au niveau du sterno-cléido-mastoïdien était manifestement d'origine syphilitique et a disparu rapidement sous l'influence du traitement spécifique.

La cause la plus fréquente de l'affection est l'action prolongée du froid principalement du froid humide, qui détermine un rhumatisme d'un ou plusieurs muscles du cou. Le torticolis rhumatismal peut dans quelques cas aboutir à la rétraction.

Le froid, l'humidité, peuvent, d'après nos observations, produire, dans quelques cas, un torticolis en agissant primitivement sur les vertèbres cervicales, leur périoste ou leurs articulations. Il s'agit, dans ces cas, d'un torticolis osseux ou articulaire, la contracture des muscles sterno-cléido-mastoïdien, trapèze, étant secondaire.

Amussat, Depaul, Eiselsberg ont cité des cas de torticolis à la suite d'efforts violents.

Les lésions des parties voisines pouvant retentir diversement ou par une action réflexe sur les muscles sont nombreuses. Citons principalement les adénites, les lésions de l'oreille, les abcès profonds du cou (Saint-Germain), les fusées purulentes (Dolbeau), les brûlures, les ulcérations superficielles douloureuses.

D'après Radzich, le torticolis dans l'otite moyenne indique la gravité de l'affection, la propagation de l'inflammation à l'apophyse mastoïde et ses conséquences.

Dans les lésions osseuses ou articulaires de la colonne vertébrale et du crâne, une part de la déviation doit être souvent attribuée aux muscles. Nous établirons plus loin la distinction entre le torticolis musculaire et articulaire ou osseux.

Le torticolis musculaire s'observe dans certaines affections du système nerveux central ou périphérique, la méningite cérébrospinale, l'encéphalite, les tumeurs cérébrales, les maladies de la moelle, l'hystérie, la chorée, la névralgie cervico-faciale, les névrites, les névromes, les plaies ou piqûres des nerfs.

Les diverses causes de torticolis que nous venons d'énumérer, produisent, au début une difformité passagère, un *torticolis aigu*, qui devient dans quelques cas *chronique* et *permanente*.

**Anatomie pathologique.** — Un certain nombre d'autopsies (Tulpius, Bouvier, Robert, Guyon, Witzel) et les examens des muscles après les sections à ciel ouvert (Volkmann) ont permis d'indiquer les lésions anatomiques habituelles du torticolis congénital.

Bündell, d'après G. Fischer, a relaté un cas dans lequel le muscle sterno-mastoïdien d'un côté, n'était plus qu'un simple tendon.

Heusinger a vu le muscle sterno-mastoïdien absolument transformé en tissu tendineux blanc.

Les lésions anatomiques trouvées à l'autopsie ne sont pas favorables à la théorie de la rupture musculaire.

Dans un examen très intéressant publié (1887) par Lüning et W. Schulthess, il s'agissait d'un enfant de cinq mois accouché au forceps et qui présentait au moment de la naissance une tuméfaction dure siégeant sur la partie moyenne du sterno-mastoïdien droit qui présentait un raccourcissement de deux centimètres ; le chef cléido-mastoïdien, entièrement fibreux avait une insertion distincte sur l'apophyse mastoïde. Du côté opposé les deux faisceaux étaient réunis et l'insertion normale. Il était impossible dans ce cas d'admettre une rupture musculaire consécutive à un traumatisme obstétrical.

Dans quelques cas, le muscle n'est nullement altéré et ne présente aucune trace d'inflammation ou de traumatisme antérieur.

Le raccourcissement du muscle du côté atteint peut aller de 2 à 4 centimètres (Bouvier, Guyon et Contesse). Dans quelques cas, le muscle paraît plus large.

Lorsque l'affection est ancienne, le muscle est profondément altéré.

Cette altération, d'après Volkmann, serait souvent la conséquence d'une inflammation violente survenue au début de la maladie. Le tissu contractile a disparu et est remplacé par une substance fibreuse blanche, pauvre en vaisseaux. Chez certains sujets on ne constate que quelques taches fibreuses limitées ou des faisceaux fibreux sillonnant le muscle. Volkmann et Vollert donnent à ces lésions le nom de *callosités musculaires* ou de *myosite fibreuse*. L'aponévrose musculaire n'est plus distincte, intimement liée par des brides cicatricielles au corps du muscle (Duval, Bouvier, Volkmann).

Autour du muscle et *profondément*, il existe souvent dans les cas anciens, des brides fibreuses aponévrotiques qui s'opposent au redressement après la section tendineuse.

Le faisceau sternal est plus fréquemment atteint que le faisceau claviculaire, mais les deux faisceaux sont très souvent rétractés simultanément; les lésions du faisceau claviculaire sont moins marquées que celles du faisceau sternal.

La rétraction primitive du seul faisceau claviculaire est exceptionnelle.

Lorsque le torticolis est d'origine paralytique, on trouve dans les muscles antagonistes les lésions habituelles observées dans la rétraction musculaire.

La colonne vertébrale ne présente de lésions importantes que que lorsque la maladie est invétérée, accompagnée de déviation vertébrale. On rencontre alors la plupart des lésions anatomiques des scolioses : affaissement des corps vertébraux, amincissement, diminution de hauteur et rotation des corps des vertèbres, rétraction des ligaments du côté de la déviation.

Les ligaments vertébraux sont atrophiés et relâchés du côté de la concavité. Exceptionnellement, on constate des productions osseuses ou des soudures des vertèbres (Bouvier, Guyon), un léger glissement de l'axis sur l'atlas (Bouvier), de l'arthrite occipito-altoïdienne (Dally).

D'après nos observations, la scoliose cervicale ou cervico-dorsale est extrêmement fréquente et existe dans presque tous les cas de torticolis.

Les arthrites vertébrales signalées par quelques auteurs et par Dally en particulier, sont des lésions primitives ne se rattachant pas directement au torticolis.

Witzel a noté dans un cas des lésions du bassin analogues à celles du bassin scoliotique rachitique.

Lorsque le torticolis est ancien on observe de l'*asymétrie du côté de la tête et du crâne*, du côté correspondant à la difformité (Nélaton, Broca, Eulenburg, Witzel). Le maxillaire inférieur est dévié du côté de la lésion, attiré en bas et en arrière, et notablement atrophié (Witzel).

Cette asymétrie et cette atrophie secondaires qui existent dans le torticolis acquis aussi bien que dans le torticolis congénital sont, d'après certains auteurs, sous la dépendance des courbures (de Saint-Germain), du rétrécissement et de l'altération des carotides du côté rétracté, de l'inflexion exagérée de la carotide à son entrée dans le crâne (Broca). Witzel a noté dans une autopsie de torticolis congénital gauche chez une femme de quarante-quatre ans, un amincissement marqué des parois et un rétrécissement du calibre de la carotide gauche.

D'après Dieffenbach, Greffié, la traction exercée sur l'apophyse mostoïde a pour effet d'atrophier l'hémisphère correspondant du crâne.

L'atrophie faciale et crânienne a encore été attribuée à l'hyperextension des muscles du côté sain (Witzel), à la contraction permanente des muscles du côté sain (Falkenberg).

D'après C.-H. Golding Bird, l'hémiatrophie faciale et le torticolis sont tous les deux sous la dépendance d'une lésion nerveuse centrale.

La compression des parties du côté rétracté, surtout des vaisseaux et des nerfs, nous paraît la cause principale de l'atrophie. Presque toujours secondaire, l'atrophie peut quelquefois être véritablement congénitale et s'observer au moment de la naissance (Meinhard Schmitt).

L'atrophie de l'hémisphère cérébral correspondant a été signalée par Broca.

**Symptômes.** — Au point de vue clinique il faut diviser le torticolis en : torticolis aigu, chronique et intermittent.

*Torticolis aigu.* — Ainsi que nous l'avons signalé, le torticolis aigu reconnaît presque toujours pour cause le rhumatisme ou un effort ; il succède souvent à une adénite ou à une angine.

Il siège principalement sur les muscles postérieurs du cou, le trapèze (Beau), et s'accompagne souvent d'arthrite ou de périostite vertébrale (voir p. 171).

Son début est soudain lorsqu'il succède à un effort ou à un mouvement brusque.

La position de la tête et de la face, le siège de la douleur spontanée ou provoquée, varient avec les muscles atteints.

Dans les cas d'entorse ou d'arthrite vertébrale, il existe de la douleur à la pression au niveau des apophyses supérieures et transverses de la région cervicale.

Généralement passager, le torticolis aigu peut être suivi d'une difformité définitive.

*Torticolis chronique.* — Le torticolis chronique est caractérisé par l'attitude vicieuse de la tête qui varie suivant le muscle atteint.

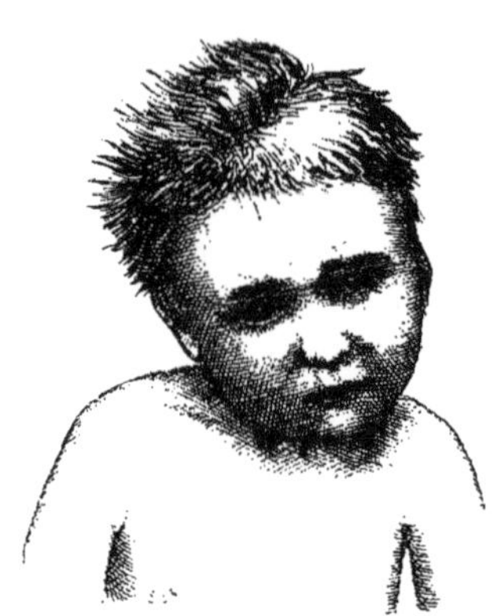

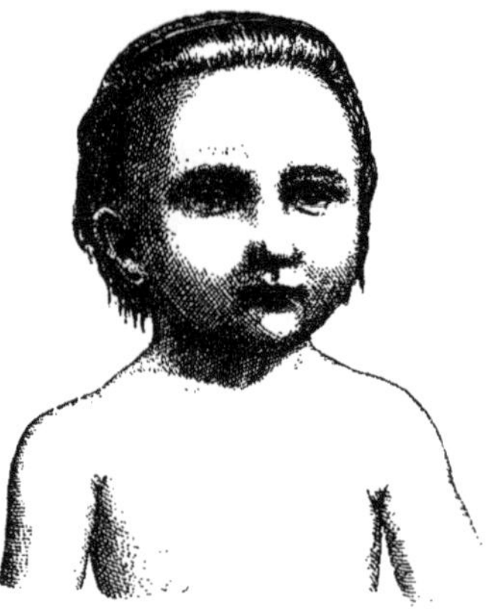

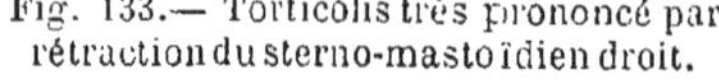

Fig. 133.— Torticolis très prononcé par rétraction du sterno-mastoïdien droit.

Fig. 134. — Le même après guérison.

D'après des photographies de notre collection.

Lorsque le torticolis est dû à une lésion du sterno-cléido-mas-

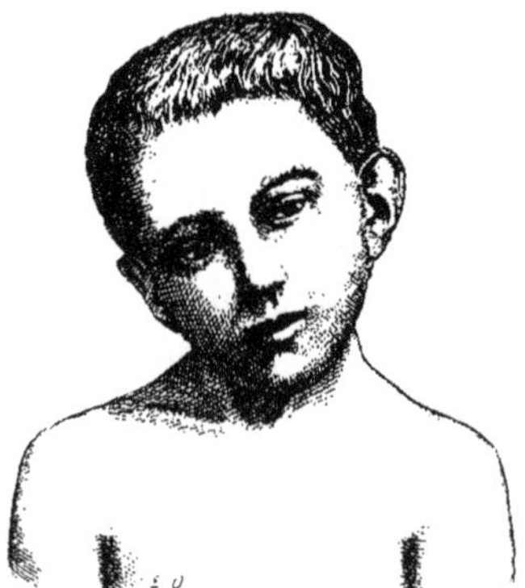

Fig. 135. — Torticolis avec difformité moyenne par rétraction du sterno-cléido-mastoïdien droit, d'après une photographie de notre collection.

toïdien, la tête est inclinée vers l'épaule avec une légère rotation, la face est tournée du côté opposé (fig. 133, 134).

L'inclinaison de la tête peut être plus ou moins marquée (fig. 135).

Le mouvement de rotation est lui-même plus ou moins prononcé, le menton dévié peut correspondre au muscle du côté opposé ; il se porte en même temps en avant.

La tête n'étant pas généralement en extension, le menton peut être légèrement abaissé.

Le lobule de l'oreille du côté incliné se rapproche de la ligne des contours cervico-scapulaires et est plus ou moins rapproché de l'épaule correspondante.

La verticale descendant de la pointe du lobule de l'oreille passe sur la clavicule un peu en dedans de son milieu.

Le muscle est saillant, tendu, formant une courbe, se dessinant sous la peau. Si le faisceau sternal est seul atteint, on constate en arrière un creux profond, qui, dans quelques cas, est limité par la portion claviculaire du muscle tendu, mais en nappe.

La rétraction très accentuée d'un faisceau peut masquer la rétraction moindre du faisceau voisin.

Par la palpation, on peut sentir sur le faisceau sternal un épaississement correspondant aux foyers de sclérose décrits par Volkmann.

La réaction électrique du muscle est diminuée.

L'épaule du côté malade est plus élevée que l'autre, soit en raison de la déviation cervico-dorsale, soit par le fait de la traction continue du sterno-cléido-mastoïdien qui, en se raccourcissant, agit sur les deux extrémités osseuses sur lesquelles il s'insère.

A la face et au crâne existe une asymétrie, très marquée dans les cas anciens ; le côté de la face correspondant au torticolis est atrophié. Les deux yeux, les commissures labiales ne sont pas sur le même plan ; la joue du côté sain semble s'étaler ; le nez paraît plus petit ; il se dévie obliquement du côté malade (A. Lorenz).

Les traits s'inclinent dans le même sens que l'axe de la face et conservent cette inclinaison lorsque la face est redressée. Tout l'ensemble de la tète est déplacé du côté opposé à la lésion, en dehors de la ligne médiane.

Le crâne est atrophié du côté de la difformité et acquiert un développement exagéré du côté opposé, il prend la forme oblique ovalaire (Dubreuil). La bosse pariétale est plus saillante, le front moins haut du côté malade.

A ce développement inégal de la boîte crânienne correspond un développement inégal des hémisphères cérébraux avec diminution de l'intelligence (Broca) et une infériorité relative dans la puissance des muscles du côté opposé à l'hémisphère atrophié.

L'hémiatrophie faciale accompagne presque tous les cas de torticolis. De même que le torticolis, elle siège presque toujours à droite. Dans les cas d'atrophie peu marquée, on découvre assez facilement l'asymétrie de la face en faisant regarder l'enfant dans un miroir (C.-H. Golding Bird).

Si l'inclinaison de la tête est prononcée et déjà ancienne, la colonne vertébrale est déviée formant une courbe à convexité dirigée du côté opposé à la déviation. Cette scoliose est dans quel-

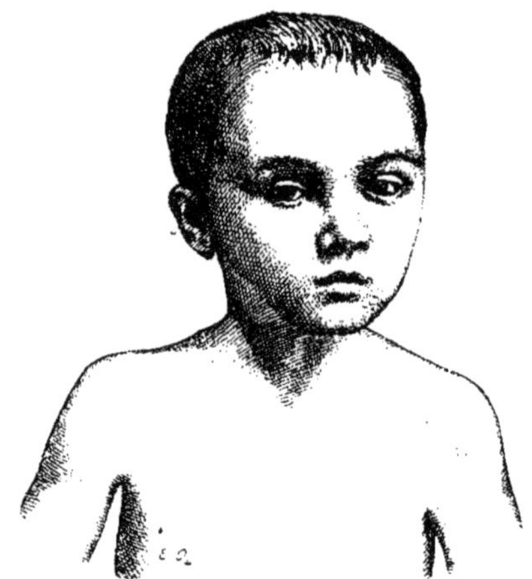

Fig. 136. — D'après une photographie de notre collection.

ques cas compensée par une courbure de compensation cervico-dorsale, dont la concavité est en sens inverse de celle située au-dessus. Les courbures de compensation lombaires sont très rares.

D'après A. Lorenz, la déviation vertébrale, cervicale et dorsale, varie suivant la forme du torticolis. Cet auteur distingue deux types :

Dans le *premier* type avec difformité marquée, la tête est dans l'attitude représentée dans nos figures 133, 135, elle est déplacée du côté opposé à la difformité, en dehors de la ligne médiane, son poids repose du côté malade.

La scoliose est *dorso-cervicale*, convexe du côté opposé aux parties rétactées. Les deux courbures sont dans le même sens. Il existe quelquefois une légère courbure lombaire.

Dans le *deuxième* type, beaucoup plus fréquent (fig. 136), la tête est légèrement inclinée ; le lobule de l'oreille est un peu incliné du côté rétracté et paraît plus bas que celui de l'oreille du côté opposé, les mensurations n'indiquent pas cependant qu'il soit plus rapproché de l'épaule correspondante que le lobule de l'oreille de l'épaule du côté opposé. La tête est inclinée du côté malade, mais dans son ensemble elle est déplacée du côté sain. Ce déplacement détermine la direction de la déviation latérale du segment dorsal du rachis. Le déplacement du poids du corps, du côté opposé au muscle rétracté, entraîne un déviation convexe de ce côté sur le *segment dorsal* du rachis.

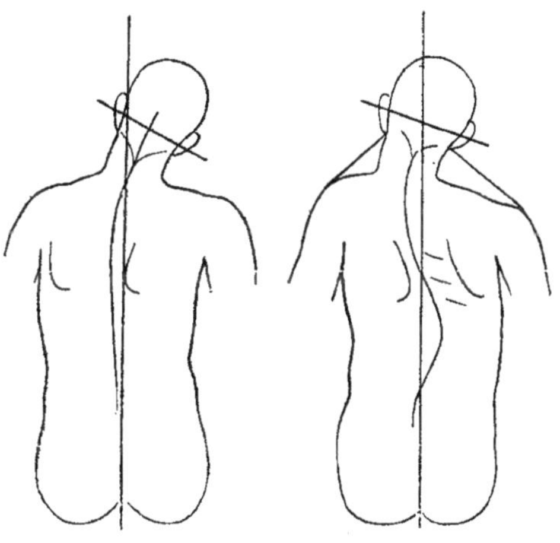

Fig. 137. — Type I. Fig. 138. — Type II.

Les schémas (fig. 137 et 138) de Lorenz indiquent bien la position de la colonne vertébrale, dans ces deux types.

La difformité est supposée siéger dans les deux cas à gauche.

Dans le type I, le poids du corps est déplacé du côté malade, la scoliose cervicale et dorsale, et dans le même sens, concave du côté malade.

Dans le type II, plus fréquent, le poids de la tête est déplacé du côté sain, la scoliose dorsale se fait dans une direction opposée à celle de la scoliose cervicale : celle-ci est concave du côté malade, celle-là est concave du côté sain.

Le déplacement de la tête du côté sain peut s'expliquer par la tendance qu'a le malade à donner à la tête une position telle que le raccourcissement musculaire gêne le moins possible le redressement de la tête, ou bien par le mécanisme d'exagération graduelle de la scoliose cervicale.

Lorenz admet que ces deux types de torticolis, avec déviations vertébrales spéciales, ne sont que des phases différentes de développement du torticolis. La deuxième forme peut se développer consécutivement à la première.

Dans le premier type, le torticolis doit être considéré comme une scoliose primitive *sans compensation occipitale*. (Par ce terme, *compensation occipitale*, l'auteur désigne les mouvements qui se passent au niveau des articulations occipitales, dans le but de corriger l'attitude scoliotique de la tête.) La tête conserve son inclinaison latérale, son centre de gravité est déplacé du côté de l'inclinaison et la scoliose dorsale consécutive est dirigée dans le même sens.

Le second type de torticolis n'est au contraire *qu'une scoliose primitive avec compensation occipitale partielle*. La compensation partielle n'est cependant pas possible par une simple flexion latérale des articulations occipitales, elle ne peut se faire qu'indirectement, c'est-à-dire par augmentation graduelle de la courbure cervicale; de cette façon la tête est déplacée du côté de la convexité de cette courbure et les points d'insertion du muscle sont situés sur une même ligne verticale, d'où redressement relativement plus ou moins considérable de la tête.

L'inclinaison relativement faible de la tête peut tromper et faire croire à une difformité légère, alors que la déviation rachidienne est très marquée et difficilement curable.

Parmi les principaux symptômes fonctionnels du torticolis chronique, il faut citer l'impossibilité de redresser la tête.

La douleur est nulle à l'état de repos et ne se réveille au niveau des muscles rétractés que lorsque l'on essaie d'opérer le redressement.

Les axes visuels sont déviés. Il peut exister du strabisme ; ces troubles de la vision ne doivent pas être confondus avec ceux qui sont la cause du torticolis oculaire.

Les mouvements du larynx, la déglutition, sont difficiles. La parole et surtout le chant sont quelquefois notablement modifiés.

La température locale du côté atrophié du tronc et de la face est plus abaissé de 2 à 6 dixièmes que celle du côté sain (Broca). Nous avons très souvent constaté dans des cas de torticolis anciens l'abaissement de température du côté atrophié. Nous avons très souvent trouvé aussi cette anomalie thermique dans toutes les difformités considérables et anciennes de la colonne vertébrale cervicale, dans lesquelles la compression des parties correspondantes aux concavités des courbures a pour effet constant de les frapper d'atrophie et de gêner leur innervation et leur circulation.

Les symptômes que nous venons d'indiquer sont légèrement modifiés quand l'affection intéresse d'autres muscles que le sterno-mastoïdien.

Dans la rétraction isolée du *faisceau claviculaire*, la tête est non seulement inclinée, mais encore en rotation. Cette rotation est produite par la portion superficielle du chef claviculaire (chef cléido-occipital) (Maubrac).

Quand un des faisceaux de la nuque est atteint (*torticolis postérieur*), l'attitude du malade est la même que dans la contracture du sterno-cléido-mastoïdien du même côté. Les muscles postérieurs font cependant un relief plus marqué du côté sain, cette saillie est due au refoulement en arrière de ces muscles par la convexité de la colonne cervicale et par les apophyses transverses des vertèbres qui ont subi une rotation sur leur axe.

La colonne cervicale présente du côté rétracté une concavité très accusée, une convexité du côté opposé sain et une courbure de compensation concave à l'extrémité supérieure de la colonne dorsale.

Le muscle sterno-cléido-mastoïdien est dans un état de relâchement habituel.

Quand la lésion porte exclusivement sur le *trapèze*, on sent au niveau de son bord antérieur une saillie anormale ; la tête est plus renversée en arrière et plus tournée de côté.

Dans une observation de contracture du faisceau claviculaire du trapèze du côté droit de Duchenne (de Boulogne), la saillie du sterno-mastoïdien gauche dépendait du déplacement en masse de la tête à gauche, déplacement qui s'était produit, comme pour contre-balancer le déplacement du centre de gravité de la tête inclinée à droite.

On observe souvent la contracture simultanée du faisceau claviculaire du *trapèze* et du *sterno-mastoïdien*, animés tous deux par la branche externe du spinal.

Le *splénius* est presque toujours atteint en même temps que le trapèze. Dans ces cas la face est tournée du côté opposé à la lésion, l y a exagération de l'extension et de la rotation de la tête.

La figure 139 représente un torticolis par contracture du muscle splénius droit et sterno-mastoïdien gauche.

Dieffenbach et Duchenne citent des cas de torticolis du splénius

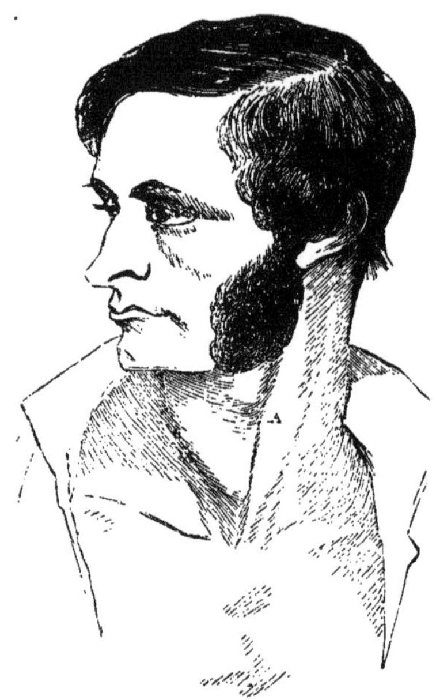

Fig. 139. — Torticolis par contracture du muscle splénius droit et sterno-mastoïdien gauche.

dans lequel la tête était inclinée en arrière et tournée du côté du muscle contracturé.

Cette attitude de la tête et l'examen du relief et de la dureté des muscles permettent de distinguer le torticolis par contracture du splénius, du torticolis par lésion du sterno-mastoïdien.

Duchenne a signalé la contracture simultanée du splénius et de l'angulaire de l'omoplate (voir fig. 140), et Dubreuil celle du scalène antérieur et du faisceau céphalique du splénius.

La contracture du splénius offre quelques points de ressemblance avec la contracture de la portion claviculaire du trapèze.

Dans les deux cas, la tête est inclinée en arrière et du côté contracturé, mais dans la contracture du splénius elle est tournée du côté rétracté, tandis que, dans le torticolis par lésion du trapèze, elle est tournée du côté opposé. La différence des reliefs musculaires permet du reste de distinguer ces deux affections.

Lorsque l'*angulaire* de l'omoplate est pris en même temps que le sterno-mastoïdien, on constate une augmentation de l'inclinaison latérale et de la rotation.

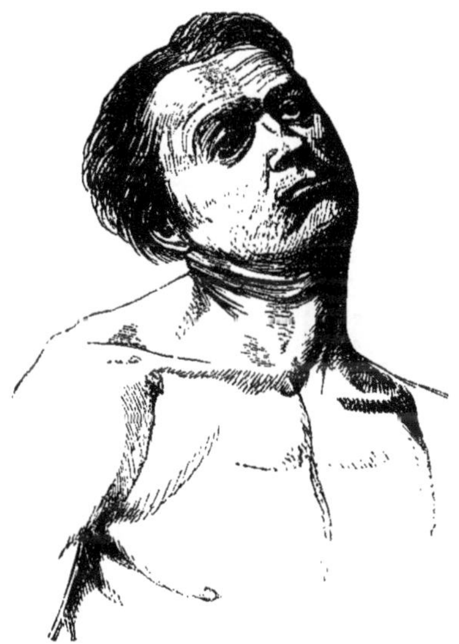

Fig. 140.— Torticolis par contracture du splénius droit et de l'angulaire de l'omoplate droit.

Dans le torticolis par contracture des *scalènes*, bien étudié par Dubreuil, la tête est inclinée du côté de la lésion.

Exceptionnellement, la contracture peut porter sur les *peauciers* (Lang, Dubreuil, Dieffenbach).

Dans ces cas, la tête présente une inclinaison latérale du côté atteint analogue à celle observée dans les contractures du sterno-mastoïdien, la commissure labiale est fortement inclinée en bas.

Lorsque les deux peauciers sont pris simultanément, la tête est attirée en bas, les téguments sont plissés (Dieffenbach).

Torticolis oculaire. — Dans cette forme de torticolis assez rare, la tête prend une position en rapport avec les troubles visuels, la paralysie des muscles moteurs existant à droite ou à gauche.

La tête et la colonne vertébrale peuvent, au début, être redressés sans difficulté.

Les figures 141 et 142, d'après Bradford et Lovett, montrent la position de la tête dans cette variété de torticolis. (Voyez *Diagnostic*, p. 186.)

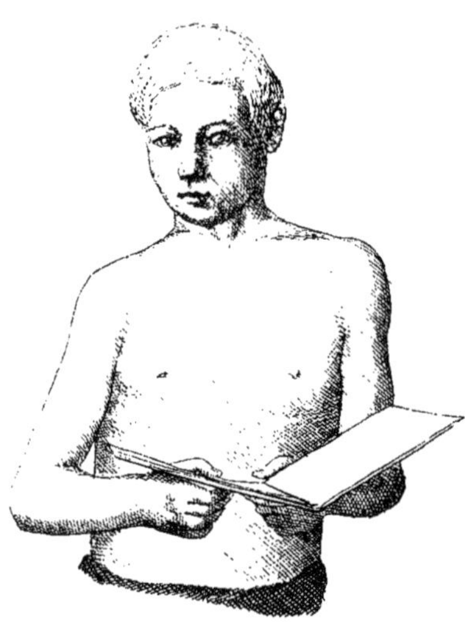

Fig. 141.— Torticolis oculaire. Position habituelle de la tête.

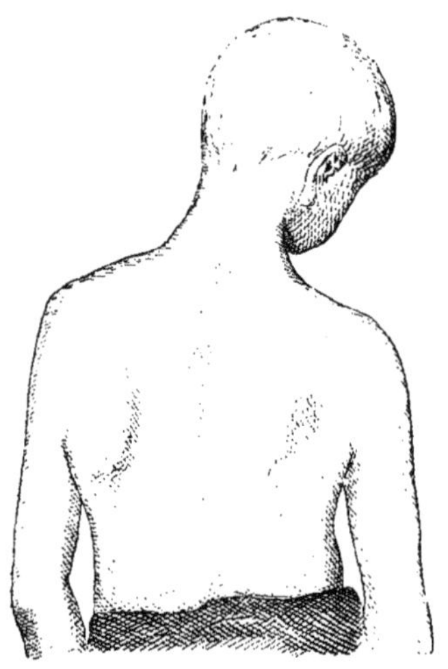

Fig. 142.
Le même sujet vu de dos.

Torticolis paralytique. — Dans le torticolis paralytique, dont l'existence est contestée par quelques auteurs, le sterno-cléido-mastoïdien du côté sain entraîne la tête et lui imprime la déviation habituelle, mais il n'existe pas de contracture ni de contraction et la tête peut être redressée facilement sans efforts. Si la position vicieuse persiste longtemps, le muscle peut présenter une véritable rétraction.

Torticolis intermittent ou spasmodique. — Cette forme de torticolis est caractérisée par des contractions intermittentes involontaires et répétées des muscles cervicaux, souvent douloureuses, quelquefois avec tremblements ou petites convulsions; les contractions se manifestent seulement pendant l'exercice de certains mouvements volontaires ou involontaires, à la suite d'émotions morales, de chagrins (Wepfer). de frayeur, au moment des époques cataméniales. Dans quelques cas, le retour des accès peut se montrer avec une périodicité parfaite (Renouard), et la maladie, qui cède au sulfate de quinine, est très probablement sous l'influence du paludisme.

L'inclinaison latérale et la rotation de la tête disparaît habituellement pendant le sommeil naturel ou provoqué, et souvent aussi par le décubitus dorsal.

La contraction spasmodique atteint presque toujours à la fois le sterno-mastoïdien et le trapèze, souvent d'autres muscles du cou (splénius, angulaire de l'omoplate, etc.), innervés par la première et la deuxième branche cervicale. Le spasme est très rarement bilatéral. La contracture peut devenir permanente (*torticolis tonico-clonique* de Benedikt).

Dans quelques cas, les secousses convulsives affectent la forme du torticolis intermittent, tic rotatoire ou giratoire que Trousseau a décrit parmi les affections choréiques. La tête exécute une série de mouvements de rotation et d'inclinaison, d'une façon rythmique et avec une régularité parfaite.

Le torticolis intermittent est une affection essentiellement nerveuse, se montrant chez des sujets prédisposés, devant être rangée dans la catégorie des névroses convulsives ou des spasmes fonctionnels (Duchenne, de Boulogne) et se rattachant dans quelques cas à des lésions des centres nerveux.

Il n'existe pas d'examen anatomique précis indiquant dans cette affection l'existence de lésions des centres ou des nerfs périphériques. Dans un cas de Ballance, le nerf excisé était normal. Rivington, Sutton admettent une sclérose du cerveau et de la moelle, mais sans appuyer cette assertion sur un examen histologique probant.

Dans le torticolis *par action dynamique* (Tillaux) (*torticolis fonctionnel* de Vulpian), la tête n'étant pas soutenue perd aussitôt l'équilibre; elle s'incline latéralement et ensuite en rotation, sans secousse, lentement et graduellement. L'attitude vicieuse persiste tant que la tête n'est pas ramenée à la position normale (Tillaux); il s'agit donc bien dans ces cas d'un défaut d'énergie musculaire.

**Diagnostic.** — L'aspect caractéristique de la lésion permet de reconnaître facilement cette difformité, il est souvent plus difficile de se prononcer sur la nature, la variété du torticolis.

Dans le torticolis *aigu*, il faut rechercher attentivement l'origine de l'affection. Si la difformité a succédé à un mouvement brusque ou à un effort, on examinera le rachis qui peut être atteint d'arthrite, d'entorse (Malgaigne) et même de luxation (Dupuytren). On recherche très attentivement les points douloureux au niveau des apophyses transverses et épineuses des vertèbres cervicales.

Le torticolis *congénital* siège presque toujours à droite et est accompagné d'hémiatrophie de la face et du crâne.

Le torticolis *osseux* ou *articulaire*, principalement lorsque ce dernier se complique par action réflexe de contractures secondaires des muscles cervicaux, est souvent difficile à distinguer du torticolis musculaire.

Dans le *mal de Pott*, au début, la contracture des muscles du cou est généralement précédée d'une douleur vive, profonde, siégeant à la nuque et réveillée par les mouvements imprimés aux articulations des vertèbres (voir p. 239, 240).

Les mouvements de la tête et spécialement les mouvements de rotation sont abolis. Il existe, au niveau des vertèbres et de la région de la nuque, de l'empâtement, la fossette sous-occipitale peut disparaître (Dally). Les attitudes de la tête sont variables.

La tête est tantôt fléchie, tantôt étendue, quelquefois inclinée latéralement. Mais alors la rotation de la face, au lieu de se faire vers le côté sain, est dirigée vers le côté malade. Les muscles contractés par action réflexe sont généralement moins saillants et moins durs que dans les cas de lésions primitives.

On note souvent des étourdissements, du vertige, des engourdissements et des fourmillements dans les membres inférieurs, dans quelques cas une véritable paraplégie.

Dans le *torticolis articulaire*, la contracture réflexe, presque constante, des muscles cervicaux, a été précédée d'une douleur plus ou moins vive, siégeant profondément soit à la nuque, soit sur la ligne des apophyses épineuses.

Dans le torticolis ou *arthrite occipito-atloïdienne*, décrit par Dally, et caractérisé anatomiquement par une subluxation de l'atlas sur l'occipital, il existe du gonflement de la région de la nuque. Les mouvements de déglutition sont douloureux ; le doigt porté dans le pharynx fait constater la présence d'une saillie. Dans le sommeil chloroformique les contractions disparaissent, mais on ne produit aucun mouvement au niveau des articulations ankylosées (Dally).

Les antécédents personnels et héréditaires, la marche de la maladie, l'examen de l'état général indiqueront la nature tuberculeuse ou rhumatismale de l'affection.

Il faut rechercher si le sujet a été récemment atteint de maladies, érysipèle, scarlatine (J. Dollinger), souvent suivies d'arthrite vertébrale.

Les signes indiqués précédemment, la palpation, l'élecricité permettent de reconnaître quels sont les muscles intéressés.

Les signes suivants permettent de différencier le torticolis *musculaire* du torticolis *paralytique* : dans le premier, la tête est inclinée du côté de la lésion, tandis que dans le second elle est penchée du côté opposé. Inversement, la face est tournée du côté opposé dans le torticolis par rétraction, et du même côté dans le torticolis paralytique. Le malade ne peut, dans le torticolis .paralytique, imprimer les moindres mouvements du côté paralysé. On redresse très facilement la tête qui, une fois abandonnée à ellemême, reprend immédiatement sa position vicieuse. Sous l'influence du sommeil anesthésique, le torticolis par paralysie disparaît.

Lorsque la lésion est très ancienne, le muscle antagoniste subit une rétraction véritable et il devient impossible de relever l'extrémité céphalique ; au torticolis paralytique a succédé un torticolis par rétraction avec tous ses caractères habituels.

Le torticolis *intermittent* ou *spasmodique* présente un certain nombre de signes caractéristiques.

Dans le torticolis *oculaire*, la tête et la colonne vertébrale peuvent être redressées temporairement, sans difficulté.

Le muscle sterno-mastoïdien ne se rétracte que lorsque l'affection est ancienne. Il faut examiner, dans tous les cas de torticolis, s'il existe des troubles visuels, de la paralysie des muscles oculaires, qui peuvent être la cause particulière de la difformité. On recherchera la diplopie au moyen de l'épreuve des verres colorés. Dans la position vicieuse habituelle de la tête, un verre coloré étant placé devant l'un des yeux, la lumière est vue simple binoculairement, la diplopie apparaît aussitôt qu'on redresse la tête.

Pour savoir si le muscle lésé est *contracturé* ou *rétracté*, on se fondera sur l'ancienneté de la lésion et surtout sur l'examen pendant le sommeil anesthésique. Si, lorsque le malade est endormi, on peut produire un redressement facile et complet de la tête, il s'agit d'un torticolis par contracture. Dans la contracture, le muscle a conservé son volume normal, dans la rétraction, le muscle est très raccourci, atrophié et transformé en une corde fibreuse.

Quant à la cause du torticolis, il faut étudier avec grand soin les antécédents, la marche de la maladie, les symptômes concomitants.

**Pronostic.** — Le torticolis chronique est une difformité choquante et gênante, retentissant sur la phonation, la vision, etc.

Les opérations proposées pour sa cure sont peu graves, et l'on n'a constaté des accidents graves que dans des cas tout à fait exceptionnels (Robert, Bonnet, Lund).

Lorsque le torticolis est ancien, invétéré, il existe des déviations de la colonne vertébrale, de l'atrophie du crâne et de la face contre lesquelles les traitements les mieux dirigés sont impuissants. Dans les torticolis peu marqués, l'asymétrie faciale persiste après la guérison de la difformité.

Le pronostic est surtout sérieux dans la deuxième forme de torticolis de Lorenz (voir p. 179). Bien que dans ces cas l'inclinaison de la tête soit légère et que la difformité paraisse peu importante, après la section du muscle, on n'obtient aucun redressement de la tête. Après l'intervention, la compensation occipitale devient complète, mais la scoliose cervicale persiste, on ne peut que très difficilement déshabituer le sujet de son attitude vicieuse.

Il importe dans tous les cas de commencer la cure du torticolis de très bonne heure.

Le torticolis intermittent, et l'affection nerveuse qui l'accompagne en général, sont très difficiles à guérir.

**Traitement.** — Le traitement du torticolis varie suivant la forme et la nature de la difformité.

Le torticolis *aigu* sera traité par les moyens médicaux habituels. On recommandera les fomentations chaudes, les injections sous-cutanées de morphine, les pulvérisations d'éther, l'électricité, le massage avec manipulations de redressement (Martin aîné, 1837) et immobilisation dans la position redressée.

Dans les cas de *rupture* du sterno-mastoïdien, chez l'enfant, on maintiendra, au moyen d'un appareil simple et léger, la tête dans la rectitude, jusqu'à la cicatrisation du muscle et la disparition de l'épanchement sanguin.

Dans les cas de *myosite* ou de *tumeur syphilitique* des muscles, on recommandera le traitement spécifique.

Dans le torticolis *oculaire*, on traitera d'abord l'affection des yeux. Wadsworth, Risley ont guéri des torticolis par des ténotomies oculaires. Les moyens orthoptiques seuls sont impuissants dans les cas de paralysie invétérée des muscles de l'œil.

Dans le torticolis *paralytique*, on recommandera les frictions excitantes, le massage, les mouvements actifs des muscles paralysés, l'électricité avec des courants continus ou interrompus. Dans quelques cas, on se servira d'un appareil immobilisateur ou de soutien. Les ténotomies ne devront être faites sur les muscles rétractés que tardivement.

S'il s'agit *d'une contracture*, on devra s'attaquer à la cause première de l'affection.

Les moyens médicaux (pulvérisations d'éther, injection souscutanée d'atropine) réussissent dans quelques cas. Les pulvérisations d'éther (Verneuil) permettent même, dans les cas anciens, un assouplissement très marqué des muscles.

L'électricité, sous forme de courants continus descendants (Remak, Mac-Lane, Hamilton) est d'une efficacité incontestable. Duchenne (de Boulogne) a préconisé les courants intermittents. On applique dans ce cas les électrodes sur le muscle opposé à celui qui est contracturé, afin d'en augmenter la force par des contractions énergiques.

Les manipulations, le massage, donnent des cures très rapides dans certains cas de torticolis postérieur. Le massage agit efficacement sur les infiltrations des muscles et des glandes du cou, dans les cas de rhumatisme ; il fait disparaître la douleur.

Le massage, employé par Récamier en 1838, dans le traitement du torticolis aigu et chronique, agit dans certains cas d'une façon très efficace, il fait disparaître la sensibilité, l'infiltration des muscles et des ganglions lymphatiques du cou.

Cette méthode ne saurait être trop recommandée, elle réussit même dans les cas de torticolis postérieurs anciens.

Delore a préconisé le massage forcé, le redressement brusque avec immobilisation consécutive. Voici le procédé recommandé par le chirurgien de Lyon : Le malade anesthésié est assis sur un tabouret peu élevé. Deux aides le maintiennent. L'opérateur s'empare de la tête et lui fait exécuter doucement, progressivement, des mouvements de rotation et d'inclinaison en sens inverse jusqu'au redressement complet, généralement obtenu au bout de 5 à 10 minutes.

Delore applique ensuite un bandage silicaté immobilisant la poitrine, le cou et la tête. Ce bandage est consolidé par des attelles de carton, mouillées, imbibées de silicate de potasse. On peut, à l'exemple de Levrat (de Lyon), pratiquer dans ces appareils des échancrures qui permettent d'employer l'électricité et le massage.

Cette méthode a donné quelques succès (Bradford, L. Bobichon, de Saint-Germain); elle ne doit s'appliquer que dans les cas pour lesquels un diagnostic précis aura pu être établi, car lorsque les vertèbres cervicales sont altérées, le redressement brusque nous paraît extrêmement dangereux.

Lorsque le chloroforme a permis de constater l'existence d'une *rétraction* musculaire, il faut recourir au traitement de cette forme de torticolis la plus communément observée dans la pratique orthopédique.

Pour la plupart des auteurs, le traitement de cette variété de torticolis consiste dans la ténotomie sous-cutanée du sterno-cléido-mastoïdien, suivie de l'application d'appareils orthopédiques en général très compliqués. Le torticolis ainsi soigné peut être amélioré, mais il n'est jamais complètement guéri. Les récidives sont très fréquentes. Nous avons insisté depuis longtemps sur les importants principes qui doivent guider dans la cure de cette difformité.

1° Sectionner complètement les parties tendineuses, fibreuses, aponévrotiques, qui s'opposent au redressement. La méthode récente de la ténotomie à ciel ouvert a réalisé un grand progrès en permettant les sections de toutes les parties rétractées dans les torticolis anciens;

2° Après la ténotomie, maintenir le redressement au moyen d'appareils simples, n'empêchant pas les exercices quotidiens de redressement;

3° Faire un traitement consécutif orthopédique et gymnastique rigoureux, dirigé surtout contre les déviations vertébrales. Faire des exercices de redressement passifs et actifs qui permettent une guérison parfaite et la compensation de la difformité.

I. — Les indications de la ténotomie dans le traitement du torticolis sont assez étendues. Disons d'abord que l'on a abusé de cette opération, souvent inutile lorsque plusieurs muscles sont atteints, lorsqu'il existe des contractures des muscles postérieurs, des déformations vertébrales importantes.

Chez les très jeunes enfants, dans le torticolis congénital, la ténotomie peut souvent être évitée, si l'on commence de bonne heure les manipulations et le massage. Chez des enfants de 2 à 12 ans, nous avons obtenu, par le *massage* seul les *manipulations* des redressements de torticolis assez prononcés.

Nous opérons en général la ténotomie pour le torticolis, lorsque le massage et les manipulations ont échoués, vers l'âge de 4 à 8 ans.

La ténotomie du sterno-cléido-mastoïdien est surtout indiquée dans les rétractions véritables de ce muscle, dans les cas anciens avec rétraction des deux faisceaux, brides fibreuses et aponévrotiques profondes.

On sectionnera un seul ou les deux faisceaux, suivant le cas. La ténotomie des autres muscles (peaucier, trapèze, etc.) n'est indiquée que très rarement, dans des cas à indications spéciales.

Nous avons indiqué (p. 136, 137, 138) le manuel opératoire, les accidents possibles de la ténotomie *sous-cutanée et à ciel ouvert* du sterno-cléido-mastoïdien.

Dans quels cas l'une ou l'autre méthode doit être préférée? Anciennement pratiquée par I. Minnius, Tulpius, Roonhuysen, Amussat, Roux, recommandée récemment par Volkmann, A. Lorenz (de Vienne), Heinecke, Billroth, Keetly, E. Owen, Lannelongue, Levrat, Lucas-Championnière, Kirmisson, Phocas, Vincent, Dessirier, C. Taccoen, Ducurtil, la section à ciel ouvert du sterno-cléido-mastoïdien a pour avantages de permettre de diviser avec une grande précision, tous les tissus fibreux, aponévrotiques qui existent au-dessous du sterno-mastoïdien dans les torticolis anciens.

Elle permet d'éviter la blessure des troncs vasculaires normaux ou anormaux, la veine jugulaire externe ou antérieure, le nerf phrénique.

Les partisans de cette méthode font ressortir en outre l'innocuité de l'opération, la durée moins longue du traitement orthopédique consécutif. Ce dernier point ne nous paraît pas clairement établi par les observations des auteurs.

L'opération à ciel ouvert, certainement facile, a le grand inconvénient, principalement chez les femmes, de laisser une cicatrice très apparente (Berger, Jalaguier, Gross), malgré la réunion antiseptique parfaite de la plaie.

Les petites incisions (Lorenz, Vincent), les courtes incisions verticales (Phocas), ne mettent pas complètement à l'abri des cicatrices, mais présentent le grand inconvénient de ne pas donner un espace suffisant pour la section des parties tendineuses et aponévrotiques profondes.

La section à ciel ouvert, malgré les avantages signalés, ne nous paraît pas devoir remplacer d'une façon absolue la ténotomie sous-cutanée. La ténotomie sous-cutanée, dont on a exagéré les dangers et les difficultés, convient à un assez grand nombre de cas de rétraction isolée d'un ou des deux chefs du sterno-cléido-mastoïdien, elle est absolument indiquée pour le faisceau sternal surtout lorsque le muscle est mince, facile à isoler et à soulever sur le doigt (Bouvier, Berger, Jalaguier, Gross, Weinlechner). Nous avons pratiqué un très grand nombre de fois cette opération en suivant exactement les règles opératoires indiquées pages 136, 137 et nous n'avons jamais noté le moindre accident. S'il reste quelques fibres profondes après la ténotomie sous-cutanée, le massage bien pratiqué, en vient rapidement à bout.

La figure 134 représente un de nos jeunes malades complètement guéri d'un torticolis très prononcé par rétraction du muscle sterno-mastoïdien droit par la ténotomie sous-cutanée et un traitement orthopédique consécutif.

Les blessures des vaisseaux signalées par Robert, Volkmann, E. Owen, sont exceptionnelles. La section à ciel ouvert ne met pas du reste à l'abri de tout accident, hémorrhagie, suppuration de la plaie, si l'antisepsie n'a pas été absolument rigoureuse.

En résumé, la section sous-cutanée, quoique de moins en moins indiquée depuis l'avènement de la méthode à ciel ouvert, ne doit pas être complètement abandonnée. Il faut, suivant l'expression de Verneuil, faire une *sélection opératoire*, suivant les cas.

La section *sous-cutanée* convient à la majorité des cas de rétraction isolée du faisceau sternal.

La section à *ciel ouvert* est une précieuse ressource dans les cas de torticolis anciens, avec rétraction des deux chefs du sterno-mastoïdien, brides fibreuses profondes, lorsque le muscle est large et épais et présente des connexions avec les parties profondes.

La ténotomie à ciel ouvert est encore indiquée lorsque dans le cours d'une opération sous-cutanée, on s'aperçoit qu'il existe des vaisseaux anormalement situés (Jalaguier), des brides fibreuses profondes ou au niveau du faisceau claviculaire.

II. — Après la section tendineuse, on doit chercher à maintenir le redressement obtenu. Les appareils adoptés doivent être appliqués immédiatement et sans attendre la cicatrisation de la plaie.

Parmi les appareils peu compliqués que nous recommandons en première ligne, nous citerons les appareils à extension appliqués le sujet étant dans la position horizontale et les appareils à traction élastique.

Les lits mécaniques de Delpech, J. Guérin, V. Duval, sont trop compliqués et gênants.

Petersen recommande un lit à extension composée de la planche dite d'Esmarch, longue de 2 mètres, de 0m,40 de large et de 0m,03 d'épaisseur, reposant par son extrémité inférieure sur le sol. L'extrémité supérieure est placée sur un banc ou tréteau de 0m,90 de haut, pourvu de deux crampons qui correspondent à deux trous de la planche et qui servent à la fixer. Un trou rond pourvu de bandes élastiques sert à fixer la tête. Au-dessus un fort crochet reçoit une sorte de collier dont les deux chefs sont fixés à un arc de Glisson dont la position peut varier.

Une fois la ténotomie faite, l'opéré est suspendu deux ou trois fois par jour.

Pour abaisser l'épaule correspondante, Petersen fait tenir par la main du côté opéré une corde passant par un des trous de la planche et soutenant un poids.

Les lits mécaniques ou extension, ou à suspension sont utiles dans quelques cas.

Gross (de Nancy) a obtenu d'excellents résultats de l'extension continue pratiquée après la ténotomie au moyen d'un appareil analogue à celui que nous avons décrit (*Extension*, p. 38, fig. 6).

Une mentonnière de Glisson se fixe à un arc métallique. En son milieu l'arc métallique porte un troisième crochet auquel est attachée une corde passant sur une poulie fixée à la tête du lit et soulevant des poids de 1 kilogramme à 500 grammes. L'enfant est placé dans un lit dur et incliné dans une position plus ou moins oblique de façon à ce que la contre-extension soit faite par le poids du corps. Le sujet est laissé dans cette position pendant 15 ou 30 jours.

A l'exemple de Bradford et de Brackett, on peut immobiliser la tête pendant un certain temps, sur un lit dur et résistant, en produisant le redressement au moyen de bandes de diachylon convenablement disposées.

On peut dans certains cas se servir de l'appareil simple composé d'un serre-tête étroit noué sous le menton ; un ruban de fil

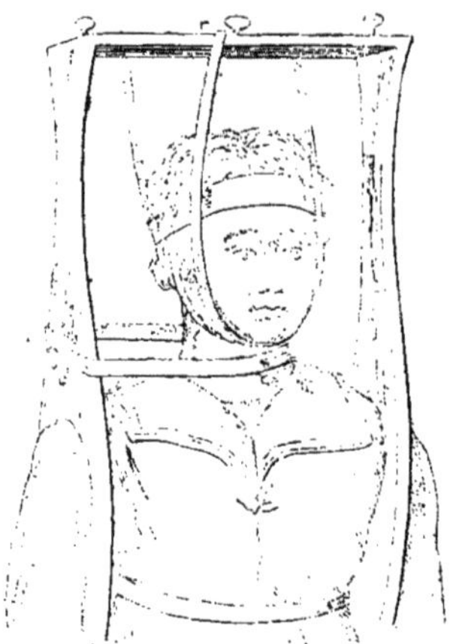

Fig. 143. — Appareil de Petrali.

est cousu sur le bord circulaire postérieur, un autre au niveau de l'oreille du côté sain, l'un et l'autre sont fixés en contournant l'aisselle du côté sain et maintiennent la tête dans une position forcée d'inclinaison du côté opposé au torticolis (de Saint-Germain).

Chez les filles on peut, si les cheveux sont assez longs les disposer en deux nattes que l'on nouera au-dessous de l'aisselle.

L'appareil plâtré, recommandé par Sayre, Tillaux, permet de redresser et d'immobiliser la tête dans une bonne position. Mais c'est un appareil inamovible, lourd, gênant et qui s'oppose à tout traitement par les mouvements.

L'appareil de Petrali (fig. 143) produit le redressement de la tête et son maintien dans une bonne position. Il a l'inconvénient d'être lourd et difficile à supporter.

Nous préférons les appareils à traction élastique.

Les appareils à traction élastique et diachylon ont été recommandés par Gilbert, J. Little, A.-J. Steele, L.-A. Sayre.

L.-A. Sayre place sur le front une large bande de diachylon, pour prévenir tout glissement. A chaque bout, on coud une bande de mousseline qui entoure la tête, et on fixe au bandeau *du côté sain*, une courroie élastique en anse dont le plein répond à l'aisselle. La longueur de cette courroie doit être juste suffisante pour retenir la tête dans son attitude normale (fig. 144).

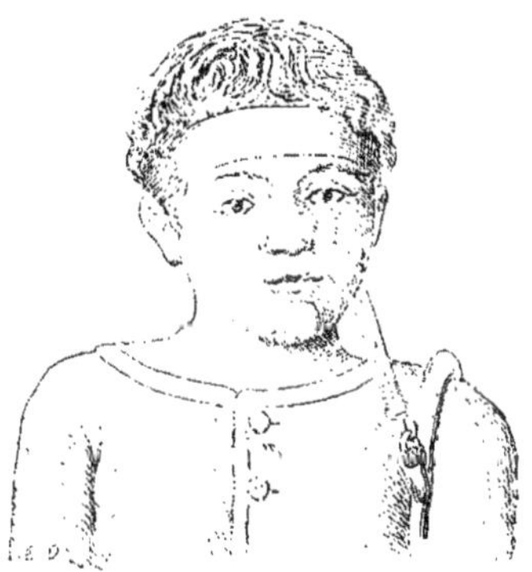

Fig. 144. — Appareil à traction élastique de Sayre.

Little prend le point d'appui inférieur sur une ceinture thoracique; Steele renforce et immobilise cette ceinture au moyen de courroies périnéales.

Kirmisson prend point d'appui sur la tête d'une part, sur le thorax d'autre part, à l'aide de deux bandes de diachylon enroulées autour de la poitrine et de l'extrémité céphalique. Il rapproche ensuite l'une de l'autre ces deux bandes à l'aide d'un tube de caoutchouc qui maintient la tête inclinée du côté opposé à la difformité.

Le diachylon présente un certain nombre d'inconvénients; il se déplace facilement, il adhère aux cheveux, produit une compression fâcheuse, les tractions élastiques ne peuvent être faites dans une direction convenable.

Nous préférons d'autres dispositions, des tracteurs élastiques. Sédillot (1865), sur la tête, préalablement recouverte d'un bonnet à mentonnière fixé par quelques tours de bandes, attachait une bande de caoutchouc, dont le chef supérieur était fixé au-dessus de l'oreille du côté correspondant au sterno-mastoïdien divisé. La tête était alors inclinée dans le sens contraire à la déviation et on assujettissait l'extrémité inférieure de la bande de caoutchouc tendue, qui descendait derrière la nuque, sur le côté opposé de la poitrine.

C.-H. Golding Bird emploie un *ressort de porte* en caoutchouc, disposé de telle façon que la tête soit tournée et que les yeux regardent obliquement en haut et à droite (torticolis à droite). On

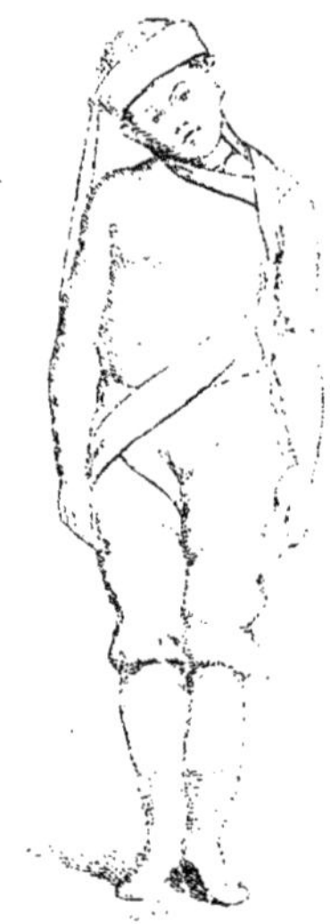

Fig. 145. — Appareil de Lorenz.

roule autour de la tête de l'enfant une bande de toile, en couronne; le ressort est attaché au-dessus et derrière l'oreille droite, et vient se fixer en bas derrière le cou et l'épaule droite à un corset, par un crochet à peu près au niveau de l'angle de l'omoplate gauche. Cet appareil, appliqué le lendemain de l'opération, doit être constamment porté dans la journée pendant un mois.

Lorenz propose l'appareil représenté dans la figure 145, ayant la même action que les exercices de redressement et plaçant la tête dans une position absolument inverse à celle de l'attitude pathologique.

Une couronne faite avec des bandes plâtrées, recouverte de

calicot, de tricot, ouverte en arrière, avec des œillets et un lacet à ce niveau, porte sur le côté un anneau. On fait passer une bande élastique autour du côté convexe du cou, puis on croise les deux extrémités, d'abord au-dessus, ensuite au-dessous de l'épaule du côté concave. On les conduit ensuite vers la cuisse du côté opposé ;

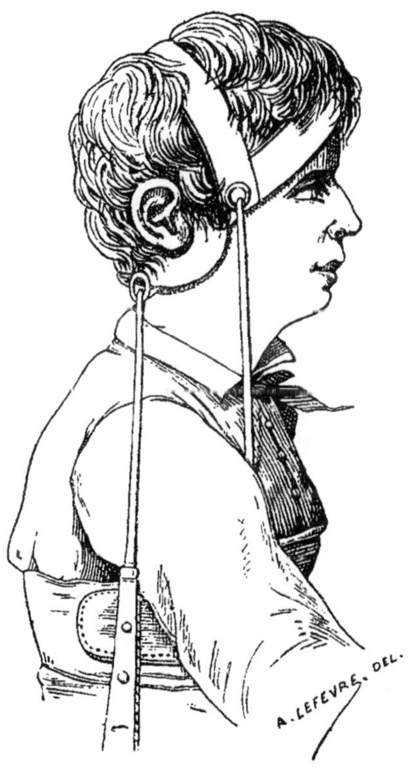


Fig. 146. — Appareil à traction élastique de P. Redard, pour le torticolis.

le chef le plus long remonte de là pour passer dans l'anneau adapté à la couronne. On tend ce chef plus ou moins en produisant l'inclinaison de la tête et sa rotation du côté malade.

Dans notre pratique nous nous servons de l'appareil représenté dans la figure 146.

Cet appareil doit être porté pendant les intervalles entre les exercices orthopédiques. Il nous a toujours paru très utile.

Cet appareil se compose :

1° D'une ceinture thoracique assez large venant s'appuyer au-dessous des aisselles ;

2° De bandes d'étoffe assez résistantes soutenues par du carton, servant à former une sorte de bandage en T de la tête.

Une bande horizontale fait le tour de la tête, passe au-dessous de l'oreille du côté où la traction doit être produite et bien en arrière de l'occiput. Une boucle permet de la serrer assez solidement. Une pièce de carton résistante, en forme de croissant, à

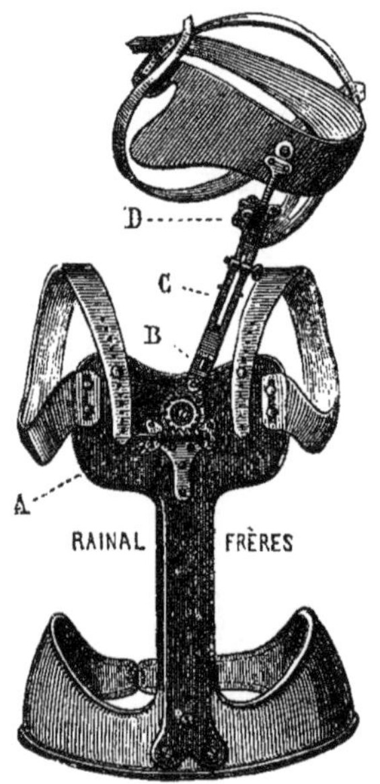


Fig. 147. — Minerve de Bouvier.

concavité supérieure est comprise dans la bande et sert ainsi à protéger l'oreille et à fournir un point d'appui à deux liens de caoutchouc placés suivant les indications du dessin.

Ces liens de caoutchouc, assez solides et dont la tension peut varier, viennent se fixer à la ceinture thoracique.

Une bande verticale s'étend de la partie moyenne du front vers l'occiput et sert à consolider tout l'appareil. On peut en tendant plus ou moins l'un ou l'autre lien élastique, placer la tête dans une position inverse à celle de l'attitude pathologique. Le lien antérieur est placé de telle sorte que sa traction produit la rotation de la tête du côté malade.

En général, après la ténotomie, nous n'appliquons pas immédiatement un appareil. Au bout de 4 à 6 jours, nous faisons le redressement au moyen de notre appareil, et nous avons soin de faire des *manipulations* et des *massages quotidiens*. Grâce à

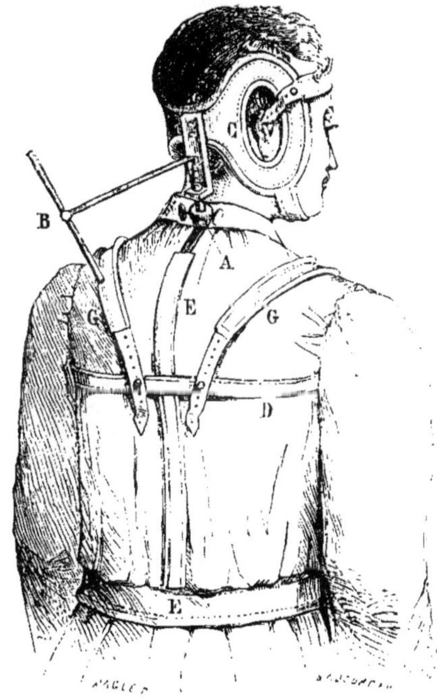


Fig. 148. — Appareil de A. Richard.

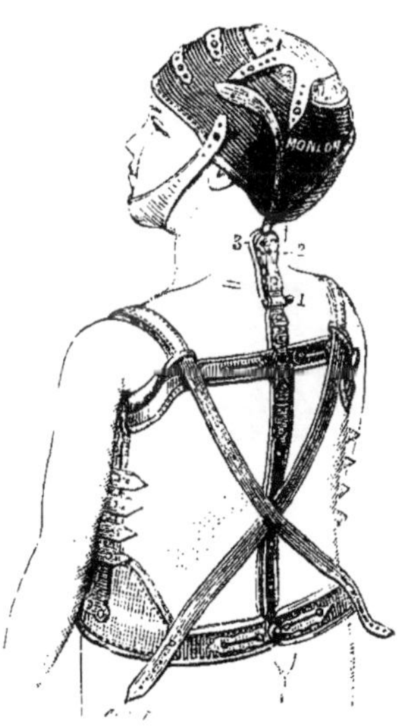

Fig. 149. — Appareil dit à triple effet.

cette méthode, nous avons obtenu de rapides résultats, même dans les cas de torticolis d'une certaine importance.

Nous ne sommes pas partisans des appareils orthopédiques compliqués, coûteux, souvent inefficaces. Si l'on se décide à l'emploi de quelques-uns de ces appareils, il ne faut pas oublier qu'ils ne doivent jouer qu'un rôle secondaire, en permettant de maintenir le redressement obtenu par la ténotomie, les manipulations et les massages quotidiens.

Les colliers ou minerves de Levacher (1762), Glisson, J. Guérin, Bonnet, Delacroix, Charrière, Mellet, Bouvier (fig. 147), prenant point d'appui sur le cou, le thorax et le bassin; les appareils de

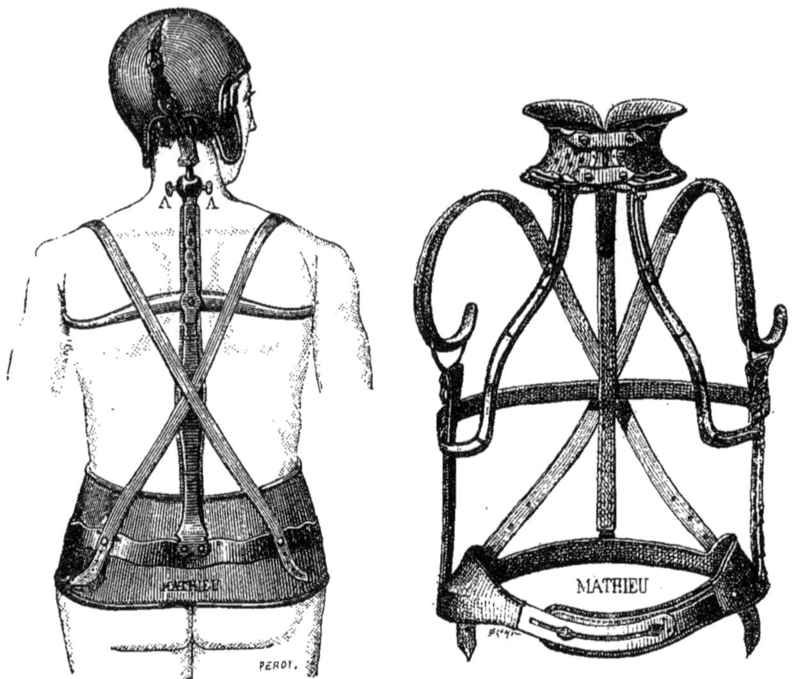


Fig. 150 et 151. — Appareils de Mathieu pour le torticolis.

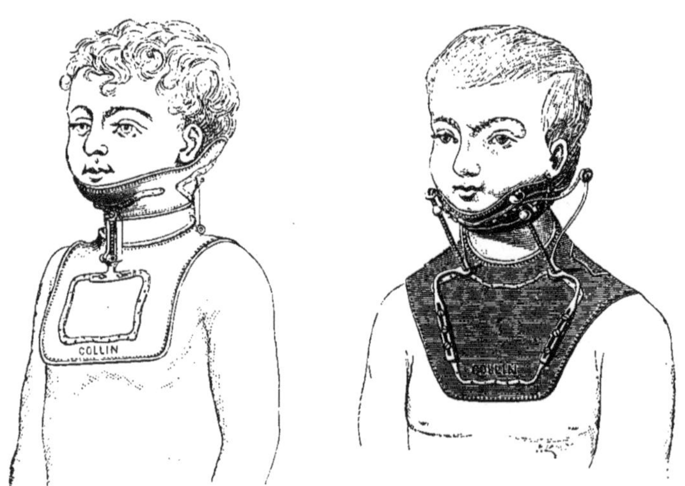


Fig. 152 et 153. — Appareils de Collin pour le torticolis.

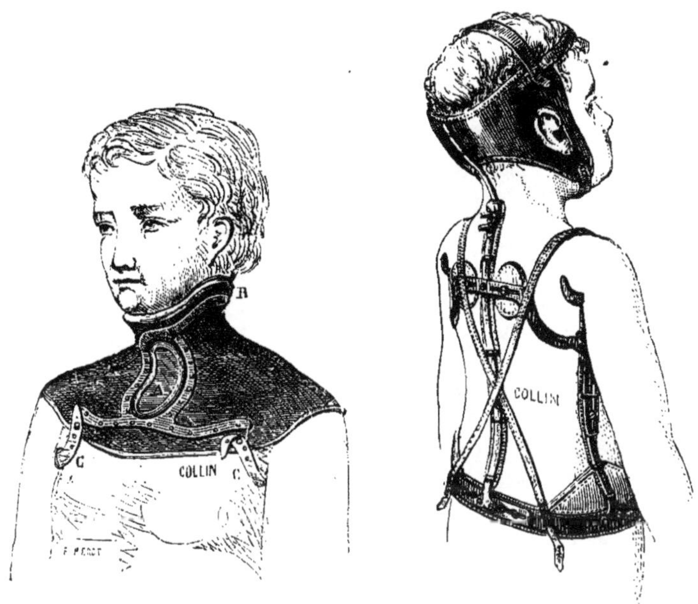


Fig. 154 et 155. — Appareils de Collin pour le torticolis.

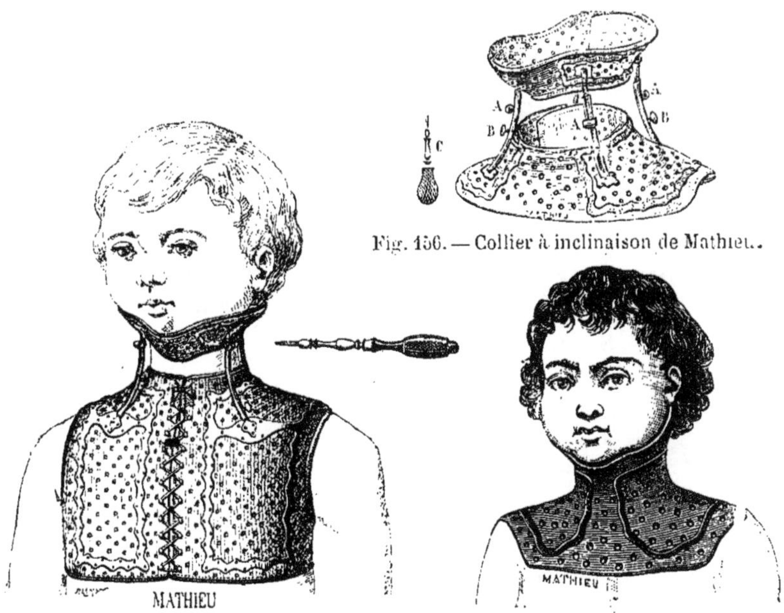


Fig. 156. — Collier à inclinaison de Mathieu.

Fig. 157 et 158. — Colliers de Mathieu pour le torticolis.

Richard (fig. 148), l'appareil de Drutel et Blanc, modifié par de

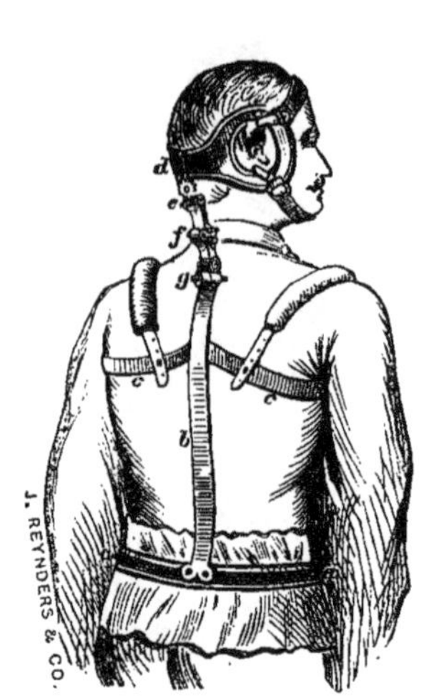


Fig. 159. — Appareil de Reynders.

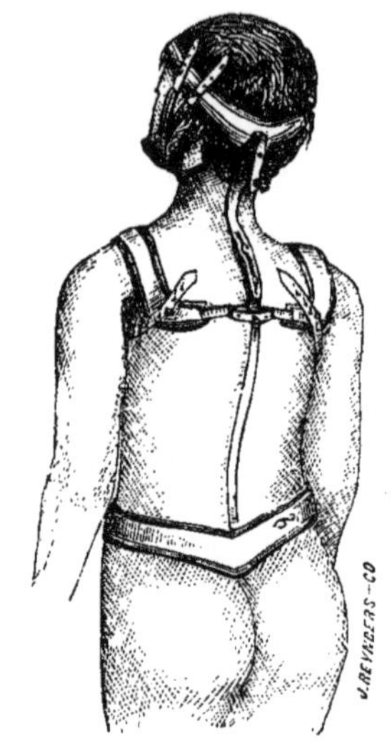

Fig. 160. —Appareil de Markoe.

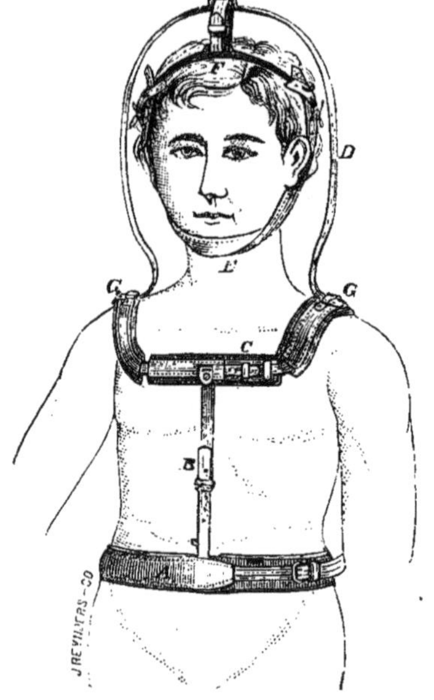

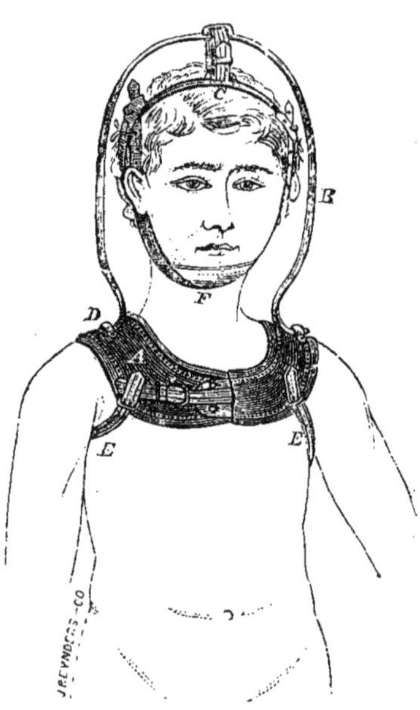

Fig. 161 et 162. — Appareils de Davis pour le torticolis.

Saint-Germain, appareil dit à triple effet (fig. 149), les appareils de Mathieu (fig. 150, 151), les appareils de Bigg, Bruns, Eulenburg, Langenbeck, ne sont plus guère employés aujourd'hui.

Les colliers ou minerves de Collin (fig. 152, 153, 154, 155), et de Mathieu (fig. 156, 157, 158), l'appareil Reynders (fig. 159), et Markoe (fig. 160), pourront rendre quelques services.

Les appareils de Davis (fig. 161), avec mentionnière de Glisson et arc métallique disposé au-dessus de la tête, venant s'appuyer au niveau des épaules, sont assez simples, mais ne possèdent pas une action corrective efficace.

III. — Le traitement consécutif, qui doit être recommandé aussitôt que possible, consiste dans l'emploi de manipulations, actives ou passives, d'exercices de redressement, de massage.

Les *manipulations*, actives et passives, ont pour but de détendre et de redresser les parties contracturées, de fortifier les muscles relâchés et affaiblis.

Les manipulations *passives* modifient souvent très rapidement les contractures rebelles.

A l'exemple de J. Dollinger, nous avons souvent employé les manœuvres suivantes qui nous ont donné les meilleurs résultats :

Supposons un cas de torticolis postérieur avec inclinaison de la tête vers l'épaule gauche et rotation de la tête à droite.

Le sujet étant assis à l'extrémité d'un banc élevé et étroit, le dos tourné vers l'opérateur, il enroule ses pieds autour des supports du banc, étend ses bras en arrière et se tient fortement avec les mains aux montants qui se trouvent derrière son dos. Le chirurgien se place derrière le malade, appuie son bras gauche sur l'épaule du sujet et saisit avec sa main gauche la partie droite de la mâchoire inférieure. Il étend son avant-bras droit sur la partie antérieure de l'épaule droite du sujet et plaçant la main droite dans la flexion dorsale en la dirigeant en arrière, il saisit avec ses doigts la moitié gauche de la partie postérieure de la tête.

On peut ainsi agir d'une façon efficace sur les mouvements de la tête, la ramener dans la rectitude, la tourner fortement à gauche, en évitant les mouvements de l'épaule qui, dans la position indiquée, peut être énergiquement repoussée par le chirurgien.

On peut aussi placer les enfants entre les genoux, le dos en arrière; avec une main, on saisit la tête que l'on pousse vers le bas dans la direction de l'axe longitudinal du corps, pendant que l'autre main presse assez fortement au niveau de la convexité de la courbure cervicale.

Les manipulations doivent se faire au début avec douceur et sans saccades, et en augmentant graduellement la force pendant 5 à 10 minutes.

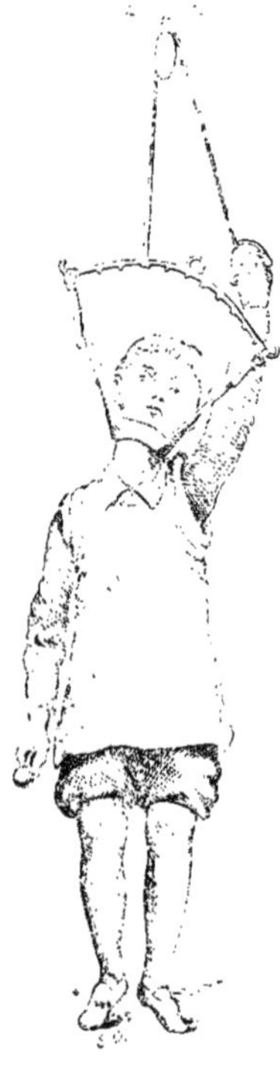

Fig. 163.

Souvent dès les premières séances on obtient un résultat important.

On pratiquera aussi le redressement passif au moyen de la *suspension verticale*, suivant les indications de la figure 163, d'après Lorenz. L'étrier est disposé de telle sorte que son point de suspension est déplacé du côté de la concavité de la courbure cervicale. La main du côté sain saisit la poignée, pendant que l'autre tient un poids.

La suspension verticale, très utile, avait été déjà recommandée dans le traitement du torticolis par Nuck et Solingen. Ces auteurs se servaient du collier à suspension représenté figure 64, p. 64.

Les mouvements *actifs* sont destinés à fortifier les muscles affaiblis et inactifs, principalement ceux qui unissent la tête à la cage thoracique ou à la colonne vertébrale. Ils sont faits après les mouvements passifs, lorsque la mobilisation est obtenue.

Les mouvements à recommander sont très variables; ils doivent être exécutés très méthodiquement en se basant sur la fonction des muscles atteints.

Ils doivent agir sur les muscles du côté opposé à l'inclinaison pathologique.

Dans les cas de torticolis par rétraction, nous pratiquons habituellement l'exercice de redressement suivant :

Le sujet, placé de côté, appuie la partie latérale du bassin et du thorax, du côté du torticolis, contre un plan résistant, une table, une barre de gymnastique.

Le chirurgien, en arrière du patient, place sa main à plat sur la partie latérale du cou du côté de la convexité cervicale opposé aux parties rétractées; il engage alors le malade à faire des mouvements de flexion latérale de la tête, pendant qu'il oppose avec la main une résistance à ce mouvement.

Le sujet doit aussi faire seul, tous les jours, des mouvements actifs de redressement et d'inclinaison dans le sens opposé aux parties rétractées.

On peut avec avantages faire tenir pendant ces exercices un poids par la main du côté sain, le sujet ne peut ainsi faire remonter son épaule et la rapprocher de la tête qui s'incline de ce côté.

Les mouvements doivent être continués jusqu'à ce que le malade arrive à presque toucher l'épaule du côté sain avec l'oreille de ce même côté.

Grâce à ces mouvements, on obtient la correction rapide de la difformité, la disparition de la scoliose cervicale.

Nous ne saurions trop insister sur la très grande valeur de la gymnastique manuelle dans le traitement du torticolis. Les mouvements actifs, lorsqu'ils sont faits par des sujets d'un certain âge intelligents et dociles, donnent surtout de rapides et brillants résultats. Dans ces cas la cure peut être obtenue sans l'aide d'*aucun appareil orthopédique*.

Nous possédons de nombreuses observations qui démontrent cette assertion.

Le *massage* est un complément très utile du traitement gymnastique.

Le traitement consécutif, rigoureusement exécuté suivant les règles que nous venons d'indiquer, met à l'abri des récidives très fréquentes, par l'emploi des anciennes méthodes de traitement.

Dans les cas de torticolis *intermittent*, on recourra aux moyens médicaux, antispasmodiques, sulfate de quinine (Renouard), pulvérisations de chlorure de méthyle, vésicatoires, sétons. — Le massage, la traction continue (Duchenne, E. Bœckel) seront souvent très utiles.

Duchenne a obtenu un succès en combinant l'application de courants induits avec des manœuvres orthopédiques. Dubreuil recommande les courants continus. — L'électricité statique peut aussi être recommandée. Les colliers, minerves serviront en immobilisant la tête et en pratiquant une extension continue favorable.

La métallothérapie n'a donné aucun résultat à Tillaux.

La *section* du sterno-cléido-mastoïdien a donné dans quelques cas exceptionnels des guérisons (J. Guérin). (Voyez *Procédé opératoire*, p. 150.)

La *section* ou mieux la *résection* du spinal pratiquée par Bujalski (1834), Campbell de Morgan (1862), J. Wood (1866, 1867), Rivington (1879), Annandale, Tillaux, Sands, Ballance, Jacobson, Terrillon, Noble Smith, Reeves (1879), a donné de bons résultats, elle a échoué dans un cas de Tillaux. Dans 7 cas d'excision du nerf spinal accessoire, F.-A. Southam a obtenu de très bons résultats. Les cas qui conviennent le mieux, d'après cet auteur, sont ceux dans lesquels le sterno-mastoïdien seul est atteint.

Cette opération (voir *Procédé opératoire*, p. 161) est indiquée dans les cas où les moyens médicaux, l'électricité, l'élongation ont échoué. Elle réussit même dans les cas ou d'autres muscles du cou sont atteints (Southam). Elle donne de meilleurs résultats que la section du sterno-mastoïdien et que l'élongation du nerf.

D'une intéressante statistique de L.-H. Petit, il ressort que sur vingt-quatre cas, dix-huit malades ont été complètement guéris ou très améliorés.

Lorsque les mouvements persistent, lorsque le spasme est dû à l'action de plusieurs branches nerveuses, on doit recourir à la section d'une ou de plusieurs branches cervicales (N. Smith, Keen). (Voir *Procédé opératoire*, p. 152.)

Cette dernière opération difficile, compliquée, exigeant de grands délabrements ne doit être faite que dans des cas exceptionnellement graves.

Après les opérations de section du nerf spinal ou de ses branches, il est nécessaire de masser, d'électriser avec des courants continus les muscles contracturés et de recommander un appareil de contention et de maintien pour la tête.

Collier a obtenu un cas de guérison par la *ligature* au fil d'argent du nerf spinal accessoire.

L'*élongation* du nerf spinal a été imaginée et pratiquée plusieurs fois avec succès par Campbell de Morgan.

Mosetig (1881) a guéri un de ses malades par l'élongation bilatérale des nerfs spinaux externes.

T. C. Renton, Reeves, ont obtenu deux succès par l'élongation du nerf spinal accessoire. Schwartz a pratiqué dans un cas l'élongation combinée à la résection de 2 centimètres du spinal. — Cet auteur cite huit observations dans lesquelles ce traitement a réussi sept fois.

Malgré ces succès, nous pensons que l'élongation doit être moins souvent pratiquée que la résection ou la section du nerf spinal. L'élongation peut, d'après Tillaux, retentir d'une façon fâcheuse sur le bulbe.

Dans les cas de torticolis paralytique, on cherchera par le massage, l'électricité, à ramener la contractilité du muscle paralysé. Des appareils orthopédiques serviront à combattre l'attitude vicieuse. Si le muscle opposé, non paralysé, présentait une rétraction consécutive et opposait au redressement une résistance trop considérable, il faudrait pratiquer la ténotomie de ce côté.

---

# CHAPITRE III

## DÉVIATIONS DE LA COLONNE VERTÉBRALE

Avant d'entrer dans l'étude des déviations de la colonne vertébrale, il est nécessaire de rappeler quelques détails d'anatomie physiologique, d'insister sur les courbures, les mouvements, les attitudes, le développement du rachis à l'état normal.

I. — Si l'on examine chez l'adulte la colonne vertébrale par sa partie antérieure, on voit qu'elle décrit plusieurs courbures antéro-postérieures : la colonne cervicale est convexe en avant, de même que la colonne lombaire, tandis qu'à la région dorsale la convexité est dirigée en arrière. La colonne sacro-coccygienne décrit une courbure à concavité antérieure.

De ces quatre courbures antéro-postérieures, les trois premières se font par transition insensible : la dernière naît au contraire par une brusque courbure, d'où la formation de l'angle sacro-vertébral.

Ces courbures normales, difficiles à observer, varient avec l'âge, les sujets, les professions.

Les *causes* des courbures antéro-postérieures du rachis ont donné lieu à diverses théories.

D'après un grand nombre d'auteurs (Horner, H. Meyer), ces courbures n'existeraient pas à la naissance. Il résulte des recherches précises de P. Bouland que le rachis humain, au moment de la naissance, présente :

1° Une *courbure cervicale* à convexité antérieure dont la corde est en moyenne de 42 millim. et la flèche de 2$^{mm}$,5;

2° Une *courbure dorsale* à concavité antérieure, formée par les dix ou onze premières vertèbres dorsales, ayant une corde de 78$^{mm}$, 5 et une flèche de 4$^{mm}$,25 ;

3° Quelquefois une *courbure lombaire* à convexité antérieure ; mais cette courbure fait le plus souvent défaut ;

4° Ces courbures antéro-postérieures ne sont appréciables que sur la colonne des corps vertébraux ; la colonne apophysaire est complètement droite dans la position horizontale. C'est à cette circonstance qu'il faut rattacher l'erreur que commettent encore aujourd'hui les auteurs qui admettent la rectitude complète du rachis chez le nouveau-né.

D'après Bouland, ces courbures résultent d'une différence de hauteur en avant et en arrière des noyaux d'ossification. Le courbure lombaire qui se forme à partir de l'âge de deux ans serait presque exclusivement due à la forme des fibro-cartilages interarticulaires.

Chez l'adulte, les courbures antéro-postérieures deviennent permanentes tant par la déformation en coin des corps vertébraux que par les déformations particulières des disques intervertébraux.

La théorie de L. Hirschfeld qui admet que les courbures du rachis doivent leur persistance à l'élasticité des ligaments jaunes, ne peut être admise.

D'après la théorie de Malgaigne et de G.-H. Meyer, les courbures antéro-postérieures du rachis se développeraient pendant la croissance, sous l'influence des efforts musculaires que fait l'enfant pour s'asseoir, puis plus tard pour se tenir debout et marcher et aussi par l'action du poids de la tête et de la partie supérieure du corps. Il se produit d'abord une courbure dorsale, puis des courbures de compensation au-dessus et au-dessous, qui deviennent permanentes par l'accommodation des os et des ligaments aux conditions de la marche et de la station.

D'après H. Staffel, la lordose lombaire, la courbure sacrée et l'inclinaison pelvienne se forment chez l'enfant au moment où il essaie de se tenir debout et de marcher. Chez le nouveau-né, le centre de gravité du tronc est situé bien en avant de l'axe commun des articulations fémorales ; à ce moment le rachis forme une tige plus ou moins droite. Si l'enfant veut se tenir debout, il cherche à récliner le tronc jusqu'à ce qu'il arrive à obtenir l'équilibre au-dessus des hanches. Il y parvient par l'extension des hanches et la réclinaison du rachis. Ainsi se forme la lordose lombaire, puis la courbure dorsale.

La courbure dorsale à convexité postérieure n'est pas nécessairement une courbure de compensation de la lordose lombaire. Cette courbure peut s'accentuer par le poids du corps et les fonctions pulmonaires. La courbure cervicale à convexité antérieure est au contraire une courbure de compensation de la cyphose dorsale.

L'existence d'une *courbure latérale* sur la partie dorsale gauche de la colonne vertébrale, surtout marquée au niveau des 3$^e$, 4$^e$ et 5$^e$ vertèbres, à laquelle on a voulu faire jouer un rôle important dans l'étiologie des scolioses dorsales à convexité droite (v. in *Scoliose : Etiologie*), n'est pas admise par tous les auteurs. Cette courbure a été attribuée principalement au passage de l'aorte à gauche (Sabatier, Bouvier), à la prédominence d'action du bras droit (Bichat, Béclard, Tillaux), à l'attitude intra-utérine du fœtus, à l'hypertrophie normale du côté droit, à sa nutrition exagérée (Malgaigne, Vogt, Busch, Volkmann, Albrecht).

Cruveilhier et Sappey n'admettent pas de courbure latérale du rachis, mais une simple dépression destinée au passage de l'aorte.

Nous donnons plus loin les raisons qui ne permettent pas d'admettre cette courbure latérale et son influence sur le développement des scolioses dorsales droites.

II. — Le rôle physiologique du rachis doit être examiné à un triple point de vue, il protège la moelle, reçoit d'en haut le poids du corps et le transmet au bassin, enfin il est doué de mouvements propres.

On doit distinguer dans le rachis deux parties principales : l'une, la *colonne des corps vertébraux*, ayant comme fonction spéciale de supporter le poids du tronc avec les viscères, de la tête et des membres supérieurs ; l'autre, la *colonne apophysaire* ou des arcs vertébraux formant le canal protecteur de l'axe médullaire et ne jouant qu'un rôle secondaire dans la fonction de sustentation. Cette distinction établie par H. Meyer a une grande importance au point de vue de la théorie des scolioses (v. *Scoliose*).

Comme organe de locomotion, le rachis présente des mouvements, des oscillations d'une observation délicate, que l'on peut confondre avec les mouvements qui se passent dans l'articulation coxo-fémorale.

Les mouvements du rachis sont de deux ordres : mouvements *partiels*, mouvements de *totalité*.

Les mouvements *partiels* dépendent de l'épaisseur, de la compressibilité et de l'extensibilité (Meyer) des disques intervertébraux par rapport à la hauteur et la largeur des corps vertébraux. La mobilité est augmentée ou diminuée par la direction des apophyses articulaires, par le degré de laxité de leurs capsules articulaires. L'anatomie explique donc l'étendue des mouvements observés dans la région cervicale, l'immobilité presque complète de la région dorsale, la mobilité assez grande de la région lombaire.

On peut distinguer trois espèces de mouvement de *totalité* du rachis :

1° Mouvements autour de l'axe longitudinal ou *mouvements de torsion ;*

2° Mouvements autour de l'axe antéro-postérieur ou d'*inclinaison latérale ;*

3° Mouvements autour de l'axe transversal ou de *flexion* et d'*extension*.

Les mouvements de *torsion*, en vertu desquels la face antérieure du corps des vertèbres regarde un peu en dehors, dépend d'un certain degré de torsion des disques intervertébraux et du rapport des hauteurs entre ces disques et les corps vertébraux. Ainsi que l'a indiqué Judson, le mouvement de torsion se combine en général avec la flexion latérale. La force de pression exercée, par suite de cette flexion latérale, tombant obliquement sur le plan supérieur des vertèbres, tend à les faire glisser vers le point qui est le moins pressé, comme le noyau de cerise pressé entre les doigts. Les corps vertébraux, dépourvus de moyens moins résistants que la colonne apophysaire et les apophyses épineuses, subissent le maximum de déplacement.

De là cette notion importante dans l'étude des scolioses, que la ligne apophysaire épineuse donne toujours la mesure atténuée de la torsion ou de la rotation des corps vertébraux.

La torsion est assez étendue à la région cervicale, à peu près nulle dans la région lombaire. Elle s'effectue, d'après Duchenne (de Boulogne), sous l'influence du transversaire épineux.

Les mouvements d'*inclinaison latérale* sont très limités et se produisent en grande partie dans la région lombaire et l'articulation coxo-fémorale.

Les obstacles à ces mouvements se trouvent dans la résistance des ligaments interosseux et de la partie latérale du ligament vertébral commun antérieur.

La tête des côtes, le peu de hauteur des disques intervertébraux, les articulations ligamenteuses solides s'opposent au mouvement d'inclinaison de la région dorsale.

Les mouvements de *flexion* et d'*extension*, assez étendus, se produisent autour des axes transversaux, passant derrière le noyau des disques et au-devant des apophyses articulaires. Dans le mouvement de flexion, déterminé par les muscles abdominaux, le disque s'aplatit en avant, les facettes articulaires tendent à s'écarter, mais bientôt la flexion se trouve arrêtée par la résistance du disque, les ligaments postérieurs, la forme des apophyses articulaires et le plus ou moins de laxité de leur capsule. Dans le mouvement d'extension, produit par les muscles spinaux postérieurs, les ligaments postérieurs sont relâchés, le ligament vertébral antérieur tendu.

III. — Le rôle du rachis étant surtout de porter le poids du corps, il prend, par rapport au bassin et aux articulations coxo-fémorales, certaines *attitudes* déterminées par les lois de la statique. Ces attitudes sont maintenues par l'action des muscles et aussi par les forces qui résident dans sa propre conformation.

L'étude de ces attitudes, l'attitude *debout*, *assise*, a une importance considérable pour l'étude des déviations antéro-potérieures et latérales du rachis.

Nous donnerons seulement ici quelques indications sur ce sujet, renvoyant aux travaux plus complets de Weber, H. Meyer, H. Staffel.

Comme position extrême du rachis dans la station *debout* on doit considérer l'attitude *droite* ou *militaire* (H. Meyer), l'attitude *relâchée* ou *paresseuse* (Weber).

Dans l'attitude *militaire*, la ligne de gravité du corps commençant en haut au niveau du tubercule de l'atlas et descendant en arrière des vertèbres lombaires, passe par le bord inférieur de la sixième vertèbre cervicale et par le bord supérieur de la neuvième vertèbre dorsale. C'est dans cette disposition, due à la courbure en S de la colonne vertébrale que réside, dans l'attitude militaire, la force qui sert à maintenir l'équilibre du tronc. D'après Meyer, la tige élastique de la colonne vertébrale est divisée en trois segments destinés à porter une partie du poids du corps. Meyer les compare aux ressorts en forme de cou de cygne des anciens chars.

Le tronc repose sur le segment inférieur dont le centre de gravité se trouve situé à peu près au niveau de la neuvième vertèbre dorsale; les membres supérieurs s'appuient sur le segment moyen ou courbure dorsale; la tête, sur le segment cervical, convexe en avant.

Dans l'attitude militaire, la force élastique du rachis n'entre pas seule en jeu, les muscles, qui ont produit la position droite, sont chargés de la maintenir.

Dans l'attitude *relâchée*, les corps vertébraux obéissant à l'action de la pesanteur s'affaissent sur eux-mêmes, la concavité de la portion thoracique s'exagère, le dos se voûte, le thorax se rapproche du bassin.

Dans l'attitude *militaire*, le bassin est fortement incliné, les articulations coxo-fémorales maintenues en extension modérée par l'action musculaire; dans l'attitude *relâchée*, le bassin est un peu incliné, le détroit supérieur se rapproche du plan horizontal et l'articulation de la hanche est fixée dans l'extension extrême.

Avec Virchow, Vogt, Staffel, nous pensons que l'on ne peut admettre comme des types normaux, les deux attitudes extrêmes que nous venons de décrire. Chaque sujet possède un type d'attitude qu'il conserve dans ses mouvements, ses déplacements. Ce type est plus ou moins intermédiaire aux attitudes extrêmes, militaire et relâchée.

Staffel admet cinq types d'attitude.

L'attitude *assise* se caractérise par l'absence de l'ensellure lombaire normale et par le bassin plat. L'attitude assise prolongée a une grande influence sur le squelette du tronc, dans le jeune âge, jusqu'à l'ossification complète. Dans un premier type d'attitude assise, observé chez les individus lourds, osseux (Staffel), le dos est fortement voûté, il y a absence de toute courbure lombaire. Le sommet de la voussure se trouve vers le milieu du dos. Dans un deuxième type, observé chez les individus délicats et grêles, le bassin est également renversé et le rachis fait une forte courbure en arrière, mais la courbure ne comprend pas la totalité du dos comme dans le type précédent. Les sujets ont besoin d'appuyer leurs coudes soit sur leurs genoux, soit sur une table, ce que l'on ne remarque pas dans le premier type, afin de fixer la partie supérieure du rachis. Ce second type s'observe surtout chez les enfants qui fréquentent l'école et conduit à la production du dos rond (H. Staffel).

IV. — Le rachis est en voie de développement jusqu'à l'âge de vingt-cinq ans. Les points osseux complémentaires se soudent aux corps des vertèbres à cette époque de la vie. Les points osseux épiphysaires complémentaires se montrent vers l'âge de quinze à dix-huit ans, d'après Cruveilhier ; vers l'âge de quatorze à quinze ans d'après Sappey et A. Bouchard. C'est à ce moment où l'accroissement des vertèbres présente une activité toute spéciale, que se développent les scolioses dites des adolescents.

Les déviations pathologiques du rachis peuvent se produire en divers sens. Nous étudierons :

I. — Les déviations dans le sens *antéro-postérieur* (*Cyphose, Lordose*) ;

II. — Les déviations *latérales* (*scolioses*).

# I

## DÉVIATIONS PATHOLOGIQUES DU RACHIS DANS LE SENS ANTÉRO-POSTÉRIEUR

### CYPHOSE

*Dos voûté, Antero-posterior curvature. Spinal excurvature, Round shoulder, Kyphosis, Runde Rücken.*

La *Cyphose* est la plus commune des courbures antéro-postérieures de la colonne vertébrale.

Nous distinguerons plusieurs formes :

I. — La *Cyphose des adolescents ;*

II. — La *Cyphose d'origine musculaire ou myopathique ;*

III. — La *Cyphose d'origine osseuse ou ostéopathique observée dans le rachitisme, l'ostéite déformante de la colonne vertébrale, le mal de Pott.*

#### I. — CYPHOSE DES ADOLESCENTS (HABITUELLE KYPHOSE)

La cyphose des adolescents s'observe très fréquemment, principalement chez les jeunes filles. Elle est souvent héréditaire ; plus fréquente que la lordose, elle est plus rare que la scoliose avec laquelle elle se combine dans d'assez nombreux cas.

La cyphose des vieillards est beaucoup moins fréquente que la cyphose des adolescents.

**Anatomie pathologique.** — La courbure occupe soit la colonne vertébrale tout entière, soit une seule de ses parties, principalement la région dorsale.

D'une manière générale, la cyphose est caractérisée par l'affaissement de la partie antérieure des corps des vertèbres et des disques intervertébraux avec écartement des apophyses transverses, raccourcissement et élargissement des lames.

La diminution de hauteur en avant de la colonne formée par les corps des vertèbres n'est que l'exagération de ce qui existe normalement à la région dorsale.

Les vertèbres, suivant le degré et l'étendue de la cyphose, sont notablement déformées.

Les vertèbres le plus souvent déformées sont les cinquièmes, sixièmes, septièmes dorsales.

Le ligament vertébral commun antérieur peut s'ossifier. Les corps vertébraux s'ankylosent et se soudent quelquefois entre eux dans les points où les ménisques interarticulaires ont disparu. La soudure osseuse s'observe aussi au niveau des apophyses articulaires des lames et des apophyses épineuses.

On observe assez souvent des ankyloses avec jetées périphériques partielles, ainsi que l'indique la figure 164. (V. p. 226.)

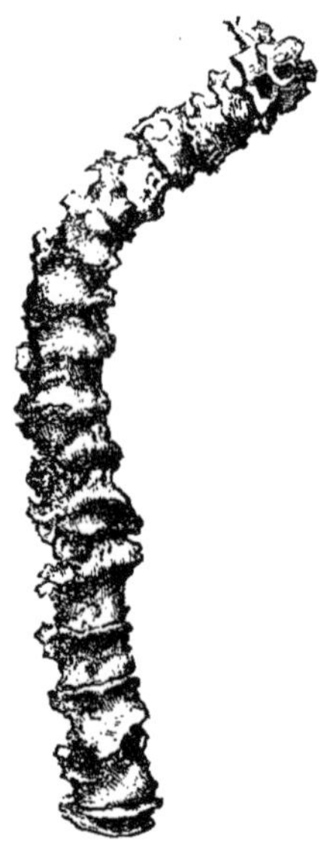

Fig. 164.
Cyphose, avec ankylose périphérique. (Musée du Val-de-Grâce.)

La cyphose imprime à la forme du thorax des changements qui varient suivant le siège et le degré de la déformation.

Si la courbure occupe une grande étendue et tend à devenir angulaire, la région thoracique change d'aspect et tend à s'incliner sur le bassin, le diamètre antéro-postérieur augmente, le diamètre vertical et transverse diminue.

Les espaces intercostaux sont diminués de hauteur, la courbure de torsion des côtes disparaît.

Le sternum devient convexe en avant; dans certains cas plus rares, il est déprimé à sa partie moyenne.

La cyphose de la partie supérieure de la colonne vertébrale n'exerce pas une influence notable sur la position et sur la forme du bassin.

Dans la cyphose dorso-lombaire, le bassin est agrandi, en entonnoir, trop haut, asymétrique. Ses dimensions dans le sens vertical sont notablement augmentées. La face antérieure du sacrum est plus longue que la postérieure; on trouve ordinairement la base du sacrum dépassant le sommet des ailerons (Chantreuil, Phenomenow, Hirigoyen, Budin, F. Barbour).

Dans le bassin cypho-scoliotique non rachitique, principalement décrit par Breisky, Leopold, Hirigoyen, Jaboulay, Perré, la forme du détroit supérieur est modifiée. Au lieu de la forme de cœur de carte à jouer, on a une figure ressemblant grossièrement à un ovale dont la grosse extrémité serait dirigée en arrière et la petite en avant ; la première, au lieu d'une courbe régulière, est aplatie et la seconde, non terminée en pointe, a de la tendance à se terminer en bec. Cette forme est due à la prédominance du diamètre antéro-postérieur sur les autres diamètres.

Au détroit inférieur, on trouve en général des dimensions notablement inférieures à la normale.

Jaboulay, Perré, ont démontré l'influence prépondérante du sacrum sur les déformations pelviennes. D'après ces auteurs, le bassin dans la cypho-scoliose lombaire se déforme, sous l'influence de la projection en arrière de la base du sacrum et de la combinaison des mouvements de torsion et d'inclinaison au niveau de cet os.

**Etiologie.** — La cyphose des adolescents a été attribuée à des causes variées. Quelques auteurs admettent que la déformation est l'exagération d'une voussure dépendant de l'organisation même du rachis. Cette théorie ne peut pas être admise dans tous les cas.

De même que pour la scoliose, on a attribué la cyphose à une altération de la colonne vertébrale elle-même (Heather Bigg), à un relâchement ou à un affaissement des disques vertébraux.

Nous pensons que, dans la majorité des cas, la cyphose est due à des changements fréquents dans le centre de gravité et à une action non parallèle des muscles de la colonne vertébrale. Les positions défectueuses pendant le travail assis, surtout chez les myopes, prédisposent à l'affection (cyphoses professionnelles).

La débilité des muscles du rachis dans la région cervico-dorsale, à la suite de croissance exagérée, de maladies chroniques, d'affaiblissement général, joue un rôle capital dans la pathogénie de la cyphose des adolescents. Le rachis ne possédant plus que des muscles affaiblis, abandonné à la seule résistance de ses ligaments, se plie dans le sens de sa courbure naturelle et de l'inclinaison en avant nécessitée par certains travaux. Les déformations osseuses décrites plus haut nous paraissent secondaires.

Des groupes musculaires éloignés, les trapèzes, les rhomboïdes, les grands dentelés peuvent être parésiés.

Verneuil a vu coïncider la cyphose avec le pied plat valgus paralytique.

Pour Verneuil, la cyphose, à son début, est une myopathie que l'on doit rattacher à l'arthritisme. Les douleurs disséminées ou localisées que l'on observe souvent dans la région vertébrale chez des adolescents atteints de cyphose viendraient à l'appui de cette opinion.

D'après H. Staffel, la cyphose est l'expression d'un tempérament mou et sans énergie. L'attitude vicieuse n'est pas due à une faiblesse musculaire, mais à un défaut de volonté. D'après cet auteur, les sujets atteints de cyphose ont un système musculaire bien développé et fonctionnant normalement.

La cyphose dorsale, d'après nos études, est très fréquente chez les jeunes sujets atteints d'*obstruction nasale*.

Les cyphoses dans ces cas se montrent lorsque l'obstruction nasale est très accentuée, lorsque les tumeurs adénoïdes grossissent rapidement ou s'enflamment.

Cette variété de cyphose paraît consécutive aux déformations thoraciques; dans quelques cas la scoliose peut succéder à la cyphose.

Dans quelques cas d'obstruction nasale le rachitisme coexistant nous paraît jouer un certain rôle dans la production des déformations thoraciques et de la cyphose (V. Chap. *Déformations du thorax.*)

Le pied plat, le pied plat valgus observé très fréquemment chez les sujets atteints de cyphose est une cause prédisposante de cette forme de déviation. Les sujets, pendant leur marche défectueuse, n'étendent pas leur genou et le tronc subit une forte inflexion en avant.

De même que pour la cyphose des adolescents, la débilité musculaire, les courbures habituelles du rachis en avant à la suite de certaines professions, l'arthritisme, le rhumatisme, sont les causes les plus habituelles de la déformation chez les vieillards.

**Symptômes.** — Le sommet de la courbure dans la cyphose juvénile correspond à peu près au milieu de la région dorsale ou un peu au-dessus.

Le dos présente une voussure exagérée. Les épaules sont élevées et dirigées en avant; les omoplates glissent sur les côtes qu'elles abandonnent en arrière, le bord postérieur et l'angle inférieur deviennent saillants (*scapulæ alatæ*).

La tête est portée en avant, le menton abaissé sur le sternum.

La poitrine paraît rétrécie, comme rentrée.

De même que dans la lordose, le ventre est saillant, le bassin est porté en avant, les fesses aplaties, l'inclinaison pelvienne est presque nulle, la lordose n'existe pour ainsi dire pas.

Un fil à plomb tendu au niveau de l'articulation de Chopart passe derrière les hanches et derrière l'oreille. Appliqué au niveau du point culminant de la voûte du dos, il tombe en arrière des fesses

La marche est caractéristique, elle est lourde, se fait par poussées, comme si les sujets portaient quelque chose devant eux. (H. Staffel).

La cyphose consécutive à des obstructions nasales s'accompagne généralement de déformations thoraciques avec dépression très marquée dans le creux sus-claviculaire, projection en avant des épaules, ensellure lombaire assez prononcée.

Si la cyphose est dorso-lombaire, le tronc incliné en avant présente tantôt une voussure dorsale, tantôt au contraire, une légère lordose qui favorise le redressement de la tête; les épaules conservent leur position normale.

La marche est surtout difficile dans la cyphose angulaire de la région dorsale inférieure.

La cyphose dorso-lombaire et la cyphose angulaire de la région dorsale inférieure sont les formes habituelles observées chez les vieillards.

A côté des types bien nets de cyphose, il existe des variétés, parmi lesquelles il faut citer :

La cyphose lombaire avec lordose dorsale consécutive (dos des tailleurs) ;

La cyphose dorsale avec lordose dorsale, assez fréquente (dos *creux-rond* de H. Staffel).

La cyphose précède assez souvent les déviations latérales ou scolioses. Nous avons démontré ce fait pour les scolioses par obstruction nasale. Nous examinons plus loin les rapports des scolioses avec la cyphose et le dos creux.

**Diagnostic.** — Nous indiquerons le diagnostic des causes de la cyphose, qui présente assez souvent quelques difficultés.

**Pronostic.** — Le pronostic est surtout sérieux au point de vue de l'orthomorphie. La voussure dorsale devenant permanente produit une difformité très disgracieuse, surtout chez les jeunes filles.

**Traitement.** — Le traitement consiste, au début, à fortifier les muscles affaiblis, à diminuer et à corriger plus tard la difformité elle-même (traitement mécanique).

Les moyens les plus aptes à provoquer la contraction musculaire, sont le froid, le massage, l'électricité et surtout les exercices gymnastiques appropriés.

L'hygiène, le séjour au bord de la mer, le régime, l'emploi des reconstituants (huile de foie de morue, iode, phosphate de chaux, etc.) ou des médicaments dirigés contre l'arthritisme (arsenic, sulfureux, etc.) ne doivent pas être négligés.

Dans les cas de cyphoses par obstruction nasale, il faut, avant tout, désobstruer les fosses nasales et traiter l'hypertrophie des amygdales, les tumeurs adénoïdes.

L'hydrothérapie, sous forme de douches froides, principalement dans la région vertébrale, ou écossaises de courte durée, suivies de frictions, sera préférée à l'application du froid au moyen des draps mouillés. L'application soudaine du froid, même avec des moyens imparfaits, donne cependant de bons résultats.

Les courants interrompus faibles et appliqués pendant quelques minutes sont un des agents les plus puissants que nous recommandons pour la reconstitution des muscles vertébraux dans la cyphose et la scoliose.

Les exercices gymnastiques doivent être faits plusieurs fois par jour et avec une très grande régularité.

Nous conseillons de combiner des exercices gymnastiques ordinaires avec des mouvements, d'après la méthode suédoise (gymnastique de l'opposant).

Les mouvements gymnastiques que nous recommandons le plus souvent sont les suivants :

Incliner la tête en arrière contre la résistance de la main du chirurgien appliquée à la nuque. Redressement du tronc préalablement incliné en avant, la résistance étant placée à la nuque.

Lorsque la cyphose occupe la région dorsale, on détermine par les mêmes procédés la contraction des muscles grands dorsaux, sacro-lombaires. Le sujet s'assied le tronc très penché en avant et se redresse lentement contre la résistance que lui oppose un aide dont les mains sont appliquées sur les épaules.

Le sujet, les bras étendus en croix, fixe solidement les mains ; il tient les jambes fermes et résiste à une pression qui est exercée en arrière au niveau des épaules. Cet exercice agit sur la portion dorsale des sacro-spinaux.

Dubreuil (de Marseille) recommande de faire agir alternativement les muscles du côté droit du dos et ceux du côté gauche.

H. Staffel recommande des exercices de marche à pas lents pendant cinq à dix minutes en stimulant la volonté, en faisant saillir les fesses et creuser les lombes, des exercices de rétroflexion et de balancement.

Verneuil recommande la succession de mouvements et d'attitudes actives suivantes :

L'enfant est debout, les bras pendants, les pieds rapprochés comme dans la position du soldat sans armes.

1° Grande inspiration dilatant et portant en haut et en avant la partie supérieure du thorax ;

2° Projection en arrière de la tête, du cou et de la partie supérieure du tronc ;

3° Rapprochement forcé des coudes en arrière, les avant-bras étant dans la demi-flexion ;

4° Effort d'extension générale du rachis, comme si l'on voulait se grandir et toucher avec le sommet de la tête un plan situé au-dessus d'elle ;

5° Elévation du corps sur la pointe des pieds ;

6° Pendant huit à dix secondes, marche à petits pas dans cet état de redressement partiel du corps ;

7° Relâchement soudain, en s'arrêtant, de tous les muscles contractés ;

8° Repos de huit à dix secondes et reprise de la série.

Certains mouvements rythmiques faits par le sujet placé en

extension horizontale et reposant sur le ventre ou le dos, nous ont donné de remarquables résultats.

Nous recommandons au sujet de se placer sur le dos en extension sur une table élevée ou très légèrement matelassée. Le bord de la table doit correspondre à la partie moyenne du dos, dans le point cyphotique le plus saillant. Les bras et la tête sont pendants.

On commandera alors des mouvements d'inspiration et d'expiration réguliers.

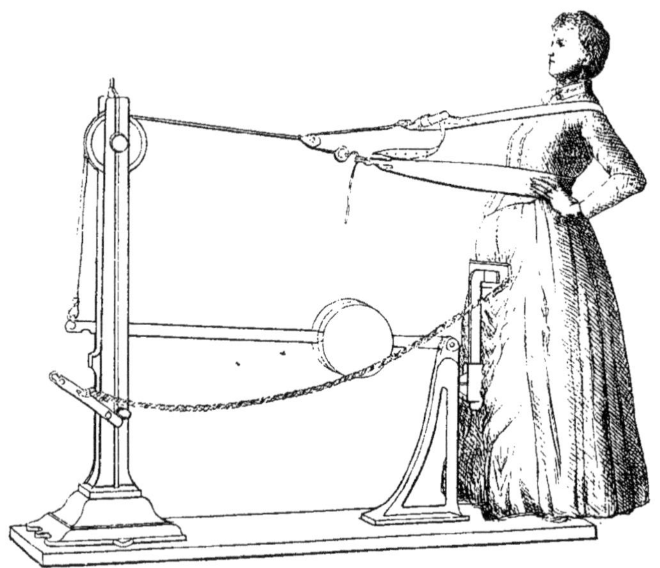

Fig. 165.

Dans quelques cas, on fera placer les mains derrière le dos ou derrière la tête de façon à dilater la poitrine au maximum, à rapprocher les épaules en arrière et à courber la colonne vertébrale dans un sens opposé à sa déviation.

Le sujet pourra tenir, dans ses mains, des haltères d'un poids moyen et exécuter des mouvements produisant la dilatation de la poitrine.

Les mouvements pratiqués, le sujet étant en pronation, sont un peu moins pénibles et permettent d'obtenir à peu près les mêmes résultats que les exercices pratiqués dans la supination.

Quelques exercices que nous décrivons dans le traitement de la scoliose conviennent à la cyphose dorsale.

Les exercices avec les appareils de Nycander, de Lorenz, de Paz-Burlot (voir fig. 3), de Pichery, avec des boucles ou des tracteurs élastiques, doivent être tout particulièrement recommandés.

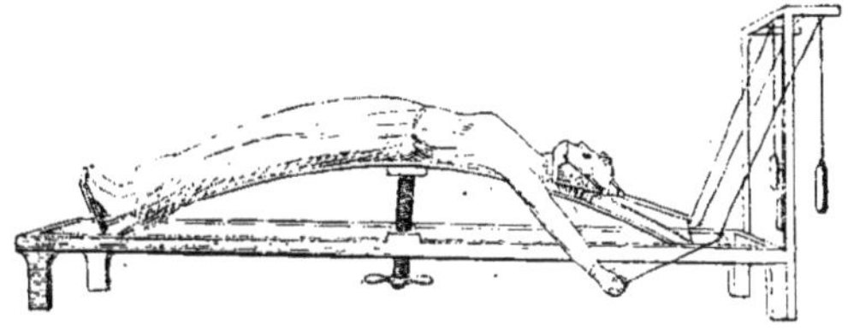

Fig. 166.

Les tractions avec un tube de caoutchouc au niveau de la partie antérieure du corps (front, poitrine, cuisses ou jambes (J.-B. Reynier) produisent un redressement marqué des courbures antéro-postérieures.

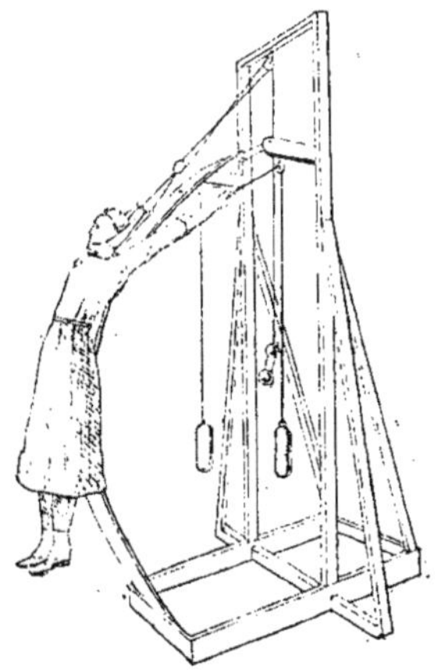

Fig. 167.

Les exercices pratiqués au moyen de l'appareil de Zander (fig. 165), qui mettent en action les muscles érecteurs de la colonne vertébrale, le trapèze, le rhomboïde, etc., sont excellents.

Nous recommandons aussi les exercices avec les appareils de C.-F. Stillman (fig. 166 et 167).

Ces exercices doivent être pratiqués plusieurs fois par jour pendant quinze à trente minutes.

Il faut corriger avec un grand soin les attitudes vicieuses des sujets pendant le travail dans la position assise, recommander des sièges et des lits de repos spéciaux. (Voir in *Scoliose.*)

De même que pour le traitement de la scoliose, nous sommes peu partisans de l'immobilité prolongée sur un plan incliné résistant. Mais nous considérons comme très utile le repos dans le

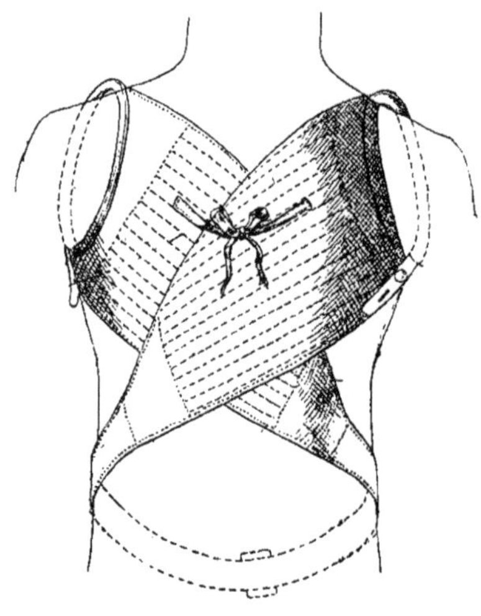

Fig. 168.

décubitus horizontal pendant quelques heures de la journée, un coussin dur en cuir placé sous les lombes.

Pendant le sommeil, on placera l'oreiller du sujet au niveau de la région cyphotique ou mieux dans la région des lombes. Le matelas sera dur et placé sur une planche résistante.

Le traitement mécanique a pour but de redresser les courbes vertébrales anormales. De même que les corsets recommandés pour la scoliose, les appareils orthopédiques ne peuvent à eux seuls guérir la difformité. Ils jouent le rôle d'adjuvants, destinés à maintenir les résultats obtenus par les moyens indiqués plus haut, principalement les exercices gymnastiques. Ils empêchent les attitudes vicieuses de se reproduire, les ligaments de se distendre et de se relâcher. Ils doivent nécessairement être *amovo-*

*inamovibles*, afin de permettre l'emploi du froid, de l'électricité, du massage et de la gymnastique.

Parmi les nombreux appareils recommandés nous citerons les ceintures d'épaules.

Nous nous servons quelquefois, assez rarement, dans la cyphose dorsale, de ceintures d'épaule (fig. 168) avec tubes en caoutchouc assez gros placés autour de la racine des membres supérieurs.

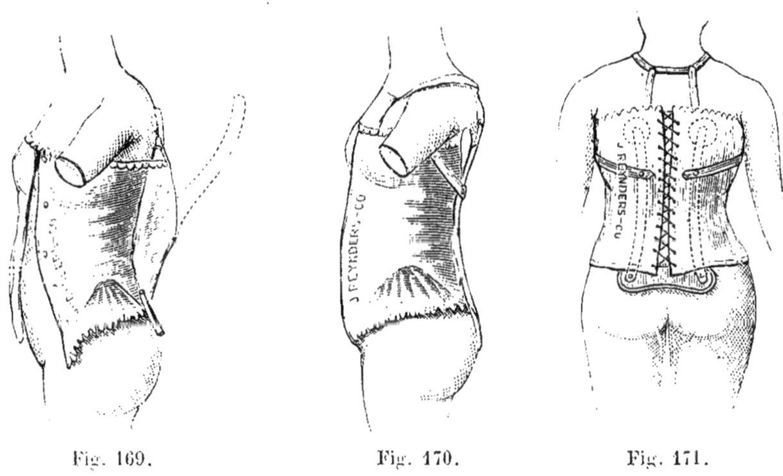

Fig. 169. Fig. 170. Fig. 171.

Afin d'éviter les pressions trop vives, nous plaçons au-dessus des tubes une lanière mobile rembourrée.

Ces ceintures sont fixées à des corsets ordinaires et maintenues au niveau du busc au moyen d'un crochet solide.

Nous ne pensons pas que ces appareils aient une efficacité très grande.

Les corsets doivent être d'une construction simple. Ceux qui conviennent le mieux sont ceux de Beely (voir fig. in *Scoliose*), de C.-F. Stillman (fig. 169, 170, 171). Les points d'appui au niveau du bassin, les pressions dans les points saillants doivent être très exactement déterminés.

Les appareils de Banning, de C. Nyrop et quelques autres proposés pour les cyphoses symptomatiques du mal de Pott conviennent dans quelques cas.

Dans le cas de cyphose cervicale, on peut soutenir la tête au moyen de mentonnières et de minerves (appareil de C.-F. Stillman, fig. 172, 173). On n'aura que de rares occasions d'employer ces sortes d'appareils dans la cyphose les adolescents.

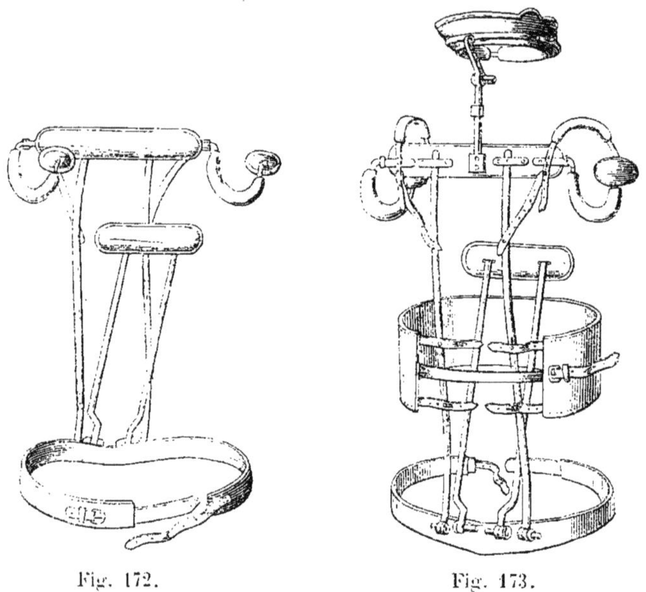

Fig. 172. Fig. 173.

## II. — CYPHOSE D'ORIGINE MUSCULAIRE OU MYOPATHIQUE

Ainsi que nous l'avons établi, quelques cas de cyphose des adolescents peuvent être regardés comme d'origine musculaire.

La contraction subite ou lente des muscles fléchisseurs de la tête, principalement sous l'influence du rhumatisme, peuvent donner des cyphoses persistantes (Lachaise, Delpech). Les articulations vertébrales sont très souvent atteintes en même temps.

Le massage, les manipulations, l'électricité, quelques appareils orthopédiques donneront de bons résultats dans les cas qui ne sont pas trop anciens.

## III. — CYPHOSE D'ORIGINE OSSEUSE OU OSTÉOPATHIQUE

1° Dans le rachitisme. — Chez les jeunes enfants la cyphose est très souvent liée au rachitisme. La colonne vertébrale est généralement atteinte plus tard que les membres.

Les courbures naturelles antéro-postérieures et surtout la courbure dorsale s'exagèrent ; une déviation latérale coexiste presque toujours.

Le rachitisme paraît prédisposer dans quelques cas aux déformations thoraciques et à la cyphose que nous avons décrites dans l'obstruction nasale.

Dans la région dorso-lombaire, la diminution en avant porte tantôt exclusivement sur les disques, les corps vertébraux étant au contraire plus élevés qu'en arrière ; tantôt seulement sur les noyaux osseux de ces corps, les cartilages d'ossification étant alors plus épais en avant, et les ligaments interarticulaires ayant la même épaisseur dans tous les sens ; tantôt enfin sur toutes les parties constituantes du rachis. Dans ce dernier cas, l'élément osseux prend une faible part à la déformation. Les faces articulaires du centre de la courbure sont souvent très bombées (P. Bouland).

Les signes anatomiques précédents permettront de reconnaître la cyphose rachitique. On recherchera en outre les autres symptômes du rachitisme.

Il faut aussi tenir compte pour le diagnostic que la cyphose des adolescents, au début, disparaît pendant le décubitus.

Le traitement consiste dans l'emploi des moyens médicaux employés dans le rachitisme. Les exercices gymnastiques, le massage, les appareils, etc., recommandés pour la cyphose en général, conviennent à la cyphose rachitique.

2° Dans l'arthrite déformante de la colonne vertébrale. — Cette variété de cyphose, observée surtout chez les vieillards, est caractérisée par des bruits particuliers entendus pendant les mouvements, dus au frottement réciproque des surfaces articulaires usées et dépouillées de leur cartilage, par des névralgies et des paralysies cervicales ou brachiales, conséquence de la compression des nerfs cervicaux et brachiaux par le tissu osseux de nouvelle formation (Leyden), par une tuméfaction formée, en dehors des corps vertébraux, par les articulations latérales malades (Gurlt, Fuhrer, Luschka, V. Thaden, Volkmann).

Les observations de cyphose avec ankylose périphérique, jetées osseuses et synostoses totales des corps vertébraux doivent être considérées comme des lésions dues à l'arthrite sèche déformante.

3° Dans le mal de Pott (*Posterior curvature, Angular curvature, Pott's disease, Mal de Pott, Spitzbuckel*).

Nous ne ferons pas dans ce chapitre une étude complète du mal de Pott ou ostéite tuberculeuse de la colonne vertébrale. Nous étudierons particulièrement la cyphose et les difformités qui intéressent le chirurgien orthopédiste.

Nous décrirons succinctement le mal vertébral postérieur, le mal sous-occipital, la tuberculose sacro-iliaque qui ne s'accompagnent pas de difformités importantes.

Le mal de Pott, décrit d'abord par P. Pott en 1779, étudié en 1783 par David (de Rouen), puis par Delpech, Nichet, Ripoll, Nélaton, Charcot, Michaud, Lannelongue, est considéré aujourd'hui, par presque tous les auteurs, comme une ostéite tuberculeuse vertébrale.

**Anatomie pathologique.** — Les lésions initiales dans les os de la colonne vertébrale se montrent sous deux formes, *tubercules enkystés* et *infiltration tuberculeuse* (Nichet, Nélaton).

Ces deux formes ont une origine tuberculeuse identique et se recontrent souvent sur le même sujet.

*Tubercules enkystés.* — Dans la forme *enkystée*, on observe dans l'épaisseur de la moelle alvéolaire des granulations grises qui deviennent jaunes, opaques, formées d'une cavité remplie de produits nécrosés, dégénérés, et d'une paroi active, envahissante, analogue de tout point à un abcès froid au début (Lannelongue).

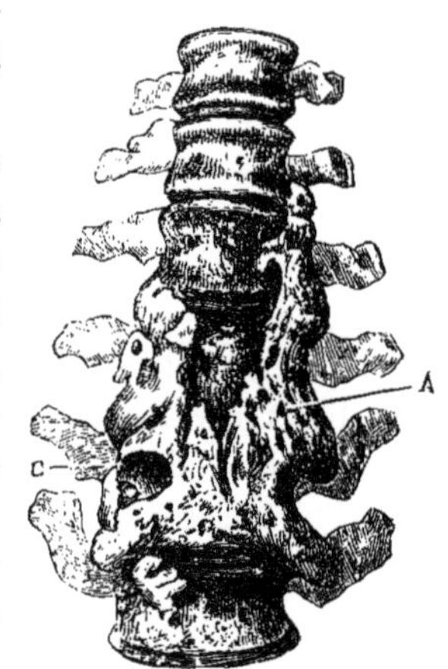

Fig. 174.

Autour du tubercule, en voie d'accroissement, il se forme une zone d'ostéite raréfiante. La masse tuberculeuse s'accroît, sortant fréquemment des limites de la vertèbre, arrivant sous les ligaments, le tissu cellulaire, les muscles, devenant le point de départ des fongosités extra-vertébrales, des abcès froids. Le canal vertébral est souvent ouvert en arrière et l'infiltration gagne les méninges et la moelle.

La caverne osseuse, plus ou moins vaste, est souvent régulière, arrondie ou sinueuse et déchiquetée (fig. 174), à contenu caséeux, en général avec paroi, analogue à la membrane tuberculogène des abcès froids.

La figure 175 représente des tubercules vertébraux circoncrits avec séquestres et zone d'ostéite condensante et éburnée. Les fibro-cartilages sont consécutivement atteints et détruits.

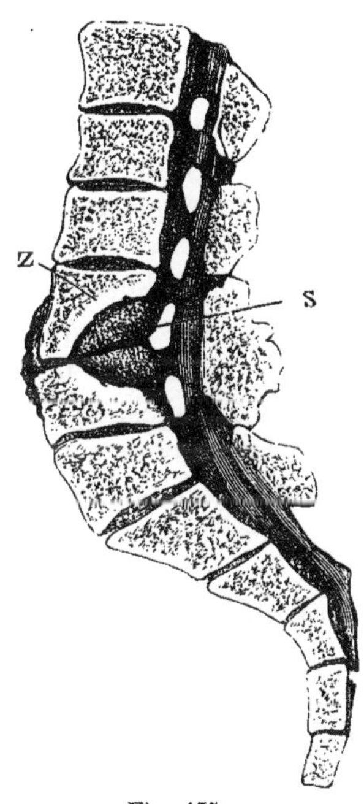


Fig. 175.

Les vertèbres voisines se prennent souvent à leur tour et ainsi se forment de vastes foyers de ramollissement, présentant les caractères physiques des grands abcès froids et remplis d'un liquide puriforme ou même de pus séreux.

*Infiltration tuberculeuse.* — Dans cette forme, indiquée par Nichet et surtout décrite par Nélaton, on doit distinguer l'infiltration grise, l'infiltration purulente, l'infiltration lie de vin (Tavignot).

L'infiltration tuberculeuse peut se rencontrer isolée ou bien elle coïncide avec la forme qui dérive de la granulation. Elle se présente à l'œil nu sous la forme de taches grises, opalines ou demi-transparentes, plus ou moins étendues. Leur contour est nettement limité.

Le processus de l'infiltration est caractérisé par la nécrose de la masse infiltrée et la formation de séquestres parfois très étendus.

L'enkystement et l'infiltration se combinent de diverses façons. Ces deux états ne doivent pas être décrits comme deux formes absolument distinctes en clinique.

Dans quelques cas, on observe sur un grand nombre de vertèbres des ulcérations superficielles, avec de petites cavités, les unes vides, les autres pleines de fongosités et de pus. Cette variété décrite par les auteurs sous le nom de *carie superficielle* doit être considérée comme une *ostéo-périostite tuberculeuse* (Lannelongue).

La *polyarthrite vertébrale tuberculeuse*, décrite par Broca, Azam, Ripoll, ne doit pas être considérée comme une affection primitive. Les examens anatomiques paraissent démontrer que les fibro-cartilages se prennent consécutivement aux lésions tuberculeuses des os.

Aux altérations initiales que nous venons de décrire succèdent les vastes foyers destructifs.

Dans le mal de Pott, proprement dit, occupant la colonne antérieure du rachis, c'est-à-dire les corps vertébraux, plusieurs vertèbres ont généralement disparu, la colonne vertébrale est interrompue, le rachis s'infléchit en avant sous le poids du corps produisant une saillie médiane, angulaire ou arrondie.

Dans la forme d'altération superficielle, *mal de Pott superficiel* de Lannelongue, il n'existe pas de destruction profonde du tissu osseux, ni de gibbosité. Cette forme peut, ainsi que nous l'avons signalé plus haut, se combiner avec les altérations profondes, *mal de Pott profond.*

Dans le mal de Pott profond, l'étendue de la portion détruite, résorbée ou nécrosée, varie suivant les cas. Les statistiques démontrent que dans la majorité des cas les lésions tuberculeuses sont étendues à plusieurs vertèbres et aux fibro-cartilages.

Le foyer de destruction étant en général médian et symétrique, le segment supérieur du rachis, s'abaissant dans le plan vertical antéro-postérieur, il existe, au début, un angle rentrant à sommet acuminé, la perte de substance peut être comblée plus tard par la production de tissu osseux nouveau, qui transforme le sommet de l'angle en courbure arrondie.

Par exception, l'inclinaison s'effectue obliquement d'un côté à l'autre, il se produit une luxation, généralement incomplète, par déplacement latéral.

La formation de l'angle rentrant a pour conséquence une saillie postérieure : la *gibbosité*. Cette gibbosité est à la fois *postérieure* et *médiane*, caractère essentiel, qui permet de distinguer le mal de Pott des autres déviations vertébrales.

Par suite des inclinaisons latérales, et par suite des courbures de compensation on peut, dans quelques cas, constater que la gibbosité est latérale, rejetée à quelque distance de la ligne médiane.

Dans les cas de gibbosités très prononcées, le canal rachidien et les trous de conjugaison ne sont pas, en général, rétrécis. La figure 176 indique la position que prend le canal rachidien dans quelques cas de gibbosités prononcées, et la vive arête que l'on observe sur la paroi antérieure à l'union des deux segments rachidiens.

Les altérations anatomo-pathologiques des nerfs spinaux de la moelle et de ses enveloppes sont de la plus grande importance au point de vue de la symptomatologie et du pronostic.

Les *nerfs* peuvent être enflammés (périnévrite, névrite interstitielle et parenchymateuse), atrophiés. Les troubles trophiques dans le domaine de certains nerfs sont assez fréquents.

Les *enveloppes de la moelle* sont très souvent atteintes (abcès

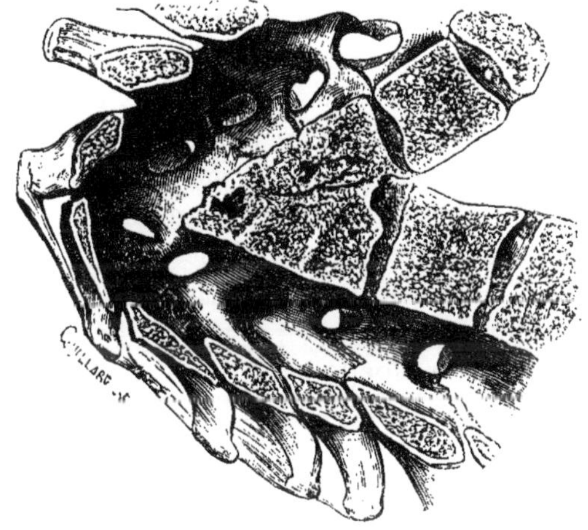

Fig. 176.

sous la dure-mère, périméningite, pachyméningite de nature tuberculeuse, granulations, ossifications de la dure-mère, hémorrhagies à la surface de la moelle).

Les altérations de beaucoup les plus importantes sont celles que présentent la *moelle épinière*. Dans les cas d'affaissement subit de la colonne vertébrale, il peut y avoir compression importante de la moelle. En général, les causes ordinaires de la compression, dans les cas de gibbosité, sont la pachyméningite (Charcot), les abcès, un refoulement fongueux, l'inflexion rachidienne, et, par exception, une esquille ou une vive arête.

La compression spinale, l'irritation inflammatoire des vertèbres et de la dure-mère détermine une myélite partielle, d'étendue très variable, transverse, avec altérations presque toujours plus marquées à la face antérieure de la tige médullaire.

La dégénérescence fasciculée secondaire est ascendante ou descendante.

Au-dessous du foyer de myélite, sur une étendue de quelques centimètres, les faisceaux antérieurs et latéraux sont complètement sclérosés, le faisceau postérieur reste seul intact. Un peu plus bas, la dégénérescence ne tarde pas à se limiter aux deux faisceaux centrifuges, faisceau de Türck, en avant près du sillon antérieur, faisceau postéro-interne du cordon latéral ou pyramidal croisé.

Au-dessus du foyer, et sur une longueur de 2 ou 3 centimètres au plus, le faisceau postérieur est sclérosé dans toute son épaisseur, tandis que le faisceau antérieur est intact et que le faisceau latéral n'est atteint que superficiellement. Plus haut la lésion se limite au faisceau de Goll et au faisceau de Flechsig.

L'altération du faisceau de Goll peut se continuer en haut jusqu'aux pyramides postérieures, et même jusqu'au plancher du quatrième ventricule, l'altération du faisceau de Flechsig ne remonte pas à plus de 7 ou 8 centimètres au-dessus du foyer.

La régénération de la moelle, la possibilité de la guérison d'une dégénérescence de la moelle et de la paralysie consécutive, quoique exceptionnelles, sont démontrées par quelques observations (Michaux, Charcot).

Les déformations du *thorax*, presque constantes dans le mal de Pott de l'enfance à marche lente, diffèrent suivant le siège de la gibbosité dorsale. Dans les gibbosités de la partie supérieure du dos, le retrécissement thoracique est très accentué, la poitrine s'aplatit d'avant en arrière. Au contraire, si la gibbosité est dorsale, inférieure ou moyenne, la cage thoracique prend une forme globuleuse; le sternum est porté en avant, le diamètre antéro-postérieur du thorax s'allonge.

Dans quelques cas, les côtes présentent un aplatissement de leur courbure et une diminution de volume.

Dans les cas de gibbosité dorso-lombaire, le *bassin* prend la forme d'un entonnoir, par suite de l'agrandissement du détroit supérieur et du retrécissement de l'inférieur, la partie supérieure du sacrum est portée en haut et en arrière, son excavation longitudinale antérieure est diminuée, quelquefois redressée complètement en haut, de sorte que la courbure antérieure se déforme en S. La pointe se porte en avant. Les os iliaques sont renversés en dehors par leur partie supérieure.

Lorsque la gibbosité est lombo-sacrée, la déformation est due aux altérations tuberculeuses du sacrum et aux changements de forme et de position du sacrum et des os iliaques.

La concavité antérieure du sacrum est redressée, les fosses iliaques sont portées en dehors et les ischions se rapprochent. Les diamètres du détroit supérieur sont augmentés, ceux du détroit inférieur diminués (Chantreuil).

Le bassin peut présenter une certaine asymétrie, devenir oblique-ovalaire, dans les cas de complications de tuberculose sacro-iliaque, de coxalgie, de déviation latérale de la gibbosité (P. Conta).

La réparation osseuse dans le mal de Pott succède à l'arrêt dans le travail d'envahissement tuberculeux, à la résorption ou à l'élimination osseuse qui comble les solutions de continuité et consolide le rachis.

**Etiologie.** — La tuberculose vertébrale atteint surtout les très jeunes sujets.

Sur une série de 100, observés dans notre service du Dispensaire Furtado-Heine, nous trouvons 82 cas entre deux et douze ans, 18 cas au-dessous de deux ans.

| | | |
|---|---|---|
| 6 | cas dans la | région cervicale. |
| 5 | — | cervico-dorsale. |
| 62 | — | dorsale. |
| 5 | — | dorso-lombaire. |
| 20 | — | lombaire. |
| 2 | — | lombo-sacrée. |

La région dorsale est donc atteinte le plus souvent. Viennent ensuite la région cervicale et la région lombaire.

L'hérédité est très fréquente ; nous la trouvons signalée douze fois sur nos 100 cas.

Les conditions hygiéniques défectueuses, la convalescence de certaines affections, principalement la fièvre typhoïde, la rougeole, la coqueluche, sont des causes prédisposantes fréquemment observées. Nous avons noté fréquemment que la tuberculose vertébrale était secondaire, les sujets présentant, antérieurement au développement du mal de Pott des ganglions tuberculeux du cou, de l'aine, des tumeurs blanches, des articulations, des spina ventosa ou de la tuberculose viscérale.

Le traumatisme est noté 22 fois dans nos observations. Nous

admettons que dans un certain nombre de cas, le mal de Pott se développe dans des points qui ont été soumis à des traumatismes. L'affection *tuberculeuse* survient dans ces régions qui constituent un *locus minoris resistentiæ*. — Le traumatisme n'a d'autre influence que d'appeler sur un point de la colonne vertébrale la localisation de la tuberculose.

**Symptômes.** — Les symptômes du mal de Pott sont extrêmement variables, suivant les formes et les périodes de l'affection. Les principaux symptômes, existant isolément ou réunis, sont : 1° la *gibbosité ;* 2° les *troubles nerveux* ; 3° les *abcès.*

GIBBOSITÉ. — La formation de l'angle rentrant signalé dans l'anatomie pathologique a pour conséquence la formation d'une saillie postérieure, la *gibbosité.* Cette gibbosité peut apparaître d'une façon brusque ou d'une manière lente et progressive. Elle présente plusieurs variétés suivant le siège et l'étendue de la lésion.

En général, la gibbosité tuberculeuse est *postérieure* et *médiane,* caractère essentiel qui permet de distinguer dans un grand nombre de cas le mal de Pott des autres déviations vertébrales.

La forme angulaire se montre généralement dans les gibbosités à formation rapide.

Dans la gibbosité commune, à formation lente, on peut aussi observer un angle plus ou moins saillant. Une seule vertèbre peut proéminer, la colonne vertébrale conservant, au-dessus et au-dessous, sa rectitude, ou décrivant une courbe anormale plus ou moins accentuée.

Lorsque plusieurs vertèbres sont atteintes, la gibbosité peut être plus ou moins arrondie, régulièrement convexe, mais non angulaire.

Si l'inflexion et l'affaissement du rachis sont très prononcés, la gibbosité est encore arrondie, mais sa courbure est surajoutée à l'angle produit par la rencontre des tronçons; elle a la forme d'une anse, dont les origines sont plus rapprochées que les côtés de l'anse elle-même (Lannelongue).

Dans quelques cas de lésions destructives très avancées, la gibbosité est formée par une vaste courbure médiane antéro-postérieure, comprenant presque toute l'étendue de la colonne vertébrale.

Dans certaines formes du mal de Pott, la destruction des fibro-cartilages intervertébraux joue un rôle mécanique important dans la production de la gibbosité. En raison de cette destruction, il résulte une inflexion de la colonne vertébrale, prévenue quelquefois par des jetées osseuses extérieures. La gibbosité, dans ce cas, n'est pas angulaire, à moins que les vertèbres ne s'ulcèrent mutuellement par compression mécanique et prennent la forme de coin à sommet antérieur (Nichet, Nélaton).

On n'admet plus aujourd'hui que la gibbosité arrondie, régulière et médiane est le signe de la lésion isolée des fibro-cartilages vertébraux (polyarthrite vertébrale, de Broca).

Les déformations précédentes sont la conséquence de l'affaissement des vertèbres.

Si l'on analyse les différentes étapes de la formation de la gibbosité, on peut admettre qu'au début la contracture musculaire joue un rôle important dans la production de la gibbosité. Plus tard, le poids des parties placées au-dessus agit de concert avec la contracture, infléchit les deux segments l'un sur l'autre et aggrave les lésions par le mécanisme de l'ulcération compressive.

Les déformations par contracture réflexe peuvent précéder la déformation par affaissement des vertèbres. On peut observer la contracture symétrique ou asymétrique des muscles intrinsèques ou extrinsèques de la colonne.

C'est à cette contracture réflexe, et aussi peut-être à la destruction asymétrique de l'os qu'est due *la déviation latérale de la colonne vertébrale*, observée dans le mal de Pott (fig. 177).

Il résulte des recherches récentes de Bartow et de W. Lovett, que cette déviation latérale avec torsion est presque constante dans le mal de Pott. La torsion dans ces cas a une direction opposée à celle que l'on observe dans la scoliose, c'est-à-dire qu'avec une déviation latérale à convexité droite, la rotation des corps vertébraux se fait généralement à gauche, et celle des apophyses épineuses à droite.

Nous avons trouvé dans un grand nombre de cas, principalement dans le mal de Pott, dorsal et lombaire, cette déformation qui constitue, dans les premiers stades de la maladie, un signe diagnostique important.

Les déformations par compensation s'observent généralement à une période assez avancée du mal de Pott.

Les courbures de compensation présentent quelques caractères spéciaux qui permettent de les différencier de celles observées dans les scolioses. Elles sont, en général, au nombre de deux, l'une supérieure, l'autre inférieure à la gibbosité. Elles se produisent toutes deux dans la même direction, et cette direction est opposée à celle de la gibbosité; elles sont donc nécessairement

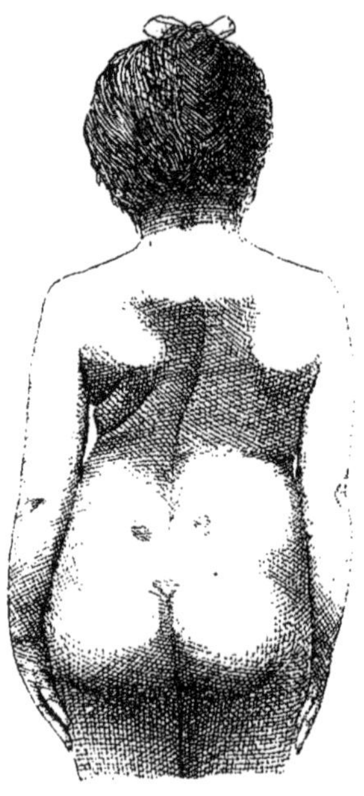

Fig. 177. — Déviation latérale du rachis dans un cas de mal de Pott dorsal supérieur (d'après une photographie de notre collection).

concaves en arrière, directement en arrière lorsque la gibbosité est médiane, obliquement en arrière et à droite ou à gauche, lorsque la gibbosité est déjetée latéralement.

Dans la gibbosité du mal vertébral des régions inférieures, la déviation est constituée par le renversement de la colonne lombaire qui forme alors avec la crête épineuse du sacrum un angle droit ouvert en arrière et en bas. — Ainsi que le fait remarquer Lannelongue, rien de pareil ne s'observe dans la scoliose.

Lorsque la déviation primitive s'est faite à la fois en avant et latéralement, les courbures de compensation se forment dans la direction oblique opposée. Dans quelques cas de gibbosités arrondies, on peut observer une série de courbures de compensation, qui ressemblent aux déviations observées dans les scolioses. (Voir plus haut, fig. 177.)

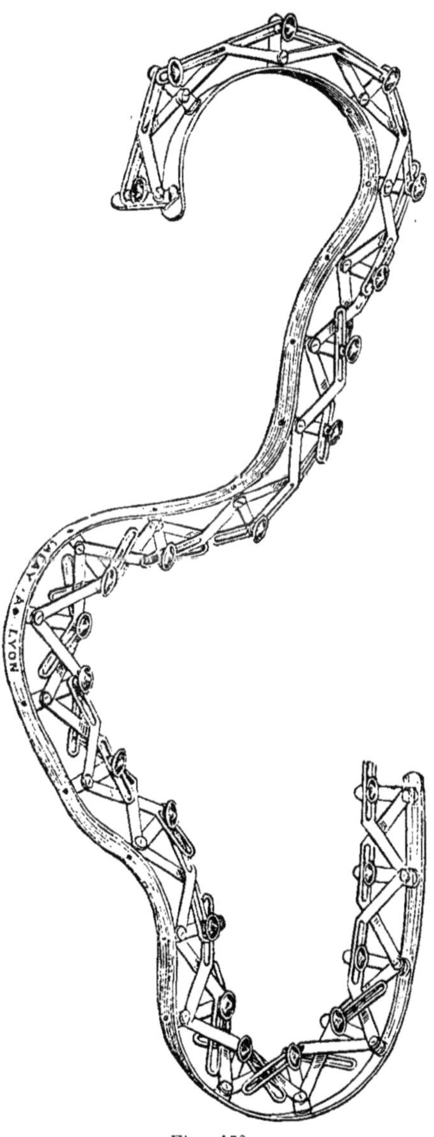


Fig. 178.

Dans ces courbures d'apparence scoliotique, on devra tenir grand compte de la prédominance antéro-postérieure de la courbure primitive.

La gibbosité, dans le mal de Pott des vertèbres cervicales et des premières dorsales, diffère suivant qu'il s'agit de la partie moyenne du cou ou de la région cervico-dorsale.

Au cou, la saillie, ordinairement faible, est anguleuse et formée par une ou deux apophyses épineuses. Plus bas, au contraire, la gibbosité est souvent très accentuée, formant, en général, une courbe à plus ou moins grand rayon.

Dans le mal de Pott de la région dorsale, on retrouve les caractères généraux de la gibbosité décrite plus haut. Dans le mal de Pott dorso-lombaire, la gibbosité manque souvent ou est très peu accentuée; une seule apophyse peut faire saillie.

Les grandes déformations, à grande courbure, rares au voisinage du sacrum, peuvent s'observer dans la région dorso-lombaire. Nous avons indiqué plus haut, la façon dont les courbures de compensation se forment dans cette forme de mal de Pott.

Le procédé le plus pratique pour mesurer la forme du rachis

dans le mal de Pott consiste à se servir d'une lame d'étain et zinc, légèrement flexible, que l'on moule avec soin sur les saillies et dépressions. Nous nous servons aussi de l'excellent appareil de Mollard (de Lyon) (fig. 178).

Troubles nerveux. — Les troubles nerveux qui précèdent, accompagnent ou suivent l'apparition de la gibbosité, portent sur la sensibilité et la motilité.

Au début de l'affection on note des douleurs spontanées ou provoquées par l'examen qui s'irradient suivant le trajet d'un cordon nerveux du cou, du thorax ou de l'abdomen. Parmi ces irradiations, une des plus fréquentes est la douleur en ceinture (Nélaton). Dans d'autres cas, la douleur est constrictive, fulgurante.

Dans quelques cas, il existe des accès de violentes douleurs, ou des crises convulsives épileptiformes (forme névralgique et convulsive du mal de Pott).

La paraplégie, conséquence de la compression médullaire, de la myélite, de l'envahissement du canal rachidien par un foyer tuberculeux peut survenir tout à coup. Elle s'accompagne en général de contractures, de secousses convulsives (épilepsie spinale) et, plus tard, d'atrophie.

Dans quelques cas, on observe de l'incoordination dans les mouvements des membres inférieurs. La sensibilité est toujours moins altérée que le mouvement.

Les troubles paralytiques précédents sont généralement bilatéraux et d'une intensité à peu près égale des deux côtés.

L'arthralgie ou l'arthrite, d'ordre trophique, ont été quelquefois observées.

Dans le mal de Pott cervico-dorsal, on note des contractures douloureuses des muscles cervicaux, des douleurs irradiées, pseudo-névralgiques dans le domaine du plexus brachial, la paralysie des membres supérieurs ou des quatre membres, etc.

Dans le mal de Pott sous-occipital, on note des phénomènes de compression bulbaire suivie de mort subite, la paraplégie complète, la monoplégie brachiale.

Dans le mal de Pott dorso-lombaire, on observe une douleur rachidienne localisée ou s'irradiant autour de l'abdomen et dans le domaine du sciatique et du crural. La paralysie est rare, mais les troubles de l'appareil urinaire et du rectum s'observent assez communément.

Abcès. — Le pus qui se forme dans les divers processus décrits plus haut se déverse tantôt du côté du canal rachidien sous la dure-mère ou se répand sur la face antérieure et latérale de la colonne vertébrale, formant ces abcès bien connus sous la dénomination d'*abcès par congestion*, *abcès tuberculeux*, *tuberculomes*.

Dans les affections des vertèbres cervicales, on observe des abcès rétro-pharyngiens. Les abcès des vertèbres thoraciques se répandent dans la région du médiastin postérieur et traversent le diaphragme pour suivre le muscle psoas, plus rarement ils apparaissent dans la région postérieure du thorax. Les abcès des vertèbres thoraciques inférieures de la colonne lombaire et du sacrum viennent se montrer dans la région pelvienne, au niveau des faces antérieure et postérieure du bassin et des cuisses.

La marche de ces abcès est en général lente et progressive ; ils peuvent se résorber, s'ouvrir spontanément, donnant des fistules intarissables ou des inflammations septiques graves.

Après avoir examiné isolément les principaux symptômes, il est nécessaire d'indiquer la physionomie générale et la marche de la maladie.

Dans quelques cas, le début du mal est latent (Bouvier). Aucun signe n'indique l'existence du tubercule vertébral. Ordinairement, les premiers symptômes sont des troubles de la sensibilité, les douleurs à caractères spéciaux signalés plus haut. Par la pression, la percussion du rachis, on développe une douleur dans un point limité (Copland).

L'examen des mouvements fait constater une rigidité anormale du rachis, conséquence de la contraction des muscles des gouttières vertébrales.

Nous employons souvent avec avantage le moyen recommandé par Sayre dans le but de se renseigner sur le siège du mal, la mobilité et la sensibilité de la colonne vertébrale.

Le chirurgien étant assis, il place sur ses genoux le malade, couché en travers, la face tournée vers le sol, les bras pendant d'un côté et les membres inférieurs de l'autre. Il écarte ensuite et rapproche successivement les cuisses, tandis qu'avec les mains il exerce des pressions sur les différentes régions de la colonne vertébrale.

On note encore assez souvent au niveau des vertèbres malades un certain degré d'empâtement ou de gonflement.

Dans la période de développement de la gibbosité, le malade ne peut se tenir facilement debout, il immobilise le rachis et il prend quelques attitudes caractéristiques. Il marche courbé, s'appuyant avec ses deux mains sur les faces antérieures des cuisses. S'il veut ramasser un objet à terre, il écarte les extrémités inférieures, fléchit les jambes et les cuisses, soutient le haut du tronc en appuyant une main sur la face antérieure de la cuisse correspondante et saisit l'objet avec l'autre main, à côté de lui ou entre les genoux, jamais devant lui.

Dans la plupart des cas, le mal de Pott a une marche chronique. Après les douleurs initiales, c'est la gibbosité qui se montre en premier lieu ; viennent ensuite la paralysie et les abcès.

La durée de l'évolution de la maladie ne peut être précisée, elle est en général très irrégulière.

Quelques sujets guérissent sans suppuration et avec une gibbosité peu prononcée. Les accidents sont fréquents. La mort survient par tuberculose généralisée, par la tuberculose concomitante d'un viscère important, par la néphrite, par la suppuration prolongée, par les phénomènes paralytiques, par l'ouverture des abcès dans les grandes cavités séreuses ou l'érosion de vaisseaux importants.

Les signes indiqués dans notre symptomatologie et notre diagnostic donnent le tableau clinique du mal de Pott cervical, dorsal, lombaire.

**Pronostic.** — Le pronostic du mal de Pott est en général grave. La gravité dépend de l'étendue de la lésion rachidienne, des manifestations concomitantes de la tuberculose, de l'état général du sujet.

**Diagnostic.** — Au début de l'affection, le diagnostic est en général difficile. Il faut analyser avec soin les douleurs névralgiques, en ceinture, dans le domaine du sciatique, la douleur vive, accrue par la pression, au niveau des vertèbres malades, l'empâtement en certains points, l'attitude, la démarche, la raideur du rachis.

L'*arthrite des petites vertèbres cervicales*, généralement d'origine rhumatismale (torticolis postérieur), se caractérise par une phase aiguë, suivie de nouvelles poussées avec contracture des muscles cervicaux postérieurs, et attitude spéciale. Les mouvements de rotation de la tête sont assez libres ; la déviation du cou est latérale, la courbure du rachis est plutôt une scoliose qu'une déviation antéro-postérieure. Il n'y a ni suppuration ni abcès. Nous avons insisté sur les signes différentiels dans notre Chapitre *Torticolis*. (Voir p. 185.)

Dans la région lombaire, les signes du début se manifestent pendant une période assez longue. On confond l'affection avec une coxalgie (S. Duplay), un lumbago, une sciatique, une affection des reins, de la vessie ou de l'utérus, la gibbosité, les abcès, ne se montrant que plus tard.

Chez certains sujets, les apophyses épineuses des vertèbres lombaires, particulièrement dans la flexion du tronc en avant, font une saillie anormale qu'on a pu, à tort, considérer comme morbide (P. Richer).

On doit rechercher avec grand soin les abcès au début, la situation de ces abcès, leur évolution, les antécédents ; les autres signes concomitants permettent d'établir si la suppuration est d'origine vertébrale.

Dans quelques cas, les abcès se rattachent à l'*ostéomyélite* vertébrale. Cette affection assez rare se caractérise par des phénomènes aigus, violents, une suppuration rapide, une dénudation précoce des vertèbres.

L'*arthrite déformante du rachis* se montre chez les vieillards, se termine par ankylose et n'est jamais suivie d'abcès.

Le *rachitisme vertébral*, accompagné de douleurs au niveau des articulations vertébrales, de faiblesse des membres inférieurs est assez souvent confondu avec le mal de Pott. On doit rechercher avec soin dans les cas douteux la coexistence d'autres manifestations rachitiques, étudier la forme de la déviation, qui, dans le rachitisme, est en général régulière, sans saillie limitée et occupe une grande étendue de la colonne vertébrale.

Dans le *pseudo-mal de Pott hystérique* (Audry, Charcot, Souques, Merlin), quelquefois observé chez les jeunes enfants (Grancher), il existe des douleurs localisées, des contractures spasmodiques, des paralysies des membres inférieurs, quelquefois une saillie anormale des vertèbres. Le diagnostic se base sur l'existence d'autres manifestations hystériques, spasmes, contractures, zones hypéresthésiques dans d'autres régions, attaques convulsives. (Voyez plus loin, *Scolioses réflexes, hystériques*.)

Dans la *spondylolisthésis* (v. p. 279), la lordose est très prononcée, le bassin présente une déformation spéciale, les douleurs manquent en général.

La *syphilis* des vertèbres assez rare (Lancereaux, Lagneau, Zambaco, Leyden, Volkmann, Verneuil, Fournier) peut se terminer par une gibbosité à angle aigu (Kœnig) de la paralysie. Le diagnostic, souvent très difficile, doit se baser sur l'étude des antécédents, l'âge des sujets, l'existence d'exostoses, de lésions syphilitiques éloignées, l'efficacité du traitement spécifique.

Nous avons admis qu'il n'existait pas plusieurs formes cliniques bien distinctes du mal de Pott, aussi n'insisterons-nous pas sur les signes diagnostiques de ces formes donnés par les auteurs.

Dans le mal vertébral *postérieur*, on trouve une douleur localisée, médiane pour les apophyses épineuses, latérale pour les lames ou les apophyses transverses, de l'empâtement de ces régions suivis d'abcès, le plus souvent latéraux, et placés dans l'épaisseur des muscles des gouttières vertébrales, dans la fosse iliaque, l'aine, la région fessière.

L'*atrophie musculaire progressive*, qui, d'après nos recherches, débute assez communément chez l'enfant par la région lombaire, se caractérise par une lordose lombaire prononcée avec attitude, démarche, balancement spécial. La colonne vertébrale conserve sa mobilité, elle est souvent relâchée, non douloureuse. L'électricité indique la paralysie des muscles lombaires et aussi de certains groupes musculaires éloignés. L'hérédité, dans ces cas, est très fréquente. Lorsque la déformation et les abcès se montrent, le diagnostic ne présente plus de difficultés.

Dans quelques cas de *cyphose* peu prononcée de la région dorsale, avec douleurs d'origine rhumatismale localisées et saillie plus u moins marquée de la septième vertèbre cervicale normale, on pu croire à l'existence d'un mal de Pott cervical. Nous avons bservé plusieurs de ces cas pour lesquels un diagnostic erroné de al de Pott avait été porté.

Nous avons décrit les caractères des déviations compensatrices bservées dans le mal de Pott, pouvant en imposer pour une coliose. Les douleurs dans les scolioses ne sont pas en général ocalisées. Les antécédents, les paralysies temporaires, les abcès rofonds doivent être recherchés avec soin.

**Traitement.** — Nous n'examinerons en détail que le traitement des difformités résultant du mal de Pott, ne donnant que quelques indications sur la cure des complications et le traitement médical qui concerne plutôt le chirurgien d'enfants que l'orthopédiste. Nous préciserons surtout les indications thérapeutiques suivant les périodes de la maladie, en conseillant des appareils pratiques, peu compliqués, d'un prix peu élevé et pouvant surtout servir dans la pratique hospitalière.

On ne possède aujourd'hui aucun moyen médical permettant d'enrayer la marche progressive du foyer tuberculeux initial. Les injections d'acide phénique à 3 p. 100 au niveau des vertèbres malades conseillées par Hueter n'ont pas donné de bons résultats. Les injections sclérogènes de chlorure de zinc au 1/10, autour du foyer tuberculeux, viennent d'être recommandées par Lannelongue.

La révulsion, les pointes de feu fréquemment répétées rendent de grands services en diminuant les douleurs, en arrêtant, en partie peut-être, la marche du processus tuberculeux. Les cautères préconisés par Pott ne doivent pas, à notre avis, être absolument abandonnés et nous en avons retiré de bons effets dans certaines formes de mal de Pott à marche rapide et dans les paralysies d'origine vertébrale. Il faut veiller dans ces cas à ce que la suppuration trop prolongée n'épuise pas le sujet.

Les indications essentielles qui résultent de l'étude anatomo-pathologique et des symptômes du mal de Pott sont les suivantes :

Immobiliser les parties malades, les placer dans un repos absolu ; soustraire les vertèbres malades à la pression exercée par le poids du corps ;

Diminuer et faire disparaître la contracture douloureuse des muscles voisins de la lésion vertébrale. On doit, en un mot, appliquer au traitement du mal de Pott les données générales adoptées aujourd'hui pour la cure des arthrites, principalement des arthrites tuberculeuses.

La *position horizontale*, en diminuant notablement la pression exercée par le poids du corps sur les vertèbres malades, est absolument indiquée dans la première période du mal de Pott. A l'exemple de Jœrg, Wenzel, David (de Rouen), Baynton, Earle, et de nombreux orthopédistes, nous conseillons, dès que le *diagnostic du mal de Pott est établi*, de placer les enfants dans le décubitus horizontal. Nous obtenons ainsi la diminution des douleurs, de la compression des segments rachidiens, l'atténuation des complications inflammatoires, l'absence de gibbosité. L'enfant doit être, en général, placé sur une planche bien capitonnée, et maintenu au niveau du thorax, au moyen d'une ceinture exactement fixée.

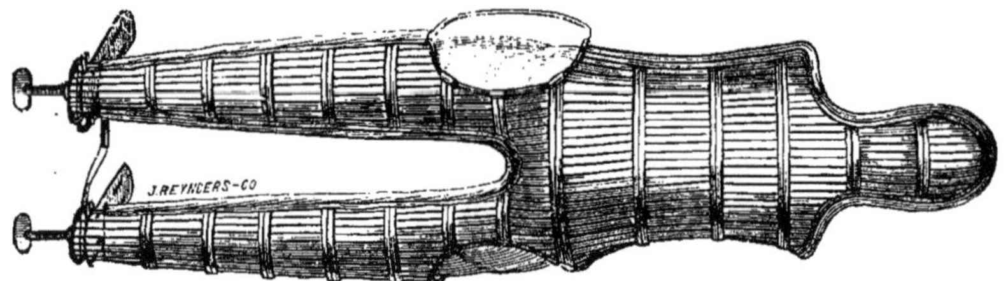


Fig. 179.

L'appareil que nous employons habituellement dans notre service hospitalier modifié suivant les circonstances est représenté dans la figure 6, p. 38.

Nous nous servons aussi d'un cadre en fer, soutenant une pièce d'étoffe résistante, représentée dans la figure 8, p. 39 que l'on peut construire rapidement et à bon marché (Bradford).

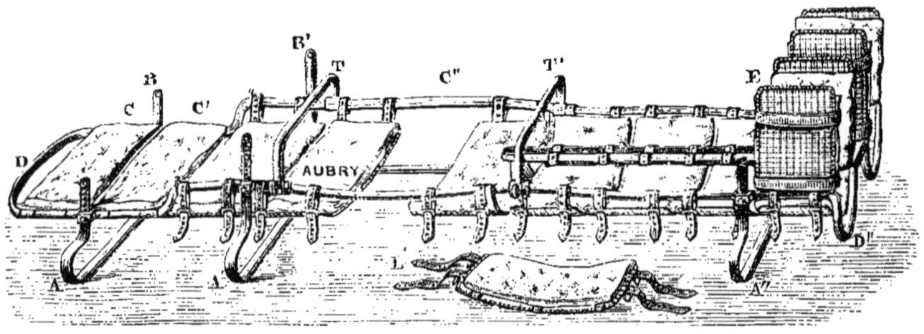


Fig. 180. — Gouttière à valve mobile de Nicaise.

Ces appareils conviennent surtout dans les cas de mal de Pott dorsal ou lombaire. Ils permettent le transport facile des sujets au grand air.

Ils ne suffisent pas dans tous les cas, car ils ne permettent pas d'obtenir une immobilisation parfaite.

L'immobilisation dans la gouttière de Bonnet ou dans les gouttières en fil de fer (fig. 179) présentant une surface plane, non excavée au niveau des parties malades, dans les gouttières à valves mobiles, dans les cas avec abcès qui nécessitent des pansements, (fig. 180), donnent de très bons résultats

La disposition de la gouttière de la figure 189, p. 254, nous paraît excellente (v. les modèles de gouttière permettant de pratiquer l'extension, fig. 190, 191, p. 254, 255).

L'immobilisation dans une claie d'osier est absolument insuffisante. Les enfants ne sont pas bien immobilisés et prennent des positions vicieuses dans cet appareil.

A l'exemple de Bampfield, Harisson, Verral, Pravaz père, Humbert, nous recommandons souvent aussi le *décubitus sur le ventre* (*prone system*) qui, mieux que le décubitus sur le dos, s'oppose à un affaissement par pression de la partie antérieure des corps vertébraux.

On doit placer le sujet sur une planche capitonnée en ayant soin de l'immobiliser autant que possible au moyen de ceintures convenablement disposées.

Les objections faites à cette méthode de traitement ne nous paraissent pas sérieuses. Le prone system convient surtout dans les cas de mal de Pott dorsal avec gibbosité commençante. La plupart de nos malades ont parfaitement supporté la position imposée, les douleurs ont disparu, la gibbosité a cessé de s'accroître, des mensurations très exactes ont permis de noter, dans quelques cas, une amélioration très importante de la gibbosité. Les sujets ont conservé un bon état général, sans perdre leur appétit.

Le décubitus abdominal donne surtout de bons résultats, si l'on obtient la réclinaison en produisant une courbure lordotique au niveau du segment cyphotique. On peut, à l'exemple de Berend, faire reposer les malades sur le ventre en les couchant sur un appareil en forme de selle suspendue.

Nous employons souvent un appareil composé d'une planche matelassée, semblable à celle de la figure 181, dans lequel les coussins, convenablement disposés, permettent une courbure en lordose, au niveau de la cyphose, et la décharge du segment du rachis altéré.

Lorsqu'il existe une gibbosité moyenne en voie de formation de la région dorsale ou lombaire, nous employons l'appareil représenté dans la figure 181.

Le sujet doit être placé sur le ventre, immobilisé au moyen d'une ceinture au niveau du bassin, avec des coussins disposés de telle sorte que la partie de la colonne vertébrale correspondant à la gibbosité puisse se placer en légère lordose. On exerce de légères pressions au moyen de plaques bien rembourrées, actionnées par des vis, disposées de chaque côté de la colonne vertébrale.

Le mode d'articulation de ces plaques permet une pression exacte et douce sur une assez grande surface des parties latérales du rachis. On met sous ces plaques une ou plusieurs couches de feutre mou. Afin d'éviter les pressions irrégulières, il est bon de

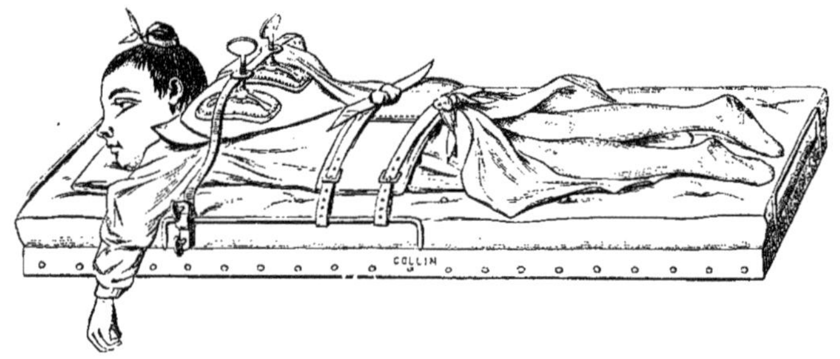


Fig. 181.
Appareil à pression de P. Redard pour certaines formes de mal de Pott.

construire les plaques d'après un moulage en plâtre du dos difforme.

Les pressions, au début, doivent être *modérées*, *intermittentes*. Au bout d'un certain temps, les enfants s'habituent aux pressions et peuvent conserver l'appareil une partie de la journée.

Nous avons appliqué notre appareil dans huit cas. Il s'agissait de maux de Pott dorsaux d'une certaine importance. Dans quatre cas, il y a eu une diminution notable de la gibbosité, très exactement indiquée par nos tracés. Dans trois cas, la gibbosité n'a pas augmenté.

Dans tous nos cas, les phénomènes d'irritation et de contracture ont rapidement disparu et nos malades ont pu marcher, au bout de 3 à 6 mois, soutenus par des corsets plâtrés.

Dans un cas de mal de Pott dorsal au début, avec légère gibbosité et paralysie précoce, la méthode que nous recommandons a produit une rapide amélioration des phénomènes paralytiques. Au bout de 4 mois, la contractilité musculaire et les mouvements des membres inférieurs étaient normaux.

La durée du traitement avec l'appareil à pression a été en moyenne de 4 à 6 mois.

Ce procédé ne convient qu'à quelques cas particuliers de maux de Pott, avec gibbosité légère, accompagnés de contractures musculaires, principalement ceux de la région dorsale avec lésions de plusieurs vertèbres. Il permet d'obtenir de légers redressements des gibbosités, une position plus favorable de la colonne vertébrale, la disparition des contractures et la consolidation dans une

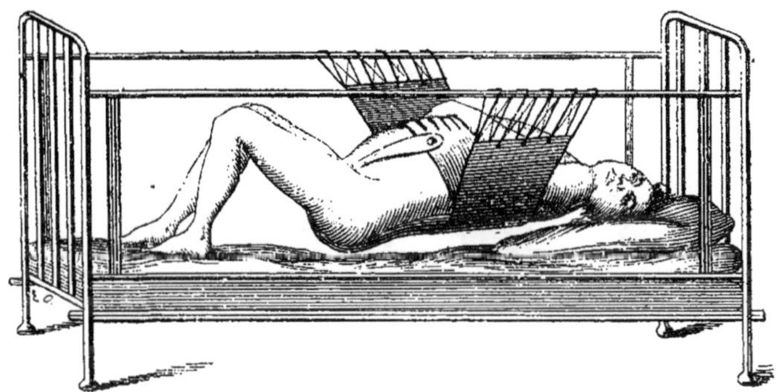

Fig. 182. — Appareil de Rauchfuss.

bonne situation. L'appareil doit agir au moment de la période de formation de la gibbosité, sans *rechercher un redressement brusque;* il est absolument inefficace lorsque les gibbosités sont anciennes et définitivement établies.

L'appareil de Rauchfuss, dont la figure 182 fait bien comprendre le mode d'action, peut donner quelques bons résultats. Il ne peut cependant s'appliquer chez de très jeunes enfants, il ne permet pas une contention parfaite, l'enfant pouvant abandonner le décubitus dorsal et se placer sur le côté (Nebel, Kœnig, Schildbach).

Dans le but d'éviter ces inconvénients, quelques auteurs ont proposé de modifier la forme de la sangle et son mode de fixation (Schildbach). Kœnig se sert d'un justaucorps bien collant, avec des manches pour les bras et des prolongements pour les cuisses, que l'on fixe à la sangle dorsale. Reyher recommande une sangle plus large, solidement fixée sur les côtés et aux aisselles.

A. Lorenz a récemment recommandé un *lit plâtré* qui permet d'obtenir par la réclinaison l'immobilisation, l'extension, la décharge des segments tuberculeux de la colonne vertébrale.

La construction du lit plâtré diffère légèrement, suivant que le mal de Pott siège dans la région dorsale, lombaire, ou dans la région cervicale. Dans le premier cas, la réclinaison seule suffit, dans le second on doit ajouter, au lit plâtré, un appareil permettant de faire l'extension de la tête.

1° *Lit plâtré pour la réclinaison.* — Pour construire le lit plâtré, il faut avoir à sa disposition plusieurs coussins durs de diverses épaisseurs. L'enfant étant mis en décubitus abdominal (fig. 183), on place un de ces coussins sous le front, un second sous la région claviculaire et un dernier sous les cuisses. De cette façon, la partie moyenne du rachis s'affaisse vers le plan sous-jacent et prend

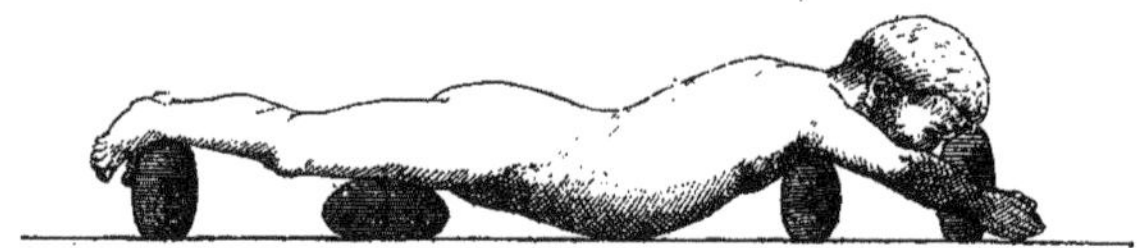

Fig. 183.

une forme lordotique. Au moyen de coussins plus ou moins épais, on peut graduer cette réclinaison.

Lorenz a remplacé, dans ces derniers temps, les coussins par un plan incliné pouvant prendre diverses inclinaisons.

A l'aide de ce plan, on élève le bassin et les membres inférieurs, jusqu'à ce que l'on ait obtenu une réclinaison convenable. Nous décrivons plus loin l'appareil pratique que nous avons adopté pour l'application des lits plâtrés.

Il faut, dans tous les cas, procéder avec lenteur. On attend quelques instants en observant comment l'enfant résiste au début par la contraction des muscles du dos, pour rapprocher bientôt, par saccades, le ventre du plan sous-jacent. On peut activer l'affaissement du rachis en pressant très légèrement sur le dos de l'enfant. Certains enfants raisonnables indiquent le degré auquel la réclinaison ne produit aucune sensation désagréable.

La réclinaison trop prononcée est douloureuse et doit être évitée.

Les bras de l'enfant sont mis en adduction horizontale et la tête est fixée par les mains d'un aide qui la saisit latéralement.

On recouvre alors la face postérieure du corps d'une couche d'ouate depuis le vertex jusqu'aux plis fessiers, et mieux, jusqu'à la partie postérieure et inférieure de la cuisse. S'il existe déjà une gibbosité assez prononcée, on la recouvre d'une couche d'ouate assez épaisse. Par-dessus cette ouate, on étend du calicot pour l'empêcher de coller au plâtre.

Puis on commence l'application de bandes plâtrées, bien fournies en plâtre et très légèrement exprimées, on les conduit d'abord longitudinalement, depuis le vertex, par-dessus le dos et jusqu'aux plis fessiers. On doit placer cinq systèmes de bandes longitudinales, dont trois partent du vertex en rayonnant; la moyenne suit la ligne médiane du rachis, les deux latérales vont en diagonale depuis le vertex jusqu'à la moitié pelvienne correspondante. Deux autres bandes longitudinales servent surtout à renforcer les parois latérales du lit plâtré et vont depuis les plis axillaires sur la face latérale du tronc jusqu'à la limite inférieure du lit. Des aides appliquent exactement ces bandes sur le tronc, les lissent et répartissent le plâtre uniformément.

Quand la couche plâtrée a atteint une certaine épaisseur, on applique des bandes transversales depuis le vertex jusqu'au bassin. Ces bandes doivent couvrir exactement les parois latérales du tronc. Pour renforcer cette carcasse thoracique, on ajoute entre les bandes transversales des copeaux à placage, placés longitudinalement, et s'entre-croisant. Afin d'économiser les bandes, on peut recouvrir le lit plâtré d'une couche de coton de bois trempé dans une bouillie plâtrée. Dans un dernier temps, on serre toutes ces couches à l'aide d'une bande de toile, en les appliquant exactement sur le tronc.

Lorsque le lit plâtré s'est durci, on peut l'enlever du dos de l'enfant.

Les petits malades transpirant souvent pendant l'application de l'appareil, on aura soin de frotter le tronc à l'aide d'une serviette et de bien couvrir l'enfant. On enlève ensuite le rembourrage provisoire de la gouttière plâtrée, dont on lisse la face interne. S'il existe des proéminences, on les aplatit à l'aide du doigt ou à coups de marteau; on agrandit les échancrures axillaires. On coupe les bords qu'on lisse ensuite entre les doigts et qu'on recouvre enfin d'une bande de toile.

Le lit ainsi confectionné est séché dans un four, puis on l'imprègne d'une solution alcoolique de gomme-laque qui le rend imperméable.

Afin d'éviter les fermentations à odeur pénétrante et les moisissures, il ne faut se servir du lit plâtré que lorsqu'il est absolument sec. Avant d'appliquer la gouttière plâtrée, on la garnit abondamment d'ouate et, chez les jeunes enfants, on place sous la couche la plus superficielle une toile imperméable. Par-dessus le tout, on étend une serviette ou une couche, puis on étend soigneusement le petit malade vêtu d'un maillot ouvert en arrière et on le fixe au lit plâtré à l'aide d'une bande de calicot (fig. 184).

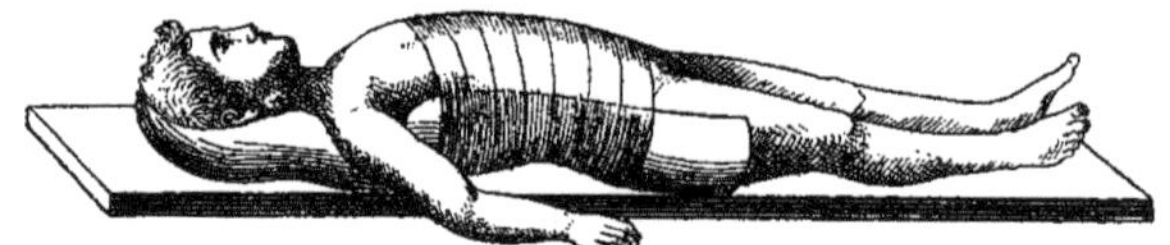

Fig. 184.

On peut dans quelques cas, principalement pour les adultes, se servir de la gouttière plâtrée comme moule permettant de faire un lit en bois, rembourré en dedans de crin, recouvert de peau de chevreuil et fixé à l'aide de billots sur une planche.

2° *Lit plâtré pour extension.* — Si le mal de Pott siège sur les parties supérieures du rachis, Lorenz préfère le lit plâtré permet-

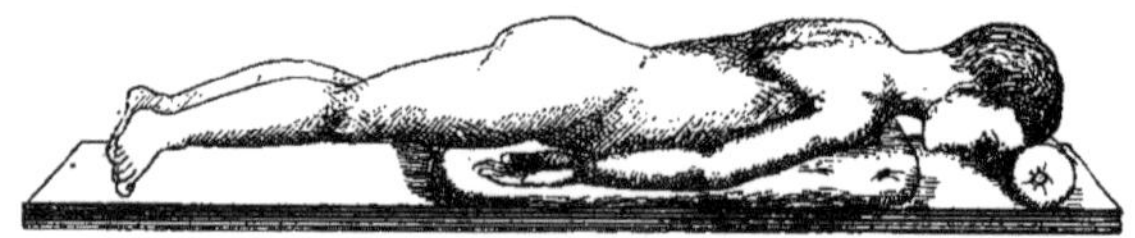

Fig. 185.

tant de faire l'extension, en agissant sur la tête au moyen d'un jury mast.

La construction de ce lit diffère peu de celle que nous venons de décrire. L'enfant doit cependant être couché d'une autre façon puisqu'il faut obtenir que l'occiput et la surface du dos soient dans un même plan.

Dans ce but, on soutient toute la face antérieure du tronc, depuis les clavicules jusqu'aux cuisses, par un matelas ayant une hauteur uniforme de 5 à 6 centimètres, tandis que sous le front on place un coussin bien moins épais (fig. 185), on construit ensuite la gouttière suivant les règles indiquées. Dans les couches superficielles, on introduit un arc en fer portant un étrier transversal qui correspond à peu près au milieu des os pariétaux, une mentonnière de Glisson vient s'y fixer et produit l'extension de la tête (fig. 186).

L'enfant peut être laissé en place dans son lit plâtré pendant plusieurs jours. Il faut changer, de temps en temps, la couche, vérifier le rembourrage et le lisser. Pour enlever l'enfant de sa gouttière, on le place sur le ventre ou bien on glisse la main sous

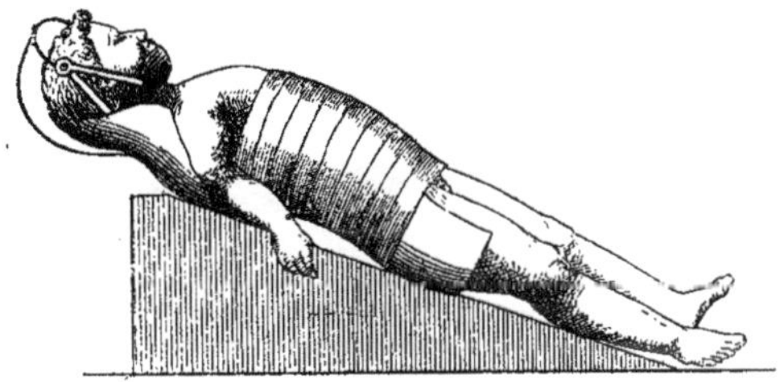

Fig. 186.

son siège. On doit examiner attentivement de temps en temps le dos au niveau de la gibbosité afin de s'assurer s'il n'existe pas de places rouges ou enflammées. S'il existe un peu de rougeur, on excave légèrement l'endroit correspondant de la gouttière à l'aide d'un marteau et on le rembourre soigneusement. Pour permettre la défécation, on glisse un vase plat sous le malade légèrement soulevé.

Le lit plâtré ne donne de bons résultats que s'il est construit avec grand soin et suivant les règles précises que nous avons indiquées. Afin d'éviter que l'enfant en remuant les jambes ne déplace l'appareil et n'imprime ainsi des mouvements au rachis, nous faisons descendre la gouttière plâtrée assez bas, jusqu'au niveau de la face postérieure du genou.

La disposition des coussins qui doit varier suivant les cas n'est pas toujours facile, précise. L'enfant indocile se déplace en se défendant, les muscles vertébraux entrent en contraction, le rachis ne prend pas une bonne attitude relâchée en réclinaison.

Nous avons adopté depuis quelque temps l'appareil de la figure 187, qui met à l'abri de ces inconvénients, en permettant de placer les sujets, en quelques secondes, dans une bonne position, sans aucune gêne ni fatigue.

Cet appareil, construit d'après nos indications par notre ami R. Mathieu, se compose (fig. 188) :

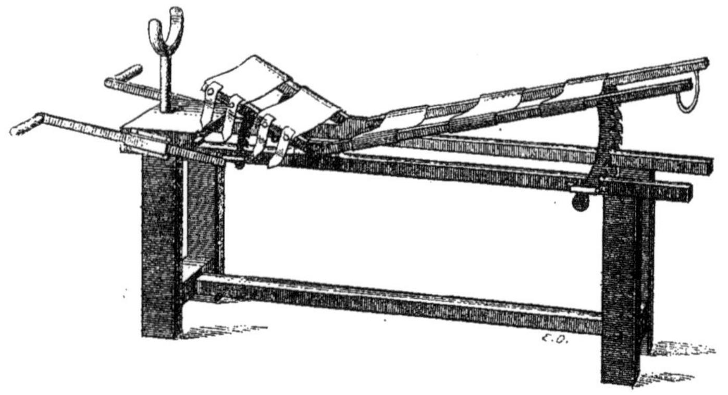

Fig. 187. — Appareil de P. Redard, pour l'application des lits plâtrés.

1° D'un châssis en bois sur pieds, de 40 centimètres, de telle sorte

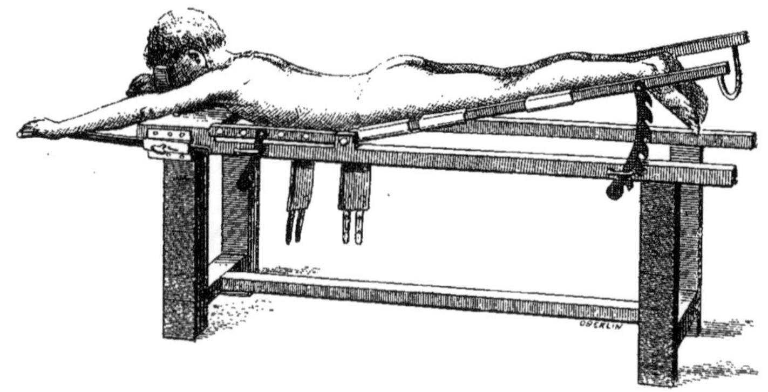

Fig. 188. — Appareil de P. Redard, disposé pour l'application d'un lit plâtré, dans un cas de mal de Pott dorsal.

que le chirurgien assis peut facilement exécuter les divers temps de l'application du lit plâtré ;

2° De deux montants *postérieurs* ou *pelviens* articulés aux deux tiers inférieurs du châssis, réunis par des sangles à coulisse, pouvant s'élever au moyen de deux crémaillères et destinés à soulever ou à soutenir la partie inférieure du tronc;

3° De deux autres montants *antérieurs* ou *thoraciques*, avec deux sangles mobiles, pouvant s'élever au moyen de crémaillères et destinés à relever la partie antérieure du thorax;

4° D'un croissant *frontal* mobile, pouvant s'élever et se fixer à volonté ;

5° De deux *poignées* latérales à coulisse qui doivent recevoir les mains du sujet, les membres supérieurs en adduction horizontale.

La disposition de cet appareil permet de placer facilement les sujets dans le décubitus abdominal, le rachis en lordose au niveau des régions lombaire, dorsale, cervicale.

S'agit-il d'un mal de Pott lombaire, les sangles à coulisse des montants pelviens sont placées au niveau du bassin et des membres inférieurs, une ou les deux sangles mobiles tendues à la partie supérieure du thorax, la tête et les mains en bonne position, appuyées sur le croissant frontal et les poignées.

Pour un mal de Pott dorsal, les sangles à coulisse pelviennes sont remontées au niveau de l'abdomen, une seule sangle mobile en place, ou toutes les sangles mobiles enlevées (fig. 188).

Pour un mal de Pott cervical, le tronc, la partie supérieure du thorax est maintenue en rectitude au moyen des diverses sangles tendues, le croissant frontal relève plus ou moins la tête et place la portion cervicale du rachis dans la position voulue.

Nous avons appliqué, dans ces derniers temps, de nombreux lits plâtrés à nos malades atteints de mal de Pott, principalement à la première période de la maladie.

Les résultats que nous avons obtenus nous engagent à recommander cette méthode.

Les douleurs cessent dès que les enfants sont placés dans leur lit plâtré.

La gibbosité ne s'accroît pas et diminue dans un grand nombre de cas. Nous possédons plusieurs observations de jeunes enfants atteints de mal de Pott au début, avec gibbosité commençante, chez lesquels la saillie vertébrale menaçante a disparu, les autres symptômes (douleurs, contractures, etc.), s'atténuant en même temps.

Parmi les avantages du lit plâtré, il faut signaler la facilité avec laquelle le malade peut être transporté, placé dans un air pur, tout en permettant l'immobilité et l'extension des parties malades. Nous avons toujours noté que l'état général des malades immobilisés dans des lits plâtrés, loin de s'aggraver, s'améliorait rapidement d'une façon notable.

La construction du lit plâtré est en outre très facile et n'exige que des matériaux *d'un prix très peu élevé*. C'est un appareil précieux dans la pratique des dispensaires et des hôpitaux d'enfants.

*Extension.* — Parmi les moyens énergiques et efficaces de diminuer la pression au niveau des vertèbres malades, il faut citer tout particulièrement l'*extension*.

Pour être efficace, l'extension continue doit être appliquée le malade étant dans le décubitus horizontal.

Les lits à extension plus ou moins compliqués ont été généralement abandonnés, nous ne citerons que les appareils *pratiques*.

Lorsque le mal de Pott siège dans la région cervicale, le procédé le plus efficace consiste à exercer une traction sur la tête au moyen de poids. Nous avons décrit, p. 38, 39, 40, les différents lits à extension qui peuvent servir dans le traitement du mal de Pott.

Les poids au début, doivent être de 2 à 3 kilogrammes, dans quelques cas on peut aller jusqu'à 5 ou 6 kilogrammes.

*Extension dans la position oblique ou verticale.* — D'une façon assez simple, nous nous servons d'une planche matelassée, d'un prix très peu élevé. L'extrémité correspondant à la tête est munie d'une tige sur laquelle vient se fixer une pièce métallique légèrement courbe avec mentonnière de Glisson, pouvant se placer à diverses hauteurs. (V. fig. 6, p. 38.)

La contre-extension est faite par le poids du corps.

On peut en inclinant la planche plus ou moins *obliquement* ou même en plaçant des poids au niveau des extrémités inférieures, augmenter la force de traction.

Le thorax est quelquefois maintenu au moyen d'une ceinture afin d'éviter les mouvements de latéralité.

Cette position est en général bien supportée par les enfants.

Les gouttières de Bonnet modifiées afin de permettre l'extension et la contre-extension (fig. 189, 190, 191) (voyez aussi fig. 10,

p. 40) ont le grand avantage de permettre des tractions efficaces en immobilisant complètement le rachis et les régions voisines.

Les gouttières, ainsi que l'indiquent les figures 190, 191,

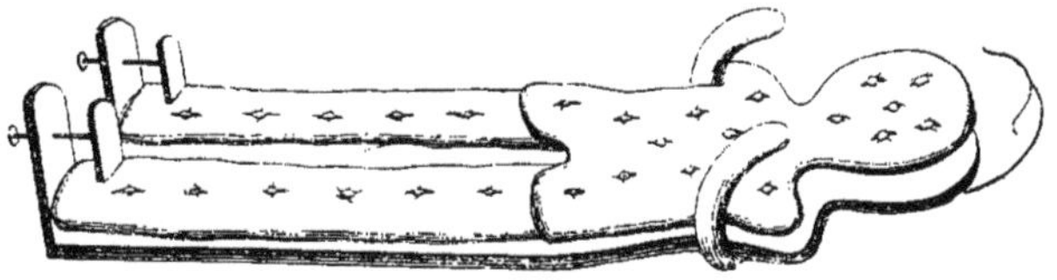

Fig. 189.

peuvent être placées plus ou moins obliquement; la force de traction au niveau de la tête et du rachis, variant avec le degré d'inclinaison.

Phelps recommande pour les jeunes enfants et dans les cas de

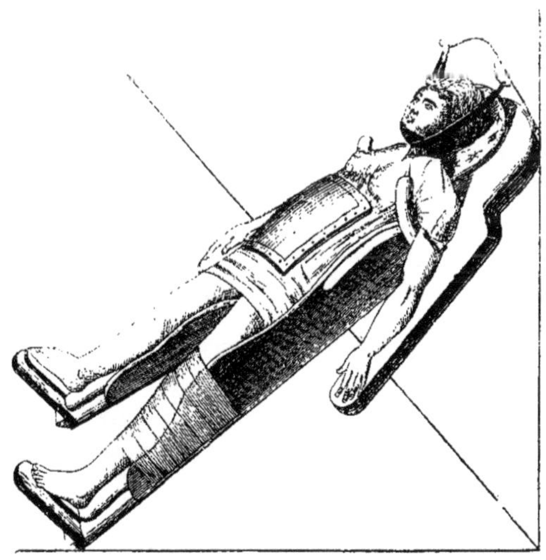

Fig. 190.

paralysie sous la dépendance du mal de Pott, un appareil permettant d'obtenir l'extension et l'immobilisation du rachis, le sujet étant placé verticalement (fig. 192, 193).

Sur des mesures assez exactes ou mieux sur le dessin du contour de l'enfant, les jambes écartées, on construit une caisse en bois présentant des échancrures pour les bras (fig. 192), une

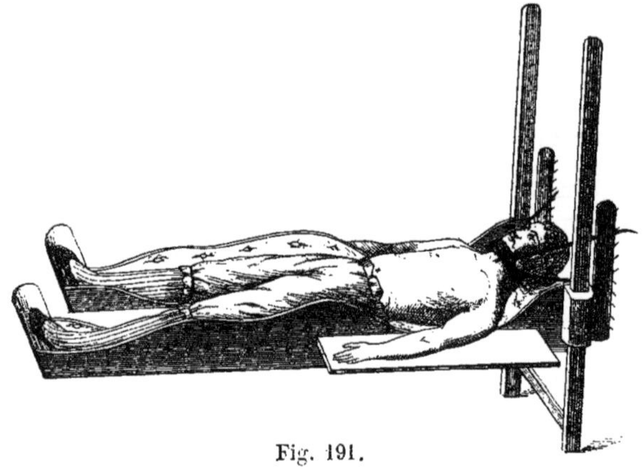

Fig. 191.

cavité pour la défécation, des pédales d'une hauteur de 15 centi-

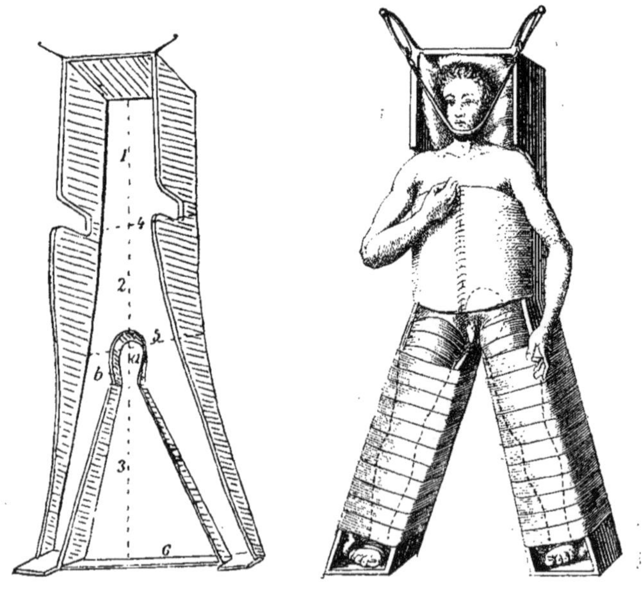


Fig. 192. Fig. 193.

Appareil de Phelps.

mètres environ, des excavations pour les talons, pour la moitié postérieure de la tête.

On place, principalement à la partie moyenne, des coussins de ouate, recouverts d'étoffe imperméable. L'enfant est immobilisé au moyen de bandes de flanelle et d'un corset en cuir qui embrasse exactement le thorax. Une mentonnière de Glisson vient se fixer à des crochets placés sur les parties supérieures et latérales de la boîte (fig. 193). Cette boîte peut être placée obliquement, presque verticalement, de façon à ce que l'enfant soit suspendu en partie par la tête.

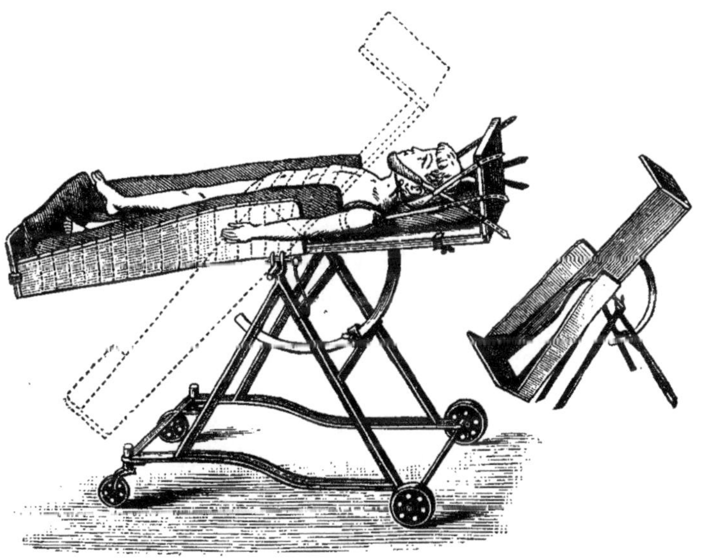

Fig. 194. — Appareil de Beely.

Dans quelques cas, la planche postérieure des pédales peut être rendue mobile. L'enfant ne doit être enlevé de l'appareil que tous les vingt jours; on doit faire exécuter tous les jours aux membres inférieurs des mouvements actifs et passifs.

Le modèle de lit, récemment proposé par Beely (fig. 194), est une modification heureuse du lit de Phelps.

Cet appareil permet l'immobilisation du sujet, une traction, énergique du rachis. Il peut être placé dans une position plus ou moins oblique, et même verticale. Il permet de déplacer et de promener le malade au grand air.

Les appareils précédents conviennent surtout dans le mal de Pott de la région cervicale ou dorsale supérieure.

Dans le mal de Pott dorsal inférieur ou lombaire, nous pratiquons l'extension au moyen de poids fixés au niveau des membres inférieurs, la contre-extension étant faite par le sujet placé sur un plan incliné, la tête légèrement oblique en bas.

Shaw a proposé de diviser le plan incliné en plusieurs parties mobiles, dont chacune peut être déplacée à volonté, suivant que l'on veut agir plus particulièrement sur l'une ou l'autre partie de la colonne vertébrale.

On éprouve souvent, surtout chez les jeunes enfants indociles, de graves difficultés à maintenir l'extension. Les diverses ceintures destinées à être placées sous les aisselles, au niveau du thorax ou du bassin, dans le but d'immobiliser le sujet ou de donner un point d'appui à la contre-extension, se déplacent et ne donnent pas de bons résultats.

Les procédés les plus simples et particulièrement ceux représentés dans les figures 6, 7, 190, 191 sont les meilleurs en pratique.

De tout temps, les chirurgiens ont essayé de s'opposer à l'accroissement des *gibbosités* et ont même cherché à obtenir leur *redressement*. Hippocrate rapporte les tentatives infructueuses qu'il avait faites pour redresser des gibbosités, le sujet étant placé en extension et des pressions étant exercées au niveau de la difformité à l'aide d'une outre gonflée. Aurran (de Rouen), David (de Rouen), Jœrg, Wenzel ont cherché à redresser des gibbosités au moyen de pressions avec des coussins placés sous la gibbosité.

Gillebert d'Hercourt faisait coucher le malade sur un coussin dur incliné de la tête aux pieds et pratiquait, au niveau du point correspondant à la gibbosité, un trou de capacité suffisante, et comblait ce trou par un ballon en caoutchouc rempli d'air pour recevoir et repousser la gibbosité. L'auteur a rapporté deux cas favorables traités avec son appareil.

Le redressement, surtout le redressement brusque, nous paraît dangereux et absolument contre-indiqué dans les gibbosités anciennes avec consolidation et ankylose.

*Dans la période de formation des gibbosités*, avec phénomènes d'excitation et de contracture, nous avons établi que la position horizontale ou en decubitus abdominal, notre appareil à pression, le lit plâtré, l'extension, permettent des redressements importants des gibbosités, limitent les lésions et donnent une consolidation dans une bonne position. S'ils ne procurent pas toujours une diminution de la gibbosité, ils empêchent généralement l'aggravation de la difformité. Les tentatives de redressement ne sont justifiées et ne donnent quelques résultats heureux que dans les cas que nous venons de spécifier.

Lorsque la gibbosité est ancienne, le redressement apparent que l'on obtient est dû aux courbures de compensation.

Parmi les appareils que nous décrivons plus loin, les corsets de Sayre et de Taylor donnent seuls, dans quelques cas, des redressements très appréciables des gibbosités. (V. p. 259, 266.)

Jusqu'ici nous n'avons eu à signaler que les appareils appliqués dans le décubitus, dans le repos horizontal. Nous pensons, en effet, que l'immobilité dans la position horizontale est absolument indiquée dans la première période du mal de Pott; il n'existe actuellement aucun appareil permettant d'empêcher la formation de la gibbosité et d'arrêter l'effondrement du rachis, *tout en permettant la marche*.

Dans une période *assez avancée* de la maladie, alors que les lésions paraissent en voie de réparation, que le rachis est assez résistant, on peut proposer des appareils qui, d'après leurs auteurs, doivent immobiliser le rachis, le redresser même et permettre en même temps la marche et l'exercice au grand air.

Un très grand nombre de corsets et d'appareils ont été inventés pour le traitement du mal de Pott. Nous n'étudierons que ceux qui nous paraissent posséder une certaine valeur pour le soutien et l'immobilisation de la colonne vertébrale.

En première ligne, nous devons citer le *corset plâtré* de Sayre. Cet appareil, construit d'après les règles indiquées (p. 80, 81, 82), a une valeur considérable dans le traitement du mal de Pott. Nous l'appliquons tous les jours à nos malades du Dispensaire Furtado-Heine et nous sommes de plus en plus partisans de cet excellent appareil.

Suivant la pratique récente de Sayre, nous ne faisons que des corsets amovibles qui permettent la surveillance des parties et qui, s'ils sont bien construits, immobilisent assez exactement le rachis.

Nous n'appliquons jamais le corset plâtré dans les cas de mal de Pott à marche rapide, avec phénomènes douloureux et inflammatoires, menace de gibbosité importante, abcès ou paralysie commençante. Dans ces cas, l'immobilité, d'après les règles que nous avons tracées, nous paraît préférable.

Nous réservons le corset plâtré à la période de réparation et de consolidation du rachis, lorsque la gibbosité a pu être évitée, que les douleurs ont disparu, sous l'influence du repos horizontal. A cette période du mal de Pott, le corset plâtré, permet au malade de marcher au grand air; le rachis est immobilisé et soutenu.

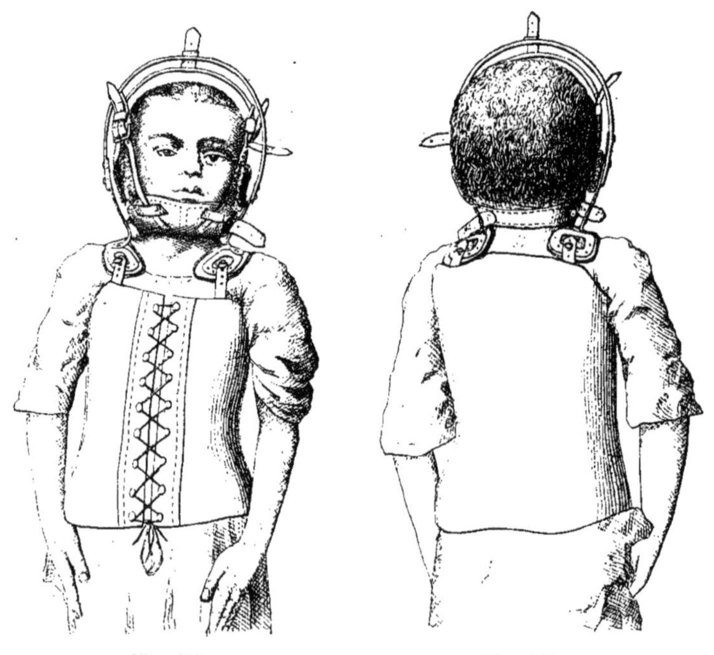

Fig. 195. Fig. 196.

D'après une photographie de notre collection.

Le corset plâtré, d'après nos observations, donne, dans quelques cas exceptionnels, une diminution de la gibbosité. Contrairement à quelques auteurs, nous ne pensons pas que le corset puisse donner l'extension des deux segments du rachis et le redressement des gibbosités importantes. L'action principale de l'appareil est de procurer l'immobilité et le repos des parties malades, d'enrayer ainsi les progrès du mal.

Nous n'appliquons que très rarement le corset plâtré avec jury mast de Sayre, Nebel, Nyrop, W. Pye dans le mal de Pott cervical ou dorsal supérieur. L'action du jury mast ne nous paraît pas un moyen d'extension et d'immobilisation suffisamment efficace dans les formes graves.

Dans quelques cas de mal de Pott cervical, nous avons retiré quelques avantages de la forme de jury mast, fixée sur un corset plâtré, représentée par les figures 195 et 196.

Le corset plâtré ne doit, en général, être appliqué que dans les cas de mal de Pott de la région lombaire ou cervicale inférieure.

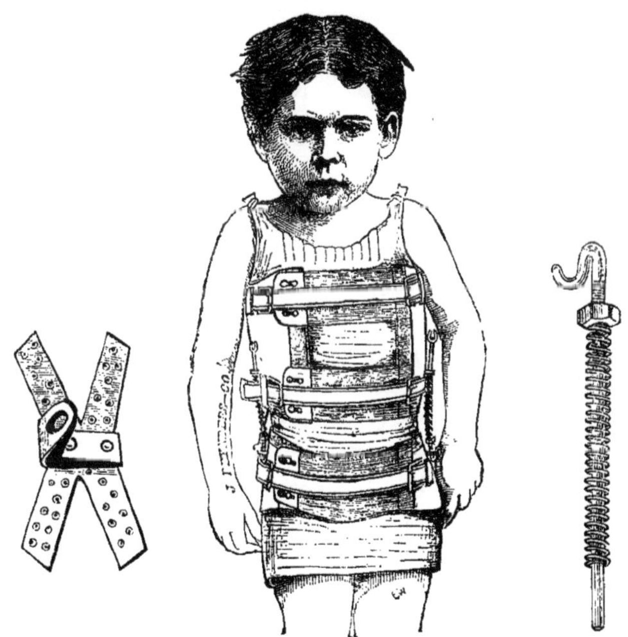

Fig. 197. — Corset de J. Roberts.

Les modifications au corset plâtré, proposées par quelques auteurs (Roberts, Stillman, Wyeth), nous paraissent avoir peu d'importance. Nous avons cependant obtenu de bons résultats, avec les appareils de Roberts (fig. 197 à 204), qui permettent de corriger la déviation et l'inclinaison latérales de certaines formes de mal de Pott, au moyen de tractions élastiques.

Les corsets en cuir moulé de Mathieu (fig. 205 et 206), les cuirasses d'Owen (voir fig. 93, p. 90), les corsets en feutre de

Beely (fig. 208 et fig. 92, p. 87), les corsets de Madelung, de P. Vogt, de Walsham (voir fig. 90, 91, p. 87), les corsets de bois

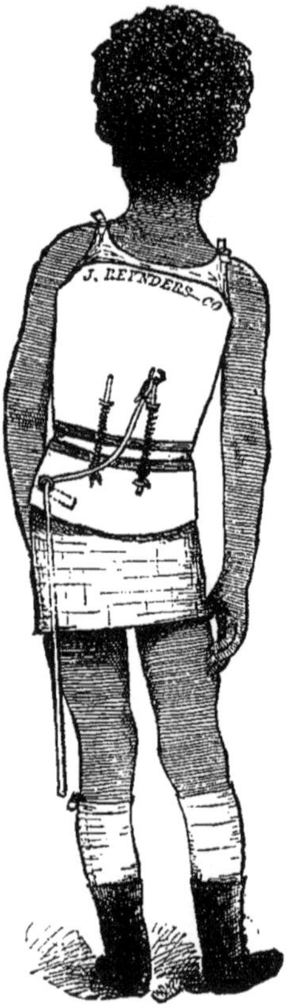

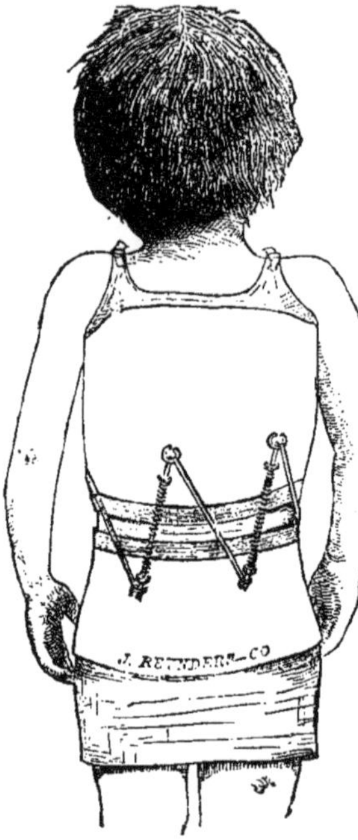

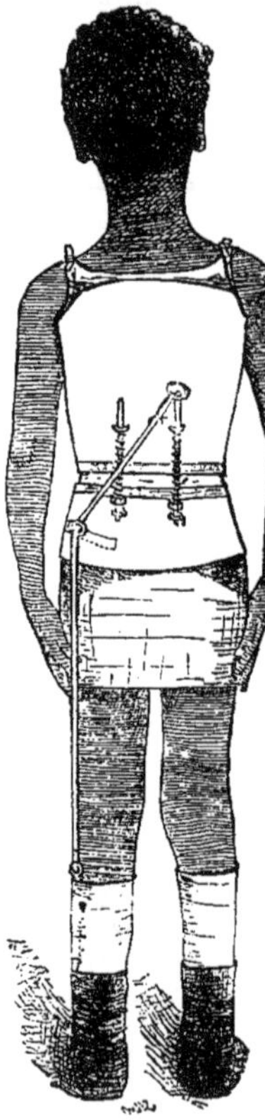

Fig. 198. Fig. 199. Fig. 200.

Corsets de J. Roberts.

conviennent dans quelques cas. (Voy. aussi *Technique des corsets*

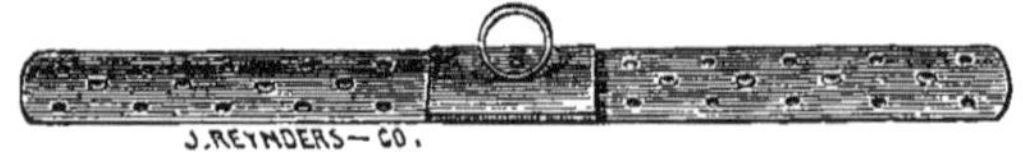

Fig. 201.

*orthopédiques*, p. 80 à 99 et figures.) De même que les corsets plâtrés. Ces appareils sont contre-indiqués dans la première période de la maladie. Les appareils avec soutien de la tête, ne doivent être recommandés qu'à une certaine période, lorsque les

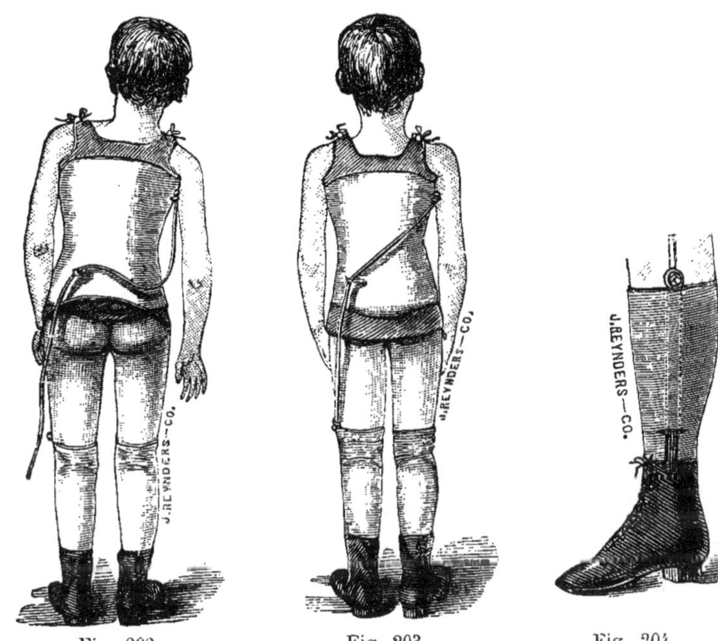


Fig. 202. Fig. 203. Fig. 204.

Corsets de J. Roberts.

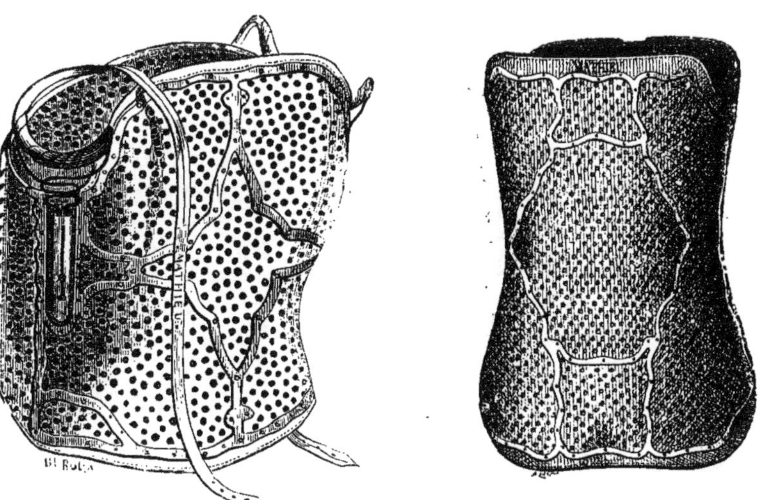

Fig. 205. Fig. 206.

Corsets en cuir moulé de Mathieu.

lésions ne sont plus douloureuses et en voie de réparation.

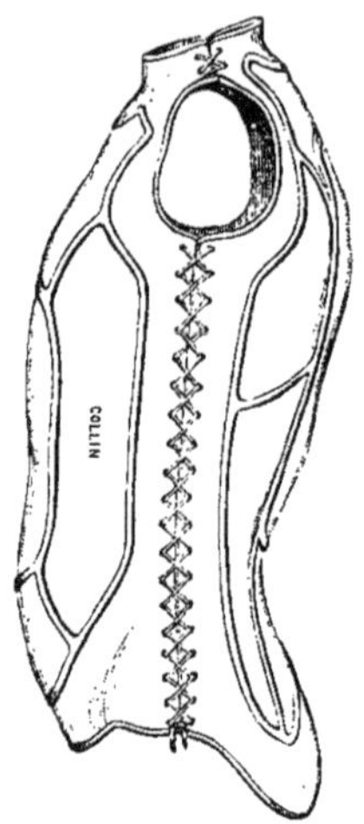


Fig. 207. — Cuirasse du professeur Verneuil.

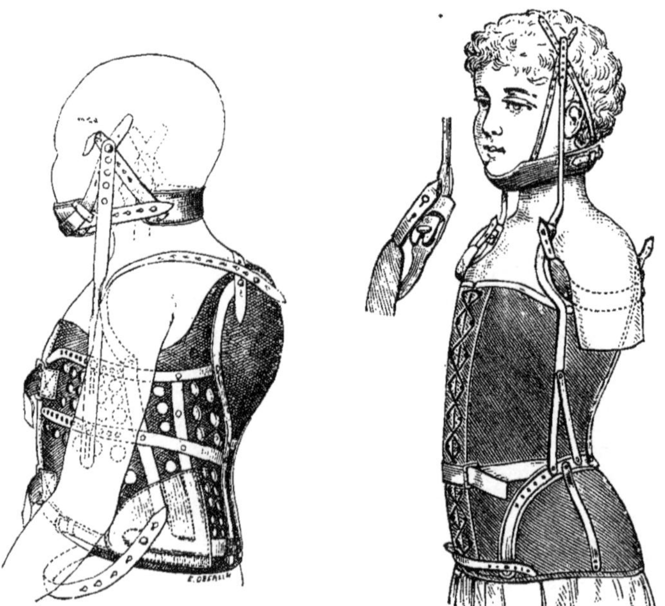

Fig. 208. — Corset en feutre poroplastique de Beely.

Fig. 209. — Corset de Beely.

Les corsets en silicate de potasse de Cazin, Wolff, Fowler, Kœlliker, Witzel, ne doivent pas être préférés au corset plâtré. Ces appareils sont lourds, sèchent difficilement et ne se moulent pas exactement sur le tronc.

Les minerves ou cuirasses emboîtant exactement le cou, sont préférables aux appareils avec mâts de fortune ou jury mast, qui se déplacent facilement et ne donnent pas une immobilité parfaite.

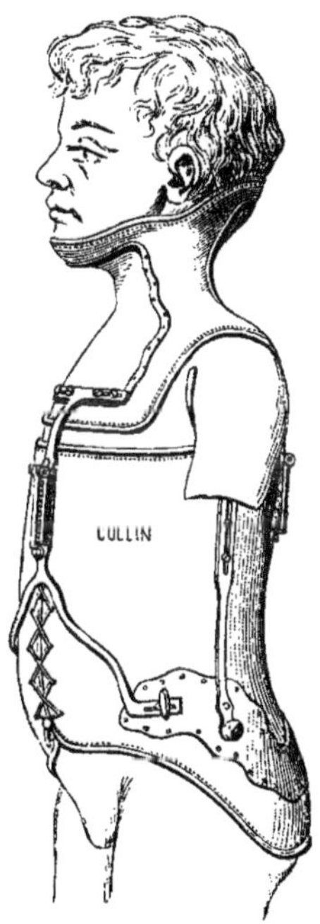


Fig. 210. — Appareil de Cazin et Lannelongue.

Les appareils en cuir moulé avec soutiens métalliques de Mathieu (fig. 205, 206), la cuirasse en cuir du professeur Verneuil (fig. 207), sont de bons appareils.

Nous recommandons les deux excellents appareils de Beely, l'un en feutre (fig. 208), l'autre en coutil (fig. 209), analogue aux corsets destinés aux scolioses, présentant tous deux des mentonnières de Glisson, soutenues par une tige unique et permettant néanmoins une extension assez énergique de la tête.

L'appareil de Cazin et Lannelongue (fig. 210) permet d'obtenir une immobilisation et une extension continue énergique et doit être appliqué dans les maux de Pott des régions : cervicale inférieure, dorsale, lombaire supérieure. L'appareil de Collin (voir

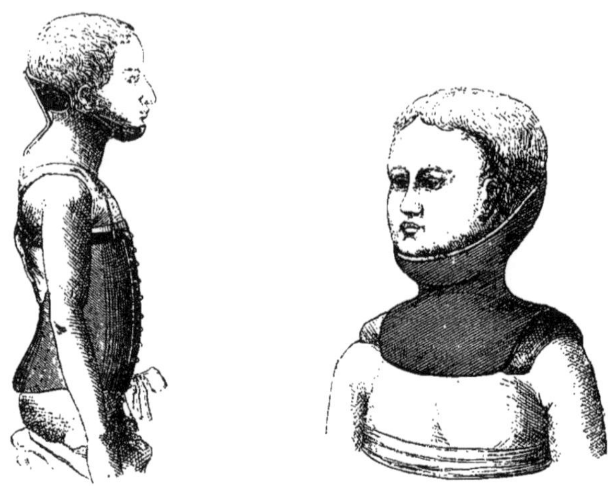

Fig. 211 et 212. — Corsets et colliers en feutre, d'après Lorenz.

fig. 152, p. 199) convient au mal sous-occipital et des premières

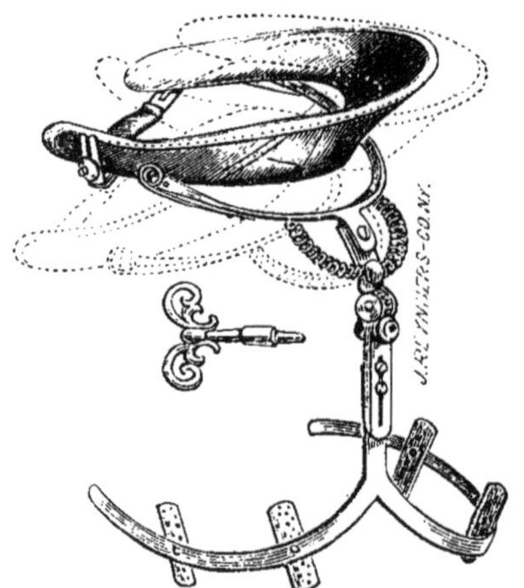

Fig. 213. — Appareil de Roberts pour l'extension de la tête.

vertèbres cervicales. (Voyez aussi au Chapitre *Torticolis*, les appareils des figures 154, 157, 158, 161, 162.)

Les figures 211, 212, 213 représentent divers appareils destinés à maintenir la tête en extension dans le mal de Pott des premières vertèbres cervicales. Voyez aussi *Corset plâtré* (fig. 78, 79, 80, p. 81).

Parmi les appareils utiles et efficaces, citons encore les appareils de Collin (fig. 214) et de Washburne (fig. 215) pour le mal de Pott dorsal.

Le corset de Davis et de Taylor nous paraît, après expériences, d'une grande valeur. Il permet une immobilisation dans une

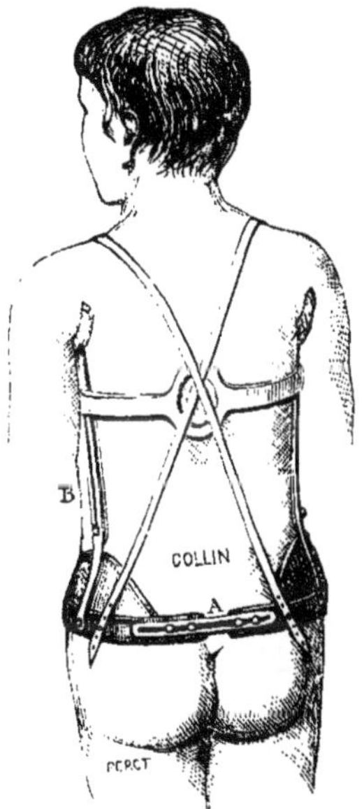


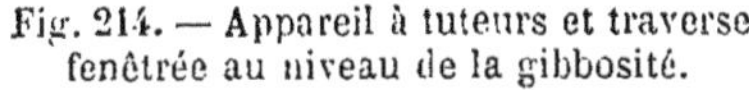
Fig. 214. — Appareil à tuteurs et traverse fenêtrée au niveau de la gibbosité.

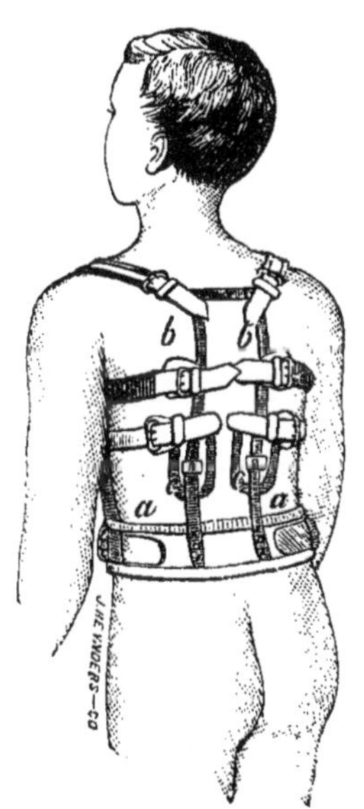


Fig. 215. — Corset de Washburne.

bonne position du rachis et le redressement de certaines gibbosités. Des courbes très précises que nous avons recueillies indiquent très nettement des redressements importants.

L'appareil inventé par le Dr C. Fayette Taylor, il y a vingt-cinq ans, a été modifié particulièrement par H.-L. Taylor.

Le corset, généralement adopté aujourd'hui (fig. 217), diffère par les points suivants de l'appareil de Davis-F. Taylor (fig. 216), présenté en 1863, à la Société Médicale de l'Etat de New-York.

1° Les barres parallèles verticales ont été allongées et finissent en crochets prenant bien par-dessus les épaules près du cou.

2° Les charnières diffèrent un peu de construction (voy. fig. 218) et sont vissées sur les barres, retenues seulement dans le but d'apporter toutes modifications nécessaires aux différents emplois de l'appareil.

3° La bande horizontale de la hanche est remplacée par une barre rigide d'acier ayant la forme d'un U renversé ; les extrémités des barres verticales sont solidement fixées à la partie supérieure de cette barre. Les extrémités de la barre en U, sont appropriées de chaque côté au sillon post-trochantérien et servent

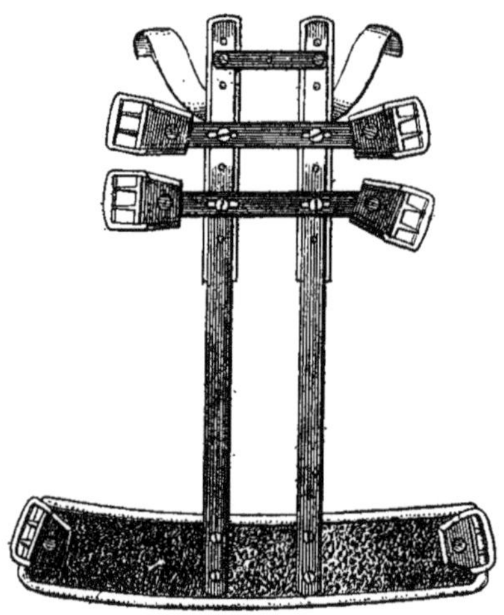

Fig. 216. — Appareil de Davis.

à fixer l'appareil de concert avec les courbures qui prennent la base du cou, assurant en outre la fixation verticale et antéro-postérieure. Les points inférieurs en contact avec la peau sont protégés par des rondelles de caoutchouc durci.

4° Des tampons de caoutchouc durci, préférables aux tampons mous, transmettent le mouvement de levier de l'appareil à la région du rachis qu'il faut protéger ;

5° En place des courroies qui encerclaient le bras auparavant afin de donner un poids de contre-force par devant, on emploie une pièce de poitrine, formée de deux pattes triangulaires de caoutchouc en forme d'oreille, disposées sous les clavicules, appuyées sur les muscles pectoraux et réunies par une barre d'acier dur, légèrement courbée qui permet de rapprocher ou d'éloigner les pattes suivant les besoins (fig. 218).

La pièce de poitrine, une fois en place, est bouclée d'une part aux courroies qui suivent les crochets des épaules et de l'autre,

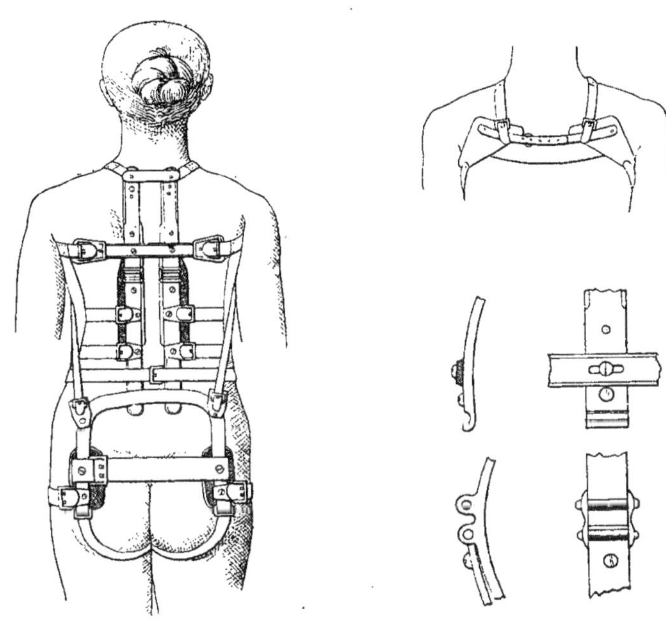

Fig. 217. Fig. 218.
Corset de H.-L. Taylor.

par en bas, à la boucle qui forme l'angle de la barre en U des hanches, de chaque côté, laissant ainsi toute liberté au bras et à l'aisselle (fig. 218). Le tablier qui tient tout l'appareil par devant atteint de chaque côté, le bord postérieur de l'aisselle, du trochanter au bras latéralement; il est attaché à l'appareil par des boucles et des courroies.

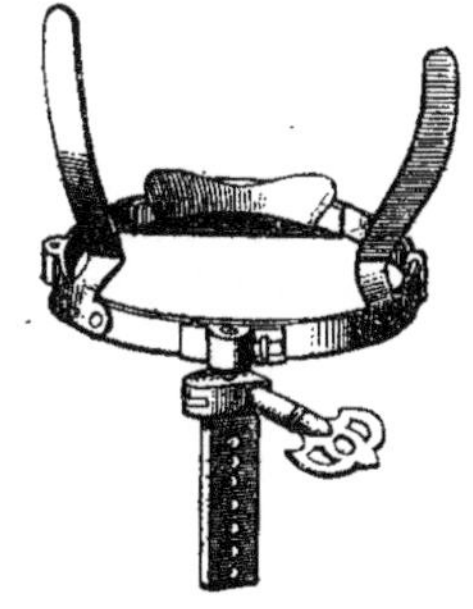

Fig. 219.

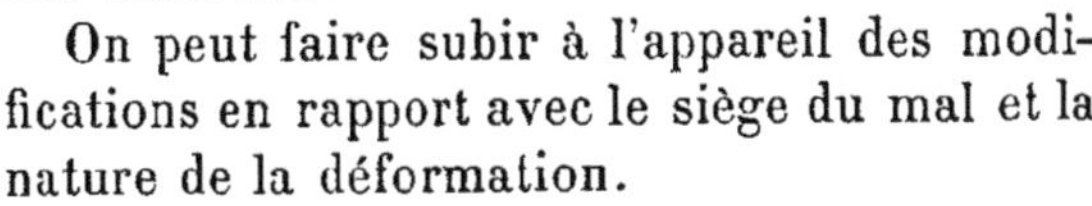

On peut faire subir à l'appareil des modifications en rapport avec le siège du mal et la nature de la déformation.

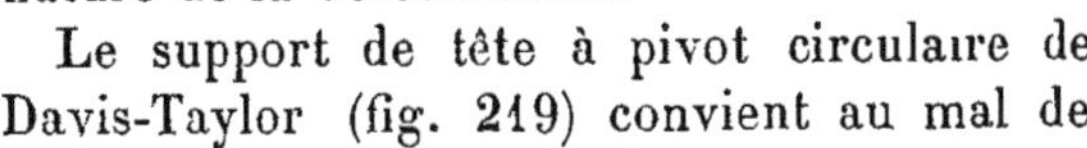

Le support de tête à pivot circulaire de Davis-Taylor (fig. 219) convient au mal de Pott de la région cervicale ou dorsale supérieure.

Le corset de Taylor est basé sur le principe d'un levier dont le point d'appui, agissant sur les apophyses transverses, est au niveau de la difformité. Le bassin donne un autre point de pression, formant la base du corset.

La résistance est fournie par les pièces placées à la partie antérieure du thorax et la traction des bretelles d'épaules passant sous les aisselles. La puissance est maintenue par les deux barres verticales qui supportent le rachis dans la position redressée obtenue par la position couchée.

Ces corsets ne rendent des services que s'ils sont appliqués

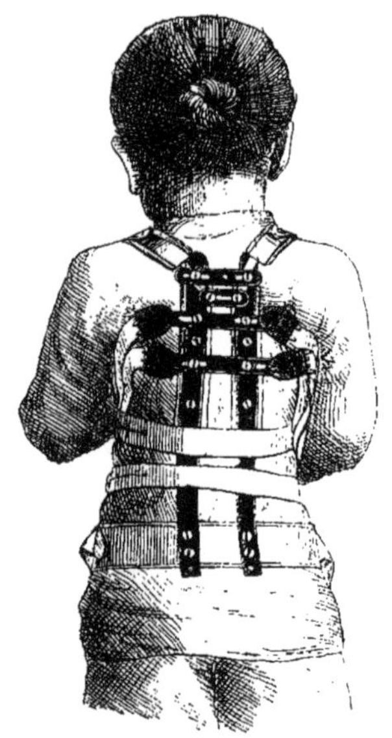

Fig. 220. — Corset de J. Ridlon.

suivant des règles précises. Les pièces en acier ne doivent pas être trop flexibles. Les points d'appui au niveau de la gibbosité et du bassin doivent être très exacts, la pression sur les apophyses transverses doit être égale. Les bretelles ne doivent pas presser sur les épaules. Les courroies axillaires doivent être mises dans une telle direction qu'aucune pression ne soit exercée sur les nerfs et vaisseaux axillaires. Le corset doit être laissé en place jour et nuit, il doit être surveillé attentivement par le chirurgien et les parents. Lorsqu'il est enlevé, on ne doit l'appliquer de nouveau que dans la position couchée.

Ces corsets ne peuvent être construits que par un habile ouvrier,

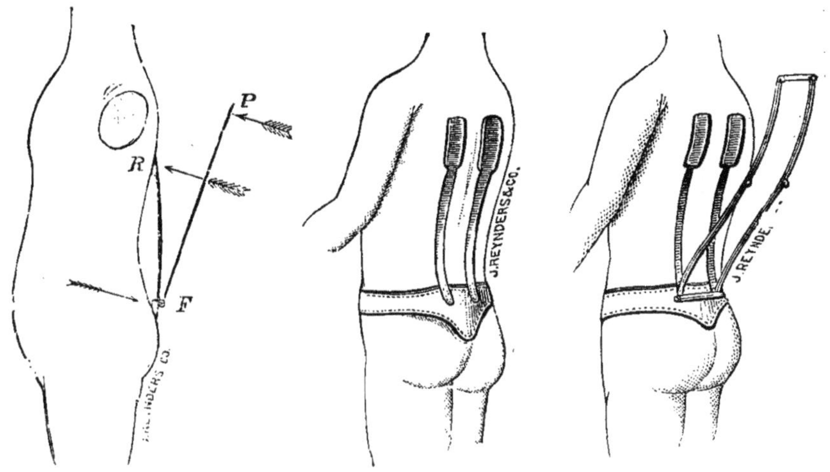


Fig. 221. Fig. 222. Fig. 223.

Appareil à levier de F. Stillman pour le mal de Pott dorsal.

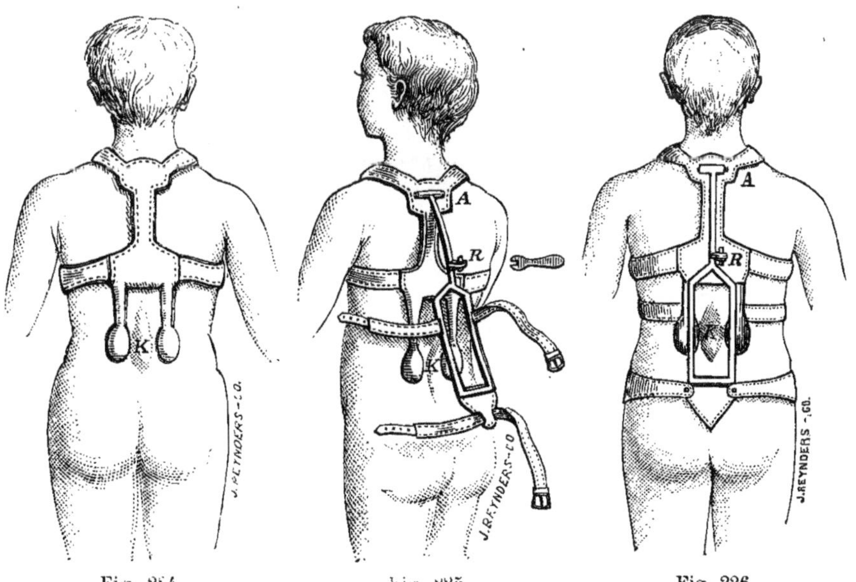


Fig. 224. Fig. 225. Fig. 226.

Appareil à levier de F. Stillman pour le mal de Pott lombaire.

ils doivent être modifiés suivant les cas particuliers ; ils coûtent un prix assez élevé. Ce sont là des inconvénients assez sérieux qui ne permettent pas d'employer l'appareil de Taylor dans la pratique hospitalière.

Le corset de J. Ridlon (fig. 220) présente comme principal avantage de pouvoir être facilement construit et d'être d'un prix moins élevé (30 francs) que le corset de Taylor.

Les appareils de F. Stillman dont les figures 221 à 226 font comprendre le mode d'action, analogue à celui des corsets de

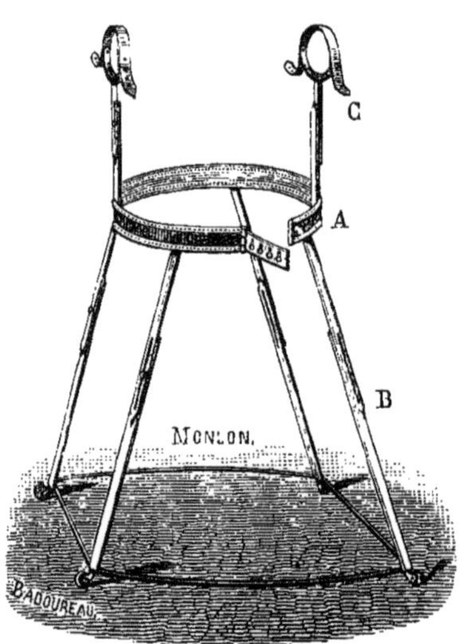


Fig. 227. — Chariot Flamand.

Taylor, peuvent convenir dans quelques cas de mal de Pott avec cyphose dorsale ou lombaire.

De même que pour les corsets plâtrés, les corsets orthopédiques que nous venons de décrire ne nous paraissent pas utiles dans la première période de la maladie.

On pourra recommander dans les cas où l'enfant doit sortir au grand air l'immobilisation sur un lit-fauteuil, les bras étant soutenus par deux pièces latérales échancrées sous les aisselles. Les pieds du fauteuil peuvent être facilement rabattus; l'appareil peut être placé sur une petite voiture.

Le chariot flamand (fig. 227), l'appareil de Darrach (fig. 228), de Meigs Case (fig. 229), seront surtout utiles dans la période de convalescence.

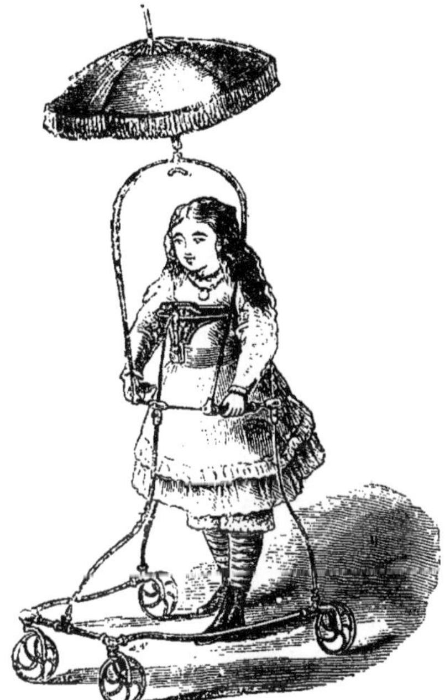

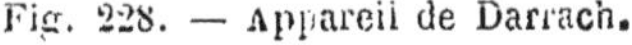

Fig. 228. — Appareil de Darrach.

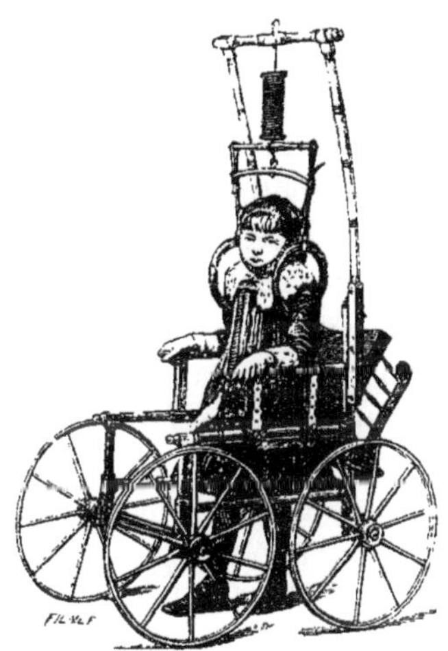

Fig. 229. — Appareil de Meigs Case.

*Traitement des complications.*

1° *Abcès par congestion.* — Certains abcès par congestion symptomatiques du mal de Pott se résorbant spontanément, il n'y a pas lieu d'intervenir de très bonne heure. Nous avons pour notre part observé assez fréquemment ce mode de terminaison. Le moyen le plus puissant pour obtenir cet heureux résultat est l'*immobilité* recommandée depuis longtemps par David (de Rouen).

Si l'abcès grossit et n'a pas de tendance à la résorption, nous employons la ponction suivie d'injection d'huile iodoformée. Avec un trocart assez volumineux, bien stérilisé par le flambage, nous ponctionnons l'abcès et évacuons son contenu. Nous lavons soigneusement la poche avec une solution de naphtol (20/100) et injectons ensuite de l'huile iodoformée (10/100).

L'huile, comme véhicule de l'iodoforme nous paraît de beaucoup préférable à l'éther, qui produit des distensions fâcheuses de la poche et des douleurs.

Nous attachons une grande importance à la désinfection par le sublimé ou l'acide phénique du trajet créé par le trocart et à l'occlusion antiseptique de la petite plaie superficielle. Grâce à cette pratique, on évite la formation de fistules tuberculeuses consécutives.

La compression ouatée et l'immobilité doivent être maintenues pendant plusieurs jours.

Le nombre d'injections à pratiquer varie suivant les cas, il faut en moyenne cinq à six injections.

Cette méthode, recommandée par Verneuil, Mosetig, Billroth, Mikulicz, Verchère, Frankel, Andrassy, P. Burns, a aujourd'hui fait ses preuves et nous donne journellement des succès. Sur 12 abcès par congestion dépendant du mal de Pott, que nous avons opérés dans le courant de l'année 1890, nous avons obtenu 10 guérisons parfaites par ce procédé.

Nous n'avons jamais noté aucun accident, bien que notre intervention ait souvent porté sur de très jeunes sujets.

L'ouverture large, simple ou suivie de l'extirpation de la paroi des abcès et des foyers tuberculeux (J. Bœckel, F. Trèves, Kœnig, Socin, Dollinger) ne nous paraît indiquée que dans les cas d'abcès en voie d'accroissement rapide, lorsque les injections iodoformées ont échoué, lorsqu'il existe des trajets fistuleux persistants et une suppuration abondante qui menace d'épuiser les sujets, Nous préférons l'intervention radicale avec ablation aussi complète que possible des foyers tuberculeux, des séquestres et des parties osseuses atteintes, avec désinfection et dans quelques cas avec drainage, à l'ouverture large, mais incomplète, des abcès, suivie d'injections antiseptiques (Volkmann, E. Owen).

Ce procédé convient particulièrement aux abcès du cou, aux abcès de la fosse iliaque et du psoas, provenant des vertèbres dorsales inférieures ou lombaires supérieures.

*Paralysie.* — Un certain nombre de paralysies guérissent spontanément. Dans les cas de paralysie persistante, le traitement consiste dans la révulsion au moyen de pointes de feu, l'application des cautères, si justement préconisés par Pott et que nous recommandons assez souvent, le traitement électrique et surtout l'*immobilité*.

Nous avons obtenu des guérisons ou des améliorations des paraplégies par l'*extension continue* du rachis, au moyen des lits à extension avec mentonnière de Glisson, décrits plus haut. (Voir fig. 6, p. 38.)

La *trépanation* a été récemment proposée pour les paraplégies liées au mal de Pott. Les observations de Dercum et White, Thompson et A. Wright, W. Thorburn, A. Lane, Macewen démontrent le peu d'efficacité de cette grave intervention chirurgicale. Le résultat peu favorable de cette opération était facile à prévoir, si l'on songe, ainsi que nous l'avons établi dans l'anatomie pathologique, que les paralysies du mal de Pott sont exceptionnellement d'origine mécanique, très souvent la conséquence de lésions inflammatoires au voisinage de la moelle et de ses enveloppes.

Cette opération qui a causé la mort d'un certain nombre de sujets (cas de Demons, Colman, Kraske, Chipault, White, Deaver et Lloyd), ne nous paraît justifiée que dans les cas graves par leur ancienneté, leur marche rapide, l'intensité des troubles vésico-rectaux, lorsque la lésion occupe l'arc postérieur et ne siège pas à un niveau trop élevé.

Le *traitement médical* ne doit pas être négligé. Une bonne hygiène, une alimentation riche en matière azotée, les médicaments antituberculeux habituels, principalement les iodures, l'iodoforme, l'huile de foie de morue seront recommandés. Le séjour au bord de la mer et dans quelques stations d'eaux chlorurées sodiques, telles que Salies de Béarn, Bourbonne-les-Bains, nous paraît contre-indiqué dans les formes de mal de Pott à marche rapide, avec abcès par congestion en voie d'évolution, ou avec complications viscérales. Les climats chauds, le séjour dans les Pyrénées conviennent dans ces cas. Les plages d'Arcachon, de Berck, de Cannes, de Biarritz seront indiquées avec de grands avantages dans le mal de Pott à marche chronique, lorsque les sujets condamnés à l'immobilité présenteront un état général peu satisfaisant, avec perte d'appétit et notable amaigrissement.

Lorsque les lésions vertébrales pourront être attribuées à la syphilis, on recommandera le traitement spécifique et particulièrement l'iodure de potassium.

## DOS PLAT OU PLAT CREUX

*Cyphose lombaire ou absolue. Lordose dorsale relative ou absolue.*
(H. Staffel.)

Cette forme de déviation, à peine signalée par les auteurs, doit être décrite à part en raison de sa fréquence, de son importance et de ses rapports avec les scolioses.

Dans le dos plat, le rachis a conservé les caractères qu'il présente dans l'enfance, c'est-à-dire que les courbures des lombes et du dos sont rudimentaires, peu marquées.

Le bassin est peu incliné, il n'est pas repoussé en avant.

La poitrine paraît voûtée. Un examen attentif démontre qu'elle est légèrement aplatie. Le diamètre antéro-postérieur est diminué, le diamètre transversal est considérablement augmenté et les arcs costaux font une forte saillie en avant. Le ventre est excavé.

Les omoplates sont refoulées en arrière.

La courbure cervicale du rachis est aplatie et le menton rapproché du cou.

Dans les formes légères, le dos est *plat* comme une planche ; à un degré plus avancé il est *plat creux*, le segment lombaire est alors *plat*, le segment dorsal est creux; les courbures physiologiques sont interverties (H. Staffel). Le creux lombaire n'existe plus et est remonté au niveau de la partie inférieure du rachis dorsal.

D'après Schildbach, le dos plat est la conséquence de l'inflexion en arrière du rachis dans la première enfance, lorsqu'on fait asseoir les enfants qui n'ont pas la force de se soutenir. Le rachis s'infléchit en arrière dans la région lombaire (cyphose), tandis que le segment supérieur dorsal s'aplatit et se redresse sous l'influence des efforts que fait l'enfant en relevant la tête et en étendant les bras.

D'après H. Staffel, la persistance de la forme infantile du rachis existe toutes les fois qu'il existe dans le jeune âge des obstacles à une bonne position du bassin et à une inflexion convenable des lombes. Ces obstacles sont :

La flexibilité du rachis, en cas de rachitisme ;

La mauvaise habitude de faire asseoir les enfants trop tôt;

Un défaut de force musculaire ne permettant pas le redressement du bassin dans l'attitude debout.

## LORDOSE

(*Spinal incurvation, Anterior deformity. Ensellure. Dos ensellé. Dos creux.*)

La *lordose*, beaucoup moins fréquente que la cyphose, s'observe dans les régions qui présentent normalement une incurvation antérieure, principalement les régions *lombaires* ou *lombo-sacrées*. La lordose *cervicale* est beaucoup plus rare que la *lordose lombaire*.

**Anatomie pathologique.** — La lordose a pour caractère anatomique une différence de hauteur très accusée entre les faces antérieure et postérieure de la colonne vertébrale. Les corps vertébraux et les disques ont une hauteur plus grande en avant, du côté de la convexité. Les apophyses épineuses diminuent de hauteur, ainsi que les apophyses articulaires et les lames dont la face postérieure devient convexe; il se produit un rapprochement des apophyses transverses.

L'ankylose des vertèbres est moins fréquente que dans la cyphose. Les muscles ne présentent d'autres modifications que celles qui résultent des mouvements de leurs points d'attache.

Dans la lordose lombo-sacrée, le sommet du sacrum se relève en arrière et l'angle sacro-vertébral fait une saillie exagérée. Le bassin tout entier décrit en conséquence un mouvement de bascule en bas et en arrière. Le diamètre antéro-postérieur du détroit supérieur est rétréci. D'après H. Staffel, le dos creux a pour origine un bassin étroit, avec courbure lombaire exagérée. La région dorsale et cervicale est plate. La ligne de gravité du corps passe en avant des articulations coxo-fémorales.

On doit distinguer:

I. La *Lordose statique;*

II. La *Lordose myopathique;*

III. La *Lordose par compensation;*

IV. La *Lordose ostéopathique.*

### I. — LORDOSE STATIQUE

Cette variété de lordose (*dos creux*) se rencontre chez certaines races, surtout chez les femmes, dans les professions qui obligent à tenir le dos renversé (officiers, maîtres d'escrime, de boxe), à la suite de grossesses répétées.

Dans les cas de lordose cervicale les sujets portent la tête en arrière.

Le type le plus fréquent de cette variété de déviation est la lordose lombaire ou dos creux, dans laquelle il y a une forte ensellure lombaire avec aplatissement du segment dorsal et cervical (H. Staffel). Le tronc, la tête, les épaules sont portés en arrière; le ventre, fortement convexe, est très saillant; les fesses relevées en forme de croupe ont l'apparence d'une selle.

La démarche est gênée.

L'accouchement se fait généralement sans complications.

## II. — LORDOSE MYOPATHIQUE

Nous décrirons :

*A*. La *Lordose par contracture*, consécutive aux myosites de diverses natures des régions cervicales et lombaires ou aux affections nerveuses.

*B*. La *Lordose paralytique*, bien étudiée par Duchenne de Boulogne (fig. 230 et fig. 231), symptomatique de la paralysie de certains muscles intrinsèques et extrinsèques de la colonne vertébrale. Tantôt ce sont les fléchisseurs (muscles de l'abdomen), tantôt ce sont les extenseurs du rachis, les muscles fessiers et ceux fixés à la tubérosité sciatique, qui sont paralysés.

La paralysie portant sur les muscles du dos conduit à la lordose cervicale, soit qu'elle siège sur les fléchisseurs, soit qu'elle ait envahi les extenseurs.

L'aspect du tronc permet en général de reconnaître les muscles sur lesquels porte la lésion.

Lorsque les muscles de l'abdomen, fléchisseurs du rachis, sont paralysés (fig. 230), la masse commune et le carré des lombes relèvent fortement le bassin en arrière et abaissent sur lui les premières lombaires; la lordose lombo-sacrée est très marquée, accompagnée de douleurs lombaires qui ne disparaissent pas par le décubitus dorsal. Il existe un embonpoint précoce et une saillie très considérable de l'abdomen.

L'exploration électrique indique les groupes musculaires paralysés.

Lorsque la lordose est la conséquence de la paralysie ou de l'atrophie des muscles sacro-spinaux, surtout de ceux de la région lombo-dorsale (fig. 231), le tronc est fortement renversé, la ligne de gravité tombe bien en arrière du sacrum, le bassin est droit, les fesses sont effacées, les muscles de l'abdomen supportent le poids du tronc et l'empêchent de tomber; ils balancent l'action de la

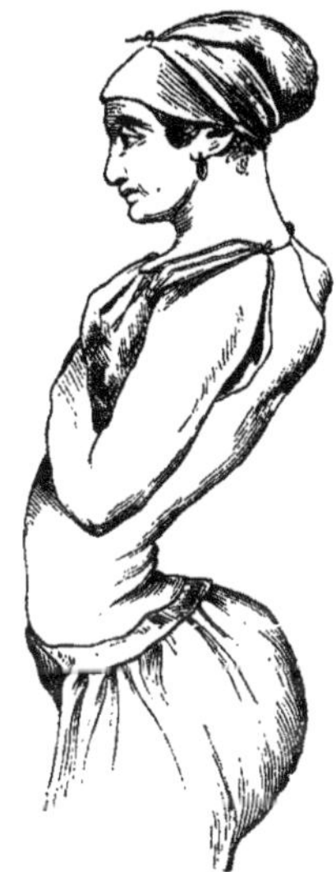

Fig. 230. — Lordose par paralysie atrophique des muscles de l'abdomen (d'après Bouvier).

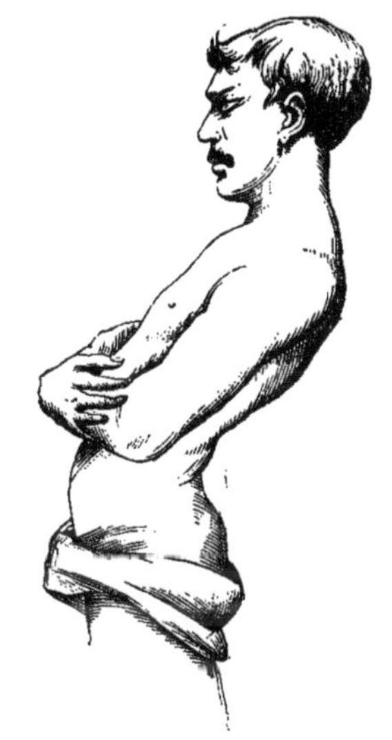

Fig. 231. — Lordose par atrophie des muscles sacro-spinaux (d'après Duchenne).

pesanteur, qui entraînerait le corps en arrière et ramènent le centre de gravité dans la base de sustentation (Duchenne).

La position horizontale, l'attitude assise font disparaître la courbure de la lordose.

La lordose lombaire à la suite d'atrophie musculaire progressive ou pseudo hypertrophique est assez commune.

### III. — LORDOSE PAR COMPENSATION

Cette lordose a pour but de compenser une autre déviation qui nuit à l'équilibre ou gêne certaines fonctions; on l'observe au niveau de la région *cervicale*, *dorsale*, *lombaire*.

La *lordose cervicale* est souvent consécutive à la cyphose du mal de Pott des premières vertèbres cervicales.

La *lordose dorsale*, partielle ou générale, s'observe dans la cyphose commune ou par mal de Pott, plus rarement dans la scoliose.

La *lordose lombaire* peut être la conséquence d'une cyphose cervicale, elle succède le plus souvent à la cyphose dorsale ou sacrée ou à un changement de direction du bassin.

Le mal de Pott, les coxalgies, les luxations non réduites ou congénitales de la hanche, les courbures rachitiques des membres inférieurs, les abcès par congestion, les rétractions musculaires s'accompagnent communément de lordose lombaire.

### IV. — LORDOSE OSTÉOPATHIQUE

La lordose ostéopathique du *rachitisme* est moins fréquente que la cyphose de même nature. L'*arthrite déformante* du rachis ne s'accompagne pas en général de lordose.

Dans l'affection décrite sous le nom de *spondylolisthésis* (Neugebauer, Schrœder, Rokitansky, Since Kilian, Breisky), on note une lordose très prononcée de la région lombaire, avec déformation du bassin, intégrité des autres régions.

Au point de vue anatomique, la spondylolisthésis est caractérisée par une subluxation des dernières vertèbres lombaires sur le sacrum, atrophie des cartilages, etc.

Regardée par les uns comme une affection congénitale consécutive à des troubles d'ossification des os et des cartilages de la région lombo-sacrée, cette affection a été observée par quelques auteurs à la suite de marche trop précoce chez les enfants, de grossesses répétées, de traumatismes (Gibney).

Cette difformité, en raison des déformations pelviennes, peut avoir des conséquences graves au point de vue des accouchements.

La lordose dite *congénitale* ne se rencontre que sur des monstres et coïncide en général avec le spina bifida.

**Diagnostic.** — Le *diagnostic* consiste surtout à rechercher la cause de la déformation. On étudiera attentivement l'attitude du sujet; on recherchera, d'après les principes indiqués par Duchenne, quels sont les muscles paralysés, muscles fléchisseurs ou extenseurs du rachis. On se rappellera que la lordose paralytique disparaît dans le décubitus et dans la position assise, lorsque le dos est soutenu.

Le mal de Pott de la région lombaire s'accompagne, au début, de lordose que l'on peut confondre avec une paralysie ou une atrophie des muscles lombo-sacrés. On doit rechercher attentivement s'il existe une douleur limitée, une saillie anormale des vertèbres, des abcès en voie de formation.

La spondylolisthésis peut être confondue avec la lordose du mal de Pott et du rachitisme. On étudiera avec soin les caractères particuliers de la déformation, très accentuée au niveau du bassin, qui ne s'accompagne pas en général de douleurs, de difformités d'autres régions (thorax, extrémités).

**Traitement.** — Le traitement varie suivant la forme de la lordose.

La gymnastique suédoise, la gymnastique de l'opposant, le repos sur un plan horizontal ou incliné, les corsets rigides, en plâtre

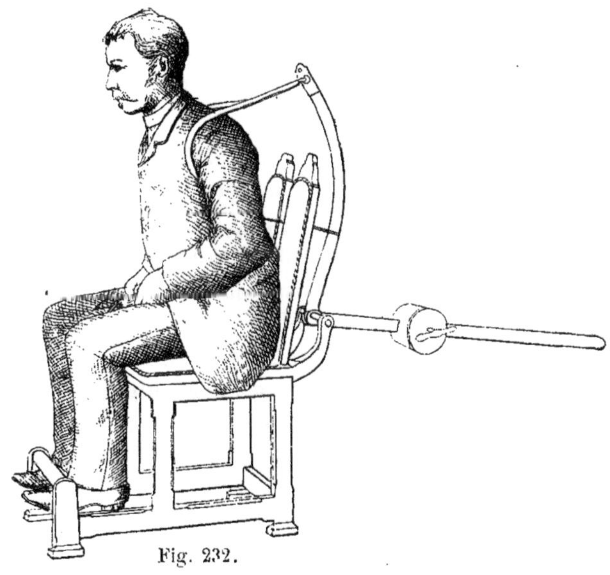

Fig. 232.

ou en feutre, prenant un point d'appui solide sur le bassin, les appareils de Bigg, de Nyrop, les pressions au niveau du bassin et des fesses, au moyen d'un tube de caoutchouc fixé aux deux bras d'un fauteuil, dans la position assise (J.-B. Reynier), seront souvent indiqués.

Dans les cas de lordose par parésie ou paralysie des muscles abdominaux, les exercices de flexion en avant du tronc avec l'appareil de Zander (fig. 232) seront très utiles. Ces exercices agissent en effet sur les muscles de l'abdomen, de la partie antérieure du rachis et de la cuisse.

L'électricité sera réservée aux lordoses paralytiques.

# II

## DÉVIATIONS LATÉRALES DU RACHIS

### SCOLIOSE

*Déviation latérale du rachis. Distorsion du rachis. Distorsio spinæ. Lateral curvature of the spine. Scoliosis.*

La *scoliose* est la déviation latérale permanente de la totalité ou d'un segment de la colonne vertébrale. Cette déviation est caractérisée par une torsion ou une rotation des vertèbres, avec flexion du rachis, suivie de malformations thoraciques et pelviennes.

Ainsi définie, la scoliose peut tenir à des causes multiples.

Baudry divise les scolioses en scoliose congénitale et acquise, cette dernière comprenant les scolioses traumatiques, inflammatoires et les scolioses dues à la pesanteur.

Vogt décrit dans la scoliose due à la pesanteur : 1° la scoliose rachitique; 2° la scoliose habituelle (de l'adolescence) ; 3° la scoliose professionnelle (de l'adulte).

Schreiber divise les scolioses en congénitales, rachitiques, habituelles, statiques, professionnelles et pathologiques.

A. Lorenz décrit les scolioses rhumatismales, cicatricielles, traumatiques, inflammatoires, scolioses à la suite de l'empyème, congénitales, paralytiques, sciatiques, habituelles, statiques, rachitiques.

Nous basant sur notre étude étiologique, nous décrirons les formes de scolioses suivantes :

1° *Scoliose des adolescents;*
2° *Scoliose en rapport avec l'obstruction nasal;*
3° *Scoliose rachitique;*
4° *Scoliose statique;*
5° *Scoliose d'origine nerveuse;*
6° *Scoliose cicatricielle, pleurétique.*

## I. — SCOLIOSE DES ADOLESCENTS

La scoliose est extrêmement *fréquente*, particulièrement dans certaines régions et dans les grandes villes.

Fisher, sur 3,000 difformités observées au National Orthopædic Hospital à Londres, a noté 937 affections de la colonne vertébrale dont 353 scolioses.

Berend a trouvé sur 3,000 cas d'affections orthopédiques 900 scolioses.

Sur 1,000 cas, Langgard a trouvé 700 scolioses et Schilling, 600 scolioses.

Sur 28,125 enfants observés dans les écoles du Danemark, Drachmann a vu 368 cas de scoliose.

La grande majorité des scolioses s'observent pendant la période de croissance, de la huitième à la quinzième année.

De l'observation de 229 cas, Ketch conclut que la scoliose débute habituellement entre la huitième et la quinzième année.

Sur 32 p. 100, le début a lieu entre la première et la douzième année;

Sur 41 p. 100, le début a lieu entre la douzième et la dix-huitième année;

Sur 34 p. 100, le début a lieu après la dix-huitième année.

Sur 1,000 cas, Eulenburg trouve :

78 cas ayant débuté entre la naissance et la sixième année;
216 cas — — entre la sixième et septième année;
564 cas — — entre la septième et dixième année;
107 cas — — entre la dixième et quatorzième année;
35 cas se sont montrés après l'âge de quatorze ans.

Ces chiffres concordent avec ceux que nous avons recueillis dans notre statistique des scolioses.

La scoliose est plus commune chez les *filles* que chez les *garçons*.

La proportion que nous avons notée dans notre service du Dispensaire est de 5 filles pour 1 garçon.

Drachmann donne la proportion de 8 filles pour 2 garçons;
Eulenburg — — 10 filles pour 1 garçon;
Kœlliker — — 5 filles pour 1 garçon.

Ketch sur 229 cas a observé 189 filles et 40 garçons.

Kœlliker sur 721 cas a observé 577 filles et 144 garçons.

B. Roth sur 200 cas de scoliose trouve 183 filles;

| | | | | |
|---|---|---|---|---|
| Wilderberg | 120 | — | — 101 | — |
| Berend | 896 | — | — 773 | — |
| Adams | 173 | — | — 151 | — |

Les formes graves de scoliose sont plus fréquentes chez les garçons que chez les filles.

Chez les enfants au-dessous de cinq ans, on trouve un nombre à peu près égal de garçons et de filles.

D'après notre statistique, le nombre des garçons atteints de scoliose, au-dessous de cinq ans, dépasse légèrement celui des filles.

Jusque dans ces derniers temps, on admettait que la scoliose dorsale convexe à droite (scoliose habituelle) était la plus fréquente (Eulenburg, 92,7 p. 100; Adams, 84 p. 100; Heine, 81 p. 100). Les relevés récents de Lorenz, de Drachmann, de W. Mayer, indiquent que la scoliose lombaire primitive, convexe à gauche, est plus fréquente que la scoliose dorsale convexe à droite. Drachmann a trouvé 47,7 p. 100 de scolioses lombaires convexes à gauche, et 42,3 p. 100 de scolioses dorsales convexes à droite. Sur 136 scolioses au début, A. Lorenz a trouvé 62 cas de courbure lombaire gauche primitive, et 64 cas de courbure dorsale droite principale.

Nos relevés statistiques (32 p. 100 de scolioses lombaires) se rapprochent des résultats obtenus par Drachmann et Lorenz et nous font admettre la grande fréquence de la scoliose lombaire primitive convexe à gauche. Ludwig (1757), Shaw (1825), Klopsch (1861), W. Mayer, Schmidt admettent cette fréquence.

D'après la statistique de Drachmann, la scoliose dorsale gauche ne représente que 7,9 p. 100 et la scoliose droite que 2,1 p. 100 de toutes les formes observées.

Un grand nombre de scolioses lombaires primitives sont méconnues, parce que la difformité n'est souvent examinée qu'à une époque assez éloignée et lorsque des courbures de compensation se sont formées. A ce moment, le diagnostic de la déviation primitive est souvent difficile. La fréquence de la scoliose lombaire s'explique par les attitudes vicieuses, surtout scolaires, par le hancher unilatéral, par l'inégalité apparente des membres inférieurs, principalement à la suite de déformations du pied (pied plat, pied valgus), qui retentissent spécialement sur le segment lombaire du rachis, surtout à gauche.

La prédominance d'action du bras droit, la déviation dorsale physiologique du rachis, à droite, expliquent en partie la fréquence de la scoliose dorsale convexe à droite.

L'*hérédité* est très fréquente particulièrement pour les scolioses observées chez les jeunes filles. Sur 1,000 cas de scolioses, Eulenburg a noté 25 p. 100 de cas héréditaires. Vogt pense que l'hérédité existe dans la moitié des cas. D'après Bouvier, Bouland, Dally, l'hérédité serait presque constante dans certaines formes de scolioses. Sur 100 observations de scolioses recueillies dans notre service du Dispensaire Furtado-Heine, nous trouvons l'hérédité dans 27 cas.

**Anatomie pathologique.** — Dans notre étude anatomo-pathologique, nous décrirons la forme de scoliose assez fréquente, la scoliose dorsale à convexité droite, renvoyant à la symptomatologie pour la description des diverses courbures composées extrêmement variées.

Vertèbres. — Les lésions anatomiques initiales sont peu connues. On peut admettre cependant qu'il existe au début de la scoliose une certaine limitation des mouvements avec rétraction des parties molles, une diminution de hauteur des disques intervertébraux et un raccourcissement de l'anneau fibreux du côté de la concavité, un déplacement latéral du noyau gélatiniforme central vers la convexité de la déviation. Ces lésions sont très manifestes sur des scolioses plus avancées.

Ainsi que nous l'avons signalé dans notre définition, la scoliose est non seulement constituée par une déviation latérale d'un segment du rachis, mais par une *véritable torsion* du rachis autour de son axe vertical, portant d'un côté sur les corps vertébraux, tandis que les lames et les apophyses sont entraînées du côté opposé. Ce mouvement de torsion doit être étudié sur chacune des colonnes antérieure et postérieure.

Si l'on suit sur la figure 233 le trait noir marqué sur le milieu de chaque corps de vertèbres, on comprend la façon dont la *colonne antérieure* subit une rotation suivant son axe longitudinal.

Au niveau de la courbure, les vertèbres se déplacent en totalité. Leur axe vertical s'incline latéralement et dans certaines courbures, celles en vilebrequin, par exemple, on le voit faire un angle droit avec le plan vertical du corps; ces vertèbres sont alors placées de champ. Quand la scoliose se complique de cyphose, cette inclinaison a lieu dans le sens antéro-postérieur.

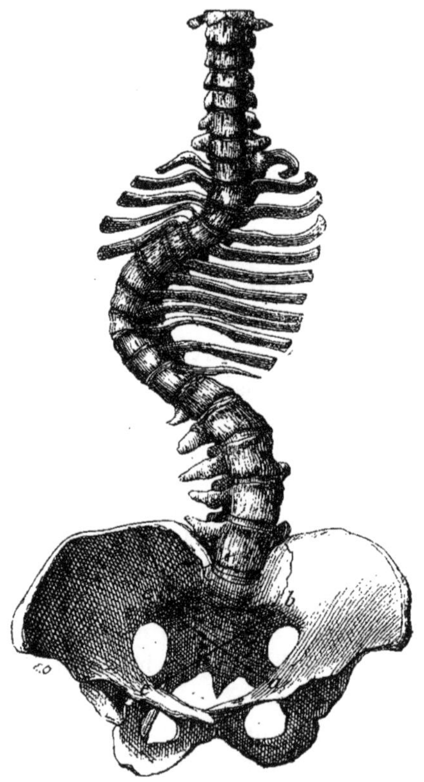

Fig. 233.

Dans les courbures multiples, la spirale décrite par les vertèbres change de direction au milieu de chaque courbure. Le rachis prend des formes variées, en tire-bouchon, etc.

La courbure qui s'est développée la première porte le nom de *courbure primitive;* les courbures formées consécutivement au-dessus et au-dessous de la courbure primitive, et qui ont pour but de rétablir l'équilibre du rachis, s'appellent courbures *secondaires* ou de *compensation.*

La figure 234 représente la disposition la plus habituelle de la *colonne postérieure* indiquée par les apophyses épineuses. Les apophyses épineuses s'écartent moins que les corps vertébraux de la ligne médiane; les corps vertébraux forment par leur réunion un arc à rayon plus court que les arcs et les apophyses épineuses.

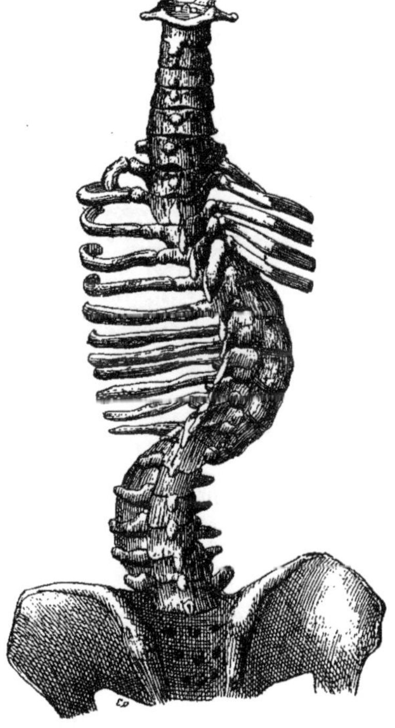

Fig. 234.

Dans les scolioses très légères, les apophyses épineuses sont ordinairement en ligne droite, quoique les corps vertébraux décrivent une courbe assez notable. Dans quelques rares cas de scolioses marquées, on ne constate aucune déviation latérale de la ligne des apophyses épineuses (v. p. 290).

Les altérations et les modifications de forme des vertèbres doivent être rattachées à deux facteurs : 1° *l'inclinaison* ou *inflexion latérale*; 2° *la torsion.*

1° *Altérations dépendant de l'inclinaison latérale.* — La vertèbre scoliotique a la forme d'un coin, à sommet dirigé vers la concavité de la courbure et à base vers la convexité (Delpech). Du côté de la concavité, les corps vertébraux et leurs ligaments ont considérablement diminué de hauteur.

Le corps vertébral n'est pas seul modifié dans sa forme, toute la moitié de la vertèbre, du côté de la concavité (corps, arc, pédicule, portions articulaires), est atrophiée et asymétrique. L'atrophie cunéiforme et l'asymétrie atteignent leur maximum au sommet de la courbure.

Les figures 235, 236 et 237, d'après Lorenz, indiquent bien la disposition *asymétrique* des vertèbres scoliotiques.

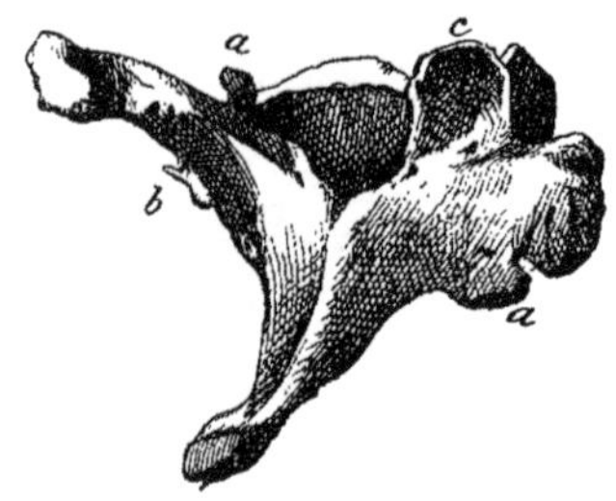


Fig. 235. — Vertèbre dorsale scoliotique, provenant d'une courbure convexe à droite : *vue postérieure*. Atrophie de la moitié concave d'arcs vertébraux ; l'apophyse articulaire du côté concave (*a*) est très amincie. Déviation du sommet de l'apophyse épineuse vers la concavité. Vertèbre en coin.

Il semble dans ce cas que le corps de la vertèbre au point où il se continue avec l'arc correspondant s'est infléchi du côté de la convexité de la scoliose.

Le *pédicule* de l'arc vertébral est notablement plus court du côté de la concavité.

La *portion articulaire* a beaucoup perdu de son épaisseur, d'où il résulte un rapprochement des apophyses transverses, atrophiées à leur tour.

Les facettes des *apophyses articulaires* sont élargies du côté de la concavité, rétrécies du côté de la convexité.

Les *lames* comprimées à la concavité perdent quelquefois plus de la moitié de leur hauteur et s'épaississent; elles sont souvent atrophiées; dans quelques cas, leur face postérieure, au lieu de rester plane, devient bombée.

2° *Altérations dépendant de la torsion.* — Le *trou* de la vertèbre devient irrégulier; il est souvent représenté par un ovoïde à grosse extrémité tournée vers la convexité de la courbure (fig. 236).

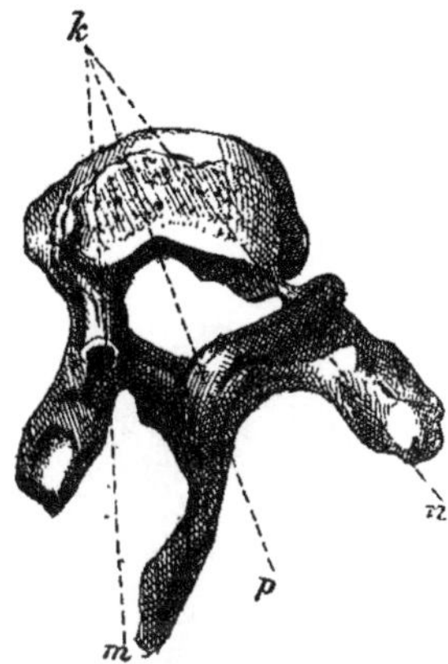


Fig. 236. — Vertèbre dorsale scoliotique d'une courbure convexe à gauche. Atrophie du pédicule du côté concave. Forme ovoïde du trou vertébral.

Cette modification se rattache au déplacement des pédicules par rapport aux corps des vertèbres.

Le *pédicule* répondant à la convexité, au lieu de se diriger en arrière et en dehors comme à l'état normal, tend à prendre une

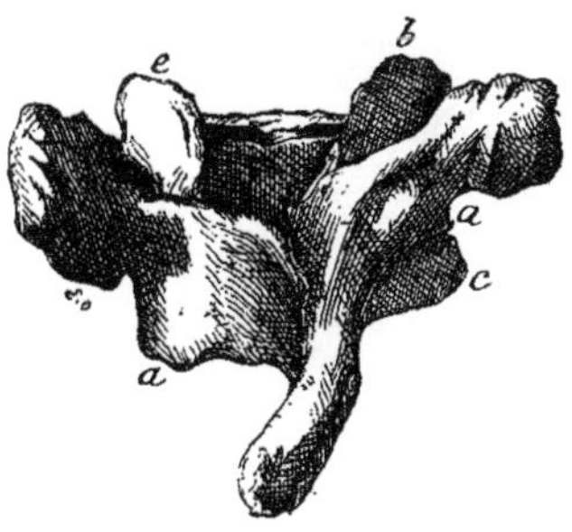


Fig. 237. — Vertèbre dorsale scoliotique d'une courbure convexe à gauche (*vue postérieure*). Atrophie de la moitié de l'arc regardant la concavité de la courbure (*e*). Atrophie commençante et disparition du cartilage sur la facette de l'apophyse articulaire du côté concave (*b*). Le sommet de l'apophyse épineuse est dévié vers la convexité. Vertèbre en coin.

direction antéro-postérieure, tandis que le pédicule du côté de la concavité se rapproche de la direction transversale (fig. 237).

Ce déplacement des pédicules entraîne même les deux moitiés

du corps vertébral qui semble comme brisé et présente en arrière un sillon logeant les trous nourriciers postérieurs. Cruveilhier avait justement insisté sur la torsion observée au niveau des pédicules.

La torsion se manifeste encore sur la face antérieure des *corps vertébraux* qui présentent des sillons osseux dirigés obliquement et en haut du côté de la convexité, comme si ces os avaient été tordus sur leur axe vertical.

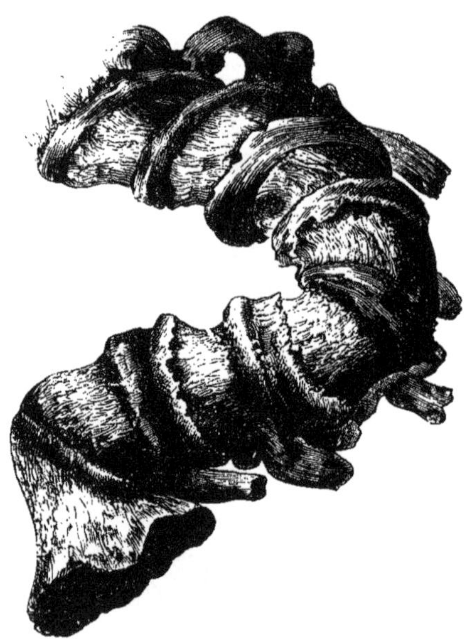

Fig. 238. — Torsion des vertèbres lombaires. Déformation losangoïde. Musée du Val-de-Grâce.

La face supérieure et la face inférieure du corps vertébral au lieu de se correspondre sont inclinées obliquement l'une sur l'autre de telle sorte que la coupe transversale du corps vertébral prend un aspect losangique. Delpech a le premier décrit cette déformation sous le nom d'affaissement *rhomboïdal* ou *losangique*, figurée ensuite par Dittel, Fischer (fig. 238).

L'affaissement rhomboïdal s'observe surtout sur les vertèbres de transition, à l'union de deux courbures de sens opposé.

Les *pédicules*, avant leur insertion sur la moitié supérieure des corps vertébraux, agiront surtout sur cette moitié dans leur déplacement par torsion. Il semble que la moitié supérieure a été tordue comme avec une pince (A. Lorenz) sur l'inférieure. Les lamelles du tissu spongieux intermédiaire aux deux moitiés supérieure et inférieure du corps d'une vertèbre scoliotique sont obliquement disposées, au lieu de la direction verticale que l'on observe au-dessus et au-dessous.

Se basant sur cette disposition, Volkmann, A. Lorenz, considèrent que les altérations de torsion doivent être regardées comme dépendant en grande partie de la torsion des os et non d'une rotation dans les lignes articulaires.

Les *facettes articulaires* des apophyses présentent peu de lésions produites par la torsion.

Les *apophyses transverses* sont déplacées comme les pédicules et l'angle transverso-épineux devient plus aigu sur la convexité, s'élargit par contre du côté concave de la courbure.

Les *apophyses épineuses* présentent des altérations qui dépendent à la fois de l'inflexion latérale et de la rotation.

Sous l'influence de l'inflexion latérale, les apophyses épineuses de la région dorsale, obliques en bas normalement, se dévient vers la convexité, tandis que les épines lombaires, normalement horizontales en arrière, n'éprouvent qu'une légère rotation autour de leur axe longitudinal, sans déviation latérale. Les apophyses épineuses de la région dorsale sont en outre légèrement déjetées vers la concavité, sous l'influence des muscles et des ligaments qui s'opposent à leur déjettement latéral. Exceptionnellement, elles sont arquées du côté de la convexité.

L'état asymétrique des vertèbres explique pourquoi la disposition des apophyses épineuses ne correspond pas à celle des corps vertébraux.

L'absence de déviation latérale de la ligne des apophyses épineuses, dans quelques cas de scolioses marquées, peut s'expliquer par un degré d'asymétrie très marqué des vertèbres, de même que par la rotation suivant l'axe longitudinal, qui porte les apophyses du côté de la concavité de la scoliose, et compense, jusqu'à un certain degré, la déviation des arcs et des apophyses épineuses dans la direction de la convexité de la courbure pathologique du rachis.

La torsion ne paraît pas agir sur la déformation des apophyses épineuses, mais change leurs rapports avec le corps de la vertèbre par suite de la déviation des deux pédicules vers la concavité.

Un grand nombre de théories ont été émises sur la *torsion* du rachis scoliotique. Il est aujourd'hui bien démontré que dans les scolioses l'inflexion latérale et la torsion marchent parallèlement et restent dans un rapport constant.

Les expériences sur le cadavre ne paraissent pas avoir une grande valeur. Ces expériences n'ont jamais pu reproduire en effet une torsion analogue à celle de la scoliose (Delpech, Malgaigne, Schenk, Eulenburg). L'anatomie pathologique seule peut fournir de précieuses indications.

Henke attribue la rotation du rachis suivant l'axe longitudinal à la disposition des syndesmoses et des articulations diarthroïdales.

Meyer accordant peu d'importance aux vertèbres elles-mêmes et à leurs articulations, pense que la rotation résulte de la manière différente dont se comporte les corps et les arcs vertébraux, lorsqu'ils sont soumis à des influences tendant à fléchir la colonne vertébrale. La colonne *antérieure* formée par les corps vertébraux est relativement peu compressible, mais très extensible grâce aux syndesmoses élastiques ; par contre, les arcs vertébraux qui forment la colonne *postérieure* sont maintenus par des ligaments à une distance déterminée, ne peuvent s'écarter, mais peuvent au contraire se rapprocher. Il en résulte que dans l'inflexion latérale du rachis, les arcs vertébraux se porteront du côté où les vertèbres tendent le plus à se rapprocher les unes des autres, c'est-à-dire du côté de la concavité, tandis que les corps des vertèbres se dévient du côté du plus grand rayon de courbure, c'est-à-dire de la convexité.

Cette théorie de la torsion dans les articulations, soutenue par Roser, Meyer, n'explique pas les altérations anatomiques de torsion signalées plus haut.

D'après Kocher, Nicoladoni, il n'existe pas une véritable torsion osseuse. La prétendue torsion n'est qu'une illusion d'optique résultant de l'asymétrie des vertèbres.

D'après Nicoladoni, il n'y a pas de torsion sur les vertèbres répondant au sommet de la courbure, mais seulement sur les vertèbres de transition. Cette torsion est en rapport avec la direction du grand surtout ligamenteux antérieur.

Le faisceau latéral du grand surtout ligamenteux antérieur est large et étalé vers la convexité, il est épais et ramassé sur lui-même du côté de la concavité. Ce fait démontre, d'après l'auteur, la croissance plus rapide des os du côté de la convexité.

Sur aucune des coupes transversales des vertèbres, il n'a trouvé trace de torsion du pédicule vertébral, mais le tissu compact existait surtout du côté concave, le tissu spongieux surtout du côté convexe.

Sur les cartilages épiphysaires de plusieurs sujets, l'ossification était beaucoup plus avancée du côté convexe que du côté concave. D'après cela, Nicoladoni admet que la cause de l'asymétrie du rachis scoliotique se trouve dans les modifications de croissance produite par la surchage.

La majorité des auteurs, Bouvier, Rogers Harrison, Pelletan, Dittel, Busch, Lorenz, Fischer, Albert, Nicoladoni, regardent aujourd'hui la torsion vertébrale comme une conséquence de la torsion osseuse produite au niveau de chaque vertèbre.

Cette torsion se passant au niveau des pédicules, déjette du côté de la concavité les lames et l'aphophyse épineuse, tandis que les corps vertébraux sont déviés du côté de la convexité.

D'après Bouvier, la torsion du rachis dérive de la constitution particulière du rachis, composé de deux parties bien différentes, l'une, colonne cylindrique continue et souple, l'autre, sorte d'arête à crochets articulés, soumises inégalement à l'effort de la pesanteur et de l'action musculaire.

La torsion est déterminée à la fois : 1° par la même inégalité de développement des vertèbres qui produit leur inclinaison permanente ; 2° par la pression qu'elles supportent et qui joue également un rôle important dans la formation des courbures.

Les muscles ne concourent qu'indirectement à cette rotation des vertèbres.

D'après A. Lorenz, la pression déterminant la scoliose porte nécessairement sur la colonne antérieure, en épargnant plus ou moins la colonne postérieure formée d'arcs solidement unis entre eux. Il en résulte un déplacement du corps vertébral hors de la ligne médiane ; or ce corps vertébral traîne derrière lui tout l'anneau osseux thoracique par l'intermédiaire des pédicules correspondants. Il se produit bientôt peu à peu, à la suite du déplacement des corps vertébraux, un brisement des pédicules correspondants vers la ligne médiane, c'est-à-dire vers la concavité de la courbure. Le brisement se fait nécessairement au niveau de la rainure épiphysaire de la base des pédicules, c'est-à-dire dans le point le plus faible des pédicules.

Nous nous rallions à cette ingénieuse théorie.

Côtes. — Les mouvements de torsion et d'inclinaison du rachis qui ajoutent leurs effets à la déformation des corps, des arcs, et surtout des apophyses transverses, agissent énergiquement sur les côtes dont elles changent la position et la configuration.

La *torsion costale* est analogue à celle des pédicules des vertèbres

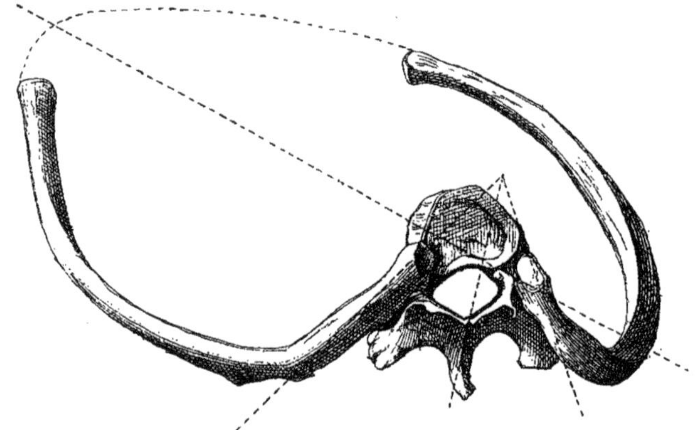

Fig. 239. — Configuration des côtes et diamètres thoraciques dans un cas de scoliose dorsale convexe à droite.

et des apophyses transverses, dont la tête et le col des côtes ne sont que le prolongement.

En raison de cette torsion, les côtes du côté de la *convexité*, à partir de leur insertion vertébrale, se dirigent d'abord surtout en arrière, puis tout à coup elles s'infléchissent à angle aigu pour se diriger en avant et constituer la paroi latérale du thorax ; elles vont rejoindre enfin en ligne droite le sternum, sans présenter de courbure latérale (fig. 239, d'après Lorenz).

Du côté de la *concavité*, les côtes ne subissent pas la forte courbure postérieure précédente, mais, à partir des vertèbres elles se dirigent plus ou moins directement en dehors pour former la partie latérale du thorax, puis à une assez grande distance de la colonne vertébrale, elles se recourbent fortement pour venir s'insérer sur le bord du sternum.

Le *déplacement des côtes* est la conséquence de l'inflexion. On observe en général un abaissement des côtes sur la convexité de la courbure et une élévation sur la concavité.

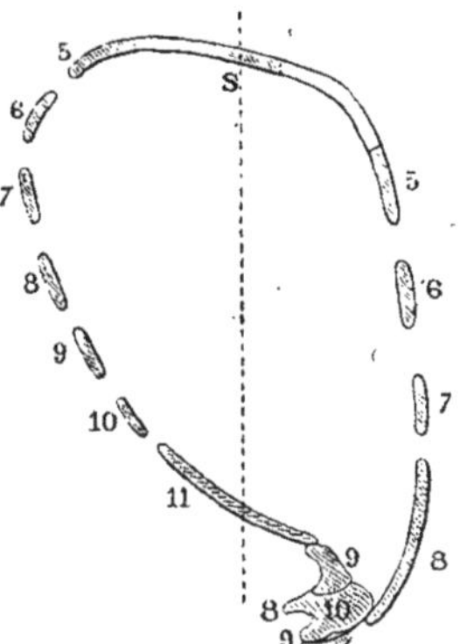


Fig. 240.

Ces règles ne sont pas absolues : on peut observer divers déplacements sur la même concavité.

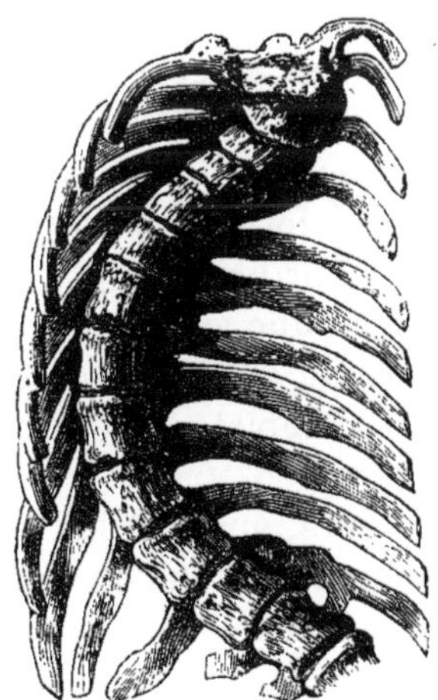

Fig. 241. — Scoliose dorsale droite vue par sa face antérieure. Déformation des côtes et de la cage thoracique.

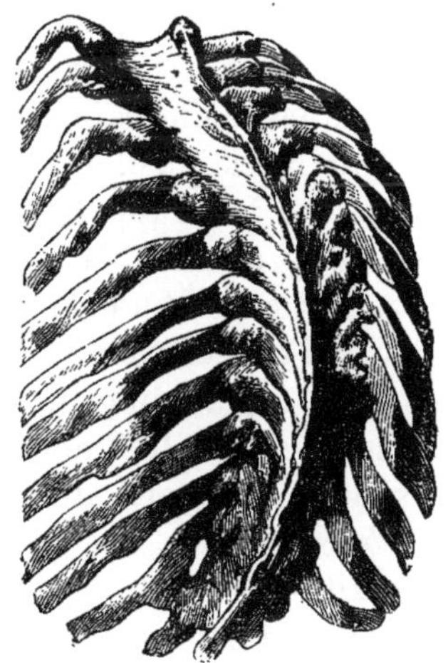

Fig. 242. — La même pièce vue par sa face postérieure.

La figure 240 indique la position des côtes dans un cas de déviation dorsale droite en vilebrequin.

La coupe transversale faite au sommet de la gibbosité a rencontré d'arrière en avant : la neuvième côte droite, l'apophyse transverse droite, la lame et le corps de la dixième vertèbre dorsale, l'apophyse épineuse de la huitième et l'apophyse transverse de la neuvième ; à droite, les huitième, septième, sixième, cinquième côtes, à gauche, les onzième, dixième, neuvième, septième, sixième, cinquième côtes, les cartilages costaux et enfin le sternum (Bouvier).

Du côté de la concavité, les côtes sont souvent comprimées les unes contre les autres et finissent par s'articuler ou se souder partiellement entre elles. L'extrémité antérieure des côtes peut descendre jusque dans le bassin.

Les figures 241 et 242 indiquent les déformations des côtes et du thorax dans un cas de scoliose dorsale droite.

Parmi les lésions costales accessoires, signalons l'agrandissement de la facette vertébrale supérieure dans l'articulation costo-vertébrale, sur la concavité, agrandissement dû à l'élévation des côtes correspondantes ; l'agrandissement de la facette articulaire inférieure sur la convexité par l'abaissement des côtes ; la déformation de la tête costale ; l'atrophie des côtes.

Sternum. — Le sternum est en général peu déplacé et peu déformé même dans les scolioses graves. Il est quelquefois bombé ou excavé, il prend une direction oblique, sa pointe se dévie à droite ou à gauche.

Thorax. — Les rapports nouveaux et la déformation du rachis et des côtes, altèrent la forme du thorax, principalement à sa partie postérieure. Au début, on n'observe qu'une légère voussure qui tient à l'exagération de courbure au niveau des angles costaux plutôt qu'au déplacement des côtes en bas. L'omoplate est repoussée ou conserve sa position normale.

Lorsque la difformité atteint un certain degré, apparaît la *gibbosité* ou *bosse* costale, due à l'excès de courbure des côtes du côté de la convexité

La gibbosité est souvent simple, elle peut cependant présenter plusieurs variétés qui dépendent du genre de la courbure et du degré de torsion. Dans la scoliose sigmoïde, on observe au début deux voussures latérales opposées correspondant à la convexité des deux courbures : l'une occupe ordinairement la région dorsale moyenne droite, et l'autre la région dorso-lombaire ou lombaire gauche.

La région antérieure du thorax présente des modifications

importantes. S'agit-il d'une scoliose dorsale droite, il existe une sorte de gibbosité antéro-gauche ; à droite et en avant, une dépression plus ou moins marquée.

Nous examinerons en détail, dans la symptomatologie, les diverses variétés de gibbosités.

Des modifications graves se produisent dans la forme et les dimensions de la *cavité thoracique*. Des deux côtés, le thorax paraît raccourci.

Du côté de la convexité, le diamètre antéro-postérieur et transversal sont diminués ; du côté de la concavité, la hauteur du thorax est diminuée, les diamètres antéro-postérieur et transversal offrent un notable agrandissement. La coupe transversale du thorax (fig. 239) représente un élipsoïde oblique allongé.

Ces caractères varient suivant les formes des scolioses.

Les *omoplates* prennent également une position en rapport avec la conformation vicieuse du thorax.

Du côté de la convexité, l'omoplate n'est plus, en général, en rapport avec la face postérieure du thorax, elle est appliquée contre la paroi latérale de la cage thoracique dans une direction antéro-postérieure, tandis que du côté de la concavité, elle est en contact avec la paroi postérieure de la poitrine et affecte ainsi une direction transversale. En même temps l'épaule tout entière est plus élevée du côté de la convexité, en raison de la courbure exagérée des côtes supérieures de ce côté.

Bassin. — L'asymétrie et le rétrécissement du bassin ne sont constants que dans les formes avancées, ils sont dus à la participation du sacrum à la scoliose et au changement de courbure de l'os iliaque au niveau du détroit supérieur.

L'asymétrie n'existe pas dans les cas de compensation complète des courbures rachidiennes au-dessus du sacrum.

Nous avons indiqué plus haut l'influence du sacrum sur les déformations pelviennes. On peut admettre que le bassin ne présente de déformations que lorsque le sacrum prend part à la scoliose compensatrice.

Le bassin scoliotique doit être rangé dans les bassins obliques, puisque le détroit supérieur est allongé suivant l'un de ses diamètres obliques. Cette obliquité du bassin est toujours inverse de celle du thorax. (V. fig. 233.)

Le *sacrum* du bassin scoliotique présente souvent une atrophie unilatérale et une courbure latérale en sens opposé à la courbure lombaire. L'aile du sacrum regardant la convexité de la courbure a ses dimensions normales et la ligne innominée de l'os iliaque du même côté est régulière et normale. Sur le côté concave de la courbure sacrée, l'aile du sacrum est plus étroite et la ligne innominée de l'os iliaque du même côté est comme brisée au niveau de la symphyse sacro-iliaque au lieu d'être régulièrement curviligne.

Enfin la symphyse pubienne n'est plus en face du promontoire, mais déjetée du côté de la convexité de la courbure sacrée.

L'inclinaison du bassin est exceptionnelle, elle n'est le plus souvent qu'apparente, ainsi que la saillie d'une hanche et l'affaissement de l'autre.

Tête. — Le *crâne* n'offre pas en général des modifications dépendant de la scoliose, nous avons noté dans quelques cas une *atrophie* crânienne et *faciale* unilatérale.

La *face* se rétrécit, ses diamètres transverses diminuent dans toute sa hauteur ; les arcades zygomatiques, les pommettes sont plus aplaties, les mâchoires plus étroites, d'où un allongement apparent. Il n'existe pas une augmentation réelle du diamètre vertical de la face (Sterne, Bouvier).

Membres. — La longueur des *membres* n'est pas augmentée comparativement à l'état normal (Sterne, Bouvier).

Ligaments. — Les ligaments vertébraux et costaux s'allongent et s'amincissent du côté de la convexité, ils se raccourcissent et s'épaississent du côté de la concavité. Ils peuvent se subluxer. Cette subluxation est surtout prononcée pour le *ligament longitudinal commun antérieur* des vertèbres qui a perdu sa symétrie et présente du côté de la concavité de la courbure un bord épaissi, tandis que du côté de la convexité, il est aminci et se continue, sans ligne de démarcation avec le périoste. Il paraît avoir glissé du côté de la concavité. En raison de son épaississement et de sa rétraction, il continue à maintenir les os dans leur situation anormale, agissant comme la corde qui maintient un arc courbé (Nicoladoni, Barwell).

Les *disques intervertébraux* deviennent cunéiformes, le sommet du coin est du côté de la concavité, la base du côté de la convexité.

Les *ligaments intertransversaires* sont raccourcis, tandis que les ligaments allant de l'apophyse transverse au col de la côte sont notablement allongés du côté de la convexité.

MUSCLES. — Les altérations de la structure des muscles du dos ne s'observent que dans les cas de scoliose avancées.

L'atrophie, la dégénérescence granulo-graisseuse paraissent la conséquence de l'allongement forcé, des compressions anormales, de l'inactivité de certains groupes.

Les lésions sont surtout marquées du côté de la convexité ; du côté de la concavité, les muscles sont souvent rétractés et forment une sorte de corde résistante sous-tendant la courbure.

Les muscles du dos subissent des déplacements en rapport avec la forme et le degré de la déviation.

La configuration du diaphragme devient souvent irrégulière et ses orifices sont déplacés dans leur situation respective.

VISCÈRES. — La *moelle épinière*, même dans les cas de courbures très prononcées, n'éprouve pas de compression. Les trous de conjugaison, très rétrécis dans quelques cas, ne compriment pas cependant les nerfs qui les traversent. Klippel a récemment décrit des lésions de la moelle (atrophie d'une des cornes antérieures) qu'il considère comme primitives et dont la conséquence serait, à un moment donné de la vie, intra ou extra-utérine, la déviation du rachis.

Les *poumons*, dans les cas de déformations importantes, diminuent de volume. L'atrophie est surtout marquée du côté de la convexité de la courbure. La réduction en hauteur due à l'ascension du diaphragme est commune aux deux poumons, plus marquée du côté de la convexité.

La *trachée*, les *bronches*, les branches de l'*artère pulmonaire*, sont déviées ; leur calibre est diminué.

Le *cœur* est généralement rapproché de la partie supérieure du thorax, mais il est presque toujours situé, comme à l'état normal, derrière le sternum. Dans les cas de courbures dorsales à convexités gauches très prononcées, le cœur peut être logé dans la concavité du rachis. Le volume du cœur est normal ou exagéré.

La crosse de l'*aorte* est moins longue qu'à l'état normal. Ce vaisseau suit les courbures et la rotation du rachis dont il occupe la partie gauche et antérieure ; lorsque la torsion va jusqu'à 90°, il se trouve en avant. Dans les cas où la flèche de la courbure est considérable, l'artère présente un pli du côté concave ; du côté de la convexité, on peut observer une dilatation.

Dans les scolioses à convexité gauche et à courbure très prononcée, l'aorte croise la direction de la colonne vertébrale pour se placer du côté droit.

Les *carotides* présentent des sinuosités ; la courbure des *sous-clavières* s'exagère ou se redresse selon qu'elles correspondent à l'une ou à l'autre épaule.

Les *veines caves* acquièrent un calibre plus considérable. La veine cave inférieure subit des déplacements analogues à ceux de l'aorte. Dans les courbures très prononcées, cette veine abandonne la colonne vertébrale.

L'*œsophage* accompagne le rachis dans les courbures peu prononcées ; lorsque la déviation est importante, il quitte la colonne vertébrale pour se diriger en ligne droite.

Les viscères abdominaux, sous l'inflence de la diminution de la cage thoracique viennent repousser en avant la paroi abdominale antérieur. L'*estomac* et les *intestins* sont abaissés.

Le *foie*, souvent diminué de volume, présente des déformations au niveau de ses faces postérieure et inférieure.

Les *reins* s'élèvent ou s'abaissent suivant qu'ils correspondent à l'un ou à l'autre côté de la courbure. Si la déviation est très accentuée, le rein du côté convexe peut être atrophié.

**Étiologie et pathogénie de la scoliose des adolescents.** — Nous aurons surtout en vue la pathogénie de la scoliose des adolescents. Nous indiquerons l'étiologie spéciale des diverses catégories de scolioses (scolioses rachitiques, statiques, pleurétiques, d'origine nerveuse, etc.), en décrivant ces variétés.

De très nombreuses théories ont été proposées pour expliquer le mode de production de la scoliose des adolescents.

De même que pour les difformités analogues, le genu valgum, le pied plat valgus, nous diviserons ces théories en trois groupes :

a. *Théorie musculaire;*
b. *Théorie ligamenteuse;*
c. *Théorie osseuse.*

*a.* Théorie musculaire. — G. Mayow, en 1669, soutint, un des premiers, cette théorie. D'après cet auteur, les vertèbres croissaient dans quelques cas plus rapidement que les muscles, de telle sorte que ceux-ci devenaient trop courts et forçaient le rachis à s'incliner latéralement.

J. Guérin admettait la rétraction musculaire des muscles situés dans la concavité et proposait la myotomie rachidienne.

D'après Eulenburg, les muscles répondant à la convexité seraient affaiblis, paralysés et produiraient la déviation rachidienne.

Stromeyer, Sayre, Barwell, Werner admettent une parésie des muscles grands dentelés, moins marquée à droite.

Nous n'insisterons pas sur la discussion de ces différentes théories, qui ne s'appuient sur aucun fait précis.

Ainsi que nous l'avons signalé dans l'anatomie pathologique (p. 298), les altérations musculaires, la rétraction existent bien réellement dans les scolioses, mais ce sont évidemment des lésions *secondaires*.

L'exploration électrique attentive démontre, du reste, dans la grande majorité des cas, l'intégrité des muscles de la convexité et de la concavité (Duchenne).

Dans la scoliose essentielle, la parésie ou la rétraction ne peuvent être rattachées à des lésions nerveuses, qui existent au contraire bien réellement dans d'autres variétés de scolioses que nous étudions plus loin (scolioses d'origine nerveuse).

L'observation clinique des scolioses au début ne répond pas en outre à l'idée d'un trouble dans l'antagonisme des muscles des deux côtés du rachis, trouble qui devrait s'accompagner d'une déviation de la ligne des apophyses épineuses du côté affaibli. Par contre, sur des scolioses avancées, on voit que la ligne des épines et des muscles spinaux occupent encore très exactement la ligne médiane, alors qu'on trouve des altérations de torsion des côtes qui prouvent qu'il existe déjà une déviation latérale des corps vertébraux.

En résumé, les troubles du système musculaire ne peuvent être admis comme cause *primitive* de la déformation.

Il ne faut pas cependant, à notre avis, nier toute action aux muscles et aux ligaments dans la production des scolioses. Ils jouent certainement, au début, un rôle *prédisposant* très important.

L'observation démontre, en effet, la fréquence de la faiblesse musculaire chez les scoliotiques, au moment de la croissance, principalement chez les jeunes filles. Cette faiblesse paraît le résultat d'habitudes sédentaires, de la fréquentation de l'école, de causes débilitantes telles que l'anémie, la chlorose, les maladies générales.

Des muscles vertébraux affaiblis sont une condition favorable au développement du rachis dans une mauvaise direction, à la période de croissance.

Dans les scolioses anciennes, les altérations musculaires contribuent à maintenir et à aggraver la difformité.

Nous tiendrons le plus grand compte de ces lésions musculaires dans le traitement des scolioses.

*b.* Théorie ligamenteuse. — Déjà Ambroise Paré avait invoqué comme cause primitive des déviations rachidiennes, le relâchement des ligaments, mais c'est surtout Malgaigne qui s'est fait le principal défenseur de cette théorie. D'après cet auteur, les déviations rachidiennes seraient produites primitivement par la faiblesse des ligaments, sous l'influence de la débilité et du mauvais état général.

Delpech admettait une maladie primitive des disques intervertébraux.

De même que les muscles, les ligaments sont altérés à une certaine période de la scoliose, mais rien ne démontre que l'altération ligamenteuse soit primitive et produise directement la déformation rachidienne.

Barwell admet que les changements de position et la rétraction du ligament commun antérieur (voir p. 297) contribuent à maintenir et à augmenter les déviations.

*c.* Théorie osseuse. — Les théories précédentes ne donnant pas une explication satisfaisante de la scoliose des adolescents, un grand nombre d'orthopédistes ont fait jouer au système osseux le rôle principal dans la pathogénie de cette affection.

Les théories osseuses sont très nombreuses nous ne citerons que les principales.

Quelques auteurs (V. Duval, Lorinser) ont attribué la scoliose à une inflammation lente des vertèbres. D'après Lorinser, le malade prendrait instinctivement une position vicieuse, afin de faire porter le poids du corps sur les points ramollis de la colonne vertébrale. Cet auteur a confondu dans sa description les lésions anatomiques du mal de Pott et celles de la scoliose.

Dans la scoliose, la substance spongieuse ne présente pas de trace d'inflammation ou de sclérose. Cette théorie ne saurait être admise.

Hueter rattache la scoliose au développement du squelette (*Wachsthums-Theorie*). Cette théorie se base sur l'étude comparée du développement du thorax et du rachis chez le nouveau-né et l'enfant.

Les modifications importantes observées dans la forme des vertèbres, au moment du développement, seraient dues, d'après Hueter, aux pressions des côtes sur les parties latérales du rachis. Si ces modifications portent également et régulièrement sur les deux côtés de la colonne, le développement du thorax et du rachis est normal. Si le développement est asymétrique, la scoliose dite de *développement* est constituée.

Cette scoliose ne se montre, d'après Hueter, que pendant la croissance et sur le segment moyen de la colonne vertébrale parce que, à ce niveau seul, les côtes peuvent exercer sur les vertèbres une pression efficace. Les courbures lombaires sont secondaires, les vertèbres de cette région ne sont pas asymétriques. La rotation n'existe pas réellement, elle n'est qu'apparente.

D'après cet auteur, les côtes répondant à la convexité sont hypertrophiées, leurs angles sont saillants, toute la moitié du thorax représente « une forme adulte exagérée »; du côté concave l'angle des côtes étant affaissé, le thorax conserve sa forme fœtale.

De nombreuses objections peuvent être faites à cette théorie.

Dornblüth et Lorenz font remarquer que l'accroissement des côtes porte aussi bien sur leur extrémité antérieure que sur l'extrémité postérieure, que la pression doit se faire sentir avec la même intensité sur l'extrémité antérieure et sur l'extrémité postérieure de la côte. Or les cartilages costaux ne présentent aucune altération.

La côte n'ayant pas un point fixe, en avant, sur lequel elle puisse s'appuyer, elle ne peut exercer une pression déformante d'avant en arrière et de dehors en dedans sur les vertèbres.

Les recherches anatomiques et anatomo-pathologiques, particulièrement celles d'Heckenbach, Lorenz, Albert, ont démontré l'absence des caractères de déformation osseuse signalés par Hueter.

L'observation clinique démontre que la scoliose des adolescents, bien que très fréquente dans la région dorsale, se montre cependant assez souvent, primitivement, dans le segment dorsal inférieur ou dans la région lombaire.

D'après Sabatier et Bouvier, la scoliose serait la conséquence de l'exagération d'une courbure physiologique à concavité dirigée à gauche, existant normalement au niveau des troisième, quatrième et cinquième vertèbres dorsales (*Théorie de la scoliose physiologique*).

Cette courbure serait due au passage de l'aorte (Sabatier, Cruveilhier, Sappey), à la prédominence fonctionnelle du membre supérieur droit (Bichat, Béclard), à la croissance plus rapide de la moitié droite du corps (Malgaigne, Vogt, Busch, Volkmann), au poids plus considérable des organes du côté droit (Desruelles, Struthers).

S'appuyant sur ses études du développement du système vasculaire, Albrecht (de Hambourg) admet que l'extrémité supérieure droite du fœtus des mammifères est mieux irriguée que l'extrémité gauche, il en résulte une exagération de nutrition à droite et une courbure dorsale rachidienne à droite. Chez les oiseaux, où la disposition des arcs aortiques et des vaisseaux est exactement l'inverse de ce qui existe chez les mammifères, l'artère sous-clavière droite reçoit du sang veineux, tandis que l'artère sous-clavière gauche charrie du sang artériel. L'extrémité antérieure gauche des oiseaux est mieux nourrie que la droite, ce qui explique, d'après l'auteur, la courbure rachidienne normale, à convexité gauche, que l'on observe chez ces animaux.

Si l'on considère que la courbure dorsale, dite physiologique, est loin d'être la règle (Adams, Woillez, Lorenz), qu'il existe, chez des adolescents, des scolioses en dehors de la région dorsale, scolioses cervicales et lombaires, qu'il n'y a pas toujours un rapport précis entre le passage de l'aorte et la déviation du rachis, que l'on observe des scolioses à convexité gauche chez des sujets qui ne sont pas gauchers, on accordera peu d'importance à la théorie de la scoliose physiologique.

La prédominance du membre supérieur droit nous paraît cependant avoir une influence prédisposante sur la production de certaines scolioses des adolescents. Les arguments de Malgaigne à ce sujet ont une grande valeur.

La théorie qui admet les déformations rachidiennes sous l'influence des pressions résultant de la surcharge (*Belastungstheorie*) est aujourd'hui admise par un grand nombre d'auteurs, particulièrement par Roser, Volkmann, Vogt, Toldt, Lorenz, Albert.

Bouvier et Bouland ont nettement formulé cette théorie, admettant que le rachis se développe irrégulièrement et s'incurve latéralement lorsque la pression exercée sur lui, par le poids du corps et l'action musculaire, se répartissent inégalement dans un point de sa longueur.

Les attitudes vicieuses habituelles prises, par l'enfant, pendant le travail et les classes, jouent dans cette théorie, un rôle initial important. Sous l'influence de ces positions vicieuses habituelles, l'équilibre normal du rachis est rompu, le poids du corps se fait sentir sur une des moitiés du rachis. Il en résulte des troubles d'ossification ou des modifications de croissance (Nicoladoni), d'autant plus marqués que le rachis est en voie de développement. Les vertèbres se déforment, des difformités permanentes s'établissent.

Il y a, d'après cela, analogie entre la scoliose des adolescents, dite *habituelle* par les auteurs allemands, et la scoliose *statique*, débutant par la région lombaire que nous étudions plus loin.

Nous nous rattachons à cette théorie qui nous paraît la plus rationnelle et la plus conforme aux données étiologiques et anatomiques que nous possédons aujourd'hui sur la scoliose des adolescents.

Dans une théorie récente, Kirmisson, insistant sur le travail ostéogénique dont les vertèbres sont le siège pendant la période de croissance, admet comme cause initiale de la scoliose des adolescents un trouble de nutrition des vertèbres pendant la période de développement. Ce trouble de nutrition consiste dans un *rachitisme local* analogue à celui qui a été admis et décrit, au niveau de l'extrémité supérieure du fémur dans le genu valgum, par Macewen et Mikulicz.

A l'appui de sa théorie, Kirmisson cite la coexistence de déformations rachitiques, pied plat, genu valgum, l'hérédité, la marche fatalement progressive de certaines scolioses.

Aucun examen anatomique n'a jusqu'à ce jour démontré l'existence des lésions vertébrales admises par cet auteur.

L'observation clinique démontre dans la grande majorité des cas de scolioses des adolescents l'absence de lésions rachitiques. L'idée d'un rachitisme local de la colonne vertébrale est, à notre avis, absolument hypothétique. Si l'on voit coïncider le genu valgum et d'autres altérations rachitiques, il y a lieu de se demander si la scoliose observée est bien une scoliose des adolescents et non une véritable scoliose rachitique.

Nous ferons remarquer en outre que le pied plat, qui coïncide, il est vrai très souvent avec la scoliose, n'est pas toujours d'origine rachitique.

Cette théorie a le tort de négliger l'influence des causes mécaniques et des attitudes vicieuses qui jouent un rôle très important dans la pathogénie des scolioses.

En résumé, plusieurs facteurs importants, causes *prédisposantes* et causes *efficientes* agissent dans l'étiologie et la pathogénie de la scoliose des adolescents. Nous comprenons la théorie de la scoliose des adolescents de la façon suivante :

1° Parmi les principales *causes prédisposantes*, on doit admettre la faiblesse générale de la constitution, l'anémie, la chlorose, les troubles menstruels, la faiblesse musculaire et ligamenteuse.

La croissance exagérée ou irrégulière, surtout la croissance brusque, joue un rôle considérable dans le développement des scolioses. L'observation clinique démontre en effet que la scoliose se montre au moment où le rachis est en *plein développement* et présente une disposition à l'inflexion des arcs vertébraux vers la région médiane.

La fréquence de la scoliose chez les jeunes filles tient principalement à la structure délicate des os, aux habitudes sédentaires, à la chlorose, à l'anémie, au développement rapide, aux troubles menstruels, à la faiblesse ligamenteuse et musculaire, à l'absence d'exercices physiques, plus fréquemment observés chez les filles que chez les garçons.

L'usage de certains habillements défectueux, des corsets, prédispose en outre les filles à la scoliose.

L'hérédité peut s'expliquer par une faiblesse originelle de la constitution, par la faiblesse native des muscles et des ligaments.

L'affaissement des courbures normales antéro-postérieures, le dos plat, la cyphose dorsale, la courbure lombaire chez les jeunes filles (Panas) sont des conditions favorables au développement des scolioses.

Nous avons insisté dans un de nos mémoires sur l'influence des obstructions nasales, sur le développement des cyphoses et des scolioses. Le retentissement de l'obstruction nasale sur l'état général et sur le développement de la poitrine, joue dans ces cas un rôle prédisposant important dans la production des scolioses.

2° Parmi les causes *efficientes*, il faut citer en première ligne

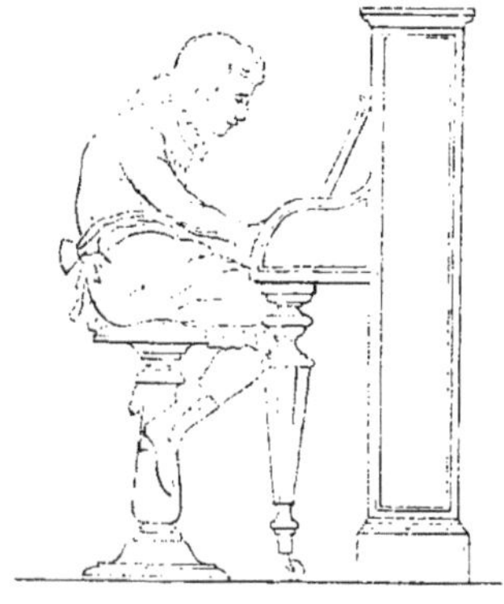

Fig. 243.

les mauvaises attitudes prises *pendant la position assise*, pour le piano (fig. 243), l'écriture (fig. 244, 245, 246, 247), le dessin, les

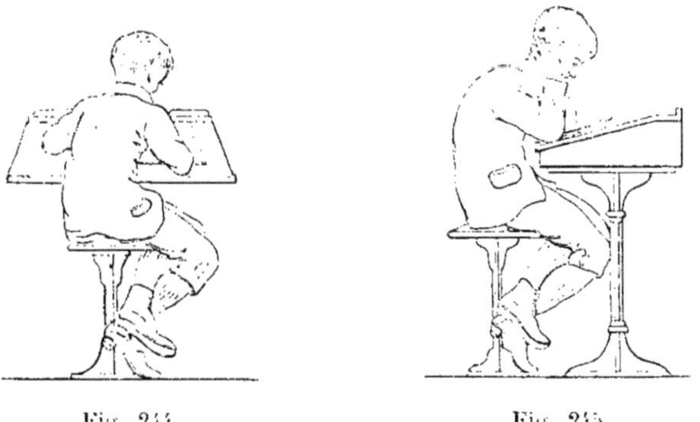

Fig. 244. Fig. 245.
(D'après B. Roth.)

travaux à l'aiguille. Dally, Riant, Schenk, Lorenz, W. Schulthess, H. Staffel, ont indiqué le rôle prépondérant de ces attitudes vicieuses dans la scoliose des adolescents.

Nos observations nous ont démontré que l'attitude vicieuse prise par l'écolier en écrivant n'est pas toujours la même.

Assez fréquemment (fig. 246), le sujet avance l'épaule droite, l'avant-bras droit appuyant sur la table, tandis qu'à gauche, le poignet, la main ou seulement les doigts touchent la table.

La scoliose est *dorsale et à convexité droite.*

L'écolier prend quelquefois la position uni-fessière gauche, avance le pied du même côté, le tronc est incliné à gauche relativement au bassin, le coude et l'avant-bras gauches sont posés transversalement sur la table. Cette déviation rachidienne *dor-*

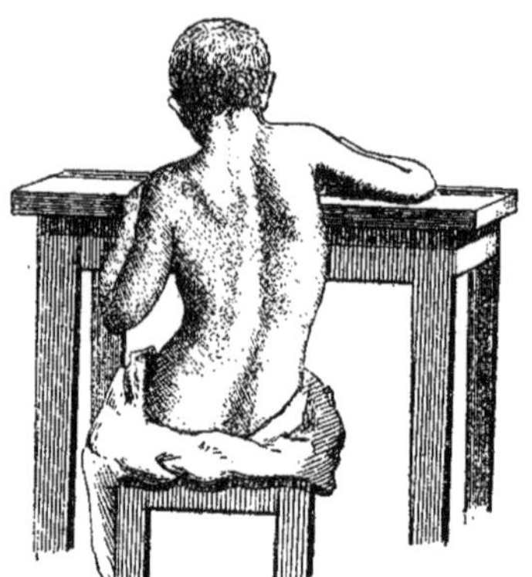

Fig. 246. — D'après une photographie de notre collection.

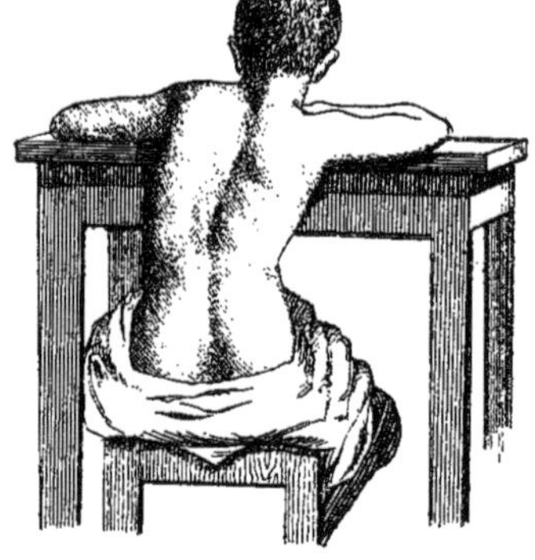

Fig. 247. — D'après une photographie de notre collection.

*sale et à convexité gauche*, s'observe souvent chez les jeunes filles fréquentant l'école.

L'enfant en écrivant choisit le plus souvent la position dans laquelle le bras qui écrit, n'est nullement chargé par le poids du corps et n'est aucunement gêné dans ses mouvements. Dans cette position, le coude gauche est appuyé sur la table, le tronc, exclusivement soutenu par l'avant-bras gauche (fig. 247), s'infléchit à droite, il se produit une scoliose *lombaire convexe à gauche*, ou une scoliose *totale convexe à gauche.*

Sur deux cents enfants examinés par Schenk, au moyen d'un appareil très précis, cent soixante présentaient une scoliose totale à convexité gauche; trente-deux une courbure dorsale à convexité droite; six ne présentaient aucune courbure dorsale en écrivant. Chez tous, sauf sur trente-huit, le bassin n'était pas parallèle au bord de la table, mais situé obliquement.

Ces attitudes vicieuses des écoliers tiennent à la défectuosité des bancs d'école, mal proportionnés à la taille des sujets et dont les sièges trop éloignés des pupitres ne permettent l'écriture que dans la *position assise antérieure*, la tête et le corps penchés en avant, le tronc placé obliquement. (V. p. 370 à 380 et fig. 244, 245.)

D'après H. Staffel, les attitudes vicieuses scoliotiques pendant la position assise, s'observent surtout chez les sujets présentant un dos plat.

La mauvaise disposition des cahiers, l'habitude de l'écriture dite *anglaise*, par laquelle on doit, en même temps que l'on écrit penché, tenir le papier droit, contribuent à placer le rachis dans une attitude vicieuse. Dans ces cas, en effet, le corps se penche, parce qu'il se place en face de l'écriture, de façon à avoir les jambages perpendiculaires à son axe transversal.

Les troubles de l'accommodation, particulièrement la myopie, sont des causes fréquentes d'attitudes vicieuses.

Au bout d'un certain temps, ces attitudes vicieuses deviennent habituelles et les enfants les conservent en dehors de l'école.

La position hanchée unilatérale droite, observée communément particulièrement chez les jeunes filles, prédispose à la scoliose lombaire à convexité gauche. Dans les scolioses à convexité droite, la position hanchée gauche est fréquente.

Les professions exigeant l'usage répété du membre inférieur et l'inclinaison du bassin favorisent le développement de certaines scolioses. Nous avons récemment observé un jeune frotteur d'appartements dont la scoliose totale à convexité gauche nous a paru en rapport avec la position du membre inférieur droit et l'inclinaison correspondante du bassin pendant son travail.

Après les attitudes vicieuses dans la position assise, le *pied plat* nous paraît une des causes initiales les plus fréquentes des scolioses. (V. *Scoliose statique*, p. 347.)

Nous avons déjà insisté sur l'importance de la prédominance d'action du membre supérieur droit, courbant la colonne vertébrale en forme d'arc dont la concavité est tournée à gauche. Cette prédominance d'action doit être invoquée pour expliquer la fréquence des scolioses dorsales à convexité droite.

Ainsi donc, sous l'influence des causes *prédisposantes* et *efficientes* que nous avons énumérées, la colonne vertébrale est livrée à l'action de la *pesanteur*. Il se produit à un certain moment une surcharge inégale des différents segments du rachis, d'autant plus efficace que la colonne vertébrale est en voie de développement et privée de ses tuteurs naturels, les muscles et les ligaments. Des attitudes vicieuses temporaires se montrent au début, suivies bientôt de troubles dans l'ossification, consistant dans l'arrêt de développement dans la moitié du rachis correspondant à la concavité et dans une suractivité nutritive dans la moitié correspondant à la convexité. Des modifications dans la forme des vertèbres et des côtes se produisent, la difformité est définitivement constituée.

**Symptômes.** — On doit distinguer : *a.* les symptômes *extérieurs* ou *sensibles* se traduisant au dehors par des changements de conformation perceptibles à la vue et au toucher ; *b.* les symptômes *fonctionnels.*

A. *Symptômes extérieurs.* — Le premier symptôme observé est une déviation latérale primitive d'un certain segment de la colonne vertébrale.

Si l'inflexion latérale porte sur toute la hauteur de la colonne vertébrale, la scoliose est dite *totale.*

Le plus souvent une partie seulement du rachis est le siège de la déviation dont le nom est tiré de la partie de la colonne qui est atteinte, et du sens dans lequel la convexité est dirigée (courbure *primitive* ou *principale*).

Au-dessus et au-dessous de la courbure primitive, se montrent des courbures *secondaires* ou de *compensation.* Ces courbures sont en général au nombre de deux, de telle sorte que l'on peut compter trois convexités.

Dans les scolioses anciennes, les courbures secondaires peuvent être très développées et il est souvent difficile de reconnaître la courbure principale.

On doit expliquer la formation des courbures de compensation par le fait que le scoliotique cherche à rétablir l'équilibre rompu.

On peut observer au début de la scoliose deux types distincts.

Dans un grand nombre de cas, il existe un léger déplacement du tronc vers l'un ou l'autre côté du bassin.

La déviation latérale est très apparente. Les corps vertébraux et les apophyses épineuses décrivent un arc latéral. L'un des bras est accolé au corps, l'autre pend librement. La mobilité de la colonne vertébrale est considérable. Le décubitus fait disparaître la déformation.

Cette période de cette forme de scoliose décrite sous le nom de *prédisposition à la scoliose* (Bouvier), *scoliose apparente* (Lorinser), *flexion latérale* (Fischer), malgré l'avis opposé de quelques auteurs, nous paraît avoir les rapports les plus intimes avec les déformations osseuses consécutives, déformations costales, etc.

Dans d'autres cas, les sujets ne présentent pas une mauvaise attitude. Le dos est plat, sans trace de déviation latérale de la ligne des apophyses épineuses. L'attitude est droite, « en poupée » (Lorenz). La scoliose est *latente* (Bouvier) et un examen approfondi peut seul faire reconnaître la déviation latérale des corps vertébraux.

La mobilité du rachis est bien moindre que dans le premier type.

Dans un grand nombre de cas, la cyphose précède la déviation latérale.

D'après H. Staffel, il existe deux types principaux de scolioses, se développant sur des sujets atteints primitivement de dos ronds ou de dos plats.

Dans le premier type il existe une *cyphose* primitive dorsale, puis une déviation latérale en C, généralement à convexité à gauche. Les sujets sont robustes, mais nonchalants, paresseux. Dans le second type, observé principalement chez des sujets anémiés, délicats, le dos est *plat* avec déviation latérale du rachis en S, à convexité droite ou gauche.

D'après Staffel, la scoliose se développe plus facilement et est plus grave chez les individus à dos plat que chez ceux à dos rond, le rachis dorsal plat ne pouvant opposer la même résistance que lorsqu'il est cyphosé, aux causes déformantes qui agissent surtout pendant la position assise.

Pour reconnaître l'inégalité des deux côtés de la région postérieure du tronc, peu apparente au début, il faut placer le sujet debout, le corps droit, les bras pendants et dans une position parfaitement semblable, le dos découvert jusqu'au-dessous des côtes iliaques qui doivent être sur une même ligne horizontale. On examine la direction des apophyses épineuses, la hauteur des épaules, la direction des omoplates, la saillie des muscles des gouttières vertébrales.

On fait ensuite pencher le corps en avant en faisant porter les bras dans le même sens ou en les faisant croiser fortement sur la poitrine, afin d'apprécier nettement la forme des omoplates et des côtes, leur différence de courbure et de saillie, la déviation des apophyses épineuses. Rappelons, ainsi que le démontre l'anatomie pathologique, que la déviation des apophyses épineuses n'indique pas exactement le degré de courbure et de torsion du rachis.

La ligne des apophyses doit être déterminée par la palpation et en marquant chaque point apophysaire avec de l'encre ou un crayon de couleur. On peut aussi tendre une ficelle ou un fil à plomb de l'apophyse épineuse de la septième vertèbre cervicale au sommet du sillon interfessier et mesurer de quelle longueur s'éloigne de cette ficelle le sommet de la courbure, ou des courbures. Avec un double décimètre on mesure la distance qui existe entre le fil et l'apophyse épineuse qui s'en écarte le plus. On a ainsi la *flèche* de la courbure.

La direction des corps vertébraux situés profondément est difficilement appréciable. Piorry a proposé pour ces recherches la percussion médiate.

La position de la ligne des épaules et de la tête varie et dépend de l'inclinaison du tronc, du degré et du siège des courbures de compensation au moment de l'examen.

L'inclinaison latérale du bassin varie dans les différentes formes de scolioses. Dans la scoliose à deux courbures, dorsale convexe à droite, lombaire convexe à gauche, le bassin est oblique de haut en bas et de droite à gauche, la crête iliaque plus haute se trouve du côté de la convexité dorsale, c'est-à-dire du côté de l'épaule la plus haute.

La mesure exacte des gibbosités, différentes suivant les variétés des scolioses que nous décrivons plus loin, a une importance considérable. Cette mensuration permet en effet de déterminer certaines particularités de la déformation, de donner l'état précis de la déformation extérieure du thorax, des lombes, du rachis, et de se rendre compte des modifications imprimées par la marche de la maladie ou *obtenues par le traitement*.

Il existe un très grand nombre de *Procédés de mensuration*. — Nous ne citerons que les principaux :

La représentation du tronc en perspective à l'aide de la chambre noire (Schildbach) ou d'autres appareils (appareils de Tausch, Bürhing, Gramcko), de même que le moulage au plâtre ou à autre matière plastique, ne sont employés que par exception et ne donnent pas de résultats précis.

Les procédés de mensuration en usage peuvent être classés en quatre groupes :

1° La *mensuration directe;*

2° Le *relevé graphique des contours;*

3° Le *relevé graphique combiné avec la mensuration;*

4° *La mensuration de la différence de niveau entre les angles costaux ou les régions paraspinales lombaires.*

1° Mensuration directe. — Pour certaines mensurations, lorsqu'on a des points de repère sur le corps même, on peut se contenter de l'emploi du mètre flexible et du compas d'épaisseur.

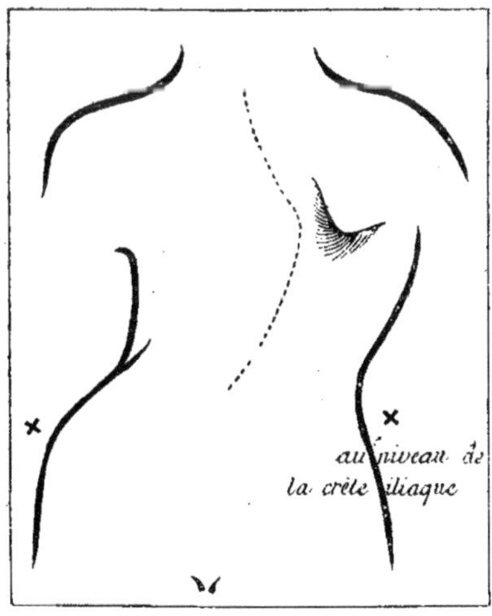


Fig. 248. — x niveau de la crête iliaque.

Si l'on mesure en partant de lignes extérieures au corps, surtout de la verticale, on a à sa disposition nombre d'instruments. Le fil à plomb ne peut servir qu'à évaluer approximativement les déviations vertébrales.

Dans les cas de déviation latérale du rachis dorsale, B. Roth, de Londres, emploie le procédé suivant :

Le malade se place debout, fixe, les pieds joints et sans souliers, le buste nu. Si les membres inférieurs sont d'inégale longueur, on met une cale sous le plus court. Le tronc étant placé dans sa position habituelle, on marque sur la peau avec un crayon ou à l'encre la courbe du rachis. On dessine alors sur un feuillet de papier une esquisse avec les contours inégaux (fig. 248).

Après examen du malade de côté et de face, on fait fléchir le

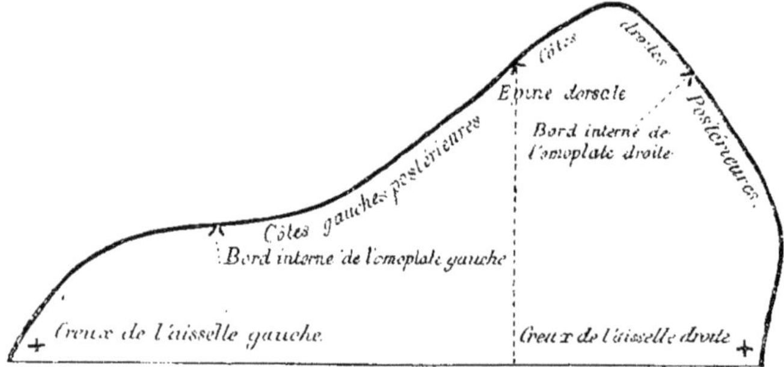


Fig. 249. — Tracé des côtes en arrière, pris d'une aisselle à l'autre, dans la position fléchie du tronc.

tronc le plus possible, les jambes tendues, les bras librement dirigés vers le sol, afin que les muscles de l'épaule soient entièrement relâchés.

On examine alors le niveau postérieur des côtes qui ne sont plus cachées par les omoplates, afin d'y découvrir quelque inégalité.

Pour faire le tracé des côtes en arrière, on cherche l'angle infé-

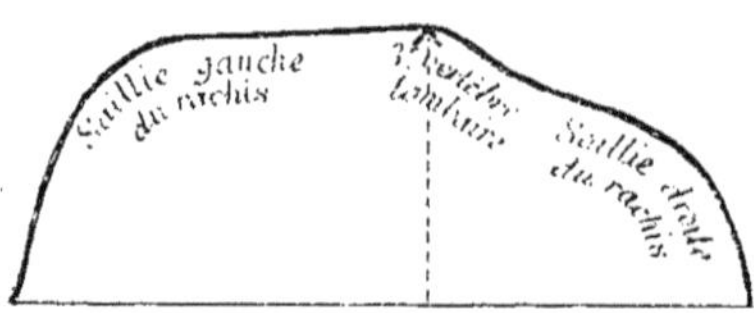


Fig. 250. — Tracé au niveau du milieu des lombes entre les derniers côtés et la crête iliaque.

rieur de lomoplate gauche et on fixe en ce point avec la main gauche l'extrémité d'un fil flexible en étain, long de $0^{m},50$, large de $0^{m},016$ et d'un millimètre d'épaisseur. On tend ce fil en travers de la colonne vertébrale tout près des côtes, jusqu'à l'angle inférieur de l'omoplate droite, après avoir marqué au crayon sur le fil métallique le point correspondant à la colonne vertébrale, on le place sur une feuille de papier et on trace le long du fil un trait sur lequel on marque ce point. On découpe ensuite le papier suivant la courbe obtenue, et on le plie au point indiquant la position du rachis. On obtient ainsi une reproduction exacte de la configuration des côtes en arrière (fig. 249).

Pour obtenir une reproduction de la région lombaire, on procède de même : on fait le tracé au niveau de la partie moyenne de cette région, entre les dernières côtes et la crête des iliaques, en face de la troisième vertèbre lombaire (fig. 250).

*Appareil de Heinecke.* — Cet appareil est constitué par une ceinture pelvienne portant sur une pelote au niveau de la région sacrée une tige tournant autour de l'axe antéro-postérieur. La position verticale de cette tige est assurée par une balle, adaptée à son extrémité inférieure.

Cet appareil ne peut servir que pour la mensuration des déviations latérales.

*Scoliosomètre de Mikulicz.* — Cet instrument sert à évaluer la hauteur, la déviation de la colonne vertébrale, la différence de niveau entre les deux moitiés du thorax, la position des omoplates et des épaules.

La figure 251 représente cet appareil ainsi que son mode d'application.

Le scoliosomètre est essentiellement constitué par une règle verticale en acier divisée en millimètres, reliée par son extrémité inférieure à une plaque métallique qui peut tourner autour d'un axe horizontal et qui est fixée sur un coussinet que l'on attache sur le bassin au moyen d'une ceinture.

Une autre règle flexible, divisée aussi en millimètres, est montée perpendiculairement sur la première. Au moyen d'un double coulisseau en laiton, on peut déplacer cette règle de haut en bas ou latéralement à droite ou à gauche. De plus, l'ensemble de la croix ainsi formée peut tourner autour d'un axe vertical.

La règle verticale porte à son extrémité inférieure une tige en métal terminée par un index qui se déplace comme la règle et en sens contraire sur un arc gradué de 180°, qui est fixé au bas de la plaque.

Si l'on applique l'instrument sur un sujet bien conformé, l'index indique 90° ; toute déviation du tronc est également indiquée en degrés.

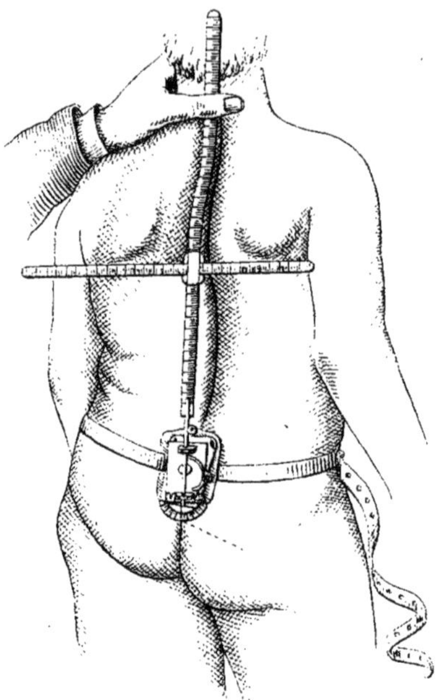

Fig. 251. — Scoliosomètre de Mikulicz.

Si le bassin du sujet est oblique, on évalue d'abord cette obliquité en plaçant la règle dans l'axe de la colonne vertébrale.

*Scoliosomètre de R. Barwell.* — Cet appareil se compose d'un trépied avec support mobile. Ce support se termine par un plateau horizontal sur lequel est fixé une règle avec deux curseurs et deux pointes de jauge qui sont destinées à se mettre en rapport avec le bassin.

Sur le plateau horizontal, s'élève un deuxième support vertical qui glisse dans une rainure et qui peut être placé à différentes hauteurs. Un sextant avec indicateur, règle mobile et point de repère, est fixé à la partie supérieure de ce dernier support. On peut, d'après les inclinaisons de la règle, indiquées en degrés par le sextant, et en pratiquant des mensurations en divers points, avoir des renseignements assez précis sur le degré de la déviation et sur la déformation du tronc.

*Appareil de Zander.* — Cet appareil se compose :

1° D'une plaque circulaire, divisée en 360°, sur laquelle se place le sujet debout. On peut déterminer exactement, à l'aide de cette plaque, la position des pieds.

2° D'un mécanisme de centrage, avec fourches et vis, pouvant être placé à diverses hauteurs, destiné à fixer le bassin au centre de l'appareil.

3° D'un appareil céphalique, composé de plaques pour fixer le sommet de la tête et le front ; d'échelles excentriques, servant à déterminer et à fixer la position de la tête.

4° D'échelles de hauteur, c'est-à-dire de tiges verticales graduées, s'élevant de chaque côté du sujet et pouvant tourner autour de la plaque podale. Ces tiges servent à déterminer à quelle hauteur se trouve un point quelconque au-dessus de la plaque podale.

5° D'échelles excentriques, horizontales graduées, mobiles sur les précédentes. Elles servent à déterminer la distance d'un point quelconque à la ligne centrale de l'appareil.

Après avoir marqué, avec un crayon coloré, les divers contours on place le malade sur la plaque de l'appareil, on fixe le bassin et la tête. On peut déterminer alors la hauteur totale du corps et le degré de déviation de la tête.

On cherche ensuite, à l'aide des échelles excentriques ordinaires, la situation des angles acromiaux, puis les contours du tronc dans le plan transversal, en mesurant des points distants de 5 à 10 centimètres.

On dispose enfin les échelles de hauteur dans le plan antéro postérieur du corps, on glisse une plaque thoracique contre le sternum et on mesure les courbes de la ligne vertébrale dans le plan sagittal et le plan transversal en se servant du double compas.

On note toutes les mesures obtenues et on les transporte sur une feuille de papier quadrillé. On obtient ainsi deux dessins de contours, l'un dans le plan sagittal, l'autre dans le plan transversal.

2° Relevé graphique des contours. — *Thoracographe de F. Schenk (de Berne).* — L'instrument de Schenk donne des indications très précises pour la mensuration des contours horizontaux du tronc.

Le patient est placé au centre d'un anneau massif (*b*), le bassin, les épaules, la tête fixés par des courroies ou des plaques rembourrées (fig. 252, 253).

Un cadran (*a*), que l'on peut faire tourner à volonté autour d'un

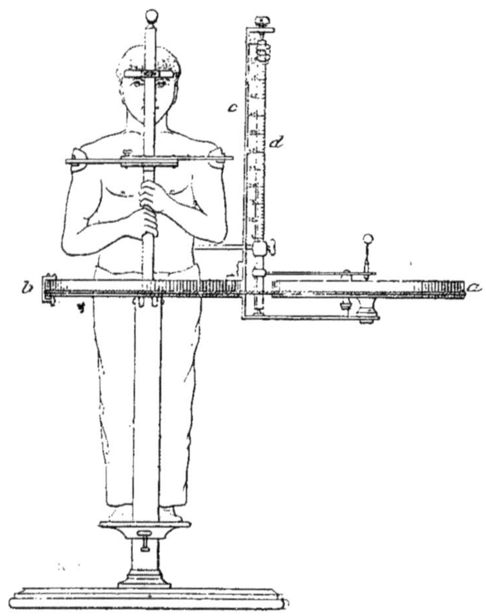


Fig. 252. — Thoracographe de F. Schenk, vue antérieure.

anneau, et qui est en même temps mobile autour de son axe, porte une feuille de dessin.

Entre l'anneau et le cadran, est adaptée une tringle verticale (*d*) divisée en centimètres et mobile autour de son axe longitudinal. Celle-ci porte un levier fixe muni d'un crayon atteignant le cadran, ainsi qu'un autre levier en arc de cercle tournant vers l'anneau et formant une pointe (*e*). Ce dernier levier en arc de cercle ne peut pas tourner autour de la tringle verticale, mais seulement glisser sur elle dans le sens vertical.

Quand la pointe du crayon se trouve exactement au centre du cadran, la pointe du levier en arc de cercle correspond au centre de l'anneau, et l'axe longitudinal de la tringle verticale est toujours exactement perpendiculaire sur le milieu de la ligne qui relie le crayon à la pointe de l'arc.

Par conséquent, la pointe du crayon parcourra toujours le même trajet en décrivant le même chemin que la pointe de l'arc. Si donc on fait décrire à celle-ci les contours du corps, la pointe du crayon reproduira exactement, sur le papier, le chemin parcouru

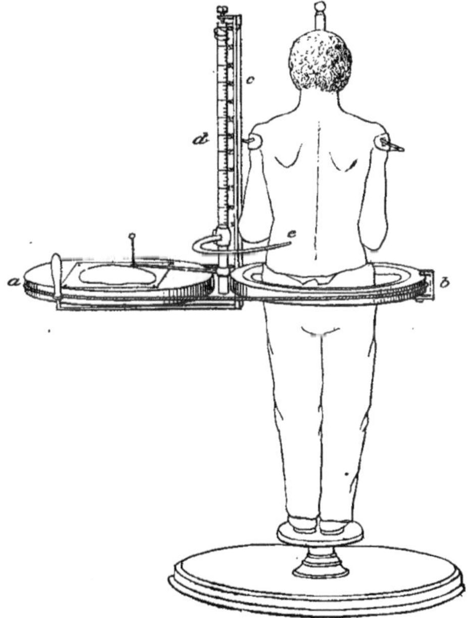


Fig. 253. — Thoracographe de F. Schenk, vue postérieure.

par la pointe de l'arc ; ce tracé représentera la coupe transversale du corps.

Le déplacement de l'arc le long de la tringle verticale donne la possibilité de reproduire les contours horizontaux à différentes hauteurs. De même, chaque point de la surface extérieure du corps peut être fixée sur le plan horizontal dans sa projection.

On peut mesurer le thorax dans des points distants de 5 centimètres, projeter la position des points isolés sur la feuille horitale et construire ensuite la ligne dorsale dans ses déviations verticales et horizontales.

*Appareil de Beely.* — Dans le but de mesurer les déformations thoraciques et les déviations rachidiennes, Beely a imaginé un appareil qui permet de relever les contours horizontaux, et qui se compose, de même que le thoracographe de Socin perfectionné par Burkhard, d'un conformateur de chapelier. Dans l'appareil de Beely, les lames glissent dans un châssis rectangulaire en métal et chacune d'elles porte, à la face inférieure, près de l'extrémité qui vient en contact du corps, une pointe métallique. Toutes les plaques étant mises au contact, un mouvement excentrique les immobilise. On porte ensuite l'instrument sur une feuille de carton sur laquelle les pointes métalliques impriment une série de points qui permettent de tracer exactement le contour cherché. Pour obtenir un tracé longitudinal, le malade doit être placé dans la position horizontale.

*Appareil de Zander.* — Cet appareil composé d'un conformateur de chapelier divisé en deux parties, permet de relever les contours

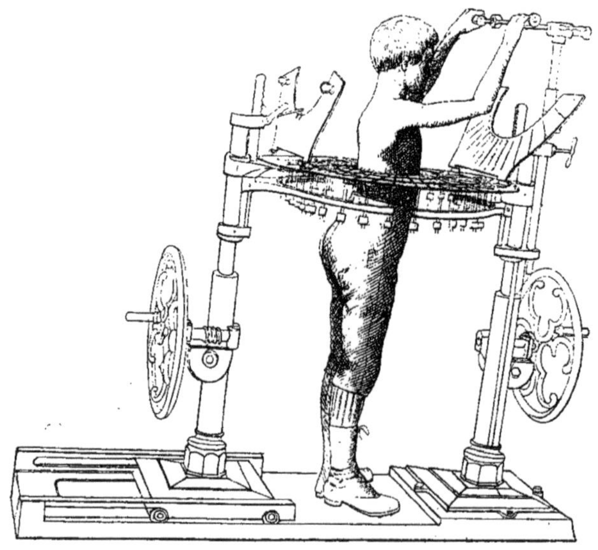

Fig. 254. — Scoliosomètre de Zander.

horizontaux. L'une des parties est supportée horizontalement par une tige verticale qui s'ajuste dans une colonne fixée sur une plaque rectangulaire en fonte qui repose sur le sol. Cette colonne peut monter ou descendre dans la colonne à l'aide d'une crémaillère et d'une vis sans fin.

L'autre partie du conformateur est supportée de la même manière, mais la colonne, au lieu d'être fixe sur la plaque, peut s'écarter à volonté pour permettre au malade d'entrer ou de sortir de l'appareil.

La première tige porte une potence que l'on peut fixer à diverses hauteurs et que le malade saisit avec les deux mains pour supporter les bras en l'air.

La face supérieure de chaque partie du conformateur porte une plaque à charnière garnie de papier sur lequel, en rabattant les plaques, on reporte les points de contact des aiguilles avec le corps, pour obtenir le tracé du contour de celui-ci.

Les mensurations avec l'*hybomètre* de Humbert, le *sthétomètre* de Bouvier, le *cyrtomètre* de Woillez, de Mollard (voir fig. 178, p. 236), le *ruban plâtré* de Dollinger, ne donnent pas de résultats précis.

3° RELEVÉ GRAPHIQUE COMBINÉ AVEC LA MENSURATION. — *Scoliosomètre de W. Schulthess.* — Le scoliosomètre de Wilhelm Schulthess, de Zurich, est à la fois un appareil graphique et de mensuration.

Il est constitué par un bâti en fonte, assez léger, composé de deux châssis ou montants latéraux qui sont réunis par des entretoises.

Il y a deux parties bien distinctes à considérer : l'une pour la fixation du sujet, l'autre pour le dessin et la mensuration.

Pour fixer le sujet, on le place debout ou assis sur une planche 1 (fig. 255 et 256) pouvant être mise à la hauteur convenable sur les dents des quatre crémaillères des angles du bâti.

On obtient ensuite la fixation à l'aide de quatre pelotes montées sur une traverse horizontale et à crémaillère (fig. 255) et deux de chaque côté que l'on peut rapprocher ou éloigner les unes des autres dans tous les sens.

Les pelotes 2 et 3 (fig. 255) viennent appuyer sur les épines iliaques antérieures et supérieures, les deux autres pelotes 4 et 5 (fig. 255 et 256) s'appliquent sur les crêtes iliaques pour permettre de donner au sujet une attitude naturelle parallèlement au plan de mensuration. L'on appuie ensuite la tige 11 (fig. 255) contre l'extrémité supérieure du sternum.

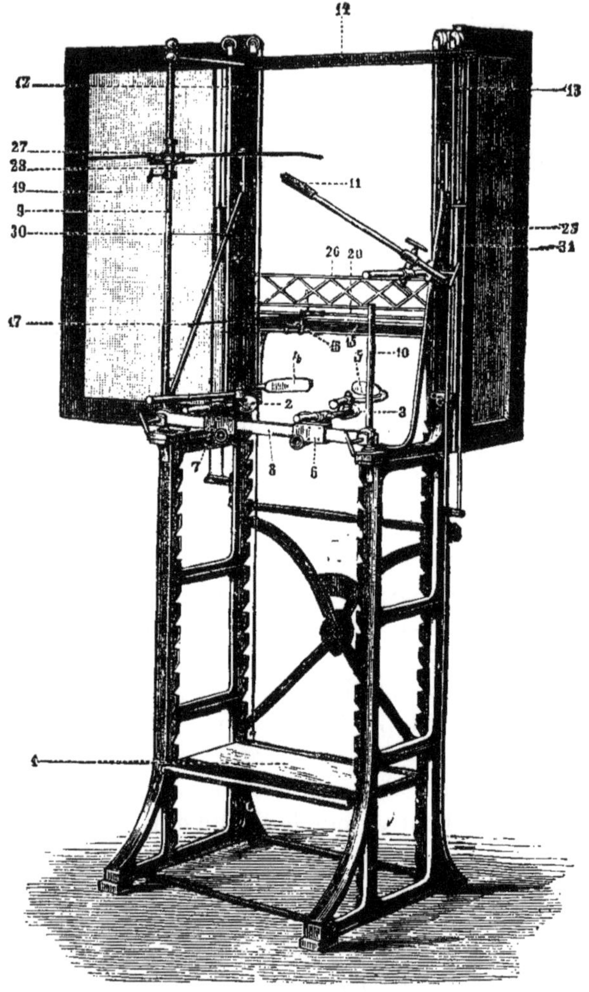


Fig. 255. — Appareil de W. Schulthess, pour la mensuration et la représentation des courbes du rachis.

Une aiguille horizontale (27) divisée en millimètres est mobile avec sa douille sur une tige fixée verticalement qui est aussi divisée en millimètres en avant et qui porte en arrière une partie bien polie. Cette aiguille sert à déterminer la position exacte de différents points du corps du côté de la poitrine en évaluant :

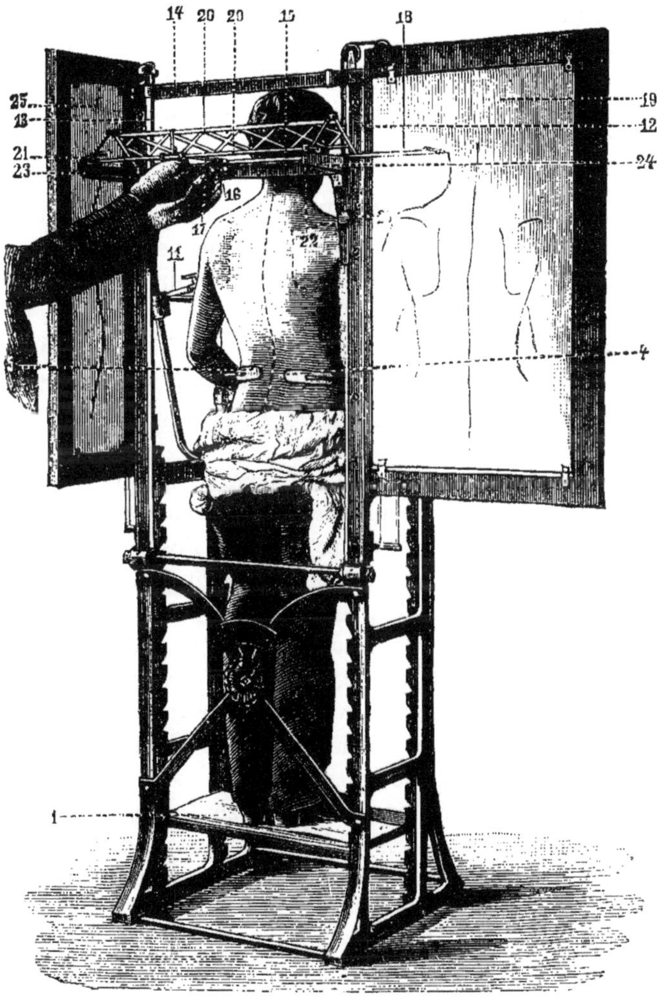


Fig. 256. — Le même appareil pendant son application.

1° La longueur de l'aiguille comprise entre le point de contact avec le corps et la douille ;

2° La hauteur de la douille sur la tige verticale ;

3° L'angle que l'aiguille forme avec la face polie postérieure de cette tige.

En notant soigneusement ces trois grandeurs, on peut toujours reproduire l'attitude du sujet.

La partie de l'appareil pour le dessin et la mensuration est constituée par les deux glissières latérales 12 et 13 (fig. 255 et 256) exactement parallèles et la traverse horizontale 14 qui réunit leurs extrémités supérieures.

Entre les deux glissières est ajusté à frottement doux un étrier large d'environ $0^{m},15$, équilibré par des contrepoids suspendus à des cordes qui passent sur des poulies de renvoi. On peut ainsi élever ou abaisser cet étrier moyennant un faible effort de la main.

L'étrier porte un curseur 16 (fig. 255 et 256) que l'on peut faire glisser à droite ou à gauche et qui est muni d'une petite tige en acier perpendiculaire au plan de direction du mouvement de l'étrier.

Cette tige 17 est mousse à son extrémité libre et peut être allongée ou raccourcie comme une branche de compas.

On comprend qu'on peut suivre dans l'espace avec cette tige n'importe quelle ligne, à moins qu'une trop grande distance ne la sépare du cadre mensurateur.

On voit de plus, que ces mouvements peuvent se faire suivant les trois dimensions : hauteur, largeur et épaisseur.

Pour transcrire lesdits mouvements sur trois plaques en verre recouvertes de papier et disposées perpendiculairement l'une à l'autre, on procède comme suit :

1° Du curseur 16 part un levier horizontal 18 de $0^{m},50$ de longueur, portant à son extrémité libre un crayon qui inscrira sur la plaque 19 la projection parallèle et en vraie grandeur du corps à mesurer.

2° L'extrémité postérieure de la branche de compas 17 est reliée à une tige en acier parallèle à l'étrier en laiton à l'aide d'un chas fourchu très mobile sur cette tige. Celle-ci porte par ses deux bouts, à l'aide de poulies 21 et 22, sur les deux parties de l'étrier 23 et 24 qui se portent en arrière. Cette tige suit par conséquent les moindres mouvements de la branche de compas, du moment qu'ils se font dans le sens antéro-postérieur ; pendant les mouvements latéraux du curseur 16, elle reste immobile.

Ces mouvements sont facilités et assurés par le rectangle 26. L'extrémité de la tige en acier porte un crayon qui trace sur la plaque verticale 25 les contours des déviations cyphotiques et lordotiques.

3° Afin de pouvoir tracer les contours horizontaux, on trouve à l'extrémité postérieure de la branche de compas un crayon vertical. Lorsqu'on veut faire usage de ce crayon, on fixe d'abord l'étrier à l'aide d'une vis, puis on interpose entre les pièces 23 et 24 une plaque en verre horizontale garnie de papier sur laquelle le crayon trace le contour horizontal du corps.

Lorsqu'on veut procéder à la mensuration, on marque d'abord la ligne des apophyses épineuses et les bords de l'omoplate, sur la peau, à l'aide d'un crayon dermographique. On place ensuite le sujet debout sur la planche 1 préalablement recouverte de papier pour pouvoir à la fin prendre le contour des pieds. On appuie les pelotes 2 et 3 sur les épines iliaques antérieure et supérieure, en ayant soin que les épines restent toujours parallèles à la traverse 8, on appuie également les pelotes pelviennes 4 et 5 ainsi que la tige 11 contre l'extrémité supérieure du sternum.

En promenant la branche de compas le long de la ligne des apophyses épineuses, les contours sont tracés sur les plaques verticales 19 et 25. Cela fait, on suit les contours de l'omoplate et on termine en prenant plusieurs contours horizontaux, en notant les hauteurs auxquelles on les a pris.

Après avoir fait sortir le sujet de l'appareil, on marque les points mesurés sur la face antérieure du tronc, on a ainsi la projection du sternum.

Pour finir, après avoir grossi un peu les traits, on trace sur le dessin des contours horizontaux une ligne parallèle au cadre de l'appareil, et sur celui des contours antéro-postérieurs et transversaux une ligne verticale.

Nous indiquons plus loin (p. 349 à 352) les divers procédés pour la mensuration de l'inclinaison latérale du bassin et des membres inférieurs.

Dans la pratique, la représentation des scolioses dans une bonne position, les bras pendant le long du corps, les photographies suffisent le plus souvent.

De tous les appareils de mensuration des scolioses que nous avons examinés, le plus pratique et le plus exact est celui de

W. Schulthess. Il est malheureusement d'un prix élevé, volumineux et encombrant.

Pour les mensurations, nous employons assez souvent l'appareil de Mikulicz, simple, et qui donne des résultats assez précis.

4° *Mensuration de la différence de niveau entre les angles costaux ou entre les régions paraspinales lombaires.*

Le relevé des contours horizontaux thoraciques ne donnant pas des renseignements précis sur la différence de niveau entre les angles costaux et entre les régions paraspinales lombaires, du côté droit et du côté gauche, A. Lorenz a proposé un appareil assez simple qui permet cette détermination.

Cet appareil se compose d'un niveau d'eau fixé sur une règle de laiton, dont la longueur correspond à peu près à l'écartement des angles costaux des deux côtés chez l'adulte.

Dans une coulisse pratiquée suivant la longueur dans la règle et divisée en centimètres, sont disposées deux colonnettes mobiles avec embases. L'une des deux colonnettes, mobile dans le sens de la longueur de la règle, peut être allongée à l'aide d'un pas de vis et est divisée en millimètres. Une colonnette médiane fixée au niveau du zéro de la règle, actionnée par une vis, peut aussi varier de longueur. Le sujet est placé le corps en avant. On détermine le point le plus élevé de la gibbosité costale ou du renflement de torsion. On compte à partir du bas le nombre des côtes, on détermine l'angle costal qui correspond à la plus grande élévation et on le marque. En comptant, on trouve de l'autre côté, la côte correspondante et on y marque le point, ayant le même écartement de l'épine dorsale que le point qu'on a trouvé sur la partie convexe.

L'appareil est alors posé sur le dos du patient de façon que la colonnette latérale qui peut être allongée, corresponde au point désigné de la dépression, tandis que l'autre colonnette latérale corresponde au point le plus élevé et que la colonnette du milieu porte sur la colonne vertébrale. La colonnette à longueur variable est alors vissée jusqu'à ce que la bulle du niveau tienne le milieu. La division en millimètres de la colonnette indique la différence de niveau entre les bases des deux colonnettes latérales; cette différence, exprimée ainsi en millimètres, donne la mesure de la torsion. Comme la production de celle-ci est autant la conséquence de la diminution des angles costaux du côté convexe que de l'augmentation de ceux du côté concave, on n'a qu'à prendre la moitié de la différence de niveau pour trouver de combien de millimètres la gibbosité costale dépasse le plan transversal normal du dos et de combien de millimètres les angles costaux du côté concave sont situés plus bas ou en avant de ce plan.

On peut de la même façon apprécier la différence de niveau entre les régions paraspinales lombaires, dans le cas de déviations lombaires, du côté droit et du côte gauche.

Signalons les caractères spéciaux des différentes formes de scolioses.

A. *Scoliose lombaire primitive à convexité gauche* (fig. 257). — Cette forme de scoliose souvent consécutive à des attitudes vicieuses prises dans la position assise ou la station debout, s'étend en général à la région dorsale (*scoliose dorso-lombaire*); elle donne quelquefois naissance à la *scoliose totale convexe à gauche*.

Elle est caractérisée par une courbe à convexité gauche, plus ou moins marquée, des sept, huit ou dix apophyses épineuses les plus inférieures; par une saillie ou gibbosité lombaire, allongée verticalement, soulevant le flanc gauche et masquant complètement la saillie de la hanche gauche; par un creux plus ou moins profond au flanc droit, faisant ressortir la saillie de la hanche droite.

La crête iliaque droite est plus élevée que la crête iliaque gauche.

La difformité, peu apparente au début, se dissimule très facilement sous les vêtements.

Lorsqu'on examine le malade déshabillé, on constate une inégalité des *triangles* formés par les contours du thorax et de la taille et la face interne des bras pendants naturellement. Du côté gauche, le triangle est très réduit; à droite, il est augmenté d'étendue (A. Lorenz) (fig. 257).

A une certaine période de la difformité, il se produit en général une courbure de compensation de la région dorsale à convexité droite avec gibbosité costale assez prononcée.

Du côté du thorax, les déformations dépendant de la torsion se produisent beaucoup plus rapidement qu'aux lombes. Il en résulte que dans certains cas il est difficile de déterminer si la courbure dorsale est primitive ou secondaire.

Lorsque la scoliose lombaire primitive à convexité gauche se transforme en scoliose totale convexe à gauche, on note que l'épaule gauche est élevée verticalement, tandis que la droite est abaissée et pend.

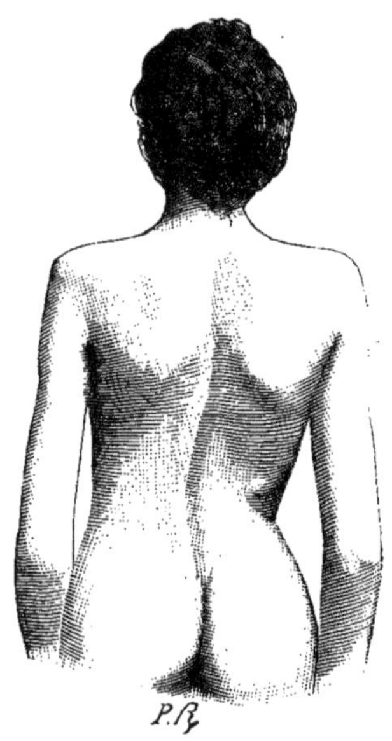

Fig. 257. — Scoliose lombaire, principale convexe à gauche.

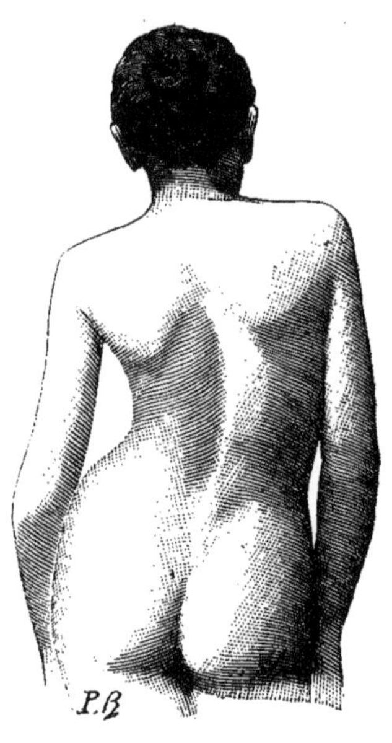

Fig. 258.— Scoliose lombaire, primitive à convexité droite.

D'après des photographies de notre collection.

B. *Scoliose lombaire primitive à convexité droite* (fig. 258). — Beaucoup plus rare que la précédente, cette forme présente les symptômes de la déviation lombaire gauche retournée. Elle s'accompagne souvent d'une courbure dorsale à convexité gauche et se transforme rarement en scoliose totale convexe à droite.

L'effacement complet du triangle, signalé plus haut, à droite, et son agrandissement à gauche permettront de ne pas confondre cette déviation avec la scoliose dorsale primitive à gauche.

C. *Scoliose dorsale primitive à convexité droite* (fig. 259). — Dans cette forme, la courbe formée par les apophyses épineuses répond à la partie moyenne de la région dorsale du rachis; sa convexité est dirigée à droite.

Ainsi que nous l'avons signalé dans l'Anatomie pathologique, les déformations vertébrales et costales de cette forme de scoliose dépendent de l'inclinaison latérale et de la torsion. La torsion des corps vertébraux est suivie de l'exagération de l'angle des côtes, d'une déformation des côtes qui constitue la *gibbosité*. Cette

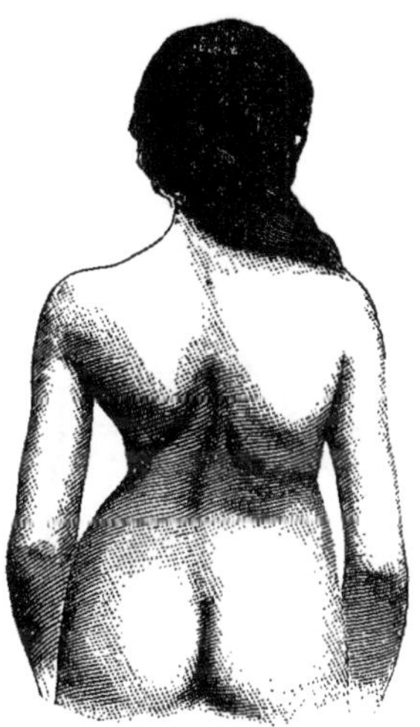

Fig. 259. — Scoliose dorsale primitive à convexité droite, d'après une photographie de notre collection.

gibbosité, formée par la partie postérieure des côtes et l'épaule qu'elle soulève, s'étend plus ou moins du côté du cou ou de la région lombaire. Longtemps arrondie, elle devient anguleuse, ressemblant à une côte de melon.

L'omoplate droite est projetée en arrière, saillante, à contours très nettement limités, sa surface est placée dans une direction presque antéro-postérieure; son angle inférieur est situé plus bas que celui de l'omoplate gauche; son bord spinal est plus éloigné de la ligne médiane que celui de l'omoplate gauche (fig. 259).

En raison de l'affaissement des côtes du côté concave, l'omoplate gauche est située plus profondément que la droite, elle est placée transversalement et rapprochée de la ligne des apophyses épineuses, principalement au niveau de l'angle inférieur.

Il existe une dépression du flanc gauche et la hanche de ce côté est plus forte et plus saillante que celle du côté droit.

La région antérieure du thorax présente très rarement une bosse médiane formée par le sternum, le plus souvent la déformation est en sens inverse de celle observée à la partie postérieure, c'est-à-dire que la région sous-claviculaire droite et toute la région de l'hypochondre droit sont affaissées, tandis que les régions simi-

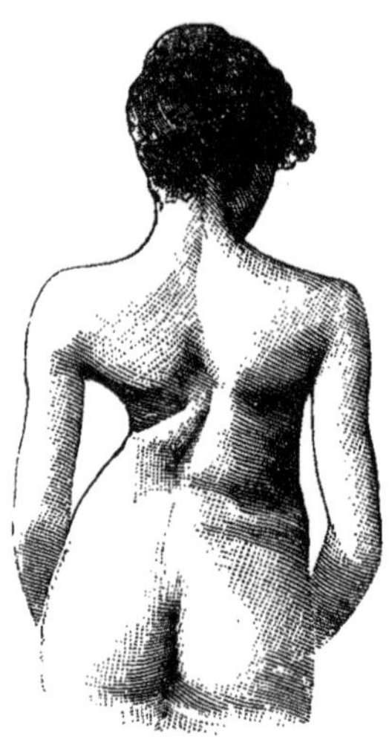

Fig. 260. — Scoliose dorsale à convexité droite très prononcée, courbure de compensation lombaire à convexité gauche, d'après une photographie de notre collection.

laires du côté gauche forment au contraire une saillie plus considérable.

Le diamètre diagonal droit du thorax est allongé, le diamètre diagonal gauche raccourci. Nous avons indiqué en détail dans notre Anatomie pathologique les autres caractères de la déformation thoracique dans les scolioses dorsales (voir p. 296 et fig. 239).

La mamelle du côté gauche est proéminente, celle du côté droit est affaissée, et, dans plusieurs de nos observations, nous avons noté une véritable atrophie de la glande mammaire droite, bien que la scoliose fût au début et avec légère déformation.

Lorsqu'une courbure de compensation lombaire à convexité gauche s'est établie, on constate des modifications importantes dans la région lombaire et dans la ligne des contours de la taille (fig. 260).

Il existe une saillie de la région lombaire gauche, le flanc gauche primitivement déprimé est au contraire soulevé. Le flanc droit se creuse, à mesure que la gibbosité dorsale augmente. La hanche gauche, qui, lorsque la scoliose dorsale était primitive, paraissait plus saillante, paraît s'enfoncer dans les parties molles et a plus de relief que la hanche droite.

Le *triangle* formé par les contours de la taille et la face interne du bras, est allongé et prend en général à gauche la forme d'une demi-lune (fig. 260).

Lorsque le tronc est entraîné à droite dans les scolioses graves, on note une concavité assez marquée des contours de la taille du côté gauche, le triangle de la taille du côté droit est alors ouvert en bas et le bras droit pend librement en dehors (fig. 260).

La ligne des apophyses épineuses représente un S très allongé. Lorsqu'il se forme à la région cervico-dorsale une seconde courbure de compensation convexe à gauche, le rachis offre le type d'une scoliose à trois courbures. Cette courbure est en général moins développée que dans la scoliose rachitique. Si la courbure de compensation est accusée, la ligne courbe allant de la nuque à l'épaule est légèrement ondulée à gauche, elle est fortement excavée à droite. La tête s'incline légèrement sur l'épaule droite. L'épaule gauche est sur un plan supérieur à celle du côté droit.

La face et le crâne sont souvent asymétriques. La moitié de la face du côté droit correspondant à la concavité de la courbure cervicale est plus petite, et comme repoussée par l'autre moitié de la face du côté gauche, qui est proéminente.

Ces déformations ne s'observent que dans les scolioses cervicales ou dorso-cervicales très accentuées.

Nous avons décrit en détail dans le Chapitre *Torticolis* (p. 177 à 179), les principaux caractères des scolioses cervicales et le mécanisme de la *compensation occipitale*.

Eulenburg a expliqué l'asymétrie du crâne dans les scolioses cervicales par la compression permanente des nerfs et vaisseaux placés dans la concavité de la courbure.

Nicoladoni donne l'explication suivante de la déformation de la face :

Dans la position inclinée de la tête, tout le poids de la tête est porté par un seul condyle de l'occipital. Il en résulte que l'une des moitiés du sphénoïde, de la partie basilaire et articulaire de l'occipital subit un arrêt de développement, tandis que du côté déchargé il y a suractivité nutritive. De là un développement exagéré d'arrière en avant, de ce côté, des os du crâne et de la face.

A. *Scoliose dorsale primitive à convexité gauche.* — Le tableau clinique de la scoliose dorsale primitive à convexité gauche diffère peu de celui de la scoliose dorsale à convexité droite. Les signes extérieurs que nous avons signalés à droite doivent être décrits à gauche et inversement. La hanche gauche est plus élevée que la hanche droite.

La courbure dorsale primitive à convexité gauche empiète souvent sur la région lombaire, et lorsqu'elle se complique d'une courbure de compensation en sens inverse à la partie supérieure de la région lombaire, la courbure peut être appelée dorso-lombaire primitive. Si, au contraire, la courbure dorsale se développe à la partie supérieure de la région dorsale, et empiète sur la région cervicale, elle peut être dite courbure cervico-dorsale gauche principale (Bouvier et P. Bouland).

En dehors des cas de scoliose que nous venons de décrire, on trouve des formes atypiques, assez rares. Signalons les scolioses avec *courbures dorsale droite et lombo-dorsale gauche égales*, les *scolioses avec courbure cervico-dorsale gauche principale*. Cette dernière variété est principalement caractérisée par l'importance de la déformation à la partie inférieure gauche du cou, par l'élévation de l'épaule de ce côté et l'inclinaison de la tête à droite.

B. *Symptômes fonctionnels.* — Au début, on observe un état de langueur, d'amaigrissement, quelques troubles digestifs.

Lorsque la déformation est établie, les sujets accusent des *douleurs* au voisinage de l'épaule, au niveau des côtés, dans le domaine des nerfs intercostaux, principalement du côté de la convexité, quelquefois dans les nerfs des extrémités. Les douleurs surviennent souvent à la suite de légers mouvements et s'apaisent au repos et lorsqu'on donne au tronc un soutien avec un appareil convenable.

Dans les scolioses au début, chez les jeunes filles, nous avons assez souvent constaté des plaques hypéresthésiques de la région du rachis. L'*hypéresthésie* siège principalement dans les régions dorsales et lombaires, souvent en plusieurs points de la colonne vertébrale ne dépassant pas les gouttières des vertèbres, changeant de place, s'irradiant quelquefois du côté du thorax et des espaces intercostaux.

Elle réside surtout dans la peau et est réveillée par le moindre contact, au moment des frictions, du massage et des manipulations. Ces troubles de la sensibilité sont sous la dépendance de l'hystérie, accusée dans nos observations par les autres symptômes principaux de cette affection.

Dans quelques rares cas de scolioses très avancées, nous avons cependant noté des zones d'hypéresthésie ou d'anesthésie qui nous ont paru sous la dépendance de la compression des nerfs spinaux ou de leurs rameaux par les vertèbres.

Ce n'est qu'à un degré plus avancé de la maladie, lorsque le rétrécissement de la cage thoracique a retenti sur le cœur et les poumons, que l'on observe des troubles *respiratoires et circulatoires* importants. Les sujets ont l'haleine courte, ils sont essoufflés au moindre effort, ils ne peuvent courir, chanter, ils sont prédisposés aux affections des bronches et du poumon.

A l'auscultation, on constate qu'au niveau de la gibbosité, le murmure respiratoire est faible, ou à peu près nul, tandis que dans le reste de la poitrine il subit une exagération qui lui donne les caractères de la respiration bronchique.

La percussion donne de la matité du côté de la convexité de la courbure.

L'apport du sang aux poumons étant gêné, il se produit dans quelques cas de la cyanose, des palpitations. Les cavités droites du cœur se dilatent, de véritables lésions organiques se produisent.

Les troubles du côté du poumon et du cœur expliquent la gravité bien connue des affections bronchiques et pulmonaires chez les gibbeux.

Les fonctions *digestives* sont quelquefois troublées, en raison de la compression de l'estomac et de l'intestin et aussi de la stase veineuse des viscères abdominaux.

La *nutrition* est en général peu active.

Les bossus ont les membres grêles, la face et la poitrine maigres, les muscles sont peu développés.

De cette faiblesse des muscles résultent quelques attitudes spéciales pendant qu'ils sont debout ou assis (Delpech).

Les fonctions de la colonne vertébrale sont ordinairement intactes.

On a attribué aux bossus une intelligence remarquable, une malignité particulière, une aptitude spéciale pour l'acte vénérien. Ces assertions ne sont pas absolument fondées.

Les scoliotiques non rachitiques accouchent en général sans accidents; dans certains cas, l'asymétrie et le rétrécissement du bassin peuvent donner lieu à des complications qui réclament des soins particuliers.

**Marche. Terminaisons.** — La marche de la scoliose peut être divisée en *trois périodes* ou *degrés*.

Dans un *premier* degré, le sujet présente les attitudes vicieuses que nous avons décrites. Il existe une ligne courbe indiquée par la déviation des apophyses épineuses. Par la suspension, le décubitus latéral, une très légère pression, on peut faire disparaître la déformation.

Dans un *deuxième* degré, la difformité est plus accentuée, les phénomènes de torsion se manifestent, la gibbosité et les courbures de compensation apparaissent. Le rachis possède cependant encore une certaine flexibilité, la suspension et le décubitus produisent encore un certain redressement.

Dans un *troisième* degré, la gibbosité est très prononcée, il y a inclinaison et déjettement du tronc; des déformations de la poitrine, des troubles graves de la respiration et de la circulation se montrent.

Le rachis est rigide, ankylosé, et la suspension ne peut modifier les courbures.

La scoliose des adolescents évolue en général lentement, elle a une marche chronique latente; dans certains cas, elle se manifeste surtout à la *période de croissance*, au moment de la puberté.

C'est vers l'âge de quatorze à quinze ans que l'on voit, principalement chez les jeunes filles, se développer la difformité. C'est encore à cet âge et dans les cas de croissance brusque qu'apparaît le type de scoliose grave, à marche aiguë, que nous avons signalé dans notre symptomatologie.

L'âge, le sexe, la constitution de l'individu, l'hérédité, les causes prédisposantes et efficientes signalées pages 305 à 308, influent sur la marche et les progrès de la déviation.

Les scolioses s'aggravent en général pendant toute la période de croissance, elles restent stationnaires dans l'âge adulte et la vieillesse, excepté dans quelques rares cas, chez les femmes, à la suite d'accouchements répétés.

L'état des muscles a une influence considérable sur la marche et les progrès de la scoliose.

La scoliose, abandonnée à elle-même, ne guérit pas. Beely, Mosengeil ont cependant publié quelques observations de guérisons spontanées de scolioses à la première période. Dans quelques cas favorables, exceptionnels, les sujets ayant été soustraits aux influences nocives causes de la déformation ou ayant une meilleure nutrition, la maladie reste stationnaire, son évolution s'arrête à un degré peu avancé.

Le traitement, bien dirigé dès le début, permet d'obtenir des guérisons ou des améliorations indiscutables.

Lorsque la difformité est très marquée, la vie peut être abrégée par des troubles produits du côté des organes respiratoires. La vie moyenne des bossus est plus courte que celle des individus bien conformés.

**Pronostic.** — Le pronostic des scolioses, en général défavorable, varie suivant la cause de la difformité, l'âge, le sexe, la constitution du sujet, l'ancienneté de la déviation, son degré, son siège, ses formes, l'état anatomique du rachis et de l'appareil musculo-ligamenteux.

Nous indiquerons, aux paragraphes correspondants, la gravité particulière des diverses variétés de scolioses : scoliose rachitique, statique, pleurétique, etc...

Le pronostic de la scoliose des adolescents se déduit d'éléments généraux, applicables à tous les cas, d'éléments spéciaux, variant avec chaque cas particulier.

Les premiers sont relatifs à l'état de santé générale, à l'âge, à l'ancienneté de la lésion.

Les seconds se rapportent à la cause et au genre de déformation, au siège, à l'étendue, à la forme des courbures et des déformations consécutives du thorax.

Dans nos indications sur la marche de la scoliose, nous avons donné des détails suffisants sur le plus ou moins de gravité, relativement au degré de la difformité et sur certaines formes à marche rapide.

Les scolioses développées chez les sujets à dos plat et qui affectent en général la forme serpentine, sont beaucoup plus graves que les scolioses observées chez les sujets à dos rond (H. Staffel).

Dans notre étiologie et notre symptomatologie, nous avons indiqué l'importance de l'état général, de l'âge, de la croissance, de l'état du système osseux, musculaire, le retentissement de la difformité sur les fonctions respiratoires et circulatoires, et la gravité des affections du poumon et du cœur chez les bossus.

Il nous reste à indiquer le pronostic au point de vue de la difformité et de sa curabilité.

La difformité est d'autant plus choquante qu'elle est plus élevée, la gibbosité cervico-dorsale étant la plus apparente, surtout chez les femmes, et la lombaire la plus facile à dissimuler sous les vêtements.

La déformation des côtes et le soulèvement consécutif de l'omoplate dans la scoliose dorsale, s'accompagnent de gibbosité très apparente.

Le pronostic de la scoliose lombaire primitive est plus favorable que celui de la scoliose primitive dorsale. Dans la première, en effet, la gibbosité est peu marquée, les lésions de torsion sont lentes à se développer. Les déformations du squelette sont moindres, les côtes et la poitrine ne sont atteintes que consécutivement, la gêne des fonctions est peu marquée, l'inclinaison oblique artificielle du bassin retentit souvent d'une façon heureuse sur la marche de cette variété.

La grande variation des courbures et de tout l'aspect du tronc, la situation de la courbure principale à la région dorsale ou dorso-lombaire, la grande longueur de la flèche, la brièveté du rayon des courbures et enfin la forme anguleuse de la déformation sont des conditions favorables.

Au point de vue de la curabilité, le pronostic dépend en grande partie des conditions précédentes. Le traitement donne de bons résultats, lorsqu'il est commencé de *très bonne heure ;* il modifie surtout la déformation produite par la flexion. Un traitement bien dirigé donne de brillants résultats dans les scolioses au premier degré. Les cures rapides, la guérison complète sont exceptionnelles. L'inégalité de développement des vertèbres et leur rotation échappent d'une façon à peu près absolue à l'influence des moyens thérapeutiques actuellement en usage.

Dans les scolioses au deuxième et au troisième degré avec courbure, déformation thoracique importante, gibbosité prononcée, rigidité du rachis, asymétrie faciale et crânienne, le pronostic s'assombrit, le traitement étant impuissant et ne pouvant donner que de légères améliorations.

L'excès de flexion indiquant une trop grande laxité des ligaments et des muscles est une condition défavorable qui rend le pronostic plus fâcheux.

Les déviations cervico-dorsales, les courbures multiples, dans lesquelles les déviations alternes sont limitées, les courbures doubles au dos et aux lombes, les courbures dorsales gauches résistent plus au traitement que les courbures dorsales principales, que les courbures longues et presque uniques, que les courbures dorsales droites.

**Diagnostic.** — Le diagnostic présente surtout des difficultés au début de la scoliose, lorsque la ligne des apophyses épineuses n'est pas déviée. On doit rechercher dans ces cas avec grand soin par les moyens indiqués (p. 310, 311) la saillie d'un côté du dos ou des lombes, la proéminence d'une des parties antérieures du thorax, l'asymétrie des omoplates, qui indiquent la rotation des corps vertébraux, sans changement dans la direction des épines. La saillie d'un côté du dos ou des lombes n'est pas un signe certain de scoliose, si elle n'est pas accompagnée d'une saillie du côté opposé, développé au-dessus et au-dessous. La proéminence d'une des parties antérieures du thorax ne devient un signe certain de scoliose que lorsqu'on observe en arrière une saillie correspondante sur le côté opposé du thorax.

Quand la scoliose s'accompagne d'une déviation de la ligne formée par les apophyses épineuses, le diagnostic est plus facile.

Quand il existe deux ou trois courbures, avec déviation correspondante des épines, la scoliose ne peut être confondue avec une mauvaise attitude, volontaire ou involontaire du tronc.

Dans les cas où il n'y a qu'une seule courbure, on peut hésiter entre une simple flexion ou une scoliose avec déformation osseuse. La simple flexion occupe généralement le point du rachis le plus flexible, c'est-à-dire la partie inférieure du dos et la partie supérieure des lombes ; elle présente une courbe à rayon plus étendu que celle de la scoliose, des plis du côté de la concavité. La suspension et le décubitus font disparaître la difformité.

Dans les cas où le mal de Pott s'accompagne de déviation latérale du rachis, le diagnostic peut présenter de grandes difficultés. La déviation latérale observée dans le mal de Pott se développe rapidement. Sa courbure a un rayon moins étendu que celui de la scoliose ; elle s'accompagne d'une saillie angulaire médiane, souvent douloureuse, de quelques apophyses épineuses. (V. fig. 177.)

Dans les scolioses avec saillie d'une apophyse, il y a en général absence de douleurs et des complications habituelles du mal de Pott (abcès, paralysies). On doit rechercher très attentivement, dans ces cas, les symptômes dénotant l'existence de la torsion qui manquent dans le mal de Pott.

La scoliose peut être simulée par une contraction volontaire des muscles. Il ne s'agit, dans ces cas, que d'une simple flexion, ne persistant pas dans les diverses positions et que l'on reconnaît aux signes indiqués précédemment. Dans la scoliose simulée, on retrouve toujours une obliquité du bassin qui ne s'observe pas toujours dans les flexions pathologiques.

Nous indiquons plus loin les signes qui permettent de reconnaître les scolioses par contracture des muscles (scolioses dans la sciatique, l'hystérie, les affections nerveuses). La contracture ou la paralysie des muscles de l'épaule, particulièrement les paralysies du grand dentelé, de l'angulaire et du trapèze, se reconnaîtront aux signes précis indiqués par Duchenne (de Boulogne) et ne seront pas confondues avec l'élévation ou l'abaissement de l'épaule dépendant de la scoliose.

Le diagnostic de la variété de scoliose se déduira d'un examen attentif de la difformité, de l'étude de la déviation des apophyses épineuses.

Dans la scoliose lombaire primitive gauche, le triangle de la taille est diminué à gauche, accentué à droite. (V. fig. 257.) Lorsque des courbures de compensation se sont formées, le diagnostic présente quelques difficultés, et on pourra confondre la scoliose lombaire primitive gauche avec la scoliose dorsale convexe à droite. On se souviendra que dans la scoliose dorsale convexe à droite, il n'y a jamais disparition de l'échancrure de la taille du côté gauche (v. fig. 259), ce qui caractérise au contraire la scoliose lombaire primitive convexe à gauche.

L'effacement complet de l'échancrure de la taille à droite et l'agrandissement du triangle à gauche empêchent de confondre la scoliose lombaire primitive convexe à gauche avec la scoliose dorsale primitive convexe à gauche.

La scoliose dorsale convexe à droite et les autres variétés de scoliose se reconnaîtront aux caractères particuliers indiqués aux paragraphes correspondants. Dans la symptomatologie, nous avons suffisamment insisté sur le tableau de la *scoliose des adolescents*.

La scoliose *rachitique* se reconnaîtra à l'âge auquel elle a débuté, aux signes concomitants de rachitisme, à la rigidité, au siège de la courbure au milieu du rachis (déviation dorso-lombaire, fréquente à gauche).

La recherche des antécédents permettra de reconnaître la scoliose d'*origine nerveuse*, *pleurétique*, à la suite de *sciatique*.

Les scolioses à la suite de *sciatique* présentent des caractères très précis qui permettent de les différencier des autres déviations du rachis.

Il faut, dans tous les cas, mesurer avec grand soin les membres inférieurs et rechercher les signes des scolioses *statiques*, les différentes causes d'*inégalité* des membres inférieurs, l'existence du *pied plat*.

On ne devra pas oublier les rapports de certaines scolioses avec l'obstruction nasale. (V. p. 53.)

Nous pensons qu'il y a grand intérêt, surtout au point de vue du traitement, à rechercher avec grand soin les conditions dans lesquelles les scolioses se sont développées et les causes de l'affection qui ne rentrent pas toujours toutes dans le cadre étiologique habituel.

Il faut découvrir les causes *prédisposantes*, *initiales* ou *efficientes* des déviations du rachis, en ne se contentant pas du diagnostic banal et souvent inexact de scoliose essentielle, habituelle.

Il faut examiner si ces déviations vertébrales sont en rapport avec l'obstruction nasale, les attitudes vicieuses, les troubles statiques, le pied plat, etc.

## II. — SCOLIOSE EN RAPPORT AVEC L'OBSTRUCTION NASALE

Nous croyons utile, en raison de son importance, de décrire à part cette variété de scoliose, qui se rapproche cependant par plusieurs points de la scoliose des adolescents.

Nous avons récemment signalé la coexistence fréquente des scolioses et de l'obstruction nasale, principalement par les tumeurs adénoïdes, et les rapports qui existent entre ces deux affections.

C. Ziem (de Dantzig) par ses recherches expérimentales et cliniques a confirmé le résultat de nos observations.

La déviation vertébrale se montre en général lorsque l'obstruction nasale est très accentuée, lorsque les tumeurs adénoïdes ayant lentement grossi arrivent par leur volume ou leur inflammation à obstruer complètement le pharynx et à supprimer la respiration nasale.

L'inflammation d'une certaine durée de la muqueuse pharyngonasale, chez des sujets atteints de lésion chronique de cette région, favorise l'apparition de la déviation du rachis. Dans plusieurs de nos cas, nous notons que la déviation n'est apparue qu'à la suite d'une inflammation violente de quelques jours, ayant obstrué plus complètement la région nasale de sujets atteints cependant depuis longtemps de végétations adénoïdes qui ne s'accompagnaient pas, avant cette poussée congestive de complications fâcheuses.

La cyphose, les déformations thoraciques peuvent se combiner ou exister chez le même sujet.

L'affection suit habituellement la marche suivante. Pendant l'enfance, le sujet, atteint d'obstruction nasale, présente de la déformation thoracique, puis de la cyphose et enfin au moment de la croissance, de onze à seize ans, apparaît la scoliose.

Nous avons pu observer cette évolution chez plusieurs de nos malades.

L'obstruction nasale, notée chez les scoliotiques, est causée le plus souvent par des tumeurs adénoïdes, principalement dans les variétés compliquées d'inflammation chronique des muqueuses voisines.

Viennent ensuite, par ordre de fréquence :

L'hypertrophie nasale avec rhinite chronique, ozène;

La déviation avec hypertrophie de la cloison;

Le rétrécissement osseux de l'orifice postérieur des fosses nasales;

Les malformations de la charpente du nez.

Quelques-unes de ces affections accompagnent les tumeurs adénoïdes.

L'hypertrophie des amygdales ne nous paraît jouer qu'un rôle secondaire dans l'apparition des déformations thoraciques et des déviations du rachis. Les tumeurs adénoïdes produisent bien plus efficacement que l'hypertrophie amygdalienne l'obstruction nasale.

Les scolioses qui sont en rapport avec l'obstruction nasale présentent les caractères suivants : elles sont en général peu prononcées, souvent dorsales, plus fréquentes chez les femmes et siégeant généralement du côté droit. Sur neuf observations de scolioses d'origine nasale, deux seulement sont des scolioses dorsales gauches, deux ont été observées chez des garçons. Leur courbure, d'abord unique, puis principale, est longue et ne s'infléchit fortement en son milieu qu'à une période avancée. Elles sont toujours accompagnées de déformations thoraciques; le thorax est rétréci, un des côtés moins saillant, en avant et en arrière, avec dépression latérale et déformation légère des côtes, abaissement peu marqué de l'épaule.

Dans trois observations récentes il s'agissait de scolioses cervicales primitives avec *asymétrie du crâne et de la face* et déviations secondaires dorsales.

L'évolution de ces scolioses est lente; elles n'atteignent généralement pas un développement exagéré.

Elles apparaissent et augmentent pendant l'adolescence (l'âge de nos malades est compris entre douze et dix-sept ans), principalement au moment de la croissance. Elles se montrent surtout chez les sujets délicats, débilités, affaiblis par l'obstruction nasale. Elles peuvent s'améliorer ou rester stationnaires, lorsque le sujet a grandi et a terminé sa croissance.

A l'inverse des scolioses d'origine nasale, les déformations thoraciques s'observent au contraire beaucoup plus communément pendant l'enfance.

La preuve que la déviation du rachis est bien sous la dépendance de l'obstruction nasale et non une simple coïncidence, est fournie par les résultats du traitement.

La guérison ou l'amélioration des déformations thoraciques, cyphoses et scolioses, survient en effet assez rapidement *dès que les fosses nasales sont désobstruées*.

L'examen de nos observations démontre très nettement la causalité que nous signalons.

Il résulte de ces faits qu'il faut toujours, lorsqu'on se trouve en présence de déviations du rachis ou de déformations du thorax, examiner la gorge. S'il existe de l'hypertrophie des amygdales, le traitement de cette affection ne suffit pas. On doit explorer l'arrière-gorge et rechercher les végétations adénoïdes. Il faut d'abord traiter ces végétations; c'est en effet de cette cure que dépendra la guérison des difformités.

« A première vue, dit C. Ziem, on est surpris de voir une lésion aussi minime que l'obstruction nasale, entraîner des déviations marquées de la colonne vertébrale. On peut donner de ces faits l'explication suivante :

« L'imperméabilité permanente d'une narine produit un trouble de développement des os voisins de la lésion primitive.

« De là, une asymétrie de la tête, d'où pression inégale s'exerçant sur le rachis.

« La portion cervicale se déviera d'abord, il se formera ensuite des déviations compensatrices dans d'autres régions de la colonne vertébrale. »

Le théorie de Ziem ne peut s'appliquer aux cas dans lesquels la scoliose est dorsale, sans déviation cervicale et sans asymétrie du crâne et de la face.

Nous pensons que, dans quelques cas, la déviation rachidienne succède aux déformations thoraciques produites par le tirage chronique et l'insuffisance respiratoire.

L'état de débilité, d'affaiblissement musculaire dans lequel se trouvent les malades atteints d'insuffisance respiratoire par obstruction nasale, contribue aussi pour une large part au développement de ces déviations. La plupart de nos sujets ont commencé par présenter des déformations thoraciques, bientôt suivies de cyphose et de scoliose. Si la scoliose se montre chez nos sujets, vers l'âge de douze à seize ans, au moment de la croissance, cela tient au surcroît brusque d'activité organique, qui se produit à ce moment, au niveau du rachis et du thorax, chez des sujets affaiblis par de l'insuffisance respiratoire ou chez lesquels l'obstruction nasale est devenue plus complète.

Les déviations du rachis d'origine nasale n'ont aucun des caractères des déformations rachitiques. (Voir chapitre IV : *Difformités du thorax.*)

### III. — SCOLIOSE RACHITIQUE

Les troubles de l'ossification au niveau des zones épiphysaires des corps vertébraux et des arcs vertébraux, le défaut de solidité du rachis dû au ramollissement des vertèbres, la faiblesse musculaire, expliquent la fréquence de la scoliose dans le rachitisme.

La colonne vertébrale s'accroissant très lentement à partir des quinze premiers mois après la naissance, on n'observe qu'exceptionnellement des scolioses rachitiques avant l'âge de deux ans.

La plupart des déformations rachitiques du rachis se montrent surtout vers l'âge de deux ans et jusqu'à six ans. Aucun fait n'a démontré jusqu'à ce jour l'existence du rachitisme tardif de la colonne vertébrale chez les adolescents, admis par Vincent et Kirmisson.

Avec Guérin, on peut admettre que 9 p. 100 des enfants atteints de déformations rachitiques présentent des scolioses.

Nous avons déjà signalé la laxité particulière de la colonne vertébrale, la cyphose et la lordose des jeunes rachitiques.

La scoliose rachitique présente un certain nombre de caractères importants. Chez les jeunes enfants de deux à trois ans, on note le plus souvent une déviation dorso-lombaire à gauche (Lorenz); plus tard, on observe une égale fréquence de la déviation à droite et à gauche (J. Guérin, Lorenz, Busch).

Le sommet de la déviation rachitique primitive correspond au *milieu du rachis* (*déviation dorso-lombaire*), tandis que, dans la scoliose des adolescents, la courbure primitive occupe le segment dorsal ou lombaire.

Les courbures de compensation sont situées très haut dans la région dorso-cervicale et très bas dans la région lombo-sacrée.

La limite supérieure de la gibbosité costale, presque toujours très considérable, se trouve au-dessous de l'omoplate correspondante. La saillie moins considérable de la gibbosité costale secondaire ne produit qu'une très légère proéminence de la moitié supérieure de l'omoplate du côté opposé.

Ces particularités sont indiquées dans la figure 261.

La figure 262 est un exemple de scoliose rachitique très prononcée chez un enfant de quatorze ans.

La scoliose rachitique se développe très souvent chez les sujets primitivement atteints de dos plat.

Les lésions anatomiques sont peu différentes de celle de la scoliose des adolescents. Les fibro-cartilages interarticulaires et les épiphyses cartilagineuses prennent une part importante à la déformation.

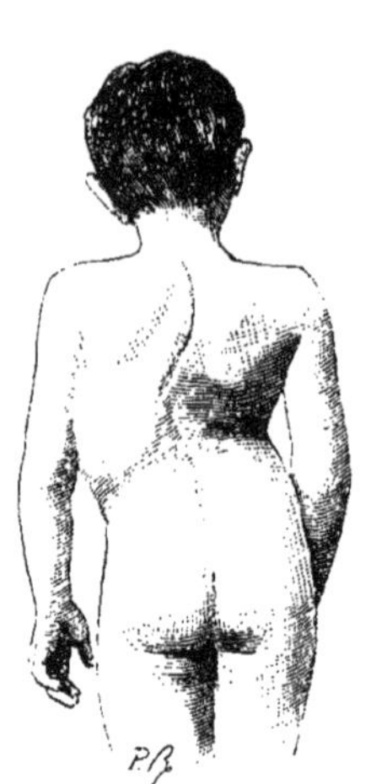

Fig. 261. — Scoliose rachitique dorso-lombaire chez un jeune enfant.

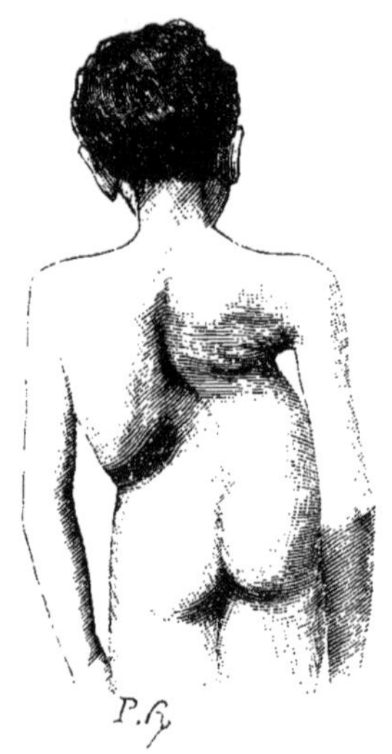

Fig. 262. — Scoliose rachitique très prononcée chez un enfant de quatorze ans.

D'après des photographies de notre collection.

Le bassin est profondément altéré, les rétrécissements pelviens sont très fréquents. Il faut noter la coexistence des autres déformations rachitiques du thorax, des membres, de la tête, etc.

Un certain nombre de causes secondaires agissant sur le rachis flexible, malléable, jouent un rôle important dans l'étiologie de cette variété de scoliose.

La position assise dans le lit, la tête penchée en avant, ou soutenue dans cette position par un oreiller, imprime à la colonne vertébrale une direction à convexité postérieure. (V. *Cyphose*, p. 225.) Si le plan du lit est incliné, le rachis se dévie latéralement.

L'habitude de porter les enfants sur le bras gauche favorise chez les rachitiques le développement de la scoliose. Dans cette position, l'avant-bras gauche offre au siège de l'enfant un plan oblique, il en résulte un abaissement de la moitié droite du bassin et une déviation dorso-lombaire droite. L'enfant appuyant son tronc sur la poitrine de celui qui le porte, en s'inclinant à gauche, accentue la courbure (fig. 263). Si l'enfant est porté sur le bras droit, la déviation se produit en sens contraire.

L'influence de la pesanteur, la surcharge, agissent d'une façon très réelle sur la colonne vertébrale rachitique.

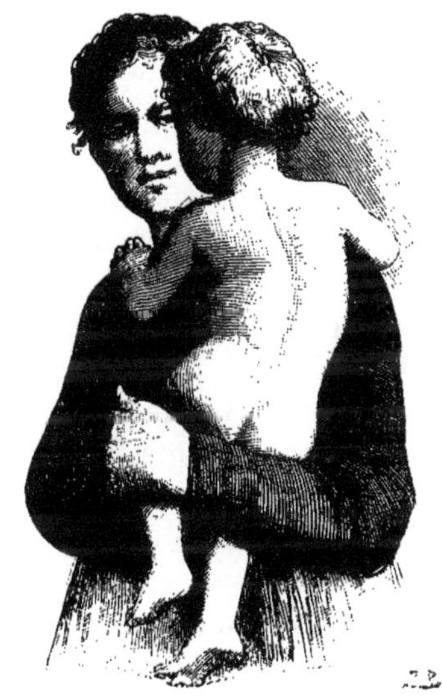

Fig. 263.

Les positions vicieuses dans la station debout sont des causes très efficaces de la difformité.

Nos observations nous ont démontré que le pied plat, si fréquent chez les rachitiques (voir Chapitre *Pied plat*), le genu valgum et les autres déformations du membre inférieur produisent très fréquemment des troubles statiques, des inclinaisons du bassin et des courbures importantes de la région dorso-lombaire.

Ces différentes particularités étiologiques expliquent la forme, la direction, le siège des courbures observées dans les déviations rachitiques de la colonne vertébrale des très jeunes enfants.

La marche de la scoliose rachitique est souvent rapide dans les premières années de la vie, s'accompagnant de déformations très prononcées, s'accusant encore au moment de la croissance. Le redressement du rachis, au moment de la guérison et de la disparition des autres lésions rachitiques, est exceptionnel.

## IV. — SCOLIOSE STATIQUE

On désigne sous ce nom les déviations latérales du rachis qui succèdent à des troubles statiques, à la rupture de l'équilibre du tronc, qui sont dus le plus souvent à une diminution de longueur d'un des membres inférieurs.

Le mécanisme de ces scolioses est assez simple et toujours le même, quelle que soit la cause de l'inégalité des membres.

Le sujet, qui présente un raccourcissement d'un de ses membres inférieurs, incline le tronc et le bassin du côté du membre inférieur le plus long; il déplace le centre de gravité vers la verticale passant par la jambe du côté sain.

Le raccourcissement des membres inférieurs, *réel* ou *apparent*, retentit de la même façon sur le rachis, qui s'incline du côté du membre le plus court. La courbure a sa convexité dirigée du côté du membre le plus court, sa concavité dirigée du côté du membre le plus long.

Les exemples de cette variété de scoliose sont nombreux.

Nous devons citer, en première ligne, les scolioses statiques, étudiées dans ces dernières années par G. Morton, Terrillon, Staffel, qui succèdent au raccourcissement *non pathologique* d'un des membres inférieurs.

L'état *asymétrique* des membres inférieurs le plus souvent *congénital* et d'origine héréditaire, ne s'accompagne, dans ces cas, d'aucune lésion des articulations ou des parties molles.

Il résulte des statistiques récentes que cette inégalité des membres inférieurs est assez fréquente, atteignant plus souvent le membre inférieur gauche que le droit. Le raccourcissement varie entre 2 à 3 millimètres et 2 centimètres.

Sur cinquante-quatre sujets examinés par W.-C. Cox, six seulement avaient les membres inférieurs égaux.

Sur trente-cinq sujets, Callender a trouvé dans deux cas les membres inférieurs inégaux.

Garson a donné le résultat de mensurations de soixante-dix squelettes de sujets d'âge varié, de douze ans et au-dessus, de sexe différent et de races diverses. Dans vingt-cinq cas, c'est-à-dire dans 35,8 p. 100, le membre inférieur droit était plus long que le gauche, de 3,3 millimètres en moyenne. Dans trente-huit cas, c'est-à-dire dans 54,3 p. 100, le membre inférieur gauche était plus long que le droit de 4,8 millimètres en moyenne.

D'après Garson, le membre inférieur gauche est non seulement plus fréquemment plus court que le droit, mais la différence entre les deux membres est plus considérable, lorsque le membre inférieur gauche est raccourci (8 millimètres en moyenne pour le droit, 13 millimètres pour le gauche).

Dans quarante et un cas, le fémur droit était plus long que le gauche de 3,8 millimètres en moyenne; dans vingt cas, le fémur droit était plus court que le gauche de 2,9 millimètres en moyenne; dans neuf cas, les os étaient égaux; dans vingt-quatre cas, le tibia gauche était plus long que le droit de 3,0 millimètres en moyenne; dans vingt-neuf cas, le tibia droit était plus long que le gauche, en moyenne, de 2,6 millimètres; dans dix-sept cas, les os étaient égaux.

G. Morton, d'après ses recherches, considère que l'inégalité des membres inférieurs est la règle et non l'exception.

Sur cinq cent treize enfants de huit à dix-huit ans, cet auteur a trouvé que deux cent soixante-douze avaient les membres inférieurs inégaux; sur deux cent quarante-un sujets, il y avait égalité.

Le membre inférieur droit fut trouvé plus long que le gauche dans cent quatre-vingt-dix-huit cas, sur les deux cent quarante-un sujets asymétriques.

Dans d'autres mensurations pratiquées sur quarante-neuf jeunes gens très robustes, treize seulement avaient les membres inférieurs égaux. La jambe droite était plus courte que la gauche dans trente-six cas.

Staffel, Taylor, Sklifosowski admettent que le membre inférieur gauche est plus souvent raccourci que le droit. Sur deux cent trente scolioses, Staffel a trouvé soixante-deux fois un raccourcissement du membre inférieur gauche, trois fois du membre inférieur droit.

Fischer, Staffel ont admis que, dans quelques cas, il pouvait exister une hauteur inégale des deux ailes iliaques, conséquence de leur développement asymétrique.

Le raccourcissement du membre inférieur peut être aussi la

conséquence de processus pathologiques variés : coxalgie en abduction, le bassin dans ces cas étant abaissé du côté malade ; luxations congénitales unilatérales de la hanche, ankyloses du genou, ostéomyélite du tibia ou du fémur, lésions épiphysaires ou déformations rachitiques asymétriques de ces os.

Dans quelques cas exceptionnels, l'allongement d'un des membres inférieurs peut succéder à l'ostéomyélite.

Nous devons une mention spéciale au pied plat, à la tarsalgie, au genu valgum. Il résulte de nos recherches que ces difformités très fréquemment constatées chez les scoliotiques, ont une importance capitale, produisant un raccourcissement d'un des membres inférieurs, avec inclinaison du bassin et incurvation secondaire de la région lombaire du rachis. Ces attitudes vicieuses nous semblent, chez des sujets prédisposés, dont l'état général est mauvais, au moment de la croissance, une cause importante de la scoliose des adolescents. Nous avons insisté, dans un mémoire récent, sur les relations entre la *scoliose* et le *pied plat*.

Sur une série de cent scolioses, au début, nous avons observé douze cas de scolioses lombaires avec pied plat plus marqué d'un côté et raccourcissement d'un des membres inférieurs, variant d'un demi-centimètre à 2 centimètres.

Dans trois cas, il existait une légère courbure de compensation dorsale avec gibbosité, modification dans la hauteur des épaules, etc. Dans deux cas, il s'agissait de scolioses totales ayant débuté par la région lombaire. Dans deux autres cas, nous avons pu suivre la marche de scolioses primitivement lombaires, avec pied plat et raccourcissement d'un des membres inférieurs qui se sont compliqués de déviations dorsales avec gibbosité et la plupart des caractères des scolioses dites essentielles ou habituelles. Nous admettons que la scoliose est intimement liée, dans ces cas, au raccourcissement d'un des membres inférieurs.

Nous signalons, dans notre étude des scolioses d'origine nerveuse, le raccourcissement d'un des membres inférieurs, avec atrophie ou contracture, conséquence de la paralysie infantile, de l'hémiplégie.

Les lésions douloureuses des membres inférieurs, entorse tibiotarsienne, arthrites rhumatismales, rhumatisme musculaire, sciatique, s'accompagnent de boiterie avec raccourcissement d'un des membres inférieurs et déviation consécutive du rachis.

Nous indiquons (p. 364) le mécanisme de la formation de la scoliose dans la sciatique qui doit être rangée dans la catégorie des scolioses statiques. Dans ces scolioses, la cause de l'inclinaison du tronc vers le côté sain est toujours le déplacement du centre de gravité vers la verticale passant par la jambe saine. Le malade tend à fléchir la jambe endolorie, pour qu'elle n'appuie pas sur le sol, il la raccourcit, et prend une attitude hanchée vicieuse.

En dehors de ces causes pathologiques, nous avons admis que certaines formes de scolioses des adolescents sont la conséquence d'inclinaisons pelviennes, de raccourcissement des membres inférieurs qui succèdent à des attitudes vicieuses dans la station. Nous avons signalé l'influence des positions hanchées, de la position assise oblique sur une seule tubérosité ischiatique.

Dans ces cas, le raccourcissement d'un des membres inférieurs n'est qu'*apparent*. En raison des attitudes vicieuses, le bassin s'élève et s'incline d'un côté, l'un des membres inférieurs *paraît* raccourci. Lorsque l'attitude vicieuse est corrigée, les deux épines iliaques ramenées sur la même ligne, la mensuration indique une égalité des deux côtés.

L'examen attentif des faits prouve le degré intime de parenté entre certaines formes de scolioses des adolescents et les scolioses statiques.

Dans quelques cas assez rares, la scoliose statique est déterminée par une charge anormale agissant sur la partie supérieure du tronc, grosses tumeurs, amputations très élevées du bras (Stromeyer).

Un certain nombre de sujets atteints de scolioses statiques n'accusent aucun symptôme pouvant faire soupçonner un raccourcissement des membres inférieurs.

Dans quelques cas, on constate une marche particulière ; le bord inférieur du pantalon, d'un côté, est plus usé que l'autre (Morton). On note, quelquefois, des douleurs du côté des reins (Morton), de la hanche, une boiterie douloureuse, qui peuvent en imposer pour une coxalgie (Terrillon), ou un mal de Pott. Les douleurs lombaires au niveau de la hanche, dans le domaine du sciatique, sont la conséquence des chocs fréquents auxquels la colonne vertébrale est soumise, dans les cas d'asymétrie des membres inférieurs.

La mensuration précise des membres inférieurs et de l'inclinaison latérale du bassin qui doit être pratiquée dans tous les cas de scolioses, donne des renseignements plus justes que la simple inspection. Cette mensuration peut être pratiquée de différentes façons. On met le sujet à plat, sur une table, dans la position horizontale, les deux membres inférieurs placés parallèlement, leur abduction ou leur adduction corrigée, les épines iliaques antérieures et supérieures sur la même ligne, et on mesure la distance qui sépare le sommet des malléoles du bord supérieur du grand trochanter ou de la crête iliaque. Plus simplement on se sert d'un fil à plomb partant des épines iliaques antéro-supérieures et allant toucher le sol.

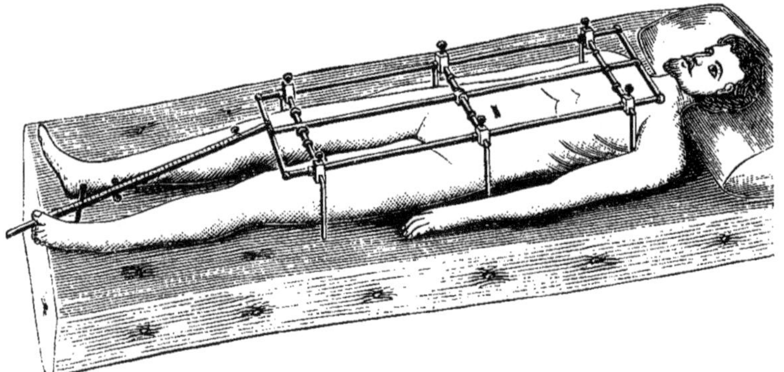

Fig. 264. — Instrument de Stacy B. Collins.

Beely examine ses malades en les plaçant devant une table et en comparant la hauteur des deux épines iliaques antéro-supérieures au-dessus du bord horizontal de la table.

Busch se sert d'une planche appliquée au niveau des épines antéro-supérieures, un niveau à bulle d'air indique l'inégalité de hauteur des épines.

J.-B. Reynier fait asseoir le sujet dans une position naturelle, sur un tabouret ; placé derrière, il applique la pulpe de l'index gauche sur la crête iliaque gauche, et à un point correspondant sur la crête iliaque droite, la pulpe de l'index droit; par la simple vue ou en tendant une ficelle horizontalement entre ces deux points, il apprécie la différence en hauteur des deux crêtes iliaques.

Lorinser, Fischer ont proposé des moyens de mensuration plus compliqués et que nous croyons inutile de décrire.

Stacy B. Collins a proposé pour les mensurations des membres inférieurs l'appareil représenté figure 264.

Cet appareil est encombrant et peu pratique.

L'instrument de Thomas H. Holgate pour la mensuration des membres inférieurs est simple et utile (fig. 265).

La partie B, constituée par une boule d'ivoire fixée sur la barre d'acier, A A A, doit se mettre en rapport, le sujet étant sur

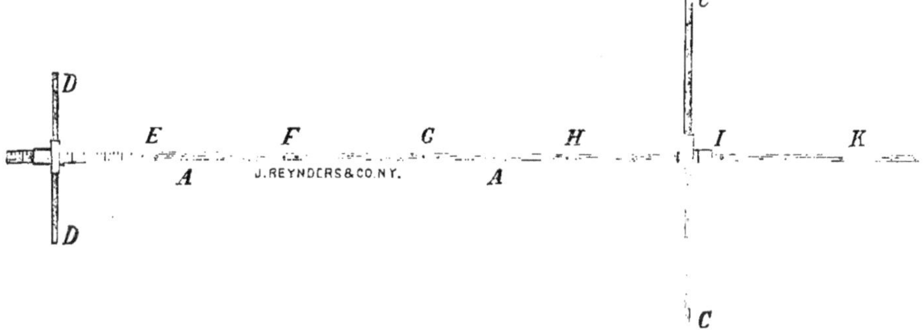


Fig. 265. — Instrument de Thomas H. Holgate.

le dos, avec le milieu de l'espace interclaviculaire; la barre transversale CC est placée au niveau du bassin et des épines iliaques; la barre D D au niveau de la plante des pieds.

A l'exemple de Morton, nous mesurons souvent le raccourcissement des membres inférieurs en mettant le sujet debout, dans une bonne position, et en plaçant, au-dessous du pied correspondant au membre le plus court, de petites planchettes de bois ou de liège, jusqu'à ce que la correction soit obtenue (disparition de la scoliose; plis fessiers, poplités, crêtes et épines iliaques des deux côtés ramenés sur la même ligne). En mesurant la hauteur des planchettes nécessaire pour obtenir une correction parfaite, on a le degré du raccourcissement.

On devra aussi examiner avec grand soin les lignes indiquées par G. Morton (fig. 266) :

1° La ligne verticale normale déterminée par la légère saillie des apophyses épineuses;

2° La ligne verticale, ou rainure interfessière;

3° La ligne légèrement courbe, quelquefois presque horizontale, qui sépare les fesses de la cuisse *b b* ;

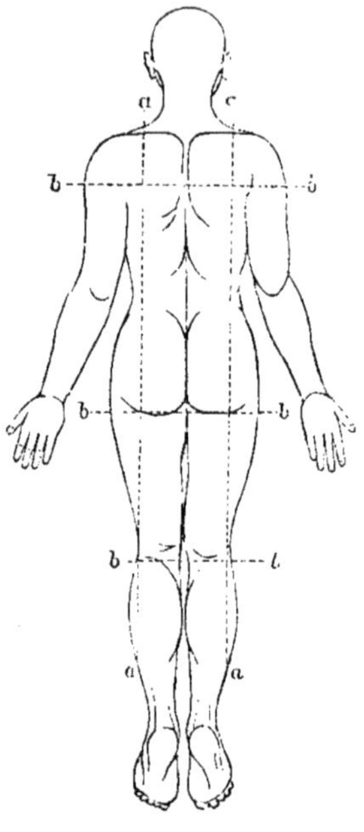


Fig. 266.

4° La ligne déterminée par les plis poplités *b b*.

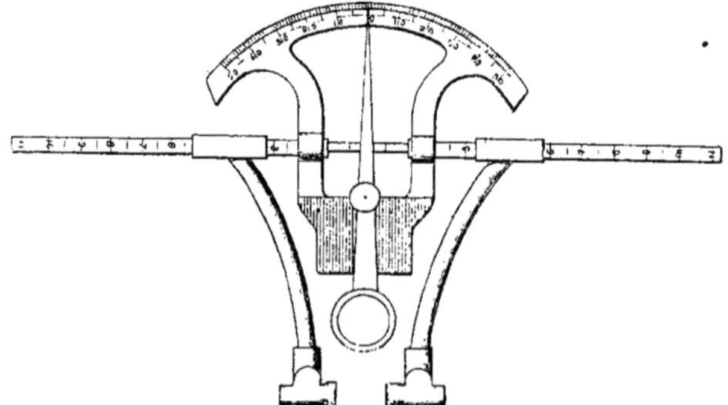

Fig. 267. — Trapèze-niveau de W. Schulthess (un tiers grandeur).

Nous nous sommes souvent servis du *trapèze-niveau* de W. Schulthess (fig. 267), qui permet d'apprécier très exactement la longueur relative des membres inférieurs. Cet appareil peut aussi servir à déterminer la torsion du rachis sur le dos des scoliotiques, principalement en cas de forte inclinaison du tronc en avant.

Il se compose d'un carrelet en acier, divisé en centimètres, qui porte en son milieu une partie cylindrique sur laquelle est monté un cadran en laiton gradué et mobile par l'effet d'un contrepoids. Au cadran est annexée une aiguille-pendule, dont la pointe marque l'inclinaison du carrelet sur la verticale.

Le carrelet peut se déplacer transversalement à droite ou à gauche, sur deux supports.

Lorsqu'on veut déterminer la longueur relative des membres inférieurs, on applique les supports sur les épines iliaques supéro-postérieures, pendant que le sujet se penche fortement en avant, les genoux en extension. S'il y a raccourcissement d'un membre inférieur, la moitié correspondante du bassin s'abaisse et l'aiguille-pendule se dévie sur le cadran gradué.

Cette méthode semble donner de meilleurs résultats que la mensuration à partir de l'épine iliaque.

Pour déterminer les différences de niveau entre deux endroits situés symétriquement des deux côtés du rachis dans le décubitus abdominal ou penché en avant, on place l'instrument sur le dos du malade, les supports dirigés en bas, de façon que l'axe de l'aiguille-pendule soit situé exactement au-dessus des apophyses épineuses et que les supports soient à égale distance du milieu du carrelet.

Pour des mensurations de contrôle, il faut toujours placer très exactement l'instrument sur les mêmes points.

Les symptômes des scolioses statiques sont la conséquence directe de l'inclinaison du bassin et du tronc, qui succède au raccourcissement d'un des deux membres inférieurs. La colonne vertébrale s'incline et s'incurve dans sa région lombaire, du côté du membre le plus court.

La courbure lombaire a sa convexité dirigée du côté le plus court, sa concavité du côté le plus long. La région lombaire du côté convexe est saillante, aplatie du côté concave. Le triangle de la taille du côté concave est très marqué, le triangle du côté convexe a presque complètement disparu.

Il se forme souvent des courbures de compensation dans la région dorsale et même dans la région cervicale.

L'épaule du côté raccourci est en général plus haute que celle du côté opposé.

La tête et le cou sont en général inclinés du côté de la jambe la plus courte. Les attitudes de la tête et de la ligne des épaules sont variées et dépendent du nombre et du siège des courbures de compensation. Lorsqu'il existe une courbure de compensation dorsale, la ligne des épaules peut être horizontale, l'épaule du côté le plus long peut être aussi plus élevée de ce côté. Lorsqu'il y a à la fois des courbures de compensation dans la région dorsale et cervicale, l'épaule du côté le plus court est plus élevée que celle du côté opposé, la tête s'incline du côté raccourci.

Les plis fessiers, poplités, les malléoles, sont plus abaissés du côté le plus court.

La fesse de ce côté est aplatie, flasque.

Le bassin est incliné du côté du membre inférieur raccourci; les deux épines iliaques antéro-supérieures et postéro-supérieures ne sont pas sur le même niveau; la crête iliaque est plus élevée et plus saillante du côté opposé au raccourcissement.

La crête iliaque et le rebord costal sont rapprochés du côté du membre inférieur le plus long.

La diminution de l'intervalle costo-iliaque, c'est-à-dire la *hauteur du flanc*, est en général proportionnelle au degré de la courbure rachidienne.

Le pied est plus petit du côté raccourci, très souvent plat et en valgus.

Dans les scolioses par raccourcissement pathologique des membres inférieurs, on note la plupart des symptômes que nous venons d'indiquer.

La déviation vertébrale est lombaire avec courbure de compensation dorsale. La courbure lombaire, à convexité tournée du côté du membre raccourci, peut être très prononcée, lorsque le raccourcissement du membre inférieur n'est pas corrigé par une chaussure surélevée ou lorsque le sujet ne sait pas fléchir, en marchant, le membre sain.

Dans les cas de raccourcissement avec lésion douloureuse des membres inférieurs, le sujet, comme précédemment, incline le tronc vers le côté sain et déplace le centre de gravité vers la verticale passant par la jambe saine, mais il fléchit en outre la jambe endolorie, afin qu'elle ne traîne pas et n'appuie pas sur le sol, et il prend à un moment donné une attitude hanchée. Le hanchement exagère, dans ces cas, la déformation du tronc. L'inclinaison du diamètre transversal du bassin, indiquée par la différence de niveau des épines iliaques, des plis fessiers, etc., est très marquée. (Voir *Scoliose sciatique*, p. 365, 366.)

Nous avons décrit les principaux caractères des scolioses des adolescents, qui ont leur origine dans des troubles statiques. Nous avons signalé la fréquence des scolioses en rapport avec le pied plat. Ces scolioses, comme les scolioses nettement statiques, sont lombaires, à courbure convexe tournée du côté opposé au hanchement.

Les courbures des scolioses statiques se redressent facilement au début, lorsqu'on corrige l'inégalité des membres inférieurs. Il s'agit, dans ces cas, de *fausses* scolioses, de scolioses par flexion latérale (Bouvier).

L'observation nous a démontré que, dans un assez grand nombre de cas, sous l'influence des attitudes vicieuses prolongées, la déformation rachidienne devient fixe, permanente. On constate alors les symptômes et les lésions anatomiques ordinaires des scolioses (scolioses *vraies*).

Les signes particuliers aux scolioses statiques permettent, en général, d'éviter des erreurs de diagnostic. Il faut se souvenir que certaines affections douloureuses de la hanche et du rachis, accompagnées d'une déviation latérale du rachis dans la région lombaire, sont la conséquence de l'asymétrie des membres inférieurs.

Dans toutes les scolioses, on recherchera attentivement, par les procédés indiqués, s'il existe un raccourcissement d'un des membres inférieurs, si le raccourcissement est apparent ou réel ; on examinera si la difformité rachidienne présente les caractères des scolioses lombaires (voir p. 326, 327).

Dans les scolioses lombaires, on recherchera si l'inclinaison du bassin et le raccourcissement d'un des membres inférieurs existent bien réellement. Dans un certain nombre de cas en effet, la saillie de la crête iliaque du côté concave donne l'impression d'un abaissement du bassin et d'un raccourcissement de ce côté, qui ne sont qu'apparents.

Dans la scoliose des adolescents arrivée à une certaine période, lorsque des courbures de compensation se sont établies, il est souvent très difficile de déterminer si la courbure rachidienne lombaire est primitive, si elle s'est produite sous des influences statiques.

Nous avons indiqué (p. 337, 338) quelques-uns des caractères qui permettent de reconnaître l'origine primitive des scolioses lombaires.

## V. — SCOLIOSES D'ORIGINE NERVEUSE

Les affections nerveuses s'accompagnent assez fréquemment de déviations du rachis. En raison du rôle trophique important de la moelle, la plupart des scolioses nerveuses s'observent dans les maladies médullaires.

Les scolioses nerveuses n'ont par elles-mêmes rien de caractéristique, leur mécanisme n'est pas toujours le même, elles sont tantôt de cause *statique*, tantôt de cause *musculaire* ou *trophique*, tantôt de cause *osseuse*. Elles sont souvent caractérisées par de simples flexions (fausses scolioses). Dans un certain nombre de cas, un examen attentif fait cependant découvrir l'existence d'une véritable torsion vertébrale.

Ainsi que nous l'avons déjà indiqué, certaines déviations rachidiennes succédant à des lésions nerveuses sont la conséquence de troubles statiques, d'attitudes vicieuses que prend le malade pour pouvoir marcher ou pour éviter des douleurs. (Voir *Scoliose statique*, p. 365, 366.)

Les inclinaisons vicieuses latérales du rachis sont aussi très souvent de *cause musculaire*, la conséquence du raccourcissement unilatéral des muscles de la région vertébrale, atteints de *spasme*, de *paralysie*, d'*atrophie*.

Le *spasme* ou la *contracture* peuvent être *directs* ou *d'origine réflexe*, produisant un état comparable à celui du sterno-cléido-mastoïdien dans certaines formes de torticolis (*torticolis lombaire de Grancher*).

Dans certains cas, les muscles antagonistes de ceux qui sont *paralysés* ou *atrophiés*, n'étant plus contre-balancés par ces derniers, se raccourcissent peu à peu et finissent par dévier le rachis.

Nous avons signalé (p. 277, 278 et 225) les lordoses et cyphoses sous la dépendance de paralysies ou d'atrophies musculaires.

Les scolioses par paralysie partielle des muscles de la région vertébrale sont assez rares.

La permanence des scolioses d'origine nerveuse est produite par l'atrophie des muscles du côté immobilisé, par la rétraction musculaire avec transformation fibreuse, par l'action continue des muscles latéraux inclinant le tronc du côté sain (voyez *Scoliose sciatique*, p. 366), enfin par les déformations osseuses secondaires.

D'après E. Landois, un certain nombre de scolioses dites *névropathiques héréditaires*, résultent des troubles *trophiques* du système musculaire.

Dans plusieurs scolioses nerveuses, la difformité du rachis est de *cause osseuse*, sous la dépendance de lésions primitives des vertèbres.

Conformément à ces données, on voit que la même affection nerveuse peut s'accompagner de déviations, formées par des mécanismes différents. C'est ainsi que dans la paralysie infantile, la paralysie ou l'atrophie de certains groupes musculaires produisent un défaut de symétrie dans les membres inférieurs, des troubles statiques avec scoliose consécutive. D'autres fois au contraire, les muscles des gouttières vertébrales sont atteints de paralysie, la scoliose est de cause musculaire.

L'étude des scolioses d'origine nerveuse démontre la difficulté de diagnostic de cette forme de difformité du rachis.

Lorsqu'on a examiné toutes les causes ordinaires des scolioses, il reste à interroger le système nerveux, à chercher les contractures, les paralysies, enfin les maladies du système nerveux capables de déterminer des lésions trophiques, telles que la syringomyélie, le tabes, l'atrophie musculaire, etc. Un grand nombre de scolioses ne possèdent pas par elles-mêmes des particularités cliniques permettant de les rattacher à une cause spéciale.

Le diagnostic étiologique ne peut se faire que par l'analyse minutieuse des caractères de la déformation et des symptômes concomitants.

D'une manière générale, les scolioses sont fréquentes chez les *névropathes;* ce fait explique l'hérédité fréquente de ces difformités. Chez beaucoup de scoliotiques, on retrouve les stigmates d'un état névropathique varié. Ces scolioses paraissent se produir le plus habituellement par un vice de développement ou par de parésies des muscles, il s'agit au fond bien plus de troubles trophiques musculaires que de lésions primitivement osseuses ou ligamenteuses.

L'*hystérie* s'accompagne assez souvent, par des mécanismes variés, de déviations rachidiennes. Les contractures si fréquentes aux membres inférieurs, simulant certaines variétés de pieds bots, peuvent entraîner des troubles dans la statique et des déviations

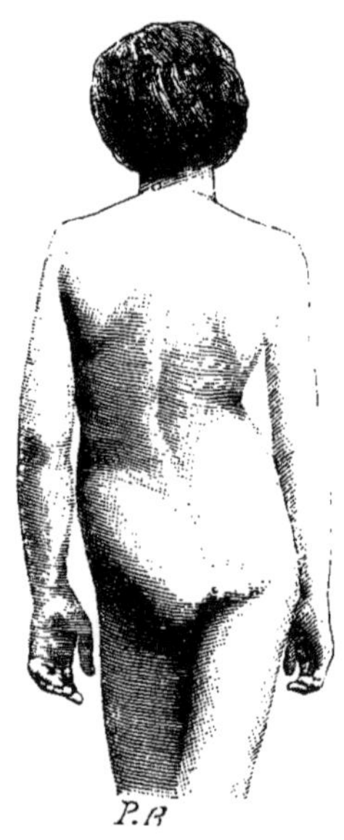

Fig. 267. — Scoliose lombaire, convexe à gauche, par contracture *hystérique* des muscles de la région lombaire droite, d'après une photographie de notre collection.

consécutives, tandis que les contractures ou les paralysies des muscles dorso-lombaires détruisent directement la rectitude de l'axe vertébral.

Dans quelques observations (Charcot, Grancher, Audry), on note une scoliose, ordinairement de la région dorso-lombaire, due à la contracture réflexe d'origine hystérique des muscles de cette région. L'apparition de cette contracture survient en général à la suite d'un traumatisme et peut disparaître brusquement.

Dans l'un de nos cas récents (fig. 267), la contracture des muscles de la région lombaire droite, avec scoliose lombaire à convexité gauche, était survenue chez une jeune fille manifestement hystérique, à la suite d'un traumatisme de la région lombaire droite.

Dans les déviations d'origine hystérique, les courbures de compensation manquent en général. On observe une incurvation en masse et une difformité très marquée.

Nous avons signalé (p. 332) l'hyperesthésie cutanée de la région du rachis, d'origine hystérique, dans certaines scolioses; la déviation vertébrale n'est pas toujours, dans ces cas, sous la dépendance de l'affection nerveuse.

La scoliose chez les *tabétiques* a surtout été signalée par Krœning, qui l'a rencontrée associée à la cyphose. La déviation est la conséquence de troubles trophiques qui agissent sur le tissu osseux. Il s'agit presque toujours de fractures, qui se produisent sans douleurs pendant un effort du tabétique.

Une altération spéciale du tissu osseux, une fragilité particulière des vertèbres, prédisposent à ces fractures. Cette altération relève de troubles trophiques, consécutifs aux altérations des nerfs périphériques. Dans les cas de Krœning, on put facilement constater la dislocation des fragments dans les fractures produites sur le segment lombaire du rachis. En résumé, les déviations rachidiennes, assez rares chez les tabétiques, doivent être attribuées à des troubles trophiques des corps vertébraux.

Dans la *maladie de Friedreich*, les déviations du rachis sont assez fréquentes. La scoliose observée dans les deux tiers des cas, apparaît tardivement, c'est-à-dire deux à vingt ans après le début de la maladie; elle est très rarement un phénomène initial. Le plus souvent la déviation se produit à droite, la courbure présente sa convexité à droite, elle siège sur la région dorsale, tandis que la colonne lombaire présente une courbure de compensation. On a fait remarquer que la scoliose de la maladie de Friedreich diffère de la scoliose ordinaire en ce qu'elle apparaît beaucoup plus tardivement, mais ce n'est là qu'un caractère très général, très vague, et qui souffre des exceptions. La lordose est quelquefois associée à la scoliose et occupe le plus souvent la région lombaire, alors que la scoliose est dorsale; plus rarement, les deux déviations siègent sur la même région.

La cause de la déviation réside dans le défaut de résistance des muscles spinaux. La prédominance toute mécanique du bras droit dans les mouvements habituels explique, comme pour les scolioses ordinaires, la production fréquente à droite de la déviation.

Dans la *paralysie infantile*, les déviations rachidiennes apparaissent dans la période atrophique. Mais la scoliose n'est pas la conséquence de l'atrophie de la masse sacro-lombaire, exceptionnelle dans la paralysie infantile; elle est, le plus souvent, de cause statique et dépend de la parésie d'un des membres inférieurs. Pour pouvoir marcher, l'enfant transforme le membre impotent en une tige rigide, le centre de gravité tombe en avant de la jointure, le bassin bascule en avant, ce qui amène par compensation une ensellure lombaire. La lordose est la forme de déviation qui s'observe le plus souvent chez les enfants atteints de poliomyélite antérieure.

Dans l'*hémiplégie*, avec ou sans contracture, les scolioses sont en général la conséquence des troubles statiques par la rupture de l'équilibre du tronc. Le malade s'appuie sur le membre sain, il incline le bassin de ce côté, déplaçant son centre de gravité vers la verticale passant par la jambe saine. Il a une allure particulière, portant d'abord le tronc du côté opposé à la paralysie et appuyant tout le poids du corps sur le membre sain (Tood).

La scoliose est en général lombaire à convexité tournée du côté hémiplégique, quelquefois totale (Bouvier).

L'*atrophie musculaire progressive* s'accompagne de déviations du rachis et de courbures latérales du tronc; dans ces cas, la scoliose est d'origine paralytique ou trophique, elle dépend souvent de l'atrophie qui frappe plus ou moins également les groupes musculaires situés de chaque côté de la ligne médiane.

Dans la paralysie *pseudo-hypertrophique*, les déviations rachidiennes sont de cause statique; la faiblesse du moyen et du petit fessier, le plus souvent atteints, oblige l'enfant à écarter les jambes et à cambrer fortement les reins; il se produit une lordose lombaire, qui disparaît dans la position couchée. Plus tard, dans la période d'atrophie, on observe une cyphose dorsale permanente.

Bien que nous rapprochions les déviations du rachis dues à la paralysie pseudo-hypertrophique, des scolioses nerveuses, il importe de remarquer que jusqu'à présent l'examen du système nerveux central dans cette affection, a été négatif. Cette paralysie est considérée comme d'origine myopathique. La sclérose du périmysium serait la cause de tous les accidents, toutefois rien ne prouve que cette sclérose ne soit pas une lésion trophique sous la dépendance du système nerveux.

La scoliose est un symptôme très fréquent de la *syringomyélie*. Bernhard accuse une proportion de 25 p. 100, mais Brühl croit que les déviations rachidiennes existent au moins dans la moitié des cas.

La scoliose syringomyélique peut être précoce, elle constitue parfois le premier signe appréciable de la maladie; elle est plus rarement tardive. Dans tous les cas, une fois formée, elle ne semble guère progresser.

Son apparition peut être signalée par une douleur vertébrale réveillée à la percussion, qui paraît dépendre de lésions irritatives autour de la néoplasie médullaire. En même temps que la douleur, apparaît une contracture réflexe qui contribue au développement de la scoliose.

Le degré de la scoliose est très variable; souvent à peine perceptible, elle détermine dans quelques cas, une véritable difformité. La déviation occupe de préférence la région dorsale et entraîne des courbures de compensation dans les régions cervicales et lombaires. On peut constater d'autres déviations concomitantes; la lordose est rare, la cyphose est souvent très prononcée et occupe la région cervicale.

La pathogénie de la scoliose syringomyélique a été diversement interprétée. Krœning admet, comme pour les scolioses tabétiques, des lésions osseuses variées, une polyarthrite vertébrale. D'après Roth, l'atrophie des muscles transversaires épineux, même au début de la maladie, est la cause principale de la déviation.

Brühl, dans sa remarquable étude de la syringomyélie, admet comme Morvan, que la scoliose est surtout la conséquence des troubles dits trophiques, en dehors même de l'atrophie musculaire ou de la contracture qui peuvent la favoriser.

La scoliose qui se montre dans la *maladie de Morvan*, dont Broca a le premier signalé l'existence, existe dans la moitié des cas, et s'observe presque toujours à droite. En général, la déviation apparaît du côté qui a été primitivement frappé de paréso-analgésie, plus fréquemment chez l'homme que chez la femme.

Comment se produit cette scoliose? Broca a été à peu près le seul à admettre que la déviation se produit primitivement et est a cause de la paréso-analgésie et des troubles trophiques relevés dans cette maladie. Morvan range au contraire la scoliose parmi les troubles trophiques au même titre que les panaris, les arthropathies, les fractures spontanées; il s'agit d'une trophonévrose. La vertèbre affaiblie s'affaisse sous l'action de la pesanteur. La seule objection à opposer à la théorie proposée par Morvan est qu'il est difficile de comprendre comment une scoliose dorsale peut être associée à d'autres troubles trophiques qui indiquent une localisation franchement, exclusivement cervicale. Quoi qu'il en soit de l'explication, les troubles trophiques qui intéressent le tissu osseux de la colonne vertébrale, peuvent aussi atteindre les os des membres, car dans l'observation de Prouff, on a noté des arthropathies ayant les apparences de l'arthrite sèche.

La scoliose *acromégalique* isolée est rare, elle est le plus souvent associée à d'autres déviations du rachis. Celles-ci sont pour ainsi dire constantes dans l'acromégalie arrivée à la période d'état, et possèdent une importance aussi grande que les déformations des extrémités.

La plus commune de ces déviations est la cyphose. Le dos est rond, et le malade tient difficilement la tête droite, celle-ci penche et est inclinée continuellement en avant; elle paraît s'enfoncer entre les deux épaules, surtout quand le malade a une épaule plus élevée que l'autre. La scoliose, moins prononcée que la cyphose, présente une concavité tantôt à droite, tantôt à gauche, la courbure est régulière, sans angle brusque.

Les hypothèses sur la nature de l'acromégalie peuvent donner quelques renseignements sur le mode de production des déviations vertébrales. Klebs considère l'acromégalie comme le résultat du développement anormal du système vasculaire; Freund admet une anomalie de développement associée à des troubles des fonctions génitales. Nous citerons l'opinion de Marie, qui est la plus conforme aux données de la clinique et de l'anatomie pathologique. Il s'agit pour cet auteur d'une distrophie systématique dont la place en nosologie est assez symétrique à celle du myxœdème. Les lésions sont nettement d'ordre trophique, les saillies vertébrales sont hypertrophiées, le tissu spongieux est toujours très développé, en sorte qu'il se produit un affaissement des corps vertébraux et une incurvation de la colonne, dont le sens est déterminé par les lois de la statique. Dans plusieurs observations, on note l'état spongieux très marqué des corps vertébraux, percés de gros trous vasculaires.

La scoliose peut accompagner la cyphose dans un syndrome décrit par Marie sous le nom d'*ostéo-arthropathie hypertrophiante pneumonique*. Les caractères de l'affection diffèrent sensiblement de ceux de l'acromégalie; en outre, la cyphose est lombaire et dorsale inférieure, tandis qu'elle est cervicale et dorsale supérieure chez les acromégaliques. Les déviations sont la conséquence de lésions des articulations vertébrales; les extrémités articulaires sont augmentées de volume et déformées.

Dans la *maladie de Paget* ou *ostéite déformante hypertrophique*, on ne rencontre que la cyphose, sans scoliose. Les déviations rachidiennes sont d'ordre trophique. Lancereaux a émis l'opinion que cette maladie relève d'une affection du système nerveux et que les lésions anatomiques ont les caractères des ostéites, observées après la section des nerfs sur une extrémité.

Différents états douloureux du cou, du tronc, des viscères s'accompagnent de déviations du rachis, sous la dépendance de contractures spasmodiques musculaires *réflexes* et d'attitudes vicieuses prises par le malade dans le but d'éviter les douleurs. Ces scolioses *réflexes* doivent être rapprochées des déviations observées dans l'hystérie (v. p. 357).

Les affections rhumatismales, les lésions vertébrales du mal de Pott, les diverses variétés d'arthrite vertébrale peuvent être l'origine de semblables scolioses. Dans le rhumatisme des muscles vertébraux, l'incurvation latérale du tronc se produit du côté malade, ou, comme dans la sciatique, du côté des muscles sains.

Terrier a décrit un cas de contracture douloureuse chez un hémiplégique chez lequel un traumatisme avait provoqué subitement une telle exagération des phénomènes spasmodiques que le tronc s'était incliné du côté paralysé, comme dans l'attitude du pleurosthotonos.

Nous avons signalé les incurvations latérales du rachis, dans le mal de Pott, en grande partie sous la dépendance de contractures réflexes musculaires, analogues à celles observées dans les arthrites douloureuses.

Les affections rénales douloureuses de l'enfance, la lithiase rénale, les accès de colique néphrétique (Besson, Bloch, R. Marquésy, V. P. Gibney, Paulet), les affections douloureuses du poumon et de la plèvre (Barwell, D. Drummond), des ovaires et de l'utérus (P. Vogt), l'inflammation du psoas (P. Vogt), les plaies, les ulcères, les brûlures (P. Vogt), les tumeurs au voisinage de la région vertébrale, s'accompagnent souvent de déviations du rachis.

Ces scolioses *réflexes* apparaissent le plus souvent d'une façon brusque, coexistant avec des cyphoses. La colonne vertébrale prend la position qui permet l'immobilité de l'organe malade placé au voisinage du rachis. Si l'organe malade, rein ou poumon, est situé à gauche, la déviation est à convexité droite; le sujet inclinant le tronc du côté atteint, de façon à prévenir toute douleur, les muscles de ce côté du rachis se contractant par action réflexe.

Dans quelques cas, le tronc est, non seulement incliné latéralement, mais encore légèrement penché sur le bassin ; la crête iliaque du côté malade est plus élevée que celle du côté opposé. On retrouve quelques-uns des caractères des attitudes vicieuses, que nous décrivons dans la scoliose sciatique (p. 364, 365).

Les déviations rachidiennes d'ordre réflexe siègent indifféremment dans la région dorsale ou lombaire, le plus souvent dans la région dorso-lombaire. Elles sont peu accentuées, à petit rayon, sans courbures de compensation; leur courbure varie à des périodes rapprochées, s'accentuant au moment des crises douloureuses et disparaissant parfois complètement lorsque la douleur a cessé, ou dans l'anesthésie chloroformique. Elles varient suivant que le malade est debout ou assis, mais persistent dans le décubitus latéral.

Il existe quelquefois une saillie d'une ou de plusieurs vertèbres. La cyphose peut se borner à la saillie d'une vertèbre isolée. Contrairement à ce que l'on observe dans le mal de Pott, la région osseuse déviée n'est le siège d'aucune douleur.

Les principaux caractères de cette variété de scoliose permettent en général de la différencier du mal de Pott, des arthrites vertébrales, des scolioses rachitiques, statiques, etc. Il faut, dans les cas douteux, rechercher avec soin l'état des reins et du poumon. S'il s'agit d'une scoliose survenant au cours d'une affection pleuro-pulmonaire, on cherchera à établir si la déviation est d'origine réflexe ou la conséquence directe de l'épanchement. (*Scoliose pleurétique*, v. p. 367, 368.)

Scoliose sciatique. — Les états douloureux des membres inférieurs, particulièrement dans la sciatique, s'accompagnent de déviations rachidiennes, dont le mécanisme a été l'objet d'études intéressantes dans ces dernières années.

Les attitudes vicieuses et les déformations consécutives du rachis qui sont la conséquence de la névralgie sciatique, paraissent avoir été mentionnées pour la première fois, en 1878, par Gussenbauer. Depuis cette époque, le même auteur a publié de nombreux cas de déformations rachidiennes consécutives à la sciatique, sous le nom de scoliose *neuropathique* ou *neuro-musculaire*. Charcot, Ballet, Babinski, Texier, Kirmisson, Brissaud, H. Lamy, en France, Albert, Gussenbauer, Nicoladoni, Schüdel, ont publié d'importants travaux sur cette question.

La scoliose sciatique s'observe chez des individus atteints depuis un certain temps de douleurs sciatiques dans un membre; la déformation peut survenir peu de temps après l'attaque douloureuse, mais, elle n'est pas constante et paraît se montrer dans certaines conditions que nous examinons plus loin.

Il existe deux formes de scoliose sciatique : 1° *l'une croisée, c'est-à-dire à concavité tournée du côté sain;* 2° *l'autre, homologue, c'est-à-dire à concavité tournée du côté malade.*

1° *Scoliose sciatique croisée.* — Ce qui frappe d'abord à l'examen, c'est l'inclinaison latérale du tronc sur le côté sain, parfois assez considérable pour faire croire, au premier abord, à une affection primitive du rachis. Il en résulte une courbure de la portion dorso-lombaire du rachis à convexité tournée du côté malade. Le rebord costal du côté sain se rapproche de la crête iliaque, d'autant plus que l'incurvation rachidienne est plus accusée. La diminution de l'intervalle costo-iliaque est un signe qui doit toujours être recherché, parce qu'il est plus sensible que la scoliose elle-même dans les cas légers. Les malades présentent, en général, un certain degré de cyphose; le tronc est légèrement fléchi sur le bassin.

L'épaule du côté sain peut être tantôt abaissée, si elle suit le mouvement d'inclinaison latérale du tronc, tantôt normale ou élevée, s'il s'est établi des courbures de compensation au-dessus de la courbure dorso-lombaire, ce qui est la règle.

Il peut même survenir, comme dans les autres scolioses, des courbures de compensation de second ou de troisième ordre. La courbure de compensation peut occuper la région cervicale, ce qui fait que la tête a son attitude normale, tandis que la ligne des épaules est inclinée.

La déviation dorso-lombaire peut s'atténuer avec la disparition des douleurs, le plus souvent elle persiste malgré la position couchée et s'accentue vers la fin de la maladie.

Le pied du côté malade, quoique appuyant sur le sol avec moins de force que celui du côté opposé, reste cependant en contact avec le sol sur toute sa surface, mais ce signe, indiqué par Babinski, est loin d'être constant et n'a pas la valeur de la courbure latérale du rachis. Le pied du côté sain porte toujours avec plus de force sur le sol que celui du côté malade.

La déformation persiste pendant le sommeil, mais peut disparaître pendant la chloroformisation, pour revenir progressivement après l'anesthésie; elle ne peut être modifiée ni par des manœuvres passives, ni par la seule volonté du malade. Nous avons vu qu'elle apparaît à une époque variable de la sciatique, soit tout à fait au début, soit à une époque tardive. Son existence n'est pas liée à l'intensité des douleurs, puisqu'on a pu se servir de ce signe, ainsi que le prouvent les observations de Charcot et de Ballet, pour diagnostiquer une sciatique fruste ou au début. En général cependant, la scoliose est associée aux sciatiques violentes. La déformation peut disparaître dans les cas récents; dans les cas anciens, au contraire, la contracture, l'atrophie musculaire, les adhérences fibreuses constituent de graves obstacles à la guérison.

2° *Scoliose sciatique homologue.* — Brissaud a démontré avec trois observations à l'appui, que la concavité de la courbure de la scoliose peut être tournée du côté du membre atteint de névralgie. Cette scoliose qu'il appelle *homologue* est plus rare que la scoliose *croisée*. Elle est liée à l'existence de contractures douloureuses que nous signalons plus loin.

Examinons les causes de la scoliose observée dans la sciatique. Il est d'abord de toute évidence que la déviation est le résultat d'un trouble musculaire. Il pourrait y avoir paralysie des muscles du côté malade, mais il est facile de s'assurer qu'il n'en est rien. Peut-être s'agit-il d'une contracture, comme l'a admis Ballet. Mais comment une névralgie du sciatique pourrait-elle déterminer par voie réflexe une contracture dans un groupe de muscles qui n'est pas animé par ce nerf? Ce serait un fait en contradiction avec ce qu'enseigne la physiologie, étant donné que cette contracture est croisée.

On admet généralement que l'attitude vicieuse tient à une simple contraction musculaire. L'individu qui souffre d'une sciatique s'efforce de faire porter une partie du poids de son corps sur le côté sain, pour cela il déplace son centre de gravité en s'inclinant de ce côté et le rebord costal se rapproche de la crête iliaque. En même temps le malade, comme l'avait fait voir Lasègue, fléchit la cuisse sur le bassin et la jambe sur la cuisse, en sorte que le pied ne touche le sol que par la pointe, mais comme cette attitude est difficile à réaliser d'une façon prolongée dans la marche, le malade en arrive peu à peu à faire reposer la totalité de la plante du pied sur le sol. Cette attitude ne peut se produire, comme l'a fait remarquer Brissaud, que si le bassin s'incline du côté du membre fléchi. Dans ces conditions le rachis s'incline encore davantage du côté sain. La position hanchée existerait donc, surtout dans les cas où Babinski signale l'application complète du pied sur le sol, et l'on peut s'en rendre compte en notant le niveau des épines iliaques. En résumé, l'inclinaison du tronc dans la sciatique est le déplacement du centre de gravité vers la verticale passant par la jambe saine. Cette forme de scoliose doit être rangée dans les scolioses statiques.

La déformation est entretenue par la contraction permanente des muscles latéraux du tronc du côté sain, contraction qui dégénère en contracture (spasme fonctionnel de Duchenne), puis par l'atrophie des muscles du côté immobilisé, enfin par la formation d'adhérences fibreuses entre les diverses parties du squelette, comme l'a admis Babinski.

Quant aux déviations qui siègent du même côté que la sciatique (scoliose homologue de Brissaud), leur pathogénie est tout à fait différente. Brissaud les explique par l'existence d'une contracture réflexe qui occupe les muscles innervés, non seulement par le sciatique, mais par les branches du plexus lombaire, car il s'agit dans ces cas d'une névralgie lombo-sacrée. Il résulte du spasme des principaux muscles innervés par le plexus lombo-sacré, que le rebord costal se rapproche de la crête iliaque et que la colonne vertébrale s'incline du côté malade ; le membre inférieur du même côté se fléchit et si le malade veut marcher, il prend l'attitude hanchée. Comme le patient penche du côté malade, il est obligé, s'il veut conserver l'équilibre dans la station debout, de faire porter le poids du corps du côté sain, en faisant proéminer la hanche saine de la ligne verticale qui passe par la plante du pied du côté sain.

Le *diagnostic* de la scoliose sciatique implique la recherche de deux éléments, d'abord la reconnaissance de la déformation, puis le diagnostic de la sciatique. C'est surtout avec la coxalgie que la sciatique, accompagnée de scoliose, peut être confondue. Dans la coxalgie, on recherchera le mouvement d'élévation et de torsion du bassin, ainsi que l'ensellure lombaire à concavité dirigée du côté malade. Si l'on a des raisons de douter, on complétera l'examen à l'aide de la chloroformisation et l'on recherchera l'existence des autres signes propres à la coxalgie. Le diagnostic peut offrir certaines difficultés, d'autant plus que le signe de l'application complète du pied sur le sol n'offre pas une valeur absolue.

Dans le mal de Pott, la déviation latérale du rachis est assez rare; l'anesthésie permet de reconnaître si les vertèbres sont altérées; on recherchera avec soin les commémoratifs.

Les hystériques peuvent présenter une déviation du tronc rappelant celle de la sciatique (v. p. 357 et fig. 267). On retrouve, en général dans ces cas, les autres signes de l'hystérie et l'absence des points douloureux précis de la sciatique.

Les phénomènes de spasme, l'exagération du réflexe rotulien, la trépidation épileptoïde, les secousses spontanées, concordant avec une déviation rachidienne peuvent en imposer, ainsi que l'a indiqué Brissaud, pour une paraplégie spasmodique, d'autant plus que ces signes peuvent exister, à un certain degré, du côté opposé à la névralgie. L'existence de phénomènes douloureux unilatéraux et des points de la sciatique permettent d'éviter cette erreur.

Le *traitement* consiste à guérir la sciatique. On placera le sujet dans une position redressée normale, en agissant dans quelques cas au moyen de l'extension continue. Le massage, l'électrisation des muscles extenseurs de la colonne vertébrale (Gussenbauer) sont tout particulièrement indiqués.

### VI. — SCOLIOSE CICATRICIELLE, PLEURÉTIQUE

Des cicatrices en voie de rétraction, consécutives à des brûlures, des plaies, des abcès, des phlegmons, peuvent incliner le rachis, en déterminant une flexion latérale. Si l'attitude vicieuse se prolonge, on peut observer, particulièrement chez les jeunes sujets, le développement d'une véritable scoliose.

On peut ranger dans cette variété de scoliose la déviation du rachis consécutive au torticolis par rétraction d'un des muscles sterno-mastoïdiens (voir p. 177).

Dans l'*empyème*, avec fistules multiples anciennes, le rachis, attiré par le retrait des côtes et par la rétraction des exsudats organisés de la plèvre, s'infléchit d'abord latéralement, puis se déforme et décrit plusieurs courbures persistantes.

Les scolioses *pleurétiques*, signalées et étudiées par Laennec, Larrey, Delpech, Peyrot, s'observent, principalement chez les jeunes sujets, au début de la pleurésie, comme conséquence de l'épanchement, ou à une période avancée de la maladie au moment de la rétraction des exsudats.

L'atrophie musculaire, la contracture réflexe des muscles vertébraux et des parois thoraciques, consécutives aux pleurésies, sont des facteurs importants des déviations rachidiennes, observées dans les affections pleuro-pulmonaires.

Nous ne ferons que signaler les scolioses à la suite de *traumatismes*, de *tumeurs situées au voisinage des vertèbres*, très rares, et dont l'origine est facile à déterminer.

La scoliose *congénitale*, principalement étudiée chez les monstres (Fleischmann, Depaul, G. Saint-Hilaire, Philipeaux), a été considérée comme la conséquence du développement cunéiforme d'un ou de plusieurs corps vertébraux, de spasmes musculaires à la suite de malformations du système nerveux central (J. Guérin), du rachitisme fœtal.

**Traitement.** — Un nombre extrêmement considérable d'appareils et de méthodes ont été proposés pour la cure des scolioses.

Pendant longtemps le traitement de la scoliose est livré à l'empirisme, les moyens mécaniques sont presque exclusivement employés.

Dans une deuxième période, vers le milieu du XVIIIe siècle, les lits orthopédiques et les corsets sont surtout en faveur.

Dans une troisième période, contemporaine, les appareils mécaniques sont en partie abandonnés, remplacés par les exercices de gymnastique orthopédique et de redressement.

De très sérieux progrès ont été accomplis, surtout dans ces dernières années, dans la cure des scolioses, dérivant d'une étude et d'une connaissance plus complète de la pathogénie et de l'anatomie pathologique.

Les diverses méthodes de traitement mécanique, par les exercices gymnastiques, etc., sont aujourd'hui appliquées d'une façon éclectique, suivant la cause, la forme, la période, la prédominance de certains symptômes de la scoliose.

L'étiologie, l'anatomie pathologique, l'observation clinique doivent servir de base au traitement.

Une seule méthode thérapeutique ne peut suffire dans tous les cas, et l'on ne doit pas adopter exclusivement, soit le traitement mécanique, soit le traitement par les exercices spéciaux orthopédiques et gymnastiques.

La prédominance de certains symptômes, des éléments flexion, déformation ou rigidité vertébrale, exigent des procédés thérapeutiques particuliers.

Le traitement est d'autant plus efficace qu'il est commencé de bonne heure.

Les cures rapides et complètes sont exceptionnelles.

Bien que les résultats obtenus dans certaines formes de scolioses soient peu brillants, il n'en faut pas moins agir avec persévérance et sans découragement.

Dans un très grand nombre de cas, en effet, on obtient de notables améliorations et l'arrêt de la marche de la difformité.

Même dans les scolioses anciennes avec difformité marquée, on peut être utile par un traitement palliatif, en diminuant les douleurs et en empêchant la difformité de s'aggraver.

Les indications multiples du traitement sont surtout de :

Soustraire le rachis à l'influence de la pesanteur et au poids des parties supérieures du corps ;

Corriger la déformation, en ramenant les vertèbres dans leur position normale ;

Maintenir la correction par le seul effet de la constitution du rachis et l'action des muscles qui le supportent et le meuvent ;

S'opposer aux lésions de torsion des vertèbres et des côtes ;

Corriger la déformation du thorax ;

Agir sur le système musculaire et ligamenteux de la colonne vertébrale ;

Fortifier l'organisme tout entier, surveiller la croissance.

Il faut encore, s'appuyant sur les remarquables travaux récents concernant l'hygiène et les attitudes, s'efforcer de *prévenir* la difformité.

Nous grouperons, de la façon suivante, les divers moyens que l'on possède aujourd'hui, pour *prévenir*, *corriger* la déformation, *maintenir* la correction :

1° *Traitement préventif.* Indications des moyens qui permettent de prévenir les scolioses ;

2° *Moyens mécaniques ;*

3° *Exercices de redressement mécanique ;*

4° *Manipulations. Redressement passif, actif ;*

5° *Exercices de gymnastique ;*

6° *Massage ;*

7° *Électricité ;*

8° *Traitement général ;*

9° *Traitement des principales variétés de scolioses.*

Nous avons surtout en vue, dans notre description, le traitement de la scoliose des adolescents. Nous n'indiquerons que les moyens pratiques, ceux qu'une expérience, déjà assez longue, nous a permis d'apprécier d'une façon favorable.

**1° Traitement préventif.** — L'étude de l'étiologie de la scoliose des adolescents démontre l'importance du traitement prophylactique et préventif.

Les jeunes sujets devront, au moment de la croissance, ne pas se livrer à des travaux de trop longue durée, dans la station debout et surtout dans une *position assise défectueuse.* Il faut surtout diminuer la durée des classes, répartir également le temps consacré aux exercices physiques et au travail intellectuel. Chez les jeunes filles, au moment de la menstruation, dans les cas où il existe des antécédents héréditaires, on surveillera l'état général, et on conseillera l'hydrothérapie, les bains de mer, la gymnastique, les préparations toniques destinées à renforcer le système musculo-ligamenteux et à modifier l'état général. On ne permettra l'écolage et certains apprentissages précoces qu'aux sujets bien constitués et non prédisposés.

Il est de la plus haute importance d'éviter les attitudes vicieuses prolongées. On corrigera la myopie. On traitera l'obstruction nasale qui, ainsi que nous l'avons démontré, prédispose aux scolioses.

On surveillera les enfants pendant la position assise. Les sièges doivent être à dossier élevé avec courbure dans la région lombaire. Pendant le travail, les sujets placeront leur tronc en réclinaison, suivant les indications de Roth (fig. 269), Lorenz (voir fig. 270, p. 372), W. Schulthess.

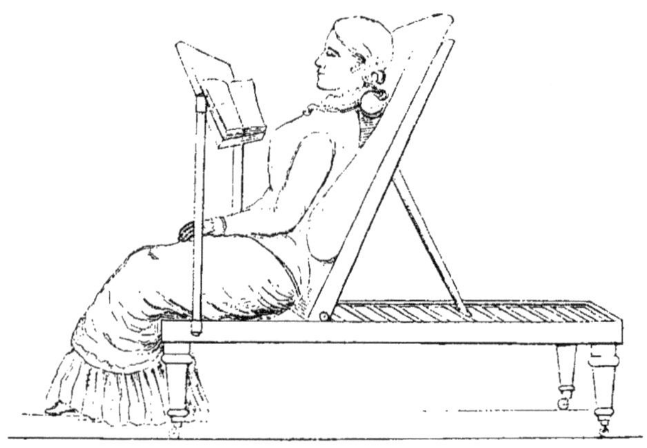

Fig. 269.

La chaise de W. Schulthess a son siège incliné d'avant en arrière, le dossier emboîtant très exactement le dos et les lombes, et est disposée de façon à permettre le travail, le dos appuyé, en réclinaison.

Nous avons indiqué, plus haut, les attitudes scolaires vicieuses et leur importance au point de vue des déviations rachidiennes. Dans le but d'éviter ces attitudes vicieuses on a proposé divers modèles de bancs d'école.

Les conditions que doivent remplir les bancs d'école sont multiples :

Les bancs seront proportionnés à la taille des sujets.

Les pieds doivent pouvoir appuyer facilement à terre.

La hauteur du siège sera les deux septièmes, et sa largeur le cinquième de la hauteur du corps.

Le siège ne doit pas être trop large.

Le pupitre ne sera pas trop élevé, incliné à 15° environ, d'une largeur de 35 à 45 centimètres.

Les sièges à courts dossiers lombaires ou sacrés ne conviennent pas. Le dossier doit être assez élevé avec saillie au niveau des lombes (v. fig. 269) et le siège légèrement incliné d'avant en arrière.

Les modèles de bancs d'école, fixes, ceux qui exigent l'attitude *assise antérieure*, le tronc penché en avant et appuyé par l'intermédiaire des coudes placés sur la table, ou l'attitude assise

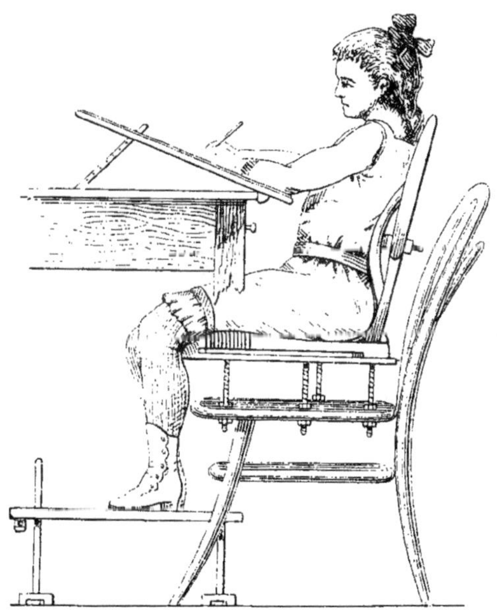

Fig. 270. — Siège et pupitre de Lorenz.

militaire droite, verticale, produisant de la fatigue musculaire et des positions vicieuses scoliotiques, seront rejetés.

Les bancs d'école qui permettent une attitude *assise postérieure*, le dos *fixe* et *appuyé*, en *réclinaison*, sont les meilleurs et doivent être adoptés. La position en réclinaison évite en effet toute fatigue musculaire et la production d'attitudes vicieuses pendant l'écriture. Au point de vue ophtalmologique, les avantages de ce système sont aussi très importants.

Comme conséquence de la position en réclinaison, le pupitre devra être rapproché, son inclinaison augmentera d'un nombre de degrés égal à l'angle d'inclinaison du dossier.

Afin d'éviter les inconvénients du rapprochement du siège et du pupitre, nécessité par la position en réclinaison, qui ne per-

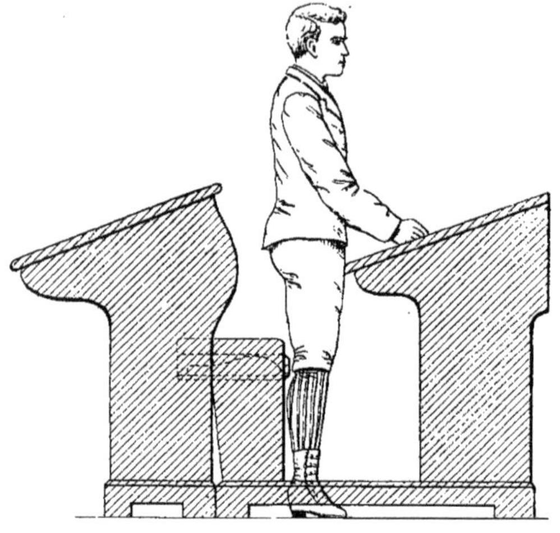

Fig. 271. — Banc d'école de Wackenroder.

met pas à l'écolier de se tenir debout à certains moments, on

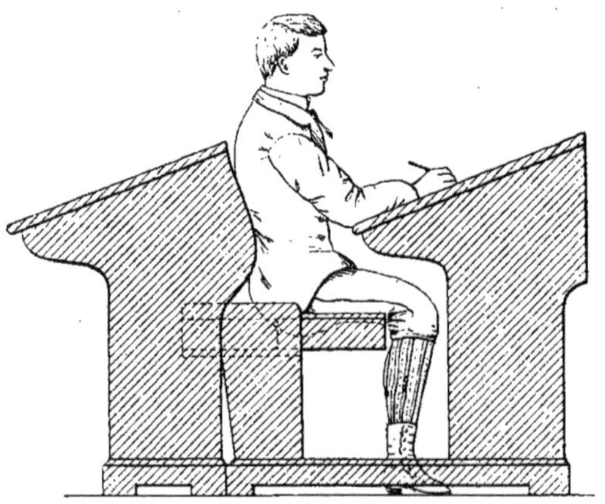

Fig. 272. — Banc d'école de Wackenroder.

peut rendre le siège ou le pupitre mobile. Les pupitres mobiles sont préférables aux sièges mobiles.

Les dessins ci-contre indiquent les meilleurs modèles de bancs, dans lesquels les principes que nous venons d'énoncer ont été réalisés.

La figure 270, d'après Lorenz, indique une bonne disposition du siège et du pupitre pendant l'écriture.

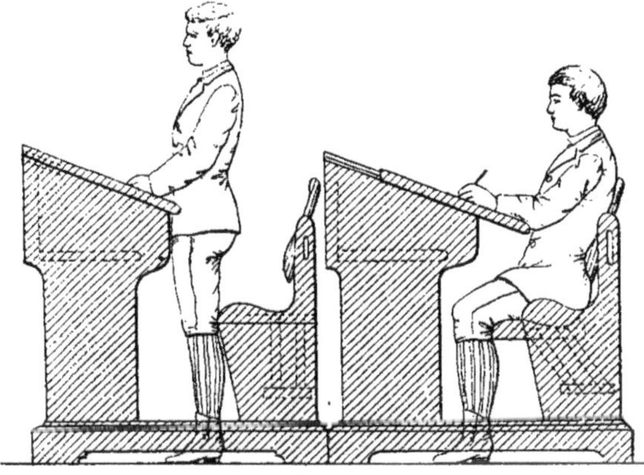

Fig. 273. — Banc d'école de Scheiber et Klein (dernier modèle).

La chaise de W. Schulthess nous paraît aussi très recommandable.

Les bancs d'école de Wackenroder (fig. 271 et 272) ont des

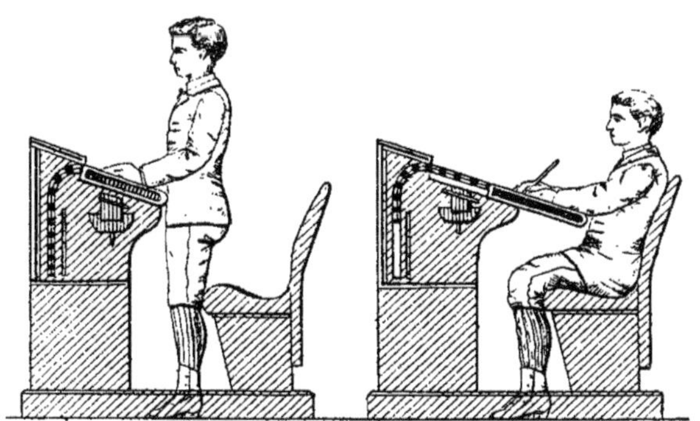

Fig. 274. — Banc d'école d'E. Küffel.

sièges mobiles et un dossier dorsal élevé avec cambrure très saillante pour la région lombaire.

Dans le banc d'école de Scheiber et Klein (fig. 273), pendant que l'enfant écrit, le tronc repose contre un dossier dorsal, incliné, en arrière sous un angle de 20 degrés. Le siège, se relevant quand l'enfant se lève, donne une distance de + 11 centimètres.

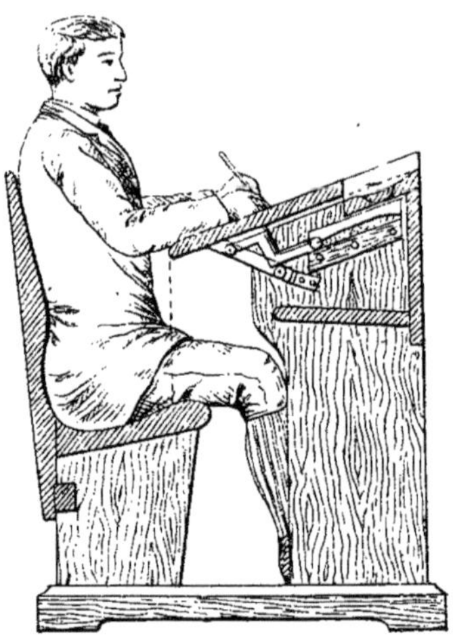

Fig. 275. — Banc d'école de Kretschmar.

Les bancs d'école d'E. Küffel (fig. 274), de Krestchmar (fig. 275), permettent d'écrire le corps en réclinaison, bien appuyé

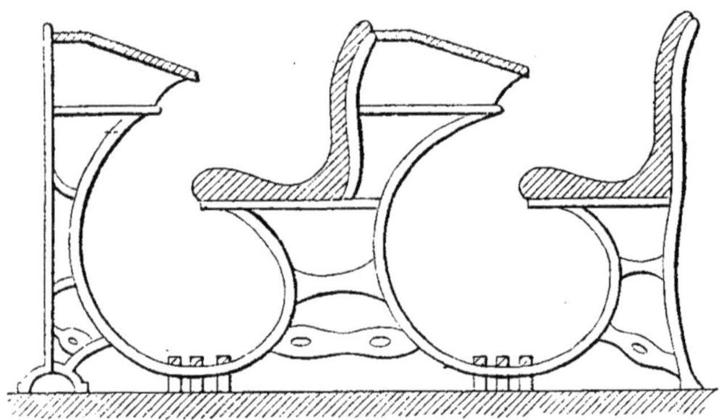

Fig. 276. — Banc d'école de Lenoir.

contre un dossier dorsal et avec une inclinaison convenable du pupitre.

Les bancs de Lenoir (fig. 276), de Kunze-Schildbach (fig. 277),

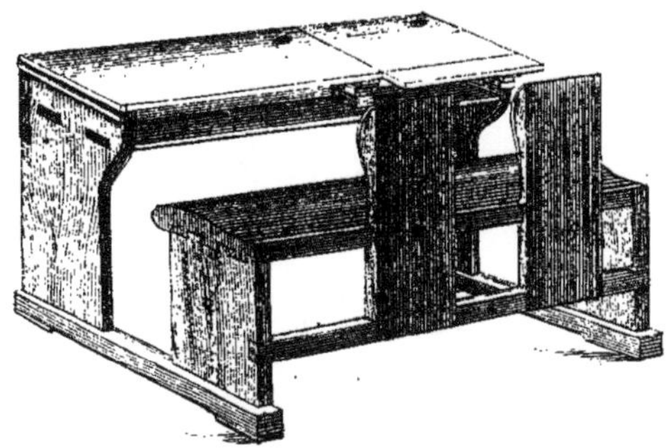

Fig. 277. — Banc d'école de Kunze-Schildbach.

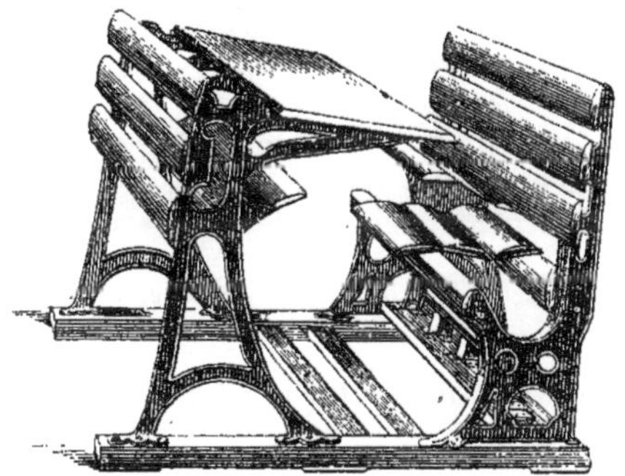

Fig. 278. — Banc d'école de Lickroth.
(Le siège est repoussé en arrière, lorsque l'enfant se met dans la position debout.)

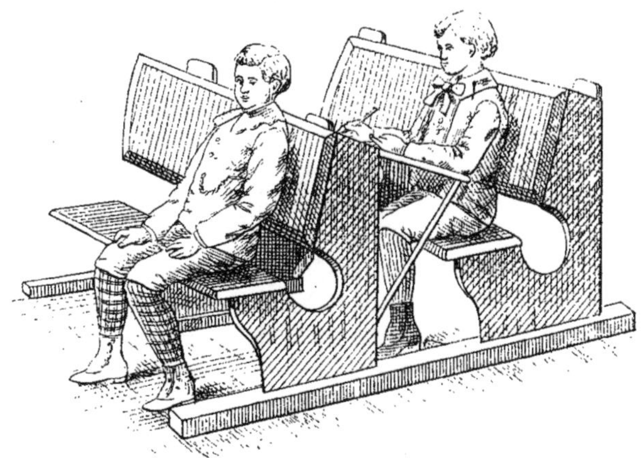

Fig. 279. — Banc d'école de Schenk.

de Lickroth (fig. 278), de Schenk (fig. 279 et 280), de Scheiber et

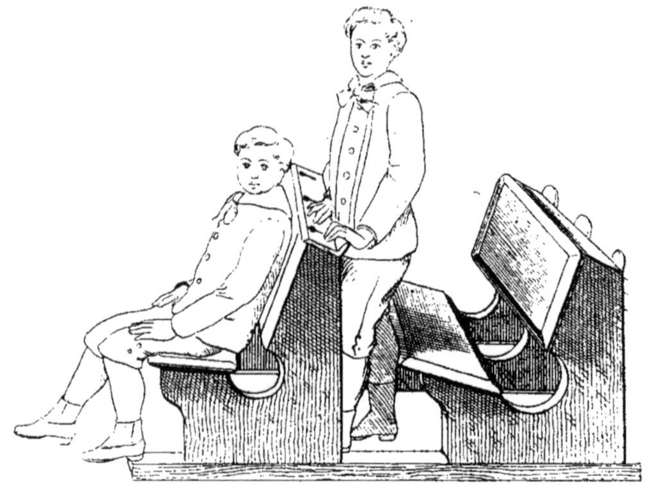

Fig. 280. — Banc d'école de Schenk.

Klein, à siège oscillant automatique (fig. 281), de Steimer (à

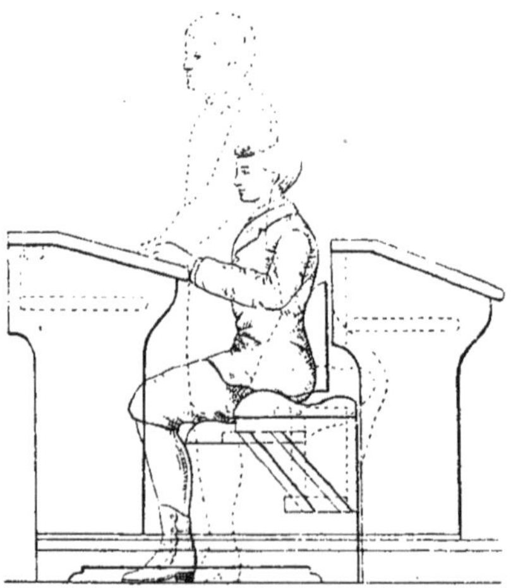

Fig. 281. — Banc d'école de Scheiber et Klein, à siège oscillant automatique.

Vasen, canton de Berne) (fig. 282), de Darlington (fig. 283 à 286), sont bien disposés; les bancs d'école précédents, permettant

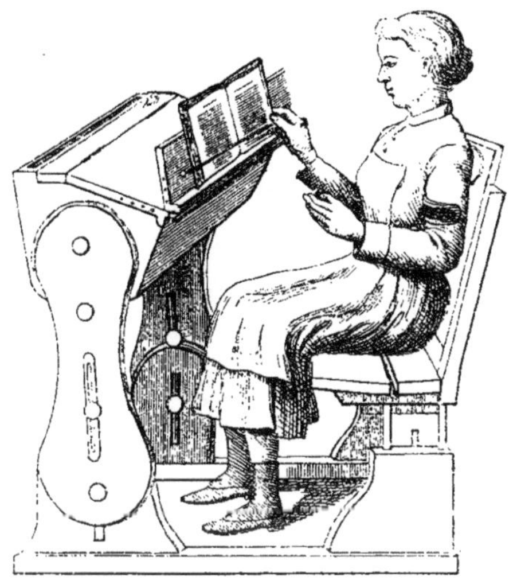

Fig. 282. — Banc d'école de Steimer.

d'écrire le corps en réclinaison, nous paraissent cependant supérieurs.

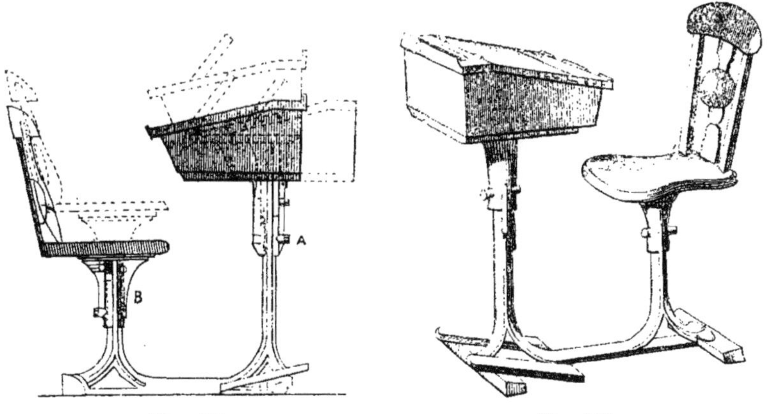


Fig. 283. Fig. 284.

Sièges et bancs de Darlington.

Le siège pour piano, représenté dans la figure 287, est bien disposé.

La table Féret (fig. 288, 289, 290) possède un pupitre mobile que l'on peut élever suivant que le sujet est assis ou debout.

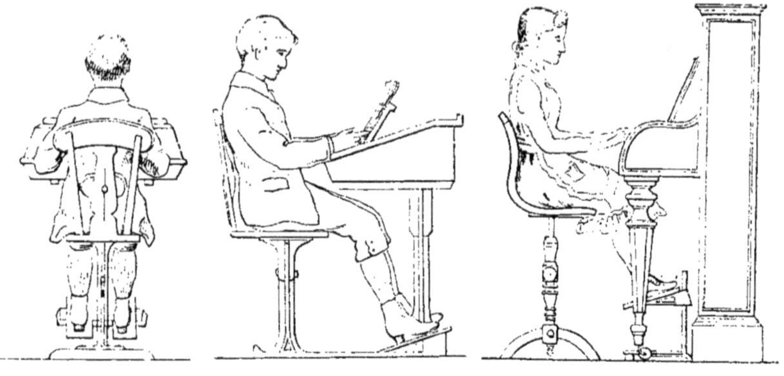

Fig. 285. Fig. 286. Fig. 287.
Sièges et bancs de Darlington.

Le dessus de la table formant pupitre repose sur deux montants

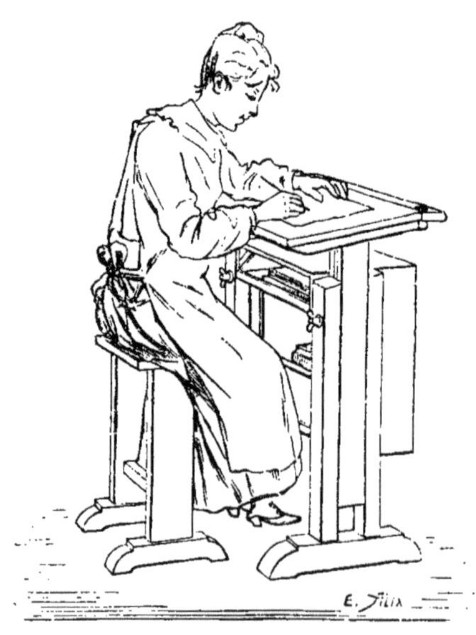

Fig. 288. — Table Féret.

placés de chaque côté et glissant entre deux pieds qui, au moyen d'un boulon à oreilles placé dans le haut, peuvent se rapprocher à volonté, afin d'obtenir l'arrêt au point jugé nécessaire, c'est-à-dire à l'épigastre; à cette hauteur, les bras maintiennent le buste droit.

Chaque pied de devant comporte un guide destiné à prévenir la

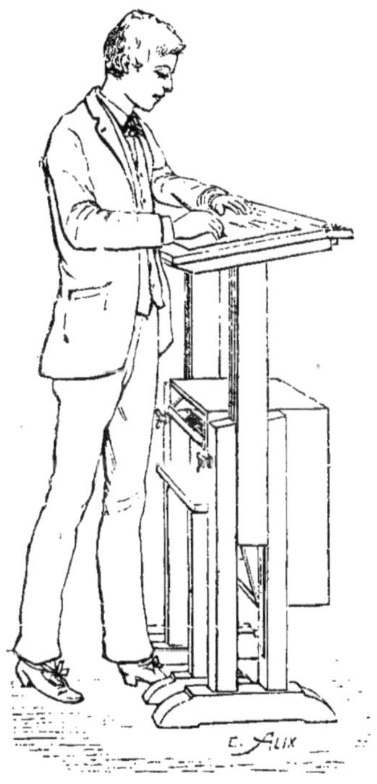

Fig. 289. — Table Féret.

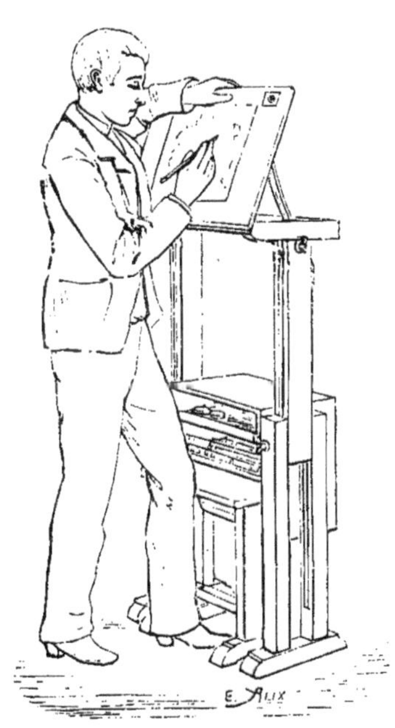

Fig. 290. — Table Féret.

déviation qui pourrait survenir en réglant l'élévation du pupitre. Le banc de la table est indépendant.

Le modèle (fig. 290), à pupitre mobile, est destiné aux enfants myopes et pour le dessin linéaire et d'ornement.

Le système de la table à élévation facultative de Féret nous paraît excellent, surtout dans l'écriture et le dessin pendant la position debout. Pendant le travail dans la position assise, le siège qui ne soutient pas le tronc nous semble insuffisant, et n'empêche pas, malgré l'élévation de la table au niveau convenable, les attitudes vicieuses.

L'*écriture anglaise* sera proscrite et remplacée par l'écriture droite, dite bâtarde.

Les cahiers seront placés dans une obliquité moyenne, leur bord inférieur faisant, avec le bord de la table, un angle de 30° environ. De cette façon, la ligne de jonction des deux centres oculaires est perpendiculaire aux traits fondamentaux de l'écriture (loi de Berlin-Rembold), la tête est placée dans la rectitude. On interdira à l'écolier de projeter l'épaule en avant, d'incliner la tête d'un côté ou de l'autre, de s'asseoir obliquement. Les pieds seront fixés dans une empreinte triangulaire pratiquée sur une planche reposant sur le sol (J.-B. Reynier).

Chez les jeunes filles, on surveillera les attitudes vicieuses, pendant les travaux à l'aiguille et pendant les exercices de piano.

On évitera, chez les jeunes enfants, les travaux ou exercices qui nécessitent l'emploi répété de l'un des membres supérieurs ou inférieurs, particulièrement du membre supérieur droit.

Il faut éviter les longues stations debout. Les sujets s'appuieront également sur les deux jambes, les pieds légèrement écartés, en évitant surtout le hancher unilatéral.

Dally a montré, en effet, dans son étude sur les déformations scolaires, que le hancher latéral droit avait les mêmes conséquences mécaniques que la position unifessière droite. Dans les deux cas, le bassin s'élève à droite, et tourne à droite et en avant.

Les enfants seront couchés sur des lits résistants, avec des matelas de crin, aussi horizontaux que possible; il faut absolument proscrire les oreillers et les matelas de plume ou de laine.

Les vêtements et les corsets doivent ne pas presser sur la partie antérieure du thorax et empêcher les sujets d'élargir leur poitrine et de renverser en arrière leurs épaules, lorsqu'ils sont droits, la tête, le dos et les lombes appuyés contre une porte.

Il faut absolument renoncer à l'usage des corsets rigides, serrés à la taille, qui emprisonnent le buste dans leurs parois inextensibles, paralysent l'action des muscles de l'équilibre et affaiblissent les soutiens naturels. Les seuls corsets que l'on puisse permettre seront formés de petites baleines ou de lames d'acier, lacés avec un cordon élastique, qui permettent le développement facile des côtes inférieures.

Les chaussures à talons hauts sont dangereuses et prédisposent aux déviations.

C'est en indiquant dans les familles et les écoles les préceptes hygiéniques signalés plus haut, et en surveillant la position assise, que les médecins obtiendront la diminution des cas de scoliose des adolescents, affection malheureusement très fréquente dans les grandes villes.

2° **Moyens mécaniques.** — L'emploi des moyens mécaniques a pour but d'agir sur le rachis, par des forces extérieures, de façon à le redresser le plus possible. Les premiers procédés mécaniques, appliqués au traitement de la scoliose, ont été l'*extension* et les *pressions*.

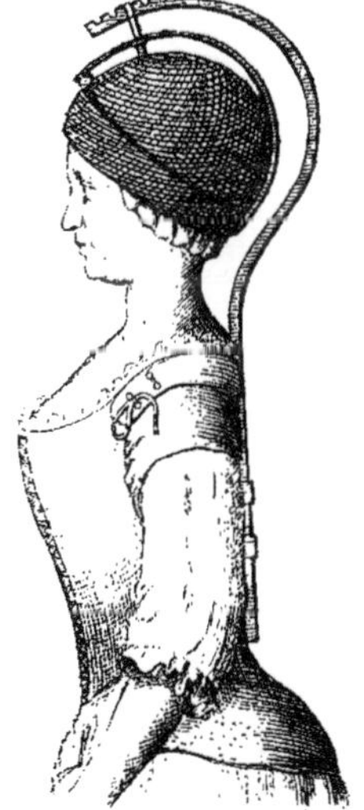

Fig. 291. — Appareil de Levacher (1764).

A. — *Extension dans la position verticale du tronc.* — Glisson (1650), G.-H. Nuck, Heuermann (voir p. 65, fig. 65), Hirsch, Delpech eurent recours à la suspension verticale au moyen d'un collier agissant sur la tête, et de courroies sous-axillaires, dans le but d'étendre le rachis.

Heister, Heuermann, Levacher, T. Sheldrake essayèrent de combiner l'extension avec des appareils portatifs, permettant d'exercer une traction pendant toute la journée. Heister proposa son appareil, connu sous le nom de *Croix de Heister*, dans lequel les bras de la machine répondant aux épaules munies de courroies, et une fronde agissant sur la tête, permettaient une traction assez énergique sur le rachis et le tronc.

Dans l'appareil de Levacher (fig. 291), l'extension se faisait au moyen d'une tige en fer recourbée jouant à l'aide d'une crémaillère dans une douille en cuivre.

Dans quelques appareils, la suspension se pratiquait sous les aisselles avec des béquillons (béquilles cachées de Portal, etc.).

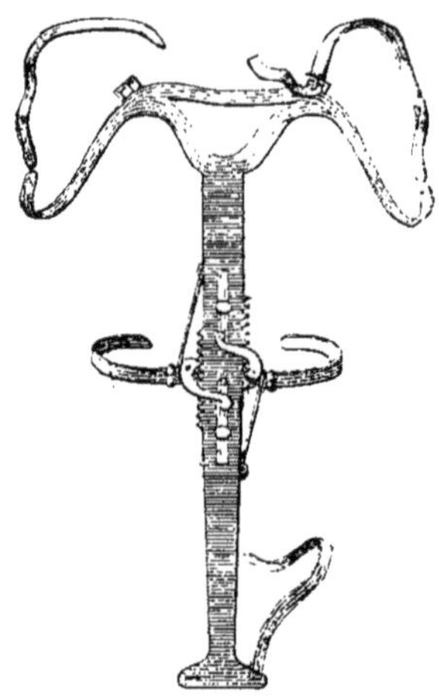

Fig. 292. — Appareil de Portal, 1772.

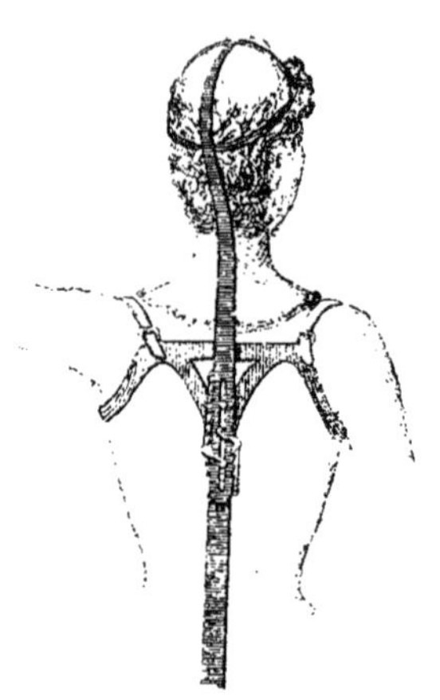

Fig. 293. — Appareil de Portal, avec extension de la tête.

Les appareils de Portal (fig. 292 et 293) et de Sheldrake ont une construction et une action analogue à celui de Levacher.

L'extension dans la position verticale, abandonnée pendant de longues années, a été de nouveau adoptée par B. Lee, L.-A. Sayre. Nous décrivons plus loin en détail, et nous apprécions la suspension par la méthode de Sayre.

Les appareils pour obtenir l'extension dans la position verticale ne servent plus que dans les exercices orthopédiques destinés à amener le redressement temporaire, ou dans l'application des corsets plâtrés.

L'extension à l'aide d'appareils portatifs, l'extension avec des béquilles ou dans la position assise, à l'aide des fauteuils de Heuermann, de Levacher, de Darwin, de Blœmer, de Mayor, sont justement abandonnés de nos jours.

B.—*Extension dans la position horizontale. Lits orthopédiques et décubitus dorsal.*—La position horizontale diminuant les inconvénients qui résultent du poids du corps, il était rationnel de recommander cette position dans le traitement des scolioses. Le *décubitus horizontal* proposé par Duverney, le premier, est devenu l'origine des lits orthopédiques. Venel (1788) (voir fig. 4, p. 37) ajouta l'*extension* et F. Ranchin (1751), les *pressions latérales*.

En général, ces lits se composent :

1° D'un *plan* résistant, horizontal ou oblique ;

2° De *moyens d'extension et de contre-extension*, sur la tête et les épaules, sur le bassin à l'aide d'une ceinture rembourrée ;

3° De *pressions latérales*. La pression latérale est exercée par des palettes fixées à l'aide de vis, ou par des tractions élastiques, ou par la position inclinée et un simple lien. Le plus souvent, un coussin, en forme de pelote, s'adapte exactement aux parties déformées, peut se déplacer, s'éloigner ou se rapprocher, pour être ensuite fixé au moyen de vis et de courroies.

Dans quelques cas, on fixe à la pelote, destinée à comprimer la partie convexe du dos, une courroie que l'on accroche à une tige élastique faisant ressort et attachée au côté opposé du lit (lit de Schildbach).

Conformément aux indications de l'anatomie pathologique, dans les cas de scoliose dorsale droite, avec thorax obliquement rétréci, les pressions doivent être faites aux extrémités du grand diamètre diagonal droit, en arrière au niveau de la gibbosité, en avant à la partie inférieure du thorax, au niveau de la convexité des côtes gauches. On agit de cette façon directement sur les courbures des côtes, et indirectement sur l'incurvation rachidienne.

Venel (voir fig. 4, p. 37), Shaw, Delpech, Jalade-Lafont, Maisonnabe, Mellet, Lonsdale, Goldschmidt, J.-G. Heine, Bouvier, J. Guérin, H. Bigg, J.-C.-T. Pravaz, Staffel, ont proposé des lits orthopédiques basés sur ces principes.

Le lit de H. Bigg (voir p. 38, fig. 5) n'est constitué que par des liens élastiques. Les pressions latérales sont exercées par des ceintures adaptées de chaque côté du cadre. Des ressorts à boudin relient les liens à leurs points d'attache.

Dans le lit de Pravaz un cadre mobile sert de plan, l'extension est le résultat du poids du corps par l'inclinaison de ce plan. La contre-extension est assurée par le maintien de la tête dans une bonne position et par le soutien du tronc à l'aide de deux plaques latérales; une ou deux autres plaques latérales, suivant que l'on a

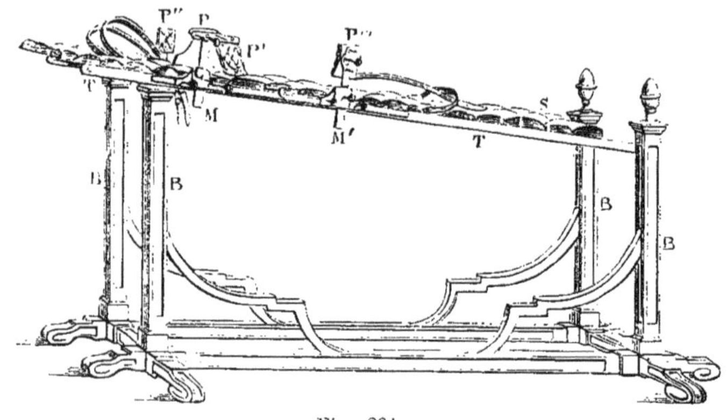


Fig. 294.

affaire à une scoliose avec une courbure principale, sans cour-

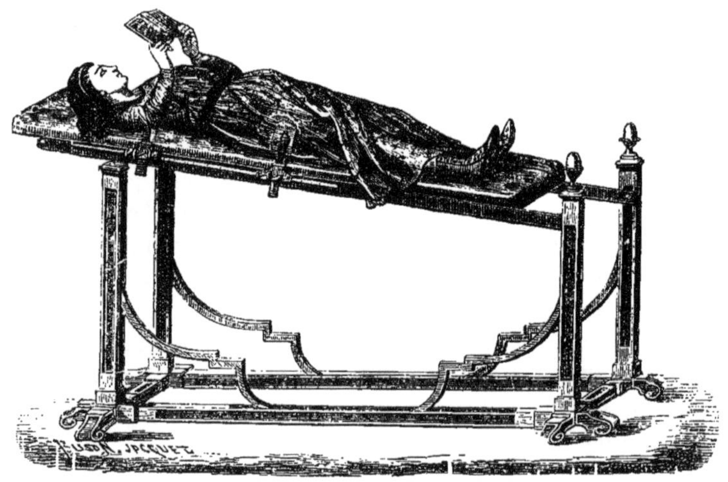

Fig. 295.

bures secondaires prononcées, ou avec deux fortes courbures, servent à redresser le rachis.

Les figures 294, 295 et 296 représentent les lits orthopédiques actuellement en usage à l'Institut Orthopédique de Pravaz, à Lyon.

Dans l'appareil de la figure 296, qui ne s'applique qu'aux courbures dorsales et à grand rayon, le sujet étant couché sur la partie convexe de la courbure dorsale, le tronc est soulevé de telle sorte que la courbure dorsale est renversée par l'action que le poids de la tête et des épaules d'un côté, du bassin et des membres inférieurs de l'autre, exerce sur les deux extrémités de l'arc.

Pravaz, Volkmann, Busch, Bampfield, Lonsdale, Barwell, se

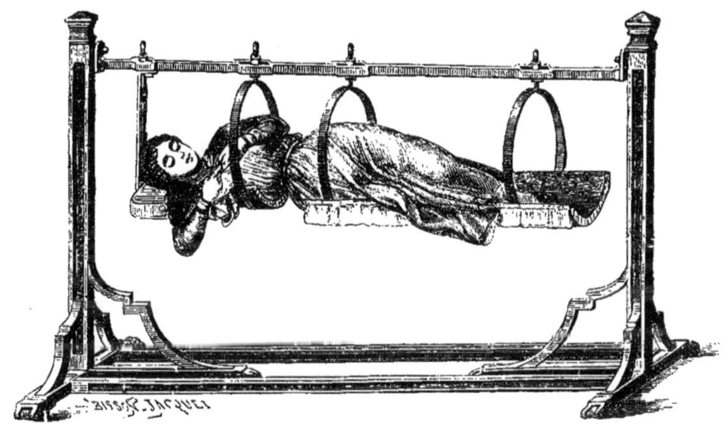

Fig. 296.

servent, le sujet étant dans le décubitus latéral, de l'appareil à suspension représenté p. 416, fig. 333.

On a imaginé des appareils indépendants que l'on peut adapter à chaque lit solide muni d'un matelas. Ces appareils ont l'inconvénient de ne pas permettre l'extension. Un des plus employés est l'appareil de Bühring (fig. 297), consistant en une ceinture pelvienne et deux pelotes pouvant se déplacer latéralement, l'une destinée à la courbure dorsale, l'autre à la courbure lombaire. Hueter a ajouté à la pelote dorsale une double tige d'acier en arc de cercle au-dessus du thorax ; à cette tige est adaptée une pelote mobile sur une vis, au moyen d'une articulation à noix, et qui peut se déplacer en totalité le long de la tige. Cette dernière pelote est destinée à exercer une pression sur la convexité antérieure des arcs costaux, au niveau de la ligne du mamelon. Le thorax se trouve ainsi comprimé efficacement aux deux extrémités d'une diagonale qui relie les deux points saillants les plus accessibles à une compression. Cette méthode est applicable au thorax obliquement rétréci. Une deuxième pelote doit être ajoutée à l'arc de cercle, dans les cas où le thorax est unilatéralement et transversalement rétréci. L'une des pelotes mobiles vient alors s'appliquer sur la face antérieure du thorax, du côté de la convexité scoliotique, au niveau de la forte courbure que décrivent

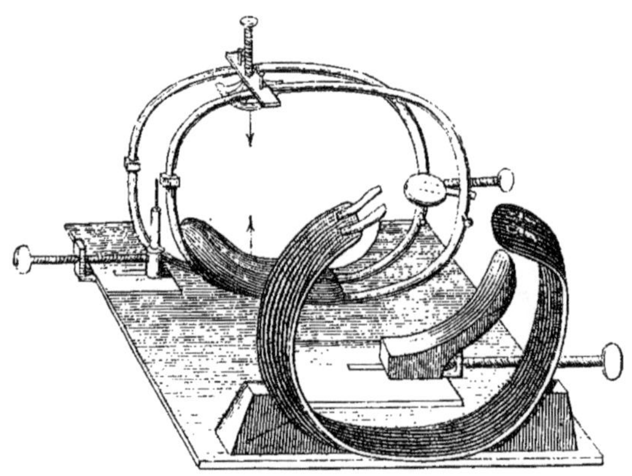

Fig. 297. — Appareil de Bühring, modifié par Hueter.

les côtes, avant leur insertion sur le sternum. L'autre pelote s'applique sur la paroi latérale du thorax, au niveau de la concavité de l'incurvation dorsale, et maintient, dans l'élévation, l'épaule de ce côté.

Dans le lit de décubitus de Beely (fig. 298 et 299), des courroies, convenablement disposées, viennent exercer une action élastique corrective sur les parties déformées et saillantes du thorax et du rachis.

L'appareil de Beely (voir fig. 32, p. 52) permet de placer le sujet dans une position plus ou moins oblique, en faisant une traction par des poids, au moyen d'une mentonnière de Glisson qui embrasse la tête.

Dans le lit à *détorsion* de Lorenz, le malade est couché de façon à imprimer au tronc une torsion sur le bassin, en sens inverse de la torsion pathologique.

Les différents lits orthopédiques paraissent, *théoriquement*, présenter de sérieux avantages. Ils doivent soustraire le rachis au poids des parties supérieures du corps, changer l'action nocive de la pesanteur en une action favorable, le corps étant utilisé comme agent de redressement et de compression. Les pressions latérales, combinées à l'extension et à la contre-extension, semblent devoir jouir d'une action puissante pour le redressement des courbures du rachis et la correction des difformités thoraciques.

Les résultats pratiques ne sont pas malheureusement conformes

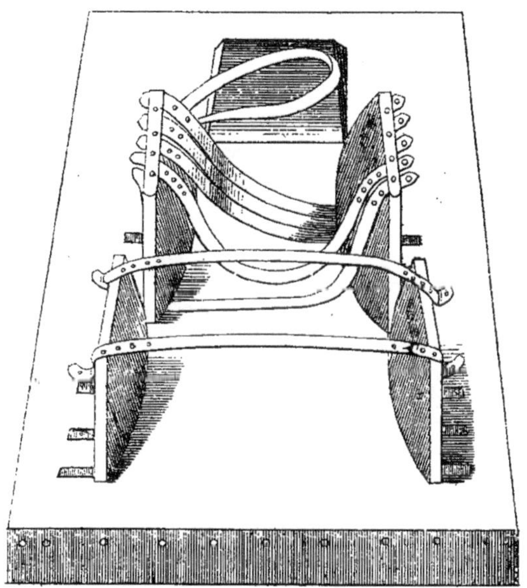

Fig. 298. — Appareil de décubitus de Beely.

à la théorie. Ces appareils, plus ou moins compliqués, d'un prix élevé, donnent des résultats temporaires illusoires, ils exigent une surveillance constante; les pressions sont douloureuses; le corps se soustrait aux pressions en se déplaçant; l'immobilité prolongée a un retentissement fâcheux sur les muscles et sur la santé générale et ne peut être supportée sans inconvénients, surtout pendant la nuit.

Les appareils de décubitus de Bühring, de Beely, inférieurs aux lits avec extension et contre-extension, présentent aussi de sérieux inconvénients et doivent être abandonnés.

Le décubitus horizontal sur un lit orthopédique ou sur une simple planche matelassée, avec *immobilité permanente*, n'est supporté que par les jeunes enfants et ne donne pas des améliorations importantes. Il ne peut être employé qu'*exceptionnellement* dans des scolioses graves à marche très rapide et encore ne faut-il pas, dans ces cas, négliger le traitement mécanique et gymnastique quotidien.

Quelques lits orthopédiques, le plan incliné de Beely, le lit à détorsion de Lorenz ne doivent être utilisés que pour pratiquer des exercices de redressement, *pendant les heures de repos de la journée.*

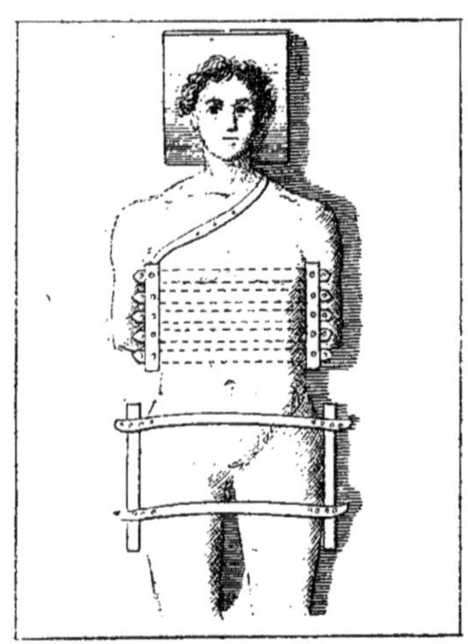

Fig. 299. — Position du sujet dans le lit de décubitus de Beely.

Nous recommandons toujours à nos malades quelques heures de repos, dans l'intervalle des exercices orthopédiques, sur une planche légèrement inclinée ou dans un fauteuil avec dossier fortement incliné en arrière (v. fig. 269, p. 371).

Pendant la nuit, nous faisons placer nos scoliotiques sur une planche matelassée, très légèrement inclinée.

Suivant les conseils de H. Staffel, on peut, pendant le décubitus dorsal, mettre sous le segment lombaire un coussin en crin qui, d'après cet auteur, produit une lordose lombaire et évite l'aplatissement du rachis dorsal, favorable au développement des scolioses graves.

C. — *Corsets et Ceintures orthopédiques.* — Un grand nombre d'appareils portatifs, corsets, ceintures orthopédiques ont été recommandés dans le but de repousser les parties saillantes du rachis et des côtes, de redresser l'arc fléchi de la colonne vertébrale, de modifier l'inclinaison vicieuse du tronc. Nous renvoyons aux ouvrages de Malgaigne, Bouvier, E. Fischer, Gaujot et Spillmann qui contiennent des descriptions détaillées de ces divers appareils.

La figure 300 représente un des premiers corsets, proposés pour

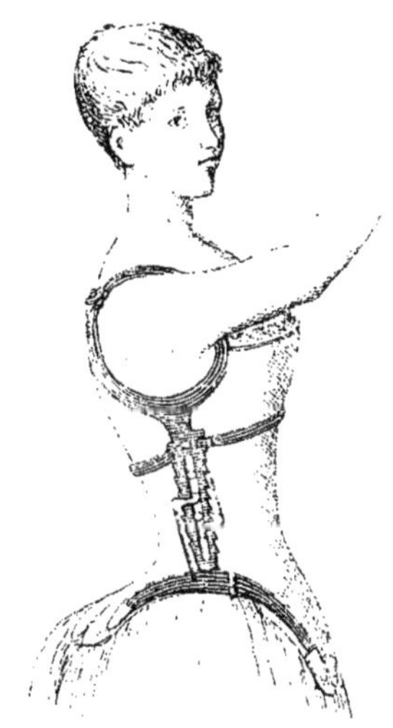

Fig. 300. — Corset de Portal, à béquille cachée, 1767.

l'extension et le soulèvement du tronc, au moyen de béquillons.

Nous passerons rapidement en revue les différents corsets ou ceintures les plus connus qui agissent *par pression*, *par l'inclinaison*, *par l'extension et le soulèvement*, *par la détorsion*.

Dans plusieurs corsets, les mécanismes de pression, d'extension et de détorsion sont combinés.

Corsets agissant par pression. — Dans ces corsets, les pressions et les contre-pressions sont exercées au moyen de pelotes à ressorts ou à vis au niveau de la gibbosité, dans une direction diagonale (H. Staffel) sur les deux gibbosités, aux deux extrémités de la courbure et dans quelques cas sur les hanches.

Des courroies ou des tiges rigides servent à redresser le tronc et à modifier son inclinaison.

Parmi ces corsets, citons ceux de Bouvier et Bouland, de

Mathieu, le corset à barettes ou d'attitude de Ducresson (fig. 301

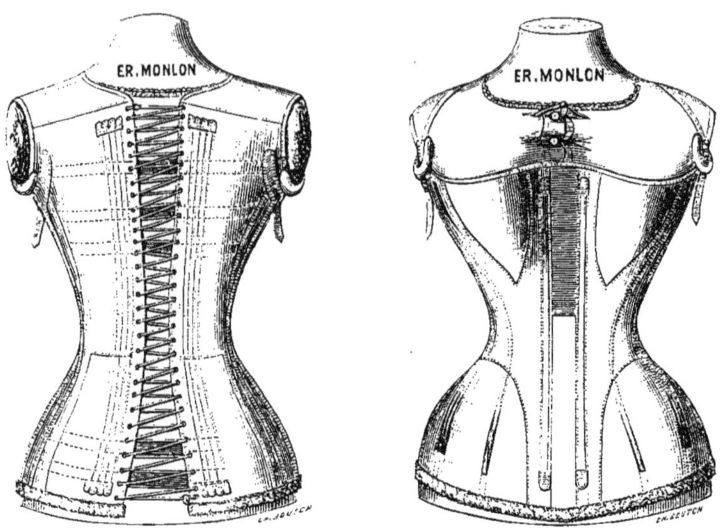


Fig. 301 et 302. — Corset d'attitude.

et 302), le corset d'Eulenburg, de Chance, de Nyrop, de Staffel.

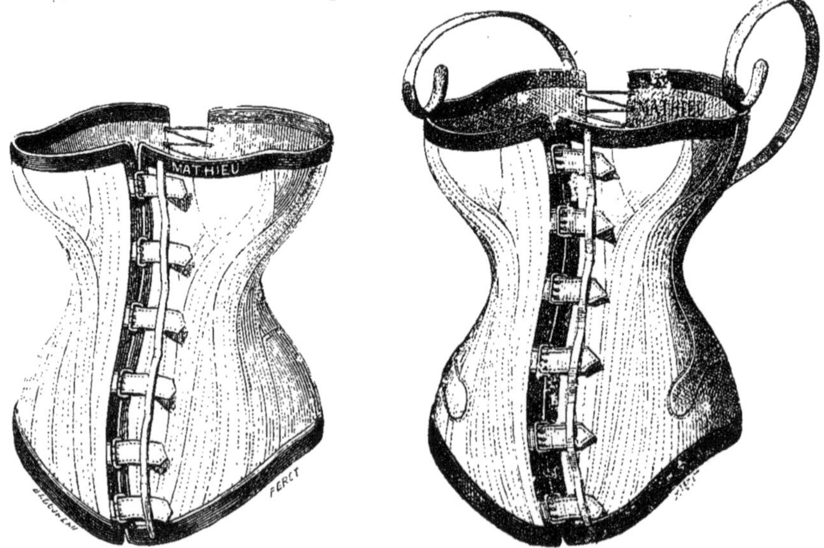


Fig. 303 et 304. — Corsets de Mathieu.

Les corsets assez simples de Mathieu (fig. 303 et fig. 304), de

Monlon (fig. 305 et 306, sont en coutil léger avec pièces métalliques au niveau des hanches, et sur les parties latérales se terminant en béquillons.

Ces corsets dits d'*attitude* (fig. 301 et 302), de *maintien* (fig. 305 et 306), peuvent rendre quelques services dans les légères déviations du rachis et après la guérison du mal de Pott.

Les pressions et les tractions sont réalisées par des liens ou des

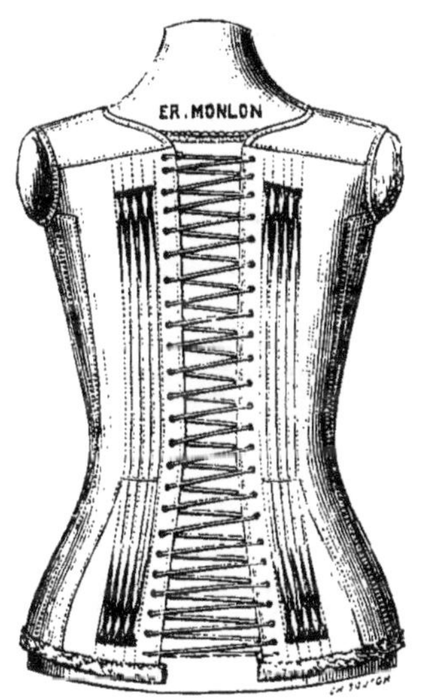


Fig. 305.

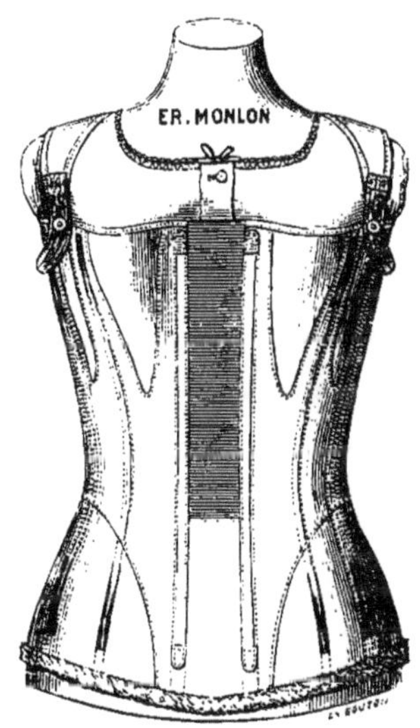


Fig. 306.

Corset de maintien de Monlon.

bandes élastiques dans les corsets de Duchenne, de Barwell (fig. 307), de Kœlliker, de Mathieu (fig. 310), d'Hoffa.

Le corset d'Hoffa se compose d'une ceinture adaptée au bassin, de laquelle s'élève, au milieu du dos, une attelle verticale, supportant un appareil de soutien pour l'épaule gauche. Il présente encore une série de bandes élastiques, simulant les côtes. Celles de droite s'attachent par leur extrémité inférieure à une tige oblique en bas et en avant, munie sous l'aisselle d'un coussinet rembourré ; par leur extrémité supérieure, elles sont reliées à l'attelle verticale. Celles de gauche partent d'une double tige, moitié métallique, moitié élastique, situées obliquement dans la partie gauche du dos, et aboutissent à une ceinture qui, prenant le flanc gauche en écharpe, vient se fixer à la tige métallique antérieure. Cet appareil, qui doit être porté jour et nuit, est plus ou moins serré à l'aide d'une série d'anneaux.

Le corset de Nyrop est le meilleur des appareils agissant par pression.

Il se compose (fig. 308), d'une ceinture pelvienne, avec

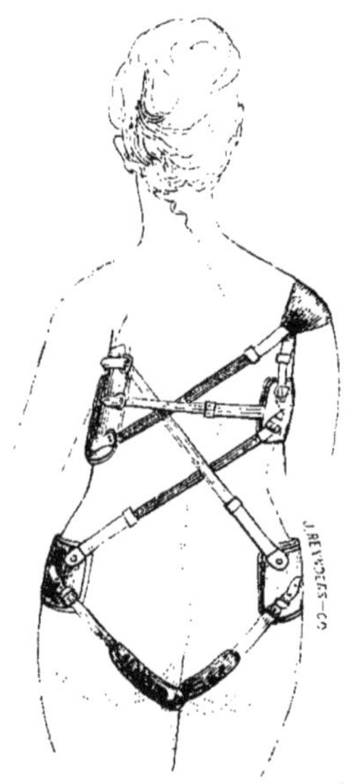

Fig. 307. — Corset de Barwell.

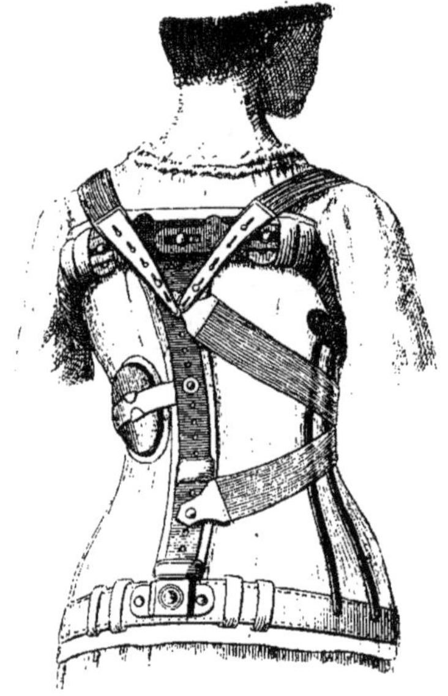

Fig. 308. — Corset à ressorts de C. Nyrop.

tuteur médian postérieur, à l'extrémité duquel s'articulent deux branches horizontales. Les extrémités de cette traverse horizontale se dirigent sous les aisselles en forme de béquillons. Deux tuteurs latéraux relient la ceinture pelvienne à l'une des branches (gauche ou droite, suivant les cas) de la traverse horizontale. Au tuteur médian postérieur, sont fixés : 1° un ressort d'acier recourbé, sur lequel glisse une pelote destinée à passer sur la gibbosité ; 2° une ou deux bandes élastiques, qui, contournant les deux tuteurs latéraux et prenant point d'appui sur eux, viennent se relier à l'extrémité libre du ressort d'appui.

Les pressions, lorsque l'appareil est appliqué, se font dans une bonne direction, suivant le diamètre diagonal allongé. La contre-pression au lieu de se produire sur un point du thorax et des lombes, se fait par la bande élastique au niveau des deux tuteurs latéraux.

Comme la plupart des corsets, le corset de Nyrop, sous l'influence des mouvements, bascule, se déplace et les pressions ne sont plus efficaces.

Corsets avec inclinaison. — Ce qui caractérise les appareils de cette classe, c'est de produire une pression unique très forte, exagérée,

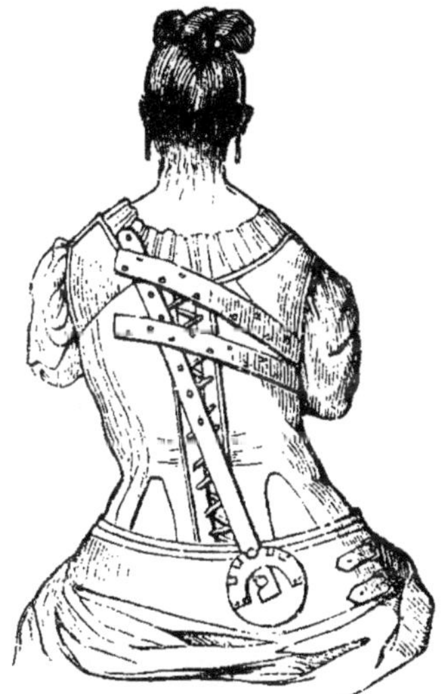

Fig. 309. — Ceinture de Hossard.

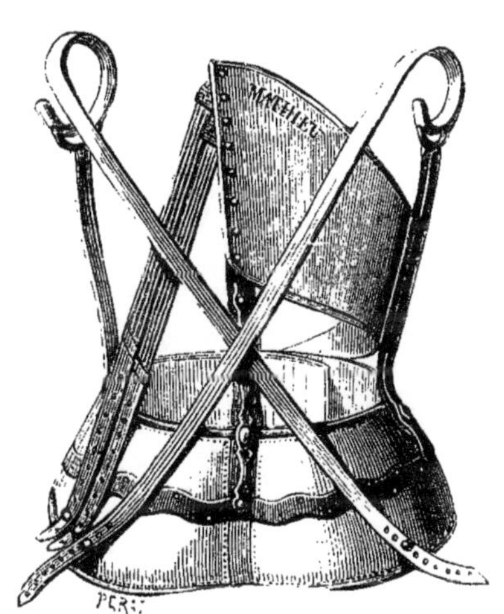

Fig. 310. — Corset à pression élastique de Mathieu.

agissant sur le thorax dans un seul sens, de façon à renverser les courbures par inclinaison.

Le type classique de ces appareils, dont on trouve les premiers éléments dans les corsets de Delpech et de Jörg, est la ceinture de Hossard (fig. 309). Mathieu a très heureusement modifié et simplifié l'appareil de Hossard (fig. 310). L'engrenage qui retient le levier est remplacé par un système de tractions élastiques.

Corsets avec extension et soulèvement du tronc. — Dans ces corsets, l'extension du rachis est obtenue au moyen de soutiens axillaires, béquillons, prenant leur point d'appui sur une ceinture pelvienne moulée sur le bassin. (Voir Corset de Portal, fig. 300, p. 390.)

Des pièces accessoires variées, pelotes, plaques métalliques,

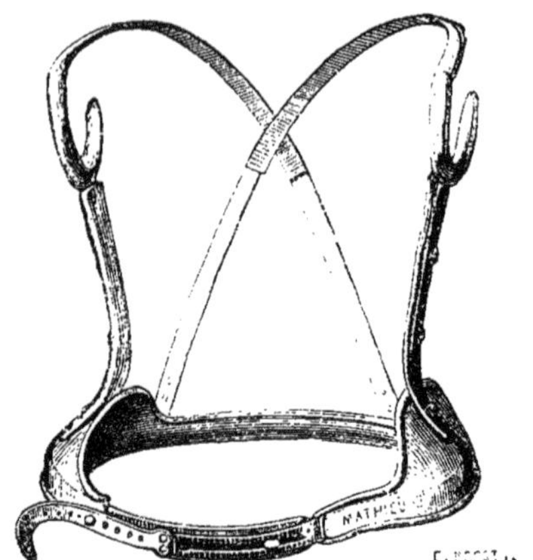


Fig. 311. — Corset de Mathieu.

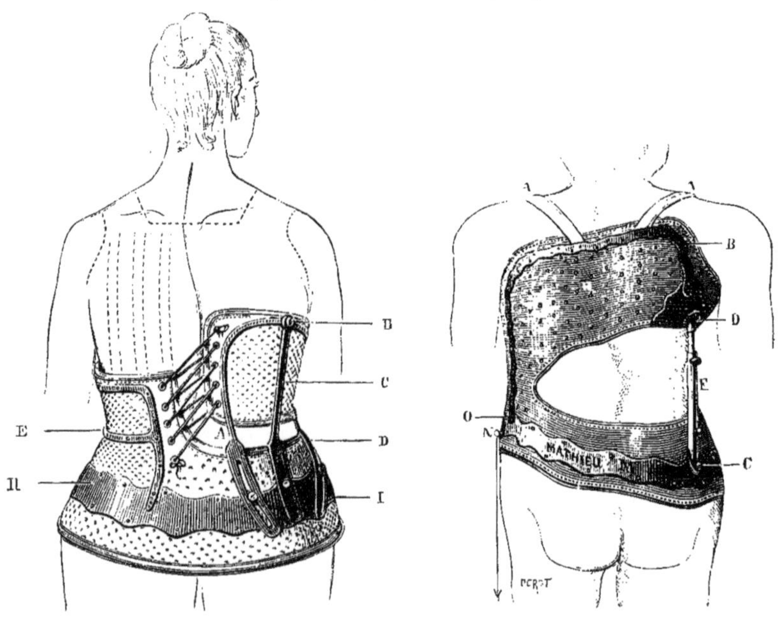


Fig. 312. Fig. 313.

Corsets de P. Bouland et Mathieu.

coussins, sont destinées à combiner sur les parties déformées, les pressions et l'extension.

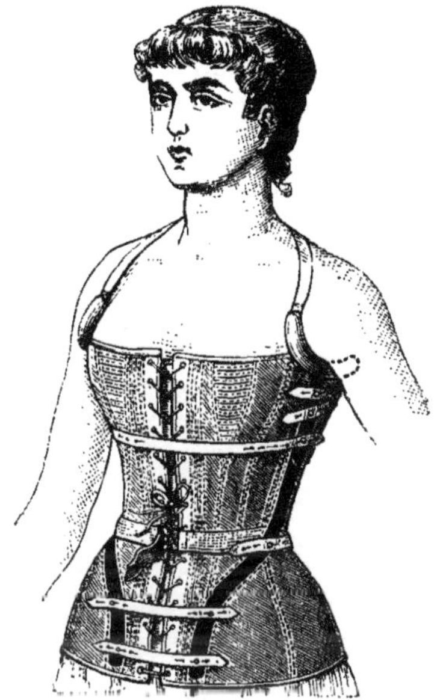

Fig. 314.

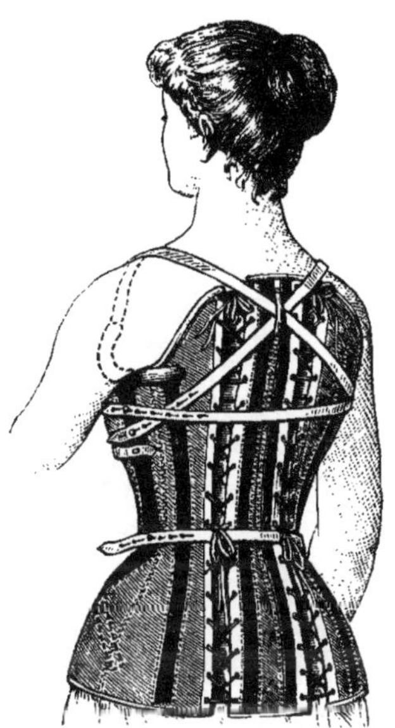

Fig. 315.

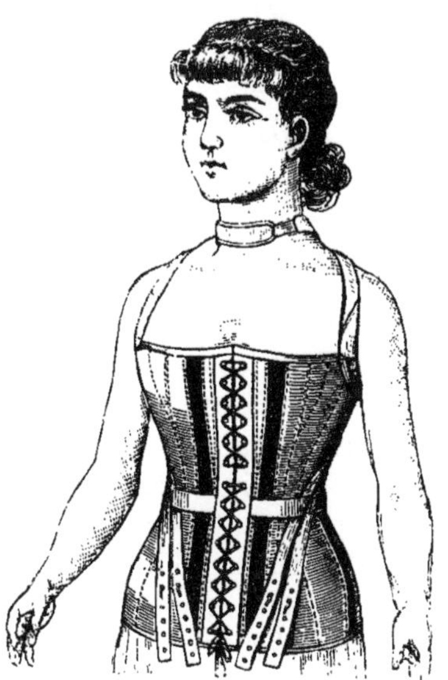

Fig. 316.

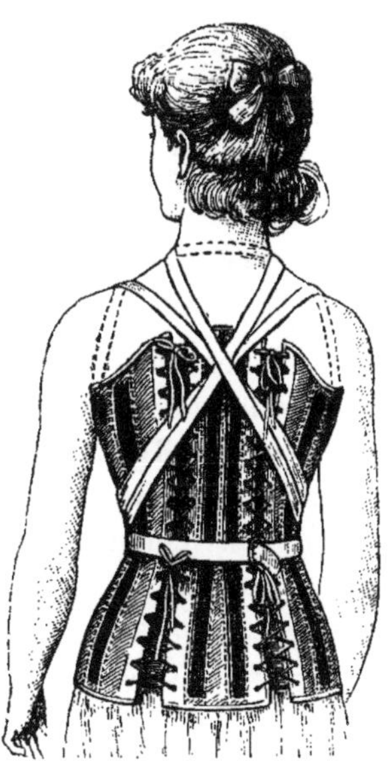

Fig. 317.

Parmi ces corsets, citons les corsets de Bigg, Bouvier, Panas, Mathieu (fig. 311), Trélat, L. Le Fort, Collin.

Quelques auteurs (P. Bouland), ont recommandé des ceintures en cuir moulé, prenant leurs point d'appui sur de larges surfaces, à la façon des corsets plâtrés.

Les corsets de P. Bouland et Mathieu (fig. 312, 313) conviennent

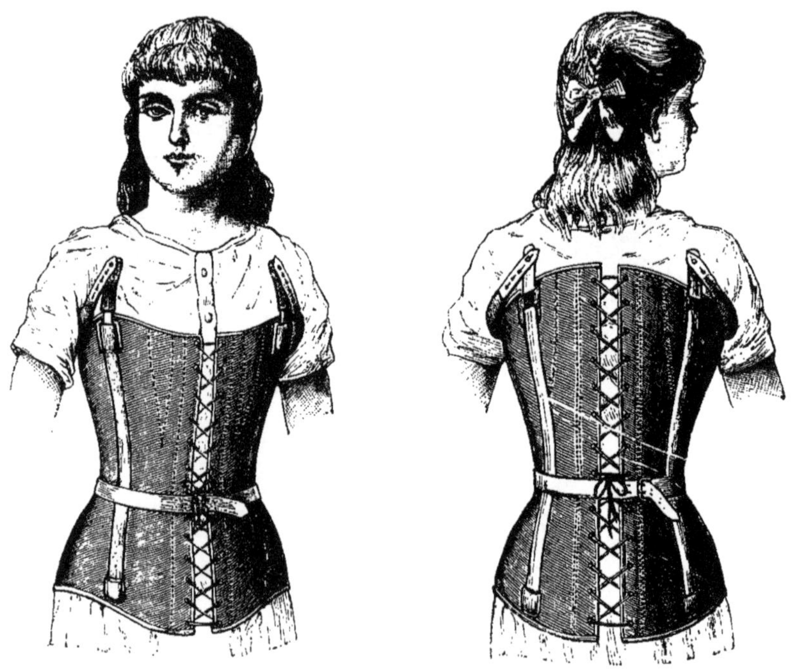

Fig. 318. Fig. 319.
Corsets de Beely.

dans quelques cas de scolioses avec déformation considérable.

Dans cette catégorie, nous pouvons ranger les corsets de Beely, dont les figures 314 à 319 indiquent les principaux détails.

Ces corsets, plus ou moins complets, suivant le degré de la déviation, sont constitués par des lames métalliques assez rigides, antérieures, postérieures, latérales; les pièces latérales s'appuient en bas sur des parties résistantes métalliques se moulant exactement au-dessus des saillies de l'os iliaque, et se terminent en haut par des béquillons de forme spéciale (fig. 314 et 316).

Dans les modèles (fig. 314 et 316), destinés aux cyphoses, des courroies disposées suivant les indications du dessin, ramènent les épaules et la tête en arrière.

Dans les derniers modèles de Beely, destinés aux scolioses, la pièce principale du corset doit embrasser très exactement les os iliaques (fig. 320 et 321). Pour obtenir un modèle très exact de

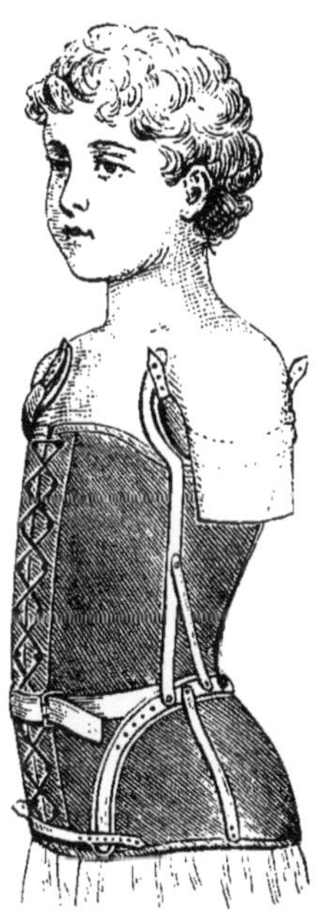

Fig. 320. Fig. 321.

Corsets de Beely (derniers modèles).

cette pièce, on courbe en la moulant sur le sujet, au moyen de clefs anglaises, une lame assez malléable composée de zinc et d'étain.

Cette pièce est donnée ensuite à l'ouvrier qui doit la reproduire avec de l'acier rigide.

Trois lames d'acier (fig. 320, 321), réunies par une barre transversale, prennent point d'appui sur la pièce du bassin. La lame antérieure se termine par un béquillon qui se recourbe à la partie antérieure de l'aisselle, la lame postérieure reçoit une courroie rembourrée qui soutient le bras. Le béquillon peut être plus ou moins élevé au moyen de vis. Les lames verticales rigides soutiennent le tronc, surtout en avant et en arrière, dans les cas de lordose. Ces lames doivent être moulées très exactement sur le sujet dans une position redressée, de la même façon que la pièce du bassin.

Hessing recommande un corset analogue à celui de Beely (fig. 320, 321), principalement composé d'une pièce métallique embrassant très exactement les hanches, sur laquelle viennent se fixer deux tiges rigides à rallonges, terminées par des béquillons.

Corsets destinés a produire la détorsion du rachis. — Dans le bandage spirale de Fischer, aujourd'hui abandonné par son auteur,

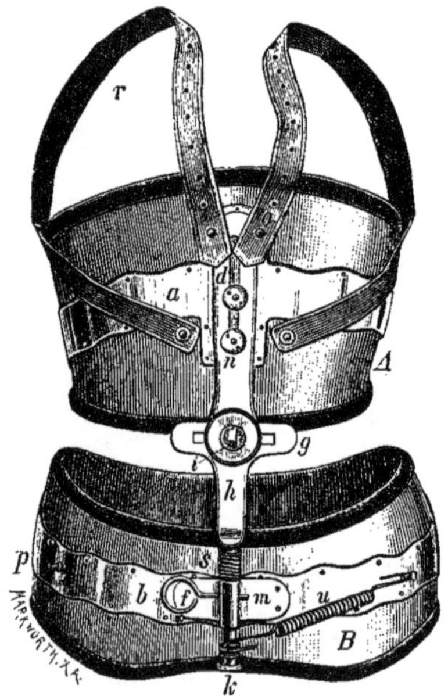


Fig. 322. — Corset de Wolfermann.

des courroies élastiques, directement appliquées sur le corps, attirent en bas et en avant l'épaule correspondant à la convexité de la courbure, exercent des pressions sur la convexité, déchargent le côté concave d'une partie du poids du corps, arrêtent ainsi et diminuent la croissance osseuse exagérée. Les tractions élastiques produisent aussi un mouvement de torsion du rachis sur l'axe vertical.

A. Lorenz recommande, dans le but de produire la détorsion et le redressement des scolioses dorsales, des pressions sur la gibbosité au moyen d'une bande élastique, dont les deux chefs se croisent sur le milieu du dos et de la gibbosité et vont se fixer sur la cuisse gauche (dans le cas de scoliose dorsale droite).

Wolfermann (de Strasbourg) a récemment proposé un corset, destiné à agir à la fois contre l'inclinaison latérale et le mouvement de torsion du rachis (fig. 322 et 323).

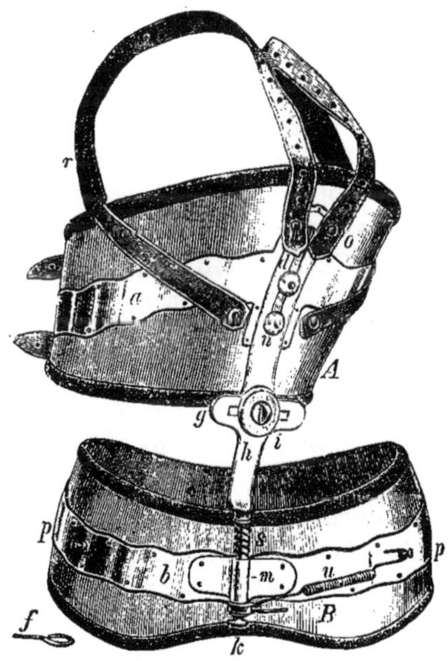


Fig. 323. — Corset de Wolfermann.

D'après cet auteur, cet appareil destiné surtout aux scolioses dorsales, permet :

*a.* Un déplacement perpendiculaire au plan antéro-postérieur ;

*b.* Une torsion autour de l'axe longitudinal;

*c.* Une rotation autour de l'axe antéro-postérieur ;

*d.* Une pression autour de l'axe antéro-postérieur.

Il se compose (fig. 322) :

1° D'une pièce pelvienne fixe qui embrasse très exactement le bassin.

2° D'une portion thoracique A, mobile autour de l'axe longitudinal du rachis au moyen d'un ressort spiral, dont la torsion peut être réglée à volonté. Un petit levier, porté sur une tige octangulaire et tournant dans la douille *m*, muni d'un œillet destiné à donner attache au ressort, permet de régler cette torsion.

En transportant ce levier sur telle ou telle face de la tige octangulaire, on diminue ou on augmente la torsion.

L'autre extrémité du ressort est fixée au bouton *p*. En *d*, des écrous, servant à fixer la pièce thoracique à l'attelle *n*, permettent de relever cette partie de l'appareil vers la partie supérieure et de décharger ainsi le segment lombaire.

En *r* sont des épaulières mollement rembourrées.

Pour construire cet appareil on doit prendre un moule en plâtre, le sujet suspendu est dans une bonne position.

L'application de l'appareil se fait pendant la suspension. On enlève ensuite la tige *f*, et on fixe le ressort.

La figure 323 montre la position que prend alors la pièce thoracique et le mode d'action du corset.

Dans le cas de scoliose droite, le ressort doit être à droite ; dans le cas de scoliose gauche, à gauche, sur la partie postérieure de la pièce pelvienne.

Nous avons récemment observé, dans notre service du Dispensaire Furtado-Heine, une jeune scoliotique traitée à Strasbourg par le corset de Wolfermann. Le résultat obtenu est peu favorable ; la détorsion recherchée est illusoire. Malgré l'application très régulière de l'appareil, l'enfant reprend sous son corset une attitude vicieuse.

De nombreuses opinions contradictoires existent au sujet de la valeur des corsets dans le traitement de la scoliose. La majorité des orthopédistes admettent aujourd'hui que l'on ne peut guérir les déviations rachidiennes par l'usage exclusif des corsets ; on ne demande à ces appareils qu'un rôle *secondaire*, celui de tuteur ou de soutien.

Les pressions exercées en divers points du rachis, dans le but de redresser les courbures, ne peuvent évidemment agir que dans la première période de l'affection, alors que le rachis est encore *flexible*.

Les points comprimés se dérobent aux pressions, les corsets basculent, surtout dans les appareils qui ne prennent pas un point d'appui solide sur le bassin; les sujets reprennent sous l'appareil leur attitude vicieuse, les pressions latérales ne peuvent lutter contre la flexion et l'inclinaison latérale du tronc. On n'obtient qu'une action illusoire.

Les corsets ont en outre le grand inconvénient de gêner le développement de la poitrine et la nutrition des muscles (Shaw).

L'idée d'agir au moyen de pelotes à vis ou à ressort sur les extrémités du diamètre diagonal, dans le but de modifier la forme du thorax, est évidemment bonne. Dans la pratique, si l'appareil est bien appliqué, les pressions des pelotes sont insupportables, le corset ne peut résister aux inclinaisons latérales du tronc.

La méthode d'inclinaison n'a pas réalisé les espérances qu'elle avait données au début. Les corsets dits d'inclinaison ne sont plus utilisés aujourd'hui. Ils exigent une grande surveillance et peuvent aggraver certaines déviations (déviations lombaires principales). La pression énergique au niveau de la saillie costale est souvent la cause de vives douleurs. La ceinture se déplace facilement, tend à remonter quand le corps s'incline. Ces appareils ont le grave inconvénient de ne pas présenter un point d'appui solide sur le bassin.

Les béquillons employés dans quelques corsets, prenant un point d'appui sur l'épaule essentiellement mobile, ne peuvent en aucune façon soutenir et étendre le rachis.

De l'aveu des plus ardents défenseurs des corsets, ces appareils n'agissent souvent qu'en *rappelant* au scoliotique qu'il doit se tenir dans une position redressée.

Nous pensons que les corsets ont peu d'action sur la torsion du rachis, ils modifient très peu l'inclinaison latérale.

Les corsets en cuir moulé, prenant un solide point d'appui sur le bassin, jouent un rôle de soutien et de tuteur efficace. Ils seront utilisés dans des scolioses avec déformation importante, ou avec grande laxité ligamenteuse.

Nous avons employé avec avantages les corsets de Beely, dans quelques cas de scoliose au début.

En résumé, les corsets ne peuvent produire *aucun redressement* du rachis. Les mensurations précises indiquent le peu d'action et même l'influence nuisible de ces appareils. Ils ne peuvent agir que comme tuteur ou soutien. Leur action doit être associée à celle d'autres moyens plus puissants. Leurs indications sont très limitées.

Corset plâtré. *Méthode dite de Sayre.* — Dans cette méthode, on se propose de maintenir le rachis, redressé par la suspension verticale, au moyen d'un bandage rigide. Le grand mérite de Sayre est d'avoir combiné la suspension verticale, employée, ainsi que nous l'avons vu, depuis très longtemps dans le traitement des scolioses par de nombreux auteurs, avec un corset devenant rigide pendant la suspension et *surprenant* le rachis dans sa position rectifiée.

Les cuirasses plâtrées, *inamovibles*, primitivement recommandées par Sayre, sont justement abandonnées aujourd'hui, et il est inutile d'insister sur les raisons qui doivent faire préférer dans tous les cas le corset *plâtré amovible.*

Nous avons donné en détail la technique des corsets plâtrés (p. 79 à 81).

Dans le cas de scoliose, le malade doit lui-même fairela suspension (*auto-suspension*). Les mains, celle du côté de la concavité, plus haute que celle de convexité, viennent saisir les cordes de la poulie ou des pièces de bois convenablement disposées sur ces cordes. La pointe des pieds seule doit toucher le sol.

Il est nécessaire d'habituer le malade à la suspension pendant plusieurs jours.

Avant l'application du corset, on recherchera la position donnant le redressement le plus parfait.

La confection des corsets plâtrés présente quelques difficultés et demande une certaine habileté de l'opérateur qui ne s'acquiert que par une expérience assez longue. Pour qu'un corset plâtré soit efficace, il faut qu'il soit régulièrement fait, élastique, léger, s'appliquant exactement sur les dépressions et les saillies.

Un certain nombre d'insuccès de la méthode de Sayre tiennent à la technique défectueuse suivie. Un corset plâtré bien fait appuie sur la large base de sustentation des hanches et forme un vaste cône pelvien à sommet supérieur, qui supporte le sommet du cône thoracique dirigé en sens inverse.

Un tel corset présente quelques avantages importants, dans certains cas particuliers de scoliose que nous signalons plus loin.

Petersen a recommandé dans quelques cas d'appliquer le corset plâtré dans la position horizontale, la tête et les pieds reposant sur un plan solide; deux sangles, agissant dans des directions opposées, redressent la déviation dorsale et lombaire (voir fig. 73).

Parmi les modifications importantes du corset plâtré, nous devons citer le bandage à *traction latérale*, le bandage à *pression*, le *bandage-ceinture*, le *bandage avec application de bande spirale en caoutchouc*, proposés par A. Lorenz.

*Bandage à traction latérale.* — Ce bandage plâtré est destiné à lutter contre l'inflexion latérale et à fixer la partie supérieure du corps dans une position inverse à celle qu'elle a prise d'une façon vicieuse.

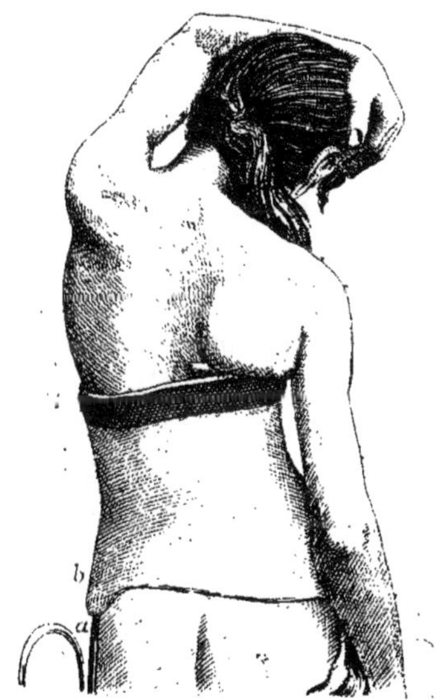


Fig. 324. — Bandage à traction latérale.

Soit une scoliose dorsale droite primitive assez marquée avec inclinaison notable à gauche de la partie supérieure du tronc.

Le bandage plâtré devra incliner le corps à droite, la courbure à convexité droite devra se changer en courbure à convexité gauche (fig. 324).

Le sujet est placé debout, le bassin est immobilisé au moyen d'une ceinture appliquée entre les trochanters et les crêtes iliaques, fixée à une barre transversale reliée à un poteau (voir fig. 328).

La partie supérieure du corps est placée dans la position voulue au moyen d'une sangle qui part de la barre verticale du poteau, le bras droit est en abduction. La limite supérieure du bandage doit être au niveau de l'angle de l'omoplate droite ; à gauche, un peu plus bas, une pièce métallique bifurquée (*b*) avec saillie et terminée par un fort anneau (*a*) est fixée par des tours de bandes plâtrées à la partie inférieure et gauche du corset.

Lorsque l'appareil est terminé et rendu amovible, une courroie attachée à l'anneau se fixe à un cuissard lacé sur la cuisse gauche, et empêche le bord inférieur gauche du corset de remonter.

Ce corset produit une inclinaison latérale très marquée du tronc à droite ; le segment dorsal du rachis devient convexe à gauche. On peut augmenter l'inclinaison latérale à droite en faisant placer la main gauche du sujet sur la tête. Cet appareil n'a aucune action sur la déformation costale. Il doit être laissé en place, à la maison, pendant quelques heures seulement. Un autre corset, déterminant un peu d'inclinaison latérale et qui ne fait pas de saillie difforme sous les vêtements, doit être appliqué pendant les promenades et le reste de la journée.

*Bandage à pression.* — Ce bandage est destiné à corriger les altérations dépendant de la torsion dans la scoliose dorsale. Soit une scoliose dorsale à convexité droite. On recherche, par une pression *exactement* appliquée sur les deux points opposés du diamètre diagonal droit, à corriger la déformation dépendant de la torsion, en augmentant le diamètre diagonal gauche raccourci.

Le sujet est placé en suspension, le bassin bien immobilisé : les épines iliaques et la crête de l'os iliaque, protégées avec du feutre blanc. La limite supérieure du bandage doit se trouver au niveau de l'angle de l'omoplate. Afin d'éviter que les omoplates ne soient repoussées par le bord supérieur du corset, on place des morceaux de feutre triangulaires au niveau des régions scapulaires, de telle sorte que, le corset étant terminé, les omoplates puissent être reçues dans une légère excavation correspondante de l'appareil.

On place aussi des plaques de feutre, convenablement taillées, au-dessous du tricot dans les points aplatis, la partie antérieure droite du thorax et la région de l'angle des côtes à gauche.

Le corset est appliqué pendant la suspension, suivant les règles habituelles.

En raison des précautions prises, les plaques de feutre étant enlevées, le bord supérieur du corset est creux au niveau des omoplates et aussi au niveau de la partie antérieure du thorax à droite et au niveau de la région des angles costaux à gauche. On met alors des morceaux de feutre d'épaisseur convenable au niveau de la partie antérieure du thorax à gauche et de la région des angles costaux à droite. Le corset est alors fortement serré et exerce une pression énergique dans la direction du diamètre diagonal droit, tandis que les parties creuses du corset permettent un élargissement du thorax dans le sens du diamètre diagonal gauche primitivement raccourci.

L'appareil, au bout de quelques jours, doit être laissé toute la journée.

*Bandage-ceinture.* — Le bandage-ceinture a pour but de cor-

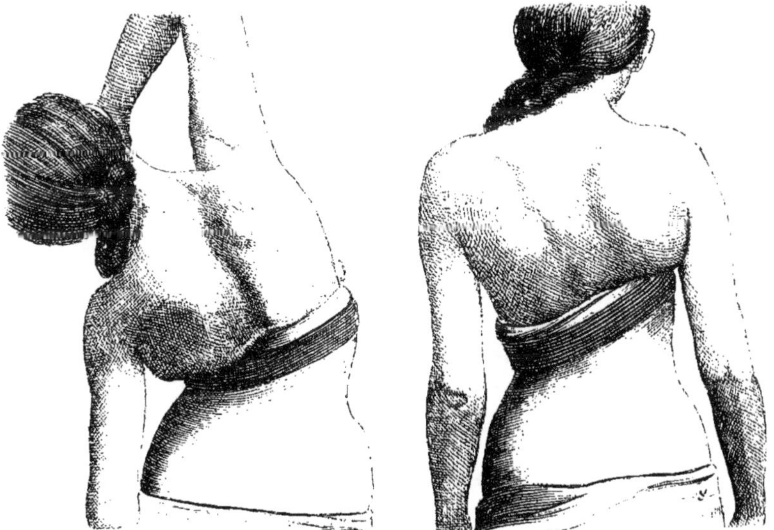

Fig. 325 et 326. — Bandage-ceinturé pour une scoliose lombaire primitive convexe à gauche.

riger les courbures des scolioses lombaires et de modifier la scoliose dorsale de compensation au début (fig. 325 et 326).

Soit une scoliose lombaire primitive convexe à gauche. Le corset plâtré devra produire une contre-déviation convexe à droite et redresser la courbure de compensation commençante de la région dorsale convexe à droite.

Le sujet est placé debout. La partie gauche du bassin est élevée de 2 à 3 centimètres, au moyen d'une pièce de bois ou d'une semelle surélevée, et fixée par une sangle; le tronc est incliné à gauche et soutenu par une béquille. Dans cette position, la colonne lombaire doit avoir une courbure convexe à droite (fig. 325).

Le corset plâtré est ensuite confectionné; ses limites sont indiquées par les figures 325 et 326.

Le corset rendu amovible est terminé, il agit, lorsqu'il est appliqué, en maintenant la contre-déviation de la colonne lombaire

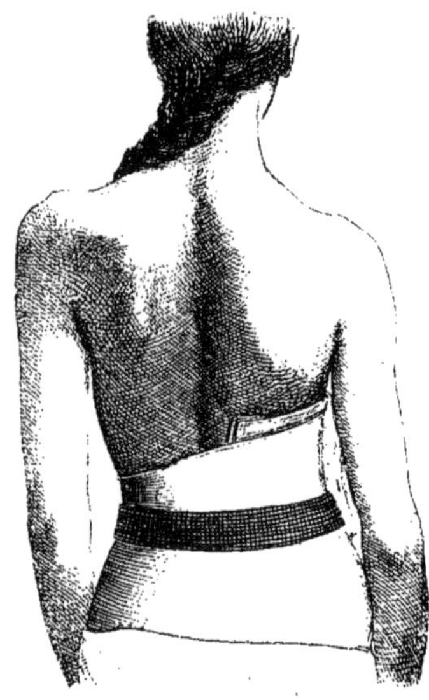

Fig. 327. — Bandage-ceinture pour une scoliose dorsale, convexe à droite.

à droite. Si le sujet essaie de se tenir droit, il incline à droite, afin de rétablir l'équilibre, la partie supérieure du tronc ; la moitié droite du thorax vient presser contre la partie droite et interne du bandage et corrige en partie la déviation à droite du segment pectoral (fig. 326).

La figure 327 représente un bandage-ceinture corrigeant une déviation dorsale à convexité droite.

L'élévation de la semelle de 2 à 3 centimètres du côté gauche contribue à rendre très efficace l'action de l'appareil.

On peut aussi exercer une traction au moyen d'une sangle fixée dans un anneau de la partie inférieure gauche du corset et reliée à un cuissard placé au niveau de la cuisse du même côté.

Si le sujet a l'habitude de se hancher à gauche, la contre-déviation à droite de la colonne lombaire est augmentée.

Si le sujet a l'habitude de se hancher à droite, l'appareil ne tarde pas à lui faire perdre cette position vicieuse. La partie inférieure du tronc étant inclinée à gauche, le malade est obligé de faire des efforts considérables pour rétablir l'équilibre et abandonne la position hanchée droite qui devient très incommode.

*Bandage plâtré après application d'une bande spirale en caoutchouc.* — Dans ces derniers temps, A. Lorenz a proposé de produire la mobilisation passivo-active du rachis, au moyen de pressions énergiques par une ou plusieurs bandes en caoutchouc posées en spirale.

La méthode des pressions élastiques peut aussi servir à maintenir le tronc des scoliotiques dans une position redressée et en détorsion, pendant l'application des bandages plâtrés.

Les figures 328, 329 et 330, qu'a bien voulu nous communiquer le professeur Lorenz, indiquent la disposition du sujet et de la bande spirale dans diverses variétés de scolioses.

Soit un cas de scoliose dorsale gauche avec courbure lombaire à droite (fig. 328). L'élévation du bassin est à droite (*a*). La bande part du pied de la colonne gauche (*b*), passe en avant sur le ventre du patient, remonte vers le côté droit de la taille (*c*), et par-dessus le dos vers l'épaule gauche (*d*), embrasse celle-ci et va s'attacher sur un point *e* du cadre en fer (*g*), point d'attache situé à droite. La main gauche tient la poignée (*k*). La bande en caouchouc doit être fortement tendue.

Le sujet déplace le tronc à droite à l'aide de la main gauche ; la bande élastique agit dans le même sens. La main droite saisit une poignée (*m*) fixée en haut et à gauche.

Pendant ce mouvement de latéralité, le patient aura à vaincre la résistance de la bande qui agit en réduisant la déviation.

Les figures 329 et 330 montrent les détails de l'application de la bande élastique avec suspension verticale.

La figure 329 représente un cas de scoliose avec courbure dorsale et lombaire à peu près égale.

La figure 330 représente une courbure lombaire plus accentuée à droite. La bande pousse la colonne lombaire à gauche et attire en avant la moitié thoracique gauche.

Dans quelques cas, Lorenz combine la suspension avec la détorsion du tronc par rapport au bassin.

Le bassin est fixé dans une fourche pelvienne, puis à l'aide de tractions exercées au niveau des épaules emboîtées par des pièces en cuir, on produit la détorsion dans le sens voulu.

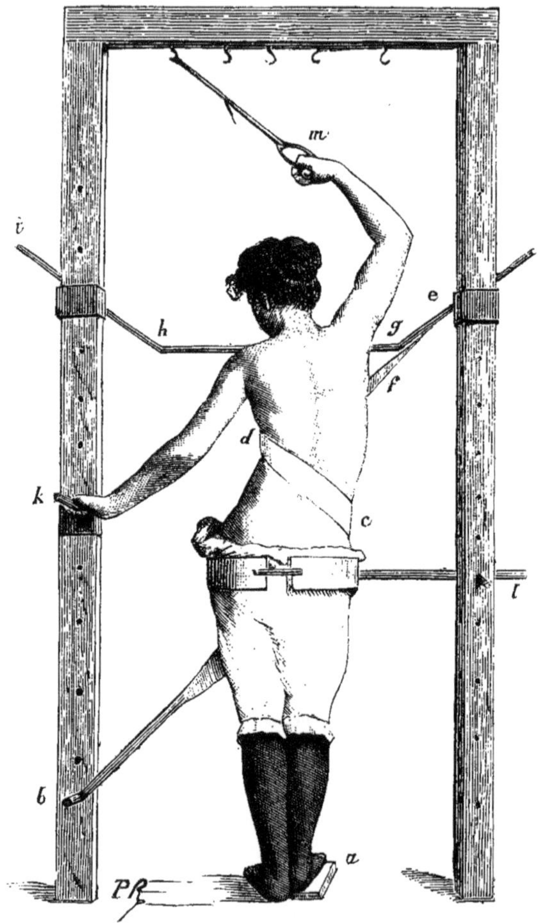


Fig. 328.

Dans le but d'obtenir le déplacement latéral du thorax par rapport au bassin, Lorenz recommande de placer la poulie de suspension plus ou moins sur le côté, élevant ainsi la main correspondant à la concavité et la moitié pelvienne du côté de la convexité de la courbure lombaire. On recommande au sujet des mouvements de détorsion, aussi prononcés que possible, en faisant porter une des épaules en avant, l'autre épaule en arrière.

Les sujets étant placés dans la position redressée, on peut con-

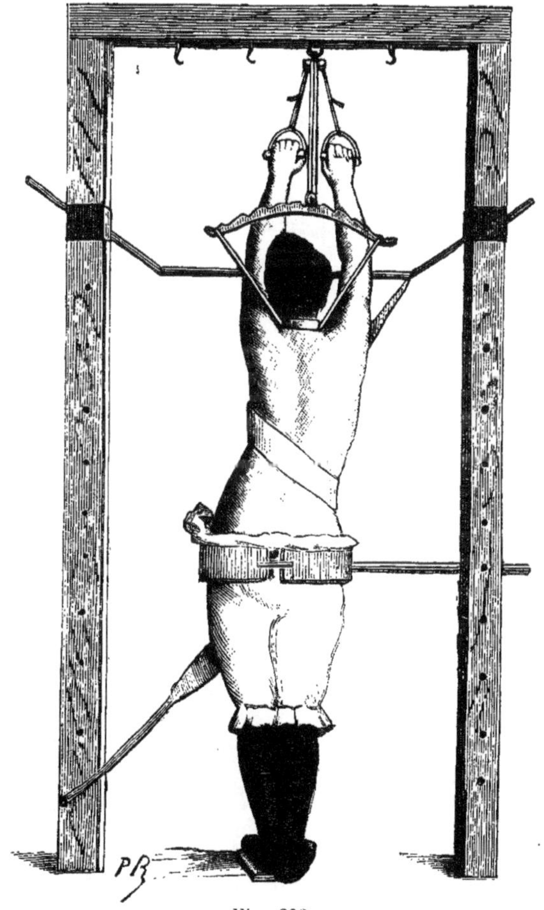

Fig. 329.

fectionner un corset plâtré, ou mieux faire un moule plâtré avec négatif sur lequel on fait des corsets en plâtre ou en bois.

A. Lorenz a aussi recommandé un lit plâtré d'extension et de détorsion. Le moule plâtré étant obtenu suivant les règles ordinaires, on fait un lit avec des copeaux de bois que l'on fixe sur une planche qui supporte deux colonnettes latérales parallèles à l'axe longitudinale du corps, destinées à fixer les extrémités d'une bande élastique en spirale.

Dans le cas de scoliose dorsale droite, lombaire gauche, une des

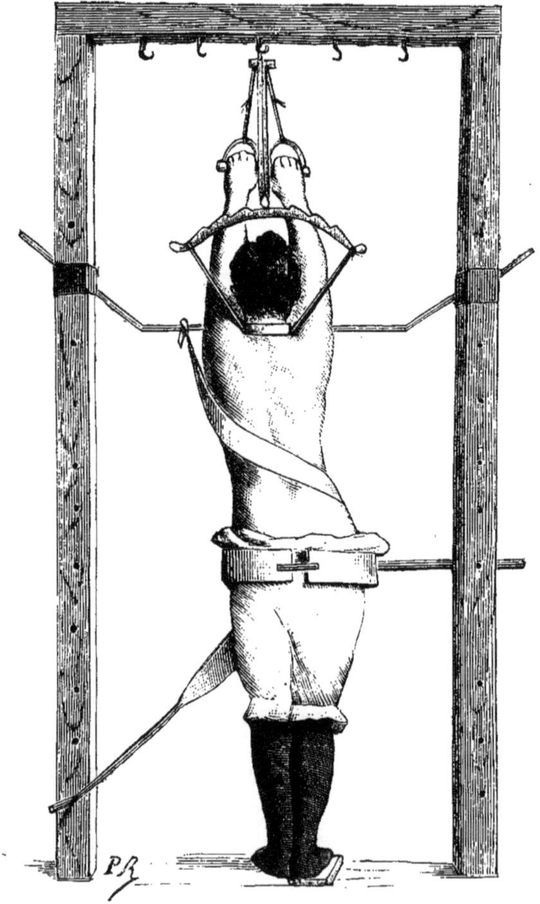

Fig. 330.

colonnettes, longue de 50 centimètres, descend jusqu'au niveau de la crête iliaque; l'autre, longue de 75 centimètres, remonte un peu au-dessus de l'épaule gauche.

Le bandage spirale part de la colonnette supérieure, embrasse la taille à gauche, remonte en diagonale au niveau du dos, passe sur la gibbosité costale et sous l'aisselle droite, pour se fixer sur la colonnette gauche supérieure.

Cet appareil d'extension peut se placer dans tous les lits ordinaires.

Les corsets en feutre, en silicate de potasse, en fil de fer, en bois, ont été recommandés par quelques auteurs dans le traitement des scolioses (Voir *Technique des corsets orthopédiques*, p. 76 à 98.)

*Appréciation.* — Le *corset plâtré amovible*, appliqué suivant les préceptes de Sayre, ne convient, à notre avis, que dans quelques cas bien déterminés.

Cet appareil ne peut, à lui *seul*, donner des résultats dans la cure des scolioses, c'est un *moyen adjuvant* qui ne peut être utile qu'à la condition de faire en même temps de la mobilisation, du redressement du rachis, de la gymnastique des muscles vertébraux.

Il est surtout indiqué lorsque le rachis est mobile, non rigide, lorsque la suspension verticale redresse bien les courbures. Dans ces cas, les attitudes vicieuses sont en partie corrigées, l'inflexion latérale est avantageusement modifiée, la taille du sujet augmente. Dans l'intervalle des exercices, les sujets sont bien soutenus, les pressions subies en divers points du thorax les forcent à prendre une position rectifiée ; ils ne perdent pas les avantages obtenus par les exercices de redressement.

En résumé, le corset plâtré nous paraît surtout agir comme *agent de soutien*, après que la mobilisation du rachis rigide a été obtenue par des exercices de redressement méthodique. L'expérience nous a démontré qu'il n'agit pas sur la déformation des côtes et sur la torsion du rachis. Les mensurations précises ne nous ont jamais indiqué la moindre amélioration par le corset plâtré dans les scolioses dans lesquelles il existe déjà des déformations costales. Il a le grand inconvénient d'exercer une pression sur les muscles de la poitrine et de gêner en partie le développement du thorax.

Ajoutons que certains sujets reprennent, sous le corset plâtré, leur attitude vicieuse et que l'inflexion latérale n'est pas toujours modifiée.

D'après cela, nous n'employons pas le corset plâtré dans les scolioses au début. Nous le recommandons dans les cas avec inflexion latérale marquée et lorsque les courbures vertébrales sont bien corrigées par la suspension verticale. Nous avons obtenu d'excellents résultats dans quelques scolioses au deuxième degré du traitement combiné par le corset plâtré et les exercices gymnastiques et de redressement mécanique. Ce corset plâtré nous a rendu de grands services, surtout dans notre service hospitalier, dans les scolioses très marquées avec douleurs, gêne de la circulation et de la respiration.

Dans ces cas, il produit de notables améliorations, en soutenant le tronc, en empêchant des compressions fâcheuses sur les organes thoraciques et abdominaux, en diminuant les douleurs.

L'application des corsets plâtrés, le malade étant dans la position horizontale, d'après la méthode de Petersen, est peu avantageuse.

Nous préférons les corsets de plâtre aux *corsets de feutre* dont la confection est compliquée, qui ne se moulent pas exactement sur les parties scoliotiques et surtout qui se déforment très rapidement.

Les *corsets de bois*, que nous avons souvent appliqués dans ces derniers temps, exigent une technique compliquée, demandant plusieurs heures. Ils sont assez chers, gros inconvénient pour la pratique hospitalière.

Ils se déforment aussi très facilement sous l'influence de la chaleur.

Les corsets de bois conviennent comme agents de soutien dans quelques scolioses avancées.

Les corsets en *silicate de potasse*, en *toile métallique* sont certainement inférieurs aux corsets plâtrés de Sayre, construits suivant les règles indiquées.

Le *bandage à traction latérale de Lorenz* convient très bien dans les cas où la suspension verticale redresse imparfaitement le rachis. Il agit surtout d'une façon très efficace contre l'inflexion latérale et présente à ce point de vue une supériorité très marquée sur le corset plâtré ordinaire.

Nous avons souvent employé avec de bons résultats le *bandage-ceinture* dans les scolioses lombaires avec légère courbure de compensation commençante de la région dorsale.

Le redressement et la détorsion avec la *bande en caoutchouc en spirale* permettent d'obtenir, dans de nombreux cas de scolioses, une bonne attitude rectifiée. Cette méthode est excellente et nous la recommandons vivement.

Le *bandage à pression* ne nous paraît pas jouir d'une grande efficacité pour le redressement des déformations dépendant de la torsion dans la scoliose dorsale.

3° **Exercices de redressement mécanique.**

Les moyens mécaniques étant insuffisants pour modifier la *rigidité* du rachis, on doit, dans un grand nombre de cas, s'adresser aux exercices de redressement passif méthodique. Nous ne saurions trop insister sur l'importance des exercices de *mobilisation* et d'*assouplissement* du rachis. Dally, le premier, a démontré la nécessité du redressement passif et de l'assouplissement du rachis dans les scolioses d'une certaine importance.

1. *Redressement passif.* — La *suspension verticale*, comme exercice quotidien et comme préparation à l'application des corsets plâtrés, convient dans un grand nombre de scolioses avec rigidité légère du rachis.

Le redressement temporaire des courbures par la suspension verticale permet d'obtenir une mobilisation favorable du rachis.

Il est nécessaire de placer le sujet, pendant ces exercices de suspension, dans la meilleure position possible : soulevant un des membres inférieurs, élevant un des bras, suivant les indications. Les attitudes rectifiées, ainsi que nous l'avons signalé, sont absolument nécessaires, lorsque l'on veut appliquer dans de bonnes conditions un corset plâtré.

Le sujet étant en suspension, on peut immobiliser le bassin au moyen d'une ceinture reliée aux montants d'une potence (voir, d'après la disposition indiquée dans la figure 336, p. 418) et exercer des pressions avec des pelotes au niveau de la gibbosité.

Nous nous servons habituellement d'une ou de deux larges plaques reliées par une bande élastique fixée à un des montants latéraux de la potence de la figure 336 et que l'on peut serrer plus ou moins.

On corrige l'inflexion et l'attitude vicieuses du tronc, les mains du sujet reposant sur une barre transversale qui peut être placée à diverses hauteurs, ou saisissant un anneau dépendant d'une courroie qui peut être placée plus ou moins obliquement ; le tronc est aussi entraîné dans la direction voulue.

Dans les scolioses cervicales primitives ou secondaires, avec attitude vicieuse de la tête, on se servira de l'excellent dispositif représenté dans la figure 331, recommandé par Hoffa.

L'extension peut être pratiquée dans le décubitus horizontal dans une position plus ou moins oblique, au moyen de l'appareil de Beely (voir fig. 32, p. 52).

L'extension, dans ce cas, est beaucoup moins active qu'avec la

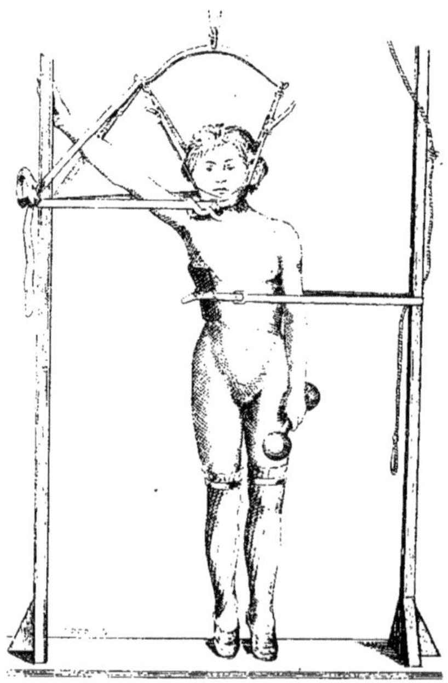

Fig. 331.

uspension verticale. Les tractions agissent surtout sur la tête et a région cervicale du rachis.

On peut obtenir un redressement marqué des courbures en susendant le malade de la façon indiquée dans les figures 332 et 333.

Ainsi que le montre la figure 333, le tronc du sujet, placé dans le écubitus latéral et sur un matelas dur, est suspendu au moyen 'une ceinture bien rembourrée, de façon à produire une courure dorsale dans une direction opposée à la déviation pathologique Barwell).

Dans le but de redresser les courbures rachidiennes, de mobiliser et de distendre les ligaments rétractés, principalement le ligament vertébral commun antérieur (voir p. 297), R. Barwell a pro-

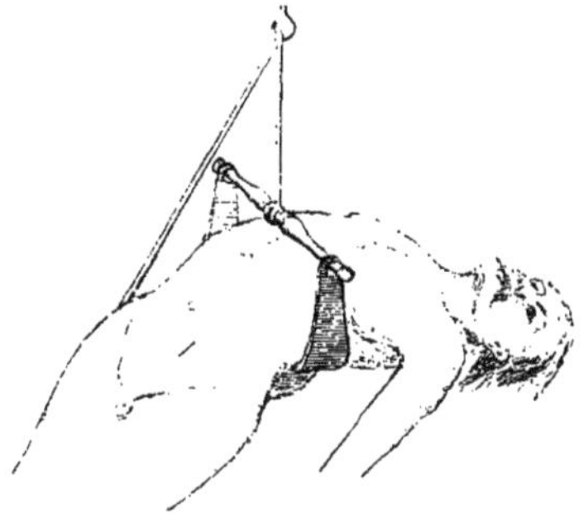

Fig. 332.

posé sa méthode de *rachilysis*, qui consiste à exercer des tractions dans une direction convenable, au niveau du sommet des courbures, avec des ceintures rembourrées.

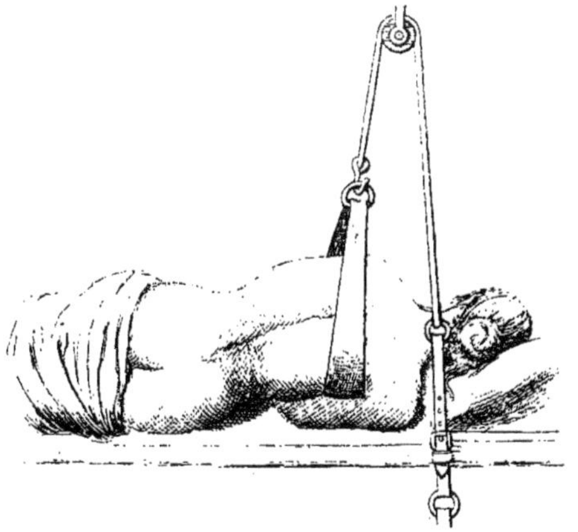

Fig. 333.

Dans le cas de courbure unique, cet auteur pratique le redressement, le malade étant debout ; une forte courroie est fixée au mur à une hauteur convenable et vient presser au niveau de la convexité de la courbure. Le sujet, pendant les exercices, incline le corps du côté de la convexité, exerçant une forte pression dans la direction voulue (fig. 334).

S'il existe une courbure de compensation, par exemple une

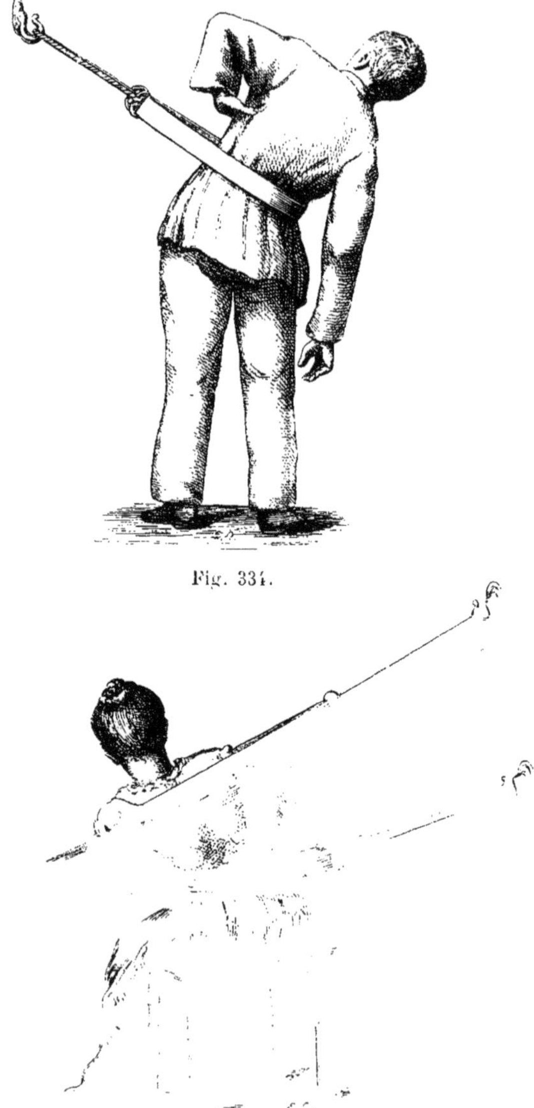

Fig. 334.

Fig. 335.

scoliose dorsale droite et lombaire gauche, le sujet étant assis, on applique une courroie au niveau de la courbure principale, une autre au niveau de la déviation secondaire (fig. 335). La courroie correspondant à la courbure lombaire est fixée à droite, à un crampon, au mur. Au moyen d'une poulie, on exerce des tractions sur la convexité dorsale, à gauche, dans la direction indiquée dans la figure. L'épaule gauche, au moyen d'une bretelle

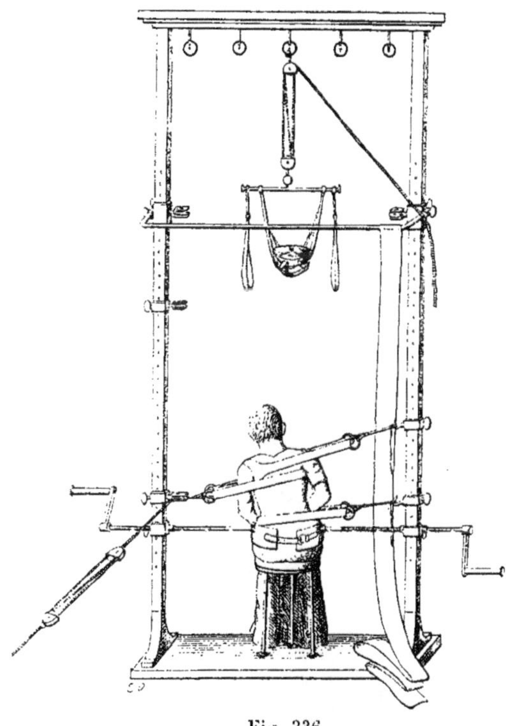

Fig. 336.

terminée par une corde fixée au mur, est attirée vers la droite, dans un sens opposé à la traction.

Nous préférons fixer le bassin du sujet assis, bien maintenu, d'après les indications de la figure 336. Les tractions, pratiquées suivant les directions indiquées, produisent alors des redressements importants et peuvent être facilement réglées. Nous avons obtenu d'excellents résultats de cette méthode de redressement.

La force de traction employée par la main qui manœuvre la poulie, varie, suivant le degré de la difformité, de seize à trente-deux kilos, c'est-à-dire que la force exercée par la ceinture, est de quatre-vingts à cent kilos, moins la perte causée par le frottement.

L'appareil représenté dans la figure 336, construit d'après nos indications, par **M. Burlot**, contient un certain nombre de pièces mobiles, appareil à suspension, plaques de pression pour le bassin, pour le thorax, anneaux, courroies pour la rachilysis, barre d'appui pour la détorsion avec la bande spirale en caoutchouc, chevilles, etc., etc., et peut servir dans plusieurs exercices.

La disposition que nous avons adoptée pour les ceintures pelviennes, mues par des treuils, permet une fixation très précise du bassin, indispensable dans la plupart des manœuvres orthopédiques de redressement et de détorsion.

La *suspension latérale*, indiquée par A. Lorenz, en 1886, adop-

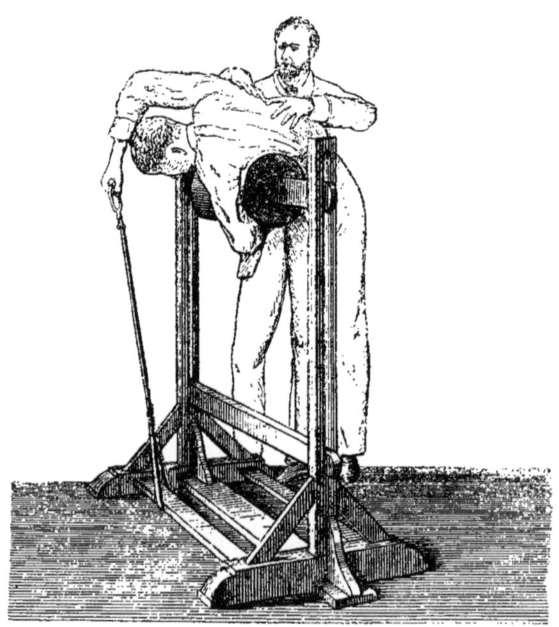

Fig. 337.

tée aujourd'hui par un grand nombre d'orthopédistes, est une méthode d'une grande valeur et que nous ne saurions trop recommander.

Le but que l'on recherche, par l'emploi de la suspension latérale, est d'obtenir un relâchement des articulations, une mobilisation de la partie de la colonne vertébrale déviée et rigide.

Les appareils qui permettent de faire cette suspension sont simples.

A. Lorenz a modifié d'une façon heureuse l'appareil de gymnastique bien connu, appelé en Allemagne : appareil de Wolm.

Cet appareil se compose (fig. 337) de deux poteaux verticaux,

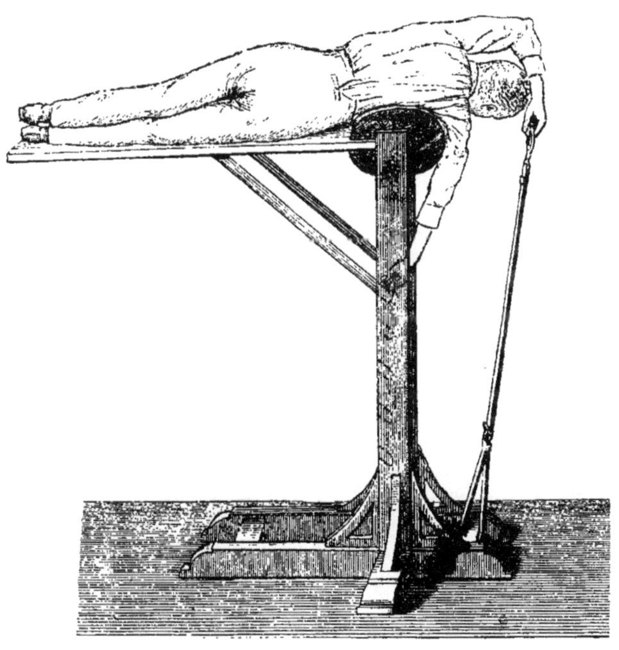

Fig. 338. — Appareil de P. Redard pour la suspension latérale.

longs de $1^{m}20$, éloignés de 1 mètre, qui sont solidement fixés sur un cadre de bois. Les poteaux portent une barre transversale que l'on peut mettre à différentes hauteurs et fixer par des chevilles. Lorenz a placé, à la partie moyenne de la barre transversale, un cylindre de 45 centimètres de long, légèrement rembourré avec du cuir et couvert de peluche ou de drap (fig. 337).

A une des barres transversales du cadre, est appliquée une courroie terminée par une poignée, dont on modifie la longueur au moyen d'une boucle. On peut simplifier cet appareil en supprimant le cadre en bois, et en ne se servant que de la barre supportant le coussin, que l'on place alors à la hauteur voulue entre les deux montants d'une porte. A trente centimètres environ de la ligne de projection de la barre, on fixe au plancher un anneau, auquel on peut attacher une corde solide. Cette corde est munie à son extrémité supérieure d'une poignée.

Pour des raisons que nous développons plus loin, nous avons cru utile de proposer l'appareil représenté ci-dessus (fig. 338).

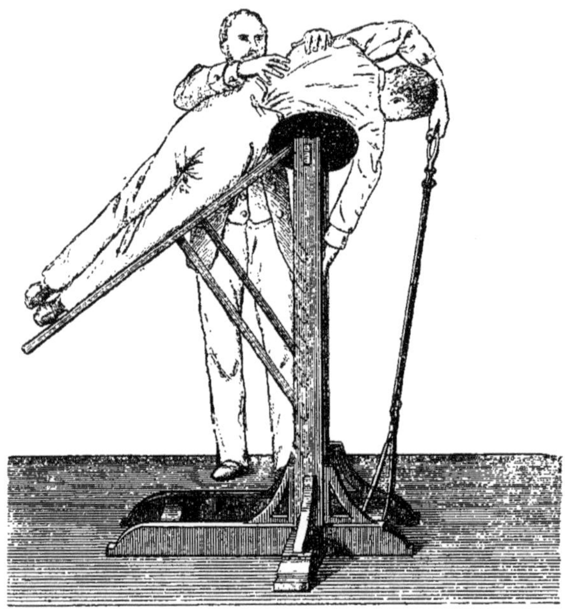

Fig. 339. — Appareil de P. Redard pour la suspension latérale.

Cet appareil a été construit par M. Burlot.

Aux montants verticaux d'un cadre en bois est fixée une barre transversale supportant un coussin résistant, rembourré, de forme ovale, présentant une surface convexe assez étendue destinée à bien s'adapter à la paroi thoracique avec laquelle il doit se mettre en rapport.

Ces coussins sont simplement fixés par une vis et peuvent être changés; leur forme, leurs dimensions sont très facilement modifiées suivant les cas.

Une planche de 1 mètre de long et de 50 centimètres de large est fixée à la partie supérieure des montants, de chaque côté du coussin. Elle est assez fortement échancrée en avant du coussin et articulée de telle sorte qu'elle peut se rabattre et se placer verticalement le long des poteaux. Deux tiges de bois la soutiennent, et permettent de la fixer en différents points, plus ou moins inclinée, grâce à des encoches placées sur la partie interne des montants (fig. 339).

Le bras du côté de la déviation peut saisir des cylindres de bois placés transversalement à différentes hauteurs entre les montants.

Pour obtenir un redressement par la suspension latérale en se servant du modèle de la figure 336 (scoliose dorsale gauche), le malade monte sur l'appareil, la face supérieure du cylindre rembourré étant à la hauteur de l'aisselle ou un peu plus bas; il saisit la poignée de la main droite et met le pied gauche sur la barre qui relie les deux poteaux; il avance alors, par une sorte de mouvement de rotation, la tête et la partie supérieure du corps et se couche sur le côté gauche du thorax, le bras et l'aisselle gauche exactement enroulés sur le cylindre. A ce moment les pieds ne devront plus reposer sur la barre.

La pression sur le thorax doit être bien perpendiculaire au coussin; la section diagonale gauche, dans le cas représenté dans la figure 336, c'est-à-dire celle qui va de gauche à droite et d'arrière en avant, sera perpendiculaire au coussin. Il faut donc veiller avec grand soin à ce que le corps ne s'incline en avant ou en arrière. Le sujet doit saisir avec force la poignée, pendant toute la durée des manœuvres.

Dans le cas de scoliose lombaire, la disposition du sujet est un peu différente. Soit une scoliose lombaire gauche. La poignée de l'appareil est saisie avec la main droite, le tronc (partie latérale gauche), placé sur le cylindre, le bras gauche enroulé autour du cylindre, exactement au-dessus de la crête iliaque gauche, et représentant un *levier à deux branches égales*.

Avec notre appareil, la manœuvre est différente. Le sujet est placé sur la planche, dans la position indiquée dans la figure 338, le thorax déformé, très exactement en rapport avec le coussin. On donne à la courroie, saisie par la main, la longueur voulue, et alors seulement on fait basculer la planche, la mettant à différentes hauteurs (fig. 339), ne lui donnant la position perpendiculaire que lorsque le sujet est bien habitué et ne souffre plus.

On peut, sans changer la position du malade, et sans lui faire quitter l'appareil, à différentes périodes des exercices, remonter la planche plus ou moins haut, la placer horizontalement, dans les moments de repos.

On choisit avec soin le coussin qui convient au cas particulier que l'on traite; trois ou quatre modèles suffisent pour les cas ordinaires de la pratique.

L'examen des figures et notre description indiquent le mode d'action de la suspension latérale. Le corps du sujet suspendu représente assez exactement un levier à deux branches, la longue branche est constituée par la partie inférieure du thorax, la colonne lombaire, le bassin et les membres inférieurs; la courte branche, par la partie supérieure du thorax, la tête et l'extrémité supérieure gauche. Le point d'appui du tronc suspendu et une partie de la gibbosité forment la résistance.

Le tronc scoliotique, ainsi que le fait remarquer Lorenz, est pour ainsi dire pendu sur la gibbosité des côtes. Le redressement se produit avec une force correspondant au poids total du corps. On augmente cette force en fixant par des boucles, aux chevilles des sujets, de petits sacs en cuir remplis de plomb, pesant 5 à 10 kilogrammes.

Le chirurgien peut aussi, en appliquant à plat sa main droite sur le côté du thorax opposé à la déviation, exercer une forte pression verticale, qui se transmet à la gibbosité, et aider ainsi au redressement et à la mobilisation des parties déformées (fig. 339).

Quelles sont les modifications produites par la suspension latérale combinée avec la pression sur la colonne vertébrale et le thorax des scoliotiques?

Supposons le cas représenté par la figure 338, une scoliose primitive droite, avec une légère courbure lombaire de compensation à gauche. Si la scoliose n'est pas ancienne, on voit très nettement, pendant la suspension, la partie du thorax saillante, gibbeuse, changer de forme; la voussure exagérée des angles costaux du côté convexe est aplatie, les angles costaux du côté gauche ont une voussure plus prononcée, le thorax s'élargit dans son diamètre diagonal gauche, toute la cage thoracique prend une meilleure forme. La colonne vertébrale subit aussi un redressement très marqué, les apophyses épineuses sont ramenées dans une situation normale, et on obtient même, dans quelques cas, une déviation du côté opposé, la colonne vertébrale se modelant exactement sur la courbe du cylindre sur lequel le thorax s'appuie.

La déviation lombaire secondaire se redresse sous l'influence de la suspension verticale, produite par le poids de la partie inférieure du corps. C'est là évidemment un des avantages de la suspension latérale *qui permet d'agir simultanément sur les deux points déviés de la colonne vertébrale.*

Comme dans tous les exercices de redressement mécanique, il faut veiller attentivement à ce que la correction se produise simultanément sur toutes les courbures, primitives et de compensation. Il faut éviter qu'en redressant une courbure, l'autre courbure s'accentue.

La suspension latérale a en outre une action bien certaine sur la forme du thorax; elle est par conséquent préférable, dans les scolioses dorsales, à la suspension verticale, qui ne peut modifier en aucune façon la forme de la cage thoracique.

En résumé, la suspension latérale agit d'une façon énergique en mobilisant et en relâchant les articulations vertébrales ankylosées et rigides; elle modifie d'une façon heureuse la forme du thorax, redresse les côtes déformées qui se placent dans une meilleure position. Elle nous paraît surtout efficace contre les dépressions thoraciques et les flexions latérales ou antéro-postérieures, au-dessus ou au-dessous des courbures rachidiennes. Notre expérience ne nous permet cependant pas d'affirmer que cette méthode ait une action sur la rotation des vertèbres et la torsion des côtes. Le thorax et la colonne vertébrale prennent, à la suite du traitement, lorsque la torsion et la déviation ne sont pas trop avancées, une meilleure forme, mais c'est surtout par les compensations qui se produisent dans les parties voisines de la colonne vertébrale et aux extrémités des longues courbures.

La suspension latérale, pratiquée avec les appareils primitifs (fig. 337), présente un certain nombre d'inconvénients. Elle est très douloureuse, et il est peu de sujets qui veuillent s'y soumettre. La respiration est profondément modifiée, il y a dans quelques cas menace de syncope.

Nous avons remédié, par l'emploi de notre appareil, à ces graves inconvénients en cherchant à enlever à la suspension latérale ses caractères de force et de brutalité. Nous sommes, du reste, absolument opposé aux procédés de redressement brusque recommandés par quelques orthopédistes (Busch, Vogt, Schildbach).

Avec notre appareil, appliqué suivant nos indications, on procède lentement, sans brutalité, plaçant les côtes et la colonne vertébrale dans les positions voulues, graduant la force de redressement, en inclinant plus ou moins le sujet. Les séances peuvent être prolongées, sans inconvénients.

On habitue progressivement le sujet, jusqu'à ce qu'on puisse le placer dans la position verticale.

Depuis que nous nous servons de notre appareil, nous n'avons plus eu les menaces d'accidents observées au début avec l'appareil primitif. Les sujets les plus sensibles, les plus pusillanimes ont pu s'habituer rapidement à la suspension latérale et suivre pendant longtemps leur traitement.

Dans les premières séances, on habitue le sujet à se placer sur l'appareil, en évitant toute douleur. Les jours suivants, on met les membres inférieurs dans une position légèrement inclinée, en abaissant un peu la planche de l'appareil. On peut laisser le sujet dans différentes positions, plus ou moins inclinées, 5 à 10 minutes. Ce n'est que lorsqu'il est bien habitué, qu'en rabattant la planche verticalement, on le suspend d'une façon effective, quelques minutes au début, plus longtemps ensuite. Pendant la suspension, on peut presser légèrement sur le côté opposé du thorax, en essayant par une sorte de massage, par des pressions répétées, de produire des mouvements au niveau des côtes et de la colonne vertébrale déviée et rigide. Ces pressions ne doivent pas être énergiques et brutales, il faut surveiller attentivement la respiration et interroger le malade sur les sensations douloureuses qu'il ressent. Nous n'avons employé que dans quelques cas des poids fixés aux membres inférieurs, dans le but d'augmenter la force de pression.

La durée des séances doit être courte, au début; lorsque l'habitude est survenue, on peut consacrer une heure par jour au traitement.

Nous employons, en même temps que la suspension latérale, le massage, les exercices gymnastiques appropriés, etc.

Pratiquée suivant des règles précises, la suspension latérale donne dans quelques cas d'excellents résultats.

De l'examen de nos observations (de 1887 à 1890), il résulte que cette méthode convient surtout dans les scolioses au premier degré. On peut obtenir dans ces cas de très bons résultats. après quelques semaines de traitement.

Dans les scolioses rigides au deuxième degré, on doit agir beaucoup plus énergiquement, et pendant plusieurs mois. Les résultats sont moins brillants. Nous avons pu cependant dans des scolioses

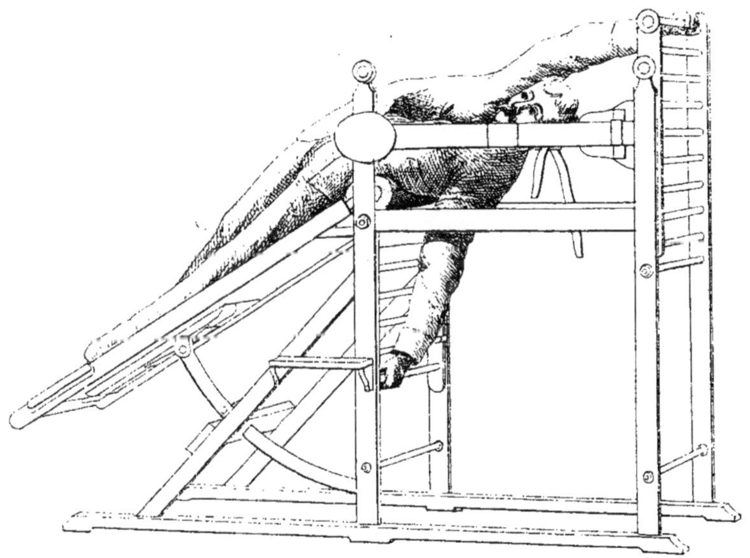

Fig. 340. — Appareil de Zander pour la suspension latérale.

graves, à marche rapide, modifier la rigidité de la colonne vertébrale, et obtenir un redressement important au bout de huit à dix mois de traitement. Ce redressement a été très marqué dans quelques cas, bien que la rotation des vertèbres et la torsion des côtes ne nous aient paru avoir subi aucune modification.

Pour les scolioses anciennes, rigides, la suspension latérale est inutile, dangereuse. Nous n'avons jamais employé cette méthode dans les cas où il aurait fallu développer une grande force.

La suspension latérale réussit surtout chez les enfants dont les articulations vertébrales sont lâches, les os flexibles. Nous avons obtenu par cette méthode, aidée d'exercices gymnastiques spéciaux, de très bons résultats dans des scolioses assez prononcées chez de jeunes enfants.

L'appareil de Zander, dont la figure 340 indique le mécanisme et le mode d'action, se rapproche par plusieurs points de notre appareil.

Il ne peut être utilisé pour les scolioses lombaires. Il est plus compliqué et plus encombrant que notre appareil.

L'appareil à pression latérale de Zander (fig. 341) doit être

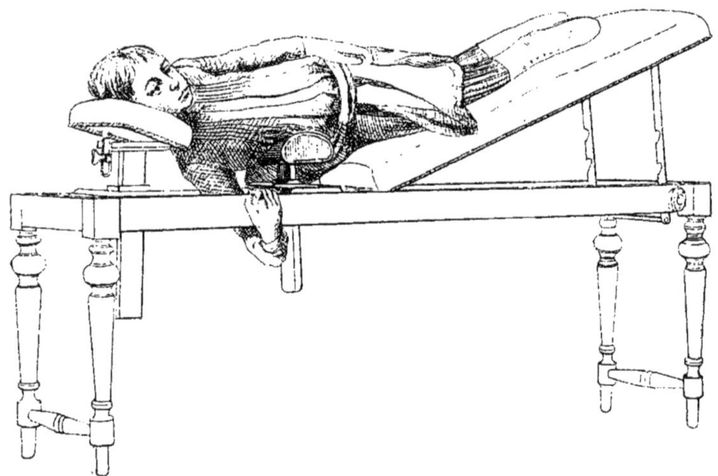

Fig. 341. — Appareil à pression latérale de Zander.

rapproché du précédent. Cet appareil rend des services pour la correction des courbures lombaires primitives.

Il ne convient pas dans les scolioses avec courbure dorsale marquée et courbure lombo-sacrée compensatrice qu'il aggraverait.

Nous avons obtenu de bons résultats de la chaise de redressement par pression latérale de Zander (fig. 342).

Cet appareil permet d'obtenir le redressement des scolioses lombaires et des scolioses totales flexibles.

Dans le cas de scoliose lombaire ou totale droite, le sujet appuiera la partie latérale droite du tronc contre le coussin, immédiatement sous le creux axillaire, le bras droit placé dans la position indiquée dans la figure, la main gauche saisissant un des barreaux placés à différentes hauteurs sur le dossier. Le médecin, par des pressions exercées sur le côté gauche, corrigera la difformité et essaiera de produire une contre-courbure dans le sens opposé. Le siège sera plus ou moins éloigné. La correction

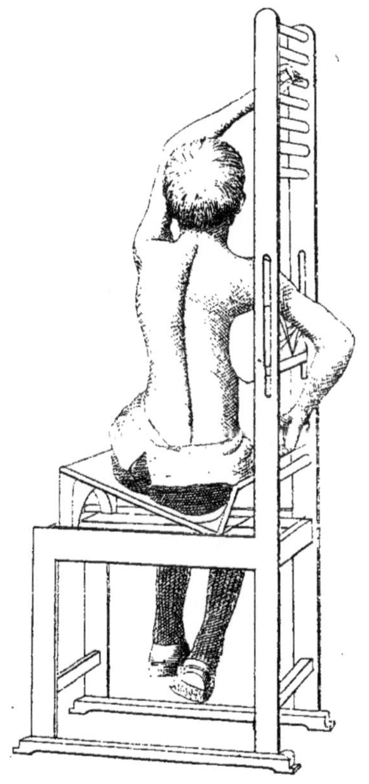

Fig. 342.— Chaise de redressement par pression latérale, de Zander.

étant produite, le sujet restera dans la position redressée pendant 5 à 10 minutes.

La position à donner au sujet, atteint de scoliose dorsale droite avec courbure de compensation lombaire gauche, diffère peu de la précédente.

Le siège sera plus rapproché du dos de la chaise, de cette façon le coussin pressera plus fortement contre la courbure dorsale. Cette pression sera augmentée, si le patient saisit de la main gauche une des traverses supérieures du dossier et applique fortement le côté convexe contre le coussin latéral.

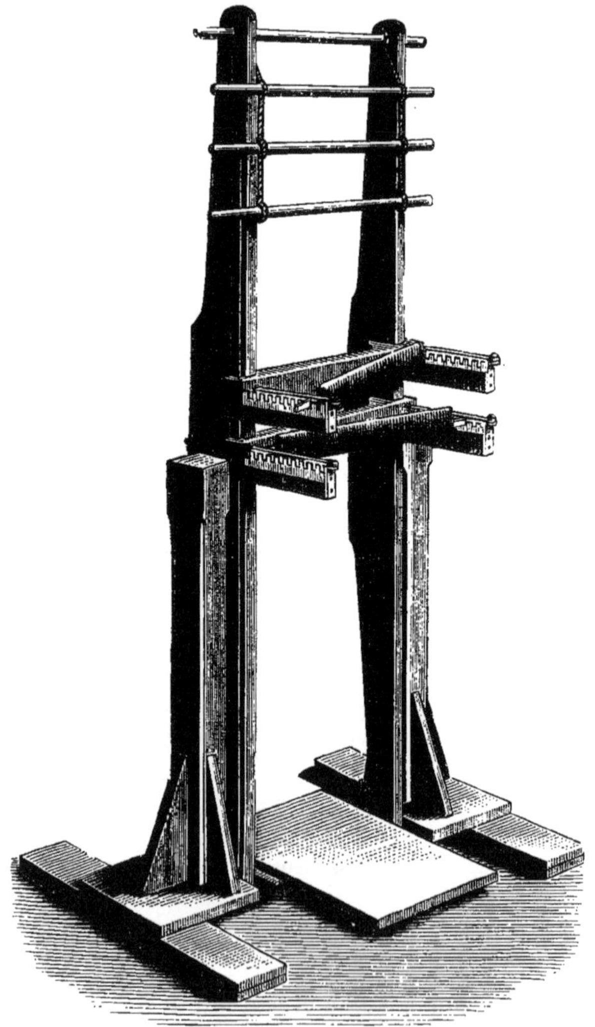

Fig. 343. — Appareil de Beely.

Dans le but de produire un redressement énergique par pression des parties déformées pendant l'extension, et de remplacer les manipulations souvent fatigantes, Beely a proposé un appareil assez simple.

Cet appareil se compose d'un cadre rectangulaire, supporté par deux montants très solides, et qui tourne autour d'un axe hori-

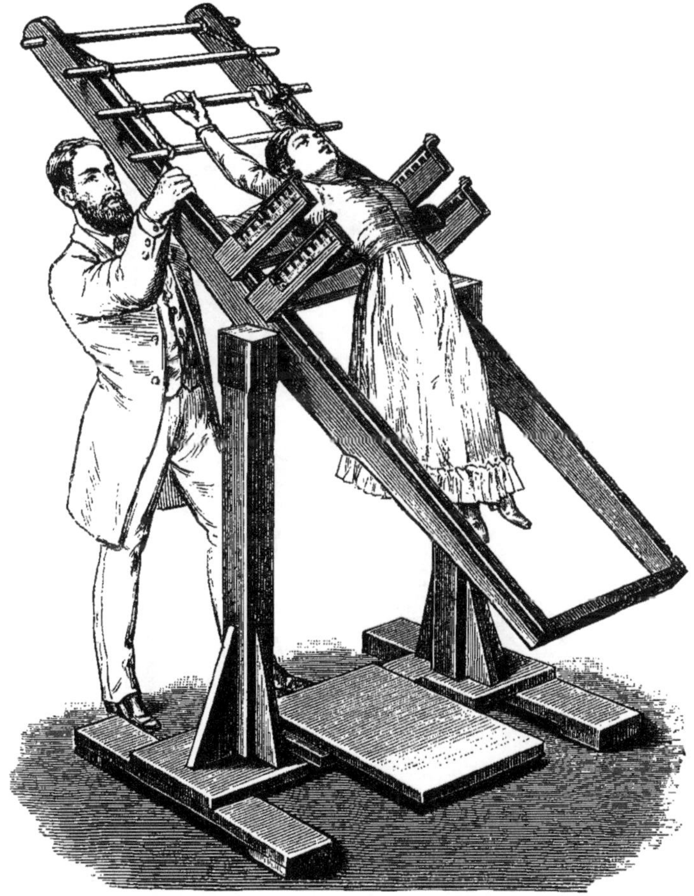

Fig. 344. — Appareil de Beely.

zontal passant par le milieu des deux faces latérales. Deux petites planchettes rembourrées, maintenues par deux petits rectangles en bois, ouverts en avant, peuvent être placées plus ou moins haut et inclinées plus ou moins obliquement au moyen d'un mécanisme peu compliqué (fig. 343 et 344).

A l'extrémité supérieure du cadre se trouve une série de barreaux transversaux parallèles, fixés à l'aide de cordes. Cette échelle de corde peut servir indifféremment sur la face antérieure ou postérieure du cadre.

Le sujet, le dos appliqué contre l'appareil, saisit la traverse en bois correspondant à sa taille. Le médecin dispose les plaques

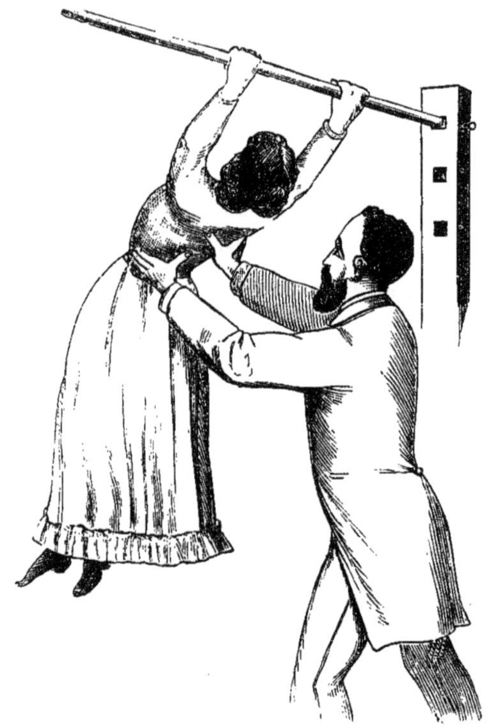

Fig. 345.

à une hauteur convenable, de façon à ce qu'elles viennent presser sur les parties les plus saillantes du dos et des lombes. Il fait ensuite basculer doucement en arrière la partie supérieure du cadre, de telle sorte que les pieds du sujet ne touchent plus le sol (fig. 344).

La force de pression au niveau des gibbosités dépend de la disposition des plaques et du degré d'inclinaison.

Dans le cas de scoliose dorsale convexe à droite avec courbure de compensation lombaire convexe à gauche, les plaques de pression seront disposées suivant les indications de la figure 343.

Dans le cas de scoliose totale unilatérale, on peut mettre les deux plaques de pression parallèlement ou se servir d'une seule plaque. On peut aussi placer le sujet obliquement par rapport au cadre, la gibbosité pressant sur une des plaques, la main du côté opposé plus haute, et produire un redressement analogue à celui obtenu par la suspension latérale.

On peut d'une façon plus simple, placer le sujet dans la position indiquée par la figure 345.

La position est pénible, les pressions de redressement sont moins efficaces.

Appareils a détorsion et a correction de la déformation thoracique. — Un certain nombre d'appareils ont été recommandés dans ces derniers temps dans le but de corriger la torsion de toute la partie supérieure du tronc, observée au niveau du rachis et de la gibbosité, de placer et fixer les parties déformées dans une position inverse à celle qu'elles présentent anormalement.

Hueter appliquait des pelotes sur la gibbosité postérieure et sur les extrémités antérieures des côtes du côté opposé. Il se proposait ainsi de rapprocher les extrémités du grand diamètre du thorax allongé. Pendant qu'il appliquait un corset plâtré, des pressions étaient exercées par des aides dans la direction indiquée.

Lorenz dans le même but a proposé le bandage à pression que nous avons décrit plus haut (p. 405).

D'autres auteurs ont cherché à agir principalement sur la torsion du rachis.

Lorenz a recommandé un lit à détorsion d'un mécanisme assez compliqué.

La position que les sujets sont obligés de prendre dans cet appareil, nous paraît fatigante et douloureuse.

Fischer, dans le but de produire la détorsion et la mobilisation du rachis, a proposé d'agir au moyen de tractions puissantes avec des poids. Une bande ou plusieurs bandes élastiques entourent le tronc, des poids exercent des tractions dans des directions déterminées. Le sujet a une position variable suivant les cas. Il peut s'appuyer courbé sur une chaise, ou être placé dans un cadre spécial avec pièces latérales rembourrées (fig. 346).

La figure 346 représente la position du sujet dans un cas de scoliose dorsale convexe à droite, avec courbure lombaire convexe à gauche.

La disposition des points d'appui, la direction des tractions changeront pour les autres variétés de scoliose.

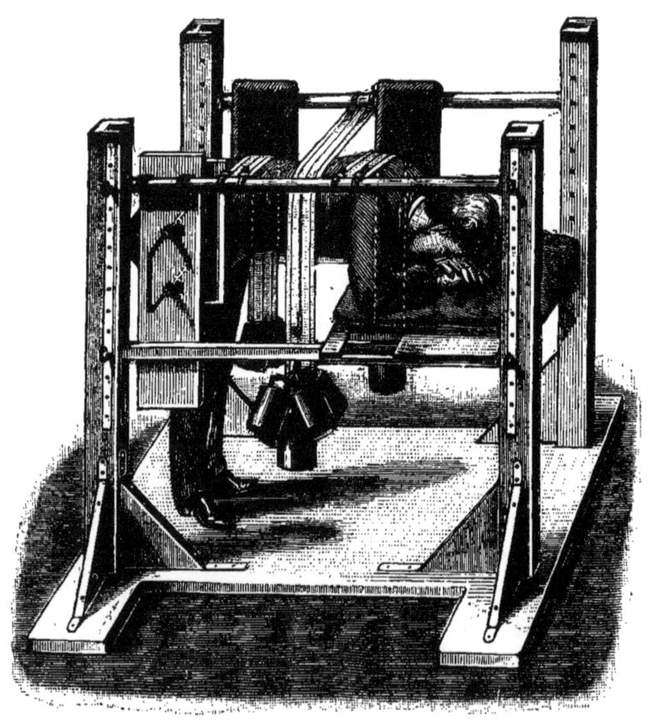

Fig. 346. — Appareil de Fischer, modifié par Beely.

Fischer, Beely se servent de poids assez considérables, 20 à 100 kilogrammes.

Nous pensons qu'il ne faut jamais dépasser 50 kilogrammes, sous peine de fatiguer et de surmener les muscles des scoliotiques.

Cette méthode a une action énergique par la pression et la détorsion qu'elle produit. Elle est cependant pénible, douloureuse, brutale; elle est en outre dangereuse, si elle n'est pas très exactement surveillée.

La trop grande fatigue musculaire qu'elle impose ne nous paraît pas favorable à la guérison des difformités rachidiennes.

Dans nos applications de cette méthode, nous avons vu que les courbures se modifiaient assez rapidement, se produisant souvent en sens contraire. Lorsqu'on charge seulement la courbure princi-

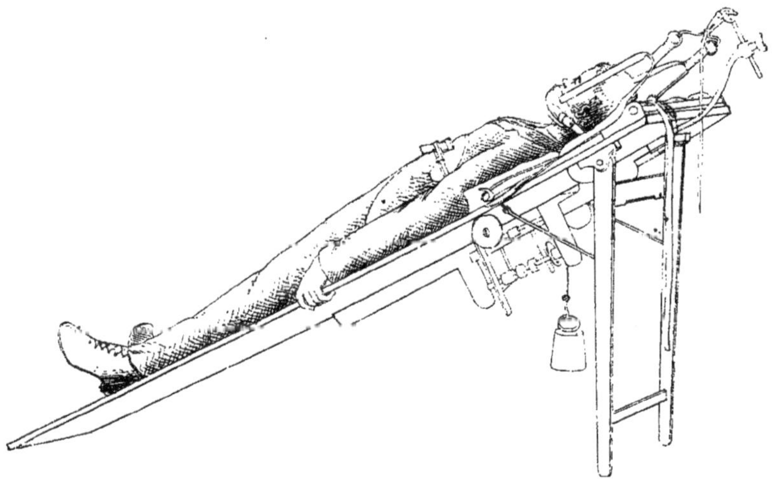

Fig. 347. — Appareil à détorsion de Zander.

pale, on voit fréquemment se former des courbures de compensation ; les courbures qui existaient déjà peuvent augmenter.

Nous pensons que les appareils agissant par la traction avec les poids, doivent être abandonnés.

Zander se sert de l'ingénieux appareil à détorsion représenté figure 347. Cet appareil a une action corrective, efficace, sur la déformation thoracique.

Nous préférons les appareils qui produisent la détorsion du rachis, le sujet étant suspendu, la colonne vertébrale en extension.

K.-E. Schwarz (de Prague) combine la suspension avec la détorsion et le déplacement latéral du tronc, le bassin étant fixé.

Le sujet est suspendu au moyen d'une mentonnière de Glisson et de courroies axillaires et le bassin, soigneusement immobilisé. Un grand anneau en fer, de forme ovale, est placé au-dessous des aisselles. Une courroie est fixée sur la partie antérieure de cet anneau (fig. 348).

Deux autres courroies relient le thorax à l'anneau et permettent une action doucement compressive sur le diamètre diagonal allongé du thorax, l'une passe sur la gibbosité costale postérieure et vient s'attacher en avant sur l'anneau, la seconde s'attache à

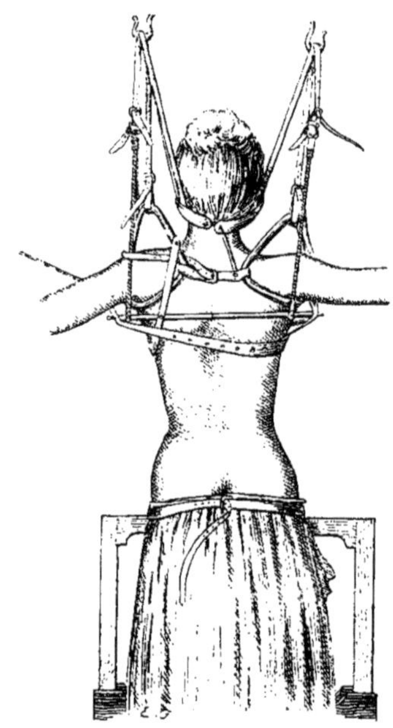

Fig. 348. — Appareil de Schwarz (de Prague).

la partie antérieure de l'anneau, passe sur la gibbosité antérieure et va se fixer sur la partie postérieure de l'anneau.

Les tractions exercées sur la première courroie permettent de déplacer l'anneau latéralement, de le faire tourner autour de son axe vertical, en produisant un mouvement de détorsion en sens opposé à la rotation de la colonne vertébrale.

La difformité étant corrigée, Schwarz applique un corset plâtré amovible.

Dans le but de corriger simultanément la torsion et l'inflexion latérale, Hoffa a proposé un ingénieux appareil.

Il place dans une potence en bois, analogue à celle de Beely, un double châssis en fer représentant deux cadres dont les plans se coupent à angle droit (fig. 349).

Sur la potence, à une hauteur que l'on peut faire varier à volonté,

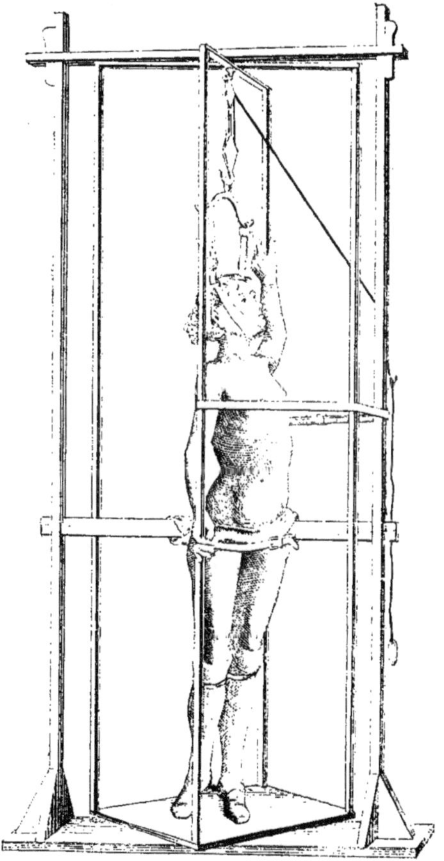

Fig. 349. — Appareil à détorsion d'Hoffa.

se trouve une planche transversale qui permet de fixer le bassin des sujets au moyen d'une forte courroie.

L'appareil doit fonctionner de la façon suivante :

Soit une scoliose dorsale convexe à droite. Le sujet dont la tête est placée dans la mentonnière de Glisson, est soulevé par un aide. Lorsque la pointe des pieds rase le sol, on fixe le bassin à la planche rembourrée placée en travers du châssis, en ayant soin que les fesses soient libres jusqu'au niveau du trochanter. Le but que l'on recherche, étant de détordre le rachis de droite à gauche, il faut fixer le bassin plutôt obliquement à droite que dans le sens opposé ; de cette façon, la torsion à gauche est plus considérable. Le sujet élève ensuite le bras gauche et saisit le barreau vertical du châssis situé en arrière ; abaissant le bras droit, il saisit aussi le barreau opposé.

Dans cette position, il s'efforce de faire tourner le châssis métallique, mobile dans le cadre de bois.

Dans le but de fixer le sujet dans la position indiquée, et d'exercer une pression au niveau de la gibbosité, on applique une

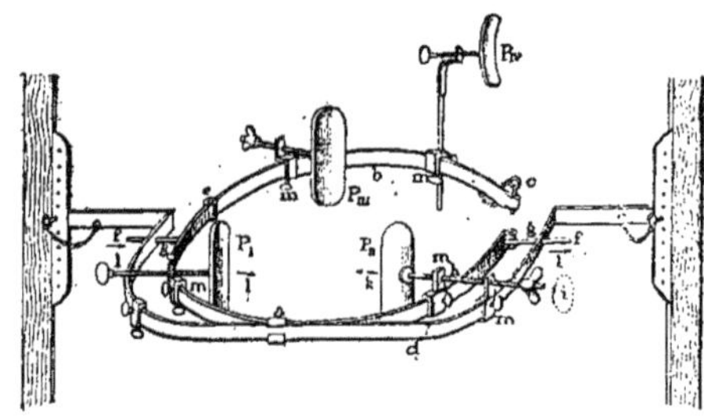

Fig. 350. — Appareil pour correction des déformations thoraciques d'Hoffa.

ceinture élastique, avec une plaque pressant sur la saillie costale droite, fixée au châssis et rembourrée sous l'aisselle droite.

Sur le thorax ainsi détordu, on peut prendre un moule plâtré, puis on fait un négatif qui sert à confectionner des corsets en plâtre ou en bois.

Hoffa recommande, avant la confection du corset plâtré, de répéter les exercices de détorsion plusieurs fois par jour et pendant plusieurs mois.

Dans le but de corriger la déformation thoracique, Hoffa a récemment préconisé l'appareil représenté dans la figure 350. Cet appareil agit, par des pressions au moyen de pelotes, sur la gibbosité postérieure et sur les extrémités antérieures des côtes du côté opposé, de façon à raccourcir, suivant la diagonale, le diamètre allongé qui réunit les deux gibbosités. Par ces pressions, on cherche à obtenir l'allongement du diamètre opposé, en même temps que la diminution directe de la courbure costale postérieure, qui forme en arrière la gibbosité.

Hueter a déjà proposé, dans le même but, des pressions analogues au moyen de pelotes. (Voir p. 432.)

L'appareil d'Hoffa (fig. 350), pour correction de la déformation thoracique, est placé sur le cadre à détorsion de la figure 349, à une hauteur convenable.

La détorsion étant obtenue, s'il s'agit d'une scoliose dorsale droite, la pelote P II est appliquée sur la gibbosité postérieure droite, la pelote P I sur la gibbosité antérieure gauche.

Les pelotes P III et P IV sont surtout destinées à maintenir le sujet et à donner des points de contre-pression.

La pelote P III vient s'appliquer, au niveau du sternum, à la partie antérieure de la poitrine; la pelote P IV s'adapte à la partie antérieure de l'épaule droite de façon à la repousser en arrière et à donner un point d'appui à la pression de la pelote P II.

En faisant manœuvrer les vis adaptées aux pelotes, on peut exercer des pressions plus ou moins énergiques suivant la diagonale et obtenir une réduction assez marquée de la déformation thoracique.

L'appareil de Zander (voir fig. 347, p. 434) agit aussi d'une façon efficace pour la correction de la déformation thoracique.

Parmi les appareils à détorsion, citons encore le corset de Wolfermann décrit p. 400, fig. 322, 323.

4° **Manipulations. Redressement passif, actif.** — 1° *Redressement passif.* — Sayre conseille les deux exercices suivants :

1. Le sujet tient ses deux bras au-dessus de sa tête et s'incline vers le parquet; le chirurgien, placé derrière, fixe avec ses genoux les membres inférieurs tenus raides et presse sur les côtes déformées en maintenant le tronc dans la rectitude.

2. Le sujet s'assied le dos tourné du côté du chirurgien, qui presse avec une main du côté saillant convexe et, avec l'autre main, au niveau de la courbure du côté concave.

Lorenz recommande l'exercice suivant destiné à obtenir le redressement passif des courbures dorsales thoraciques :

Le sujet étant debout, le bassin fixé au moyen d'une ceinture pelvienne, on appuie la région costale droite contre une pelote latérale ayant une direction et une inclinaison déterminées. Le bras gauche saisissant un anneau fixe placé à droite, le malade presse fortement sur la gibbosité, pendant que le médecin augmente cette pression et pousse en outre la moitié gauche du thorax en arrière, de façon à faire saillir les angles costaux déprimés du côté concave.

Dans la scoliose lombaire gauche, le bassin étant fixé, on élève la moitié pelvienne gauche à l'aide d'une semelle épaisse de 4 à 5 centimètres, ou par la flexion du genou. On obtient ainsi le redressement de la courbure lombaire. Le sujet saisit ensuite de la main gauche une poignée suspendue à la traverse supérieure de l'appareil (fig. 328) et élève ainsi la moitié gauche du tronc. En même temps une pelote concave vient presser fortement sur l'épaule droite, de haut en bas, de dehors en dedans et d'avant en arrière. On augmente peu à peu la pression, on peut aussi exagérer la contre-déviation du segment pectoral du rachis en mettant, du côté convenable, sur l'épaule du sujet, un collier chargé de plomb.

Ces exercices doivent être répétés plusieurs fois, pendant un quart d'heure chaque fois.

Nous pratiquons habituellement les exercices de redressement suivants :

1. Nous tenant du côté de la convexité, nous plaçons, le sujet étant bien étendu, l'extrémité des doigts des deux mains, dirigés perpendiculairement au plan du dos, dans la gouttière vertébrale correspondant à la convexité; nous cherchons alors à repousser les corps vertébraux en redressant autant que possible la colonne vertébrale. Pendant ces manœuvres, un aide immobilise le bassin et exerce, dans le cas de courbure de compensation, une légère pression et une contre-résistance à ce niveau.

2. L'opérateur change ensuite de côté et cherche à accrocher, avec les doigts recourbés, les apophyses épineuses, produisant un mouvement de redressement analogue au précédent.

Ces manipulations, faites avec vigueur, régulièrement et pendant cinq à dix minutes, donnent de très bons résultats, dans les scolioses au début avec rigidité rachidienne.

Sous l'influence des pressions répétées, les courbures se redressent, le rachis, primitivement rigide, devient flexible, condition indispensable pour l'application des autres méthodes de traitement.

Nous recommandons encore les manipulations suivantes dans la scoliose dorsale :

3. Le sujet étant étendu, comme précédemment, l'opérateur, placé

du côté de la gibbosité, exerce avec la paume de la main droite, sur laquelle appuie la main gauche, de fortes pressions de bas en haut, suivant la direction des côtes, dans toute la région de la saillie costale.

Un aide exerce une contre-résistance à la partie antérieure de la poitrine du côté opposé (gibbosité antérieure), et au niveau du bassin.

Les pressions, dirigées suivant ces indications, agissent par l'intermédiaire des côtes sur les corps vertébraux et sur les courbures qu'elles redressent ; elles ont en outre une action favorable sur la gibbosité.

4. On applique les mains à plat sur le thorax, une main glisse en repoussant les parties saillantes d'arrière en avant, tandis que l'autre se porte sous la poitrine et glisse le long des côtes vers la colonne vertébrale, en pressant en sens contraire sur la dépression costale. Ces manipulations ont pour but de modifier la dépression costale, de produire de la détorsion et un élargissement de la cavité thoracique.

5. On presse fortement avec la paume d'une main au niveau de la partie la plus saillante de la gibbosité, tandis qu'avec l'autre main on exerce une contre-pression au niveau de l'extrémité antérieure des côtes du côté opposé, cherchant, par un mouvement de détorsion, à modifier la forme des côtes et à augmenter le diamètre diagonal thoracique raccourci.

6. S'il existe une courbure de compensation lombaire, l'opérateur fait des pressions combinées au niveau de la gibbosité dorsale et de la convexité lombaire.

7. Le bassin du sujet étant immobilisé par un aide, les bras sont fortement tirés par un autre aide, qui dirige ses tractions de façon à donner au tronc une direction oblique, en l'inclinant du côté de la convexité, pendant que l'opérateur cherche par de fortes pressions à redresser la courbure.

8. On fait glisser le sujet sur le bord d'une table rembourrée, jusqu'au niveau des épines iliaques antérieures et supérieures ; le bassin est fixé.

Un aide exerce de fortes tractions sur les bras pendant que le chirurgien, par des pressions sur le sommet de la courbure latérale, redresse la gibbosité et repousse le tronc suivant son axe longitudinal.

9. L'opérateur peut agir par le poids de son corps pendant les manœuvres de redressement. Le sujet, dans la position précédente, saisit à sa partie moyenne le tronc du médecin qui opère de la même façon que plus haut, en redressant la courbure.

S'il existe une courbure lombaire gauche, l'opérateur place sa main droite sur le sommet de la courbure.

Dans le cas de courbure dorsale, le sujet doit être moins près du bord de la table. Le médecin place sa main gauche sur la gibbosité costale et la repousse en bas, pendant qu'il déplace en haut, avec la main droite, la moitié gauche du thorax.

Dans la scoliose dorsale, on peut encore avec avantage mettre le sujet dans le décubitus latéral, le sommet de la gibbosité et de la convexité de la courbure reposant sur l'arête de l'extrémité d'une table, le bassin et les extrémités inférieures tenus et immobilisés par un aide.

On incline la partie supérieure du tronc du sujet en bas, de façon à comprimer fortement le thorax au niveau de la convexité et à redresser la courbe rachidienne.

Les manipulations passives doivent être rapprochées de quelques exercices de gymnastique manuelle que nous signalerons plus loin (p. 448 à 451).

Les manipulations de redressement que nous venons de décrire sont en général peu douloureuses et facilement supportées. Elles donnent de bons résultats au début des scolioses, font disparaître rapidement la rigidité du rachis et permettent le redressement de courbures importantes.

De même que la suspension verticale et latérale, elles ne suffisent pas pour donner des guérisons définitives, mais donnent des redressements qui doivent être rendus permanents par l'emploi d'autres méthodes de traitement.

2° *Redressement actif.* — La mobilisation du rachis étant obtenue par les exercices de redressement passif, on recommandera au malade des mouvements actifs, produisant le redressement des courbures.

Le redressement actif du segment lombaire s'opère par l'abaissement du bassin d'un côté, avec contraction simultanée des muscles lombaires de la convexité.

Le redressement actif du segment dorsal s'obtient plus difficilement. Dans le cas de scoliose dorsale droite, le sujet doit déplacer le tronc à gauche par rapport au bassin (extension oblique) et contracter les muscles dorsaux et scapulo-thoraciques du côté droit, pendant qu'il place ses mains au-dessus de la tête.

Suivant le conseil de Busch, le malade peut placer sa main gauche sur la hanche et presser avec la main droite sur la convexité dorsale dans le sens du diamètre diagonal droit, en tournant le bras en arrière et en inclinant le tronc à droite (*autocorrection*).

Le redressement simultané des deux segments ne s'obtient qu'après plusieurs séances d'exercices, et lorsque le rachis est très mobile avec une musculature puissante.

Le médecin peut faciliter ce redressement en repoussant l'épaule droite du scoliotique en bas et à gauche à l'aide de la main droite, pendant que la main gauche presse le sommet de la courbure lombaire de gauche à droite.

Nous indiquons plus loin (p. 451) quelques exercices destinés à produire le redressement actif du rachis.

Le redressement actif des courbures vertébrales, l'auto-redressement présentent de grandes difficultés et ont une action bien moins efficace que le redressement mécanique ; nous n'en avons jamais retiré de sérieux avantages. Le redressement actif n'est utile à recommander que dans certaines formes de scolioses au début, dans le but d'exercer les muscles de la région vertébrale et d'obtenir une meilleure position du sujet.

5° **Exercices de gymnastique**. — La majorité des orthopédistes reconnaissent l'importance des exercices gymnastiques dans le traitement des scolioses.

Ling, Zander, Eulenburg, Dally, B. Roth, ont recommandé la méthode dite suédoise, la gymnastique manuelle avec les mouvements d'opposition ou dédoublés, les mouvements doubles concentriques ou doubles excentriques, destinés à mettre en activité les muscles parésiés du côté de la convexité, les muscles antagonistes étant au contraire au repos.

Nous avons donné les raisons (p. 300) qui ne permettent pas d'admettre la parésie des muscles de la convexité.

La gymnastique suédoise ne doit pas être employée pour les scolioses d'une certaine importance, dans le but d'exercer une action spécifique sur certains groupes de muscles prétendus parésiés.

Aucun fait ne nous a démontré qu'en agissant sur le système musculaire vertébral en certains points déterminés, on puisse redresser une courbure *rigide* du rachis.

La plupart des partisans de la gymnastique suédoise, et particulièrement Zander, conseillent du reste, en même temps que les exercices de gymnastique, le traitement mécanique, le renforcement des muscles par des exercices spéciaux, ne permettant pas la mobilisation du rachis et son redressement.

Ces quelques critiques faites, nous nous déclarons absolument partisan des exercices gymnastiques qui vivifient la musculature générale, toujours affaiblie chez les scoliotiques, diminuent les flexions vicieuses, accroissent la force de résistance aux causes de déformation, empêchent l'atrophie des muscles vertébraux et l'aggravation des difformités.

Après une expérience très favorable, nous considérons les exercices de *gymnastique manuelle*, d'après la méthode suédoise, comme une partie indispensable du traitement de la scoliose. S'ils ne suffisent pas, *à eux seuls*, pour améliorer la difformité, ils sont un adjuvant précieux des autres méthodes de traitement, surtout du traitement mécanique.

Ils permettent de maintenir les résultats obtenus par les exercices d'assouplissement et de redressement mécanique.

Les exercices gymnastiques recommandés dans la scoliose sont extrêmement nombreux. Ling, Zander, Nitzsche, Bouvier et Bouland, Sayre, Eulenburg, Berend, Dubreuil (de Marseille), M. B. Roth, J.-B. Reynier, ont indiqué les très nombreux mouvements applicables aux différentes variétés de scoliose. Nous n'essaierons pas d'indiquer tous les exercices décrits par ces auteurs, la mémoire se refusant à retenir les nombreux détails, quelques-uns de ces exercices étant basés sur des idées théoriques que nous n'acceptons pas, paralysie du grand dentelé du côté de la déviation (Sayre), parésie des muscles de la convexité. Nous insisterons sur les exercices pratiques que nous recommandons journellement à nos malades, destinés à renforcer la musculature générale, particulièrement les muscles vertébraux, lombaires et aussi les muscles agissant sur la cage thoracique.

Suivant les cas, nous agissons sur tel ou tel groupe musculaire, assez souvent sur les muscles de la convexité, particulièrement dans les scolioses légères, flexibles. Dans ces cas, la contraction des muscles de la convexité a une légère action corrective sur la courbure rachidienne.

Avant tout exercice, il est bon d'indiquer au malade la position qui lui convient le mieux et qui permet d'obtenir le redressement le plus complet.

Kjôlstads, A. Tidemand, B. Roth, J.-B. Reynier, ont insisté sur le rôle de la volonté et de l'idée dans le redressement des déviations du rachis.

Suivant la méthode de Kjólstads, A. Tidemand apprend à ses malades à se figurer devant eux, aussi clairement que possible, une croix dont la ligne transversale doit être à la hauteur des épaules, en se tenant debout sur le plancher, les talons joints et les pieds ouverts à angle droit. La longueur du corps doit être exactement dans le sens de la ligne verticale de la croix imagée, pendant que le malade s'applique à faire lentement avec les bras différents mouvements qui doivent correspondre à la ligne horizontale. Il attribue une grande importance à ce que le sujet arrive à avoir conscience de son nombril et parvienne même à se figurer un poids, comme un fil à plomb, suspendu au nombril, avec la volonté de le porter.

Dans quelques exercices, le sujet doit se tenir, le corps dans une rectitude parfaite, sur l'extrémité des orteils, en se figurant toujours les lignes indiquées. Il marche dans cette position en fléchissant alternativement les genoux, et en appuyant alternativement les pieds à plat sur le sol. Lorsque l'un des pieds touche le sol, le genou du côté opposé doit être ployé.

Pendant les exercices, les malades se placent en extension forcée, en saisissant des poignées placées sur une ceinture entourant le bassin.

Le sujet peut aussi se placer debout sur un appareil donnant des points d'appui à une mentonnière de Glisson et à une ceinture pelvienne mues par des crics. A l'aide de ce mécanisme, on fait l'extension au niveau de la tête, la contre-extension au niveau du bassin. On apprend ainsi au sujet à maintenir le redressement obtenu par la volonté.

Pendant les intervalles des exercices, le scoliotique est placé étendu sur une planche avec extension au niveau de la tête au moyen d'une mentonnière, et contre-extension au niveau de la ceinture pelvienne.

Cette méthode que nous avons étudiée à notre récent passage à Christiania rende quelques services dans les scolioses légères, dans les flexions ; elle apprend aux malades à conserver une position redressée ou améliorée.

J.-B. Reynier pense que l'on peut tirer parti des sentiments de fierté, d'orgueil, pour obtenir une position redressée des scolioses. Il conseille à ses malades de se figurer un tube de caoutchouc, qui, par sa partie moyenne embrasse la partie postérieure du cou, par ses deux extrémités irait, légèrement tendu, se fixer de chaque côté au niveau du pli de l'aine.

Il insiste avec raison sur l'influence de la hauteur et de la direction du regard, et sur l'abaissement des yeux qui produisent un redressement du rachis.

Cet auteur fait voir l'importance de corriger les flexions anormales, latérales ou de torsion, par des flexions orthopédiques dirigées en sens opposé ; de transformer les mouvements professionnels et les attitudes scolaires, en mouvements et attitudes orthopédiques.

Il indique avec soin les moyens de créer des conditions mécaniques et des pressions opposées aux conditions pathologiques, en transportant ces pressions du côté des convexités vertébrales, c'est-à-dire en créant des conditions mécaniques déformantes analogues à celles qui ont produit les déviations, mais agissant en sens inverse et tendant à produire une déformation qui corrige la première position du sujet dans la station debout, assise, couchée, pendant la marche (tractions avec le caoutchouc, double extension oblique).

Nitzsche, B. Roth, ont indiqué les moyens d'obtenir des positions rectifiées chez les scoliotiques (*position d'entrée* de Nitzsche ; *position droite* ou *améliorée* de M. B. Roth).

Dans un cas de scoliose dorsale droite, le bras gauche doit être élevé et dirigé en dehors sur le prolongement d'une ligne qui partirait de la hanche droite et passerait par l'épaule gauche, la tête légèrement inclinée à gauche, le bras droit élevé à la hauteur de l'épaule et dirigé horizontalement de côté, la paume de la main dirigée en avant, ce bras sera porté le plus possible en arrière. Le pied droit placé un peu en avant, de façon à faire porter le poids du corps presque en entier sur la jambe gauche (debout). La partie supérieure du corps se trouve ainsi dans l'extension la plus complète possible : la colonne vertébrale dans la région lombaire est un peu tirée à droite, tandis que dans la région dorsale, sous l'influence du bras gauche élevé obliquement en haut, elle tend à décrire une convexité à gauche.

Il est facile, suivant cette méthode, d'indiquer les meilleures positions à prendre dans les diverses variétés de scolioses.

M. B. Roth insiste avec raison sur l'importance de la reéducation du sens musculaire, et sur la nécessité d'enseigner au sujet la meilleure position de redressement que l'on doit prendre sous l'influence de la volonté (*position droite* ou *améliorée*). Cette position améliorée, variable suivant les cas, est la *clef* de tous les exercices qui sont pratiqués dans le traitement des scolioses (B. Roth).

Elle est conservée aussi bien dans la position assise que dans la station debout, pendant les exercices d'écriture, de piano, etc. Dans cette position, le sujet devra faire un certain nombre de mouvements, qu'il contrôlera au besoin au moyen d'une glace à main ou d'une glace ordinaire.

Voici les exercices, d'une très réelle valeur, recommandés par B. Roth :

1. Se coucher sur le dos, les bras de chaque côté du corps, les paumes des mains tournées vers le haut ; inspiration lente et profonde par le nez, expiration lente par la bouche (à répéter quatre fois).

2. Exercice semblable avec les bras levés en l'air de chaque côté de la tête (à répéter quatre fois)

3. Même position que dans l'exercice 1 ; rotation de la tête sur l'axis, alternativement à droite et à gauche ; puis flexion latérale de la tête, alternativement à droite et à gauche (à répéter quatre fois).

4. Se coucher sur le dos ; circumduction simultanée des deux articulations de l'épaule d'avant en arrière ; les coudes et les poignets étendus (à répéter douze fois).

5. Se coucher sur le dos ; circumduction des deux hanches, les genoux étendus (à répéter dix fois).

6. Se coucher sur le dos ; extension simultanée des bras en haut, en dehors et en bas, en ayant les coudes fléchis et appliqués au tronc (à répéter quatre fois).

7. Se coucher sur le ventre ; circumduction des deux hanches, les genoux étendus (à répéter dix fois).

8. S'asseoir sur le lit, le dos faisant un angle de 45° ; circumduction du pied en bas, en dedans, en haut et en dehors, tandis que les orteils sont continuellement dirigés en dedans (à répéter vingt fois) ; puis adduction du pied, le malade opposant de la résistance; abduction du pied, le chirurgien opposant de la résistance (à répéter huit fois).

9. Se coucher sur le dos, les bras levés en l'air de chaque côté de la tête; flexion des deux bras, le chirurgien opposant de la résistance en saisissant les mains ; puis enfin extension des deux bras, le malade résistant (à répéter de six à huit fois).

Les genoux du malade fléchis sur l'extrémité de la table fixent le tronc.

10. Le malade est à califourchon sur une table étroite ou sur une chaise sans dossier, avec les bras abaissés et les mains en supination ; flexion du tronc sur les vertèbres lombaires, le patient résistant un peu ; puis extension du tronc, le chirurgien résistant en mettant ses mains en arrière de la tête du malade (à répéter de six à huit fois).

11. — Le malade, les bras levés en l'air, se tient debout, la tête, le dos et les talons appuyés contre un poteau vertical qui porte des chevilles de chaque côté qu'il doit saisir. Le chirurgien tire doucement en avant le bassin du malade, en appliquant les mains sur le sacrum ; le malade doit opposer de la résistance et ramène ensuite le bassin en arrière contre le poteau, le chirurgien lui résistant. Les talons doivent toujours s'appliquer sur le parquet. Puis on fait faire la rotation du bassin sur son axe alternativement à droite et à gauche, pendant que le chirurgien résiste en mettant les mains de chaque côté du bassin (à répéter de six à huit fois).

12. Se coucher sur le dos, la tête et le cou dépassant l'extrémité de la table ; les bras de chaque côté du corps, la paume des mains regardant vers le haut ; la tête est doucement fléchie par la main du chirurgien placée sur l'occiput, le malade résistant, puis on recommande l'extension de la tête, en même temps que le chirurgien oppose de la résistance (à répéter huit fois).

Les quatre derniers exercices sont exécutés par le chirurgien, tandis que les huit autres peuvent être faits sous la surveillance d'un aide.

Le sujet, au bout de quelque temps, prenant plus facilement et sans trop d'efforts la position améliorée, B. Roth recommande des exercices qui consistent principalement dans des mouvements de flexion et d'extension du tronc, dans la position couchée, assise ou debout.

Quelques-uns des exercices suivants, indiqués par Sayre, ont une action analogue à ceux de B. Roth.

1. Le sujet est étendu sur un plan résistant ou sur le plancher, à plat ventre, il place ses bras à angle droit par rapport au tronc, la paume des mains en bas, la figure tournée du côté convexe, le dos aussi droit que possible. Il met ses mains en supination, ses épaules dirigées en arrière, détache ses mains du plancher et soulève le tronc pendant que le chirurgien maintient les pieds.

2. Les mains étant placées derrière la tête, les coudes soulevés, les pieds maintenus, le tronc est renversé en arrière.

3. Le sujet, dans cette dernière position, incline son corps du côté convexe.

4. La main du côté de la concavité derrière la tête, l'autre main derrière la hanche du côté sain, le sujet se redresse sans efforts et se recouche ensuite.

5. Le sujet se couche sur le dos, les bras collés au tronc, la paum des mains en haut, il lève un pied en l'air, pendant que le chirurgien oppose une certaine résistance. Le même exercice se fait avec l'autre pied, puis avec les deux pieds.

6. Le sujet, dans la même position, place ses bras perpendiculairement par rapport au tronc et les étend au-dessus de la tête, puis il les replace dans la position primitive.

7. Le malade se tient debout, les pointes des pieds tournées légèrement en dehors, les mains derrière la tête, les coudes à angle droit par rapport au corps ; il se tient sur la pointe des pieds, plie les genoux et les hanches et se relève, en maintenant le dos aussi droit et aussi redressé que possible.

8. Avec le bras du côté concave, élevé perpendiculairement au-dessus de la tête, le bras du côté convexe à angle droit par rapport au tronc ; le sujet se place sur la pointe des pieds, il plie les jambes, les genoux et les chevilles en s'accroupissant, il se relève ensuite en ayant soin de maintenir le corps aussi droit et aussi immobile que possible.

9. Le bras du côté concave est placé enroulé sur la tête, le bras du côté convexe autour de l'abdomen, le sujet s'incline vers le côté convexe au niveau des côtes et non au niveau de la taille.

Voici les exercices que nous recommandons habituellement à nos scoliotiques :

1. Le sujet est étendu à plat ventre sur une table, les membres inférieurs solidement maintenus par un aide, les deux mains sont placées derrière la tête.

Il contracte alors les muscles du tronc, sans efforts brusques, sans secousses, et se relève autant qu'il le peut, en décrivant un arc de cercle ; après être resté quelques secondes dans cette position, il se recouche doucement. Pendant le mouvement de relèvement du tronc, il fait une large inspiration ; pendant le mouvement d'abaissement, une large expiration.

2. Le sujet exécute le même mouvement, les mains placées derrière les hanches.

Une main est mise derrière la tête, du côté de la concavité, l'autre main derrière la hanche, du côté de la convexité.

La position du membre supérieur et de l'omoplate fortement portés en arrière, recommandée dans un grand nombre d'exercices orthopédiques pour la scoliose, produit, du côté du membre placé en arrière, non seulement la contraction des muscles scapulaires, mais encore la contraction énergique des muscles spinaux et des gouttières vertébrales.

3. Le sujet est placé dans le décubitus abdominal, sur une table solide, son bassin affleure le bord antérieur de la table, l'avant-train suspendu dans l'espace. Les deux mains placées derrière les hanches, la tête et le tronc portés en bas, il se redresse sans secousses, en faisant surtout des efforts du côté de la convexité. Après être resté quelques instants dans cette position, il reprend la position primitive et recommence l'exercice. Mêmes recommandations que plus haut au sujet de la respiration.

4. Le sujet est mis dans le décubitus latéral, le bord supérieur de la crête iliaque venant affleurer le bord antérieur du lit, les mains derrière la tête, le tronc incliné en bas. Il se relève sans efforts, en décrivant un arc de cercle, et en ayant soin de ne pas incliner son corps à droite ou à gauche. Il reste quelques instants dans la position redressée et recommence ensuite l'exercice.

Cet exercice peut être fait des deux côtés, principalement en plaçant dans la position la plus déclive le côté de la concavité.

Il faut, pendant ces exercices, exécuter des mouvements rythmiques étendus d'inspiration ou d'expiration, faire compter à haute voix.

Le chirurgien s'opposera aux mouvements du sujet, en plaçant sa main à plat sur les muscles en contraction et en pressant plus ou moins fort.

5. Le sujet, les talons rapprochés, maintenus par une saillie du plancher, les pieds tournés en dehors, s'appuie sur une barre rembourrée, placée au niveau du bassin. La main gauche est derrière la tête, la main droite derrière la hanche droite (scoliose dorsale droite, lombaire gauche). Il incline alors fortement le tronc en avant et se relève lentement pendant que l'opérateur, placé derrière, oppose une certaine résistance à ce mouvement avec la main gauche à plat au niveau de la convexité lombaire gauche, la main droite au niveau de la partie saillante de la gibbosité dorsale droite. Les efforts de l'opérateur sont faits suivant des directions bien déterminées, produisant le redressement des courbures.

6. Le sujet s'assied sur le bord d'un banc peu élevé, il incline fortement le tronc en avant, le bras gauche en extension en avant, la cuisse et la jambe droite en extension en arrière (scoliose dorsale droite, lombaire gauche).

Le membre supérieur gauche et le membre inférieur droit doivent être dans une position d'extension soutenue avec effort constant pendant quelques secondes. L'opérateur exerce à certains moments une légère résistance au niveau du membre supérieur gauche.

Dans le cas de scoliose totale en C, convexe à droite, la position en extension est prise à la fois par le membre supérieur gauche et par le membre inférieur gauche du même côté.

Ces excellents exercices (5, 6), qui nous ont été démontrés à l'Institut Orthopédique de Stockholm, par le Dr A. Wide, ont pour but de faire contracter les muscles vertébraux et dorsaux, principalement au niveau des convexités.

7. Le sujet assis, les pieds posés à plat, les cuisses et les hanches maintenues, le bras droit est élevé et étendu, la paume de la main dirigée en dedans, la main gauche derrière la tête.

L'opérateur, placé à gauche, applique sa main gauche au côté externe de l'avant-bras droit du sujet et sa main droite au niveau de la gibbosité dorsale droite. Il s'oppose aux mouvements de redressement de la courbure dorsale et de flexion du tronc à droite, exécutés par le malade. Il fait agir sa main droite, au niveau de la partie saillante de la gibbosité, comme s'il voulait attirer le tronc vers lui (scoliose dorsale à convexité droite).

Des exercices, basés sur les mêmes principes, peuvent être exécutés pour les scolioses lombaires.

8. Le sujet étant debout, il rapproche le bras droit et l'applique exactement collé au corps, puis il ramène le bras gauche derrière le dos et fait des mouvements d'inspiration et d'expiration profonds (scoliose dorsale droite).

9. Le sujet étant placé devant l'opérateur, on l'engage à redresser directement le corps comme s'il voulait toucher le plafond avec sa tête, *sans s'élever sur la pointe des pieds*. On modifie la manœuvre, en commandant au malade de faire un léger effort comme s'il voulait toucher le plafond non plus avec le sommet de la tête, mais avec les bosses latérales, la droite, si la déviation est à droite, la gauche, si elle siège du côté opposé (P. Bouland) (scoliose dorsale à convexité droite ou gauche).

10. Le sujet se tient debout, les talons resserrés, le dos et les épaules appuyés à une porte ou à un mur. Il étend, autant que possible, le tronc par un effort musculaire, en laissant la partie postérieure de la tête appuyée contre la porte. Les bras qui étaient pendants le long du corps, et les épaules sont élevés, puis complètement étendus, jusqu'à ce que les mains arrivent à se rejoindre au-dessus de la tête. Par un mouvement inverse, ils sont lentement ramenés à la position de départ, puis étendus à nouveau (Exercice de la porte de Golding-Bird).

11. Exercices de suspension et d'auto-suspension, avec l'appareil de Sayre, de suspension aux échelles, avec deux barres de trapèze en mettant, dans les cas de scoliose dorsale, la main du côté de la concavité plus haute que la main du côté de la convexité.

12. Exercices avec le bâton de gymnastique, l'appareil de traction de Larghiader, placés au-dessus de la tête, puis derrière les épaules, en faisant de larges mouvements d'inspiration et d'expiration.

13. Les jambes, légèrement écartées, incliner fortement le tronc en avant, puis le renverser, autant que possible, en arrière. Incliner

la région thoracique du côté convexe, en mettant dans certains cas des haltères dans les deux mains, l'haltère du côté convexe plus lourde que celle du côté concave.

14. Avec des anneaux à traction élastique ou avec des ressorts (Pichery), avec l'appareil de Paz-Burlot ou de Nycander, on fait

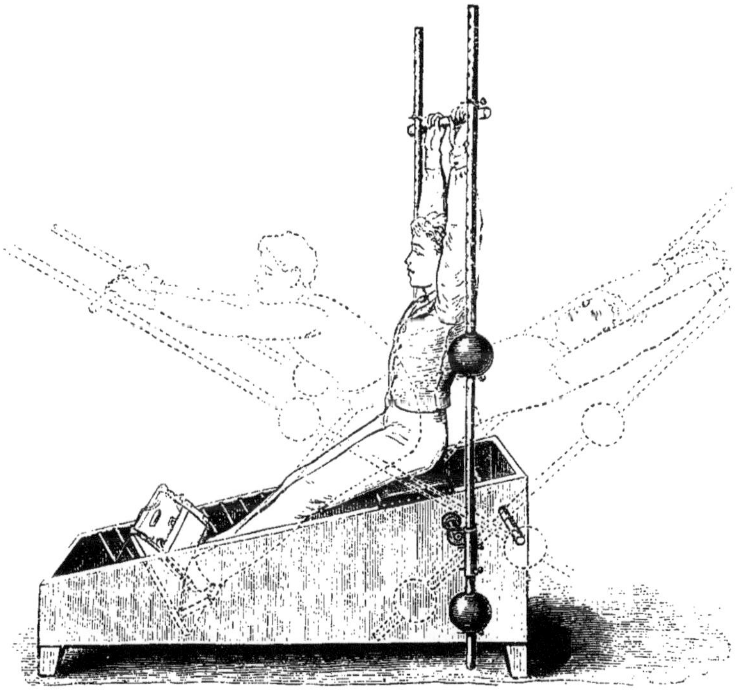

Fig. 351. — Appareil de Beely pour exercices de gymnastique et de redressement dans les scolioses.

exécuter des mouvements des bras en avant et en arrière, de façon à obtenir une large dilatation de la poitrine et le fonctionnement des muscles pectoraux.

15. Le malade assis sur un banc peu élevé, un coussin placé entre les deux épaules, est soutenu par le chirurgien qui oppose une certaine résistance aux mouvements rythmiques d'écartement des bras et des épaules en arrière.

16. Le sujet exécutera les exercices de la rame avec un appareil de chambre.

Les mouvements précédents doivent être faits plusieurs fois par jour, *en les interrompant* dès que *la moindre fatigue* se fait sentir. Ils s'appliquent, suivant les cas, aux déviations dorsales ou lombaires.

Les exercices avec des *appareils de gymnastique* sont souvent utiles. Ils permettent le fonctionnement et le renforcement des muscles du dos et de la cage thoracique, le redressement des courbures du rachis.

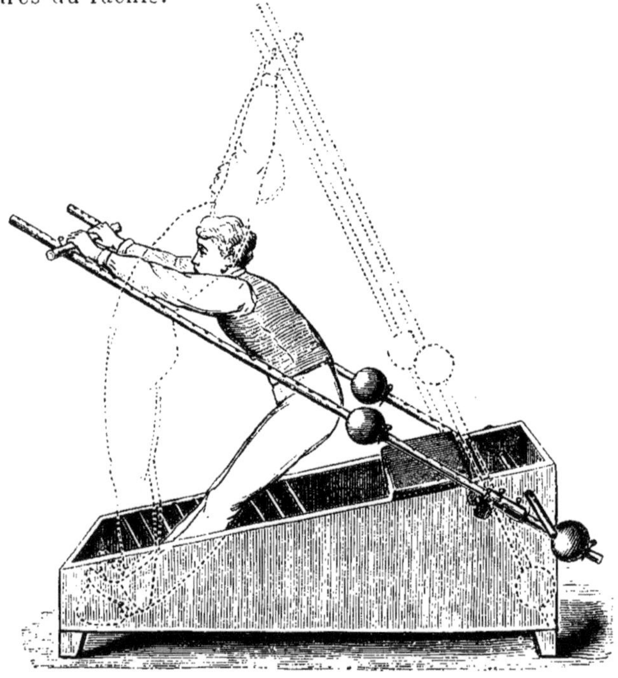

Fig. 352. — Appareil de Beely pour exercices de gymnastique et de redressement dans les scolioses.

Parmi les engins gymnastiques le plus souvent employés, nous citerons : le trapèze, le reck, les anneaux, l'échelle orthopédique, les cordes parallèles inclinées, avec bobines placées sous les aisselles (Delpech), l'appareil de Sayre, qui agissent surtout par la suspension et l'extension du rachis.

Le char de Pravaz réunit les avantages de la gymnastique et ceux des lits à pression.

L'appareil de Paz-Burlot (voir p. 28, fig. 3), les appareils de Zander, de Nycander, l'excellent appareil de Beely (fig. 351, 352) servent à pratiquer des exercices variés.

Ils agissent efficacement sur les muscles du dos et du tronc, corrigent et redressent même certaines scolioses flexibles.

6° **Massage.** — Le massage, ainsi que la gymnastique, est un moyen de traitement très puissant que l'on doit recommander dans le traitement des scolioses (Shaw, Mosengeil, Landerer). Il donne de remarquables résultats dans les scolioses au début, en fortifiant les muscles et les ligaments du rachis.

De même que les autres méthodes, le massage seul ne peut suffire, c'est un *adjuvant* qui convient dans un grand nombre de cas.

Dans les scolioses rigides anciennes avec douleurs, contractures, le massage agit rapidement et efficacement.

Voici notre façon habituelle de pratiquer le massage dans les scolioses :

Le sujet déshabillé est couché sur une table dure, dans le décubitus abdominal, les bras étendus en avant. Pendant quelques minutes, nous pratiquons des frictions rapides et énergiques avec la face palmaire des doigts de la main droite, de bas en haut, de la région lombaire à la région cervicale, de chaque côté des gouttières vertébrales, en évitant les saillies osseuses. Nous faisons des frictions plus énergiques du côté de la convexité de la courbure.

Nous massons aussi, pendant quelques minutes, les muscles latéraux du dos (grand dorsal, trapèze, grand dentelé, muscles de l'omoplate, etc.), en insistant, suivant les cas, sur les muscles du cou, du dos ou de la région lombaire.

Puis pendant cinq à dix minutes, nous faisons de la percussion et du tapotement, d'abord léger, puis assez fort, avec le bord cubital de la main, dans les régions indiquées plus haut, agissant surtout sur les muscles qui nous paraissent particulièrement affaiblis.

Il est bon, dans quelques cas, de faire du massage de la poitrine, des muscles de la partie antérieure du thorax. On fait exécuter au sujet, par des pressions alternatives sur le ventre et la poitrine, des mouvements d'inspiration et d'expiration.

7° **Electricité.** — L'électricité donne de bons résultats et est utile dans les cas de paralysie et d'atrophie locales des muscles du dos et des lombes. Elle sert à tonifier et à renforcer les muscles au voisinage des courbures.

Dans le but d'obtenir une action de contraction, nous employons des courants faradiques faibles avec des intermittences éloignées d'une seconde, les séances quotidiennes durant huit à dix minutes. Il ne faut jamais dépasser deux interruptions par seconde, sous peine de produire de l'excitation.

L'électrisation ne doit pas seulement porter sur les muscles de la convexité (Duchenne, de Boulogne), mais agir sur tous les muscles affaiblis de la région vertébrale.

Dans les cas avec atrophie marquée des muscles vertébraux, nous utilisons les courants continus faibles (10 à 20 milliampères), appliqués pendant vingt à trente minutes. Les courants galvaniques ont une action de nutrition favorable sur la fibre musculaire, et, dans la généralité des cas, doivent être préférés aux courants faradiques.

8° **Traitement général.** — Le traitement général ne doit pas être négligé dans la scoliose des adolescents, affection essentiellement asthénique.

On surveillera l'alimentation, on recommandera les exercices modérés au grand air ou au bord de la mer.

On utilisera les préparations de phosphate de chaux, d'iode, l'huile de foie de morue.

L'hydrothérapie, les bains de mer, quelques eaux minérales thermales (Luchon, Barèges, Salies-de-Béarn) seront utilement recommandées.

En résumé, le traitement de la scoliose des adolescents varie suivant la cause, la forme, le degré, la prédominance de certains symptômes.

Le traitement, suivant les cas, devra s'adresser à la rigidité du rachis, à l'inflexion latérale, à la flexion, à la rotation, à la déformation thoracique, aux muscles affaiblis ou en contracture.

Dans la grande majorité des cas, on devra combiner l'emploi de *plusieurs méthodes* de traitement.

Il sera très utile de pratiquer des mensurations précises, fréquentes, qui permettront de contrôler les résultats obtenus ou de modifier le traitement.

Le traitement *prophylactique* comprend une bonne alimentation, des exercices physiques appropriés à l'âge de l'enfant. Pendant la période scolaire, on recommandera des classes courtes, une disposition particulière des sièges et des pupitres. Les attitudes vicieuses, principalement dans la position assise, pendant l'écriture, devront être évitées avec grand soin.

On modifiera le hancher. On évitera la station assise sur une seule hanche, mono-ischiatique. On corrigera les attitudes, les flexions anormales par des attitudes et des flexions orthopédiques en sens inverse.

Dans la *première* période de la maladie, lorsque les muscles seront affaiblis, les ligaments relâchés, on corrigera les attitudes vicieuses, on renforcera les muscles et les ligaments du rachis par les manipulations, le massage, l'électricité, l'hydrothérapie; on recommandera la position horizontale pendant quelques heures de la journée. On fera des exercices de suspension verticale et latérale. Le traitement gymnastique conviendra surtout dans les scolioses au premier degré.

Dans la *deuxième* période, on ajoutera aux moyens précédents les manipulations avec redressement, le redressement passif avec les appareils décrits, surtout la suspension latérale.

Le redressement mécanique, les exercices d'assouplissement avec les différents appareils décrits, conviendront dans les scolioses *avec rigidité des articulations vertébrales*. La *mobilisation* du *rachis* devra précéder toute autre méthode de traitement.

Les corsets seront rarement prescrits, ils seront utilisés comme moyens de soutien, une fois la mobilisation obtenue, et non comme agents de redressement.

Les corsets plâtrés appliqués pendant le redressement du rachis et la correction de la difformité, obtenus par divers procédés, conviendront comme moyens adjuvants et dans les cas d'inflexions latérales marquées. Ils maintiendront les résultats obtenus par les exercices de redressement manuel ou instrumental.

Le corset plâtré à traction latérale sera indiqué dans les scolioses avec inflexion latérale prononcée.

L'usage du corset plâtré combiné avec le traitement gymnastique et le redressement mécanique, conviendra dans un assez grand nombre de cas de scolioses au deuxième degré.

Le traitement gymnastique, particulièrement la gymnastique manuelle, sera un moyen adjuvant très utile, qui permettra de renforcer les muscles du rachis et de maintenir les résultats obtenus par d'autres méthodes.

Dans la *troisième* période, on se contentera d'un traitement palliatif, destiné à enrayer l'affection dans sa marche envahissante, à diminuer les douleurs, à éviter le retentissement fâcheux sur les organes thoraciques.

Le corset plâtré sera utile dans ces cas, comme agent de soutien ; il permettra d'obtenir la disparition des douleurs, des troubles circulatoires et respiratoires.

On renforcera les muscles vertébraux par le massage, l'électricité, l'hydrothérapie.

9° **Traitement des principales variétés de scolioses.** — *Scoliose rachitique.* — Le traitement de la scoliose rachitique présente en général de grandes difficultés. A la période de rigidité, lorsque les déformations sont anciennes, les résultats obtenus sont souvent nuls.

A la première période, on prescrira le traitement général habituel du rachitisme, on défendra la marche et la station debout et on placera les sujets dans le décubitus horizontal.

On combinera avec avantage la position horizontale avec l'extension du rachis au moyen des appareils de Phelps, Nönchen, Nebel.

Nous avons obtenu d'excellents résultats de l'extension pendant la nuit et une partie du jour sur une planche matelassée, placée dans une position oblique, la tête du sujet maintenue par une mentonnière de Glisson (voir fig. 6, p. 38).

Si l'on ne peut obtenir le décubitus horizontal, on prescrira un corset de soutien, des corsets plâtrés ou en bois.

Lorenz conseille de tenir l'enfant pendant la marche, avec la main correspondant à la courbure primitive.

On recommandera aux parents d'éviter de porter les enfants sur les bras, dans une position vicieuse, ou de les laisser assis sur des lits à plan incliné. On modifiera l'inclinaison du bassin en agissant sur le pied plat et les autres difformités des membres inférieurs.

*Scoliose statique.* — Dans les scolioses *statiques*, il importe de corriger au début l'inégalité des membres inférieurs, afin d'éviter que le rachis dévié ne prenne une position fixe et permanente.

Le moyen le plus convenable est de placer dans l'intérieur du soulier une semelle de liège, de forme appropriée. Cette semelle s'étend à toute la plante du pied, elle est moins épaisse en avant. Le talon doit être taillé de manière à présenter une excavation propre à recevoir le calcanéum et une saillie destinée à se loger dans la partie concave de la plante du pied (Delpech). Nous préférons cette disposition à celle qui consiste à mettre toute la correction dans le talon extérieur de la bottine, ou à dis-

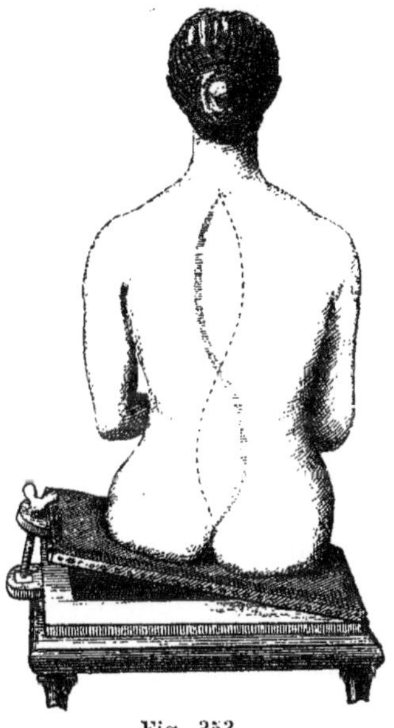

Fig. 353.

poser la moitié de l'épaisseur dans le talon extérieur et l'autre moitié dans l'intérieur de la chaussure.

Le talon externe trop long est gênant, accroche le moindre obstacle et est la cause de chutes fréquentes.

Cette semelle ne doit gêner le sujet en aucune façon. Nous conseillons de ne pas produire au début la correction totale. Avec une correction imparfaite, on obtient du reste, dans la majorité des cas, la disparition de la scoliose et de l'inclinaison du bassin. On peut augmenter graduellement l'élévation du membre raccourci, en habituant le malade à la transformation.

La surélévation du membre raccourci par les chaussures doit être maintenue, tant que l'inégalité des membres inférieurs persiste. Dans un certain nombre de cas, au moment de la croissance, le membre le plus court peut devenir égal à l'autre.

On corrigera aussi l'inclinaison du bassin au moyen de sièges appropriés, pouvant être surélevés d'un côté.

Nous nous servons habituellement d'un appareil très simple, représenté dans la figure 353, composé de deux planches, la supérieure rembourrée, articulées d'un côté avec des charnières, pouvant s'écarter de l'autre côté, plus ou moins, au moyen d'une vis. Cet appareil peut se placer sur les chaises et les bancs ordinaires.

Dans les lésions pathologiques des membres inférieurs, les boiteries douloureuses, on traitera avant tout la maladie principale.

Dans les scolioses avec position hanchée, raccourcissement apparent des membres inférieurs, on doit d'abord corriger les attitudes vicieuses par les moyens indiqués.

Dans les scolioses statiques qui ont une tendance à devenir permanentes, on recommandera les exercices gymnastiques, le redressement mécanique.

Dans les scolioses lombaires ordinaires, sans raccourcissement apparent ou réel des membres inférieurs, on a cherché à obtenir la correction de la déviation, en inclinant obliquement le bassin (*traitement antistatique* de Busch et des auteurs allemands). S'il s'agit, par exemple, d'une scoliose lombaire à convexité gauche, en élevant la moitié gauche du bassin, on produit une correction de la déviation rachidienne qui peut aller jusqu'au renversement complet, la courbure devenant convexe à droite.

Les moyens d'obtenir l'inclinaison oblique convenable du bassin sont les mêmes que ceux employés dans les scolioses statiques : les chaussures surélevées, les sièges surélevés d'un côté (Volkmann, Barwell).

Staffel recommande d'attacher au corset, au moyen d'une petite bande, un coussinet rembourré en forme de coin qui est caché sous les vêtements, et que le sujet peut *toujours* porter avec lui. Ce coussin placé sous une fesse, pendant la position assise, élève le bassin du côté correspondant.

J.-B. Reynier dispose des tubes de caoutchouc, transversalement tendus en avant, entre les bras d'un fauteuil.

Le malade, en s'asseyant, applique le tube de caoutchouc contre son bassin et place un livre entre le caoutchouc et la fesse qui doit être relevée. Il fait des efforts volontaires et instinctifs de pression par lesquels le bassin perd son inclinaison ou même s'incline en sens inverse.

Le traitement antistatique donne de très bons résultats dans les scolioses lombaires. Il ne convient pas dans les scolioses dorsales primitives. Il ne doit être recommandé que lorsque la *colonne lombaire est mobile et peut facilement suivre les inclinaisons que lui imprime le bassin.* La rigidité, même faible, de la colonne vertébrale rend illusoire le résultat du traitement par l'inclinaison du bassin. L'inclinaison du bassin d'un côté, dans ces cas, est dangereuse et donne des effets absolument contraires au but recherché.

Le traitement antistatique ne réussira que lorsque le sujet docile évitera les positions hanchées défectueuses, maintiendra les membres inférieurs dans la rectitude, ne fléchissant pas le genou d'un côté, de façon à annihiler l'élévation artificielle obtenue par les semelles surélevées.

Dans les scolioses *en rapport avec l'obstruction nasale*, il faut d'abord traiter les végétations adénoïdes et l'hypertrophie des amygdales.

Les exercices gymnastiques spéciaux ne seront recommandés, que lorsque l'affection du pharynx et du nez sera complètement guérie. Les exercices gymnastiques, dans ces cas, doivent surtout être dirigés dans le but de développer les muscles respiratoires et d'augmenter la capacité thoracique.

Dans les scolioses d'*origine nerveuse*, dans les scolioses *sciatiques* on traitera d'abord l'affection principale, cause de la déformation.

# CHAPITRE IV

## DIFFORMITÉS DU THORAX

Les difformités du thorax sont *congénitales* ou *acquises*, ces dernières succédant à des affections pathologiques variées.

Elles peuvent être ramenées aux trois types suivants :

1° *Poitrine en carène*, *poitrine de pigeon* (*pectus carinatum* ou *gallinatum*; anglais, *pigeon breast*; allemand, *Hühnerbrust*, *Kahnbrust*), caractérisée par l'aplatissement des côtes sur les parties latérales externes, par la saillie du sternum et des cartilages costaux en avant en forme de carène. Le thorax est agrandi dans son diamètre antéro-postérieur et rétréci dans son diamètre transversal.

2° *Poitrine excavée* au niveau de l'appendice xiphoïde (*pectus excavatum*, *poitrine des cordonniers*).

3° *Poitrine en entonnoir*, caractérisée par un enfoncement infundibuliforme, non seulement de l'appendice xiphoïde, comme dans la poitrine des cordonniers, mais du sternum tout entier qui constitue la limite supérieure de l'infundibulum, tandis que les limites latérales sont formées par les cartilages costaux et l'inférieure par la paroi abdominale. La profonde dépression sternale a pour effet d'augmenter le diamètre transversal du thorax, mais n'exerce aucune influence sur la direction de la colonne vertébrale.

A côté de ces types principaux, il faut placer d'autres déformations avec saillies ou aplatissements en divers points du thorax.

La figure 354 représente une forme de difformités du thorax, d'origine congénitale, que nous avons récemment observée, caractérisée par deux dépressions latérales inférieures, augmentant ou diminuant pendant les efforts d'expiration ou d'inspiration. Le sujet était âgé de seize ans et ne présentait, au moment de l'examen, aucun signe de rachitisme.

On ne peut établir de règle générale pour le siège et le degré de ces variétés.

Les difformités *congénitales* du thorax sont assez rares, elles

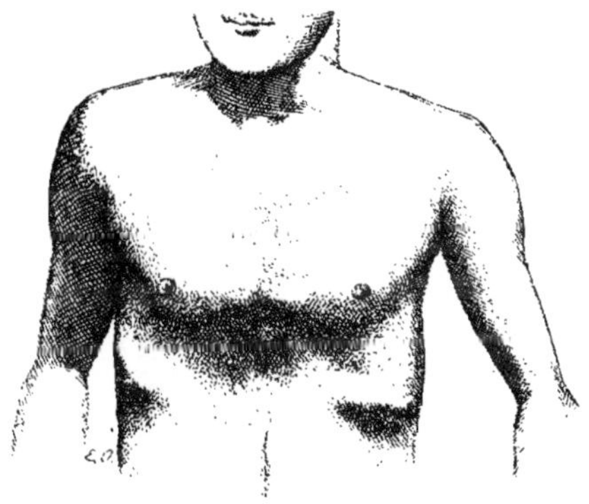

Fig. 354. — D'après une photographie de notre collection.

s'observent chez les monstres ou chez les sujets atteints de malformations multiples, elles consistent souvent dans l'absence du sternum ou de plusieurs côtes.

La *poitrine en entonnoir*, décrite surtout par Ebstein et Klemperer, est congénitale, souvent héréditaire. Elle serait due, d'après Zuckerkandl, Ribbert, à la pression du maxillaire inférieur sur le segment inférieur du sternum pendant la vie fœtale. Ebstein attribue la déformation à un arrêt de développement du sternum, Il est à remarquer que ce vice de conformation s'observe surtout chez les dégénérés héréditaires.

La figure 355 représente un cas de poitrine en entonnoir peu prononcé, que nous avons observé dans notre service du Dispensaire Furtado-Heine.

Parmi les difformités *acquises*, celles qui sont sous la dépendance du *rachitisme*, sont les plus fréquentes.

Chez les enfants rachitiques à la mamelle, l'extrémité sternale se gonfle dans toute l'étendue de la poitrine, il existe une sorte de chapelet (nouures). Le thorax tout entier fléchit, quand on le presse, il devient saillant en avant, et déprimé latéralement à sa partie supérieure, dans la région axillaire. Il ressemble à une *carène* ou au thorax des oiseaux (Beylard). Au niveau de l'aisselle, à partir de la deuxième ou troisième côte, la poitrine, au lieu d'une convexité, présente une concavité quelquefois considérable. En arrière, les côtes ne changent pas de direction ; ce n'est qu'à 12 ou 15 centimètres de leur point d'attache qu'elles se courbent

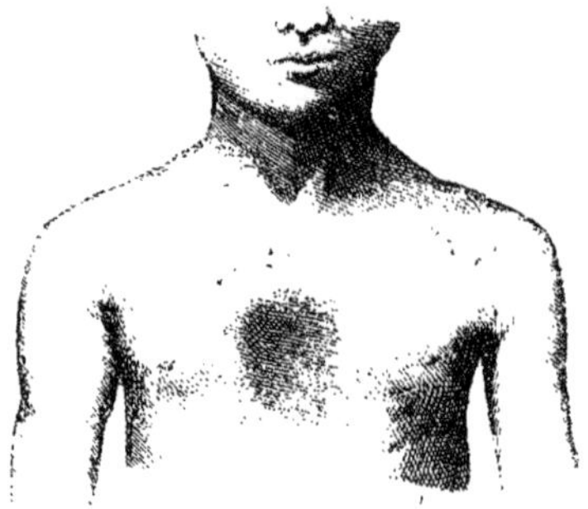

Fig. 355. — D'après une photographie de notre collection.

brusquement et forment une sorte d'angle rentrant en ce point. Cette concavité cesse à partir de la neuvième ou dixième côte, où la paroi thoracique s'élargit et s'étale, pour coiffer l'abdomen distendu par le foie et la rate. (V. fig. 1, p. 23.)

Chez les sujets plus âgés, on retrouve la même déformation thoracique, plus ou moins marquée.

Les déformations rachitiques du thorax sont dues aux inégalités de pression intérieure et extérieure, à l'action du diaphragme et des muscles inspirateurs, agissant sur des os flexibles et malléables.

Les pressions extérieures ont une grande influence. Il est facile de remarquer que lorsque les enfants conservent le décubitus dorsal, le diamètre antéro-postérieur diminue et la courbure des côtes augmente. Si le décubitus est latéral, le diamètre antéro-postérieur augmente et la courbure diminue.

Les déformations varient encore suivant que le malade reste habituellement couché sur le côté droit ou sur le côté gauche.

Les difformités thoraciques, à la suite de *déviations rachidiennes*, de *mal de Pott*, sont presque constantes, lorsqu'il existe une gibbosité importante.

Nous avons étudié les caractères de ces difformités (déviations de la colonne vertébrale, p. 293 à 296, et mal de Pott).

Dans d'autres cas que nous avons récemment signalés, la déformation thoracique est primitive et se complique de déviation secondaire du rachis. Cette variété de déformation thoracique est une conséquence de l'*obstruction nasale*, principalement par les tumeurs adénoïdes.

La poitrine est profondément modifiée dans sa forme, elle est bombée, rétrécie à sa partie inférieure, excavée sur ses parties latérales, présentant vers le milieu de sa hauteur, deux sillons transversaux dus à la dépression et à l'enfoncement de la partie moyenne des côtes.

Le diamètre antéro-postérieur de la poitrine augmente, tandis que le diamètre transverse diminue, surtout à la base de la poitrine. La dépression, au tiers inférieur du sternum, est très fréquente. Toute la cage thoracique paraît, chez certains sujets, avoir subi un arrêt de croissance, et il existe un contraste frappant avec le développement des autres régions.

Pendant l'enfance, le sujet atteint d'obstruction nasale présente cette forme de déformation thoracique, puis de la cyphose et de la scoliose dont nous avons étudié les caractères (p. 338), au moment de la croissance, vers onze à seize ans, à la suite d'inflammations chroniques ou répétées de la muqueuse pharyngo-nasale se produisant à cette époque.

Nos recherches nous ont démontré que la déformation thoracique est presque toujours sous la dépendance de l'obstruction nasale par les tumeurs adénoïdes.

L'hypertrophie des amygdales à laquelle Dupuytren, Robert, Cooper, Forster, Coulson, M. Warren avaient rattaché la déformation du thorax, joue un rôle peu important, à moins qu'elles ne soient accompagnées, ce qui est presque toujours constant, par des végétations adénoïdes.

L'hypertrophie nasale avec rhinite chronique, ozène, la déviation avec hypertrophie de la cloison, le rétrécissement osseux de l'orifice postérieur des fosses nasales, s'accompagnent aussi de changements dans la forme du thorax.

Le tirage chronique, conséquence de l'obstruction nasale, l'insuffisance respiratoire avec développement imparfait de la poitrine pendant les mouvements respiratoires, sont la cause principale de la déformation. La poitrine ne pouvant se dilater normalement s'élargit et se déforme.

Les contractions du diaphragme paraissent, ainsi que l'a indiqué Lambron, jouer dans ces cas un rôle important.

Les déformations thoraciques et du rachis, d'origine nasale, ne présentent aucun des caractères du rachitisme, que nous avons toujours recherché avec le plus grand soin et qui n'existait pas chez nos malades. Nous admettons cependant que l'obstruction nasale, que nous avons souvent constatée chez les rachitiques, peut avoir un rôle important dans la production de la déformation caractéristique du thorax observée dans cette affection. Les côtes et le sternum, flexibles et malléables, offrent en effet des conditions extrêmement favorables au développement d'une déformation, sous l'influence du tirage chronique. Ces déformations se produisent rapidement, chez les *très jeunes enfants* qui présentent des lésions rachitiques multiples, à un âge peu avancé. Elles doivent, par conséquent, être différenciées des déformations thoraciques uniquement dues à l'obstruction nasale, qui, en plus de leur forme spéciale, se développent lentement et *chez les adolescents*.

Les déformations thoraciques ont été signalées à la suite de la *coqueluche* et du *spasme glottique* consécutif à un ramollissement cérébral occipital (Elsæsser).

Les déformations de la poitrine à la suite d'*affections chroniques* du *poumon*, de la *plèvre* et du *cœur* (hypertrophie, symphyse), consistent dans des saillies ou des rétractions, suivant la période de la maladie.

Les déformations à la suite de *pleurésies*, *d'empyèmes* (*rétrécissement thoracique* de Laennec), se produisent suivant un mécanisme assez complexe, sous l'influence de la rétraction de la séreuse et du poumon, de l'insuffisance respi[illegible] de l'immobilisation d'un des côtés du thorax, de la névri[illegible] [illegible]rophies des muscles voisins (Laennec, Lasègue, Despla[illegible] [illegible]ez *Scoliose d'origine pleurétique*, p. 367 et 368.) La d[illegible] [illegible]n thoracique est une cause fréquente, dans ces cas, de [illegible] [illegible] du rachis.

Dans la *paralysie* ou l'*atrop[illegible]* [illegible]uscles thoraciques, les modifications des formes du th[illegible] [illegible] fréquentes. Dans l'atrophie musculaire progressive de l'enfance ou de l'adulte (type Landouzy-Dejérine), la paroi thoracique antérieure devient plane. quelquefois même concave, le diamètre antéro-postérieur du thorax est diminué ; le sternum forme alors une sorte de gouttière dont les parois latérales sont limitées par les cartilages costaux.

Certaines *professions* (cordonniers, passementiers (Fleury et Reynaud) s'accompagnent de déformations caractéristiques de la poitrine (v. p. 461, *Poitrine excavée ou des cordonniers*).

Le *pronostic* et le *traitement* varient suivant la cause et le degré de la déformation.

Les déformations thoraciques d'une certaine importance ont un retentissement fâcheux sur le fonctionnement du cœur et des poumons (v. *Scoliose*, p. 332 et *Mal de Pott*, p. 231). L'insuffisance respiratoire, conséquence de la déformation, même lorsque celle-ci est peu marquée, agit défavorablement sur l'état général.

Le *traitement* consiste à s'attaquer aux causes primitives de la déformation, à traiter le rachitisme, en évitant les pressions extérieures défavorables, et à soigner les déviations rachidiennes et l'obstruction nasale. Dans nos observations de déformations thoraciques à la suite d'obstruction nasale, nous avons remarqué que le traitement de l'affection pharyngo-nasale modifiait rapidement la forme de la poitrine et l'état général.

Il convient aussi de s'opposer à l'affaissement et au rétrécissement du thorax par des mouvements gymnastiques, actifs et passifs, par des exercices respiratoires et l'excitation des muscles respiratoires par l'hydrothérapie et l'électricité.

On insistera surtout sur les exercices de redressement que nous avons décrits dans notre article *Scoliose* et on évitera avec grand soin les appareils et corsets qui, en comprimant la poitrine, aggravent la déformation.

## CHAPITRE V

### DIFFORMITÉS DU MEMBRE SUPÉRIEUR

Les difformités du membre supérieur consistant dans l'absence de tout le membre ou d'un de ses segments, *phocomélie*, *hémimélie, ectromélie*, observées chez les monstres, ne présentent aucun intérêt pratique et ne peuvent être améliorées par des interventions chirurgicales.

#### I. — LUXATIONS CONGÉNITALES DE L'ÉPAULE

Les luxations congénitales de l'épaule sont extrêmement rares. La plupart des cas décrits, particulièrement ceux de W. Smith (1839) et Mayer, doivent être considérés comme d'origine paralytique (Little, J. Wolff).

R.-W. Smith a publié en 1839 la relation de deux autopsies de luxation congénitale double de l'épaule, l'une sous-coracoïdienne, l'autre sous-acromiale. La cavité glénoïde primitive était atrophiée, déformée ; la nouvelle cavité était située immédiatement au-dessous de l'apophyse coracoïde, ou sur le côté externe de l'omoplate, au-dessous de l'acromion.

Küster, Ammon, Melicher ont publié des cas où l'on retrouve à peu près les mêmes lésions anatomiques.

J. Guérin, dans deux cas, Froriep, dans un cas, ont observé une subluxation de la tête humérale en haut et en dehors : l'acromion et l'apophyse coracoïde étaient refoulés en haut. Dans une observation de Gaillard, la luxation était sous-épineuse.

C.-L. Scudder (1890) a décrit deux cas très intéressants de luxation de l'épaule, qu'il considère comme d'*origine congénitale* et dus à un arrêt de développement des surfaces articulaires de l'épaule. (Voir fig. 356, 1er cas, luxation à droite et fig. 357 et 358, 2e cas, luxation à droite.)

Les *symptômes* des luxations congénitales de l'épaule, qui se produisent le plus souvent *en bas* ou *en arrière*, sont les suivants :

Du côté atteint de luxation congénitale, on remarque une légère

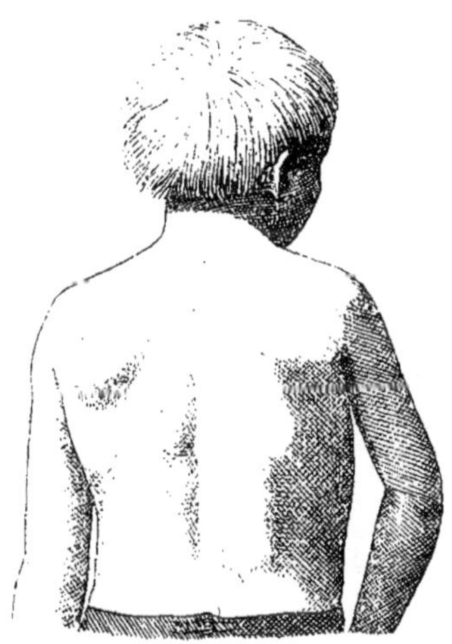

Fig. 356. — Luxation congénitale de l'épaule droite. Position du bras, saillie de la tête humérale ; atrophie de l'omoplate ; dépression de la fosse sous-épineuse ; légère courbure du rachis à convexité gauche.

abduction du coude et un certain degré de flexion de l'avant-bras sur le bras (fig. 356 et 357, d'après C.-L. Scudder).

Le bras se trouve en rotation interne, l'avant-bras en pronation plus ou moins complète ; parfois la rotation de l'humérus en dedans est telle que l'épitrochlée regarde en arrière et en dehors, et l'olécrâne en dehors et en avant. Dans la luxation sous-épineuse, le coude et le bras sont en abduction, souvent atrophiés (Gaillard).

En général, on observe une dépression distincte dans les fosses sus et sous-épineuses.

Le grand pectoral paraît quelquefois moins développé que celui du côté opposé (fig. 357). Au niveau du tiers ou de la moitié externe de l'épine de l'omoplate (fig. 356, 357), derrière l'acromion, on sent la tête humérale représentée par une saillie arrondie du volume d'une grosse noix, saillie dure, à surface irrégulière, en continuité avec le corps de l'humérus et mobilisable avec lui.

L'omoplate est petite, atrophiée, la cavité glénoïde ne peut être sentie.

L'acromion est parfois atrophié et très rapproché de l'apophyse coracoïde ; l'articulation acromio-claviculaire peut également faire une saillie plus ou moins considérable du côté malade.

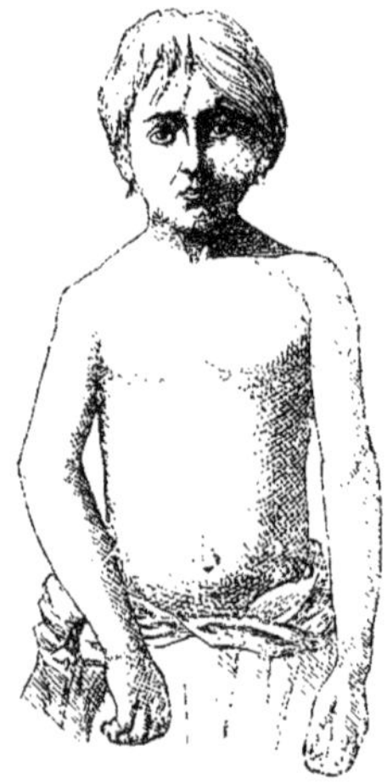

Fig. 357. — Luxation congénitale de l'épaule droite. Position du bras; forme de l'épaule; raccourcissement de la clavicule; aplatissement de la poitrine du côté droit.

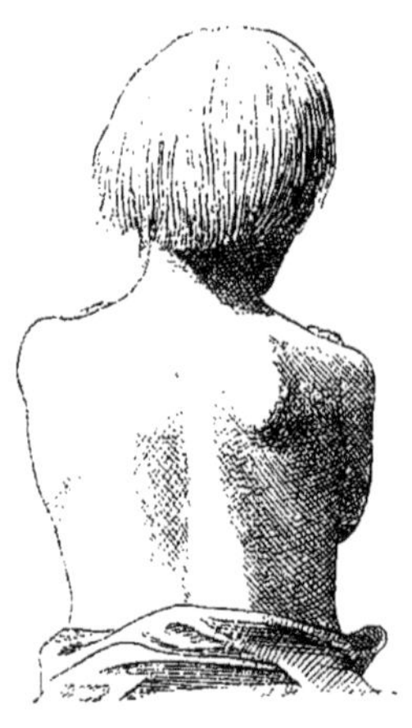

Fig. 358. — Même sujet, vu de dos, les mains sur les épaules; atrophie de l'omoplate droite ; saillie de la tête humérale du côté droit.

Dans certains cas, les apophyses épineuses des vertèbres dorsales sont légèrement incurvées du côté sain, sans que les corps vertébraux prennent part à cette rotation (fig. 356).

Les *mouvements volontaires* sont en général plus faibles que du côté sain ; ils sont limités à cause de la position de la tête humérale : il y a limitation des mouvements d'abduction, de flexion et d'extension du bras.

La flexion et l'extension de l'avant-bras sont affaiblies ; l'extension volontaire n'est pas complète, l'extension passive complète est possible. La pronation et la supination sont légèrement limitées.

La rotation de l'humérus est accompagnée d'un plus grand mouvement de l'omoplate que du côté sain.

La rotation passive est très limitée en raison du contact de la tête humérale avec l'épine de l'omoplate.

Le plus souvent, les tractions exercées sur le bras au niveau du coude, avec contre-extension au niveau de l'épaule, ne modifient point la position de la tête humérale.

La mensuration dénote une atrophie du côté malade, portant sur la clavicule, l'omoplate, l'humérus, les os de l'avant-bras, les parties molles du bras, etc.

La faradisation et la galvanisation des muscles indiquent souvent l'atrophie des muscles de l'épaule.

Le *diagnostic* de la nature de la luxation est toujours très difficile; le caractère de congénitalité se basera sur les commémoratifs. On recherchera avec soin l'époque de l'apparition de la luxation, l'existence d'un traumatisme antérieur; on étudiera l'état du système musculaire du membre supérieur (voir dans le Chapitre *Difformités dans les maladies du système nerveux : Luxation paralytique de l'épaule*).

Le *pronostic* est grave en raison des troubles sérieux apportés au fonctionnement du membre.

Dans les cas où il y a gêne notable des mouvements, C.-L. Scudder propose un *traitement* consistant, soit dans la soudure de la tête humérale à la cavité glénoïde (*arthrodèse*), soit dans l'*excision* de la tête de l'humérus ou de l'épine de l'omoplate, qui toutes deux s'opposent au mouvement.

Des *appareils contentifs* peuvent être appliqués. L'*extension continue* a donné quelques succès (Gaillard, Jenni).

## II. — DÉPLACEMENT CONGÉNITAL DE L'OMOPLATE EN HAUT

Cette malformation, décrite par Sprengel, observée chez de jeunes enfants de un à sept ans, siège généralement sur l'omoplate gauche. La hauteur de l'os est la même des deux côtés, mais son bord supérieur est plus élevé de 2 à 3 centimètres, du côté affecté; il remonte dans le cou et déborde notablement le bord supérieur de la clavicule, qui normalement se trouve de niveau avec lui. Les muscles qui s'étendent des vertèbres cervicales au scapulum, se raccourcissent et se tassent sur eux-mêmes; il en résulte que le côté correspondant du cou paraît plus court et plus plein.

La colonne vertébrale est presque toujours droite, normale.

Le fonctionnement du membre supérieur est intact.

D'après Sprengel, cette difformité a une origine intra-utérine. Elle est due à la position forcée *in utero* du bras gauche fortement porté en arrière sur le dos. Cet observateur a constaté cette position chez quelques enfants, au moment de la naissance. La faible quantité de liquide amniotique permet aux parois utérines de maintenir la position en arrière du bras et par suite l'ascension de l'omoplate.

Les *manipulations* et les *exercices orthopédiques* servent à corriger en partie la malformation.

## III. — LUXATIONS CONGÉNITALES DU COUDE

Les luxations congénitales du coude sont extrêmement rares. Guérin, Bouvier ont publié des observations de subluxations du coude consécutives à un relâchement des ligaments d'origine congénitale. Chaussier a observé un cas de luxation complète de l'avant-bras en arrière, qu'il attribue aux mouvements brusques de l'enfant dans l'utérus.

Les luxations du radius en arrière sont plus fréquentes. Guérin et Hayem ont publié des cas de luxation en avant. Dans certaines observations il ne s'agit pas de véritables luxations, mais de malformations (Chassaignac).

Dans quelques cas de luxations de l'articulation du radius, la malformation, attribuée à des traumatismes pendant la grossesse, est en relation avec certains troubles survenus dans l'accroissement du cubitus. Si le cubitus reste trop court, le radius en se développant se recourbe d'abord, puis les ligaments qui l'unissent au cubitus et au condyle huméral s'allongent peu à peu, et le radius finit par s'accroître à côté du condyle (voir p. 473).

## IV. — LUXATIONS CONGÉNITALES DU POIGNET

Les luxations congénitales du poignet sont absolument exceptionnelles.

Dans les cas de Smith, Mayer, l'avant-bras était raccourci, les os notablement déformés, la main luxée, dans un cas du côté palmaire, dans un autre cas du côté dorsal. Les mains étaient normales, sans lésions anatomiques ou fonctionnelles (voir *Main bote*, p. 474).

## V. — SUBLUXATION DU POIGNET

Cette difformité du poignet et de la main, décrite par Dupuytren, improprement appelée *spontanée* par Madelung, consiste dans une *subluxation de la main en avant*. Elle s'observe chez des individus jeunes, de 15 à 25 ans, soumis à des travaux exigeant un fonctionnement exagéré des fléchisseurs de la main (imprimeurs).

D'après Madelung, le relâchement ligamenteux, signalé par Dupuytren, est un facteur prédisposant important, mais il s'agit surtout d'un trouble de croissance des épiphyses inférieures de la face dorsale des os de l'avant-bras, déterminé par les tractions et les pressions des extenseurs pendant les efforts répétés des fléchisseurs.

La main est subluxée en avant et déplacée du côté palmaire, avec abduction radiale ou cubitale. Le diamètre antéro-postérieur du poignet est augmenté.

Les fléchisseurs sont saillants et tendus à la face palmaire du poignet. L'extrémité inférieure du radius et du cubitus fait une saillie anormale à la face dorsale.

Il existe de la mobilité anormale au niveau de la première et de la deuxième rangée des os du carpe.

Les sujets éprouvent une gêne considérable et une sensation de fatigue dans les mouvements de la main, principalement dans les mouvements de flexion.

La réduction de la difformité est impossible. Il y a avantage à faire porter une gaîne en cuir épais, adaptée exactement à la forme du poignet et destinée à limiter les mouvements extrêmes et à donner à la main un soutien efficace.

## VI. — DIFFORMITÉS RACHITIQUES DES MEMBRES SUPÉRIEURS

Les difformités rachitiques des membres supérieurs sont assez rares. Elles consistent surtout dans des saillies (nouures) au niveau des épiphyses inférieures du radius et du cubitus. Dans quelques cas, l'humérus, le cubitus et le radius présentent une courbure à convexité externe.

Les indications thérapeutiques sont les mêmes que celles indiquées plus loin pour les difformités rachitiques des membres inférieurs.

## VII. — DIFFORMITÉS DU RADIUS ET DU CUBITUS PAR TROUBLES DE L'OSSIFICATION

Certaines incurvations et subluxations du radius et du cubitus reconnaissent pour cause un processus inflammatoire ou irritatif au niveau des épiphyses de ces os. (Güterbock (1878), Schede (1877), Margary (1882), Humphry, Bessel Hagen, Nicoladoni.)

A la suite de l'arrêt de développement du cubitus par ostéomyélite, traumatisme (Nicoladoni), exostoses cartilagineuses multiples (Bessel Hagen) intéressant les épiphyses de cet os, le radius s'incurve, se luxe au niveau de son extrémité supérieure ou inférieure, et la main se dévie (*main bote accidentelle*, *manus valga*, *manus vara*). Inversement le cubitus présente les mêmes déformations, lorsque l'arrêt de développement siège sur le radius.

Le traitement indiqué pour la main bote congénitale (p. 476 à 478), principalement la *résection* de la partie de l'os luxé (Bessel Hagen), l'*ostéotomie cunéiforme*, a donné quelques succès.

Ollier a proposé d'agir sur les cartilages de conjugaison et de remplacer l'ostéotomie par la *chondrectomie* ou la *chondrotomie juxta-épiphysaire*. (Voir p. 155.)

Chez quelques jeunes sujets, le radius et le cubitus présentent une incurvation régulière à concavité palmaire de leurs extrémités inférieures, manifestement hyperostosées. La main est déjetée sur un plan antérieur. S. Duplay considère cette difformité, qui se rapproche par quelques points de la *subluxation du poignet* (p. 472) et des *ostéites déformantes syphilitiques* (voir plus loin), comme une conséquence du *rachitisme tardif*.

Dans une de nos observations, l'hyperostose siégeait sur tout le radius notablement augmenté de volume et subluxé à son *extrémité supérieure*.

S. Duplay a obtenu la correction de semblables difformités par *l'ostéotomie*.

Nous indiquons dans nos Chapitres *Difformités dans les maladies du système nerveux*, *dans les contractures et ankyloses*, *dans les fractures et luxations*, les déformations du membre supérieur à la suite de paralysie (luxation paralytique de l'épaule, etc.), de contractures, d'ankyloses, de luxations, de fractures, etc.

# I

## DIFFORMITÉS CONGÉNITALES DE LA MAIN ET DES DOIGTS

### Main bote.

Anglais : *Clubhand;* Allemand : *Klumphand.*

La main bote est une difformité congénitale, simple ou double, caractérisée par une position vicieuse de la main par rapport à l'avant-bras.

Suivant la position de la main dans la flexion, dans l'extension, dans l'adduction ou dans l'abduction, ou enfin dans une position intermédiaire, on distingue les variétés suivantes :

1° Main bote *palmaire ;*
2° — *dorsale ;*
3° — *radiale ;*
4° — *cubitale ;*
5° Déviations mixtes : *Radio-palmaire* (voir fig. 359) ;
*Radio-dorsale ;*
*Cubito-palmaire ;*
*Cubito-dorsale.*

Avec Bouvier, nous décrirons trois variétés principales de main bote :

1° Le squelette est complet et normalement conformé ;

2° Le squelette est complet, mais déformé, c'est la variété la plus fréquente ;

3° Le squelette est à la fois incomplet et mal conformé.

**Anatomie pathologique.** — Les lésions anatomiques doivent être étudiées dans les trois variétés signalées plus haut.

Dans la *première* variété, presque toujours *cubito-palmaire,* le squelette est normal, mais il existe des modifications dans les rapports des surfaces articulaires et des inclinaisons anormales de ces surfaces. Les cas de Robert et Marigues, en raison du déplacement des surfaces articulaires, doivent être considérés comme des luxations congénitales du poignet (v. p. 471). Dans presque toutes les observations, il existe un très fort ligament reliant solidement au cubitus la partie interne du squelette carpien.

Dans la *deuxième* variété, les os du carpe sont atrophiés, déformés, et le radius souvent raccourci.

Dans la *troisième* variété, presque toujours *radio-palmaire*

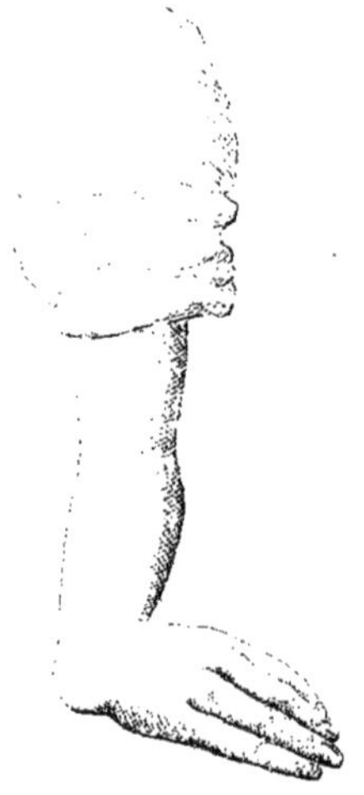

Fig. 359. — Main bote radio-palmaire, avec absence partielle du radius, du premier métacarpien et du pouce, d'après une photographie de notre collection.

(fig. 359), on constate l'absence d'un ou plusieurs os du carpe, du métacarpe ou des os de l'avant-bras. Le pouce et son métacarpien, ou ce dernier seul sont quelquefois absents.

Si le radius manque, le cubitus est raccourci, augmenté de volume, courbé en arc plus ou moins prononcé, l'épiphyse inférieure est profondément modifiée.

L'articulation carpienne est difforme et maintenue dans ses rapports anormaux par des liens fibreux et des tendons déformés.

Il existe fréquemment des anomalies vasculaires, nerveuses et musculaires. Un ou plusieurs groupes musculaires peuvent manquer.

La coexistence d'autres malformations congénitales est presque la règle.

**Etiologie.** — Les théories adoptées pour l'explication de la main bote sont analogues à celles que nous exposons plus loin pour le pied bot congénital. La difformité a été attribuée à une lésion nerveuse *in utero* (J. Guérin), à une position anormale de la main dans l'utérus.

**Symptômes.** — L'aspect de la main bote diffère suivant les variétés et les particularités propres à chaque cas spécial.

Les variétés les plus fréquentes sont les déviations palmaire, radio-palmaire et cubito-palmaire; la variété dorsale est très rare; cependant il existe des cas de main bote cubito-dorsale. La forme cubitale est également exceptionnelle.

En examinant les formes les plus fréquentes, radio-palmaire, palmaire, cubito-palmaire, on voit que la main forme avec l'avant-bras un angle plus ou moins aigu. Il se produit à la suite de ce déplacement un véritable pilon constitué par le carpe et le talon de la main. En cas d'absence du radius, la main forme avec l'avant-bras une espèce de hache (voir fig. 359).

Il existe exceptionnellement une certaine mobilité de la main. Lorsqu'on cherche à réduire la difformité, on trouve facilement à la face antérieure des cordes sous-cutanées correspondant aux muscles et aux tendons rétractés ou encore à des brides fibreuses anormales.

L'électrisation des muscles de l'avant-bras indique l'état de la paralysie ou de l'atrophie des muscles.

L'interrogatoire, l'aspect des déformations, les lésions du squelette servent à distinguer les formes acquises des formes congénitales.

Dans les cas de main bote congénitale paralytique, on observe une mobilité anormale du poignet, une gêne dans les mouvements des doigts.

**Traitement.** — Le traitement varie suivant la variété de main bote. Il est inutile et souvent nuisible d'intervenir lorsque la main, en forme de crochet, peut rendre des services, lorsque les mouvements des doigts sont faciles.

Trois ordres de moyens sont indiqués dans les cas où la difformité est importante et compromet le fonctionnement du membre supérieur :

1° Les *manipulations*, les *massages*, avec ou sans anesthésie, son d'excellents moyens pour corriger des déviations dans lesquelles la résistance fibreuse ou tendineuse n'est pas trop grande et pour préparer l'application des appareils. Ces manipulations réussissent surtout très bien chez les jeunes enfants (T. Piéchaud);

2° Les *ténotomies* sont très rarement indiquées. Elles sont exceptionnellement pratiquées sur les deux palmaires, les deux cubitaux ou les deux radiaux. Elles ne doivent jamais porter sur les fléchisseurs (Velpeau);

3° Les *appareils orthopédiques*.

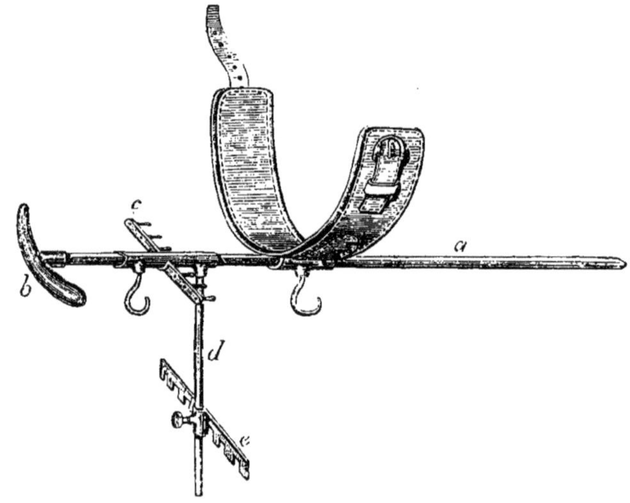


Fig. 360. — Appareil de Reibmayr.

Venel a recommandé un système de levier analogue à celui qu'il employait pour le redressement du pied bot.

Mellet construisit un appareil, composé d'une plaque appliquée sur le dos de l'avant-bras et de la main, et d'une palette palmaire reliée à la plaque par des courroies ; cette plaque dorsale portait un levier articulé qui pouvait, par ses inclinaisons variées, redresser le membre.

Les appareils de Mathieu, Robert, Collin, Dubreuil se composent d'une pièce métallique adaptée à la main, sur un de ses bords ou sur une de ses faces, et d'une ou de plusieurs pièces antibrachiales réunies à la pièce manuelle par divers mécanismes, qui permettent un déplacement dans tous les sens.

Les appareils de Blanc, Gross, produisent le redressement par des tractions élastiques.

L'appareil de Reibmayr (fig. 360) permet de mettre la main alternativement dans la flexion et dans l'extension. Il se compose d'un bracelet en cuir bien matelassé et d'une tige longitudinale *a* portant un étrier amovible *b*; une seconde tige *d* s'élève sur la première et sert de support à une pièce en râteau *e*, à laquelle viennent s'attacher des tubes en caoutchouc; un second râteau *c* sert au même usage. Les tubes en caoutchouc vont d'autre part embrasser les doigts qu'on a soin de garantir préalablement à l'aide de petites gouttières en feuilles de plomb.

Nous préférons à ces appareils compliqués, difficiles à supporter, ne produisant des résultats qu'au bout de plusieurs mois, les *redressements successifs sous des appareils plâtrés*. Ces redressements, joints aux manipulations, sont le traitement de choix dans un grand nombre de cas.

Les appareils de Duchenne de Boulogne, sont indiqués dans les cas de paralysies de quelques groupes musculaires seulement, alors que les antagonistes sont restés intacts.

Lorsque la main est ballante, à la suite de la paralysie des muscles de l'avant-bras, on appliquera un *bracelet prothétique*.

La *résection* et l'*arthrodèse* sont rarement indiquées.

### Rétraction congénitale des doigts.

Cette difformité, qui doit être rapprochée de la rétraction de l'aponévrose palmaire, siège habituellement au petit doigt et est généralement symétrique, héréditaire (Annandale). Elle est caractérisée par une demi-flexion de la phalange sur le métacarpien, ou des phalanges entre elles. Dans un cas que nous avons récemment observé, il existait une flexion assez marquée de la seconde phalange sur la troisième phalange du petit doigt. La peau, les parties aponévrotiques ne paraissaient pas rétractées, le principal obstacle siégeait dans l'articulation de la deuxième avec la troisième phalange (fig. 361 et 362).

Cette difformité nous paraît tenir à des *attitudes vicieuses* de la main du fœtus dans l'utérus.

Les divers *appareils redresseurs* (fig. 363) sont en général mal supportés.

Dans notre observation, nous avons obtenu un redressement complet à l'aide de *manipulations* répétées, et en maintenant le résultat obtenu après chaque séance au moyen d'une petite attelle rigide.

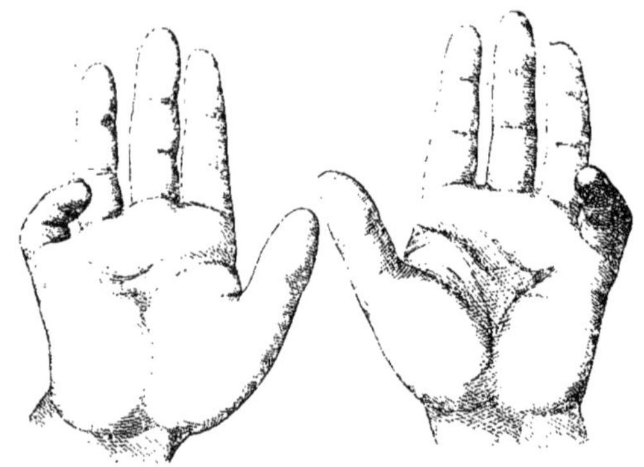

Fig. 361 et 362. — Rétraction congénitale des doigts, d'après une photographie de notre collection.

Nous rapprocherons de la rétraction congénitale des doigts la malformation rare de la main, le *pouce bot*, décrite par L. Monnier.

Chez un jeune enfant, observé par cet auteur, la seconde phalange du pouce gauche, au moment de la naissance, au lieu

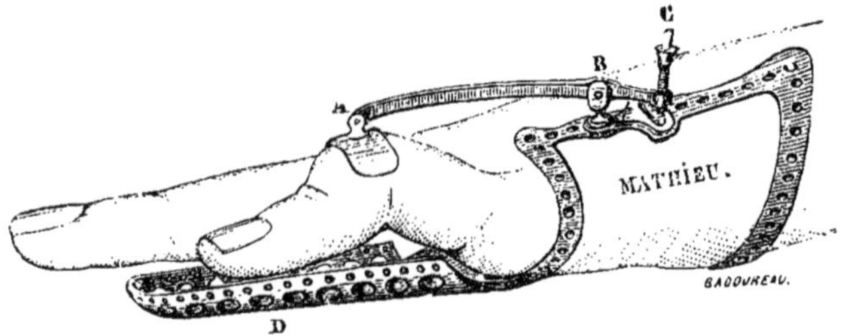


Fig. 363. — Appareil de Mathieu.

d'être dans l'axe de la première, formait avec celle-ci un angle droit ouvert en bas et qui se dirigeait directement en dehors.

L'obstacle à la réduction tenait à une bride inextensible, formée principalement par le ligament latéral externe de l'articulation, accessoirement par la peau.

Les surfaces articulaires étaient profondément modifiées.

La *section sous-cutanée* de la bride, les *massages, un appareil orthopédique* permettant les mouvements de l'articulation carpo-métacarpienne tout en maintenant les phalanges parfaitement rectilignes, ont permis le redressement du pouce difforme.

### Difformités congénitales des doigts.

Parmi les difformités congénitales des doigts, l'*ectrodactylie*, les *sillons congénitaux*, la *brachydactylie*, la *clinodactylie*, sont

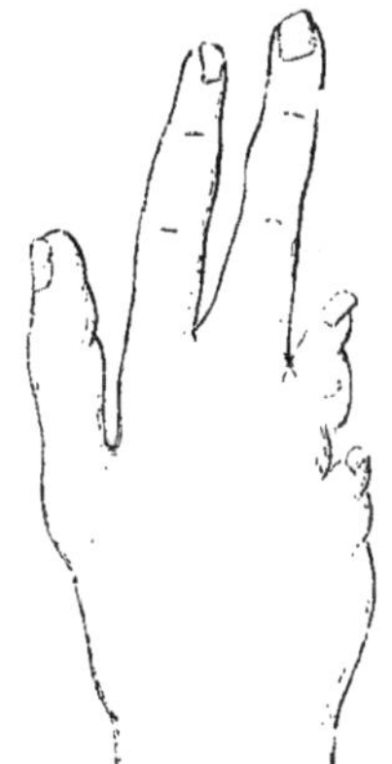

Fig. 364. — Brachydactylie.

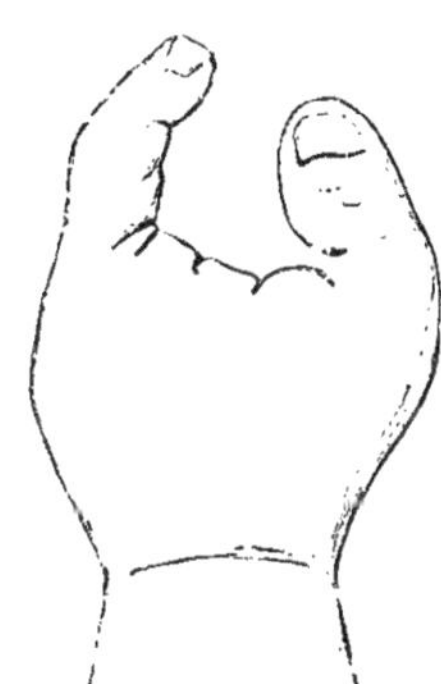

Fig. 365. — Didactylie représentant la pince de homard.

surtout du domaine de la tératologie et n'intéressent que rarement le chirurgien.

L'*ectrodactylie* ( absence des doigts ) et la *brachydactylie* (fig. 364), souvent héréditaires, symétriques, coïncident fréquemment avec d'autres monstruosités, telles que la phocomélie, l'hémimélie, l'anencéphalie, le bec-de-lièvre, le pied bot.

La persistance des deux doigts aux extrémités de la main atrophiée, constitue une infirmité qui représente une véritable pince de homard (fig. 365). Otto, Davaine, Larcher, Huguier, Braun, ont démontré que l'absence du pouce entraîne celle du radius.

Partisan de la théorie qui considère le premier métacarpien comme la première phalange du pouce (Meckel, Rambaud, Renault), Huguier a fait voir que dans le cas d'absence du pouce, le métacarpien fait défaut.

Les observations d'ectromélie du pouce et de son métacarpien, avec intégrité du radius et absence d'autres malformations, sont rares (voir observations de Wenzel Gruber, Chaintre, E. Boinet, Dolbeau, P. Ehrhardt).

Les figures 366 et 367 représentent des sillons congénitaux de l'avant-bras et des doigts observés sur des malades de notre service du Dispensaire Furtado-Heine.

Dans le premier cas (fig. 366), il y avait coexistence d'un pied

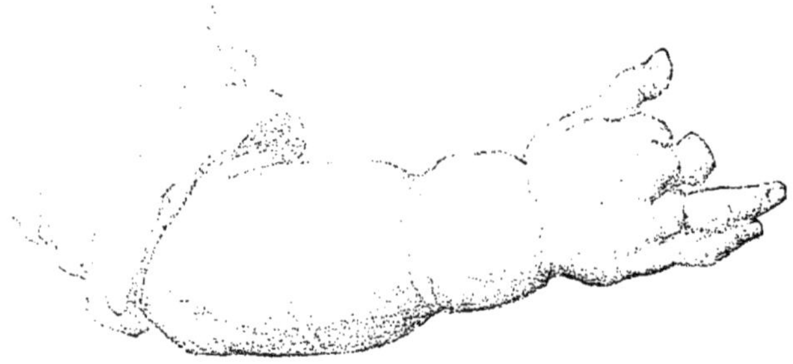

Fig. 366. — Sillons congénitaux de l'avant-bras et des doigts.

bot varus; dans le second cas (fig. 367, A), il existait un sillon congénital très marqué au tiers inférieur de la jambe droite.

Nous décrirons surtout la *mégalodactylie*, la *polydactylie* et la *syndactylie* qui présentent un intérêt pratique au point de vue du traitement orthopédique.

1° Mégalodactylie. — La mégalodactylie ou hypertrophie congénitale des doigts est tantôt pure, la peau est saine, le squelette et les parties molles sont hypertrophiées, toutes proportions sont gardées; tantôt elle est accompagnée de tumeur lipomateuse ou même vasculaire (Billroth). Souvent on observe sur les doigts atteints une dilatation extrême des vaisseaux, que Trélat et Monod expliquent par une paralysie vasomotrice.

L'*abstention* est indiquée dans les cas légers : lorsqu'il existe des troubles fonctionnels, on peut faire la *ligature* des vaisseaux afférents ou encore la *compression élastique*. Dans les cas graves, on a recours à l'*amputation* de la partie malade.

2° Polydactylie. — La polydactylie est une difformité assez fréquente. L'hérédité est notée dans un grand nombre de cas (Carolis, Copsey, Gruber, etc.). Très souvent symétrique, elle coïncide fréquemment avec la syndactylie et l'augmentation du nombre des orteils. Il existe quatre variétés bien distinctes :

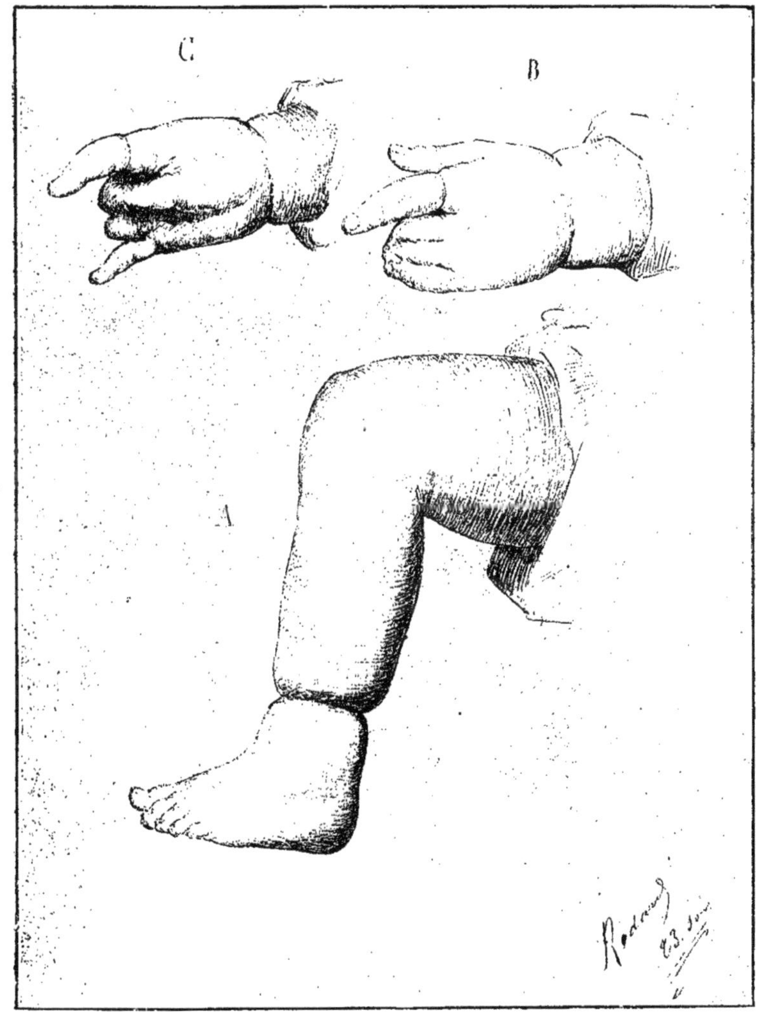


Fig. 367. — Sillons congénitaux des doigts.

*a.* Le doigt surnuméraire est plus ou moins développé, siégeant le plus souvent, au bord cubital et maintenu par un pédicule étroit.

Nous avons souvent observé la variété, considérée cependant comme rare, de pouce surnuméraire, plus ou moins développé, flottant, rattaché à la main par un mince pédicule cellulo-adipeux.

L'appendice inutile doit être enlevé au bistouri ou mieux par la ligature élastique.

*b*. Le doigt surnuméraire, ordinairement le pouce, plus ou moins développé, libre à son extrémité, s'articule, soit avec la tête, soit avec le corps d'un métacarpien ou d'une phalange. Il possède tantôt une articulation qui lui est propre, tantôt la surface articulaire anormale, située au-dessous de l'extrémité correspondante, communique avec l'articulation métacarpo-phalangienne.

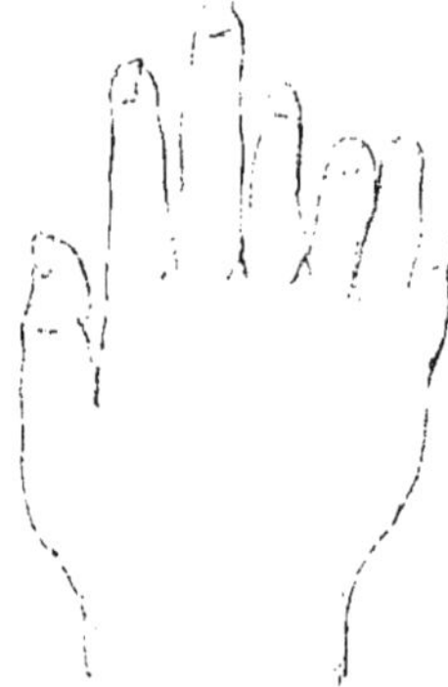

Fig. 368. — Polydactylie.

Dans ce dernier cas, lorsqu'on désarticule le doigt supplémentaire, on ouvre largement la synoviale de l'articulation métacarpo-phalangienne du doigt conservé. Afin d'éviter l'ouverture de cette articulation, Sédillot avait proposé l'amputation dans la continuité, qui avait l'inconvénient de laisser un moignon gênant ou un point épiphysaire permettant au doigt de repousser (Tillaux). La méthode antiseptique permet aujourd'hui de faire la désarticulation sans danger.

*c*. Le doigt, plus ou moins développé, est intimement uni dans presque toute sa longueur à un autre doigt. Il possède un métacarpien indépendant, ou bien il s'articule sur le métacarpien voisin. Cette variété s'observe le plus souvent au pouce (*pouce bifide*). Lorsque la bifidité est marquée, avec gêne fonctionnelle, à l'exemple de Bilhaut, on enlèvera la moitié interne de chaque partie, et on réunira par une suture les surfaces divisées.

*d.* Le doigt surnuméraire, complètement développé, s'articule avec un métacarpien propre. Ces doigts s'observent généralement aux extrémités de la série, ils sont bien développés, possèdent des mouvements propres et faciles (fig. 368). L'intervention est rarement indiquée.

La *bifurcation de la main*, chaque main étant constituée par huit doigts et semblant formée par la juxtaposition de deux mains privées de pouces et accolées le long de l'index, est une difformité très rare (Murray, Giraldés) (fig. 369).

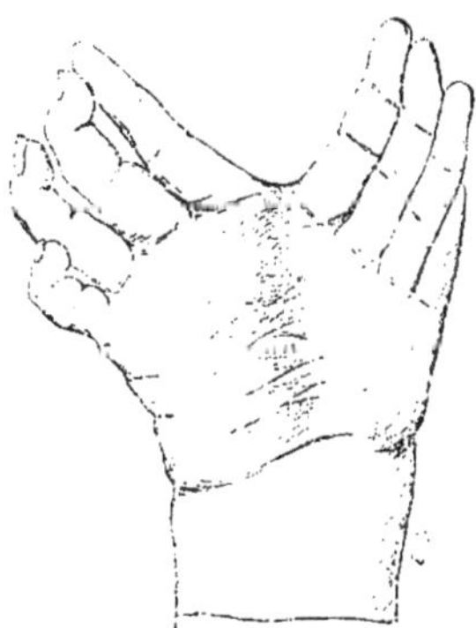

Fig. 369. — Main double.

3° Syndactylie. — La syndactylie consiste dans la soudure latérale de deux ou de plusieurs doigts. Souvent héréditaire, symétrique, atteignant surtout les trois derniers doigts, rarement le pouce, cette difformité coïncide fréquemment avec d'autres vices de conformation, la syndactylie des orteils, l'ectrodactylie, le pied bot.

La persistance de la membrane interdigitale chez le fœtus explique le mode de formation d'une grand nombre de syndactylies.

Cette difformité offre trois variétés distinctes :

*a.* La *syndactylie membraneuse*, dans laquelle les doigts sont réunis latéralement par une véritable palmature; ce prolongement cutané, descendant plus ou moins bas dans la commissure, est tantôt très étroit, tantôt au contraire très large et ne gêne que médiocrement les mouvements des doigts.

*b.* La *syndactylie par fusion des téguments*, dans laquelle les doigts normalement développés, sont contenus dans une même gaine cutanée, qui empêche le mouvement des doigts.

*c.* La *syndactylie osseuse*, avec coalescence du squelette de deux ou de plusieurs doigts voisins.

L'intervention chirurgicale est rarement indiquée dans les cas de fusion osseuse.

On ne doit séparer deux doigts syndactyles que lorsque chacun d'eux est capable de fonctionner, c'est-à-dire lorsqu'ils ont l'un et l'autre leurs tendons propres.

On ne doit pas rejeter dans tous les cas l'opération hâtive, on interviendra, en général, vers la huitième ou la neuvième année (Chelius, Dieffenbach).

Les procédés opératoires proposés sont nombreux et ne peuvent s'adresser à tous les cas en général ; quelques-uns ont leurs indications particulières. Nous citerons les principales méthodes qui peuvent être divisées en deux grandes catégories :

1° Celles qui ont pour but d'établir une commissure ;

2° Celles imaginées dans le but de recouvrir de peau les parties latérales des doigts, aussitôt après leur séparation.

1° Dupuytren incise la palmature jusqu'à la base des doigts et maintient dans l'angle de la commissure un ruban de diachylon, fixé au poignet, jusqu'à cicatrisation complète.

Velpeau, après avoir incisé la bride interdigitale, suture sur chaque doigt les deux lèvres des plaies latérales.

Rudtorffer passe un fil de plomb à travers la membrane interdigitale au niveau de la base des doigts pour y créer un orifice permanent, cicatrisé : plus tard il sectionne la membrane.

Dittel, Vogel, Oré ont recommandé récemment *la ligature élastique*. Oré fait la section de la palmature à l'aide d'un fil élastique de boîte d'allumettes, passé au niveau de la place normale de la commissure et lié solidement, après avoir été tendu, à la partie médiane, intermédiaire aux deux extrémités des doigts réunis. Une tige d'argent passée dans la bride au même niveau que le cordon élastique, s'oppose à la formation de l'adhérence commissurale.

Vogel a obtenu un beau succès, grâce à cette méthode dans un cas de syndactylie osseuse.

Nous avons appliqué la ligature élastique dans plusieurs cas de syndactylie avec de très bons résultats. Ce procédé nous paraît certainement supérieur aux précédents, car ces derniers n'empêchent pas toujours la formation d'une nouvelle soudure, alors même que l'on maintient les doigts exactement écartés et isolés au moyen de plaques de plomb, d'un coin, de compresses ou de bandelettes de sparadrap.

2° Parmi les *procédés autoplastiques* destinés à recouvrir de peau la commissure des doigts après leur séparation, nous citerons ceux de Zeller, Dieffenbach.

Zeller se sert d'un lambeau en forme de ʌ. Après avoir sectionné la membrane d'union jusqu'à la seconde phalange seulement, il fait sur le feuillet dorsal de la partie laissée intacte une incision en ʌ, tandis qu'il divise simplement le feuillet palmaire jusqu'à la commissure interdigitale. La pointe du lambeau dorsal est ensuite rabattue dans la commissure et suturée avec l'extrémité supérieure de l'incision palmaire.

Dieffenbach taille un lambeau en forme de ⊓, fourni par la peau de la face dorsale de la première phalange des deux doigts soudés, il sectionne ensuite peu à peu la membrane d'union, d'abord par sa face dorsale, puis par sa face palmaire où il fait une incision transversale longue d'un demi-pouce. Les doigts étant tenus écartés, il amène le bord supérieur du lambeau en forme de ⊓ dans l'incision palmaire transversale et l'y fixe par des points de suture.

Les procédés de Langenbeck et de Didot ont pour but de recouvrir chaque doigt isolément de peau jusqu'à la commissure.

Didot taille deux lambeaux, l'un dorsal, assez grand pour envelopper un doigt, l'autre palmaire suffisant pour recouvrir l'autre doigt. Après section des brides interdigitales, il applique et suture les lambeaux sur les doigts correspondants.

En résumé, la suture élastique donne souvent de bons résultats ; les procédés de Zeller ou de Dieffenbach et de Didot, conviennent dans les cas où les téguments sont altérés, et lorsque la membrane interdigitale est épaisse.

---

## II

## DIFFORMITÉS ACQUISES DE LA MAIN ET DES DOIGTS

### Difformités par rétraction cicatricielle.

La rétraction cicatricielle à la suite de traumatismes, d'ulcérations scrofuleuses, d'inflammations d'une certaine durée, de brûlures, s'accompagne souvent de difformités marquées de la main. Les brûlures sont la cause la plus fréquente des déformations.

Le plus souvent la main est en griffe, les doigts fléchis.

La cicatrice est plus ou moins profonde, résistante.

On doit chercher avant tout, à prévenir la déformation en plaçant la main, pendant la cicatrisation, dans une bonne position.

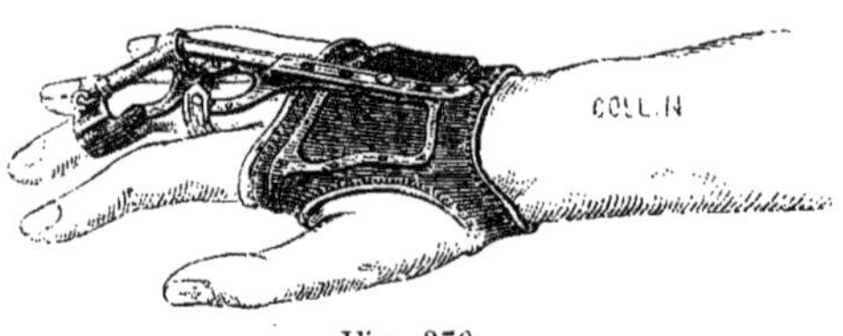


Fig. 370.

Une fois la déformation produite, le traitement orthopédique par les appareils, employés seuls, ne donne pas de bons résultats.

Les appareils de Mellet, Bigg, Eulenburg, Delacroix, Goldschmidt, Collin (fig. 370), Schönborn, Nyrop, analogues à ceux décrits plus haut (p. 477 et 478), conviennent quelquefois dans les contractions des doigts en flexion.

L'appareil de Jugand (fig. 371), modification de l'appareil de Mellet, peut rendre quelques services dans la contracture ou l'ankylose des doigts en flexion.

La résection partielle peut être indiquée dans quelques cas graves (voir *Difformités d'origine musculo-tendineuse*, p. 491).

La *section sous-cutanée* des cicatrices est, en général, insuffisante. Lorsque la cicatrice est assez souple et peu profonde, on peut pratiquer un certain nombre de petits débridements transversaux sur les parties tendues, pendant qu'on opère des tractions assez énergiques. L'extension et la fixation dans une bonne position à l'aide d'attelles rigides et de bandelettes de sparadrap, ne doit être commencée qu'à la période de granulation.

Lorsque la cicatrice est profonde et étendue, on emploie quelquefois les procédés recommandés pour le traitement de la rétraction de l'aponévrose palmaire : *extirpation de la cicatrice* (Delpech) ; *excision d'un lambeau triangulaire* (Busch).

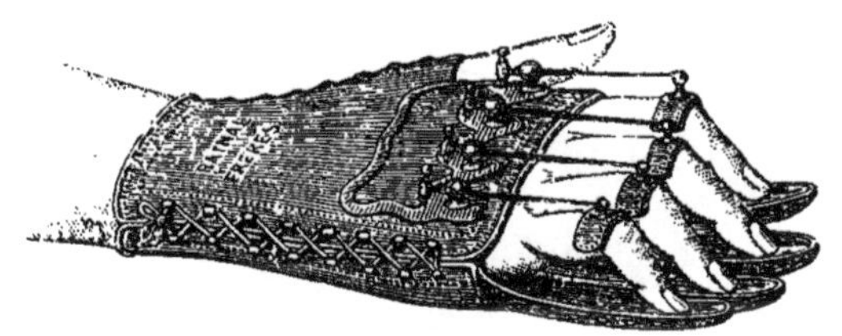

Fig. 371. — Appareil de Jugand.

La *libération complète des doigts*, par des opérations successives, au moyen d'incisions en V renversé (procédé de Verneuil, Denonvilliers), suivie du redressement avec des appareils contentifs, a donné dans ces cas quelques bons résultats (Bois).

Les *procédés autoplastiques*, les différentes méthodes de *greffes* conviennent lorsque la difformité et les cicatrices occupent une assez grande partie de la main et des doigts. Après ces opérations, le redressement doit être obtenu graduellement et maintenu au moyen d'appareils simples, jusqu'à complète cicatrisation.

Nous ne ferons que signaler les difformités des doigts d'origine diathésique, professionnelles, dans l'acromégalie, dans les maladies articulaires et le spina ventosa.

Les difformités à la suite de fractures, de luxations, doivent être traitées par les méthodes chirurgicales bien connues.

### Rétraction de l'aponévrose palmaire.

Syn. : *Maladie de Dupuytren;* Allem. : *Dupuytren's Contractur.*

Bien étudiée pour la première fois par Dupuytren, cette difformité est caractérisée par la formation de brides, qui produisent une flexion permanente des doigts vers la paume de la main. Elle atteint de préférence l'annulaire et l'auriculaire, plus rarement le médius et l'index (fig. 372).

**Anatomie pathologique.** — Les lésions siègent principalement dans la peau, le tissu cellulaire sous-cutané (Gerdy, Cruveilhier, Malgaigne, Tillaux, Polaillon). La transformation fibreuse de la

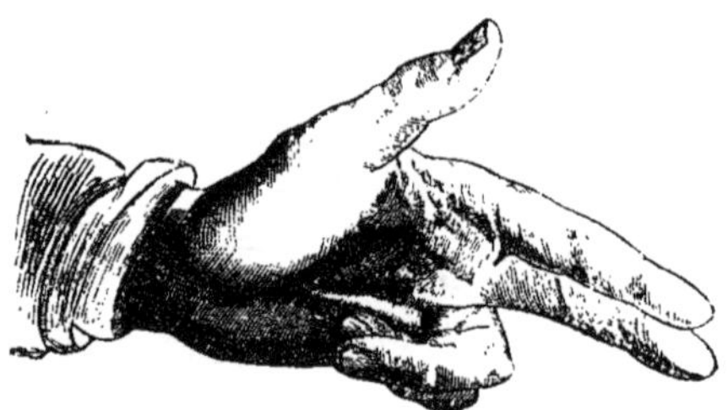

Fig. 372. — Rétraction de l'aponévrose palmaire.

couche sous-cutanée s'étend à l'aponévrose palmaire et à ses prolongements digitaux (Dupuytren, Gerdy, Goyrand, Polaillon, Blum).

Les muscles et les tendons ne peuvent être incriminés et ne sont généralement rétractés que secondairement, et dans des cas très anciens.

A côté de ces lésions locales, on trouve dans d'autres organes des altérations se rattachant à la goutte ou au rhumatisme.

**Etiologie.** — La rétraction de l'aponévrose palmaire est le plus souvent une affection acquise chez les hommes adultes (entre 40 et 60 ans), rare chez les femmes (5 fois sur 81 cas de Lancereaux); elle est souvent *héréditaire* (Menjaud).

Les théories pathogéniques proposées sont de deux ordres : les uns accusent le traumatisme local répété; les autres une maladie constitutionnelle générale.

On peut admettre que le *traumatisme* répété, dans certaines professions, jardiniers, forgerons, cochers, etc., agit comme cause occasionnelle chez des sujets prédisposés par le *rhumatisme* ou la *goutte*.

Parmi les maladies constitutionnelles qui favorisent le développement de la rétraction de l'aponévrose palmaire, il faut citer en première ligne la goutte (Gerdy, Richet, Charcot, Cruveilhier, Keen, Adams, Lockwood).

J. Guérin, Jaccoud, Pitha, Lancereaux ont observé des cas de rétraction chez des rhumatisants; Marchal de Calvi et Dreyfus-Brissac la signalent chez des *diabétiques*.

Lancereaux, Abbe, Noble Smith admettent une *origine centrale*, trophique de la rétraction palmaire, accompagnée dans la plupart des cas d'autres symptômes névropathiques.

**Symptômes.** — Au début, les malades se plaignent d'une certaine gêne dans l'extension des doigts qui seront rétractés plus tard; on constate déjà à ce moment des indurations nodulaires dans la paume, un peu au-dessus de l'articulation métacarpo-phalangienne.

La peau, parfaitement mobile encore sur ces épaississements, finit par y adhérer bientôt; les brides s'accentuent et déterminent la flexion des doigts vers la paume de la main : cette flexion progressive affecte seulement l'articulation métacarpo-phalangienne; la troisième phalange n'est jamais fléchie sur la deuxième (voir fig. 372). Souvent la flexion est telle que la pulpe des doigts malades vient presser contre la paume et y creuser une gouttière. Bientôt les brides palmaires vont soulever la peau de la face palmaire, et on sent nettement ces tractus fibreux se dirigeant vers les doigts.

La *marche* de cette affection est lente, mais elle s'arrête rarement à un certain degré de flexion : elle évolue ordinairement jusqu'à la flexion complète et permanente d'un ou de plusieurs doigts. Le *pronostic* est donc en général assez grave.

Les symptômes nerveux, signalés par Abbe, sont très rares (W. Adams).

**Traitement.** — Le traitement consiste à soigner l'état général (goutte, rhumatisme).

Lorsque la difformité est peu marquée et gêne peu le fonctionnement de la main, il est prudent de ne pas intervenir (Tillaux).

Le *massage* donne souvent de bons résultats.

Les *appareils mécaniques* ne sont pas en général suffisants pour produire des redressements complets, mais ils sont précieux pour maintenir les résultats obtenus par l'intervention chirurgicale.

Parmi ces appareils, nous signalerons particulièrement l'appareil d'Adams, composé d'une plaque dorsale sur laquelle la main est fixée, au moyen de bandes, et à laquelle s'attachent des pièces d'acier, avec des ressorts extenseurs correspondant aux articulations digitales.

Le procédé de section *à ciel ouvert* (Dupuytren, Goyrand, Richet, Lannelongue) permettant l'extirpation de toutes les parties fibreuses et aponévrotiques qui s'opposent au redressement complet, nous paraît, dans la majorité des cas, bien supérieur au procédé de section par voie *sous-cutanée* (Astley Cooper, J. Guérin, Bryant, Adams, Fisher).

Nous devons une mention spéciale à l'excellent procédé de Busch. La main reposant sur sa face dorsale, ce chirurgien taille un lambeau cutané ayant la forme d'une triangle isocèle, dont la base correspond au sillon qui sépare le doigt fléchi de la paume de la main, tandis que le sommet, qui est à angle aigu, se trouve situé au point où se termine supérieurement la bride aponévrotique lorsque le doigt est à son maximum d'extension.

Ce lambeau est disséqué du sommet à la base et comprend autant que possible, avec la peau, le tissu sous-cutané. Dans toute l'étendue de l'aponévrose ainsi mise à nu, il divise tous les tissus fibreux tendus, pendant que le doigt est maintenu en extension. Une fois le doigt étendu, le lambeau, dont le sommet tend à se recroqueviller se trouve reporté du côté du doigt; il en résulte une perte de substance que l'on peut diminuer en reportant de haut en bas l'angle supérieur de la plaie, au moyen de quelques points de suture, à la condition toutefois que l'affrontement des bords soit possible sans tension. On ne commence les mouvements d'extension qu'à la période de granulation.

Le redressement obtenu après ces diverses opérations, doit être maintenu au moyen d'attelles rigides, de cylindres en bois ou de plaques métalliques capables de s'incurver et de s'adapter chaque jour aux parties successivement redressées ou à l'aide d'appareils mécaniques, analogues à celui d'Adams.

### Difformités d'origine musculo-tendineuse.

Les *traumatismes* des muscles de l'avant-bras et de la main, plaies, ruptures, arrachements, les inflammations des gaînes tendineuses s'accompagnent de difformités de la main et des doigts généralement en flexion.

Les affections du *système nerveux central et périphérique* entraînent très souvent des difformités de la main, par rupture de l'équilibre musculaire, bien étudiées par Duchenne. Nous ne pouvons les examiner en détail. Nous signalons quelques-unes de ces difformités dans notre Chapitre : *Difformités dans les maladies du système nerveux.*

Les fléchisseurs sont, en général, beaucoup plus souvent atteints que les extenseurs.

Dans les déformations du membre supérieur observées dans l'*hémiplégie*, la *paralysie spinale infantile*, l'*atrophie musculaire progressive*, l'*hystérie*, la main est habituellement en flexion sur l'avant-bras. Dans la *pachyméningite cervicale hypertrophique*, la main est en extension, dans l'attitude dite du « prédicateur emphatique » (Charcot, Joffroy).

Les déformations consécutives aux lésions des nerfs *médian*, *cubital*, *radial*, aux diverses *atrophies*, sont bien connues.

La déformation consécutive à la section du *médian* est la suivante :

A l'avant-bras, méplat au niveau des muscles rond pronateur, palmaires, fléchisseurs des doigts et surtout du carré pronateur.

A la main, le creux palmaire est plus accentué, par suite de l'atrophie des deux lombricaux externes,

Le pouce est déformé, en raison de l'atrophie des muscles de l'éminence thénar. La tête du premier métacarpien fait une forte saillie. L'index et le pouce sont dans l'extension, les trois autres doigts ont leur situation normale.

Les mouvements de flexion des trois derniers doigts se font au moyen du fléchisseur profond; ceux des deux dernières phalanges de l'index et de la dernière du pouce sont dus au renversement du métacarpe par les extenseurs qui amènent ainsi une tension des tendons fléchisseurs paralysés. Les mouvements d'opposition du pouce sont supprimés.

La section du *cubital* produit la déformation connue sous le nom de *griffe cubitale*, caractérisée par :

Une dépression au niveau de la région thénar et hypothénar;

Des creux intermétacarpiens du dos de la main, indiquant l'atrophie des interosseux.

Les premières phalanges sont dans l'extension, tandis que les deuxièmes et troisièmes phalanges des deux derniers doigts seulement sont fléchies passivement à angle droit.

L'index et le médius ne sont pas déformés.

La sensibilité est abolie aux quatrième et cinquième doigts.

A la suite de la lésion du *radial*, comme dans la paralysie saturnine, on observe la chute du poignet et la paralysie de tous les extenseurs.

Les adducteurs et abducteurs du poignet sont paralysés; l'abduction du pouce est impossible.

L'extension est possible dans les deux dernières phalanges, car les muscles interosseux qui opèrent ce mouvement, sont innervés par la branche palmaire du cubital. La sensibilité est abolie à la face dorsale de la main et du pouce, ainsi qu'au niveau de la première phalange de l'index, au côté radial de la première phalange du médius.

Les *crampes musculaires* donnent lieu à des attitudes diverses, variables suivant les groupes musculaires atteints : (*crampes professionnelles* des écrivains, des instrumentistes (piano, violon), des maîtres d'armes, des forgerons, des photographes, des télégraphistes, des cigarières).

Sous le nom de *crampe des écrivains*, on a décrit les troubles fonctionnels dans le domaine de l'appareil de coordination des mouvements de la main et des doigts; tantôt l'appareil conducteur est en cause, tantôt il s'agit d'altération périphérique siégeant sur les muscles ou les nerfs.

Les *symptômes* de cette affection consistent dans des troubles de la motilité, une déformation et une paralysie passagères, du tremblement (Benedikt).

Le *traitement* varie suivant les causes et la forme de la difformité.

Dans les flexions de la main et des doigts d'origine traumatique ou inflammatoire, le redressement avec les *appareils orthopédiques* donne quelques bons résultats.

Dupuytren recommande un appareil formé par un manchon de carton fixé sur l'avant-bras, et sur la face externe duquel sont adaptées quatre tiges métalliques pouvant être allongées ou raccourcies à volonté et portant chacune un dé à son bout libre pour loger l'extrémité du doigt correspondant.

Bigg applique une gaîne de cuir entourant le poignet et le métacarpe et présentant à la face dorsale une emboîture destinée à recevoir l'extrémité supérieure d'un levier, qui supporte deux barres transversales; l'une des barres se place au niveau des articulations phalangiennes, sous les doigts à redresser, l'autre sur la face dorsale des premières phalanges. Une petite roue dentée à pignon, placée au niveau de la jonction du levier et de l'emboîture, étend graduellement les doigts par l'intermédiaire de la barre transversale.

Les appareils simples, improvisés avec des attelles rigides et les redressements successifs sous le plâtre, nous paraissent préférables aux appareils orthopédiques compliqués.

Lorsque la difformité est considérable, il faut procéder lentement, graduellement par des pressions agissant sur de grandes surfaces, que l'on aura soin de protéger avec des coussinets.

Le *massage* est un précieux adjuvant.

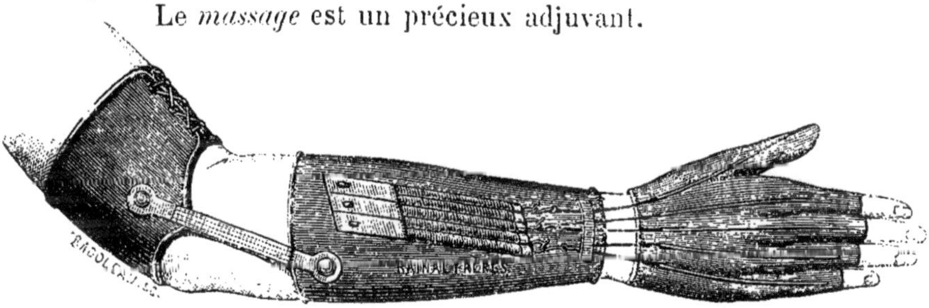

Fig. 373. — Appareil de Duchenne pour la paralysie des extenseurs.

Les *sutures tendineuses* ou *nerveuses* sont indiquées dans quelques cas.

Le gantelet des extenseurs des doigts produit l'extension des premières phalanges dans la paralysie ou l'atrophie des extenseurs.

L'appareil de Delacroix consiste en une lame métallique, appliquée sur la face dorsale de l'avant-bras, divisée à son extrémité inférieure en quatre tiges faisant ressort, et se prolongeant sur la face dorsale de la main jusqu'à l'extrémité inférieure des premières phalanges qu'elles soulèvent à l'aide de petits anneaux, fixés à leur extrémité et qui embrassent les doigts au niveau de l'articulation de la première avec la seconde phalange.

Duchenne (de Boulogne) a modifié cet appareil en substituant, à la manière de Mellet, le caoutchouc ou des ressorts à boudin aux tiges-ressort (fig. 373). L'appareil de Duchenne a l'avantage de ne pas condamner les mouvements du poignet et d'être peu apparent.

Les appareils de Nyrop, de Collin (fig. 374), à traction élastique, sont destinés aux cas de paralysie des extenseurs.

Les gantelets de Duchenne pour la paralysie ou l'atrophie des

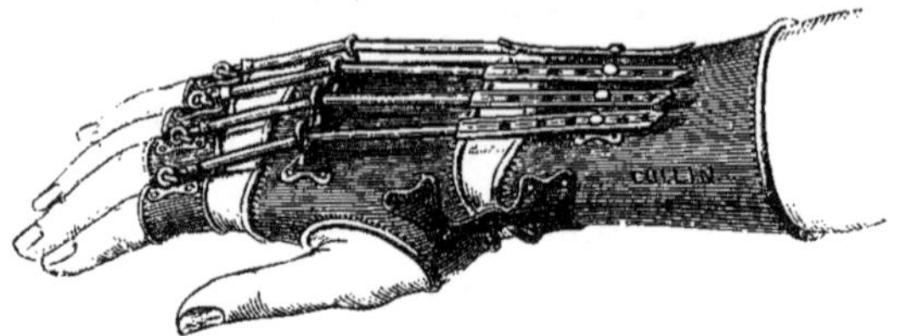


Fig. 374. — Appareil de Collin pour la paralysie des extenseurs.

interosseux, des fléchisseurs superficiels et profonds, des muscles

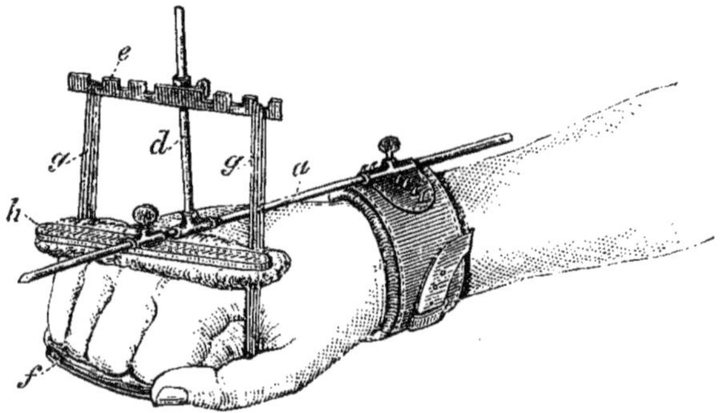


Fig. 375. — Appareil pour la flexion de la main, en poing.

opposants du pouce, etc., sont tous construits sur les mêmes principes.

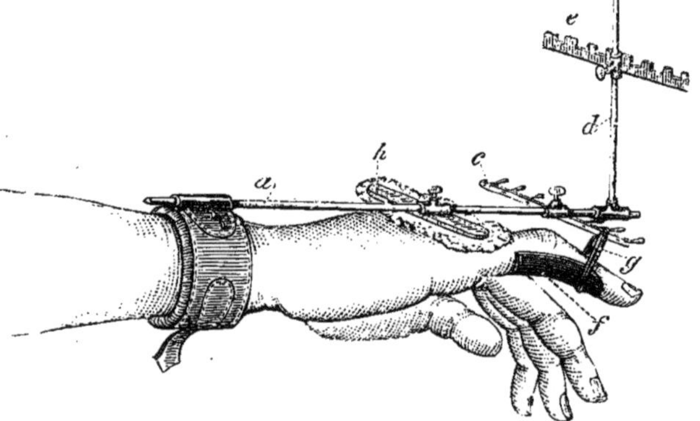


Fig. 376. — Appareil pour l'extension des doigts.

Les ingénieux appareils de Reibmayr (fig. 375, 376 et 377) ont de fréquentes indications.

Dans les rétractions de la main et des doigts, en flexion ou en extension, nous avons souvent utilement employé l'appareil très simple de D.-J. Decref y Ruiz (de Madrid). Cet appareil, qui facilite les mouvements actifs des doigts, se compose de cinq cordons de caoutchouc qui se terminent, d'un côté par cinq dés, de l'autre par cinq anneaux.

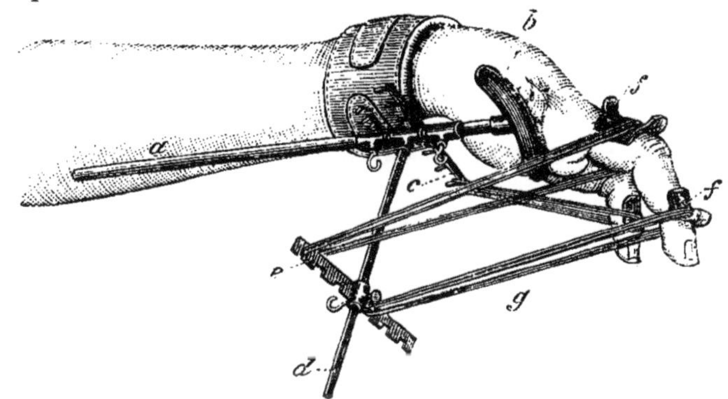


Fig. 377. — Appareil pour la flexion des doigts.

Les dés emboîtent les doigts, et les anneaux vont se placer dans une tige fixe sur un des côtés du dossier d'une chaise.

Le coude est maintenu appuyé sur un bras de la chaise. Suivant que les dés sont placés du côté de la face dorsale ou de la face palmaire des doigts, on agit sur les fléchisseurs ou les extenseurs.

Le *traitement électrique*, le *massage*, les *mouvements actifs* et *passifs* donnent d'excellents résultats.

Dans les cas de contractures prononcées, les *redressements successifs* sous le plâtre et après anesthésie, réussissent bien. Les *ténotomies* sont rarement indiquées.

L'électricité statique, les courants ascendants à pôles fixes et mobilisés sur la colonne vertébrale, l'électrisation périphérique des muscles et des nerfs du membre supérieur (Erb), les *exercices* réguliers et rythmés de la main (Vigouroux), conviennent surtout dans les contractures passagères de la crampe des écrivains.

Si le malade est obligé d'écrire, il se servira d'un des différents modèles de porte-plume de F. Martin, Cazenave, Mathieu, Velpeau, Duchenne, du bracelet de Nussbaum.

# CHAPITRE VI

## DIFFORMITÉS DU MEMBRE INFÉRIEUR

### I. — LUXATION CONGÉNITALE DE LA HANCHE

(*Congenital dislocation of the hip. Angeborene Hüftverrenkung.*)

Sous le nom de luxation *congénitale* de la hanche, nous décrivons la luxation constatée chez les jeunes enfants au moment de la naissance et reconnaissant pour cause un défaut de formation et de développement des os du bassin et du fémur.

Un certain nombre de luxations de la hanche constatées chez les enfants, à une période plus ou moins avancée de l'existence, ont été confondues avec les véritables luxations congénitales. C'est ainsi que les luxations *traumatiques*, observées après l'accouchement, à la suite de lésions *pathologiques* de la hanche ayant évolué dans l'utérus, et surtout les luxations d'*origine paralytique*, ont reçu à tort la qualification de *congénitales*. Nous indiquerons avec ses signes distinctifs cette variété de luxation paralytique, très fréquente, et souvent confondue avec la véritable luxation congénitale (voir *Luxation paralytique de la hanche*, dans le Chapitre *Difformités dans les maladies du système nerveux*).

**Étiologie. Pathogénie.** — La luxation congénitale proprement dite est extrêmement rare. Chaussier, sur 23,292 examens de nouveau-nés, n'a trouvé qu'un seul cas de luxation congénitale; Parise 3 cas sur 332. Les recherches anatomo-pathologiques, poursuivies par Verneuil et ses élèves pendant trente-huit ans, n'ont fait découvrir à notre maître *aucun cas* de véritable luxation congénitale de la hanche. D'après Verneuil, la plupart des luxations congénitales, ne sont pas congénitales au sens littéral du mot; elles sont consécutives à la paralysie des muscles de la hanche.

A. Paré, Petit, Vidal, Krönlein, Bouvier, Stadfeld, Caswell, Volkmann, Zwinger, Maissiat, ont publié des observations de luxations *héréditaires* observées chez plusieurs membres d'une même famille. Nous possédons une observation dans laquelle on note l'existence de luxations doubles de la hanche chez trois sœurs; les parents ne présentent aucune lésion de l'articulation coxo-fémorale.

Zwinger cite le cas d'une mère atteinte de luxation de la hanche, qui mit au monde trois filles atteintes de la même affection.

A. Pfender signale l'association fréquente de luxation congénitale avec la tuberculose.

Les femmes paraissent beaucoup plus prédisposées que les hommes, à la luxation congénitale de la hanche.

De la statistique de Krönlein, basée sur les faits de Drachmann (77), de Pravaz (107) et sur ses propres observations, il résulte que sur 274 cas, 35 existaient sur des hommes et 239 sur des femmes : 12,4 p. 100 chez l'homme, 86,6 p. 100 chez la femme.

Les luxations congénitales bilatérales (60 p. 100) sont plus fréquentes que les unilatérales, elles siègent plus souvent à gauche qu'à droite.

La *pathogénie* de cette affection est pleine d'obscurités : un très grand nombre d'hypothèses ont été faites, quelques-unes de peu de valeur.

Palletta, Schreger, Dupuytren, Breschet, Dollinger, Grawitz, ont attribué la luxation congénitale de la hanche à *un arrêt de développement* portant sur les trois os qui, par leur réunion, forment l'acétabulum. Cet arrêt de développement serait primitif pour les uns (Breschet), ou succéderait, pour les autres, à la suture prématurée ou irrégulière des différentes parties de l'os iliaque (Adams, Barwell, Dollinger, Grawitz, E. Dupré). D'après Dollinger, l'arrêt de développement est dû à une ossification prématurée des cartilages de conjugaison, qui pourrait se produire même après la naissance. La cause de cette synostose prématurée serait, d'après Dollinger et Richard (de Nancy), un processus inflammatoire au voisinage des cartilages. Grawitz, d'après l'examen de sept nouveau-nés, n'admet pas la synostose rapide, mais un simple arrêt de développement des cartilages.

D'après Adams, Barwell, E. Dupré, l'arrêt de développement de l'os iliaque, portant surtout sur la région cotyloïdienne, pourrait se produire *après la naissance;* la luxation ne serait pas à proprement parler *congénitale;* les lésions habituelles de la difformité s'accentuent avec l'âge et au moment de la marche.

Certains auteurs admettent une *altération primitive des germes, une aberration des tissus formateurs.*

A l'appui de ces théories, on peut faire remarquer la coïncidence d'autres difformités avec la luxation congénitale, et l'hérédité de l'affection.

Les luxations observées à la suite des manœuvres de l'accouchement (A. Paré, Petit, Smellie, Langstaff, Brodhurst), après des traumatismes sur le ventre gravide (Cruveilhier, Chatelain, Kleeberg. Zielewicz) ou sur l'utérus, les membres étant dans une position particulière, en flexion (Dupuytren, Pravaz), en adduction exagérée (Roser), s'accompagnent, ainsi que l'a fait remarquer Sédillot, de déchirures ligamenteuses et doivent rentrer dans la catégorie des *luxations traumatiques.*

Les luxations observées à la suite de lésions de l'articulation de la hanche, ramollissement et autres altérations des ligaments (A. Paré, Sédillot, Stromeyer), hydarthrose (Malgaigne, Parise, Pravaz), fongosités de la synoviale (Broca), fongosités de la cavité cotyloïde (E. Barker), coxalgie des nouveau-nés (Morel-Lavallée, Albers, V. Ammon, Parise, Padieu), sont des luxations *pathologiques,* qu'il est impropre de qualifier de *congénitales.*

Les luxations *paralytiques,* décrites surtout par Verneuil, Reclus, Dally, Karewski, ne doivent pas non plus être considérées comme congénitales, ces luxations se produisant généralement à une époque assez éloignée de la naissance.

Faisons remarquer cependant que les lésions musculaires (rétraction, etc.) presque constantes, observées dans les autopsies, ne prouvent pas que la difformité est toujours d'origine primitivement musculaire. L'altération des muscles peut, à juste raison, être considérée, dans un grand nombre de cas, comme secondaire.

D'après Lücke, les luxations de la hanche des enfants, généralement unilatérales, ne seraient ni congénitales, ni dues à la paralysie infantile. La difformité succéderait à une *atrophie primitive* des fessiers, suivie plus tard d'un certain degré d'atrophie des muscles de la jambe correspondante.

L'observation démontre que les luxations d'origine paralytique sont très fréquentes.

Rudolphi, J. Guérin, Chaussier, Duchenne, Melicher, Adams, Carnochan, Erichsen, admettent que dans quelques cas les *lésions du système nerveux central* se sont produites *in utero*, et que quelques enfants peuvent présenter au moment de la naissance les signes d'une luxation paralytique de la hanche.

Vulpian a émis l'hypothèse que certaines luxations congénitales peuvent avoir pour cause des *lésions des cornes antérieures de la moelle*, semblables à celles qu'on observe dans la paralysie essentielle de l'enfance.

En résumé, la luxation *véritablement congénitale* de la hanche est très rare.

La théorie de l'arrêt de développement de l'os iliaque, basée sur des faits bien observés, nous paraît acceptable dans quelques cas. Elle permet d'expliquer la non-congénitalité de la luxation, très fréquente d'après Verneuil.

L'arrêt de développement peut, en effet, ne pas être appréciable à la naissance, les signes caractéristiques de la difformité n'apparaissant que plus tard, lorsque la tête du fémur ne peut plus être contenue dans la cavité destinée à la recevoir normalement, à la suite des déformations de plus en plus marquées, se produisant surtout sous l'influence de la marche.

**Anatomie pathologique.** — Il n'existe qu'un très petit nombre de pièces anatomiques de luxations congénitales de la hanche. C'est en nous appuyant sur les descriptions anatomo-pathologiques des auteurs et sur les pièces que nous avons pu examiner dans les musées, particulièrement au musée Dupuytren, que nous donnons les indications qui suivent.

La luxation congénitale est *complète* ou *incomplète*. D'après J. Guérin, la luxation peut être incomplète à la naissance et devenir ensuite complète, lorsque l'enfant marche et sous l'influence du poids du corps.

La luxation congénitale de la hanche est presque toujours *iliaque*, *postéro-supérieure*, rarement *supérieure*, exceptionnellement *ilio-pubienne* (Palletta, Thorens, Tillmanns), ou *ovalaire* (Chaussier).

A l'exemple de Malgaigne, Gurlt, Volkmann, Kœnig, Krönlein, C. Orecchia, on doit étudier les lésions anatomiques de la luxation congénitale de la hanche chez les *nouveau-nés*, chez les *enfants qui ont marché*, à une période plus ou moins éloignée de l'existence, et chez les *adultes*. Nous insisterons surtout dans notre description sur les particularités anatomiques qui peuvent servir au traitement de cette difformité.

*Nouveau-nés.* — La *cavité cotyloïde*, qui peut exceptionnellement manquer (Hamilton, Kœnig), occupe généralement sa place ordinaire, mais elle est modifiée dans ses dimensions et sa forme; elle est étroite, ovale, allongée. Le fond de l'acétabulum contient, dans quelques cas, une quantité anormale de tissu adipeux (Palletta) ou de synovie (Parise).

Le bord cotyloïdien est aplati en haut et à sa partie externe ; dans ces cas l'acétabulum se continue avec une surface cartilagineuse située sur l'os iliaque, qui doit être considérée comme la nouvelle cavité destinée à s'articuler avec le fémur luxé (Adams).

Grawitz, dans ses recherches microscopiques, a trouvé qu'il existait du côté luxé un développement anormal de la ligne d'ossification du cartilage en Y. Les couches de prolifération sur les limites de ces cartilages et de l'os étaient très épaisses.

La *tête du fémur* est irrégulière, souvent atrophiée; elle peut manquer (Cruveilhier), elle est moins développée, anormalement creusée au niveau des attaches du ligament rond. Le col est court, quelquefois allongé, conique, comme un pain de sucre; il forme un angle moins obtus avec la diaphyse.

Le *ligament rond* a la forme d'un ruban aplati; il est mince, filiforme, d'une longueur anormale. Il peut être ramolli, complètement détruit (Broca), exceptionnellement plus développé qu'à l'état normal (Ziegler, Adams).

La *capsule* qui s'insère sur le rebord de l'ancienne et de la nouvelle cavité, est allongée, amincie, très vaste et distendue dans certains cas.

Sur treize pièces de luxations bilatérales de la hanche, dites congénitales, du musée Dupuytren, sept présentent une capsule unique, élargie ou allongée.

Les *muscles* sont souvent atrophiés, rétractés.

Dans une autopsie, faite par Verneuil, d'un enfant mort immédiatement après sa naissance et atteint de luxation congénitale de la hanche, les muscles qui entouraient l'articulation gauche, étaient plus courts et moins développés qu'à droite.

Le *bassin* peut être difforme (Adams), asymétrique, avec scoliose (Tillmanns, Krukenberg) ; les détroits supérieur et inférieur sont rétrécis (G. Leopold).

Aucun des caractères anatomiques précédents ne démontre la *congénitalité* de l'affection. L'élargissement de la capsule, l'allongement du ligament rond ont été considérés à tort par Dupuytren et quelques autres auteurs, comme des signes caractéristiques de la luxation congénitale de la hanche.

*Enfants qui ont déjà marché.* — La *cavité cotyloïde* ne suit pas le développement des autres parties du corps ; elle reste petite, peu profonde, rétrécie surtout en bas, de forme triangulaire (Pravaz, Coudray) et souvent occupée par des pelotons graisseux ou des productions cartilagineuses.

Lorsque la cavité cotyloïde est rétrécie en bas, elle peut en revanche, dans quelques cas, être élargie en haut (Palletta, Kerkring, Vrolick).

Heussner, dans un cas de résection de la hanche pour luxation congénitale, a trouvé la cavité cotyloïde très développée avec usure du bord postéro-supérieur. Ammon cite des cas semblables.

Sous l'influence de la marche, la tête fémorale tend à s'éloigner du cotyle. Dans une observation de Palletta, on note sur l'os des îles trois dépressions successives correspondant à trois positions prises par la tête fémorale. De même, dans les pièces n$^{os}$ 748 *a* et 751 *a* du musée Dupuytren, on voit au-dessus du cotyle une gouttière, une dépression sur laquelle devait probablement, à un moment donné, venir s'appuyer la tête fémorale, avant de se creuser plus loin un nouveau cotyle.

La surface sur laquelle repose le fémur est quelquefois épaissie, revêtue de son périoste et d'aspect cartilagineux ; d'autrefois, elle est très dure et a le poli de l'ivoire.

On n'observe une nouvelle cavité de réception pour la tête déplacée qu'à un âge assez avancé. Bouvier pense qu'on peut trouver une néarthrose chez des enfants âgés de moins de douze ans. Bowlby a observé une néarthrose chez une fille de treize ans. Dans ce cas « la tête était fixée dans sa position vicieuse par une capsule fibreuse ».

La *tête fémorale* est petite, conique, aplatie au niveau de la portion qui correspond à l'os iliaque, souvent privée de ses cartilages.

Le *col* peut manquer, et la tête fémorale repose alors immédiatement sur la diaphyse.

Il est généralement peu développé, plus oblique par rapport à l'axe du corps.

La *capsule* est allongée, dilatée; ses fibres sont effacées; elle peut disparaître au niveau du point où la tête fémorale vient presser sur l'os iliaque; être étranglée en son milieu ou même complètement oblitérée. D'après Pravaz, cette oblitération ne s'observerait que dans les cas où le ligament rond est détruit.

L'insertion supérieure se fait autour de l'ancienne et de la nouvelle cavité; dans quelques cas, l'insertion inférieure se fait près de la tête fémorale, en se confondant presque avec la circonférence du cartilage d'incrustation.

Le *ligament rond* est tantôt allongé, mince et aplati, tantôt épais et solide (Krönlein); il n'existe pas dans quelques cas (Bowlby, Morgan, Bennett, Coudray, Lampugnani).

Les *muscles* périarticulaires sont, en général, rétractés, contracturés, atrophiés, fibreux ou graisseux (J. Guérin, Bennett).

Quelques auteurs ont soutenu que les lésions musculaires manquaient dans l'enfance et ne se produisaient que chez les adultes (Krönlein, Bardeleben, Volkmann). Les cas de Hoffa et Lücke démontrent que la rétraction musculaire existe réellement dans quelques cas de luxations congénitales de l'enfance.

*Chez les adultes.* — Sous l'influence de l'âge et de la marche, les altérations anatomiques s'accentuent, d'autres lésions apparaissent.

La *tête fémorale* subit un déplacement plus marqué.

La *capsule* distendue et amincie se place par sa partie postéro-supérieure entre la tête et l'os iliaque et empêche tout glissement entre ces surfaces. Dans ces cas, la portion de capsule interposée peut prendre l'apparence cartilagineuse, et former une bourse séreuse entre la tête et l'os iliaque, qui a pour effet de faciliter les mouvements et d'atténuer les effets du frottement et de la pression.

Dans certaines observations, la capsule s'use petit à petit, le ligament rond se déchire, la tête fémorale se place en contact immédiat avec le périoste de l'iléon, et il se forme une nouvelle cavité de réception de la tête assez parfaite, avec bourrelet osseux périphérique résistant, alors que l'ancienne cavité se déforme de plus en plus.

Dans la pièce 742 du musée Dupuytren, l'ancien cotyle est presque oblitéré et remplacé par une saillie osseuse.

La *nouvelle cavité cotyloïde*, située dans la fosse iliaque externe, est placée plus ou moins haut au-dessus et en arrière du cotyle dans la fosse iliaque externe, quelquefois au milieu de cette fosse (Coudray) ; elle peut communiquer avec l'ancienne cavité au moyen d'un petit conduit (Coudray) ou être absolument séparée. Dans ces cas, toute tentative de réduction devient difficile (Pravaz) ou même impossible (Malgaigne, Ziegler, Hamilton, Kœnig, Volkmann, Krönlein).

Les *muscles* sont, en général, profondément altérés, quelques-uns sont rétractés, leurs points d'insertion sont rapprochés ; ils sont atrophiés, en dégénérescence graisseuse ou fibreuse (Krönlein, Bardeleben).

Les rétractions musculaires sont surtout marquées dans les luxations congénitales anciennes chez l'adulte. Elles siègent sur les muscles, dont les insertions se sont rapprochées, en raison de la position vicieuse prise par le membre luxé. La tête se trouvant dans la fosse iliaque externe, la cuisse est en général légèrement fléchie et en rotation en dedans, avec légère adduction ; dans ces cas, les muscles fléchisseurs de la cuisse, psoas et iliaque, droit antérieur présentent une rétraction aussi marquée que celle des muscles pelvi-trochantériens. Les adducteurs et les rotateurs en dedans sont généralement peu atteints.

Les *tendons*, les *ligaments* et les *fascia* qui entourent l'articulation, subissent aussi un arrêt de développement avec rétraction, surtout à la partie antérieure de l'articulation, arrêt plus ou moins prononcé suivant le degré et l'ancienneté de la luxation.

La rétraction des muscles et des parties périphériques de l'articulation joue un rôle très important dans le traitement de la luxation congénitale de la hanche.

J. Guérin a le premier attiré l'attention sur ce point. A. Paci et Hoffa ont de nouveau insisté sur la nécessité de diriger le traitement en s'attaquant surtout aux muscles, aux ligaments et aux tendons raccourcis et rétractés.

Les déformations du *bassin* s'accusent avec l'âge. Dans les cas de luxation congénitale bilatérale, le bassin s'élargit dans son sens transversal, il y a une ampliation des diamètres transverses du détroit supérieur, souvent une diminution des diamètres obliques (Depaul). Le détroit supérieur a la forme d'un cœur de carte à jouer; la ligne qui mesure la distance des ailes iliaques est diminuée, ce qui tient à ce que ces ailes sont redressées, minces, et se rapprochent de la verticale. Les tubérosités ischiatiques sont déviées en dehors et généralement larges, ce qui augmente l'espace sous-pubien ; le diamètre interischiatique est très grand.

Les branches horizontales du pubis sont allongées et les points où se réfléchissent les muscles psoas et iliaque sont plus excavés. Le détroit supérieur s'incline en bas et en avant.

Lorsque la luxation est unilatérale, les déformations signalées n'existent que d'un seul côté, le bassin est asymétrique et présente en partie les caractères du bassin oblique ovalaire, vicié par ankylose, de Nægelé. Le diamètre oblique, du cotyle normal à la symphyse sacro-iliaque du côté sain, est diminué, tandis que l'autre diamètre oblique et principalement l'interischiatique, sont augmentés. La symphyse pubienne est déviée du côté malade, et le plan du détroit supérieur incliné du même côté.

Dans la majorité des cas, le bassin est atrophié, des deux côtés dans la luxation double, d'un seul côté dans la luxation unilatérale (R. Fischer, Verrier).

Ces déformations du bassin, loin d'être une cause de dystocie, rendent au contraire l'accouchement plus facile (Palletta, Monteggia, Sassmann). D'après Bouvier, il n'existe qu'une seule observation de luxation congénitale unilatérale, dans laquelle la conformation du bassin rendit l'accouchement difficile.

La *colonne vertébrale* présente les lésions habituelles de la lordose et de la scoliose lombaires.

**Symptômes.** — Les symptômes diffèrent suivant que la luxation est *unilatérale* ou *bilatérale*.

*Luxation unilatérale.* — Le signe le plus caractéristique de la luxation congénitale de la hanche s'observe *pendant la marche* des sujets.

Lorsque la luxation est unilatérale, le tronc s'incline d'abord du côté du membre luxé, puis le membre sain est porté en avant, mais à peine a-t-il touché le sol que l'autre membre se soulève, en décrivant avec la pointe du pied un arc de cercle dont le centre est la plante du pied sain, et est ramené en avant pour tomber ensuite avec un mouvement d'abaissement analogue à celui qui se produit lorsqu'on descend un degré d'une échelle. Le membre luxé paraît s'enfoncer dans le flanc. Ce mouvement d'ascension du bassin et de la cuisse, qui *continue après que le pied repose sur le sol,* différencie la claudication de la luxation congénitale de celle que l'on observe dans les luxations traumatiques ou à la suite des fractures du fémur avec raccourcissement.

Pendant la marche, le tronc s'incline obliquement du côté luxé et en arrière; le côté du bassin correspondant à la luxation est placé plus en avant que le côté sain, le ventre est projeté en avant et la cambrure lombaire augmente.

Certains sujets compensent en partie le raccourcissement du membre luxé en plaçant le pied, du côté malade, en équinisme, et en marchant sur la pointe. D'autres appuient la pointe du pied dans toute son étendue et fléchissent le genou sain placé en valgus ; la claudication dans ce dernier cas est beaucoup plus marquée.

Les mauvaises attitudes du pied en valgus, en équin, le sujet n'appuyant que sur la pointe du pied et même le gros orteil, seulement s'observent surtout dans les luxations de la hanche d'origine paralytique.

La *claudication* disparaît en partie pendant la course, la danse, ce qui est dû à ce que, pendant ces exercices, la tête fémorale est fixée par la contraction énergique des muscles pelvi-trochantériens. Le saut est, dans presque tous les cas, impossible.

La marche produit rapidement de la fatigue et une douleur dans la région de la hanche.

Si l'on examine le sujet *debout, de face* (fig. 378), le dos appuyé contre le rebord d'une table, on constate que l'épaule du côté atteint est plus haute que l'autre et le ventre proéminent. Le bassin est en flexion plus ou moins marquée, incliné du côté luxé et tourné en avant. Le grand trochanter est plus saillant, le pli inguinal plus abaissé et plus profond du côté de la luxation. L'épine iliaque antéro-supérieure est plus rapprochée de la symphyse que du côté sain. Le malade a un habitus particulier. Tout le côté correspondant à la luxation paraît affaissé. On constate une sorte d'atrophie de toute la moitié du corps correspondante : crâne, face, thorax (Lannelongue).

Vu *de dos*, le sujet présente de l'ensellure, principalement

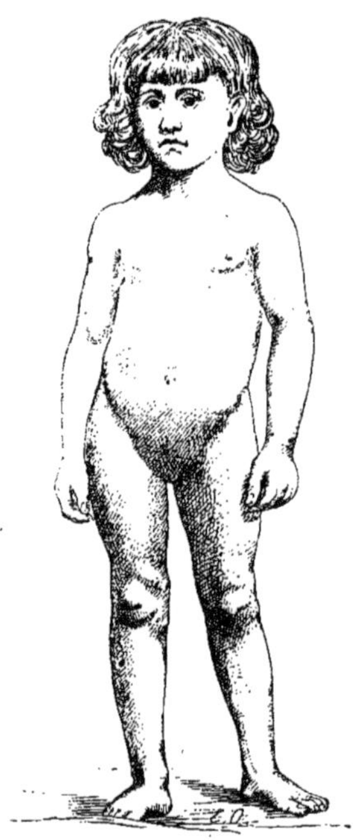

Fig. 378. — Luxation unilatérale de la hanche droite, d'après une photographie de notre collection.

du côté luxé, la fesse est saillante, le pli fessier remonté et effacé. La partie externe de la région fessière fait saillie, ce qui est dû à la présence de la tête fémorale dans la fosse iliaque externe. La colonne vertébrale, dans la région lombaire, est convexe en avant et du côté luxé ; il existe, dans certains cas, une légère courbure de compensation de la région dorsale.

Si l'on examine le patient *couché*, on constate un raccourcissement du membre luxé, pouvant aller jusqu'à 8 ou 10 centimètres.

Par la traction, on peut déplacer de haut en bas les trochanters, diminuer très notablement le raccourcissement et la distance qui sépare la crête iliaque du grand trochanter, faire disparaître en partie la saillie des fesses et de la région trochantérienne. Contrairement à ce qu'avait prétendu Dupuytren, Bouvier affirme que, dans les cas de luxation unilatérale, la traction ne permet pas de ramener les deux membres au même niveau. Dans quelques cas de luxations chez de jeunes sujets, nous avons pu faire descendre par une traction énergique la tête fémorale luxée au même niveau que celle du côté sain. Les deux membres ne présentent plus de raccourcissement. La réduction facile de la luxation est un signe de présomption de luxation paralytique. Lorsque la luxation est ancienne, que les sujets ont marché, la traction ne produit aucun déplacement du fémur en bas.

La grande lèvre, chez la femme, est plus abaissée du côté luxé que du côté sain.

Il existe une *dépression* insolite de la région inguinale, et, par la palpation, on reconnaît que la tête fémorale n'occupe plus sa situation normale (Pravaz, Margary). En appliquant la main au niveau de la fosse iliaque et au-dessus du grand trochanter, on sent la tête fémorale plus ou moins déformée, qui décrit un arc de cercle, pendant qu'on imprime à la cuisse fléchie des mouvement d'adduction et de rotation interne. Ce signe peut manquer lorsque la tête fémorale se trouve dans une nouvelle cavité.

Dans les cas de luxation iliaque, et même ischiatique, le sommet du trochanter ne se trouve pas sur une ligne allant de l'épine iliaque antéro-supérieure à la partie la plus déclive de la tubérosité ischiatique. On retrouve en outre les différents signes de la luxation de la hanche et de leurs variétés, sur lesquels il est inutile d'insister.

Le membre luxé est atrophié, moins long que le sain. Le fémur est oblique en bas et en dedans du côté luxé, la jambe, au contraire, et le pied sont tournés en dehors. Dans des cas très rares, le pied est tourné en dedans. Ainsi que nous l'avons signalé plus haut, le pied peut reposer sur la tête des métatarsiens en équinisme, ou sur la plante, dans une position normale.

Les mouvements communiqués à la hanche sont libres, le mouvement d'abduction est limité, et celui d'adduction augmenté. Chez les jeunes enfants, le toucher rectal permet quelquefois de reconnaître une solution de continuité dans la face interne de l'ischion (Sayre). Chez l'adulte, cette face paraît souvent plus étendue qu'à l'état normal.

*Luxation bilatérale.* — La façon de marcher des sujets atteints de luxation bilatérale a été bien décrite par C. Pravaz : « Lorsque les patients se disposent à marcher, on les voit se soulever

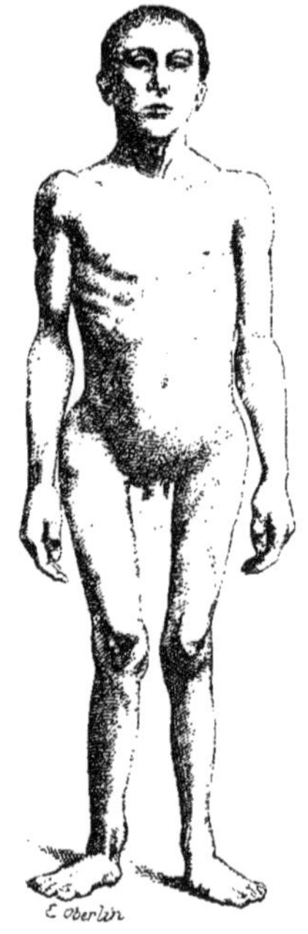

Fig. 379. — Luxation bilatérale de la hanche, vue de face.

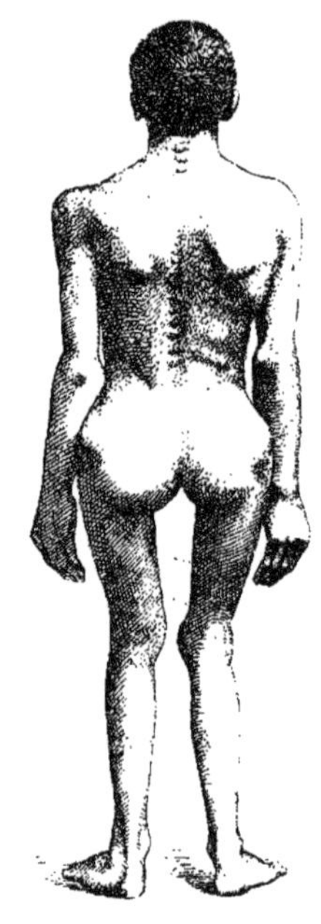

Fig. 380. — Luxation bilatérale de la hanche, vue de dos.

D'après des photographies de notre collection.

sur la pointe des pieds, incliner la partie supérieure du tronc vers le membre qui doit supporter le poids du corps, et détacher l'autre avec effort pour le porter en avant. Dans ce moment, l'un des trochanters, celui qui correspond à la colonne de sustentation, paraît se rapprocher de la crête iliaque d'une manière plus sensible que dans la station sur les deux pieds. De cette mobilité dans le sens vertical naissent des oscillations du tronc qui rendent la démarche aussi pénible que disgracieuse. »

Un certain nombre des signes de la luxation unilatérale s'observent dans la luxation bilatérale. L'épaule est plus élevée du côté où la difformité est le plus accentuée.

L'ensellure lombaire est très prononcée et accompagnée d'une inclinaison manifeste du bassin en bas et en avant. L'abdomen est saillant. Les membres inférieurs sont fléchis au niveau de la hanche ou du genou; les genoux sont très rapprochés (fig. 379 et fig. 380).

Les symptômes de la luxation congénitale sont très variables suivant les sujets. Bouvier a justement insisté sur les différences observées dans les degrés de la claudication, certains sujets boitent peu et ont une ensellure très peu marquée, bien que la luxation soit évidente, d'autres au contraire ont une claudication et une difformité très marquées, avec difficulté très grande de la marche, fatigue rapide et douleurs, à un âge peu avancé. La claudication est plus marquée dans les cas de luxation unilatérale, ce qui s'explique par la différence de longueur des deux membres et aussi chez les sujets qui marchent le pied en dedans, la cuisse étant en adduction. La marche est aussi très difficile, lorsque les deux membres sont en adduction prononcée. En général, la claudication et la difformité augmentent avec l'âge; elle s'accentue très rapidement chez certains sujets à croissance rapide, et chez lesquels le poids du corps est considérable.

Dans quelques cas, il survient de l'inflammation de l'articulation luxée, se traduisant par des douleurs très vives, de l'impossibilité de la marche et des craquements. Nous avons souvent observé cette complication qui nécessite un traitement énergique.

**Diagnostic.** — Une fois la luxation reconnue, il faut rechercher si elle est réellement *congénitale*. Les commémoratifs, l'hérédité doivent entrer en ligne de compte. Il faut se méfier des assertions des parents qui attribuent presque toujours l'affection de leur enfant à un traumatisme.

La luxation bilatérale est, dans la grande majorité des cas, congénitale.

Dans la luxation *traumatique* ou *pathologique* la tête ne conserve pas vis-à-vis de l'os iliaque la mobilité que nous avons signalée dans la luxation congénitale.

Le diagnostic avec la luxation consécutive à la *coxalgie* est souvent assez difficile. Il faut, afin d'éviter des erreurs, rechercher exactement le moment du début de l'affection, sa marche, les traces de fistules ou d'abcès, la mobilité de l'articulation. Dans la luxation consécutive à la coxalgie, les mouvements sont limités et douloureux, on ne retrouve souvent pas les mouvements faciles d'ascension de la tête fémorale, particuliers aux luxations congénitales de la hanche.

L'examen sous le chloroforme peut rendre des services. Lorsque tous les muscles sont dans la résolution complète, la corde musculaire des adducteurs n'existe plus, tous les mouvements de la jointure sont possibles, mais l'abduction reste très limitée.

En exagérant l'extension, on peut faire saillir la tête fémorale sous l'arcade de Fallope (Lannelongue).

Chez les très jeunes enfants, avant qu'ils n'aient commencé à marcher, et alors qu'il s'agit souvent de subluxations, les *difficultés de diagnostic sont très grandes*. Il en est de même pour les jeunes sujets qui, dans leurs premières années, et malgré l'observation la plus attentive, n'ont présenté aucun trouble du côté des fonctions de la hanche et qui, sans cause connue, se mettent à boiter. Il s'agit dans ces cas des luxations dites à tort *congénitales*, très probablement d'*origine paralytique* (Verneuil). Il faut alors étudier avec grand soin la contractilité électrique des muscles fessiers et trochantériens, et rechercher s'il n'existe pas en d'autres points des signes de paralysie infantile spinale, ou d'atrophie musculaire progressive. Dans la luxation *paralytique* de la hanche, la tête fémorale est mobile, le grand trochanter est très élevé, une traction modérée permet la réduction de la difformité. (Voir *Luxation paralytique de la hanche*, dans le Chapitre : *Difformités dans les maladies du système nerveux*.)

Dans la lordose *rachitique*, avec démarche de canard, la situation du grand trochanter par rapport à la ligne de Nélaton, indique que l'extrémité supérieure du fémur n'est pas luxée et occupe sa situation normale.

**Pronostic.** Le pronostic des luxations coxo-fémorales congénitales varie avec les diverses formes de cette affection. Certaines luxations sont accompagnées de difformité choquante, de claudication marquée, de douleurs et d'impossibilité de la marche.

La thérapeutique de cette affection a fait dans ces dernières années de grands progrès. Nous verrons dans notre *Traitement* qu'un certain nombre de cas, chez les jeunes enfants, peuvent guérir, d'autres être améliorés par des moyens orthopédiques ou chirurgicaux.

**Traitement.** — *Traitement palliatif.* — Les premiers chirurgiens qui se sont occupés de la luxation congénitale de la hanche, ont recommandé des moyens palliatifs.

Dupuytren, en 1826, n'admet pas de traitement curatif. « Ces déplacements, dit-il, ne comportent ni remède curatif, ni même de palliatif bien efficace. » Il recommande pour fortifier l'articulation, l'usage des bains froids ou salés et l'emploi d'une ceinture de cuir embrassant le bassin dans toute l'étendue qui sépare les

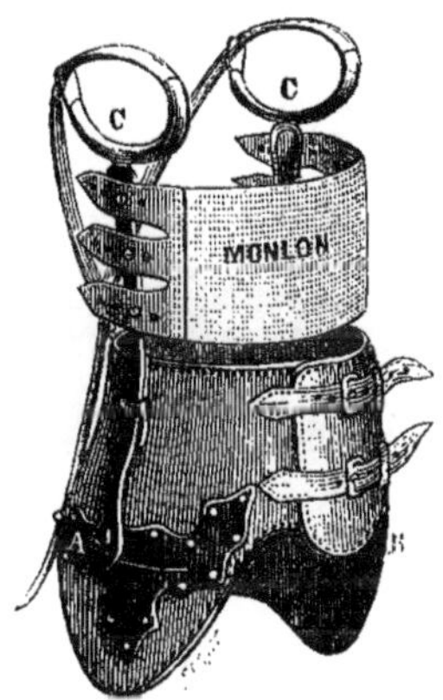


Fig. 381. — Ceinture en cuir moulé de de Saint-Germain.

crêtes iliaques des trochanters. Des goussets étroits doivent être creusés sur la face interne du bord inférieur de la ceinture, de chaque côté, pour recevoir et retenir les trochanters, sans les loger en entier. Des boucles et des courroies placées à ses extrémités en arrière, fixent la ceinture autour du bassin, de larges sous-cuisses rembourrés, élargis et un peu évidés au niveau des tubérosités ischiatiques l'empêchent de remonter.

Des appareils basés sur le même principe ont été proposés par Stromeyer, Heine, Vrolik, Langgaard, Charrière, de Saint-Germain, Lannelongue, Mathieu (voir fig. 382), Hueter, Kraussold.

L'appareil de Boyer, dans lequel il existe des tuteurs latéraux, surmonté de béquillons sous-axillaires, avec une partie transversale qui s'appuie sur les épaules, a l'avantage de corriger la lordose.

La ceinture en cuir moulé recommandée par de Saint-Germain

(fig. 381) est aussi pourvue de béquilles, de tuteurs latéraux, de ressorts, disposés suivant les indications particulières dans le but de remédier aux flexions ou déviations de la colonne vertébrale. Elle est le plus souvent articulée avec un ou deux cuissards, suivant que la luxation est simple ou double.

Mercié a recommandé l'usage d'un caleçon de tissu élastique, léger mais résistant, maintenant des pelotes à air au niveau du grand trochanter.

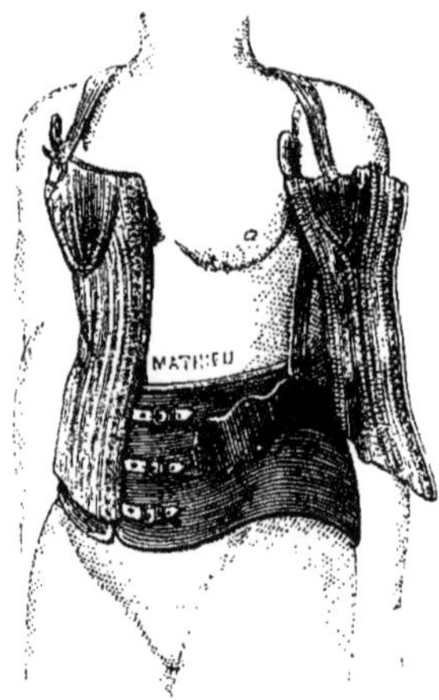

Fig. 382. — Ceinture en cuir moulé de Mathieu pour les luxations congénitales de la hanche.

Mathieu a imaginé le modèle de ceinture en cuir moulé, avec béquillons, représenté dans la figure 382.

Ces ceintures, d'un prix élevé, peuvent être remplacées, dans la pratique hospitalière, par des corsets faits avec diverses substances : silicate de potasse (Landerer), plâtre, parchemin (D. Mollière), feutre (Kœnig, Margary, Motta). Nous avons souvent employé avec avantage, dans quelques cas particuliers de luxations congénitales, des corsets en feutre ou en plâtre descendant très bas sur le bassin et embrassant très exactement les trochanters.

Ces ceintures ou corsets doivent être moulés sur le sujet, la difformité étant corrigée autant que possible par la suspension et la traction sur les membres inférieurs.

On peut, dans certains cas, placer à la face interne de ces corsets, au niveau du bord supérieur des trochanters, de petits coussins moyennement rembourrés, qui rendent assez efficace la pression de haut en bas sur l'extrémité supérieure du fémur.

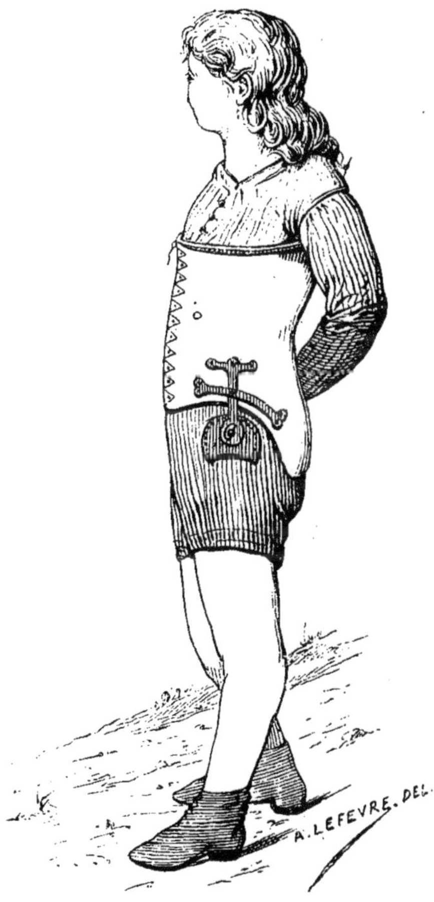


Fig. 383.

Nous avons souvent employé avec avantage chez de jeunes enfants atteints de luxation congénitale, avec saillie trochantérienne marquée, l'appareil représenté figure 383.

Une pelote, en forme de croissant, bien rembourrée, reliée à un corset en feutre ou en cuir et mue par une vis puissante, permet d'exercer une pression énergique au-dessus des trochanters, et empêche le déplacement du fémur en haut.

Les divers appareils que nous venons de citer, devraient agir par la pression sur l'extrémité fémorale luxée, la fixer pendant la marche, produire à la longue une nouvelle articulation. Il faut malheureusement reconnaître, après expérience, que le but est rarement atteint. Les ceintures ou corsets ne produisent des améliorations que dans un nombre très restreint de cas, chez des sujets jeunes, dont la difformité est unilatérale et peu marquée, *lorsque les grands trochanters sont saillants*, cette saillie offrant un point d'appui qui rend le corset solide et efficace. Ces appareils sont aussi utiles dans les cas de luxation double, avec saillie trochantérienne prononcée, en permettant d'atténuer l'action aggravante du poids du corps sur l'articulation de la hanche luxée.

Lorsque les saillies trochantériennes sont effacées, les ceintures pelviennes sont absolument inutiles.

*Traitement orthopédique.* — Un certain nombre de chirurgiens ont recherché à obtenir par des moyens orthopédiques la réduction de la luxation de la hanche. Duval et Lafond, les premiers, conseillèrent l'*extension continue*.

Humbert et Jacquier recommandèrent un traitement se rapprochant par plusieurs points de celui adopté plus tard par C. Pravaz.

Dans un premier temps, ils pratiquaient l'extension préparatoire, en général pendant plusieurs mois, le genou étant tenu plié de façon à le tirer en bas et en avant, et non directement en bas.

Dans un deuxième temps, ils pratiquaient la réduction. Dans un troisième, ils cherchaient à maintenir cette réduction.

Le traitement de Ch. Pravaz et de son fils comprend de même trois temps : *extension préparatoire*, *réduction*, *consolidation*.

*a.* L'*extension préparatoire* est appliquée pendant une durée de quatre à six mois au moyen de l'appareil représenté figure 384.

Le sujet est couché sur un plan incliné, supporté par un cadre. Des béquilles et des sous-cuisses fixent les aisselles et les tubérosités sciatiques.

Le membre malade est embrassé par une gouttière de cuir matelassée, sur l'extrémité inférieure de laquelle s'attache à l'aide d'une boucle et d'un crochet, la corde qui, après avoir passé sur une poulie de renvoi, supporte le poids extenseur. Cette gouttière peut être remplacée par un appareil inamovible.

*b*. On juge que la *réduction* peut être tentée lorsque la tête fémorale est descendue un peu au-dessous de l'épine iliaque antéro-inférieure et que la saillie du grand trochanter s'est notablement effacée, que la cambrure des lombes a presque disparu et que la position du pied s'est rapprochée de la position naturelle.

Pour réduire, on se sert d'un levier dont une des extrémités est fixée sur un pivot vertical ajusté sur le côté de l'appareil. Le pivot et le levier se réunissent au moyen d'un anneau qui permet de mouvoir ce dernier en différents sens. Sur l'autre extrémité du levier vient s'attacher la chape d'une moufle, dont le second

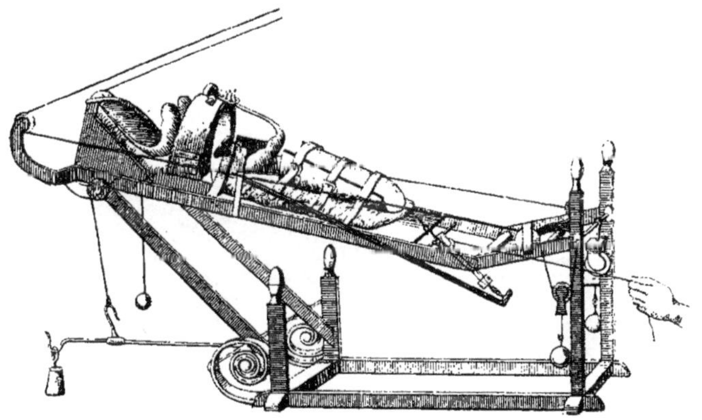

Fig. 384. — Appareil d'extension de Pravaz.

système de poulies se fixe à la boucle placée sur la partie inférieure de la gouttière.

Pendant qu'un aide tire lentement sur la corde de la moufle, l'opérateur presse d'une main sur le trochanter de haut en bas et de dehors en dedans, et de l'autre il dirige le mouvement du levier qui doit porter le membre dans une forte abduction.

On est, dans certains cas, obligé de revenir en plusieurs fois à cette manœuvre : car la tête tend toujours à s'échapper du cotyle rudimentaire.

Pour empêcher les surfaces articulaires, une fois amenées au contact, de s'abandonner, on exerce une pression sur les hanches à l'aide de plaques concaves adaptées à l'appareil.

La réduction opérée, la tête fémorale fait une saillie prononcée au-dessous de la branche horizontale du pubis. Peu à peu la cavité cotyloïde acquiert une capacité et une configuration convenables pour loger la tête du fémur, et celle-ci s'enfonce dans la cavité, soit lentement, soit brusquement.

Ce travail demande en général cinq ou six mois.

*c*. Lorsqu'on constate que la tête du fémur fait une saillie moins prononcée et que les mouvements communiqués, surtout celui d'adduction, s'exécutent sans que la luxation se reproduise, on passe au troisième temps du traitement. Le malade est placé sur un appareil qui lui permet de faire exécuter à son membre malade des mouvements analogues à ceux de la marche, sans qu'il

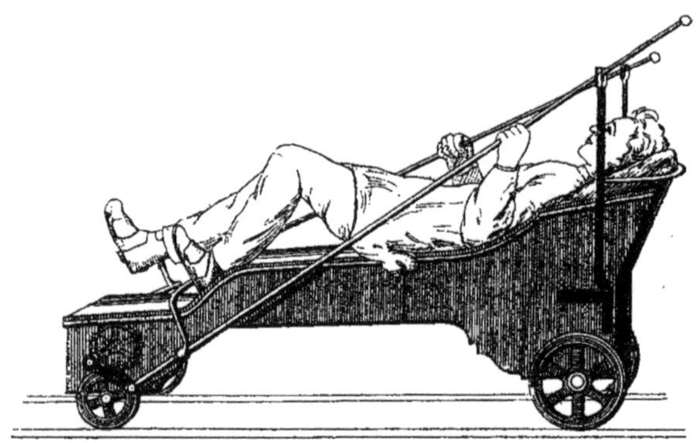

Fig. 385. — Chariot de Pravaz.

ait à supporter le poids du corps. Cet appareil est constitué par un chariot (fig. 385), muni de quatre roues placées sur des rails ; à l'aide de pédales et d'un système mécanique, le malade peut lui imprimer des mouvements en avant et en arrière. Les hanches sont soutenues par une ceinture.

Plus tard, quand l'articulation a acquis une certaine solidité, on fait marcher le malade dans un chariot flamand, pourvu de béquilles et placé sur un petit chemin de fer. Ce n'est que plus tard que le patient peut marcher sans soutien.

Brown (1881) adopte la méthode de Pravaz, mais comme le recommandaient Humbert, Jacquier et Bonnet, il pratique la traction sur les cuisses, reposant dans la flexion, au moyen de poids, et il recommande de se servir pendant le jour du chariot flamand ou de Darrach. (Voir fig. 227 et 228, p. 271 et 272.)

W. Adams, suivant la pratique de Buckminster-Brown (de

Boston), recommande de placer les enfants dans la position horizontale avec extension continue pendant la période de croissance, en général deux ans.

Le sujet est fixé sur une table mobile avec matelas dur

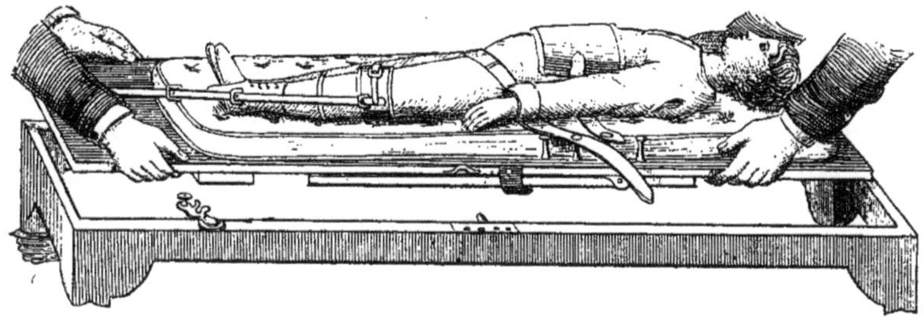

Fig. 386.

(fig. 386 et 387). L'extension se fait au moyen d'une jambière bouclée remontant jusqu'à mi-cuisse et se terminant en bas par une

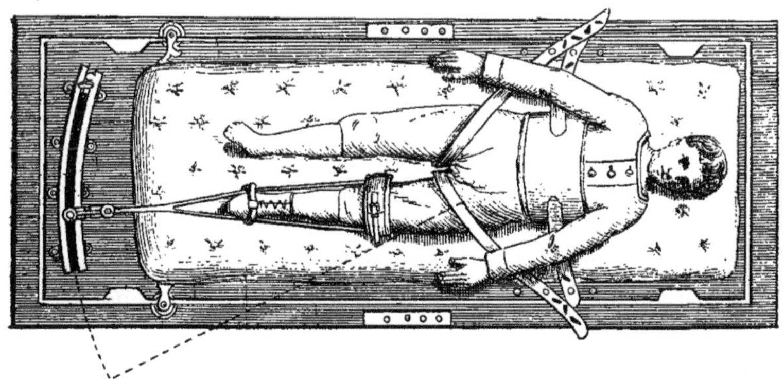

Fig. 387.

guêtre à laquelle sont fixées des courroies qui vont s'attacher par un mécanisme particulier, à un arc de cercle transversal suivant lequel on peut faire exécuter au membre des mouvements d'abduction et d'adduction. La contre-extension se fait au moyen de tubes en caoutchouc, passant entre les cuisses et allant se fixer de chaque côté de la table sur laquelle repose le matelas. Une ceinture rembourrée empêche l'enfant de se soulever.

Dans six cas, W. Adams a obtenu des résultats très satisfaisants.

A l'exemple de Volkmann, Barwell, Motta, on peut avec avantages, pratiquer l'extension, le membre inférieur placé en *abduction très marquée* et avec des poids assez considérables, de 5 à 10 kilogrammes. Cette position, d'après ces auteurs, produirait de bien meilleurs résultats que l'extension pratiquée, le membre étant dans la rectitude.

Roser, admettant que la luxation congénitale de la hanche est produite par l'adduction forcée des cuisses dans l'utérus contenant peu de liquide amniotique, avait déjà recommandé de placer les membres des jeunes enfants atteints de luxation en abduction, au moyen de deux bottes plâtrées maintenues écartées par une attelle.

Volkmann, dans le but de diminuer le raccourcissement du membre et la claudication dans la luxation congénitale *unilatérale*, pratique, pendant plusieurs années, l'*extension* du membre luxé *en abduction*. Par cette position prolongée, on obtient une inclinaison du bassin sur la partie malade, et consécutivement un allongement assez notable de l'extrémité inférieure correspondante. Il faut favoriser en outre la fixation de la tête dans la meilleure position possible et obtenir une néarthrose.

L'extension, au moyen du diachylon ou de guêtres en feutre, avec des poids assez forts (4, 5, 7, 8 kilogrammes chez de jeunes enfants) n'est pratiquée que pendant la nuit.

Pendant le jour, on permet des exercices et quelques promenades. Dans les cas très graves, on applique un appareil fixant le membre en très forte abduction. On arrive ainsi à corriger des raccourcissements de trois à cinq centimètres et même davantage.

Les massages, les douches locales doivent servir à renforcer l'appareil musculo-ligamenteux de l'articulation ; il faut enfin traiter énergiquement l'état général.

Avec cette méthode, Volkmann a obtenu de très bons résultats ; dans les observations publiées par cet auteur, nous notons que le raccourcissement et la claudication ont été avantageusement modifiés ; le membre luxé conserve sa position fixe en abduction, une néarthrose solide est obtenue dans la majorité des cas.

A. Paci pratique l'extension chez les très jeunes enfants atteints de luxation congénitale de la hanche, les membres placés *en extension dans la position verticale*, avec l'appareil représenté dans la figure 388.

De l'examen attentif des observations de Pravaz père et fils, de Milliet, de Gillebert d'Hercourt, de Brown, de W. Adams,

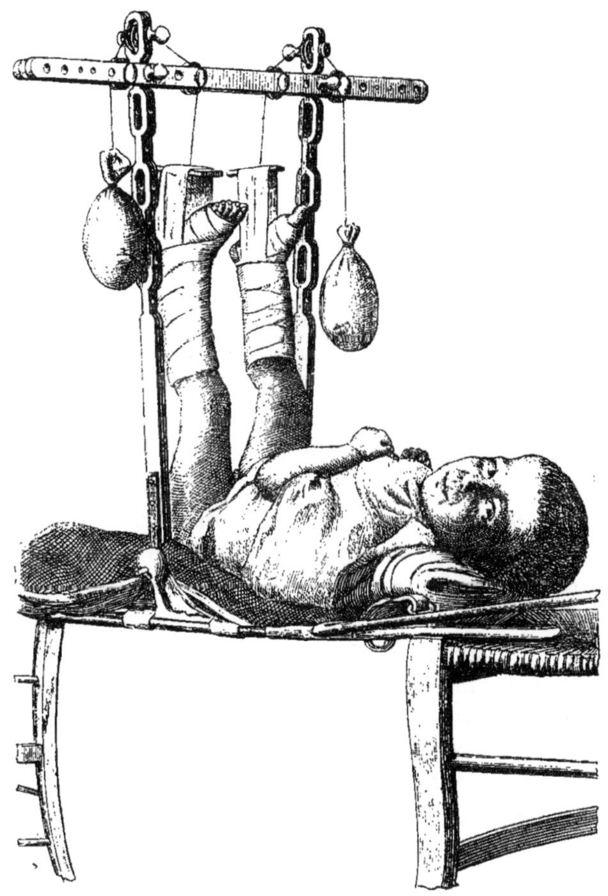

Fig. 388.

de Volkmann, d'A. Paci, il résulte que le traitement par l'extension continue peut amener la guérison ou de notables améliorations. Ces résultats ont été constatés par Gerdy, Cruveilhier, Bonnet, Richard, Marjolin, Nichet. Le rétablissement complet des rapports articulaires est cependant très rarement obtenu ; dans un assez grand nombre de cas, qu'il y ait véritablement réduction de la tête ou non réduction, on note une grande amélioration et la claudication est très notablement diminuée.

Les insuccès s'observent surtout chez les sujets âgés, au-dessus de treize ans, et aussi lorsque les déformations osseuses sont très prononcées, lorsqu'il n'existe plus de cotyle pouvant recevoir la tête fémorale, lorsque la capsule est en bissac, étroitement appliquée contre les os et s'oppose au retour de la tête dans le cotyle (Bouvier).

Le traitement de Pravaz présente quelques graves inconvénients : il est long, pénible, exige le repos dans la position horizontale pendant de longs mois et nécessite l'usage d'appareils compliqués et coûteux.

Il faut retenir dans la méthode de Pravaz un certain nombre de préceptes très utiles, et particulièrement l'extension continue.

L'extension continue, avec des appareils peu compliqués, suivant la pratique de Margary, Motta, Volkmann, Buckminster-Brown, A. Paci, W. Adams, a pour effet de transporter la tête fémorale au voisinage de la cavité cotyloïde et de la fixer dans une meilleure position. Cette méthode nous a donné de magnifiques résultats *chez les jeunes enfants*, et nous ne saurions trop la recommander.

Nous pratiquons l'extension dans la position horizontale ou en plaçant le membre dans la position verticale.

Pour l'extension dans la position horizontale, le sujet est placé sur une planche matelassée assez douce, la tète dans une position déclive, le thorax bien maintenu avec une ceinture analogue à celle de l'appareil Lannelongue pour la coxalgie (p. 47). L'extension est faite avec des poids fixés à une anse de diachylon, ou mieux encore à une guêtre mobile en feutre, remontant au-dessus du genou (voir fig. 21, p. 45).

Chez les très jeunes enfants, nous pratiquons souvent l'extension sur le membre en position verticale. Nous nous servons d'un appareil analogue à celui de Paci (fig. 388).

Lorsque la luxation est unilatérale, le thorax et le bassin sont exactement fixés sur une planche matelassée; une tige en fer avec une branche horizontale plus ou moins longue, fixée à un côté de la planche, présente une poulie, sur laquelle vient glisser une corde chargée de poids et reliée par une anse de diachylon ou une guêtre mobile au membre luxé.

L'extension est surtout efficace lorsqu'elle est pratiquée *d'une façon continue, le jour et la nuit.*

La durée du traitement varie suivant les cas. Il faut compter en moyenne six à douze mois.

Dans certains cas, lorsque les parents se refusent à accepter une immobilisation prolongée, nous ne faisons l'extension, à l'exemple de Margary et de Motta, que la nuit. Dans le jour, on applique

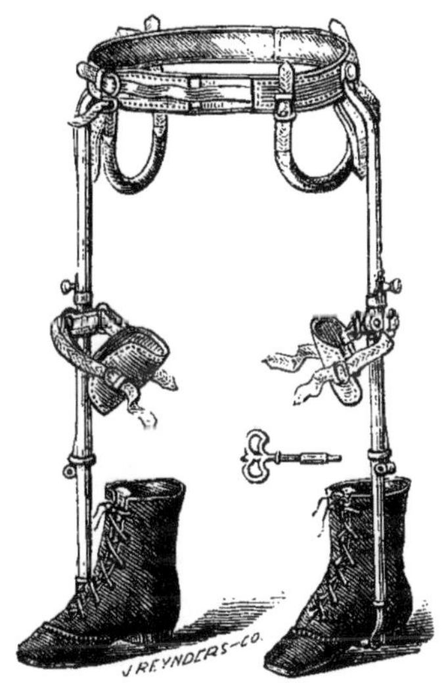


Fig. 389. — Appareil de L.-A. Sayre.

les ceintures orthopédiques et les corsets que nous avons décrits (p. 512 à 514).

Cette méthode, moins utile que l'extension pratiquée jour et nuit, peut encore donner de bons résultats.

Chez une jeune fille de douze ans, atteinte de luxation congénitale de la hanche double avec claudication et ensellure marquées, et phénomènes douloureux du côté de la hanche gauche, l'extension continue faite la nuit, le port d'un corset de feutre embrassant solidement le bassin le jour, pendant six mois, a amené une guérison à peu près complète. Dans d'autres cas, nous avons eu de très notables améliorations, analogues à celles notées dans les observations de C. Pravaz.

Il est nécessaire de pratiquer très régulièrement du massage, et même quelques tentatives de réduction, pour certains cas, pendant la durée de la cure.

Nous avons aussi assez souvent employé avec avantage les *appareils à extension continue* permettant la marche, recommandés par F. Taylor et L.-A. Sayre. (Voir Chapitre *Extension continue*, p. 53 à 56, fig. 33 à 40.)

L'appareil de Sayre (fig. 389), permettant d'exercer une trac-

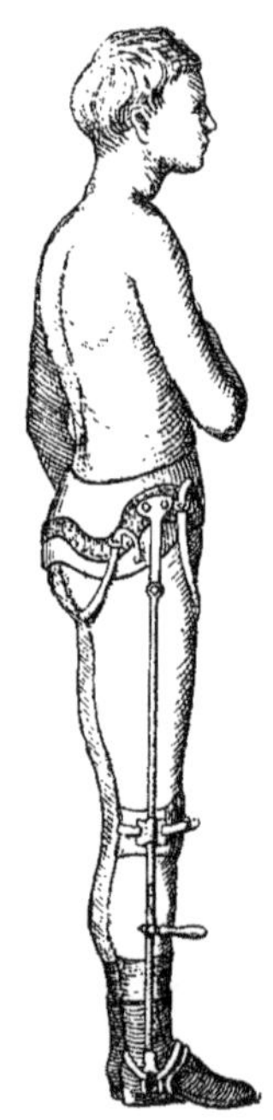

Fig. 390. — Appareil de contention et d'extension continue de P. Redard.

tion sur les membres inférieurs sans limiter leurs mouvements, donne d'assez bons résultats. On peut pendant la nuit pratiquer l'extension continue au moyen de poids.

Nous avons adopté depuis longtemps l'appareil représenté dans la figure 390 qui réunit les avantages des ceintures moulées sur le bassin et de l'extension des membres inférieurs. La figure 390 fait voir le mécanisme et le mode d'action de cet appareil que nous recommandons surtout après les réductions par la méthode de Paci.

L'appareil d'Hessing (fig. 391) est destiné à maintenir la tête fémorale dans une position améliorée, en exerçant une certaine traction sur le membre inférieur.

Cet appareil est composé d'une guêtre, d'une jambière, d'un cuissard et d'un embauchoir en cuir moulé, réunis par des montants articulés à la cheville, au genou et à la hanche. Ces montants sont à coulisse, ce qui permet de les allonger pour produire de l'extension, la contre-extension étant faite à l'aide d'un large

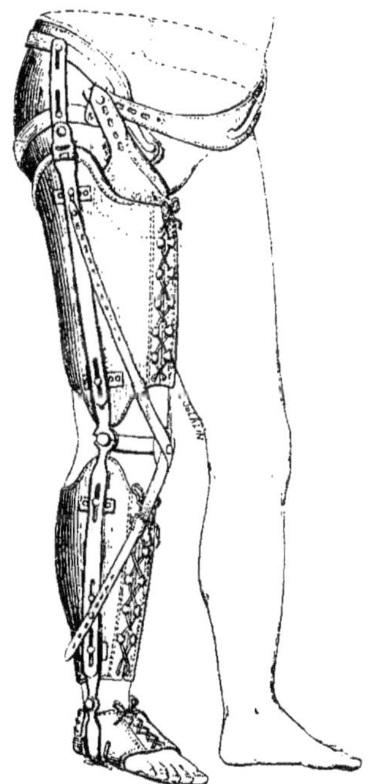

Fig. 391. — Appareil d'Hessing.

sous-cuisse fixé à l'embauchoir. Ce dernier emboîtant le bassin du côté malade, une ceinture vient, avec le sous-cuisse, compléter sa fixation autour du bassin. Deux bandes élastiques, se croisant sur le genou, sont destinées à aider et à assurer l'extension et l'aplomb pendant la marche et la station debout.

Cet appareil est compliqué, lourd, encombrant et ne nous paraît pas avoir une efficacité très grande pour le maintien en bas de la tête fémorale et pour la correction de l'ensellure. Nous préférons l'appareil de la figure 390.

A l'exemple de Schede, on peut aussi se servir d'appareils portatifs avec extension et adduction.

Dans certains cas, lorsque les déformations osseuses du bassin sont peu marquées, et que la rétraction musculaire n'est pas très prononcée, on peut abréger la durée du traitement en faisant *la réduction forcée*. Brodhurst (1869) affirme que cette réduction pratiquée chez des enfants atteints de luxation bilatérale au-dessous de deux ans, réussit fort souvent.

Après la réduction, faite avec ou sans ténotomie, ce chirurgien recommande de fixer, au moyen d'un appareil en plâtre, le membre inférieur luxé, en forte abduction pendant deux ou trois mois.

Le professeur A. Paci (de Pise) vient de proposer une méthode destinée à obtenir, sans opération sanglante, un changement plus favorable de la tête fémorale luxée. Il recommande un certain nombre de manœuvres destinées à faire descendre la tête fémorale et à la placer plus bas sur un plan antérieur à celui de la fosse iliaque externe, dans un point très voisin de celui qu'elle doit occuper dans la cavité cotyloïde, ou même dans cette cavité plus ou moins déformée. Il ne prétend pas obtenir une réduction parfaite, impossible dans la généralité des cas, en raison des déformations de l'acétabulum, mais une meilleure position des os luxés, permettant un appui osseux, solide et efficace de la tête fémorale sur l'os iliaque, et plus tard la création d'une néarthrose, la correction du raccourcissement du membre, de la lordose et des autres inconvénients de la luxation.

S'inspirant des études de Fabbri sur les luxations traumatiques anciennes et de ses propres recherches sur le même sujet, Paci pense que l'on peut appliquer au traitement des luxations congénitales la méthode de douceur, préconisée par ce chirurgien. La réduction réussit d'autant mieux que dans la luxation congénitale les lésions des muscles et surtout de la capsule sont moins prononcées que dans les luxations traumatiques anciennes.

Paci admet que dans les luxations congénitales de la hanche les obstacles de la réduction sont dus aux muscles pelvi-trochantériens, aux muscles de la cuisse raccourcis et dont la direction est changée, et non aux os, à la capsule et aux ligaments (ligament triangulaire de Weber).

D'après cela, le chirurgien italien cherche à obtenir le déplacement de la tête fémorale par des mouvements de levier imprimés à l'os luxé, en relâchant les muscles tendus ou rétractés, suivant la loi expérimentale de Fabbri :

Pour réduire une luxation, *il faut faire parcourir à l'os luxé le trajet inverse à celui qu'il a dû parcourir dans l'acte pendant lequel la luxation s'est effectuée.*

Les manœuvres recommandées comprennent quatre temps :

*Premier temps.* — Le sujet étant placé sur le rebord d'un lit ou d'un plan résistant, le bassin solidement fixé par des aides, *la cuisse est fléchie sur le bassin et la jambe sur la cuisse.* La flexion doit être poussée aussi loin que possible. On obtient ainsi, par ce mouvement très simple, un relâchement des muscles qui du bassin vont s'insérer sur le corps du fémur et sur les os de la jambe. La tête du fémur descend proportionnellement à l'élévation de l'extrémité inférieure du fémur, les muscles fessiers, pyramidaux, obturateur interne, jumeaux, carré crural, relâchés et situés sur un plan postérieur, ne faisant aucun obstacle; le grand trochanter décrit en bas un arc de cercle inverse de celui décrit en haut par l'extrémité inférieure du fémur. Au début du mouvement de flexion, un jeu de levier se produit dans lequel le point d'appui de la tête fémorale se trouve sur la fosse iliaque; mais dans le temps consécutif de flexion et de descente de la tête fémorale, le point d'appui tend à être transporté sur l'insertion du ligament triangulaire au col du fémur, qui servira de frein à la possibilité d'un éloignement de l'épine iliaque antérieure et inférieure.

La flexion étant complète, la tête fémorale se trouve alors au niveau de la cavité cotyloïde, ou tout au moins auprès d'elle, plus ou moins en arrière, autant que l'a permis la distension des muscles fessiers, pelvi-trochantériens et aussi du ligament triangulaire.

On peut contribuer à favoriser ce mouvement de descente en produisant une légère pression de haut en bas avec la main placée sur le genou.

*Deuxième temps.* — On imprime ensuite au fémur un léger mouvement *d'abduction.* Les muscles pelvi-trochantériens, le ligament triangulaire et les os n'opposent en général aucune résistance.

Par ce mouvement, Paci ne recherche pas le but qu'ont voulu atteindre certains auteurs (Volkmann), en plaçant le membre luxé en abduction, c'est-à-dire l'inclinaison du bassin sur le côté malade afin de fournir, au moyen de l'*abduction*, un point d'appui à la tête luxée. Il veut placer la tête sur un niveau antérieur, au niveau de la cavité cotyloïde, si sa descente a été complète, ou contre son rebord postérieur, si la déformation du col du fémur et la résistance musculaire l'ont arrêtée à ce niveau.

*Troisième temps.* — L'abduction étant maintenue, on imprime au membre un mouvement lent et graduel de *rotation externe*, jusqu'à ce que l'axe de la jambe, toujours tenue fléchie à angle droit sur la cuisse et en abduction, soit devenue perpendiculaire au plan de l'axe du corps du malade. On obtient ainsi que la tête fémorale se place de plus en plus sur un plan antérieur et sur la portion de l'os iliaque qui correspond à peu près à la cavité cotyloïde.

*Quatrième temps.* — On pratique lentement l'*extension* de la cuisse. Une main presse graduellement sur le genou, l'autre soutient le pied et la jambe fléchie, tout le membre étant tourné en dehors.

A ce moment, la tête fémorale, placée en avant par les mouvements précédents, prend un point d'appui sur l'os iliaque, et les muscles de la cuisse spécialement les antérieurs, maintenus relâchés jusqu'alors, s'allongent, se distendent, et enfin, à mesure que l'extension progresse, résistent et se contractent de façon à exiger une certaine force que le bras du chirurgien doit vaincre. Ils cèdent bientôt et la cuisse peut être parfaitement étendue sur le plan du lit.

La jambe, toujours fléchie à angle droit; a permis l'allongement des muscles jusqu'à l'extension complète de la cuisse.

Tenant la main gauche appliquée sur le genou, on étend enfin lentement la jambe sur la cuisse.

Par ces manœuvres, on obtient un déplacement de la tête au niveau de la cavité cotyloïde plus ou moins altérée, ou dans le point qu'elle devrait occuper.

La tête fémorale, d'après Paci, est maintenue dans sa nouvelle position par les muscles plus ou moins irrités ou tiraillés pendant les manœuvres.

Les différents mouvements décrits doivent être pratiqués *avec une extrême lenteur* et *sans aucune brusquerie*, afin d'éviter toute déchirure. L'anesthésie avec le chloroforme n'est pas en général nécessaire.

Dans les observations publiées par Paci, on note, qu'après l'opération, le raccourcissement du membre, la saillie du grand trochanter, la lordose, etc., ont disparu.

Après la réduction, on maintient les nouveaux rapports de la tête articulaire au moyen d'un appareil inamovible au silicate de potasse, que l'on laisse en place pendant un mois; on pratique ensuite l'extension continue avec l'appareil de Volkmann, pendant trois mois.

Au bout de quatre mois, on recommande quelques exercices de marche avec des béquilles et ensuite avec ou sans canne.

La guérison est obtenue en général au bout d'un an, les enfants ayant conservé la plupart des avantages de la réduction primitive.

A. Paci a donné en détail les observations de huit luxations congénitales de la hanche unilatérale et de trois luxations doubles traitées par son procédé. Dans dix cas la guérison a été obtenue; dans un cas de luxation double, le résultat obtenu a été imparfait.

Comme conclusion de ses études, Paci propose sa méthode simple, ne faisant courir aucun risque, facilement acceptée par les parents, principalement pour les luxations congénitales de la hanche unilatérale et aussi pour quelques cas de luxations doubles.

On obtient, d'après l'auteur, la correction définitive de la difformité et la disparition à peu près complète des autres inconvénients de la luxation, spécialement la saillie du grand trochanter, la lordose, le raccourcissement apparent ou réel et la claudication. La marche devient facile, sans fatigue, ni douleur; la nutrition du membre devient meilleure.

Les avantages obtenus après l'opération se maintiennent: la luxation ne se reproduit pas, la tête fémorale reste fixée dans sa nouvelle position, une néarthrose s'établit.

Dans cinq cas de luxation unilatérale de la hanche, nous avons très facilement obtenu par les manœuvres indiquées, sans douleur vive, ni aucun autre inconvénient, un déplacement notable de la tête fémorale luxée et la correction de la difformité, la disparition de la saillie du grand trochanter, de la lordose et du raccourcissement. Dans trois cas opérés depuis un an, le résultat définitif est excellent, les malades marchent facilement, *sans claudication*. Dans un de ces cas, il n'y a plus de claudication, mais il existe une très légère raideur articulaire.

Nous avons pratiqué cette opération sur une vingtaine de malades qui sont encore en traitement. Dans quelques luxations bilatérales anciennes les résultats n'ont pas été favorables.

Nous attachons une grande importance au maintien de l'extention continue rigoureuse après la réduction. Elle a une part considérable dans les bons résultats obtenus. Dans nos observations, l'extension continue a été faite en moyenne pendant quatre mois. Lorsque la marche est permise avec des béquilles, san sfatigue et avec de grandes précautions, il faut encore pratiquer l'extension continue la nuit, au moins encore pendant un an.

Cette méthode n'est pas indiquée dans tous les cas de luxations congénitales de la hanche. Elle est très utile chez les jeunes enfants, dans les luxations unilatérales avec déplacement moyen. Elle ne convient pas dans tous les cas de luxations doubles, lorsque le déplacement est très prononcé, dans les cas anciens avec cavité cotyloïde profondément modifiée, oblitérée ou rétrécie, et dans lesquels les muscles sont trop raccourcis.

En résumé, la méthode de réduction des luxations de la hanche que nous venons de décrire est facile à appliquer, elle ne fait courir aucun danger, et n'exige pas un traitement de longue durée. Elle est efficace dans un grand nombre de cas et absolument digne de l'expérimentation des chirurgiens.

Dans les luxations d'*origine paralytique*, on se servira de l'*électricité*, de l'*hydrothérapie*, destinées à fortifier les muscles pelvi-trochantériens.

**Traitement chirurgical.** — Le traitement chirurgical, proposé jusqu'à ce jour, consiste dans :

1° *La section sous-cutanée ou à ciel ouvert des tendons, aponévroses* et *muscles rétractés;*

2° *Le raccourcissement de l'appareil ligamenteux;*

3° *La résection ou la décapitation du fémur;*

4° *La création d'une nouvelle cavité articulaire, simple ou combinée avec la section à ciel ouvert des parties qui s'opposent à la réduction parfaite, avec la résection d'une partie de la tête fémorale.*

1° Jules Guérin a pratiqué le premier, en 1841, la section sous-cutanée des muscles rétractés, qui, d'après lui, s'opposent à la réduction des luxations congénitales. Il propose :

*a.* L'extension préparatoire et continue des muscles ;

*b*. La section sous-cutanée des muscles restés rétractés malgré l'extension ;

*c*. L'extension continue des ligaments et, si l'extension ne suffit pas, leur section ;

*d*. La réduction ;

*e*. Le traitement consécutif pour consolider la réduction.

Dans certains cas, ce chirurgien pense qu'on peut essayer de former une nouvelle articulation au moyen de scarifications de la capsule et des parties périphériques. L'extrémité luxée se trouvant mise en contact immédiat avec la surface osseuse sur laquelle elle repose, y développerait un commencement d'organisation avec adhérences, favorable à la création d'une nouvelle articulation.

Il recommande aussi quelquefois des mouvements dans le but d'obtenir une néarthrose. Cette méthode qui a été l'objet des critiques d'A. Sanson, de Malgaigne, de Nélaton, n'a été appliquée qu'un petit nombre de fois. Elle nous paraît très utile, lorsque les muscles rétractés sont un obstacle invincible à la réduction. Les observations de J. Guérin sur ce sujet n'indiquent pas des succès complets; les membres luxés se sont cependant notablement allongés sous l'influence des sections sous-cutanées des muscles rétractés et de l'extension. Les observations de Bouvier (section sous-cutanée des adducteurs, du tendon du psoas et iliaque), de Pravaz fils (section de l'aponévrose fascia lata), de Corridge (section sous-cutanée des tendons des petits fessiers) prouvent l'utilité, dans quelques cas, des sections tendineuses sous-cutanées. Brodhurst dit avoir retiré de bons résultats de la section sous-cutanée des muscles qui s'insèrent autour du trochanter, et de la réduction immédiate de la luxation. Ce chirurgien a recommandé plus tard la section à ciel ouvert des muscles rétractés et la réduction de la luxation, lorsque le cotyle n'est pas oblitéré.

Les sections tendineuses et musculaires sous-cutanées, qui, ainsi que l'indique bien nettement l'étude anatomo-pathologique des luxations congénitales, sont absolument rationnelles et indiquées dans un grand nombre de cas, ne suffisent pas lorsque la cavité cotyloïde est oblitérée ou rétrécie. Dans ces cas, la réduction n'est pas toujours facile et n'est pas définitivement maintenue.

2° Le *raccourcissement* seul de l'appareil ligamenteux ne suffit pas et ne permet pas le maintien permanent de la tête fémorale dans une bonne position.

3° La *résection* ou *décapitation fémorale* a surtout été proposée par Margary, après une première tentative malheureuse de création d'un nouveau cotyle.

La *décapitation du fémur*, suivant Margary, devait avoir pour résultat :

*a*). De diminuer la saillie du grand trochanter, l'extrémité supérieure raccourcie du fémur pouvant être déplacée en avant et en bas ;

*b*). De corriger l'ensellure causée par le déplacement en arrière de la tête du fémur ;

*c*). De créer une néarthrose, l'extrémité supérieure du fémur étant maintenue par l'extension permanente en bas et en avant par rapport à sa position première ; la pression produite sur la capsule et le périoste de l'os iliaque favorise la formation d'une nouvelle articulation.

Margary recommande d'ouvrir l'articulation par une incision s'étendant du sommet du grand trochanter au-dessous du col. La capsule étant ouverte, un aide fait saillir la tête fémorale qui est sectionnée transversalement avec la scie ordinaire ou mieux avec la scie à chaîne.

Sans se préoccuper du cotyle, on suture la capsule, les muscles et la peau, et on pratique l'extension.

Après l'opération on doit faire, pendant plusieurs mois, une extension continue très rigoureuse. Lorsque l'enfant commence à marcher, on maintient son articulation, pendant au moins deux ans, au moyen de corsets.

Il semblerait que, dans cette opération, la capsule incisée suivant sa longueur, ne devrait pas permettre de placer en bas, dans une bonne position, l'extrémité supérieure du fémur.

D'après Margary et C. Orecchia, les mensurations et les résultats cliniques prouvent indiscutablement que la capsule privée de la tête fémorale, en passant de la direction horizontale à la direction verticale, s'allonge suffisamment, sous l'influence de la traction par les poids, pour produire l'abaissement du fémur au degré voulu.

D'après Margary, l'opération serait surtout utile à l'époque de la puberté, pour des luxations accompagnées de troubles fonctionnels graves.

Elle ne produirait qu'un raccourcissement ultérieur insignifiant, la lésion des cartilages épiphysaires supérieurs du fémur n'ayant que peu de retentissement sur l'accroissement de cet os.

D'après Lampugnani, on observe, à la suite de l'opération de Margary, une légère claudication, qui persiste magré l'abaissement de la moitié correspondante du bassin.

Cette claudication serait due, d'après cet auteur, à ce que le fémur s'abaisse peu et qu'il est trop raccourci par l'ablation de toute la tête fémorale. L'arrêt de développement n'aurait qu'une importance secondaire. Dans le but de remédier à ces inconvénients, il propose de faire une résection partielle de la tête dirigée obliquement de haut en bas et de dedans en dehors, de façon à permettre le déplacement en bas, sans raccourcir le bras de levier, déjà trop court, qui soutient le bassin.

C. Orecchia considère que cette modification serait plus nuisible qu'utile, parce qu'en laissant telle quelle la longueur du segment osseux, constitué par la tête et le col, on ne diminuerait que de très peu, et peut-être pas du tout, la saillie du grand trochanter, et aussi parce que l'obstacle provenant de la tête contenue dans la capsule inextensible persistant, l'abaissement de l'extrémité supérieure du fémur serait plus difficile.

Lampugnani, contrairement à Margary, admet que l'on peut opérer à tout âge et avant l'époque de la puberté.

Dans ses récentes observations, M. Motta recommande, après l'opération, de pratiquer, avec des poids assez considérables, l'extension du membre en abduction et rotation externe très marquée.

Contrairement à son maître Margary, il pense que l'on a avantage à intervenir chez les jeunes sujets (de 5 à 9 ans), et sans attendre la puberté.

D'après Volkmann, la résection ne doit être pratiquée que dans les cas de luxation double, avec forte inclinaison du bassin, déplacement très considérable de la tête et difficulté très grande de la marche. Dans ces cas déterminés, l'opération produirait des améliorations notables.

D'après cet auteur, la résection ne donnerait que de mauvais résultats dans les cas de luxation congénitale unilatérale ; « elle ne servirait dans certains cas qu'à augmenter le raccourcissement ».

S'appuyant sur les travaux de Margary, Orrechia, Porto, et

sur ses propres observations, Mario Motta trouve que l'assertion de Volkmann n'est pas exacte. D'après ce chirurgien, la résection dans la luxation unilatérale donne de bons résultats.

Vincent (de Lyon) admet que la résection orthopédique est inutile lorsque la saillie des grands trochanters offre un point d'appui aux corsets, lorsque la luxation est unilatérale. Elle convient au contraire aux cas de luxation double avec effacement des trochanters et démarche très pénible et disgracieuse. Elle ne doit être dans ces cas pratiquée *que d'un côté*, en recherchant, non une néarthrose mobile, mais une demi-ankylose fibreuse qui procure un appui utile pour la déambulation.

D'après A. Paci, la résection pour luxation congénitale double de la hanche peut être pratiquée des deux côtés, l'ankylose étant peu à craindre.

Pour cet auteur, les résultats heureux tiennent à ce qu'après l'opération les muscles contracturés et rétractés sont relâchés.

L'extension continue contribue pour une large part aux améliorations constatées.

D'après Hoffa, la résection de la tête fémorale corrige le plus souvent la lordose, mais n'améliore pas au même degré la marche et ne supprime ni le raccourcissement de la jambe, ni le déplacement de l'extrémité supérieure du fémur. Cette opération ne doit être faite que chez les sujets présentant des signes d'arthrite.

Un assez grand nombre de chirurgiens ont pratiqué des résections ou des décapitations fémorales. Citons E. Rose (1874), C. Reyer, Margary (1882), Heussner, Lücke, Schüssler, Lampugnani, Motta, Raffa, Battini, de Paoli, Postempski, Vincent (de Lyon), D. Mollière, Ogston,

4° a. *Création d'une nouvelle cavité articulaire.* — Hueter proposa dans un cas, dans le but d'obtenir une synostose entre le bassin et le fémur, de mettre à nu la tête articulaire atrophiée, de dénuder un lambeau de périoste provenant du fémur et de suturer ce lambeau avec un lambeau périostal de l'os iliaque. Cette intervention ne put être réalisée, les parents ayant refusé de laisser pratiquer l'opération.

Margary essaya plus tard la formation d'une nouvelle capsule par un procédé analogue.

Dans sa première opération, suivie de mort par pyohémie au onzième jour, Margary, suivant le procédé de Hueter, avait ouvert l'articulation, réduit la tête dans l'acetabulum agrandi avec le scalpel, et formé une capsule au moyen de lambeaux empruntés à la capsule existante et au périoste de l'os iliaque.

E. Kocher a pratiqué en 1887 une semblable opération avec succès.

Découragé par son insuccès, Margary fit plus tard la décapitation du fémur.

Kœnig, dans le but d'obtenir une nouvelle articulation plus serrée ou une soudure osseuse entre le bassin et le fémur, a proposé récemment une opération qui doit être rapprochée de celle de Hueter.

Après incision courbe à 3 ou 4 centimètres au-dessus du grand trochanter, et section perpendiculaire à la direction des muscles, la partie postérieure et supérieure du bourrelet cotyloïdien étant découverte ainsi que la partie voisine de l'os iliaque, Kœnig incise le périoste jusqu'à l'os, en forme de croissant, parallèlemement au bourrelet cotyloïdien. Avec le ciseau, il détache sur l'os iliaque une lamelle partant de cette incision courbe et allant jusqu'à l'articulation. Cette lamelle, qui ne tient au reste de l'os qu'au bord de la cavité, est renversée de manière que la tête articulaire se trouve complètement renfermée dans la loge qu'elle forme. Une série de sutures au catgut la fixe à la capsule.

Kœnig a opéré par ce procédé deux malades qui sont malheureusement morts, l'un de scarlatine au bout de trois semaines, l'autre de diphthérie, quatre mois après l'opération. A l'autopsie de ce dernier cas, il existait une sorte de cavité articulaire qui s'était formée aux dépens du périoste.

V. Poggi a obtenu un bon résultat dans un cas de luxation congénitale unilatérale en créant une nouvelle cavité cotyloïde à la place de l'ancienne, dans laquelle la tête du fémur fut replacée.

b. *Création d'une nouvelle cavité articulaire, après section des obstacles à la réduction.* — A. Hoffa (de Wurtzbourg) propose une opération dont le point essentiel est la section des parties molles périarticulaires qui s'opposent à la descente de la tête fémorale au niveau de la cavité cotyloïde. Cette méthode doit être rapprochée de celle de Brodhurst et de Kœnig.

Lorsque la cavité cotyloïde est rudimentaire, rétrécie, on lui donne la grandeur suffisante en la creusant au ciseau.

Voici le procédé opératoire recommandé par Hoffa. On pratique l'incision de Langenbeck pour la résection de la hanche. La peau est incisée sur le grand trochanter, et la musculature divisée dans la direction des fibres du grand fessier jusque sur la capsule qui est ouverte largement. On détache sous le périoste toutes les insertions musculaires du grand trochanter avec une mince lamelle cartilagineuse, au moyen d'un bistouri boutonné. On luxe la tête dans la plaie, et on enlève le ligament rond avec des ciseaux. Si la cavité cotyloïde est rétrécie, on incise circulairement le bord postérieur et inférieur de l'acétabulum, et le fond de la cavité est soulevé en haut avec une rugine. On creuse la cavité au ciseau jusqu'à ce que sa grandeur corresponde à celle de la tête du fémur. Lorsque les parties molles, à la partie antérieure de l'articulation, sont rétractées et tendues, on incise transversalement, au-dessous de l'épine antéro-inférieure, le fascia lata et les muscles contractés.

Le lambeau cotyloïdien est ramené sur la tête fémorale et suturé aux insertions musculaires trochantériennes. On fait le drainage, et on suture couche par couche la capsule, les muscles et la peau. On fixe le membre en abduction dans un appareil plâtré ou en extension avec des bandes de diachylon. Les opérés ne doivent pas marcher avant que la cicatrice soit très solide, et ils doivent porter pendant très longtemps un appareil de soutien. On fait pendant une certaine période du massage et des mouvements passifs.

c. *Création d'une nouvelle cavité articulaire avec résection d'une partie de l'extrémité supérieure du fémur.* — Schüssler dans un cas de luxation congénitale de la hanche, avec forte adduction de la cuisse, a enlevé seulement la tête du fémur et un coin osseux de la face postérieure du col, il creusa ensuite de toutes pièces une nouvelle cavité cotyloïde ; le résultat obtenu fut excellent.

La section fémorale, limitée à la tête du fémur, a pour avantages d'éviter un trop grand raccourcissement et d'empêcher le fémur de quitter au bout d'un certain temps la nouvelle cavité.

La résection fémorale, d'après Schüssler est absolument indiquée dans les cas d'adduction très marquée, avec déformation prononcée du col et de la tête fémorale.

Citons enfin la proposition singulière de Mayer (de Wurtzbourg) qui voulait que l'on agisse sur le fémur du *côté sain*, le raccourcissant jusqu'à ce que les deux membres soient égaux.

Les appréciations sur l'intervention chirurgicale appliquée à la cure de la luxation congénitale de la hanche sont extrêmement difficiles, les observations étant souvent incomplètes, ne donnant que des indications peu précises sur l'état ultérieur du sujet, les modifications de la marche et les récidives observées longtemps après l'opération.

Nous avons indiqué plus haut la valeur des sections sous-cutanées et du raccourcissement ligamenteux.

De l'examen attentif des observations de résection ou de décapitation fémorale, il résulte que :

L'opération pratiquée, suivant les règles de l'asepsie, est peu grave.

Le nombre des guérisons *parfaites* est extrêmement rare.

Les améliorations sont fréquentes.

Les résultats obtenus dans les luxations doubles sont moins bons que ceux constatés dans les luxations unilatérales.

L'ensellure est généralement corrigée, mais il persiste presque toujours un léger degré de scoliose, attribuée par Margary à l'atrophie du membre luxé, au manque de soutien en bas du fémur, à l'inclinaison du bassin à la suite de la correction.

La claudication persiste presque toujours, à un très faible degré, il est vrai, dans quelques rares observations. La jambe est plus ou moins raccourcie ; le déplacement du fémur pendant la marche persiste souvent.

L'existence d'une néarthrose, l'abaissement du fémur maintenu en bas et en avant de sa position primitive, sont très rares.

Les opérations rationnelles de Kœnig, Hoffa, Schüssler n'ont encore été pratiquées que dans quelques cas, et leur valeur ne peut encore être exactement appréciée.

Dans les sept cas publiés par Hoffa, il existe un cas de mort que l'auteur attribue à l'influenza, contractée par son malade après l'opération.

Les résultats fonctionnels sont excellents pour les six autres cas (deux luxations unilatérales, quatre luxations bilatérales). Un an après l'opération, les enfants marchent facilement, sans claudication, la lordose est corrigée ; les têtes fémorales ne peuvent être déplacées.

En résumé, l'*intervention chirurgicale* ne doit pas encore être recommandée d'une façon générale dans le traitement des luxations congénitales de la hanche.

La reconstitution de la cavité cotyloïde avec section des obstacles qui s'opposent à la réduction, doit être préférée à la résection ou à la décapitation fémorale.

La résection fémorale ne convient que dans les cas de désorganisation étendue de l'articulation, avec phénomènes d'arthrite.

Les opérations chirurgicales sont surtout indiquées dans les cas de luxation double, avec grande laxité articulaire, claudication très marquée, marche difficile et douloureuse, inflammation articulaire, scoliose statique secondaire importante.

Les opérations ne doivent jamais être pratiquées avant deux ans.

Le *traitement orthopédique* (extension continue, réduction avec extension, particulièrement le procédé de Paci, appareils exerçant une pression active sur les grands trochanters) ne doit pas être abandonné.

Ce traitement convient dans la *plupart des cas*, surtout dans les luxations unilatérales et permet d'obtenir, particulièrement chez les enfants, d'excellents résultats.

## II. — LUXATIONS CONGÉNITALES DE LA ROTULE

Palletta, Wutzer, Caswell, Boyer, Ravoth, Bessel Hagen, ont publié des observations de luxations congénitales de la rotule. La luxation peut être simple ou double, complète ou incomplète, le plus souvent en dehors, intermittente, ne se produisant que pendant les mouvements de flexion du genou.

Dans certains cas, il existe un genu valgum très considérable qui exige une intervention chirurgicale.

Le *traitement* de la luxation congénitale de la rotule consiste à maintenir la luxation réduite au moyen d'appareils appropriés, permettant la marche.

## III. — GENU RECURVATUM OU LUXATION CONGÉNITALE DU GENOU EN AVANT

Sous le nom de *genu recurvatum*, on désigne une difformité dans laquelle la jambe est étendue sur la cuisse, en hyperextension, de façon à former un angle dont le sommet est en arrière (fig. 392).

Chatelain, Malgaigne, Mass, Kleeberg, Bard, Cruveilhier, Guérin, Bouvier, ont décrit cette difformité.

Récemment Guéniot, Périer, L. Hibon, Blanc, W. Parker,

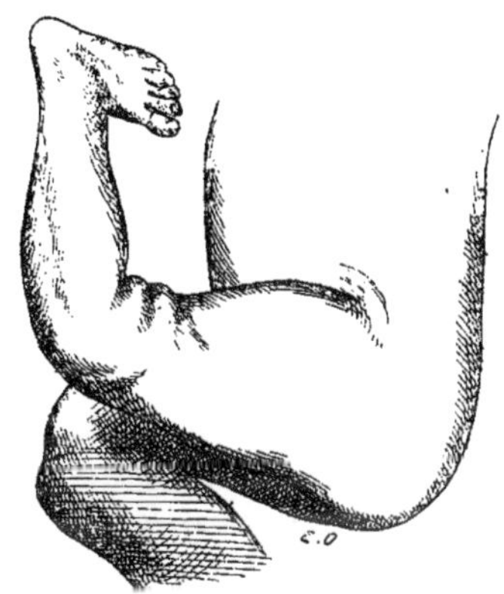

Fig. 392. — D'après une photographie de notre collection.

Phocas, Dechy, R.-H. Sayre, ont repris l'histoire du genu recurvatum et fourni d'intéressantes observations.

**Pathogénie. Etiologie.** — 1° L'étiologie et la pathogénie du genu recurvatum *congénital* présentent quelques obscurités.

Le *rachitisme* ne paraît jouer aucun rôle dans la production de cette difformité.

On ne peut admettre qu'il existe une *véritable luxation*. Les signes ordinaires des luxations font habituellement défaut.

La reproduction expérimentale du genu recurvatum par Guéniot, Hibon, Phocas, Dechy tend à démontrer que cette difformité est le plus souvent la conséquence *d'un décollement épiphysaire* du tibia ou du fémur ou des deux os à la fois, Le genou est placé en hyperextension, en raison de la contraction du triceps, et la consolidation du membre se produit dans cette attitude vicieuse.

Les *violences extérieures* exercées sur l'utérus pendant la grossesse sont les causes les plus fréquentes de la disjonction épiphysaire.

La rétraction consécutive du triceps a été attribuée à des *lésions nerveuses* générales ou partielles ; mais rien ne démontre cette hypothèse.

Après la production de la fracture épiphysaire, les *positions vicieuses intra-utérines* ou l'*action de l'utérus* jouent un certain rôle.

Le genu recurvatum peut exister sur un seul membre. Dans d'autres cas il est double (E. Owen) et coïncide avec d'autres difformités (pied bot, main bote, luxations congénitales, anencéphalie), souvent incompatibles avec la vie.

2° Le genu recurvatum *acquis*, déjà signalé, il y a longtemps par Heine, est la conséquence de l'atrophie de certains muscles de la cuisse et de la jambe, avec contracture paralytique de leurs antagonistes, relâchement des articulations, arrêt de développement des os. Cette difformité, observée dans la paralysie spinale infantile, est très rare. (Voir *Genu recurvatum d'origine paralytique* et figure dans le Chapitre *Difformités dans les maladies du système nerveux.*)

**Symptômes.** — Les caractères de la déformation sont très faciles à apprécier (v. fig. 392). L'extension du membre s'exagère sous l'influence de la moindre provocation extérieure, pendant les cris de l'enfant. La flexion normale est abolie.

La jambe fait avec la cuisse un angle ouvert en avant qui est tantôt un angle droit, tantôt un angle très aigu à ce point que la face antérieure de la cuisse vient en contact avec le segment inférieur du membre.

Sur la face antérieure du genou, on voit plusieurs plis articulaires caractéristiques de la difformité, situés au-dessus et au-dessous de la rotule ; ils sont surtout nets au-dessous de cet os.

La rotule est normale dans le plus grand nombre des cas ; elle est difficile à trouver parce qu'elle est enfoncée profondément dans l'angle rentrant du genou. Elle est parfois rudimentaire et très petite. Elle n'est jamais soulevée par un épanchement articulaire.

Généralement il y a absence de saillie du plateau tibial, ce qui fait supposer qu'il ne s'agit point d'une véritable luxation.

En regardant le genou de profil, on remarque qu'il décrit une convexité postérieure, dont le sommet est situé au-dessus de l'interligne articulaire. Le pli poplité normal manque.

A la palpation, on constate une saillie postérieure constituée par les condyles fémoraux et située au-dessus de l'interligne, perceptible dans l'extension, très nette dans l'hyperextension.

Au niveau de la dépression médiane postérieure, on sent battre l'artère poplitée et rouler sous le doigt les nerfs poplités, qui ne sont pas en général comprimés.

La cuisse est absolument normale ; quelquefois le quadriceps fémoral est rétracté; le plus souvent il est contracté. La tête du fémur est souvent déplacée, et les mouvements de rotation sont plus prononcés du côté malade que du côté sain.

La jambe est également normale ; le pied a subi un mouvement de rotation externe, qui s'accentue quand l'hyperextension augmente (Phocas).

Les mouvements du genou sont profondément modifiés. L'hyperextension est plus ou moins marquée ; dans certains cas la jambe vient toucher la face antérieure de la cuisse ou se met à angle droit avec elle.

La flexion du genou est limitée. La flexion spontanée n'est pas possible ; mais on peut la produire dans une certaine limite, jusqu'à 120° quelquefois ; l'arrêt du mouvement est effectué par les muscles et les os.

Dès qu'on abandonne le membre fléchi passivement, il revient brusquement dans sa position primitive.

Les mouvements latéraux sont en général nuls.

La douleur ne se produit que dans les mouvements forcés de flexion.

Le genu recurvatum *acquis* est caractérisé par des lésions paralytiques et atrophiques des principaux muscles de la jambe et de la cuisse. Les troubles fonctionnels sont en général très accusés, et dans quelques cas la marche est impossible. (Voir *Genu recurvatum d'origine paralytique* dans le Chapitre *Difformités dans les maladies du système nerveux.*)

Le *diagnostic* du genu recurvatum est presque toujours facile.

Dans des cas exceptionnels, on peut constater les signes d'une véritable luxation ou d'un décollement épiphysaire.

Lorsque le genu recurvatum est observé à un âge avancé, il faut rechercher avec soins les *commémoratifs* et établir le caractère *congénital* de la difformité.

Les *traumatismes* du genou, les anciennes *luxations*, avec incurvation du genou, sont toujours accompagnés d'une saillie tibiale ou d'une déviation rotulienne.

Dans le genu recurvatum *acquis*, les muscles de la cuisse et de la jambe sont paralysés ou atrophiés.

Le *genou en arrière* de Humphry produit par une flexion du tibia peut être confondu avec la luxation en arrière du tibia, mais ne présente aucun des caractères du genu recurvatum dans lequel le tibia paraît luxé en avant (voir p. 594).

Le *pronostic* est en général bénin, la difformité se réduisant facilement. Dans quelques cas exceptionnels, la réduction est impossible, et l'hyperextension persiste.

Le *traitement* consiste à ramener le membre dans sa position normale, à maintenir la réduction avec un *bandage* convenable (attelle postérieure, bandage ouaté).

Au bout de quelques semaines, on enlève le bandage, et on pratique quelques mouvements de flexion. On fixe enfin le membre dans la flexion à l'aide de bandes circulaires enroulées autour des deux segments du membre.

R.-H. Sayre, dans une de ses observations, obtint la correction de la difformité, en pratiquant des *manipulations* fréquentes et en maintenant le redressement obtenu au moyen d'une série d'attelles grillagées et en bois, de plus en plus fléchies, l'angle de l'attelle étant toujours un peu plus aigu que celui du membre pour permettre un peu de traction forcée sur la jambe dans l'application du bandage et pour amener la résorption d'une saillie osseuse anormale contenue dans la rainure inter-condylienne.

Dans les cas où la réduction ne peut être obtenue par les moyens indiqués ci-dessus, une *intervention chirurgicale* (*ténotomie du tendon rotulien*, *myotomie* (E. Owen, Adams), *ostéoclasie* (Phocas), *résection* (Margary, Albert) est indiquée.

L'étude des parties qui s'opposent au redressement, tendons, ligaments, muscles ou os, doit guider dans le choix des opérations. E. Owen, dans un cas de genu recurvatum double, a pratiqué avec succès la *myotomie à ciel ouvert* du quadriceps fémoral. Adams préfère la *myotomie sous-cutanée*.

Phocas a obtenu, chez un de ses malades, la correction de la difformité au moyen de l'ostéoclasie manuelle supra-condylienne.

Dans le genu recurvatum *acquis*, avec troubles fonctionnels très marqués, l'*arthrodèse* peut rendre des services.

## IV. — LUXATIONS CONGÉNITALES DU COU-DE-PIED

Les luxations congénitales incomplètes sont très fréquentes et se confondent avec l'absence d'un ou des deux os de la jambe ou avec le pied bot. Les luxations complètes sont extrêmement rares. Volkmann a publié une très curieuse observation de luxation tibio-tarsienne en dehors avec développement incomplet du tibia et du péroné. Cette affection était héréditaire. Sur 17 membres appartenant à trois générations d'une famille, 7 présentaient la même affection.

Schreiber a observé aussi une luxation congénitale très prononcée du pied droit en dehors, consécutive au développement incomplet du péroné.

Nous décrivons plusieurs cas de luxations congénitales du pied en dehors, avec courbure du tibia et absence du péroné, dans notre article *Pied bot.*

Nous citons, dans le même article, quelques observations de *malformations congénitales* des membres inférieurs, *phocomélie*, *vices de conformation* ou *absence des os* de la cuisse et de la jambe.

Le *raccourcissement* et l'*état asymétrique congénital* des membres inférieurs (voir *Scoliose statique*, p. 345) est dû, dans quelques cas, à des lésions des épiphyses du fémur (Nicoladoni) ou du tibia. Le raccourcissement du membre s'accompagne souvent de flexion de la hanche ou du genou. (Voir *Contractures congénitales* dans le Chapitre *Contractures et ankyloses.*)

Le *traitement* consiste dans l'emploi d'*appareils prothétiques*, de *chaussures surélevées*. L'*arthrodèse* convient dans les positions vicieuses du genou et de l'articulation tibio-tarsienne.

L'*hypertrophie congénitale partielle* des membres inférieurs dont nous avons fait une étude dans les *Archives de médecine* (janvier 1890), d'après deux observations personnelles, doit être principalement traitée par la *compression élastique*. Les *amputations* ne sont pratiquées que lorsque la gêne fonctionnelle est considérable.

Les *sillons congénitaux*, particulièrement fréquents au tiers inférieur de la jambe (voir fig. 367, A, p. 482), nécessitent, lorsque la gêne circulatoire est marquée, l'*excision circulaire* de la bride constrictive.

## V. — GENU VALGUM

Synonymes : *Genu introrsum;* Français : *Genou cagneux, en dedans;* Anglais : *Knock knee;* Allemand : *Knickbein, Bäckerbein, Ziegenbein, Kniebohrer;* Italien : *Ginocchio valgo.*

Le genu valgum est caractérisé par la déviation du genou en dedans, la cuisse et la jambe formant un angle à sinus externe, plus petit que l'angle normal (172 degrés).

A l'état normal, l'extrémité inférieure supporte le poids du corps suivant une ligne qui, du sommet de la tête fémorale, passe par le milieu des deux condyles pour arriver à la partie moyenne de l'articulation tibio-tarsienne (Macewen, Mikulicz).

Lorsque le genou s'écarte notablement de cette ligne de direction, il en résulte un genu valgum ou un genu varum, suivant que le déplacement s'est opéré en dedans ou en dehors.

Rarement *congénitale*, presque toujours bilatérale, cette difformité s'observe surtout lorsque les enfants commencent à marcher (de 2 à 4 ans) ou à la période de croissance (de 14 à 16 ans). Elle se montre particulièrement chez les garçons, exposés à plus de fatigue que les filles et chez les sujets obligés par leur profession, à rester longtemps debout ou à faire des marches prolongées, tels que boulangers, menuisiers, épiciers, garçons de café.

Le genu valgum est fréquent dans certaines régions ; il est à remarquer qu'il a la même distribution géographique que le rachitisme.

Parmi les causes *prédisposantes* et *déterminantes* de l'affection, il faut citer en première ligne le rachitisme, les troubles de la fonction ostéogénique et la croissance trop rapide. Toutes les causes qui affaiblissent l'organisme et diminuent la puissance musculaire, la faiblesse des muscles, la laxité des ligaments articulaires, les causes qui modifient les conditions statiques normales, les malformations du pied et principalement le pied plat, sont des agents très efficaces de genu valgum.

Citons encore parmi les causes déterminantes, la fatigue dans la station debout, l'habitude de porter les enfants sur les bras (Després) (voir p. 25 et fig. 2), les jarretières défectueuses qui rattachent les bas au gilet en passant à la partie externe du genou et de la cuisse (Lücke).

D'après nos observations, le genu valgum rachitique unilatéral siège toujours du côté pressé par le bras sur lequel repose l'enfant (voir p. 25).

Bien qu'un certain nombre de genua valga observés chez des adolescents soient considérés par quelques auteurs comme développés sous l'influence d'une altération osseuse semblable à celle que l'on observe dans le rachitisme, nous conserverons la division

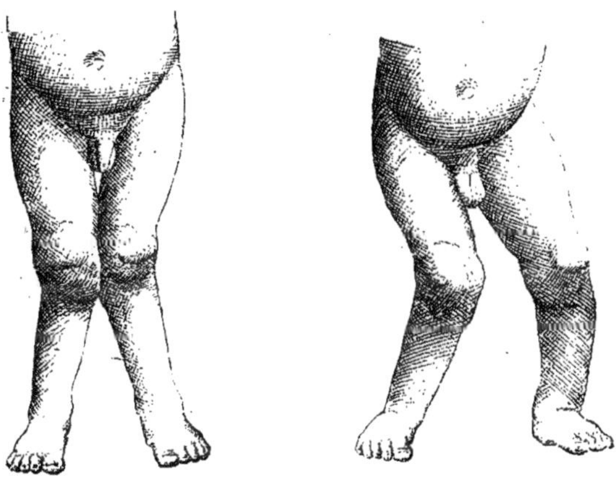

Fig. 393 et 394. — Genu valgum rachitique chez deux frères jumeaux, d'après des photographies de notre collection.

suivante qui permet de séparer deux formes de la même maladie, bien distinctes au point de vue des symptômes et du traitement :

1° Le *genu valgum rachitique*, le plus fréquent, observé dans les quinze premières années de la vie, accompagnant les courbures osseuses et les autres manifestations du rachitisme.

L'*hérédité* et la *congénitalité* sont notées dans plusieurs observations du genu valgum rachitique.

Les figures 393 et 394 représentent des genua valga rachitiques développés sur deux frères jumeaux.

D'après notre statistique, le genu valgum chez l'enfant est presque toujours d'*origine rachitique*.

2° Le *genu valgum des adolescents*, qui se montre de quinze à vingt ans, au moment de la période de croissance.

Cette variété est souvent la conséquence de troubles d'ossification non rachitiques au niveau du cartilage de conjugaison de l'extrémité inférieure du fémur.

On a aussi signalé le genu valgum chez les *adultes* et les *vieillards*; mais il ne nous paraît pas utile de créer pour ces cas une catégorie spéciale, l'affection étant consécutive à des brûlures, à des lésions articulaires ou osseuses (arthrites variées du genou, arthrite sèche, arthrite des ataxiques, ostéites épiphysaires d'origine pathologique ou traumatique, fractures mal consolidées), à des attitudes vicieuses prolongées (long séjour au lit), à des contractures, des atrophies, des paralysies. (Voir *Genu valgum d'origine paralytique* et la figure dans le Chapitre : *Difformités dans les maladies du système nerveux.*)

Dans le genu valgum qui accompagne les luxations incomplètes pathologiques du genou, le condyle interne est souvent saillant et très hypertrophié.

Les contractures congénitales du genou se produisent souvent dans l'hyperextension et l'abduction. (Voir *Genu recurvatum*, p. 537.)

**Pathogénie.** — Dans *le genu valgum rachitique*, la difformité se développe sous l'influence des pressions, du poids du corps agissant sur les os flexibles à la période de ramollissement du rachitisme.

Les lésions épiphysaires de l'extrémité inférieure du fémur, et surtout de l'extrémité supérieure du tibia, jouent un rôle capital.

Quatre théories principales ont été proposées pour expliquer la genèse du genu valgum.

1° *Théorie ligamenteuse.* — Stromeyer, Blasius, J. Guérin, Fisher admettent une rétraction du ligament latéral externe, le biceps et le tenseur du fascia lata participant à la rétraction et entraînant la jambe en dehors.

Pour Malgaigne, Ollier, Dubreuil, Saurel, Barwell, le genu valgum est dû à l'allongement du ligament interne du genou.

D'après cette théorie, la pesanteur agissant davantage sur le condyle externe, tend à l'atrophier et distend en même temps le ligament interne, qui laisse le condyle se développer à volonté.

D'après Malgaigne, l'entorse du ligament latéral interne est une cause fréquente du genu valgum.

Cette théorie ne peut être admise ; la rétraction et le relâchement ligamenteux sont en effet des lésions *secondaires*, consécutives à la déformation osseuse.

2° *Théorie musculaire.* — Pour quelques auteurs (J. Guérin, Bonnet), la contracture primitive du biceps produit le genu valgum; pour d'autres (Jörg, Duchenne (de Boulogne), Desprès), il existe un défaut d'équilibre entre les muscles rotateurs en dedans (droit interne et demi-membraneux) et les rotateurs en dehors (biceps et tenseur du fascia lata). D'après l'examen de nombreuses observations, nous pensons que cette théorie n'est admissible que dans un très petit nombre de cas, dans le genu valgum d'origine paralytique observé chez des adolescents de dix-huit à vingt ans. Chez ces malades, on note une attitude analogue à celle du genu valgum, mais les autres signes de cette difformité manquent: pendant la station les talons peuvent être rapprochés l'un de l'autre.

3° *Théorie articulaire, osseuse.* — Dans la théorie *articulaire*, surtout défendue par Hueter, on admet qu'à la fin de l'extension le mouvement est arrêté par un mécanisme particulier consistant dans le pincement du ménisque externe entre le tibia et le fémur, à la partie antérieure de l'articulation. Ce pincement répété détermine une atrophie de la partie latérale externe de la surface articulaire du tibia, ainsi qu'une exagération de la facette d'arrêt que présente normalement le condyle externe. Ainsi seraient expliquées l'abduction et l'hyperextension observées dans le genu valgum.

Les examens anatomiques ne confirment pas cette théorie.

La théorie *osseuse* est la plus rationnelle et rallie la majorité des observateurs.

Pour Mikulicz, Weil, Barwell, Macewen, les épiphyses sont *déviées* (*théorie de la déviation osseuse*) et non *déformées,* aussi bien dans le genu valgum des adolescents que dans celui des enfants.

Les observations anatomiques de ces auteurs ont démontré que les déformations et les incurvations intéressent surtout les diaphyses.

Le côté interne de l'extrémité inférieure de la diaphyse du fémur se trouvant allongé, le genu valgum se produit.

Pour un très grand nombre d'observateurs, les déformations du condyle sont dues à une hypertrophie du condyle interne du fémur. Cette hypertrophie, qui est un fait bien démontré par les examens anatomo-pathologiques, est due à la suractivité fonctionnelle qu'on observe à la partie interne du cartilage de conjugaison à l'époque de la croissance, et que Mikulicz et Krönlein ont signalée dans leurs autopsies (Ollier, Saurel, Gosselin). Cette théorie nous paraît justifiée dans un grand nombre de genua valga qui se montrent pendant l'adolescence, à la suite de fatigues ou de croissance rapide au moment de la soudure des épiphyses. La douleur que nous avons très fréquemment constatée par la pression au niveau des cartilages de conjugaison, dans des cas de genu valgum des adolescents, indique certainement le surcroît d'activité qui se produit à ce niveau chez les sujets à développement rapide.

Quelques auteurs pensent qu'il existe un accolement oblique de l'épiphyse sur la diaphyse à la suite d'un *rachitisme tardif* (Tripier). Macewen admet que les lésions observées au niveau du tiers inférieur du fémur, dans le genu valgum des adolescents, sont la conséquence d'un *rachitisme local tardif*. Pour Mikulicz, les lésions épiphysaires du genu valgum des adolescents sont des lésions *rachitiques*.

D'après Verneuil, l'ostéite subaiguë juxta-épiphysaire, qui s'accompagne d'un épaississement de l'os, peut siéger aussi bien du côté du tibia que du côté du fémur. L'origine tibiale du genu valgum (Macewen, Lecène) s'observe assez fréquemment.

Pour Marchand et Terrillon, l'hypertrophie du condyle interne est secondaire ; le genu valgum est dû, au début, à des changements d'équilibre dans le membre inférieur. Ces auteurs font remarquer que, d'après la disposition anatomique des surfaces articulaires du genou, en raison de la plus grande longueur du condyle interne, la majeure partie du poids du corps devrait, *sans l'intervention musculaire*, se transmettre au sol par les condyles externes. Si la tonicité musculaire, sous l'influence de la croissance rapide ou de la fatigue, vient à baisser, la répartition du poids du corps est modifiée, l'angle fémoro-tibial devient moindre, et lorsque les ligaments externes distendus n'opposent plus une résistance suffisante, l'affection s'accentue ; le condyle interne s'hypertrophie, le condyle externe s'atrophie.

Cette théorie mixte se rattache aux différentes opinions citées plus haut.

4° *Théorie statique*. — J. Wolff soutient qu'il n'existe dans le genu valgum aucune altération locale des os, des muscles et des ligaments. La *forme seule* des parties molles et osseuses est modifiée. Les déformations s'étendent profondément, jusqu'au niveau de la substance spongieuse et du canal médullaire.

La cause de ces transformations profondes réside uniquement dans les modifications des conditions statiques normales.

D'après J. Wolff, *le genu valgum n'est qu'une accommodation fonctionnelle de l'extrémité inférieure à l'abduction souvent répétée de la jambe.* Les muscles et les ligaments, qui sont raccourcis dans le genu valgum, ne sont pas contracturés ou rétractés; ceux du côté interne qui sont allongés ne sont point paralysés; il s'agit simplement d'une accommodation fonctionnelle de ces organes aux nouvelles conditions statiques.

J. Wolff s'appuie, pour la démonstration de sa *théorie statique* du genu valgum, sur ses examens anatomiques que nous citons plus loin (p. 550).

En résumé, une seule théorie ne peut expliquer tous les cas de genu valgum. La théorie osseuse convient à un grand nombre de cas. On ne peut admettre que *tous* les cas de genu valgum des *adolescents* soient d'origine rachitique. Les troubles de croissance, qui retentissent sur le cartilage de conjugaison de l'extrémité inférieure du fémur, les conditions statiques et professionnelles jouent un très grand rôle dans la genèse de cette difformité.

**Anatomie pathologique.** — Les autopsies ont permis de constater les diverses lésions sur lesquelles les auteurs se sont appuyés pour expliquer le mode de production du genu valgum.

Dans le genu valgum confirmé, *non rachitique*, il n'existe généralement pas de lésions inflammatoires de l'articulation du genou; les *ligaments* internes et croisés (Bouvier) sont minces, grêles, allongés. Dans un cas, Lannelongue a signalé l'absence complète du ligament croisé antérieur et la grande minceur du ligament postérieur.

Dans les cas anciens, invétérés, les *muscles* périarticulaires, principalement le biceps et le tenseur du fascia lata, sont rétractés et raccourcis.

La *rotule* ne conserve pas sa situation normale, elle se subluxe et s'articule avec le condyle externe du fémur. Dans un cas, Volkmann a rencontré une véritable néarthrose entre la rotule et le condyle externe du fémur.

Les lésions principales siègent au niveau des *extrémités diaphysaires*.

La partie la plus inférieure de la diaphyse fémorale est recourbée en dedans (Mikulicz), quelquefois en avant (Macewen), elle est moins épaisse qu'à l'état normal. La partie la plus élevée de la diaphyse du tibia a subi une incurvation à convexité dirigée en dedans. L'angle de torsion des deux os, mais surtout du tibia, est assez souvent exagéré dans le sens de la rotation en dehors.

La plupart des auteurs ont noté une augmentation de hauteur du condyle interne (Macewen, Chiari, Guéniot, Lannelongue) et une dépression exagérée du plateau interne du tibia (Lannelongue). Dans 70 cas sur 100, Macewen a trouvé une augmentation de hauteur du condyle interne, en moyenne de $0^m006$, atteignant dans quelques cas $0^m025$. Dans plusieurs autopsies, les lésions du côté du tibia sont très prononcées.

Dans une autopsie, Guéniot a constaté que le condyle interne était moins large et moins épais transversalement, plus saillant en avant que le condyle correspondant du côté sain.

Le condyle externe était plus large transversalement, plus long d'avant en arrière que du côté sain.

D'après Macewen, Mikulicz, Schreiber, ces modifications du condyle sont presque toujours secondaires à l'incurvation de la diaphyse.

Pour Mikulicz, Barwell, Macewen, l'allongement observé au niveau du condyle interne n'est qu'apparent; le condyle est abaissé, mais non allongé. Cet abaissement est dû, d'après ces auteurs, à l'allongement de la face interne de l'os, causé par des lésions d'une portion circonscrite du cartilage de conjugaison.

Macewen, F. Kœnig ont noté des épaississements au côté interne de la partie de la diaphyse voisine du cartilage de conjugaison, principalement au niveau du tibia et qu'ils considèrent comme une production anormale épiphysaire de substance osseuse.

Sur quelques pièces anatomiques, Mikulicz a trouvé un épaississement du cartilage de conjugaison, avec hyperplasie de la zone de prolifération. Il donne l'épithète de rachitique à cette altération, qui jouerait un rôle essentiel dans la production du genu valgum des adolescents.

Pour cet auteur, le cartilage épiphysaire, au lieu d'être horizontal et parallèle à la surface articulaire, reste fortement incliné en bas et en dedans.

D'après L. Le Fort, la lésion du genu valgum chez l'enfant ne consiste pas le plus souvent dans un abaissement de tout le condyle, mais dans un simple changement de forme, très limité à la partie antérieure du condyle interne.

J. Wolff pense que, dans le genu valgum, les os sont seulement altérés dans leur forme.

Comparant les préparations d'un genu valgum avec une coupe normale du genou, cet auteur fait remarquer que les facettes articulaires et les épiphyses sont à peine intéressées.

L'examen macroscopique démontre qu'il n'existe aucune trace d'affection osseuse ; les substances compactes et spongieuses ont un aspect normal.

L'architecture intérieure des os est complètement transformée, toutes les trabécules ont pris une disposition exactement conforme à la nouvelle direction des os.

Les substances compactes et spongieuses sont épaissies sur le côté externe, amincies sur le côté interne.

Le canal médullaire est déplacé excentriquement, parce qu'au niveau de l'extrémité supérieure du tibia, la substance spongieuse descend bien plus bas sur le côté externe que sur le côté interne.

Nous n'insisterons pas sur les lésions bien connues des os, constatées dans le genu valgum d'*origine rachitique*.

Les auteurs ne nous paraissent pas avoir suffisamment indiqué les lésions et les déformations osseuses que l'on observe souvent dans cette variété de genu valgum, dans des points éloignés du genou, sur les diaphyses du fémur et du tibia.

Les os du membre inférieur atteints de rachitisme sont ramollis, déformés.

Au niveau des cartilages épiphysaires, il existe un épaississement, surtout marqué à la partie interne. La ligne d'ossification n'a pas subi de changements dans sa direction.

Le tiers inférieur du fémur présente une courbure angulaire à sommet interne; l'angle est ouvert en dehors et saillant en dedans. Cet os subit un mouvement de torsion autour de son axe longitudinal, qui porte en avant l'épiphyse inférieure.

Sur 170 cas, Macewen constata 120 fois des courbures internes dans les deux tiers inférieurs du fémur.

Le tibia est très fréquemment atteint.

Les déformations osseuses éloignées de l'articulation du genou jouent un rôle important dans la pathogénie du genu valgum d'origine rachitique. Un certain nombre de cas de cette affection reconnaissent certainement pour cause des déformations osseuses du fémur ou du tibia, qui modifient au début les conditions statiques de la marche et qui sont suivies plus tard des symptômes du genu valgum.

**Symptômes.** — La lésion principale (fig. 395 à 397) est la déviation du genou en dedans ; le fémur est plus ou moins incliné en bas et en dedans, le tibia se déjette fortement en dehors ; l'angle

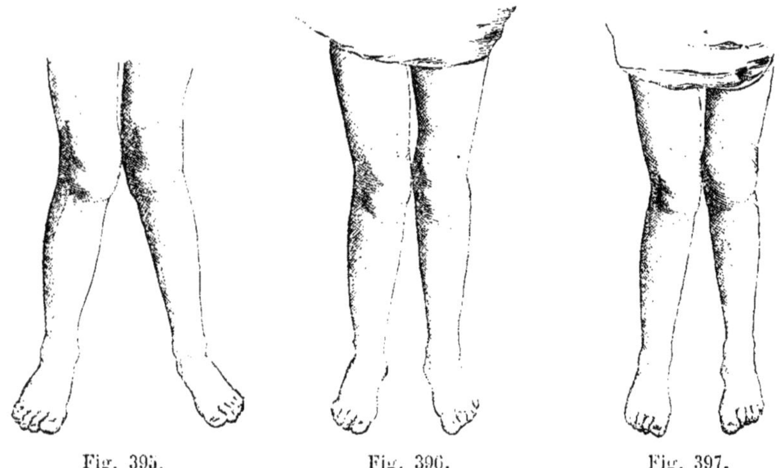

Fig. 395. Fig. 396. Fig. 397.
Genua valga chez des adolescents, de 15 à 17 ans, d'après des photographies de notre collection.

fémoro-tibial est très marqué, les deux malléoles internes sont très éloignées l'une de l'autre. Le condyle interne fait une saillie très notable sous la peau en dedans ; le condyle interne du tibia est aussi fortement proéminent chez certains enfants rachitiques (fig. 398 et 399).

La rotule est entraînée en dehors et même complètement luxée dans quelques cas.

Le pied est généralement en abduction et en valgus, très rarement en varus. La pointe du pied se dévie en dehors, la face externe du talon est déprimée, la malléole externe est très saillante, la partie interne du pied est affaissée. Dans la grande majorité de nos observations de genu valgum chez l'enfant, le pied est plat (75 p. 100).

Ces déformations du pied, peu marquées au début, s'accentuent à mesure que le genu valgum augmente.

La grande majorité des cas (70 p. 100) de genua valga sont d'*origine tibiale*, c'est-à-dire proviennent de déformations tibiales plus ou moins marquées.

Assez souvent la déviation du genou en dedans est secondaire, consécutive à des incurvations de la diaphyse fémorale ou tibiale.

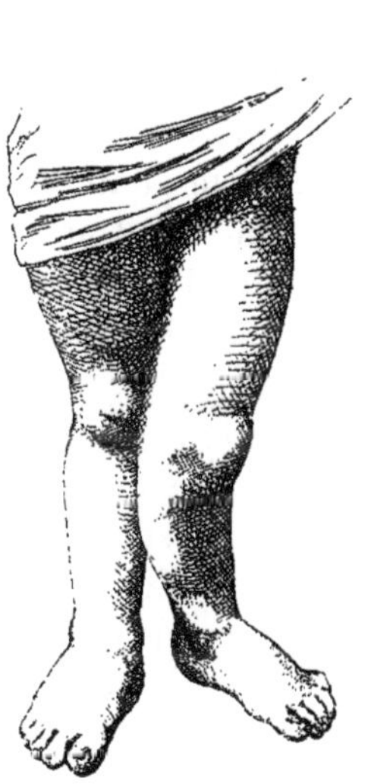

Fig. 398. — Genu valgum rachitique avec déformation tibiale, vu de face.

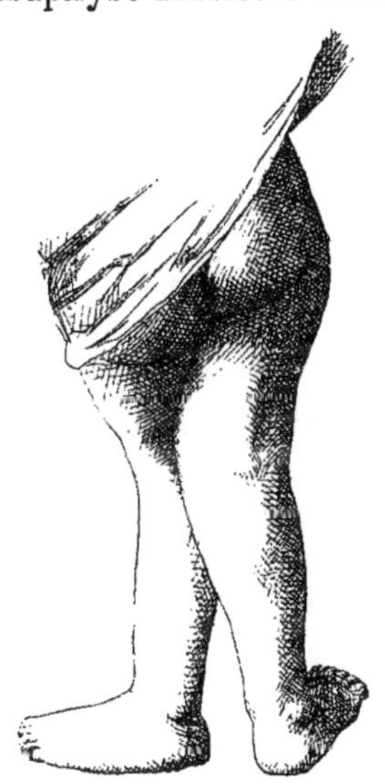

Fig. 399. — Le même, vu de dos.

D'après des photographies de notre collection.

Le genu valgum est *simple* ou *double*. Chez l'enfant, la difformité est presque toujours bilatérale, l'un ou l'autre genou étant plus ou moins atteint. Sur nos 100 dernières observations de genu valgum chez l'enfant, 95 fois la difformité était *rachitique* et *bilatérale*.

Les figures 395, 396 et 397 représentent des genua valga à divers degrés *chez des adolescents* et indiquent la disposition habituelle des membres dans cette variété.

Les figures 398 et 399 montrent une forme fréquente de genu valgum *chez l'enfant*.

Plusieurs méthodes de *mensuration* ont été indiquées. Celle qui nous paraît la plus simple consiste à tendre un fil du grand trochanter à la malléole externe et à mesurer la perpendiculaire abaissée du condyle externe sur le fil. On peut aussi mesurer de la même façon la flèche sur une ligne tirée du milieu du pli de l'aine au milieu de l'espace intermalléolaire (Schreiber).

Cette flèche peut atteindre 0cm,08, 0cm,10.

On peut encore, le sujet étant couché, appliquer exactement sur la ligne médiane en arrière des bourses ou de la vulve, l'extrémité d'une longue règle plate, en faisant coïncider sa direction avec le plan médian du corps.

Les deux genoux mis en contact avec cette règle, on mesure, d'une part, la distance qui sépare cette dernière de la malléole interne, et d'autre part, celle qui s'étend entre le point où la règle touche le condyle interne du fémur et celui où vient se terminer sur elle la perpendiculaire abaissée du sommet de la malléole interne. On a ainsi les deux côtés de l'angle droit d'un triangle rectangle dont la jambe représente l'hypoténuse.

On peut faire d'abord cette mensuration sans tentative de correction, puis tout en maintenant les condyles en contact avec la règle, et ramenant fortement la jambe en dedans, on mesure à nouveau, et on obtient ainsi le degré de laxité de l'articulation.

Le procédé de Marchand et Terrillon, qui consiste à mesurer l'angle formé par la continuation de l'axe fémoral avec l'axe tibial, cet angle étant complémentaire de l'angle fémoro-tibial; de même que le procédé dans lequel, les deux genoux étant amenés en contact, on mesure la distance qui sépare les deux malléoles internes, exposent à des erreurs.

La méthode de Mikulicz permet de reconnaître la part d'incurvation que chacun des os prend à la production de la difformité. On détermine d'abord la ligne qui passe par les points les plus inférieurs des deux condyles (*base du genou*). Si l'on prolonge cette droite jusqu'à la ligne de gravité du corps, on peut déterminer les angles que forment avec cette ligne le fémur et le tibia (*angles de base du genou*). Dans le but d'obtenir assez exactement cette ligne sur le vivant, on fléchit le genou à angle aigu de façon à faire saillir les deux condyles du fémur; le condyle interne est alors parfaitement accessible à la palpation, tandis qu'on ne peut sentir que le bord latéral du condyle externe.

On place ensuite un compas d'épaisseur perpendiculairement à l'axe du fémur, de façon que les deux extrémités de l'instrument soient appliquées contre les points les plus inférieurs des deux condyles. Une règle appliquée contre les branches du compas, correspond à la base du genou, et l'on peut alors mesurer l'angle que forme cette dernière avec la diaphyse du fémur. Si de l'angle externe total, on retranche l'angle de la base du genou, on obtient l'angle que forment entre elles la face articulaire supérieure du tibia et la diaphyse de cet os. D'après Mikulicz, l'angle externe total formé par les diaphyses du fémur et du tibia, varie dans les conditions normales entre 170° et 177°,5. L'angle de base mesure à l'état normal 81° (entre 76 et 84 degrés); l'angle du tibia varie de 90 à 98 degrés.

Cette méthode est compliquée, mais peut rendre des services dans les cas où il importe de connaître d'une façon précise le degré de déviation du fémur et du tibia.

Dans la pratique ordinaire, nous nous servons de photographies, qui nous permettent d'apprécier très suffisamment le degré de redressement obtenu par le traitement.

Les *muscles* voisins de l'articulation du genou sont dans quelques cas *atrophiés*, *paralysés*. Les *tendons* du biceps et du fascia lata forment une corde souvent très appréciable.

On peut obtenir des *mouvements de latéralité* du genou qui indiquent un relâchement du ligament latéral interne. La position du genou en demi-flexion est très rare.

Les *mouvements* de l'articulation sont conservés, exagérés même; l'extension peut, en effet, chez certains sujets, être poussée plus loin qu'à l'état normal, ce qui serait dû soit à la disparition de la facette d'arrêt (Henle) remplacée par une dépression (Hueter, Volkmann), soit à l'incurvation des diaphyses dans le sens antéro-postérieur (F. Kœnig).

Quand on fléchit la jambe sur la cuisse, même modérément, la *déviation du genou disparaît*.

Quelques auteurs ont recherché l'explication du phénomène dans la disposition anatomique des parties.

Guéniot admet que la correction de la difformité se produit pendant la flexion, parce que pendant ce mouvement les cavités glénoïdes du tibia se trouvent en rapport avec la face *postérieure* articulaire des condyles qui sont restés normaux.

Lannelongue a attribué ce symptôme à la destruction des ligaments croisés. Cette destruction des ligaments n'existe que dans quelques cas, le fait mécanique est au contraire presque constant.

Mikulicz admet que, lorsque l'incurvation n'intéresse que la diaphyse du fémur, la flexion à angle droit a pour conséquence une rotation anormale de la jambe en dehors, qui compense la rotation en sens opposé.

Si l'on considère que le phénomène étudié est presque constant, et que les déformations osseuses manquent souvent, on ne peut regarder la disparition du genu valgum dans la flexion comme une conséquence de la conformation des parties.

Tillaux assimile le mouvement du tibia sur le fémur immobilisé à celui d'une génératrice décrivant une surface conique.

Albert explique le fait d'une façon simple et ingénieuse. Il conseille de tracer sur une feuille de papier plié deux lignes brisées, représentant la direction du tibia et du fémur dans le genu valgum en extension. En fermant la feuille au niveau du pli, qui représente le genou, les deux lignes se rencontrent.

Phocas, comme variante de cette expérience, découpe sur une feuille de papier une large bande de 2 centimètres imitant la déviation du tibia et du fémur dans le genu valgum. En pliant cette feuille au niveau de l'angle, la déviation disparaît complètement ou incomplètement, suivant la direction du pli.

Les *fonctions* des membres des cagneux sont assez gênées; la marche et la station, quoique difficiles, sont cependant possibles. Dans les cas prononcés, il existe de la *claudication* et une *sorte de balancement caractéristique*. Les malades choquent les genoux l'un contre l'autre, *ils battent le briquet*.

Dans le but de diminuer l'écartement des malléoles et afin d'éviter la claudication, les sujets marchent légèrement fléchis, ce qui diminue leur taille.

Le pied se place en *valgus*, il devient *plat*. Ces déformations secondaires sont la conséquence d'attitudes vicieuses destinées à compenser la déviation du genou.

Le *raccourcissement des membres* ne s'observe que dans certaines formes de genu valgum, consécutives à des ostéites et à des lésions des cartilages juxta-épiphysaires.

Dans le genu valgum unilatéral le bassin s'incline d'un côté, et l'on note une *courbure vertébrale*, à concavité du côté sain.

Le genu valgum est généralement indolore; on retrouve cependant chez certains malades des *points douloureux* à la pression, très nets et limités à la partie interne des épiphyses du tibia et du fémur.

On note souvent à ce niveau une hypertrophie assez marquée sous forme d'*épines* ou d'*exostoses* sessiles ou pédiculées.

La fatigue et les marches prolongées produisent souvent des douleurs assez vives.

Les courbures rachitiques concomitantes du fémur ou du tibia exagèrent ou compensent la difformité du genou.

Le genu valgum expose à l'*entorse*, à l'*hydarthrose*, et à un âge avancé à l'*arthrite* sèche (de Santi, Saurel, Lannelongue).

**Pronostic.** — La *marche* de la déformation est progressive; elle a, en général, une tendance à s'accentuer au moment de la période de croissance, chez les sujets à stature élevée et robuste.

Nous avons cependant souvent observé l'*arrêt de la difformité* et la guérison en dehors de tout traitement chez de jeunes enfants rachitiques, soumis à un traitement interne et à une hygiène alimentaire appropriée.

V.-B. Gibney a justement insisté sur la *cure spontanée* fréquente du genu valgum chez les jeunes sujets.

Assez souvent le genu valgum procède par poussées et s'accentue sous l'influence de fatigues exagérées, de traumatismes, de fièvres infectieuses.

Cette difformité, à un certain degré, produit une gêne considérable de la marche, des douleurs, expose à des chutes, à des entorses et nécessite un traitement rigoureux.

**Diagnostic.** — Le *diagnostic* du genu valgum est en général facile. Il faut examiner avec soin la variété à laquelle appartient cette difformité, tenir compte de l'âge des sujets, de leurs antécédents, rechercher attentivement les lésions rachitiques éloignées, la part que prennent les extrémités osseuses, et aussi les diaphyses à la production de la difformité; se souvenir que le genu valgum des enfants est presque toujours rachitique et d'origine tibiale; que chez l'adolescent et l'adulte il succède souvent à des ostéites épiphysaires d'origine pathologique ou traumatique des extrémités inférieure du fémur et supérieure du tibia.

Certaines courbures, à la partie inférieure du tiers supérieur du tibia (voir p. 597), peuvent être confondues avec le genu valgum. Dans ces cas, la déviation du genou en dedans est secondaire.

Le genu valgum des vieillards, lié à l'arthrite sèche, s'accompagne de douleurs, de mouvements anormaux et de saillies caractéristiques. (Voir plus loin : *Genu valgum d'origine paralytique.*)

**Traitement.** — Le traitement du genu valgum varie suivant la forme, le degré de la difformité, mais surtout *suivant l'âge du malade.*

La thérapeutique de cette affection a fait dans ces dernières années de très grands progrès, et on possède aujourd'hui des méthodes variées, des procédés nombreux et efficaces qui permettent de guérir des cas considérés autrefois comme incurables. Chez l'enfant, cette affection est utilement traitée au début par des moyens simples, n'exigeant pas d'opération chirurgicale.

Ainsi que nous l'avons signalé, un *très grand nombre* d'enfants guérissent spontanément et par conséquent, dans beaucoup de cas, la guérison peut être confiée à la nature. Un traitement médical et quelques appareils très simples suffisent généralement, principalement chez les sujets au-dessous de deux ans, lorsque la difformité est peu marquée.

Nous distinguerons avec soin, dans nos indications thérapeutiques, le traitement qui convient au genu valgum *infantile* et au genu valgum des *adolescents.*

Les *moyens médicaux* reconstituants et toniques et le traitement de l'*affection rachitique* ne doivent jamais être négligés.

Il importe aussi de ne pas *laisser marcher* les enfants prédisposés trop tôt et sans soutien.

On modifiera avec grand soin les *attitudes vicieuses.* On traitera le *pied plat valgus*, on surélèvera, dans quelques cas, la semelle de la chaussure à sa partie interne.

Dans quelques cas spéciaux, l'*immobilisation* au lit ou dans un hamac, l'*électricité*, le *massage* et les *manipulations* seront utiles.

Il existe deux méthodes principales de traitement du genu valgum : *le redressement lent et progressif*, *le redressement brusque.*

I. Redressement lent et progressif. — Le redressement lent convient surtout chez les enfants. Il donne dans la majorité des cas de très bons résultats.

Les différentes méthodes de redressement lent ont pour but de produire une modification directe de la forme des os. Par des appareils appropriés, on cherche à décharger le condyle externe de la compression anormale qui gêne son accroissement en hauteur, et à atrophier le condyle interne trop développé.

D'après J. Wolff, le redressement doit avoir pour but unique de rétablir les conditions statiques normales. Ce résultat étant obtenu, la force de transformation produira à elle seule le rétablissement progressif de la forme extérieure et de l'architecture osseuse interne normale.

Un certain nombre d'appareils très simples permettent chez les enfants le redressement de la difformité.

*Bandages d'Owen.* — E. Owen recommande les bandages très simples représentés par les figures 400 et 401.

Une attelle matelassée, allant du grand trochanter à la face

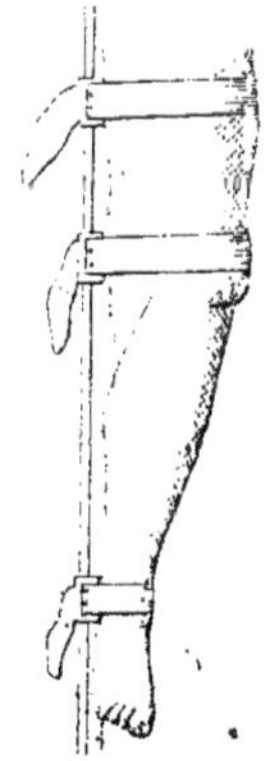

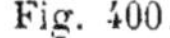

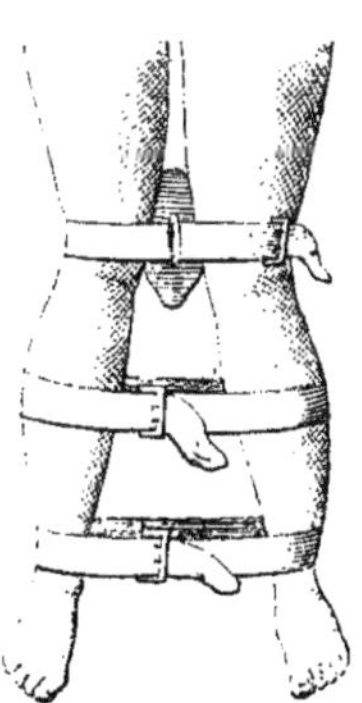

Fig. 400. Fig. 401.

Bandage d'E. Owen.

externe de la malléole externe, est fixée par deux lacs. Un troisième lacs rapproche le genou en corrigeant la déformation (fig. 400). Il faut, d'après l'auteur, surveiller la pression de l'appareil afin d'éviter les ulcérations.

Owen repousse l'emploi du caoutchouc qui produit une pression trop énergique.

L'appareil doit être changé assez souvent, et de temps en temps le chirurgien fait des manipulations et des tentatives de redressement.

Si le genu valgum est double, E. Owen place un coussin entre les genoux et fixe solidement le membre au moyen de trois lacs, un au niveau des genoux, un second à la partie moyenne des jambes, le troisième au niveau du cou-de-pied (fig. 401).

Dans les cas de genu valgum léger bilatéral, J.-V. Heine conseille de placer entre les deux genoux le coussin en forme de coin, représenté dans la figure 402. On fixe ce coussin avec une courroie, en cherchant à rapprocher les pieds par une traction élastique, appliquée au-dessus des malléoles des deux pieds.

Nous nous sommes très souvent servi des appareils d'E. Owen et de Heine, très utiles chez les tout jeunes enfants.

Dans un autre appareil plus compliqué, Heine fait placer le

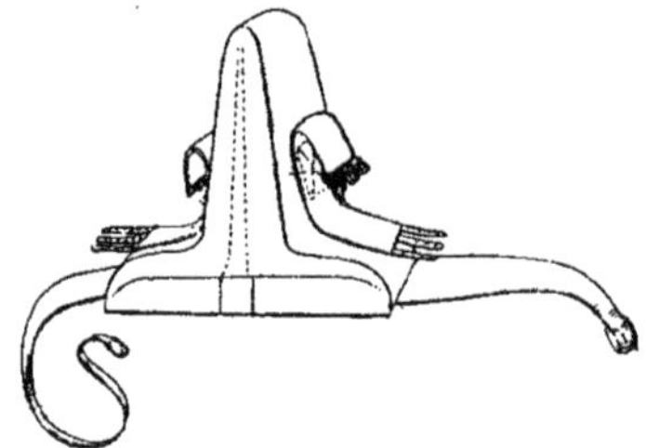

Fig. 402. — Coussin en forme de coin de Heine.

malade sur un lit orthopédique; la jambe saine étant fléchie, la jambe à redresser est étendue, et son genou repose sur une selle dont les parois s'opposent à l'écartement; le bassin est maintenu par une forte sangle; le tronc est fixé dans le décubitus latéral au moyen de deux longs coussins placés sur les côtés; une large pelote concave fixée à l'extrémité du lit, est disposée au niveau de la malléole externe et peut se rapprocher au moyen de vis, en produisant le redressement désiré.

Citons enfin la méthode de Landerer qui a pour but de s'opposer par la pression à la saillie du condyle interne du fémur, tout en laissant libre le condyle externe.

Ce chirurgien place en éventail, à la face interne du membre difforme, deux morceaux d'emplâtre agglutinatif, coupés en bandes qu'il réunit par un lien élastique, puis il les consolide, en commençant par la cuisse et en terminant par la jambe, au moyen de circulaires jusqu'à ce que le lien soit tendu. Après l'application de l'appareil, l'angle fémoro-tibial devient plus grand de 10 à 15° ;

dans le genu valgum moins prononcé (A 160°), il disparaît tout à fait. Pour les cas très simples il suffit de deux bandages, pour les cas plus graves (A 145 à 155°), on doit appliquer quatre à cinq bandages pendant deux mois; dans les cas plus accentués, le traitement doit durer six à neuf mois. Ce procédé a donné à Landerer d'excellents résultats chez les très jeunes enfants.

**Redressement sous des appareils silicatés ou plâtrés.**

Parmi ces appareils, nous citerons les bandages de Verneuil, Tillaux, Le Fort, Heine, Mikulicz, Vogt, Redard, J. Wolff. Ces bandages doivent être appliqués chez les très jeunes enfants, *dès que la difformité est constatée.*

*Bandage de Verneuil.* — On applique sur le membre à redresser deux appareils silicatés, l'un allant de la partie sus-malléolaire de la jambe à la partie supérieure du tibia, l'autre allant du tiers inférieur du fémur au tiers supérieur de la cuisse. On place à la partie externe du membre une attelle solide en bois, fixée à ses extrémités.

Une bande de caoutchouc appliquée tous les jours au niveau du genou, produit le redressement de la déviation.

Lorsque le redressement paraît suffisant, on entoure le membre d'un appareil plâtré ou silicaté ordinaire, et on permet au sujet de se lever et de marcher.

Bonnet, Heinecke ont conseillé de semblables appareils.

*Bandage de Tillaux.* — Tillaux recommande d'appliquer au côté externe du membre une attelle bien matelassée, allant du pied au grand trochanter.

Avec une bande, il rapproche aussi exactement que possible le genou de l'attelle, puis il recouvre le tout avec un bandage silicaté. L'appareil est renouvelé tous les vingt-cinq jours.

*Appareil de L. Le Fort.* — Admettant que le genu valgum chez l'enfant est dû à une saillie qui n'occupe qu'un point limité du condyle interne, L. Le Fort pense qu'on peut corriger cette difformité par la pression constante d'un appareil à ce niveau.

Il propose un cuissard plâtré dans lequel s'engage une forte attelle de bois qui longe la face interne du membre et nécessairement, en raison du genu valgum, s'en écarte fortement au niveau du cou-de-pied. Le bas de la jambe et l'attelle sont entourés d'un bandage circulaire attirant la jambe en dedans.

On remplace plus tard l'attelle de bois par une large attelle de tôle d'acier, fortement courbée en dedans pour l'écarter du pied et permettre la direction en dedans de la jambe.

Cet appareil exige un séjour au lit assez prolongé, au moins quatre mois ; aussi L. Le Fort préfère-t-il l'appareil que nous décrivons plus loin (p. 572, fig. 422).

*Appareil de J. v. Heine.* — J. v. Heine applique un bandage plâtré, allant du pied à la partie supérieure de la cuisse. On fixe en bas à la partie externe et inférieure, une pièce de fer portant une petite roue, en haut et aussi à la partie externe un second étrier en fer. Après avoir découpé un morceau elliptique de l'appareil à la partie interne du genou, on sectionne l'appareil transversalement en dehors ; on applique une attelle externe qui présente à sa partie inférieure une rainure ; à l'aide d'un lacs, on attire fortement le genou vers l'attelle externe, la petite roue glissant dans la rainure, et le membre se redresse. On évite ainsi toute rotation de la jambe en dehors.

*Appareil de Mikulicz.* — Mikulicz (fig. 403) applique sur le

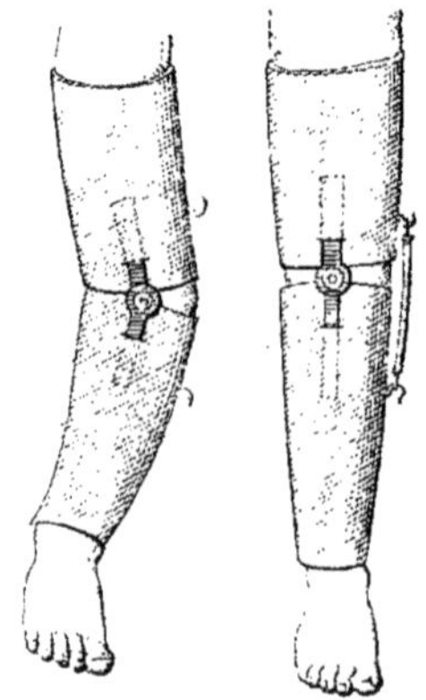

Fig. 403. — Appareil de Mikulicz.

membre dévié un appareil plâtré s'étendant de la partie supérieure de la cuisse jusqu'au-dessus des malléoles. En avant et en arrière de l'articulation du genou, on fixe une charnière qui permet des mouvements autour d'un axe antéro-postérieur. Sur le côté interne de l'appareil on place deux crochets, l'un au-dessus, l'autre au-dessous du genou. Lorsque le plâtre est sec, on coupe sur le côté interne du genou un morceau en forme de coin et sur le côté externe une bande transversale, de telle sorte que l'appareil est divisé en deux parties qui ne sont réunies que par les charnières. Avec des liens élastiques, de préférence des drains, fixés aux crochets, on produit alors la réduction désirée.

D'après Mikulicz, le redressement est obtenu en quelques semaines.

*Appareil de Vogt.* — Vogt a proposé la modification suivante de l'appareil de Mikulicz :

Deux attelles articulées, destinées à être placées en avant et en

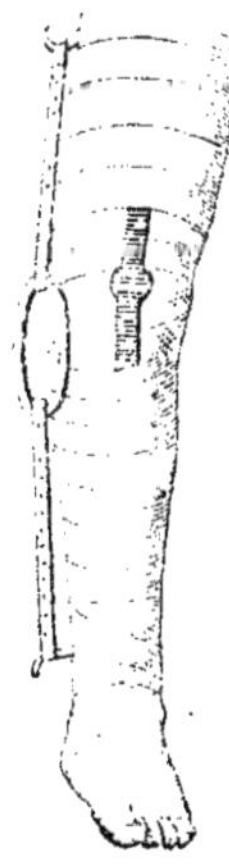

Fig. 404. — Appareil de Vogt.

arrière de l'articulation du genou, présentent des clous à tête et des lames à leurs extrémités et peuvent ainsi être solidement fixées dans un appareil plâtré en évitant tout mouvement de rotation.

L'appareil plâtré est disposé de la façon indiquée dans le dessin (fig. 404).

Dans l'articulation des attelles, on a ménagé un arrêt formé par un crochet de l'une des attelles, réuni à un des clous de l'autre attelle, ce qui ne permet que le mouvement latéral interne. On fixe encore très solidement dans le plâtre deux crochets en fer ou deux anneaux, qui doivent recevoir plus tard des liens élastiques fixés de la même façon que dans l'appareil de Mikulicz.

*Appareil de P. Redard.* — Le membre étant soigneusement entouré avec de la ouate ou avec une bande de flanelle, avec un peu de ouate à la partie interne du genou et à la partie supérieure externe de la cuisse et inférieure externe de la jambe, on applique un bandage plâtré.

L'appareil représenté dans la figure 405 est alors mis en place.

Cet appareil se compose d'une attelle métallique externe rigide,

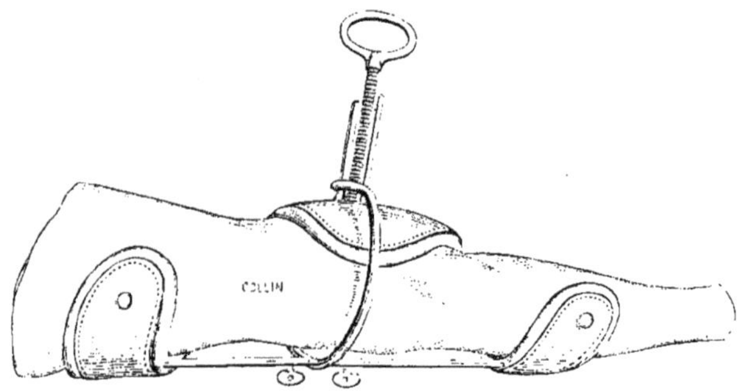

Fig. 405. — Appareil de P. Redard.

terminée par deux plaques concaves matelassées, qui doivent se placer, l'une à la racine de la cuisse, au niveau du bassin, l'autre au-dessus de la malléole externe; une troisième plaque métallique concave dont on peut augmenter l'épaisseur, au moyen de plusieurs doubles de feutre mou, est fixée par un cercle à l'attelle externe; une vis permet son rapprochement contre la face interne du genou.

La tige externe est composée de deux parties réunies par des vis qui permettent de l'allonger ou de la raccourcir suivant les cas. Le cercle peut être fixé plus ou moins haut. L'appareil doit être exactement adapté au cas particulier que l'on traite, avant l'application du bandage plâtré.

Une fois la réduction parfaite du genu valgum obtenue, la vis étant tournée jusqu'à ce que la face externe du genou vienne s'appliquer sur la partie interne de la tige externe, on attend que le plâtre soit sec.

Quand on enlève l'appareil, on a soin de soulever avec les mains la partie encore malléable du bandage soumis à la pression de l'appareil à la partie interne du genou, et on évite ainsi toute pression exagérée et la gêne de la circulation.

Dans quelques cas, nous procédons, d'une manière assez simple, de la façon suivante :

L'appareil plâtré étant placé comme précédemment, nous appliquons une attelle externe très résistante qui remonte assez haut

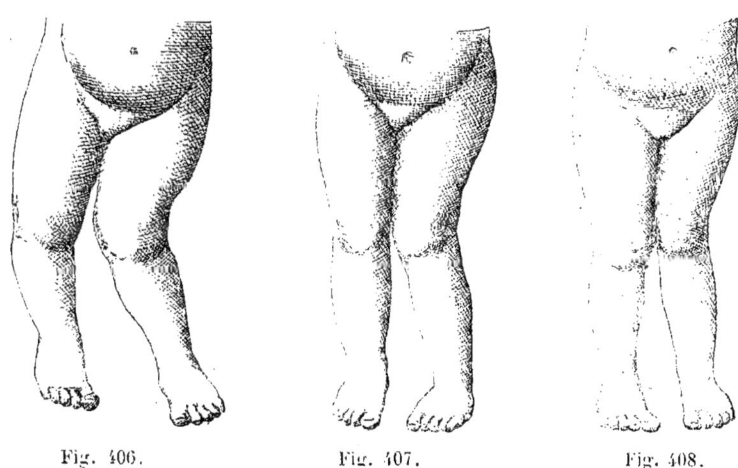

Fig. 406. Avant le traitement.

Fig. 407. 2 mois après le traitement.

Fig. 408. 4 mois après le traitement, après l'application du 2e appareil plâtré.

D'après des photographies de notre collection.

jusqu'au niveau du bassin et descend au-dessous de la malléole externe. Plusieurs épaisseurs de feutre blanc sont placées en haut au niveau du bassin, en bas au niveau de la face externe inférieure et malléolaire de la jambe. Une attelle plus courte, moins résistante, garnie aussi en haut et en bas de feutre, s'étend de la partie interne et inférieure de la cuisse à la région malléolaire interne.

Plusieurs tours de bande de caoutchouc sont alors appliqués au niveau du genou, jusqu'à ce que le genu valgum soit réduit, et que la face externe du membre inférieur vienne en contact avec l'attelle externe.

On enlève la bande en caoutchouc lorsque l'appareil plâtré est sec.

Cette méthode nous a donné de nombreux succès chez les jeunes enfants. Nous n'avons jamais observé dans nos multiples applications aucun accident de compression, d'atrophie, d'arthrite ou d'hydarthrose.

Généralement l'appareil est laissé en place pendant un mois. On examine alors le résultat obtenu et on applique de nouveaux

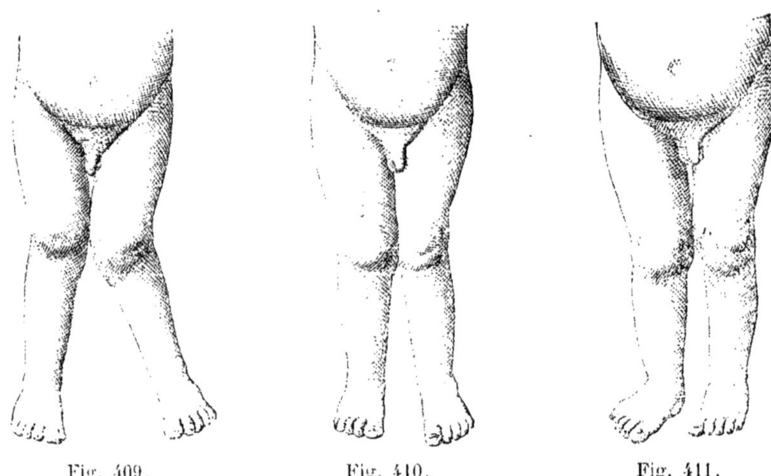

Fig. 409. Avant le traitement.

Fig. 410. Après l'application du 1er appareil plâtré, au 2e mois.

Fig. 411. Après l'application du 2e appareil, au 4e mois.

D'après des photographies de notre collection.

appareils jusqu'au redressement complet. La guérison est obtenue assez rapidement, après l'application de 1 à 2 appareils.

Le bandage plâtré doit être assez résistant. Nous permettons dans quelques cas la marche avec l'appareil plâtré.

Les figures 406, 407, 408, 409, 410 et 411 indiquent les résultats obtenus avec le redressement avec notre appareil sous le bandage plâtré.

*Appareil de J. Wolff.* — J. Wolff (1889) propose de modifier la méthode de redressement lent sous les appareils plâtrés, dans le but d'obtenir une correction rapide de la difformité.

1° Il pratique le redressement tous les deux à trois jours, au lieu de le faire toutes les deux ou trois semaines.

2° Il ne fait qu'un seul appareil plâtré qu'il rend mobile en pratiquant au niveau du genou une excision cunéiforme latérale (externe dans le genu varum, interne dans le valgum) et une section linéaire du côté opposé. L'excision cunéiforme est agrandie à chaque séance de redressement.

3° Le redressement complet étant obtenu, on ajoute à l'appareil une petite attelle articulée en fer (fig. 412) permettant les mouvements de flexion et d'extension. L'attelle étant fixée, on coupe circulairement l'appareil au niveau du genou dans une étendue de 2 à 4 centimètres.

Le membre conserve ainsi sa rectitude et peut exécuter des

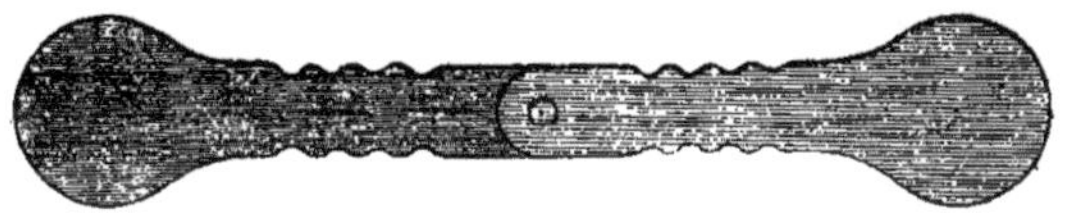

Fig. 412. — Attelle de J. Wolff.

mouvements de flexion et d'extension; la raideur articulaire est évitée, la marche est possible.

J. Wolff conseille la technique suivante :

Les régions malléolaires, rotuliennes et condylienne interne (dans le cas de genu valgum), étant soigneusement matelassées et le malade dans le sommeil chloroformique, on applique un appareil plâtré qui commence au-dessous des malléoles et remonte aussi haut que possible, en dehors au-dessus du grand trochanter, en dedans près du pli fémoro-génital.

Quand le durcissement de l'appareil commence, des aides agissant sur le bassin, la jambe et le condyle interne et redressent, aussi exactement que possible, la difformité.

Après disparition des douleurs consécutives à ces manœuvres, généralement au troisième jour, on procède, s'il est nécessaire, à un second redressement, une excision cunéiforme sur le côté interne de l'appareil au niveau du genou et une section linéaire en dehors ayant été préalablement pratiquées. On fait ces redressements successifs jusqu'à la correction parfaite. Les aides redressent le membre comme ci-dessus tandis que le chirurgien entoure la région du genou d'une bande plâtrée ou dextrinée renforcée par des attelles de carton.

Une fois le redressement complet obtenu, on fixe l'attelle en fer de la figure 412 avec une bande silicatée ou dextrinée, soit en dedans, soit en dehors, en ayant soin que la charnière corresponde exactement à l'interligne articulaire. Les attelles sont fixées séparément à leurs extrémités, qui présentent des échancrures latérales, par des tours de bande silicatée ; on évite ainsi tout mouvement de déplacement latéral et de haut en bas.

Les bandes une fois sèches, on excise circulairement les parties de l'appareil comprises entre les charnières, on fait faire une bottine, et on permet la marche.

Bien que nous ayons souvent employé la méthode de J. Wolff avec de bons résultats, nous préférons cependant le redressement sous le plâtre avec notre appareil, tout aussi efficace et moins compliqué.

Le *redressement lent*, avec extension au moyen *de poids* et *traction* simultanée du genou en dehors (Langenbeck), ne nous paraît pas recommandable. Cette méthode présente d'assez sérieux inconvénients lorsque les ligaments du genou sont relâchés.

### Appareils orthopédiques.

Un grand nombre d'appareils orthopédiques ont été conseillés dans le but de maintenir l'extension permanente et de produire le redressement, tout en permettant la marche.

Presque tous ces appareils sont construits sur le même principe : une attelle rigide en fer flexible, légèrement arquée, est placée à la partie externe du membre et vient se fixer d'un côté à une ceinture pelvienne ou à un cuissard, ou simplement s'appliquer sur le bassin, de l'autre dans la semelle de souliers spéciaux.

La cuisse, la jambe et le genou sont attirés en dehors contre l'attelle externe par des courroies et des genouillères ; les points de contre-pression sont le grand trochanter et l'articulation tibio-tarsienne (fig. 413).

Mellet, de Saint-Germain, Sayre (fig. 414), Heine, Lonsdale, Beely, H. O. Thomas, Tuppert ont recommandé des appareils basés sur les mêmes principes.

Dans l'*appareil de Tuppert* (fig. 415), l'attelle externe est en fer forgé, élastique, large de 4 centimètres, épaisse de 3 millimètres.

La figure 415 indique le mode d'action de cet appareil. Tup-

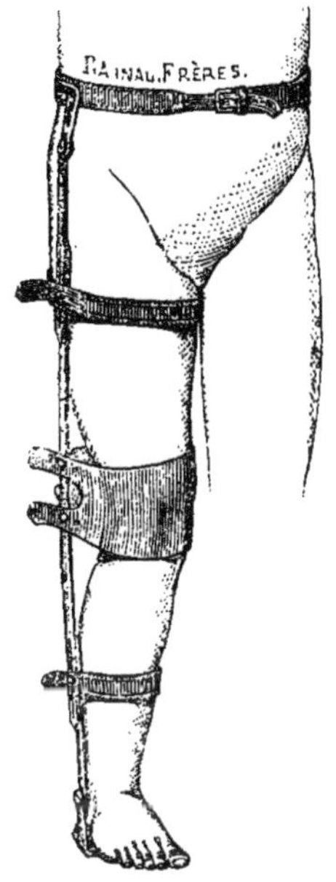


Fig. 413.

pert recommande de laisser le malade assis ou couché pendant

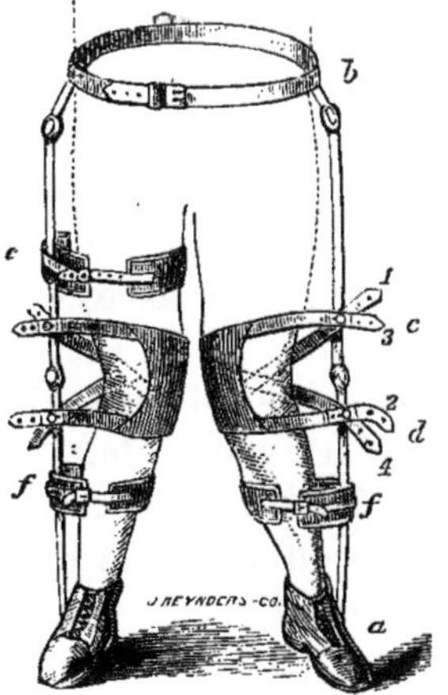


Fig. 414. — Appareil de Sayre.

les quinze premiers jours ; on permet ensuite la marche et le redressement est d'ordinaire obtenu au bout de deux à trois mois.

Cet appareil a le grand inconvénient, chez les enfants, de se déplacer par la rotation en dehors et la flexion du genou.

L'*appareil d'H.-O. Thomas* se recommande par sa simplicité et son efficacité. Il est composé d'une attelle externe rigide qui vient prendre point d'appui au niveau du bassin et est terminée par une tige transversale pointue, destinée à s'implanter dans le talon de la chaussure (fig. 416). Deux embrasses rembourrées, retenues

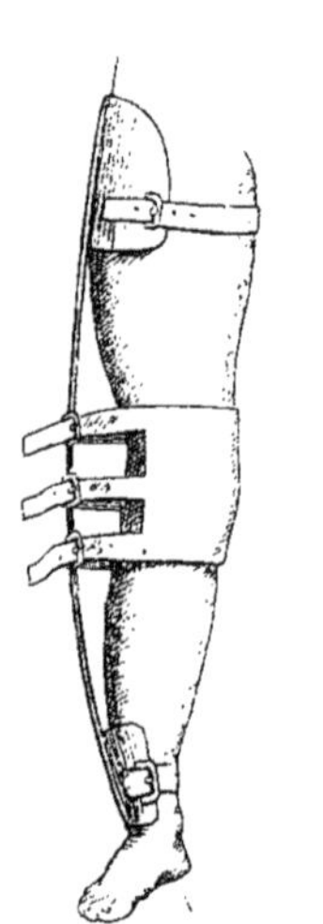

Fig. 415. — Appareil de Tuppert.

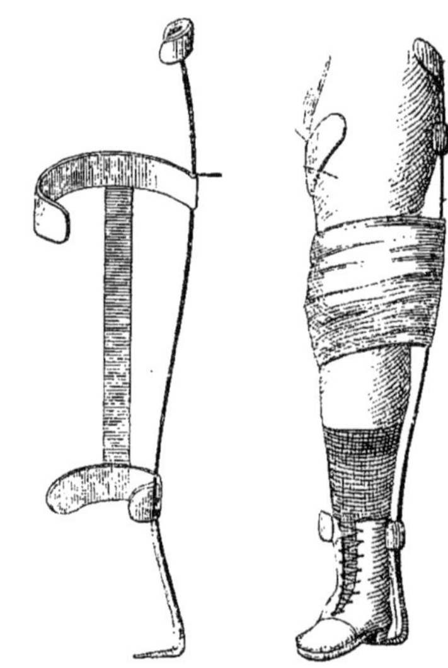

Fig. 416 et 417. — Appareil d'H.-O. Thomas.

par une tige verticale, doivent s'adapter très exactement à la partie postéro-supérieure de la cuisse et à la partie moyenne de la jambe. L'appareil étant mis en place, le genou est redressé au moyen d'une bande résistante (fig. 417).

Dans quelques appareils, il existe une attelle interne remontant plus ou moins haut (Shaffer, V.-B. Gibney, Panzeri), tel l'appareil de la figure 418 et celui du Bureau central de Paris.

L'*appareil du Bureau central* est formé de deux montants en fer, réunis par une équerre intercalée dans la chaussure; le montant externe remonte jusqu'au bassin, auquel il est fixé par une ceinture, tandis que le montant interne ne s'élève qu'au niveau du genou. Une fronde ou des embrasses, selon que l'application de la force doit porter sur la diaphyse ou les condyles, exercent une traction du côté externe vers le côté interne. Le genou doit être soigneusement immobilisé (de Saint-Germain).

L'appareil décrit pages 503 et 504 et figure 453, appliqué à l'Istituto dei Rachitici de Milan, a une construction et un mode d'action analogues.

Dans certains modèles, deux articulations avec vis sans fin et roue dentée, à la partie moyenne des deux attelles ou seulement de l'attelle externe, au niveau du genou (appareil de Gosselin),

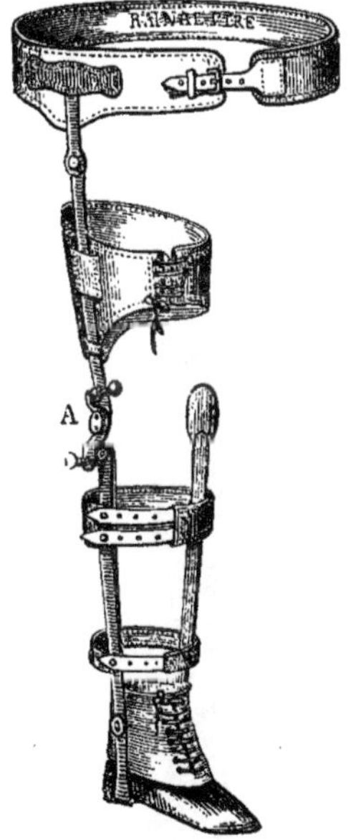


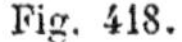

Fig. 418.

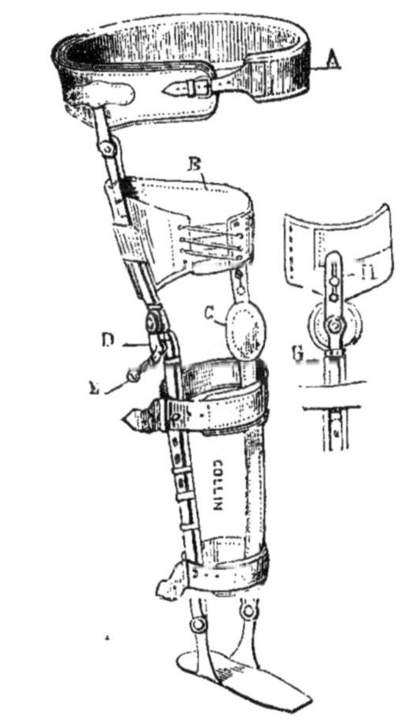


Fig. 419.—Appareil de J. Guérin, modèle de Robert et Collin pour le genu valgum.

produisent des mouvements de latéralité de l'appareil et une forte abduction.

L'*appareil de J. Guérin* (fig. 419), modifié par Robert et Collin, est constitué par une brisure à inflexion avec mécanisme de redressement, au moyen d'une charnière munie d'une vis de pression.

L'*appareil de Mathieu* (fig. 420) comprend un cuissard et une molletière en cuir moulé et perforé.

Le montant interne est articulé à la hauteur du genou ; le montant externe porte, à cette même hauteur, une crémaillère destinée à éloigner de la cuisse le bas de la jambe, et par conséquent, à obtenir le redressement de la jambe. Il est fixé à la bottine à l'aide d'un étrier articulé à la cheville.

L'appareil pour genu varum a les mêmes dispositions dans le sens opposé.

La figure 421 représente *l'appareil articulé de Mathieu* pour le genu valgum.

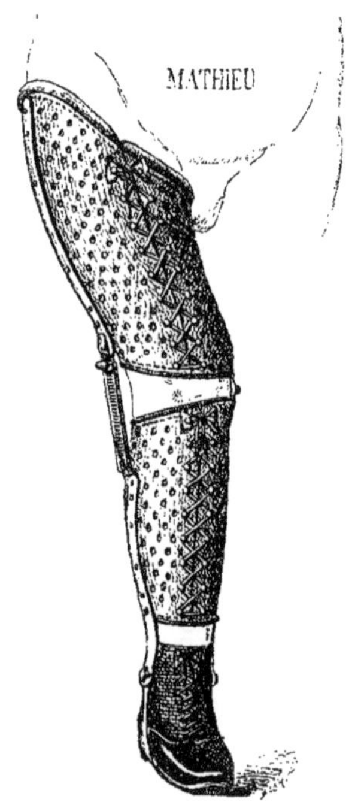


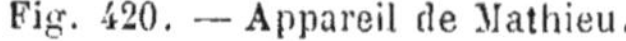

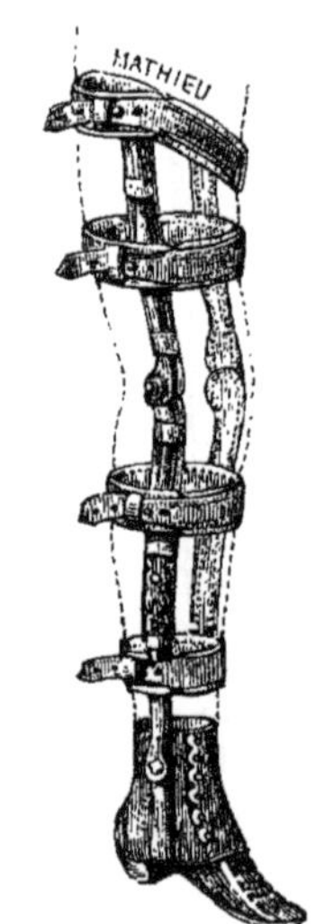


Fig. 420. — Appareil de Mathieu. Fig. 421. — Appareil articulé de Mathieu.

*Dans l'appareil de L. Le Fort* (fig. 422), deux attelles, interne et externe, sont fixées à un cuissard. Ces attelles sont réunies aux attelles jambières correspondantes par une articulation permettant l'extension et la flexion du genou. Au-dessous de cette articulation, l'attelle jambière externe présente une autre articulation à marteau, dont l'effet est de redresser la jambe en dehors, par l'action d'une vis B. Le redressement est possible, grâce à une articulation latérale sur l'attelle jambière interne, et à la disposition de l'attelle de la cuisse formée de deux parties glissant librement entre elles en D ; de cette façon l'articulation A, qui se trouve sur le côté interne du genou, peut remonter au fur et à mesure que s'opère le redressement.

Deux coussins supportés en A par des plaques de tôle d'acier donnent un point d'appui solide à la face interne du condyle interne sur lequel s'exerce toute la pression.

Cet appareil permet aux malades de marcher, et Le Fort a

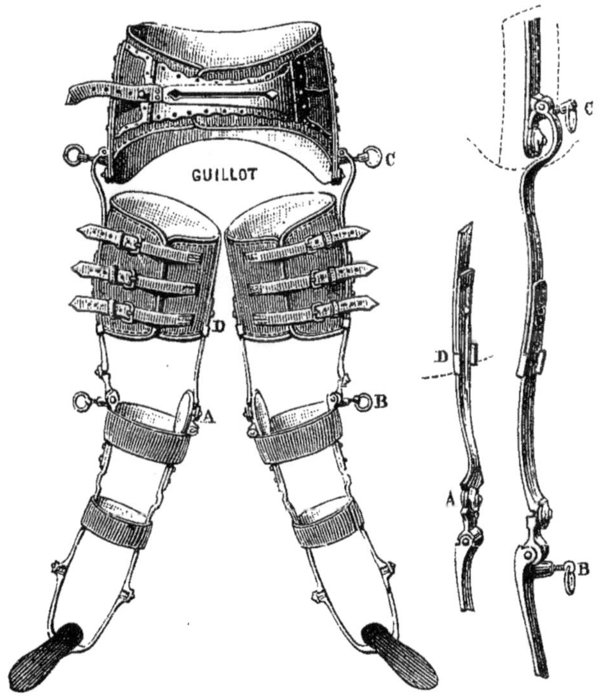


Fig. 422. — Appareil de L. Le Fort.

obtenu des redressements complets au bout de deux ans en moyenne.

La figure 423 montre le mécanisme et le mode d'action de l'*appareil de C.-F. Stillman*.

Les appareils à tuteurs ne sont pas recommandables ; ils sont compliqués, lourds, gênent la marche et difficiles à appliquer sur des adolescents, chez lesquels ils conviendraient cependant, s'ils ne présentaient pas les graves inconvénients signalés.

Dans la pratique hospitalière, chez les enfants pauvres, les appareils portatifs orthopédiques ne donnent jamais de bons résultats. Ils sont vite détériorés. Mal surveillés, ils ne procurent pas le redressement et l'immobilité désirables.

Un certain nombre d'auteurs ont proposé d'obtenir le redressement du genu valgum en agissant sur le pied.

A. Paré avait déjà recommandé un brodequin pourvu d'une

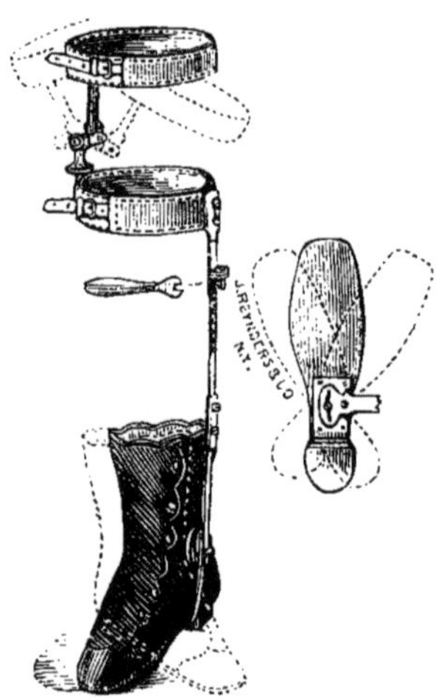

Fig. 423. — Appareil de C.-F. Stillman.

semelle élevée au niveau du bord interne. Cette disposition a pour but de renverser en dehors le pied et l'extrémité supérieure de la jambe.

Ferdinand Martin, Eulenburg ont décrit des appareils semblables.

Mollière, admettant que le pied plat est une cause fréquente du genu valgum, corrige d'abord cette difformité au moyen de chaussures appropriées, avec semelle plus épaisse en dedans qu'en dehors.

Nous recommandons cette méthode qui nous a donné quelques succès. Dans certains cas, il faut, pour que le traitement soit efficace, fixer à la partie externe de la chaussure un montant rigide s'élevant jusqu'au-dessous du genou et maintenu à ce niveau par une embrasse.

II. — Redressement brusque. — Dans les cas de genu valgum très prononcés, chez des sujets âgés et à tissu osseux résistant, les appareils deviennent infidèles, et une *intervention chirurgicale* s'impose.

### Sections tendineuses sous-cutanées.

Quelques chirurgiens conseillent la section du tendon du biceps (Bonnet, Palasciano), du tenseur du fascia lata (Reeves, Brodhurst), du ligament latéral externe (Langenbeck, Billroth) et redressent ensuite le membre au moyen d'appareils orthopédiques.

Sayre recommande, dans les cas où le biceps est contracturé, de pratiquer la section du tendon de ce muscle, avant toute tentative de redressement. Il cite quelques résultats heureux à la suite de semblables ténotomies.

Nous pensons que les sections tendineuses sous-cutanées ne peuvent agir sur les causes principales du genu valgum qui siègent sur le système osseux (voir p. 545). Ces opérations ne doivent être faites que dans quelques cas exceptionnels, ou pour compléter le résultat obtenu par le redressement osseux.

Les méthodes qui s'adressent au squelette dans le but de produire le redressement brusque du genu valgum sont l'*ostéoclasie* et l'*ostéotomie*.

### Ostéoclasie.

Il existe deux méthodes bien distinctes dans l'application de l'ostéoclasie au redressement du genu valgum :

I. — L'une produisant la rupture de l'os *par l'intermédiaire des ligaments, syndesmoclasie ;*

II. — L'autre agissant *exclusivement* sur l'os, qui doit être fracturé en un point précis.

I. — Delore le premier, puis Tillaux, appliquèrent au traitement du genu valgum le *redressement forcé manuel.*

Collin, dans le but d'agir plus énergiquement, construisit un premier appareil, qui, agissant à la façon du redressement manuel, produisait une fracture par l'intermédiaire des ligaments.

Nous avons exposé en détail dans notre étude des opérations chirurgicales orthopédiques, pages 100 à 115, le manuel opératoire, les suites, les complications de ces procédés.

II. — En 1882, V. Robin (de Lyon) fit construire un appareil agissant exclusivement sur l'extrémité inférieure du fémur (voir fig. 112, p. 107).

Collin ne tarda pas à modifier son appareil primitif suivant le principe de Robin, d'action directe sur l'os à fracturer (voir fig. 111, p. 106).

A partir de cette époque, un grand nombre de chirurgiens adoptèrent l'ostéoclasie dans le traitement du genu valgum.

Il existe, en effet, une différence capitale au point de vue des accidents et du retentissement articulaire entre l'ostéoclasie produite par l'intermédiaire des ligaments et l'ostéoclasie directe, recommandée par Robin.

Nous avons vu (p. 113) que *chez les jeunes enfants*, on peut produire par *le redressement manuel* une disjonction de l'épiphyse, mais il y a aussi des ruptures fréquentes du ligament latéral interne, des arrachements osseux (Delore, Saurel, Barbier, Barbarin).

Si nous examinons les observations des auteurs et les nôtres, nous voyons, qu'à côté d'un assez grand nombre de succès, on trouve souvent du retentissement du côté de l'articulation (arthrite, hydarthrose, entorse).

Nous avons maintes fois noté à la suite de l'opération un état de sensibilité assez grave de l'articulation, des douleurs au niveau des épiphyses et de la raideur du genou qui persiste pendant de longs mois.

Le relâchement des ligaments articulaires peut s'observer dans quelques cas. C'est un accident assez rare, si nous en jugeons par nos observations.

Bien que nous ayons suivi longtemps nos opérés, nous n'avons chez aucun noté l'arrêt dans l'accroissement du membre, consécutif au décollement du cartilage dia-épiphysaire.

Panzeri a signalé dans sa statistique portant sur 337 cas de redressement forcé, des arthrites fréquentes, des relâchements articulaires, et enfin dans 6 cas une paralysie du nerf péronier. La paralysie du nerf sciatique poplité externe a été signalée par Mikulicz et Billroth.

Nous avons aussi cherché avec grand soin à établir la fréquence des récidives.

Sur 30 cas de redressement manuel, nous avons observé deux

récidives, une au bout de sept mois chez un enfant de six ans, l'autre au bout d'un an chez un enfant de neuf ans ; chez ces deux enfants qui avaient été assez sérieusement surveillés par les parents, et qui avaient porté pendant quelques mois des appareils redresseurs, la difformité s'était en partie reproduite.

Si la récidive n'est pas signalée comme un accident fréquent du redressement manuel, c'est que la plupart des observations n'indiquent pas l'état ultérieur des opérés examinés à plusieurs années de distance.

Panzeri, chez des enfants au-dessus de six ans, a noté la récidive 11 fois sur 337 cas.

D'après nos observations, la cause principale des récidives du genu valgum, à la suite des interventions chez les jeunes enfants, est la continuation de l'évolution du rachitisme.

La moyenne de l'immobilisation dans nos observations a été de trente jours. Mais il faut encore que les malades portent pendant douze à quinze mois des appareils à tuteurs, surtout s'il s'agit de rachitiques, et lorsque la maladie est en voie d'évolution. La marche et la station debout ne doivent pas être permises trop tôt.

Chez les adolescents après quatorze ans, et surtout chez les jeunes gens après vingt ans, les accidents observés à la suite de l'ostéoclasie pratiquée par la méthode de Delore ou avec l'appareil primitif de Collin, sont beaucoup plus fréquents et plus graves que ceux que nous venons de signaler chez les jeunes enfants. Les manœuvres amènent en effet des ruptures des ligaments, des arrachements de plaques osseuses et même du condyle interne (de Santi) ; le retentissement sur l'articulation est presque constant ; dans certains cas, on note des arthrites qui s'éternisent.

L'*ostéoclasie par la méthode de Robin* produisant une fracture en *un point précis* et *sans agir sur l'articulation*, on devait s'attendre à ce que les complications articulaires à la suite de cette opération soient rares. C'est ce que démontrent les nombreuses observations que l'on possède aujourd'hui sur ce sujet

Les complications, hydarthrose, relâchement des ligaments, signalées par quelques observateurs tiennent à des fautes opératoires ou à une technique opératoire défectueuse.

De cette absence de retentissement articulaire, il résulte que la durée du traitement est abrégée. Chez les jeunes enfants, nous enlevons l'appareil plâtré au bout de vingt à vingt-cinq jours, la consolidation de la fracture est complète, et nous pouvons permettre la marche quelques jours après.

Chez les adolescents et les adultes, la fracture est consolidée du trentième au quarantième jour.

La marche ne doit pas être permise trop tôt.

La fracture se consolide d'autant plus vite que l'enfant est plus jeune. (Voir p. 114 et 115, *soins consécutifs* et *accidents* après l'ostéoclasie.)

*Appréciation.* — Le résultat esthétique et fonctionnel obtenu

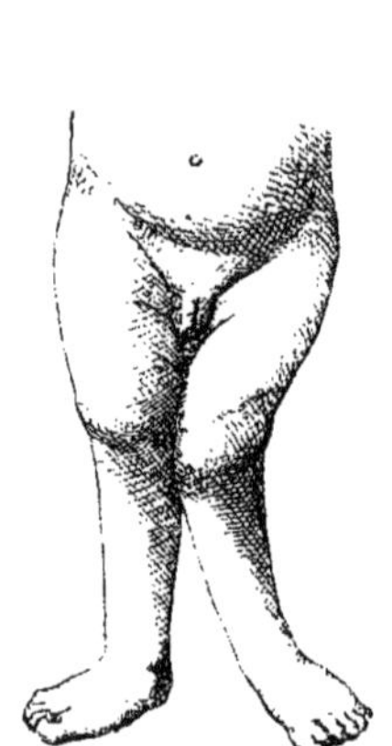

Fig. 424. — Avant l'ostéoclasie instrumentale, avec l'appareil de Robin.

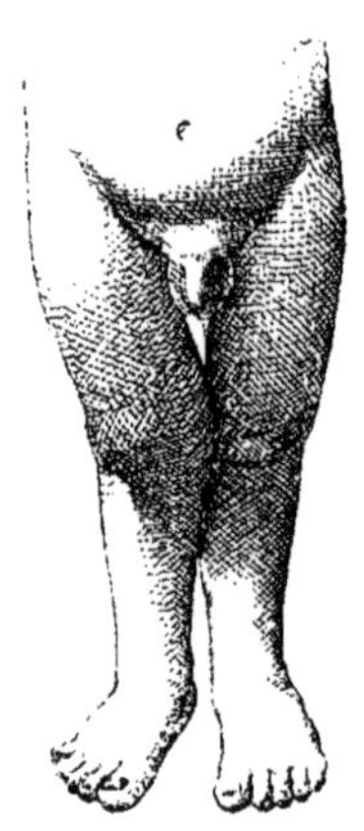

Fig. 425. — 2 mois après.

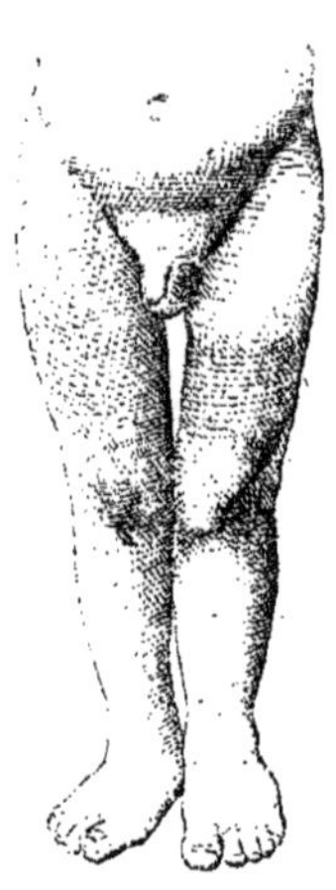

Fig. 426. — 2 ans après.

D'après des photographies de notre collection.

par ce procédé, comme pour l'ostéotomie, est parfait dans la majorité des cas, lorsque les manœuvres opératoires ont été régulières.

Les figures 424, 425, 426, 427 et 428 indiquent d'excellents résultats que nous avons obtenus par l'ostéoclasie instrumentale dans des cas de genu valgum très marqués.

Les récidives, sont très rares; elles s'observent chez de jeunes enfants chez lesquels le rachitisme, imparfaitement guéri, continue son évolution.

Certaines tiennent, d'après nos observations, à ce que les conditions statiques vicieuses, sous la dépendance de courbures fémorales ou tibiales, de malformations du pied, pied bot ou pied plat, n'ont pas été modifiées après l'opération. En corrigeant la déformation du pied, on évite dans un grand nombre de cas, la récidive du genu valgum.

Signalons encore quelques accidents, tels qu'ecchymoses, escarres, déchirures musculaires, etc., que l'on évite avec l'appareil de Robin et les précautions opératoires nécessaires (voir p. 108 et 109).

Aucun cas de mort n'a été signalé à la suite de l'ostéoclasie

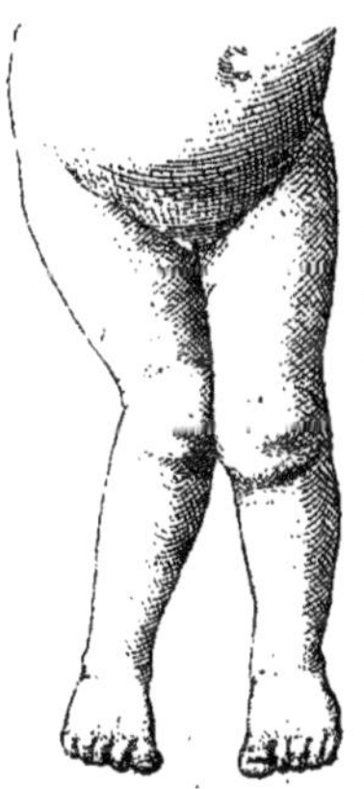

Fig. 427. — Avant l'ostéoclasie instrumentale, avec l'appareil de Robin.

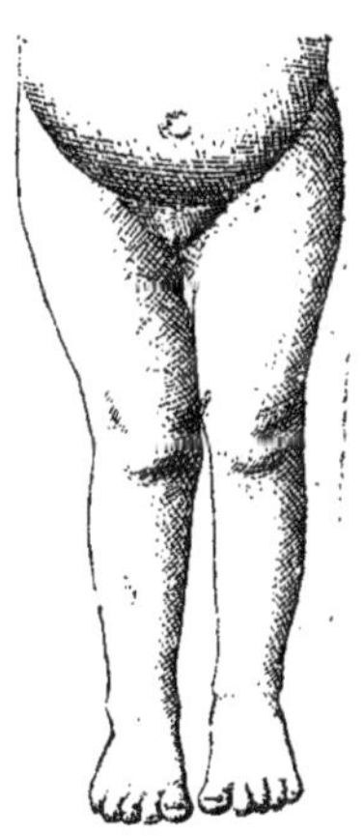

Fig. 428. — Un an après.

D'après des photographies de notre collection.

manuelle ou instrumentale, et les partisans de la méthode ont eu bien soin de faire ressortir ce précieux avantage d'innocuité.

## Ostéotomie.

L'ostéotomie, d'abord proposée pour le genu valgum par Annandale (1875), Ogston (1876), Max Schede (1876), a été surtout vulgarisée par les remarquables travaux de Macewen (1878).

Un très grand nombre de procédés d'ostéotomie ont été recommandés, nous ne citerons que les principaux.

Nous renvoyons à notre article *Ostéotomie* (p. 115 à 130) pour les détails de l'opération et les soins consécutifs.

*Ostéotomies portant sur le genou et le fémur.* — Les premiers

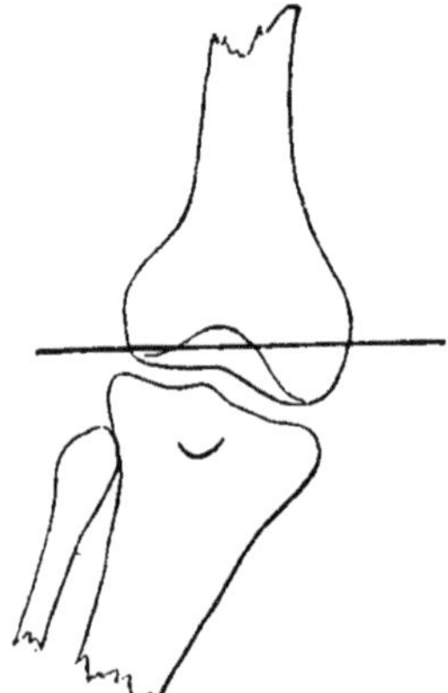

Fig. 429. — Procédé d'Annandale.

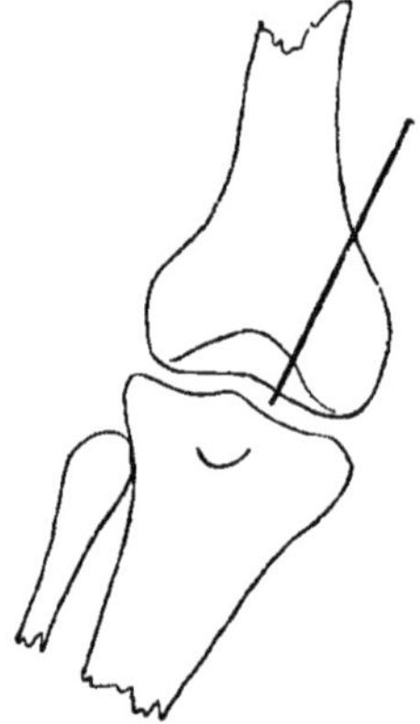

Fig. 430. — Procédé d'Ogston.

opérateurs agissaient sur le fémur et pratiquaient *une ostéotomie bi-condylienne.*

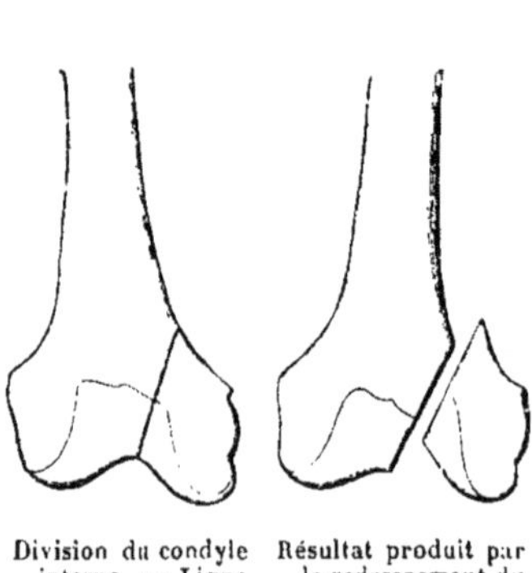

Division du condyle interne. — Ligne d'Ogston.

Résultat produit par le redressement du membre.

Fig. 431. — Procédé d'Ogston.

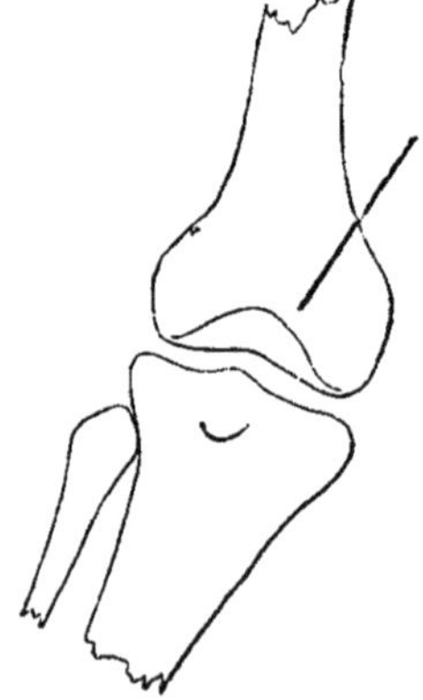

Fig. 432. — Procédé de Reeves.

Annandale, le premier, ouvrit l'articulation et pratiqua une section des deux condyles, suivant les indications de la figure 429.

Howse, en 1875, avait pratiqué une semblable opération pour

la cure du genu valgum. Il fit une véritable résection intéressant à la fois le fémur et le tibia.

Ogston (1876) proposa de détacher avec la scie un fragment oblique du condyle interne qu'on pouvait refouler de bas en haut (fig. 430 et fig. 431).

Pendant plusieurs années cette méthode, malgré ses dangers, fut adoptée.

Reeves (fig. 432) adopta l'incision d'Ogston, mais en recommandant de ne pas prolonger l'incision osseuse jusque dans l'articulation, et de se servir pour la section d'un ciseau au lieu d'une scie.

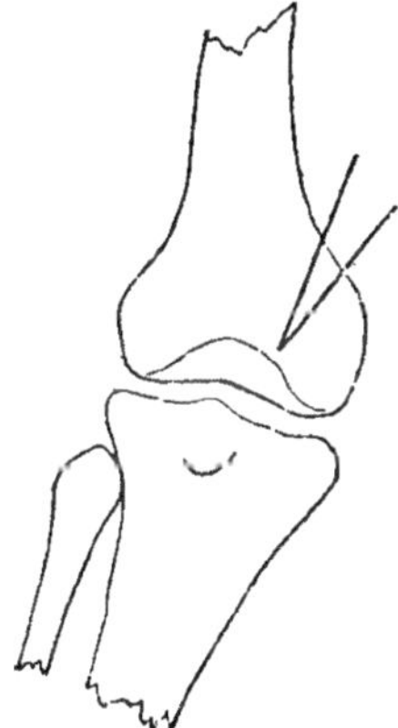

Fig. 433. — Procédé primitif de Macewen.

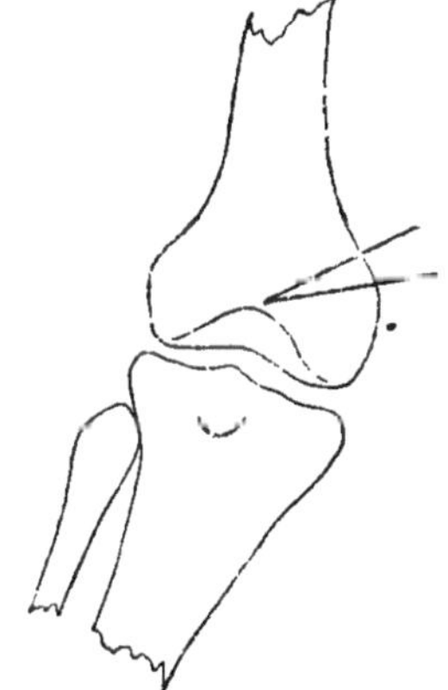

Fig. 434. — Procédé de Chiene.

Un grand progrès fut réalisé en 1878 par Macewen, qui pratiqua l'*ostéotomie sus-condylienne*. Dans ses premières opérations, cet auteur creusait soigneusement au ciseau (fig. 433), suivant la ligne d'Ogston, un coin dont le cartilage articulaire, laissé intact, formait le sommet et obtenait le redressement du condyle par un mouvement de bascule, « comme un livre qu'on ferme ».

En 1877, Chiene (d'Edimbourg) avait conseillé un semblable procédé (fig. 434).

Reconnaissant l'imperfection et le danger de son premier procédé, Macewen s'attaque résolument à toute l'épaisseur de l'épiphyse, à *son côté interne*, qu'il divise transversalement au-dessus des tubérosités condyliennes (fig. 435 et fig. 436).

Le membre étant légèrement fléchi, en abduction et en rotation externe, on détermine le point où doit porter la section osseuse.

Ce point répond à l'intersection de deux lignes, l'une transversale tirée à un travers de doigt au-dessus du niveau du bord supérieur du condyle externe, l'autre parallèle au tendon du grand adducteur, à un centimètre en avant de lui. On pratique à ce niveau une incision de 12 à 25 millimètres allant jusqu'à l'os. Le long de la lame *laissée en place*, on glisse un ostéotome suivant les principes que nous avons indiqués (p. 123), et on le fait pénétrer dans l'os par une série de petits coups, en même temps qu'on lui fait décrire

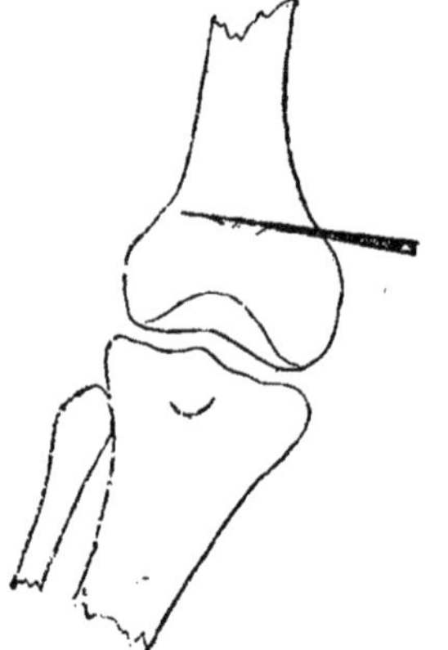

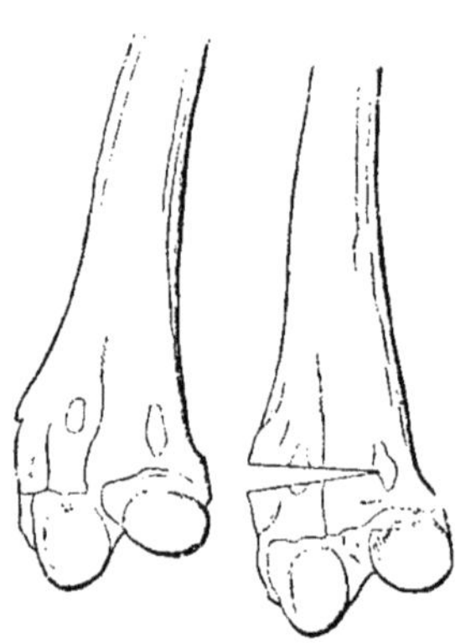

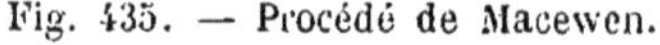

Fig. 435. — Procédé de Macewen.

Fig. 436. — Procédé de Macewen.

un « mouvement en éventail » qui porte successivement le tranchant sur les divers points de la zone à couper.

On doit veiller pendant cette section à la direction à donner à l'ostéotome, car il faut opérer suivant la ligne sus-condylienne indiquée plus haut, en évitant de se perdre dans le condyle externe

L'ostéotomie ne doit pas être complète, et on s'arrêtera lorsqu'on croira avoir coupé une épaisseur suffisante d'os pour permettre de terminer la section par ostéoclasie.

L'épaisseur du pont osseux à conserver variera suivant l'âge, ou mieux suivant le degré de solidité de l'os. L'expérience donnera des indications à ce sujet.

Macewen recommande un troisième précepte très important : celui d'employer *successivement des ostéotomes de calibre décrois-*

*sant*, trois en général. De cette façon, l'instrument, plongé profondément, n'est plus serré par les parties divisées, et l'on a une notion plus précise de ce qui reste à couper.

Lorsque l'on juge que l'os a été suffisamment divisé, on retire l'ostéotome par une série de petits mouvements oscillatoires, dirigés suivant la largeur même de la lame, et on redresse le membre par un petit mouvement brusque si l'os est dur, par une pression lente s'il est souple et mou.

Warden, Taylor, Reeves (2e procédé) (fig. 437) abordent l'os par le *côté externe*. E. Owen pratique une section incomplète à la partie externe du fémur avec une scie à lame droite, et complète la fracture par un effort manuel. Taylor, Reeves, font une section *diaphysaire* à la partie moyenne de la cuisse.

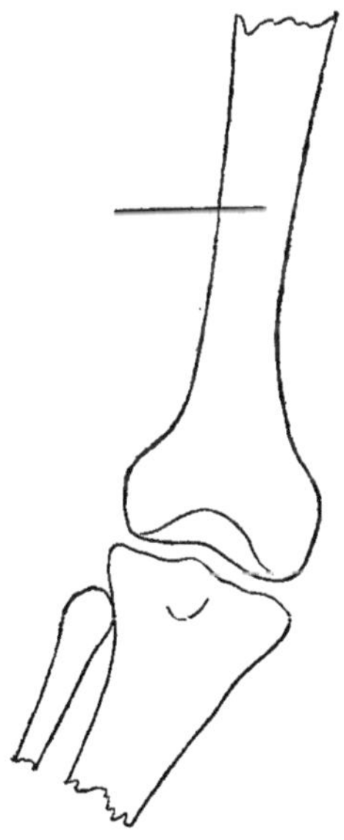

Fig. 437. — Procédé de Reeves.

Eug. Hahn (1888) propose de sectionner le fémur à sa partie interne et externe. Avec un ostéotome large d'un centimètre, il pénètre d'abord du côté interne du fémur, au-dessus de la tubérosité du condyle interne, au niveau de la ligne indiquée par Macewen, à une profondeur de deux à trois centimètres. Il fait ensuite une section de la même façon et à la même hauteur de la couche corticale externe, et redresse ensuite.

Ce procédé serait, d'après l'auteur, bien plus rapide et facile que celui de Macewen, il permettrait d'éviter sûrement la lésion des vaisseaux périarticulaires.

Rhea Barton (1877), Schede, Billroth, Langenbeck, Mikulicz pratiquent, dans quelques cas, une ostéotomie cunéiforme, tantôt complète, tantôt incomplète sur la diaphyse du fémur.

*Ostéotomies portant sur les os de la jambe.*

Billroth (1873) fait une incision linéaire incomplète du tibia, à un travers de doigt au-dessous de l'épine de cet os et à sa face interne (fig. 438).

Meyer, de Wurtzbourg (1853) (fig. 439), pratique une incision cutanée à deux centimètres environ au-dessous du ligament rotulien, se recourbant en bas de manière à entourer à peu près la face antérieure et le côté interne de la tête du tibia. Le périoste étant coupé suivant la même ligne, on enlève un coin osseux dont le sommet reste distant de quelques millimètres de la face postérieure.

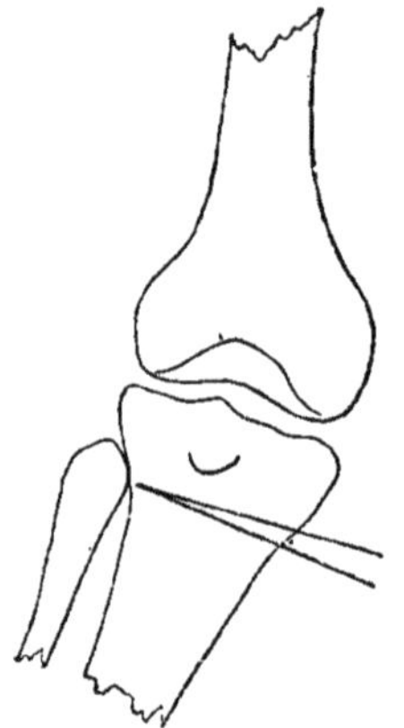

Fig. 438. — Procédé de Billroth.

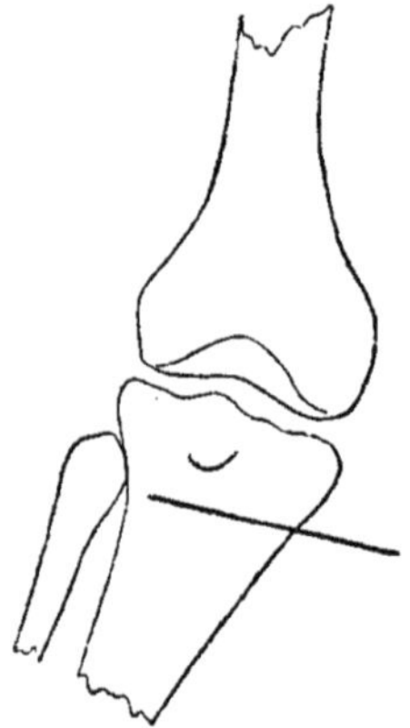

Fig. 439. — Procédé de Meyer.

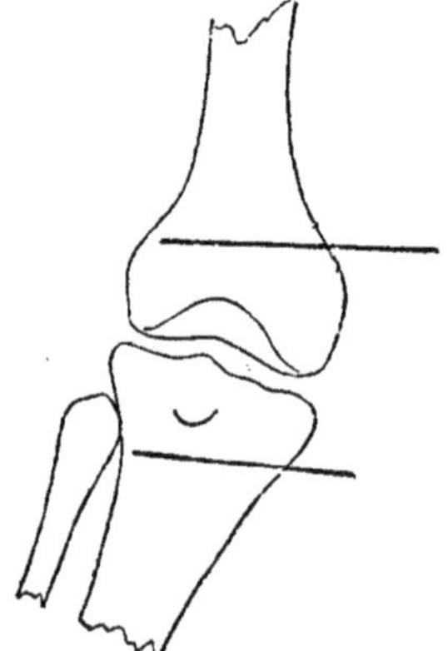

Fig. 440. — Procédé de Schede.

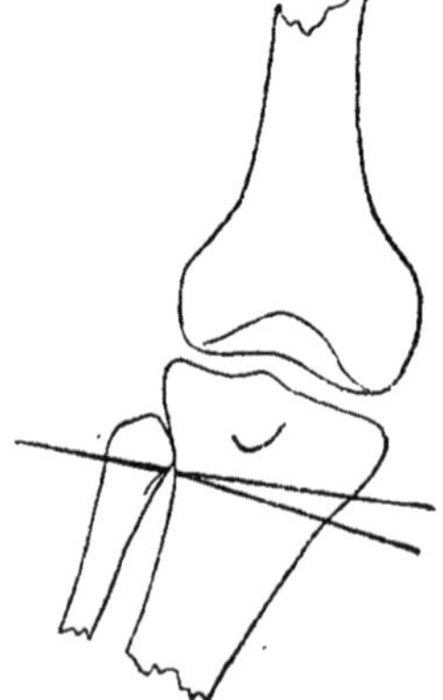

Fig. 441. — Procédé de Barwell.

Kœnig (1880), dans le but de faciliter l'écoulement des liquides et du pus et d'éviter toute manœuvre brusque de redressement, propose de faire l'ostéotomie cunéiforme sur l'os mis à nu, en enlevant un coin osseux comprenant toute l'épaisseur de l'os ; il assure l'écoulement des liquides par l'interposition d'un drain qu'il fait ressortir à travers le mollet.

Max Schede (1877) (fig. 440) conseille de faire porter la section à la fois sur le tibia et le péroné. Sur le tibia il fait une ostéotomie cunéiforme complète, sur le péroné une incision linéaire.

Dans quelques cas de déformation considérable, portant à la fois sur le fémur, le tibia, on peut, à l'exemple de Macewen, faire *exceptionnellement* une section sur ces deux os.

Barwell veut, au contraire, que cette double ostéotomie soit pratiquée dans presque tous les cas de genu valgum de quelque importance (fig. 441).

(Nous remercions notre ami Campenon qui a bien voulu nous donner la plupart des figures précédentes représentant d'une façon si claire les différents procédés ostéotomiques recommandés pour la cure du genu valgum.)

A la suite des ostéotomies, l'immobilisation doit être maintenue assez longtemps.

Il résulte de nos relevés statistiques et de nos observations personnelles que la durée du traitement, jusqu'au moment où l'on peut permettre la marche, est plus longue chez les sujets qui ont subi l'ostéotomie, que chez ceux auxquels on a pratiqué l'ostéoclasie.

*Appréciation.* — L'ostéotomie avec pénétration dans l'articulation, véritable arthrotomie (procédé d'Annandale, d'Ogston, de Reeves), doit être rejetée comme offrant de très sérieux dangers.

Les statistiques indiquent de graves accidents à la suite de ces ostéotomies condyliennes (arthrite, septicémie, ankylose).

L'opération de Reeves doit en *théorie* rester extra-articulaire, mais, dans la pratique, il est très difficile de respecter la surface cartilagineuse des condyles (Macewen, Margary), et de plus au moment du redressement, le condyle interne étant repoussé en haut, la lamelle ostéo-cartilagineuse est rompue, et l'articulation du genou est ouverte.

Les ostéotomies cunéiformes (procédé de Chiene, premier procédé de Macewen) exposent aussi à l'ouverture de l'articulation.

Les statistiques démontrent du reste la supériorité, au point de vue des complications, des ostéotomies linéaires sur les cunéiformes.

L'*ostéotomie linéaire* du fémur par le procédé de Macewen

(fig. 435 et 436) nous paraît être la méthode de choix. Cette opération s'adresse à un grand nombre de genua valga qui sont d'origine fémorale. Elle permet d'éviter l'ouverture de l'articulation et la lésion des cartilages épiphysaires et n'expose à aucun arrêt de développement ultérieur du membre.

Parmi les avantages de ce procédé, citons encore son action précise sur les points qui sont la cause la plus fréquente de la difformité, sur le fémur incurvé, au côté interne de son extrémité inférieure, la forme en coin de l'incision osseuse, qui

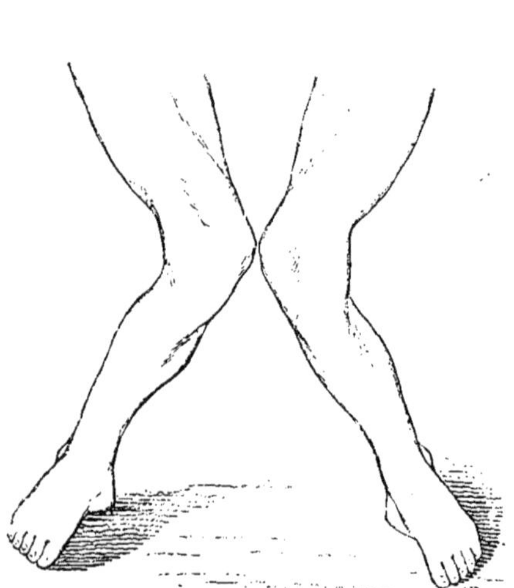

Fig. 442. — Genu valgum double.

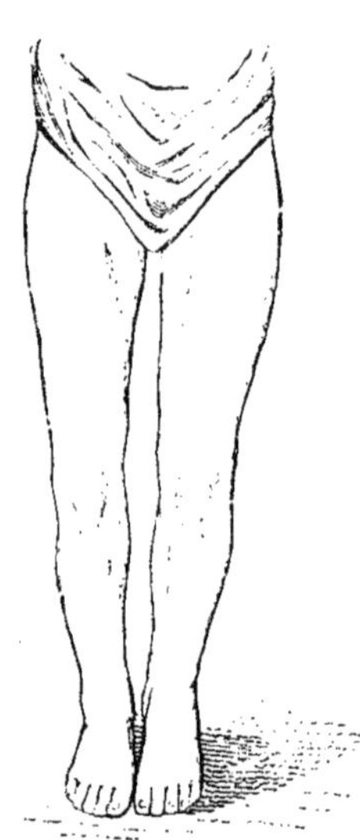

Fig. 443. — Le même après ostéotomie par le procédé de Macewen.

répond au meilleur mode de redressement. Notons enfin l'absence de chevauchement des fragments et d'attrition des parties divisées, l'étroitesse de la section nette, sans plaie extérieure.

Un très grand nombre d'ostéotomies pratiquées par le procédé de Macewen, sans accidents, et avec de très bons résultats, démontrent l'excellence de la methode. (Voir Statistique de Macewen au Congrès international de sciences médicales à Copenhague.)

Les figures 442 et 443 indiquent le redressement obtenu après une ostéotomie pour un genu valgum double par le procédé de Macewen.

Quelques cas de mort et de suppuration ont bien été signalés, mais des fautes opératoires, une asepsie peu rigoureuse ont été la cause de ces complications.

L'*ostéotomie cunéiforme* doit être réservée aux cas graves avec déviation très importante.

Le procédé de Hahn n'est pas supérieur au procédé de Macewen. Hahn détruit en effet la lamelle osseuse externe qui n'est rompue par Macewen que par ostéoclasie finale et qui s'oppose très efficacement au déplacement par rotation des fragments.

Le deuxième procédé de Reeves (section à la partie moyenne du fémur) ne s'appliquera qu'à des cas particuliers, lorsque la déviation sera sous la dépendance d'une courbure de la diaphyse fémorale à sa partie moyenne.

Il est rationnel de pratiquer toujours la section sur l'os dont la courbure anormale prend la plus grande part à la déviation.

Une étude attentive et le procédé de Mikulicz pour la mensuration de l'angle de base du genou indiquent quels sont les os les plus déviés, ceux sur lesquels doit porter l'intervention. Ainsi que nous l'avons indiqué, la section doit être le plus souvent fémorale.

Si le genu valgum est sous *la dépendance du tibia*, il faut s'adresser aux procédés de *sections tibiales*. Dans quelques cas *exceptionnels*, on devra sectionner à la fois le fémur et le tibia.

Les procédés de section tibiale de Billroth et Kœnig sont supérieurs à celui de Max Schede, qui expose au déplacement des fragments et à l'ostéomyélite du péroné.

### PARALLÈLE ENTRE L'OSTÉOCLASIE ET L'OSTÉOTOMIE. — INDICATIONS

Dans ce parallèle nous aurons surtout en vue l'ostéoclasie mécanique, d'après les indications de Robin (de Lyon). Ainsi que nous l'avons établi, cette méthode présente une supériorité incontestable sur les autres procédés d'ostéoclasie d'une précision douteuse et nécessitant des soins consécutifs de longue durée.

Cette remarque faite, nous pouvons affirmer, en nous appuyant sur l'examen d'un grand nombre de faits et sur notre expérience personnelle, que l'ostéoclasie mécanique et l'ostéotomie, appliquées à la cure du genu valgum, *sont deux excellentes méthodes, efficaces et sans dangers*. Elles doivent être appliquées suivant des indications précises. Les formes de la maladie, l'âge, certaines circonstances particulières guideront dans le choix de l'une ou de l'autre.

Dans les deux méthodes, la fracture fémorale se produit facilement, en un point précis ; les esquilles, les fissures sont cependant plus à redouter avec l'ostéoclasie, surtout si on n'a pas le soin de serrer vigoureusement l'appareil (voir page 108), et si, *chez les enfants*, on ne se sert pas de petits modèles d'ostéoclastes appropriés.

L'ostéoclasie est absolument contre-indiquée lorsque les os sont peu résistants, friables, particulièrement *chez les vieillards*.

Le redressement dans les deux cas est excellent et la guérison de la difformité, d'après nos observations, se maintient aussi bien, que le sujet ait été ostéoclasié ou ostéotomisé.

Les suites sont également bénignes après les deux opérations, lorsque celles-ci *ont été régulièrement exécutées*. L'ostéotomie demande cependant une plus grande surveillance et une asepsie très rigoureuse. Plusieurs cas de mort ont été signalés à la suite d'ostéotomies.

Comparées au point de vue des complications et de la mortalité, l'ostéoclasie et l'ostéotomie peuvent presque être mises sur le pied d'égalité. L'ostéotomie a causé cependant la mort de quelques malades, surtout au début, lorsque les chirurgiens, peu familiarisés avec cette opération, commettaient quelque faute opératoire, pratiquaient une asepsie imparfaite et se servaient de procédés opératoires défectueux, ouvrant l'articulation (arthrotomies d'Annandale, Chiene, Ogston, Reeves). Aujourd'hui l'opération est devenue peu grave, grâce à la méthode extra-articulaire de Macewen.

La durée du traitement est plus longue après l'ostéotomie qu'après l'ostéoclasie.

De nos relevés statistiques, il résulte en effet que les malades ostéoclasiés marchent au bout de cinquante à soixante jours ; les ostéotomisés au bout de six à dix semaines (Macewen).

Nous pensons que l'on peut, grâce au massage, abréger très notablement la cure à la suite de l'ostéotomie.

Le tableau suivant résume les avantages et les inconvénients des deux méthodes :

| OSTÉOCLASIE MÉCANIQUE (Méthode de Robin.) | OSTÉOTOMIE |
|---|---|
| Exige un appareil instrumental spécial. | N'exige aucun appareil. |
| Opération des plus simples et pouvant être pratiquée par tous les chirurgiens. | Opération assez délicate et demandant une certaine expérience chirurgicale. |
| La fracture est sous-périostée. | Difficulté de produire une fracture nette, sans esquille, non oblique. |
| Si l'ostéoclaste n'est pas correctement appliqué, la fracture n'est pas transversale, elle est en rave, il y a des esquilles et des fissures. | |
| Redressement parfait. | Redressement parfait. |
| Les suites sont bénignes ; demandant peu de surveillance ; quelques ecchymoses, un peu de retentissement articulaire dans quelques cas. | Les suites sont simples, rarement de l'hydarthrose. Il faut surveiller attentivement l'opéré les premiers jours qui suivent l'opération. |
| Pas de complications graves. | Complications rares. |
| Pas de mortalité. | Mortalité faible. |
| Résultats orthomorphiques et fonctionnels ultérieurs excellents. | Id. |
| Durée du traitement peu longue. | Durée du traitement assez longue. |

En résumé, l'ostéoclasie mécanique et l'ostéotomie peuvent être appliquées indifféremment à un très grand nombre de cas.

Il est à remarquer cependant que l'engouement de ces dernières années en faveur de l'ostéotomie pour le genu valgum n'existe plus, l'ostéoclasie étant justement préférée *chez les enfants* au-dessous de quatorze ans.

Dans notre service de chirurgie d'enfants, composé de sujets de un à seize ans, nous pratiquons très fréquemment des ostéoclasies pour genu valgum ; nous n'avons eu que de très rares occasions de faire des ostéotomies.

Nos préférences sont pour l'ostéoclasie qui n'est jamais suivie d'accidents mortels et qui n'exige pas une grande surveillance.

*Chez les jeunes enfants*, nous avons depuis longtemps abandonné le redressement manuel, procédé de Delore et de Tillaux, préférant l'ostéoclasie instrumentale pratiquée avec des modèles appropriés (petits ostéoclastes de Robin, voir p. 111) qui permettent d'agir avec précision et sans retentissement fâcheux sur l'articulation.

Chez *les adolescents et les jeunes gens*, lorsque le système osseux est très solide, *éburné*, l'ostéotomie sus-condylienne est préférable.

*Chez les vieillards*, dont le système osseux est peu résistant, l'ostéotomie sera préférée à l'ostéoclasie.

Résumons les *indications générales du traitement* du genu valgum.

*Chez l'enfant*, il faut d'abord traiter l'état général, le rachitisme en voie d'évolution, modifier très attentivement les attitudes vicieuses et éviter la fatigue dans la station debout.

*Chez les enfants au-dessous de deux ans*, on se contentera d'appliquer des appareils ou bandages simples et à action rapide.

Le redressement avec des appareils plâtrés convient à la majorité des cas, il donne des résultats rapides et sûrs.

Le traitement chirurgical doit être exceptionnel. On n'interviendra que lorsque la difformité a une certaine importance et n'a pas de tendance à s'améliorer, lorsque les os sont peu flexibles, sclérosés, et que les troubles fonctionnels sont graves.

Le redressement forcé manuel ne doit être appliqué que chez les jeunes enfants, avant la soudure des épiphyses. Il a de rares indications, car il convient précisément aux cas qui peuvent guérir par le redressement sous le plâtre ou les appareils orthopédiques.

Le redressement avec des appareils orthopédiques est très rarement indiqué, surtout dans la pratique hospitalière.

L'ostéoclasie instrumentale, avec l'appareil de Robin, sera appliquée de préférence à l'ostéotomie, *chez les enfants avant quatorze ans*, à la deuxième période du rachitisme, lorsque la difformité est très marquée et s'accompagne de troubles fonctionnels graves.

*Chez les jeunes enfants et chez quelques adolescents*, le redressement avec des appareils plâtrés convient dans un grand nombre de cas, principalement dans les formes à développement rapide, chez des individus relativement jeunes, de onze à seize ans.

L'ostéoclasie instrumentale sera pratiquée dans la plupart des cas. Lorsque les os sont solides, éburnés, l'ostéotomie sus-condylienne doit être recommandée.

*Après vingt ans*, lorsque le cartilage épiphysaire est complètement ossifié, l'ostéotomie est préférable à l'ostéoclasie.

## VI. — GENU VARUM

*Genu extrorsum ;* Français : *Genou en dehors;* Anglais : *Out knee, bow leg, bowdy legged;* Allemand : *Sæbel-, Sichel-, O-Bein*)*;* Italien : *Ginocchio varo.*

On donne le nom de *genu varum* à une déformation du genou dans laquelle le fémur et le tibia font saillie en dehors (fig. 444).

Cette difformité reconnaît les mêmes causes que celles que nous avons indiquées pour le genu valgum. Suivant Macewen, le rachitisme intervient pour une grand part dans sa production.

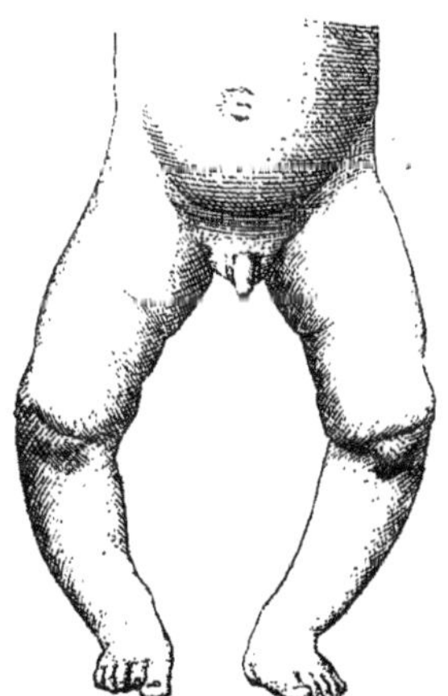

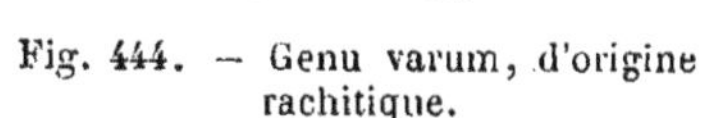

Fig. 444. — Genu varum, d'origine rachitique.

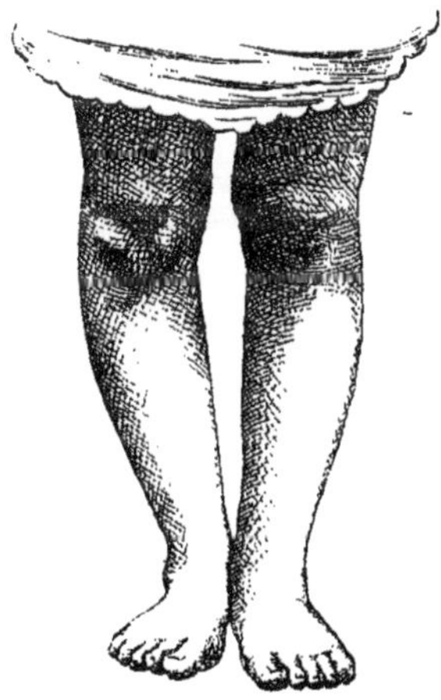

Fig. 445. — Genu varum d'origine tibiale, chez une fille de quatorze ans.

D'après des photographies de notre collection.

Le véritable siège du genu varum est rarement le genou. On constate en effet rarement l'hypertrophie du condyle externe, ou de l'extrémité supérieure du tibia; les condyles conservent leurs rapports normaux.

Le ligament latéral externe est allongé.

Les courbures, la plupart d'origine rachitique, observées chez les enfants, siègent sur le fémur, ou à la fois sur le fémur et le tibia. Le tibia est particulièrement atteint au niveau de son épiphyse supérieure et forme un angle ouvert en dehors.

La figure 445 représente un cas de genu varum par courbure et saillie épiphysaire au tiers supérieur du tibia.

Nous avons souvent observé une forme de genu varum (fig. 445), peu indiquée par les auteurs.

Il s'agit de déviations du genou en dehors, se produisant rapidement chez des sujets de douze à seize ans, surtout des filles, qui nous paraissent manifestement en rapport avec la suractivité des épiphyses supérieures du tibia et inférieures du fémur, au moment

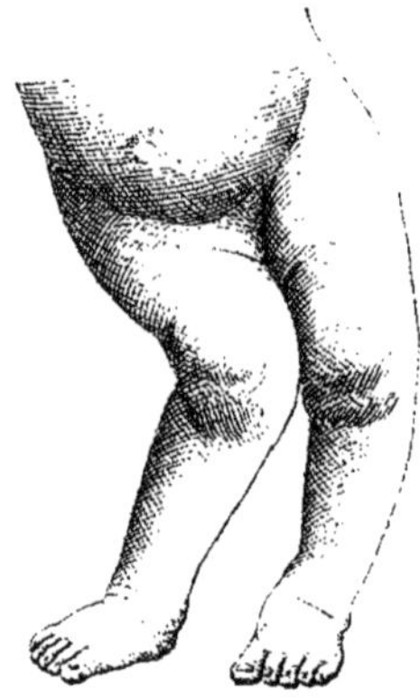

Fig. 446. — Genu valgum à gauche, genu varum à droite, d'après une photographie de notre collection.

de la période de croissance. Dans plusieurs observations, nous avons noté des douleurs localisées au niveau des épiphyses inférieures du tibia, avec gonflement et saillie très apparente.

Les courbures, à convexité en dehors, occupent une grande étendue de l'os et sont accompagnées de torsions; elles peuvent remonter jusqu'aux extrémités supérieure du fémur et inférieure du tibia.

Un certain nombre de genua vara se confondent avec les déformations rachitiques des membres inférieurs que nous décrirons plus loin (p. 595).

Le genu varum peut être *unilatéral*, il est presque toujours *bilatéral;* on observe quelquefois un genu varum d'un côté, et un genu valgum sur l'autre membre (fig. 446).

Cette disposition nous paraît en rapport avec la façon vicieuse de porter les enfants rachitiques sur les bras.

Parmi les *symptômes* du genu varum, il faut signaler la forme disgracieuse des extrémités inférieures, en cercle de tonneau (fig. 444 et 447), les torsions du tibia et du fémur, la diminution de la taille et la gêne assez notable de la marche, à un degré moindre cependant que pour le genu valgum.

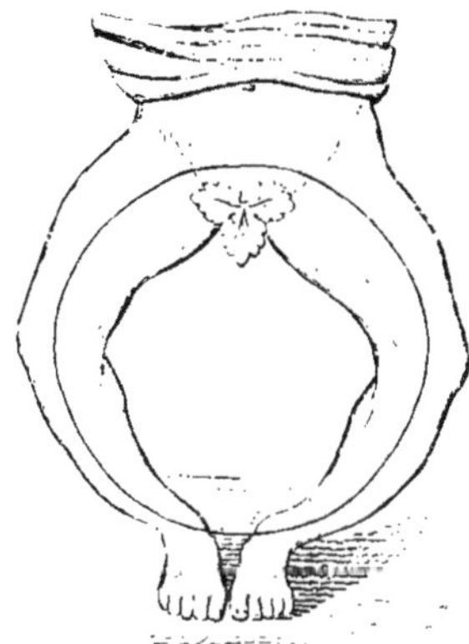

Fig. 447. — Genu varum, d'après Macewen.

**Traitement.** — La plupart des moyens curatifs proposés pour le genu valgum peuvent être appliqués au genu varum. C'est ainsi qu'au début on pourra essayer le redressement au moyen *des appareils* très simples que nous avons indiqués (p. 558 à 560).

Le *redressement sous des appareils plâtrés*, d'après notre méthode (voir p. 563 à 565), donne d'excellents résultats.

Nous recommandons quelquefois l'*appareil de Stillman* (voir fig. 460, p. 605 et 606) ou des appareils avec deux tiges latérales et pression sur la partie externe du genou, dans le but de ramener le membre dans la rectitude. Ces appareils orthopédiques ont l'avantage de permettre la marche, mais ils possèdent une efficacité problématique.

Dans le genu varum des adolescents, à marche rapide, observé à la période de croissance, on prescrira un repos absolu, les membres redressés, dans une bonne position.

Quand ces moyens de douceur ont échoué, on peut employer les *méthodes de redressement forcé*.

Le redressement forcé par la méthode de Delore, nous paraît encore moins indiqué pour le genu varum que pour le genu valgum ; il faut en effet agir généralement sur le fémur et le tibia incurvés dans une grande étendue, et produire par conséquent des disjonctions épiphysaires, avec retentissement certain sur l'articulation du genou.

Lorsque le rachitisme n'a pas terminé son évolution, que les os sont encore peu solides, l'*ostéoclasie instrumentale* donne de bons résultats.

Plus tard, lorsque les os sont solides, éburnés, il est préférable de s'adresser à l'*ostéotomie*.

Il faut, dans la plupart des cas, faire, en une ou plusieurs séances, des ostéotomies sur le fémur ou le tibia, en commençant par les points où la difformité est la plus marquée. On devra, par un examen très attentif, déterminer les os sur lesquels doivent porter les sections. Macewen cite un cas où il dut faire dix ostéotomies.

Les *sections tibiales* que nous avons indiquées pour le genu valgum (p. 582 à 584) sont applicables au genu varum.

Théoriquement, le côté externe du tibia doit être divisé, et la portion interne rompue.

Macewen fait remarquer qu'il est plus facile de sectionner la partie interne superficiellement en même temps que le bord externe du tibia; la partie postérieure est divisée partiellement par un mouvement horizontalement exécuté à partir du côté interne, en prenant bien soin de ne pas blesser les muscles et les parties molles.

Le péroné doit être sectionné avec un ostéotome large, afin d'éviter la blessure des parties molles. Il suffit d'intéresser la couche externe de cet os qui se rompt facilement ensuite. Le péroné est divisé avant le tibia, en ayant soin de diriger l'ostéotome d'avant en arrière, afin d'éviter l'affaissement de cet os élastique sous le choc du maillet.

Le fémur sera divisé à sa partie interne, suivant la méthode de Macewen et avec les précautions opératoires que nous avons indiquées plus haut. (Voir p. 580 et 581. Voyez aussi *Ostéotomie* dans le traitement des difformités rachitiques du membre inférieur, p. 609 à 615.)

La *méthode linéaire*, par le procédé de Macewen, nous paraît préférable aux *incisions cunéiformes*, lorsque la difformité n'est pas très marquée.

A l'exemple de Levrat, on peut pratiquer l'ostéotomie au niveau du tibia, et l'ostéoclasie du fémur (voir p. 608 et 609).

## VII. — DÉVIATION DU GENOU EN RAPPORT AVEC DES TROUBLES DE CROISSANCE DE L'ÉPIPHYSE SUPÉRIEURE DU TIBIA

*Genou en arrière; Back knee* (Humphry).

E. Sonnenburg, G.-M. Humphry, Kirmisson, Jalaguier ont récemment décrit une forme particulière de déviation du genou, caractérisée par une flexion angulaire de l'extrémité supérieure du tibia, au niveau du cartilage épiphysaire supérieur, et que l'on peut prendre, à première vue, pour une luxation du tibia en arrière des condyles fémoraux.

Le sommet de l'angle de flexion est placé à une certaine distance de la jointure, mais les surfaces articulaires du tibia n'ont pas abandonné celles du fémur.

La courbure à concavité antérieure de la jambe est plus ou moins prononcée; la jambe et le pied sont souvent en rotation en dehors.

En arrière, la moitié supérieure du losange poplité est normale, dans la moitié inférieure existe une saillie notable formée par la face postérieure de l'extrémité supérieure du tibia, offrant une surface convexe, parallèle à la concavité antérieure.

La moitié antérieure de l'extrémité supérieure du tibia est souvent atrophiée, tandis que la moitié postérieure est hypertrophiée.

Cette difformité existe fréquemment des deux côtés et se montre à la suite d'inflammations chroniques du genou et de l'extrémité supérieure du tibia.

Dans quelques cas, la déformation se produit en dehors de toute lésion antérieure du genou; la flexion antéro-postérieure de la partie supérieure du tibia paraît due à une perturbation dans le fonctionnement du cartilage de conjugaison de l'épiphyse supérieure (Humphry, Jalaguier).

Dans les cas où le genou n'a jamais présenté aucun signe d'inflammation, on peut admettre des troubles d'ossification au niveau du cartilage épiphysaire supérieur du tibia, analogues à ceux observés dans le genu valgum (Humphry, Kirmisson).

## VIII. — DÉFORMATIONS RACHITIQUES DES MEMBRES INFÉRIEURS

*Crus varum* (Anglais : *Curved, Crooked shins, Bow legs;* Allemand : *Krumme Beine, Sæbelbeine*). — Nous avons déjà donné des indications assez étendues sur les déformations très fréquentes des membres inférieurs, d'origine rachitique, en rapport avec le genu valgum et le genu varum (voir *Genu valgum*, p. 544, 545 et 552 et *Genu varum* p. 590). Nous complétons ici l'étude de ce sujet.

Les difformités rachitiques des membres inférieurs siègent, avec une inégale fréquence, sur *le fémur* et sur *les deux os de la jambe*.

1. *Déformations rachitiques du fémur*. — Röser et Zeis (1851), E. Müller (1889), P. Bruns, J. Rotter, Lauenstein, Hoffa, ont attiré l'attention sur la déformation rachitique du *col du fémur*, caractérisée par une incurvation résultant de la surcharge exercée par le poids du corps sur l'extrémité supérieure de l'os, devenu flexible et malléable. Le col du fémur est infléchi en bas et en arrière, composé d'une masse molle, irrégulière. Le contour supérieur allongé prend la forme d'un arc légèrement convexe en haut ; le contour inférieur est raccourci ; l'angle du col du fémur ne mesure plus que 60°. L'épiphyse s'implante dans la diaphyse, comme dans les fractures en coin de l'extrémité supérieure du fémur. Les rapports du col et du grand trochanter sont changés ; celui-ci est plus ou moins remonté. La tête fémorale n'est plus représentée que par la moitié d'une sphère (Hoffa) ; elle est revêtue de cartilage sain.

La structure interne est profondément modifiée : l'arc d'Adams est épaissi, de même que la partie interne du col ; le tissu compact est hypertrophié ; les travées osseuses dirigées en bas et en avant, se divisent brusquement, et non graduellement, comme à l'état normal. Cette disposition est en rapport avec l'excès de pression subie de haut en bas par l'extrémité supérieure du fémur (loi de la transformation, voir p. 26).

Les déformations de la *diaphyse fémorale* à la partie moyenne, en dehors des courbures observées au tiers inférieur dans le genu valgum ou varum, sont assez rares. Les courbures les plus fréquentes sont à *convexité antérieure et externe*, ou à *convexité externe*. Les deux fémurs ont parfois des inflexions irrégulières, symétriques ou non. L'os est souvent aplati transversalement. On peut observer une courbure à convexité externe d'un côté, à convexité interne de l'autre côté (fig. 448).

Ces courbures s'accompagnent presque toujours de déviations du genou en dedans ou en dehors (fig. 448).

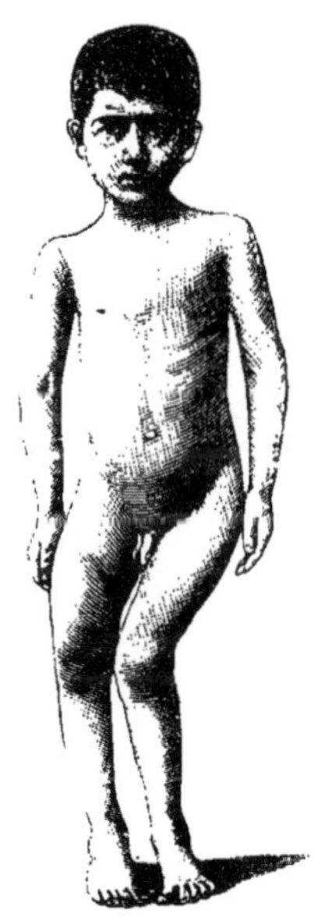

Fig. 448. — Courbures rachitiques des fémurs. Courbure antéro-externe à droite, courbure antéro-interne à gauche, d'après une photographie de notre collection.

S'il existe en même temps des courbures des os de la jambe, le membre prend la forme d'un S irrégulier.

Les pieds sont plats, en valgus.

2. *Déformations rachitiques des os de la jambe.* — Les courbures rachitiques du *tibia* sont fréquentes et variées. Cet os décrit, chez les rachitiques, des arcs de cercle, des angles et même des trajets sinueux (Beylard).

En dehors des déformations tibiales du genu valgum et varum, on peut distinguer les types suivants :

1° Le tibia présente une courbure plus ou moins prononcée à

*convexité externe*, occupant en général le tiers inférieur de l'os (fig. 449).

Dans quelques cas, il existe à ce niveau une véritable *torsion* osseuse, le tiers inférieur de la jambe regardant en dedans, formant un angle très marqué, ouvert en dedans, avec le reste de la diaphyse. Le pied est *plat*, généralement *en valgus*, appuyant sur le sol par sa partie interne. Il existe souvent en même temps un *aplatissement latéral* de l'os.

Dans quelques cas, la déformation se montre vers la partie in-

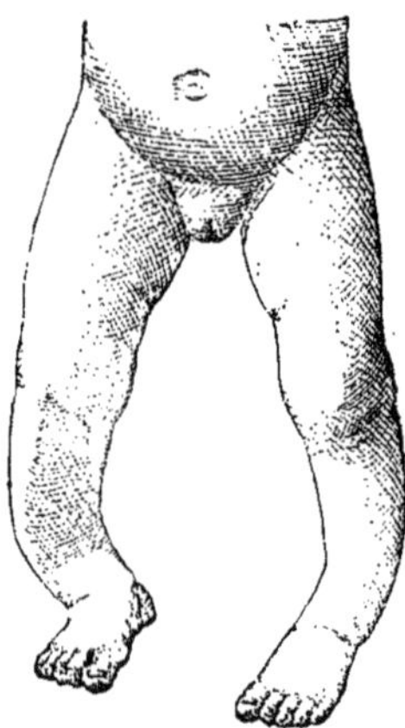

Fig. 449. — Incurvation rachitique des os de la jambe à convexité externe, d'après une photographie de notre collection.

férieure du tiers supérieur de la jambe. A ce niveau, les deux tiers inférieurs du tibia forment avec le tiers supérieur un angle ouvert en dehors. L'os, large et aplati d'avant en arrière, dans son tiers supérieur, s'aplatit latéralement, se tord et présente une courbure à convexité interne dans ses deux tiers inférieurs. Les pieds sont en valgus; les genoux en dedans. Cette variété de déformation est souvent confondue avec le genu valgum. Un examen attentif démontre que les courbures tibiales sont les lésions principales, le genu valgum est secondaire et consécutif.

2° Le tibia a une *convexité antérieure* plus ou moins prononcée, occupant toute la tige osseuse, ou seulement la partie supérieure ou inférieure. Le talon est attiré en haut; l'articulation tibio-tarsienne est lâche, et la pointe du pied peut être portée dans tous les sens. Le pied est en *équin* ou en *valgus équin*.

L'os est aplati latéralement, en forme de *lame* ou de *fourreau de sabre*, avec saillie au tiers supérieur ou inférieur.

3° La courbure du tibia est à *convexité interne*, avec aplatissement et saillie au tiers supérieur ou inférieur (voir fig. 1, p. 23). Les pieds sont plats, en varus.

Des trois types principaux de déformations rachitiques de la jambe, le plus fréquent est le type avec *courbure à convexité externe*, vient ensuite le type avec *courbure à convexité antérieure*, puis celui avec *courbure à convexité interne*, le plus rare.

Le *péroné* suit en général les courbures du tibia ; il peut cependant rester droit, même dans des cas de distorsions très accentuées (Paget).

Les différentes variétés de courbures tibiales peuvent se combiner et se compenser ; l'aplatissement de l'os, les déviations du genou en dehors ou en dedans accompagnent presque toujours les incurvations en dedans ou en dehors.

On observe souvent des courbures de sens opposé sur l'une et l'autre jambe (voir fig. 446).

Suivant la période du rachitisme, les os sont plus ou moins résistants.

*Flexibles* à la première période, ils sont *très durs* à la troisième période ou période d'éburnation, et résistent quelquefois aux ostéotomes les mieux trempés.

Le *canal médullaire*, rétréci à la partie moyenne de l'os, est élargi à ses extrémités, ce qui lui donne une forme en sablier (Broca). Il est quelquefois dilaté sur toute son étendue.

Dans les courbures prononcées, le canal médullaire n'est plus central, il se rapproche de la convexité et n'est quelquefois fermé en ce point que par une mince lamelle, ou même s'ouvre à la surface de l'os (Beylard).

Du côté de la concavité, au contraire, l'os augmente considérablement d'épaisseur par la formation de nouvelles couches sous-périostiques. Cette disposition montre l'impossibilité de respecter le canal médullaire dans certains procédés ostéotomiques (ostéotomie cunéiforme en sillon de Wahl).

Dans un assez grand nombre de cas, le rachitisme étant enrayé, les déviations *peu prononcées* des diaphyses, particulièrement du tibia, peuvent *se redresser d'elles-mêmes*.

Ollier a indiqué par la figure schématique 450 la façon dont ce redressement s'effectue.

D'après ce dessin, on comprend comment la courbure d'un os

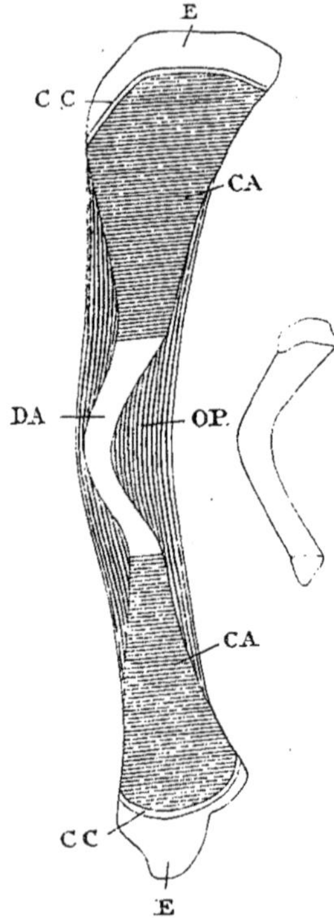


Fig. 45 . — Figure schématique, démontrant le redressement spontané des os rachitiques par la croissance régulière de l'os. — La petite figure, à droite, représente un tibia rachitique sur un très jeune enfant ; la grande figure représente le même os chez un adolescent. — On voit la figure du premier os inscrite dans l'aire du second, qui présente à peine un peu de voussure au niveau correspondant à la saillie antérieure du premier.

D.A, place occupée par la diaphyse de l'os primitif qui a disparu par les progrès du développement. — C.A, C.A, colonne osseuse représentant l'ensemble des couches osseuses dues à l'ossification du cartilage de conjugaison et qui se sont accrues en ligne droite. une fois le rachitisme enrayé. Ces couches forment deux cônes dont le sommet répond aux extrémités de la diaphyse ancienne ; elles s'élargissent à mesure que l'os s'accroît. — O.P, os périostique qui a augmenté peu à peu l'épaisseur de l'organe et a fini par englober l'os ancien. — E,E, épiphyses. — C,C, lignes indiquant les cartilages de conjugaison.

d'enfant, dont la flèche ne dépasse pas le diamètre du même os chez l'adulte, sera invisible ou peu sensible après l'achèvement de la croissance.

Les couches osseuses nouvelles proviennent du cartilage de conjugaison croissant en ligne droite, une fois le rachitisme enrayé, et la diaphyse des os rachitiques est représentée, au bout de quelques mois, par une portion courbée au centre, et, à chaque extrémité par deux portions rectilignes. Celles-ci augmentent peu à peu, et, au bout de cinq ou six ans, égalent en longueur la portion centrale courbée.

Mais en même temps que l'os grandit en hauteur, il croît en épaisseur par des couches périphériques formées entre l'os et le périoste. Ces appositions successives régularisent l'os; elles s'accumulent à la concavité et sont à peine appréciables au niveau de la convexité; de sorte que bientôt la figure de l'os ancien se trouve comprise dans l'aire de l'os nouveau. L'os incarcéré subit des modifications incessantes et finit par disparaître.

Les *causes déterminantes et aggravantes* les plus fréquentes et les plus efficaces des déformations rachitiques des membres inférieurs, à la période de ramollissement, sont les *positions vicieuses* données par les mères à leurs enfants tenus sur leurs bras (voir p. 25), par la *station debout* et la *marche*.

**Symptômes.** — 1° Les symptômes de l'*incurvation rachitique du col du fémur* se montrent chez des individus jeunes, de quatorze à dix-huit ans, sans cause appréciable, quelquefois à la suite d'un traumatisme (E. Müller). Les sujets se fatiguent facilement et présentent une claudication qui s'accentue de jour en jour.

Le sommet du grand trochanter est déplacé en haut, de deux à trois centimètres en moyenne. En mesurant du sommet du grand trochanter à la malléole externe, les membres sont égaux; il existe cependant souvent un *raccourcissement apparent.*

L'articulation de la hanche est peu douloureuse, sans gonflement. Les mouvements de rotation et d'abduction sont limités. Les mouvements actifs et passifs sont faciles.

Ces signes objectifs indiquent que la diaphyse, par rapport à l'épiphyse, est déplacée en haut ou que le col du fémur est devenu plus petit.

Dans les déformations rachitiques de la *diaphyse fémorale*, les sujets ont une attitude en rapport avec la forme et le degré de la difformité, en rapport avec le genu valgum ou varum et les courbures tibiales concomitantes. Il existe souvent de la claudication due au raccourcissement apparent ou réel d'un des membres inférieurs.

2° Les symptômes des courbures rachitiques des *os de la jambe* varient suivant les types indiqués plus haut.

Dans les déformations très marquées, on observe de l'impotence fonctionnelle et de graves inconvénients pour la marche et la station. Le pied, presque toujours plat, peut reposer exclusivement sur sa face externe ou interne; une partie du tiers inférieur de la face interne de la jambe touche quelquefois le sol (Follin, Macewen).

Dans les courbures antérieures très prononcées, le tibia est raccourci, le membre correspondant est plus court, les malades boitent.

Les muscles postérieurs de la jambe sont souvent raccourcis et rétractés. Cette disposition exige une intervention chirurgicale spéciale, ténotomie ou myotomie, comme complément du redressement des os.

Il y a fréquemment coexistence de genu valgum ou varum et de courbures du fémur, qui compensent ou aggravent la difformité.

**Pronostic.** — Le pronostic diffère suivant l'âge et le degré des difformités. Les déformations peu marquées, jusqu'à l'âge de trois à six ans, se redressent souvent d'elles-mêmes. Les incurvations très prononcées, chez des sujets plus âgés, à la période d'éburnation, exigent un traitement chirurgical.

**Diagnostic.** — I. — L'incurvation rachitique du col du fémur peut être confondue avec l'*ostéomalacie*, l'*arthrite déformante*, l'*ostéomyélite*, la *coxotuberculose*, la *fracture du col*, la *luxation traumatique* ou *congénitale de la hanche*.

L'ostéomalacie et l'arthrite déformante sont des affections de l'âge avancé, accompagnées de lésions caractéristiques en plusieurs points du squelette.

L'ostéomyélite et la coxotuberculose s'accusent par des phénomènes aigus.

Les fractures du col et les luxations sont la conséquence de traumatismes importants.

La tête fémorale n'est pas déplacée, ni mobile sur l'os iliaque, ainsi qu'on l'observe dans les luxations traumatiques ou congénitales.

La nature rachitique des incurvations de la diaphyse fémorale est facile à déterminer.

II. — Les courbures rachitiques des os de la jambe présentent quelques signes des *ostéites déformantes syphilitiques*. Nous indiquons pages 615 à 617 les principaux caractères de cette affection (voir fig. 467).

Les courbures au tiers supérieur de la jambe peuvent être confondues avec le *genu valgum* (voir p. 556). La déviation du genou dans ces cas est secondaire, et le tibia est atteint d'autres lésions rachitiques importantes.

**Traitement.** — Le traitement des déformations rachitiques des membres inférieurs varie suivant les cas.

Ainsi que nous l'avons indiqué dans notre étude du *Genu valgum*, un très grand nombre d'enfants, au-dessous de deux ans, guérissent spontanément ou sous l'influence d'un traitement général. Toute intervention dans ces cas est inutile, et nous partageons sur ce sujet les idées de Broca, Blot, Depaul, Verneuil, V.-B. Gibney.

Le *traitement médical* consiste dans l'emploi régulier des phosphates, des préparations de phosphore (Kassovitz), d'iode, et surtout dans le séjour au bord de la mer (Perrochaud, Cazin).

Il faut en outre recommander aux parents de ne pas tenir longtemps leurs enfants dans une *position vicieuse* sur leurs bras et de ne pas les faire *marcher trop tôt et trop longtemps*.

Dans quelques cas de rachitisme grave, il faut prescrire l'*immobilité* complète, dans la position horizontale sur un plan résistant.

Il faut surveiller avec grand soin l'*alimentation*.

Chez les enfants *au-dessous de deux ans*, lorsque la difformité est peu marquée, on doit s'abstenir de tout traitement chirurgical. De même chez les enfants au-dessus de trois ans, lorsque la déformation est peu marquée et ne s'accentue pas.

Bien que l'efficacité du traitement général soit réelle, il ne faut pas cependant s'abstenir, dans certains cas, des autres moyens tels que les appareils de redressement, qui donnent des cures assez rapides.

Lorsque les déformations ont une certaine importance et tendent à s'aggraver, on prescrira quelques-uns des *appareils* très simples que nous avons décrits pages 558 à 567.

Ces appareils, appliqués constamment ou seulement pendant la nuit, seront surtout utiles dans les cas de déformation du tibia au tiers inférieur, les courbures régulières à concavité interne

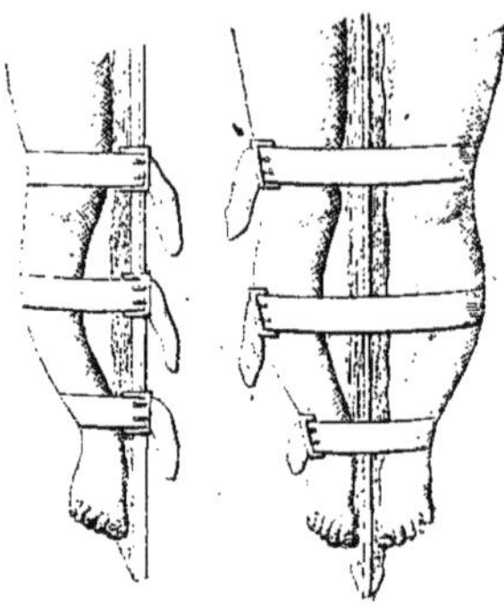

Fig. 451. Fig. 452.

du fémur et du tibia guérissant d'ordinaire plus facilement sans aucune intervention.

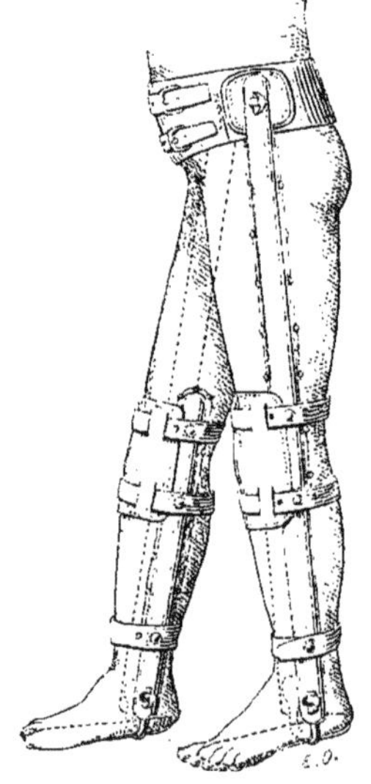

Fig. 453.

Les figures 451 et 452 représentent les appareils très simples recommandés par E. Owen.

Les redressements successifs avec des *appareils plâtrés* donnent d'excellents résultats.

Au-dessus de deux ans, chez les enfants qui ont commencé à marcher, on appliquera des appareils en bois peu coûteux

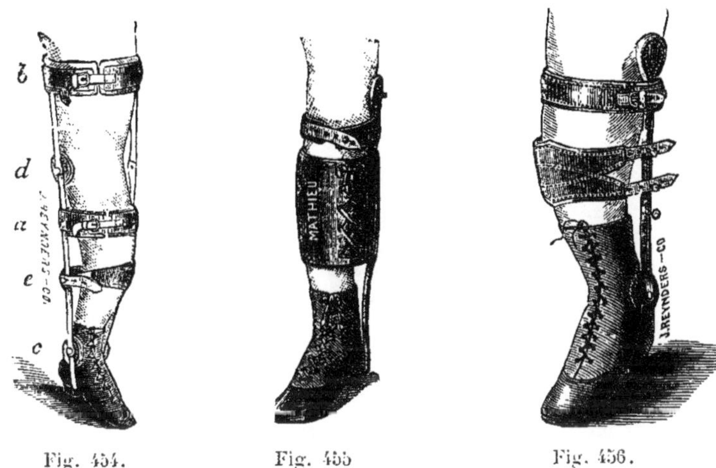


Fig. 454. Fig. 455 Fig. 456.

(fig. 453), que nous avons vu employer avec grand avantage à l'Istituto dei Rachitici de Milan par notre collègue Panzeri.

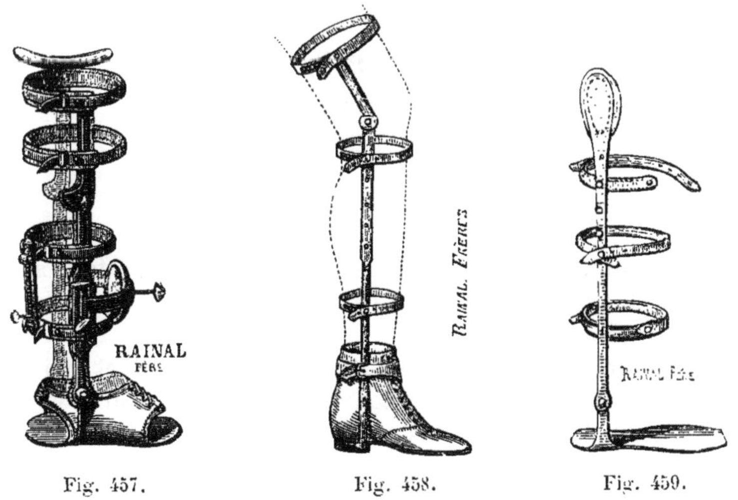


Fig. 457. Fig. 458. Fig. 459.

Les *appareils orthopédiques* décrits dans notre Article *Genu valgum* rendront aussi quelques services.

On se servira avec avantage de l'appareil représenté dans la figure 454.

Cet appareil est composé de deux tuteurs latéraux qui s'ajustent en bas au soulier, en haut à un bracelet qui entoure la partie supérieure de la cuisse (*b*). En *c*, les tuteurs sont articulés au niveau de la cheville et munis d'un coussinet qui appuie sur le pied; un autre coussinet *d* appuie sur la cuisse; *a* et *e* sont des

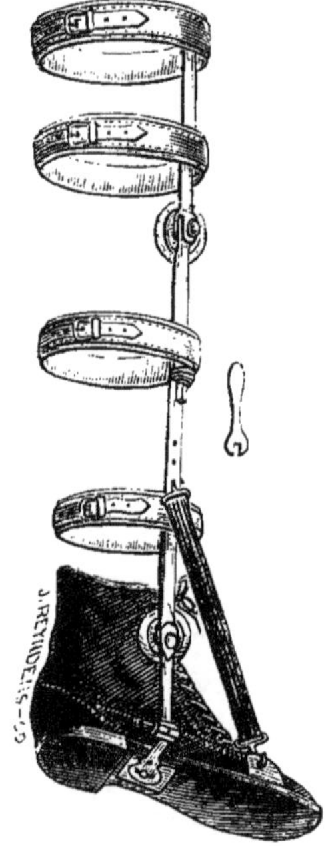

Fig. 460. — Appareil de C. F. Stillman.

bandes élastiques qui entourent un des tuteurs et portent sur la partie la plus convexe de la jambe, de manière à redresser celle-ci par une traction constante.

Les appareils représentés dans les figures 454, 455 et 456, conviennent dans les courbures à convexité externe ou interne.

L'appareil de la figure 457 est destiné aux courbures à convexité antérieure.

Les appareils des figures 458 et 459 sont applicables aux courbures tibiales au début et peuvent être disposés pour agir sur les incurvations à convexité soit externe, soit interne.

L'appareil de C.-F. Stillman (fig. 460) est très utile dans les courbures tibiales d'un grand rayon, s'étendant à toute la diaphyse tibiale.

Dans l'appareil d'Höftmann, la correction des courbures est obtenue au moyen d'une pression exercée par un arc métallique du côté convexe et une extension continue du côté concave.

Les appareils orthopédiques peuvent rendre quelques services, mais leurs indications sont assez restreintes; ils ne réussissent que dans les courbures peu marquées, à grand rayon (J. Guérin). Ils ont l'inconvénient d'être souvent mal supportés, exerçant des pressions nuisibles. Ils doivent être très attentivement surveillés, pendant une année au maximum; ils sont coûteux et conviennent peu, par conséquent, dans la pratique hospitalière.

Nous leur préférons dans un grand nombre de cas, les redressements successifs sous les appareils plâtrés.

Les *massages* et les *manipulations* journalières de redressement sont le complément indispensable des autres méthodes de traitement des difformités rachitiques des membres inférieurs.

**Traitement chirurgical.** — Deux opérations efficaces sont journellement employées pour le redressement des courbures rachitiques : l'*ostéoclasie* et l'*ostéotomie*.

### Ostéoclasie.

J. Guérin, le premier, redressa en 1845 une courbure rachitique de la jambe droite chez un enfant rachitique de deux ans et trois mois.

Importée en Allemagne, cette opération fut pratiquée et recommandée par Billroth, Volkmann, Hofmokl. Elle fit de nombreux adhérents en Angleterre (Messenger-Bradley, Ormby) et en Italie (Panzeri, Medini).

Parmi les chirurgiens français qui ont adopté cette méthode, il faut citer Panas, Terrillon, Aysaguer, J. Boeckel, J. M. Reuss, Reclus, de Saint-Germain, Daniel Mollière, Robin.

L'ostéoclasie pour les courbures rachitiques peut être *manuelle*, produite par les efforts du chirurgien; soit par l'application, à l'extrémité du segment du membre que l'on veut fracturer, de poids en quantité suffisante pour déterminer la rupture des os

(*Belastungsmethode*) ; soit par des machines puissantes (*ostéoclasie mécanique, instrumentale*).

Nous avons apprécié ces méthodes et le manuel opératoire dans notre chapitre *Ostéoclasie en général*, page 100.

L'ostéoclasie *manuelle* convient dans un très grand nombre de cas, et nous l'avons pratiquée dans 260 cas avec succès. Nous donnons la préférence au procédé qui consiste à agir au sommet de la courbure en la redressant (voir p. 100 à 115).

On réussit d'ordinaire très facilement à redresser par des

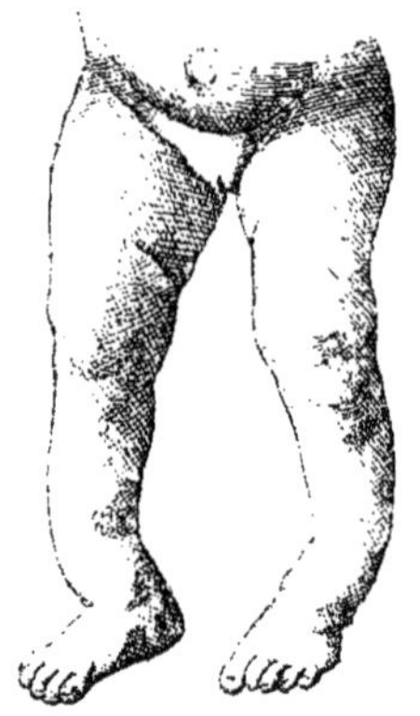

Fig. 461. — Avant l'ostéoclasie manuelle.

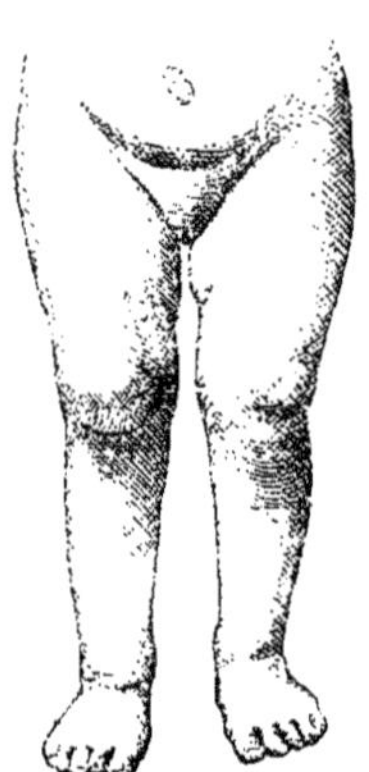

Fig. 462. — Redressement obtenu par l'ostéoclasie manuelle.

D'après des photographies de notre collection.

pressions manuelles des courbures rachitiques chez de jeunes enfants, avant la période de réparation, surtout lorsque la déformation siège au tiers inférieur.

Dans quelques cas, les os ont une très grande flexibilité, et on les redresse facilement, avec intégrité du périoste et sans produire même une simple infraction ou une fracture annoncée par des petits craquements, ou même un craquement sec qu'entendent l'opérateur et les assistants.

Dans le cas représenté dans les figures 461 et 462, nous avons produit un redressement complet avec une très grande facilité et en déployant une force modérée. Le redressement a été obtenu dans la même séance des deux côtés.

Chez les enfants au-dessus de deux ans, lorsque la période de réparation s'est effectuée, le redressement est plus difficile et ne peut être obtenu qu'à la suite d'une fracture complète.

Dans plusieurs cas, chez des enfants au-dessus de quatre ans, nous n'avons pas pu obtenir le redressement par l'ostéoclasie manuelle, et nous avons dû nous adresser à d'autres méthodes.

La méthode de *redressement par les poids* ne convient pas aux courbures rachitiques; elle présente le grand inconvénient de ne pas produire la fracture dans un point précis.

L'ostéoclasie *mécanique*, surtout avec l'appareil de Robin et

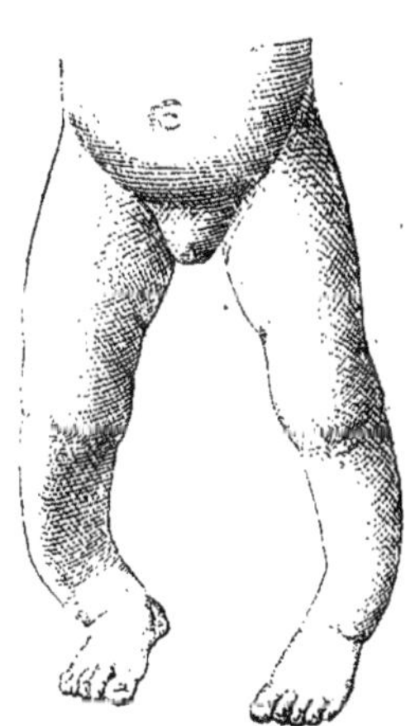

Fig. 463. — Avant l'ostéoclasie instrumentale.

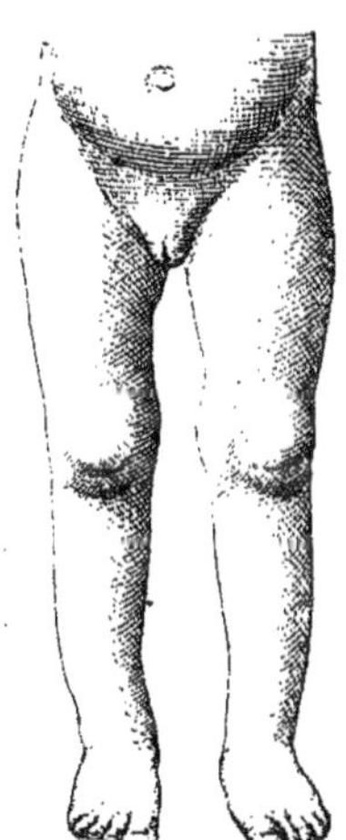

Fig. 464 — 3 mois après l'opération.

D'après des photographies de notre collection.

avec de petits ostéoclastes appropriés au volume du membre, donne de très bons résultats, et nous l'avons appliquée dans 26 cas avec succès.

Les figures 463 et 464 indiquent le résultat obtenu à la suite de l'ostéoclasie instrumentale avec l'appareil de Robin.

*Manuel opératoire. Soins consécutifs.* — L'ostéoclasie appliquée au redressement des courbures rachitiques est d'une innocuité à peu près absolue; dans aucun cas on n'a noté d'accident grave, ni de mort.

Lorsqu'il existe un genu valgum, après le redressement des os de la jambe par l'ostéotomie ou l'ostéoclasie, on doit, à l'exemple de Levrat, pratiquer une ostéoclasie sus-condylienne secondaire du fémur, afin de remettre définitivement dans leur direction physiologique les deux segments du membre inférieur.

Dans les courbures de la *diaphyse fémorale*, avec raccourcissement du membre et gêne fonctionnelle (voir fig. 448), l'ostéoclasie nous a donné d'excellents résultats.

### Ostéotomie.

J. Guérin proposa d'abord, en 1843, l'ostéotomie pour redresser des cals vicieux chez des rachitiques. En 1876, dans une communication à l'Académie de Médecine, cet orthopédiste revendique pour la France la paternité de l'ostéoclasie, appliquée au redressement des courbures rachitiques, et affirme avoir souvent appliqué l'ostéotomie à la cure des incurvations des membres inférieurs.

Meyer (de Wurtzbourg) pratiqua, le premier, en 1851, une ostéotomie pour courbure rachitique. Dans un cas, ce chirurgien fit sur le même sujet cinq ostéotomies et obtint un résultat parfait.

Langenbeck (1854) fit deux opérations semblables, et Billroth, Volkmann, Brainard (de Chicago), Nussbaum apportèrent quelques perfectionnements à cette méthode.

En 1855, l'ostéotomie dans le traitement des déviations rachitiques fut unanimement condamnée à la Société de Chirurgie.

Avec les pansements par occlusion et la méthode antiseptique, l'ostéotomie est de nouveau recommandée et appliquée avec succès. Wahl (1873), Howard Marsh (1874), Jules Bœckel (1875, 1880), Eugène Bœckel, L. Reuss, Gussenbauer (1875), Volkmann (1875), Güterbock, Schede, Albert, Murall, Mars, Messenger-Bradley, T. Jones, Barwell, Poore, Cowell, Davies Colley, Lannelongue, Tillaux, Labbé, Panas, de Saint-Germain, Campenon, recommandent l'ostéotomie dans le traitement des courbures rachitiques et publient de nombreux cas opérés avec succès.

Les procédés d'ostéotomie applicables aux déviations rachitiques sont variables.

Nous renvoyons à notre article *Ostéotomie en général* (p. 115), pour les détails du manuel opératoire et le pansement.

Deux méthodes principales peuvent être appliquées aux courbures rachittques des membres : A. l'*ostéotomie incomplète ;* B. l'*ostéotomie complète*.

A. L'*ostéotomie incomplète* peut être :

1° *Linéaire* (Langenbeck, Marsh, Barwell, Chavasse), et s'attaque soit à la face interne du tibia et en son milieu (Langenbeck), soit à son côté concave (Howard Marsh) ou convexe (Barwell), au bord interne du tibia (Chavasse) ;

2° *Cunéiforme*, *en sillon* (Wahl).

A la suite des ostéotomies incomplètes, on doit redresser le membre par ostéoclasie, soit primitivement (Volkmann, Wahl, Nepveu), soit secondairement (H. Marsh, Nussbaum, Brainard) (voir p. 114).

*B.* L'*ostéotomie complète*, surtout recommandée par J. Bœckel, est aujourd'hui presque généralement adoptée. Elle n'expose pas, en effet, comme la précédente, à des éclatements et à des esquilles pouvant produire la suppuration. Elle peut être *linéaire*, dans les cas de courbures peu marquées, ou *cunéiforme*, dans les cas d'incurvation très prononcée des os.

Quelques auteurs (Langenbeck, Marsh, J. Collier) ont proposé l'*ostéotomie linéaire sous-cutanée*, dont le centre est au milieu de la convexité de l'os.

Un ténotome est enfoncé au niveau du bord antérieur du tibia et pénètre sous la peau, le long de la face sous-cutanée de l'os, puis on le retire. Une scie d'Adams est introduite par cette ponction et poussée le long du trajet du ténotome.

Le tibia est alors scié obliquement de haut en bas et de dedans en dehors. Le degré d'obliquité de la section doit dépendre du degré de courbure et d'aplatissement de l'os.

Le péroné et le tendon d'Achille sont sectionnés de même par la méthode sous-cutanée.

Dans quelques cas particuliers, la méthode d'ostéotomie verticale d'Ollier et de Jeannel doit être recommandée (voir p. 126, 127).

Les ostéotomies incomplètes, exposant à quelques accidents, ne sont plus guère pratiquées.

L'*ostéotomie en sillon* de Wahl ne met pas à l'abri de l'ouverture du canal médullaire.

L'ostéotomie linéaire sous-cutanée ne convient qu'aux courbures à convexité antérieure.

L'ostéotomie linéaire complète, à ciel ouvert, et surtout l'ostéotomie cunéiforme sont les méthodes le plus souvent indiquées.

Dans les courbures très prononcées, plusieurs ostéotomies en divers points de l'os sont quelquefois nécessaires.

Les figures 465 et 466 indiquent les excellents résultats que nous avons obtenus par des ostéotomies cunéiformes pour courbures rachitiques des os de la jambe.

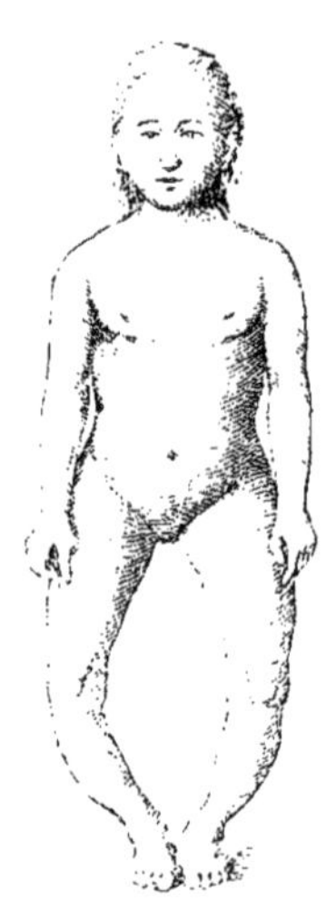

Fig. 465. — Courbures rachitiques des os de la jambe avant l'opération.

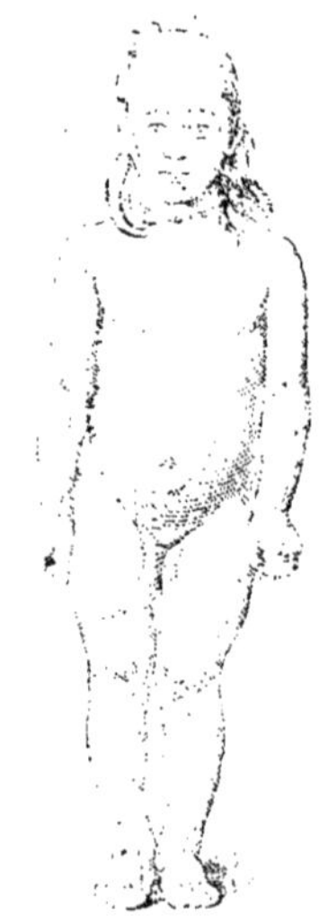

Fig. 466. — Six mois après l'opération. Ostéotomie cunéiforme pratiquée au tiers inférieur des deux jambes.

D'après des photographies de notre collection.

Dans l'ostéotomie pour courbure rachitique des os de la jambe, le péroné doit presque toujours être divisé en même temps que le tibia.

L'ostéoclasie manuelle proposée pour cet os, après ostéotomie du tibia, expose à une fracture irrégulière et à des déchirures du périoste.

Il est préférable d'attaquer d'abord le péroné par une section linéaire à ciel ouvert.

Dans ce cas, on peut diviser l'os d'un seul coup avec une pince coupante à mors affilés et légèrement recourbés (Margary, T. Piéchaud).

Dans les courbures à convexité interne et antérieure, une simple section du péroné suffit.

Dans les courbures à convexité externe, on réséquera une petite partie de cet os, 1 à 3 centimètres; on évitera ainsi le chevauchement; car la pression des deux fragments l'un sur l'autre produit, du côté du tibia, une déchirure du périoste profond et un écartement des deux fragments.

Il est préférable de ne pas placer les sections transversales du tibia et du péroné sur une même ligne.

L'ostéotomie *cunéiforme* est absolument indiquée dans les cas de déformations rachitiques accentuées; elle consiste à enlever un coin osseux du côté de la convexité, en évitant la lésion des parties molles et des vaisseaux. (Voir fig. 465 et fig. 466).

Dans les courbures antérieures, la section du tibia ne présente aucune difficulté, car l'os, saillant en lame de sabre, s'offre seul dans la plaie.

Dans les courbures à convexité externe, et surtout dans celles à convexité interne, les difficultés sont plus grandes.

Dans les courbures à convexité externe, on doit faire une large ouverture à l'aponévrose, on refoule avec des crochets les parties molles et on dégage dans une assez grande étendue la face antéro-externe de l'os. Le coin osseux à enlever aura sa base tournée en avant et en dehors et son sommet perdu sur la face interne du tibia.

Dans les courbures à convexité interne, la peau et le tissu cellulaire étant incisés, on doit se porter immédiatement en avant et en dehors sur la crête tibiale et ouvrir l'aponévrose longitudinalement près de cette crête. On agrandit la boutonnière par une deuxième incision de l'aponévrose, qui tombe perpendiculairement sur la première. On écarte ensuite les muscles avec des crochets mousses, et on incise le périoste (T. Piéchaud).

Levrat recommande le procédé suivant :

On incise la peau sur la *face interne* de l'os, à 2 millimètres environ de son bord antérieur, et on sectionne du même coup les parties molles et le périoste. Avec cet auteur, nous pensons que l'incision, ainsi reportée en dedans, est plus franche, plus sûre et la section périostique mieux amorcée. Un second trait, perpendiculaire au précédent, divise le périoste transversalement, du bord antérieur au bord interne de l'os et forme ainsi quatre lambeaux. On dénude de la même façon la face externe de l'os. Arrivé au bord externe, une sonde rigide est glissée sous la face postérieure en décollant le périoste. On procède ensuite à la résection du coin osseux. On amorce la pince-gouge par un trait de quatre à cinq millimètres de largeur, et quand toute la surface compacte est enlevée, on fait sauter au ciseau et au maillet le reste du coin. Le périoste est suturé au catgut chromique. Le péroné est divisé par l'ostéoclasie. L'appareil plâtré contentif est enlevé au trentième jour.

La ténotomie du tendon d'Achille est souvent nécessaire après l'ostéotomie, les muscles postérieurs de la cuisse, rétractés et raccourcis, opposant en général une résistance assez grande au redressement complet.

Le *pronostic* opératoire de l'ostéotomie est peu grave. Quelques cas de mort ont cependant été publiés. Ces cas de mort ne sont pas tous imputables à l'ostéotomie; quelques-uns sont dus à des maladies intercurrentes, à des fautes opératoires (ostéotomie après des tentatives rapprochées d'ostéoclasie), ou de pansement (intoxication phéniquée, Pearce Gould).

Des hémorrhagies, de la fièvre et de la suppuration ont été notées dans quelques observations.

Les résultats orthopédiques à la suite de l'ostéotomie sont excellents, et on obtient une guérison parfaite dans plus des deux tiers des cas.

Du parallèle entre l'ostéoclasie et l'ostéotomie, il ressort qu'au *point de vue de l'innocuité*, la supériorité appartient incontestablement à l'ostéoclasie.

Au *point de vue orthopédique*, la comparaison des deux méthodes est impossible, certains cas étant justiciables de l'ostéoclasie, d'autres de l'ostéotomie.

Les *indications* du traitement des courbures rachitiques peuvent se résumer de la façon suivante :

Lorsque la difformité est peu prononcée, si elle n'est pas gênante, si elle ne détermine pas d'accidents, si le rachitisme est en voie d'évolution et chez de très jeunes enfants, il faut essayer d'abord du traitement maritime, des préparations toniques et du phosphore. Un grand nombre de cas guérissent sous l'influence du traitement général seul.

Si ces moyens échouent, et si la difformité a une certaine importance, on recommandera des appareils qui réussissent surtout lorsque les lésions et déformations sont juxta-épiphysaires, et dans les difformités siégeant au tiers inférieur de la jambe.

Lorsque les déviations sont *très prononcées*, et *que les moyens précédents ont échoué*, lorsque l'axe de l'os actuel ne peut être compris dans celui de l'os arrivé à son complet développement, lorsque le rachitisme est en voie de guérison, que les douleurs ont disparu et que le travail de dentition a repris (période de réparation), on aura recours au *traitement chirurgical*.

Il ne faut pas intervenir trop tôt, ni aussi trop tard, lorsque les os sont complètement éburnés. Il est impossible de fixer, d'une façon précise, l'âge auquel doivent être pratiquées les opérations.

L'intervention chirurgicale n'est pas indiquée avant la période d'éburnation, ni dans les courbures antéro-postérieures du tibia ou du fémur, sans retentissement sur les articulations et sans gêne fonctionnelle. L'ostéoclasie ou l'ostéotomie n'aurait dans ce cas pour conséquence que de raccourcir la taille de l'individu, sans autre résultat utile.

Toute opération est encore contre-indiquée dans les courbures qui se compensent.

L'*ostéoclasie manuelle* convient surtout chez les très jeunes enfants au-dessous de quatre ans, lorsque les os ne sont pas éburnés, et, dans la clientèle hospitalière, lorsqu'on ne peut surveiller longtemps les appareils, et qu'il y a intérêt à obtenir une cure rapide.

L'ostéoclasie convient surtout aux courbures à petit rayon, à angle plus ou moins fermé.

L'*ostéoclasie mécanique* est souvent indiquée dans les cas où les os sont solides et résistent au redressement manuel. Elle doit être surtout recommandée chez les enfants lorsque les courbures ne sont pas très prononcées.

L'*ostéotomie* sera pratiquée pour les courbures latérales, pour les lésions très anciennes et éburnées des diaphyses, dans les cas où, avec une courbure très marquée du tibia, le péroné fortement incliné doit être redressé et diminué de longueur. Pour les grandes courbures à concavité interne, l'ostéoclasie et l'ostéotomie donnent à peu près les mêmes résultats. L'ostéotomie nous paraît pourtant préférable. Lorsque l'on a acquis la certitude que les os sont durs, et que les courbures sont à grand rayon, on doit tenter *d'emblée* l'ostéotomie, sans faire de tentatives d'ostéoclasie, comme l'ont conseillé quelques auteurs (Volkmann, J. Bœckel).

Dans certains cas, ces opérations ne peuvent donner un redressement complet, mais en substituant à une courbure à grand rayon deux courbures superposées, elles modifient d'une façon très favorable les conditions statiques du membre inférieur.

L'*ostéotomie verticale d'Ollier* (voir p. 116 et 126, fig. 117), pratiquée dans le but d'allonger les membres incurvés ou déviés, n'a que de rares indications.

Le traitement de l'*incurvation rachitique du col du fémur* consiste à traiter l'affection générale, à pratiquer l'extension du membre inférieur au moyen d'appareils appropriés, à surélever la semelle de la chaussure du côté qui correspond au raccourcissement. Si le raccourcissement est très marqué, on aura recours à la résection sous-trochantérienne (Hoffa).

## IX. — OSTÉITE DÉFORMANTE SYPHILITIQUE DES OS DU MEMBRE INFÉRIEUR

*Ostéomyélite syphilitique diffuse et hypertrophiante; monostéosyphilome déformant, pandiaphysaire, hypertrophiant de la syphilis héréditaire* (E. Vincent).

Les os du membre inférieur, particulièrement les os de la jambe, présentent assez fréquemment des déformations à caractères particuliers, qui paraissent sous la dépendance de *la syphilis héréditaire ou acquise* (Hutchinson, Fournier, Lannelongue, E. Vincent).

Le caractère principal de la difformité est une *hypertrophie*, un épaississement notable de l'os qui porte sur toute la diaphyse et se produit non seulement suivant l'épaisseur, mais encore suivant la longueur. Les os sont *courbés*, *aplatis latéralement*. Plusieurs os sont atteints le plus souvent symétriquement, surtout le tibia et le péroné.

Les épiphyses supérieures et inférieures sont fréquemment augmentées de volume.

Cette variété de déformation se développe chez des sujets jeunes de cinq à dix ans.

Dans trois cas, que nous avons récemment observés, le tibia, des deux côtés, présentait une courbure à convexité antérieure (fig. 467), principalement à sa partie moyenne, avec hypertrophie notable en épaisseur et en longueur, et aplatissement latéral *en fourreau de sabre* (Fournier). Le péroné, très hypertrophié et augmenté de longueur, avait pris la forme d'un arc à convexité externe; son extrémité inférieure malléolaire descendait beaucoup plus bas qu'à l'état normal. Il existait un léger degré de genu valgum.

Chez le sujet représenté figure 467, il y avait une hypertrophie

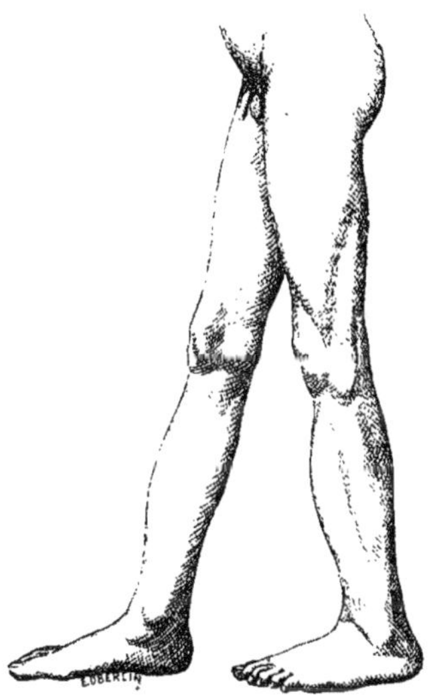

Fig. 467. — Ostéite déformante des membres inférieurs, d'après une photographie de notre collection.

très prononcée des deux radius, avec courbure en forme d'arc, à convexité externe.

Dans quelques cas, les fémurs sont augmentés de volume, avec courbure à convexité externe.

La surface de l'os est régulière, quelquefois noueuse et grenue (Lannelongue).

Des douleurs spontanées, avec exacerbations nocturnes, précèdent d'habitude le gonflement initial ou se déclarent au moment de poussées successives.

Cette affection, qui se termine par des déformations osseuses indélébiles, n'arrive jamais à la suppuration ou à la nécrose.

Le *diagnostic* présente toujours de grandes difficultés. La nature syphilitique de la déformation est très difficile à établir. Dans une de nos observations (fig. 467), la mère de l'enfant était atteinte de syphilis pendant la grossesse; le jeune malade, en dehors des déformations osseuses, présentait d'autres signes manifestes de syphilis.

L'*ostéite déformante* de Paget, dans laquelle on observe des lésions osseuses analogues, se montre chez des individus âgés, sous l'influence de causes qui ne sont pas encore bien déterminées, peut-être le rhumatisme ou la goutte.

L'*ostéomyélite insidieuse* ou *tuberculeuse*, l'*ostéomyélite centrale chronique* s'accompagnent de douleurs en des points fixes, suivies d'abcès et d'élimination de séquestres. Elles ne se rencontrent, en général, que sur un seul os.

Les *courbures rachitiques du tibia* à convexité antérieure ont quelques-uns des caractères de l'ostéite déformante syphilitique. (Voir p. 597, 598 et 602.)

*Dans le rachitisme*, les os ne sont jamais notablement hypertrophiés et augmentés de longueur; les douleurs osseuses nocturnes sont exceptionnelles.

Le *traitement* doit commencer par l'administration de l'iodure de potassium à haute dose et des préparations mixtes.

L'ostéotomie longitudinale (Ollier, E. Vincent), le creusement de tranchées longues, larges et profondes tout le long de l'os hypertrophié, conviendront dans quelques cas de déformations très marquées (E. Vincent).

On corrigera l'inégalité des membres inférieurs par les moyens habituels : semelles surélevées, etc.

Nous étudions dans les Chapitres : *Difformités dans les maladies du système nerveux*, *Contractures et Ankyloses*, *Difformités dans les fractures et luxations*, les déformations du membre inférieur se rattachant à ces affections.

---

# DIFFORMITÉS DU PIED

## X. — PIED BOT

(*Kyllopodie; Kyllose; Stréphopodie; Pes contortus; Talipes; Klumpfuss; Club foot.*)

Le nom de *pied bot*, en usage avant Ambroise Paré, a été donné à une catégorie de vices de conformation caractérisés par la déviation des différents axes autour desquels le pied exécute ses principaux mouvements.

Avec Mellet, Bouvier, Lannelongue, Thorens, E. Schwartz, nous comprendrons sous le terme, tout à fait général, de *pied bot*, une difformité des pieds consistant dans une déviation *permanente* (Bouvier), plus ou moins considérable, et telle, que le pied appuie pendant la marche sur le sol par *une autre partie* que toute l'étendue de la face plantaire.

D'après cette définition, on doit éliminer de la catégorie des pieds bots toutes les difformités *accidentelles* ou *passagères*, telles que les déviations du pied tenant à des lésions articulaires ou à des contractures musculaires.

Les *mouvements physiologiques* du pied sont extrêmement variés et se combinent de diverses façons, pendant la station et la marche.

A tous ces mouvements correspondent des déviations pathologiques. On pourrait donc, en s'appuyant sur la physiologie, établir douze à quinze variétés de pied bot (Dieffenbach, Phillips).

Pour plus de simplicité, on doit adopter la classification ancienne et ranger dans *quatre* groupes toutes les variétés du pied bot.

Le *premier groupe* comprend les cas dans lesquels la plante du pied regarde en dedans, en même temps que la pointe dirigée dans ce sens, s'abaisse un peu et se rapproche de la ligne médiane (mouvement de supination ou d'adduction). Le pied bot est dit

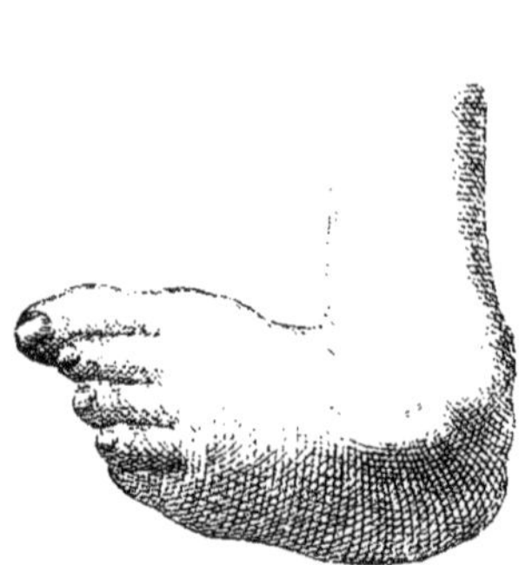

Fig. 468. — Pied varus. Vue de la face externe.

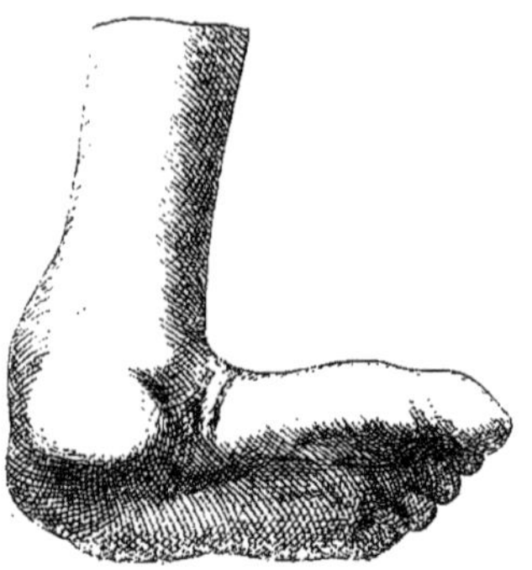

Fig. 469. — Pied bot varus. Vue de la face interne.

D'après des photographies de notre collection.

*varus* (*talipes varus*, *flexus adductus*, *inflexus*, *Klumpfuss*) (fig. 468 et 469).

Dans le *deuxième groupe*, la pointe du pied étant tournée en

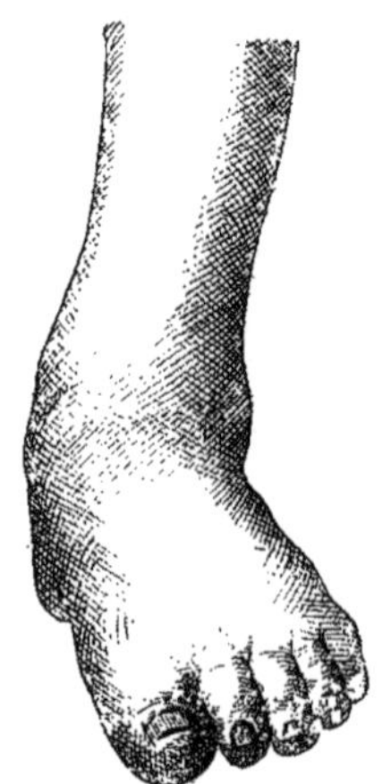

Fig. 470. — Pied bot valgus, d'après une photographie de notre collection.

dehors (mouvement de pronation ou d'abduction), le pied bot est appelé *valgus* (*talipes valgus*, *extensus abductus*) (fig. 470).

Dans le *troisième groupe*, le pied, dans l'extension forcée (flexion plantaire de certains auteurs), ne touche le sol que ar les orteils ou l'extrémité des métatarsiens ; le pied bot est dit *équin* (*talipes equinus* (*flexus*), *Spitzfuss*) (fig. 471).

Dans le *quatrième* groupe le pied est dans la flexion orsale forcée, la plante du pied regardant en avant et ne touchantle sol

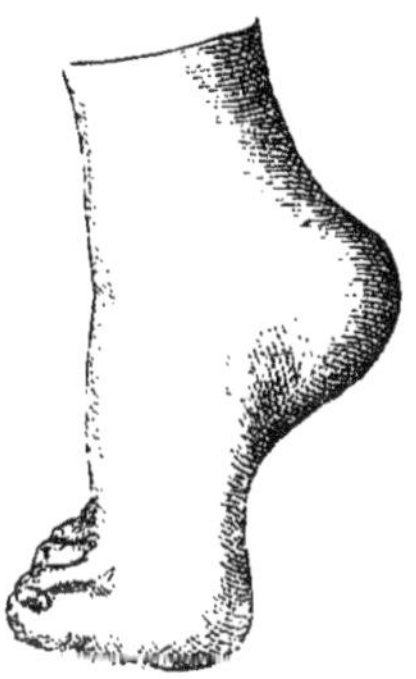

Fig. 471. — Pied bot équin, d'après une photographie de notre collecton.

que par le talon; le pied bot est dit *talus* (*talipes calaneus*, *extensus* des Allemands et des Anglais, *Hakenfuss*) (fig. 472.

Dans les deux premiers groupes, la déviation se produt dans

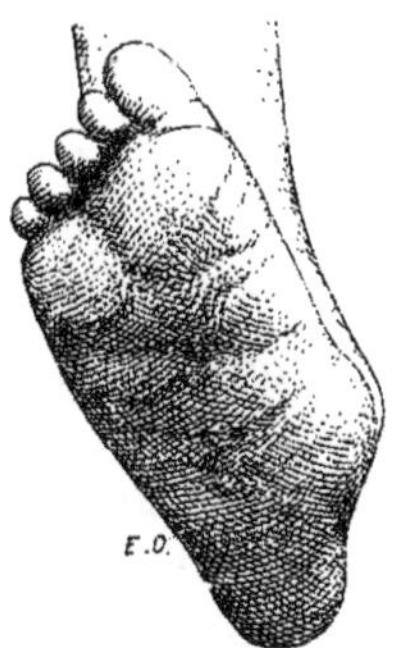

Fig. 472. — Pied bot talus, d'après une photographie de notre collecton.

l'articulation astragalo-tarsienne, autour de l'axe vertical et se combine avec la rotation en dedans ou en dehors, autour de l'axe antéro-postérieur.

Dans les deux derniers groupes, elle se fait dans l'articulation tibio-tarsienne, autour de l'axe transversal.

Cette classification a l'avantage de se prêter à la création de noms composés (*pieds bots composés*), applicables aux déviations multiples.

C'est ainsi que l'on appellera *varus équin* ou *équin varus*, *varus talus*, etc., les pieds bots comprenant les deux déviations désignées.

Lorsqu'il existe des déformations de la voûte plantaire, on les indiquera par les termes *creux* (*excavatus*) ou *plat*, suivant que la voûte est excavée ou affaissée : *Pied creux varus*, *pied creux équin*, *pied plat valgus*.

Nous citerons pour mémoire la nomenclature proposée par V. Duval et Bonnet, qui n'a pas été conservée.

Pour Duval, le pied bot en général constitue la *stréphopodie*, divisée en *stréphocatopodie* (pied équin), *stréphanopodie* (talus), *stréphendopodie* (varus), *stréphexopodie* (valgus).

Bonnet, s'appuyant sur l'anatomie et la physiologie normale et pathologique, établit deux espèces de pieds bots : le pied bot *poplité interne* et le pied bot *poplité externe*, avec différents degrés. Cette classification, basée sur le mode d'innervation des muscles, n'est pas exacte dans tous les cas (Malgaigne).

Tillaux admet que certains sujets naissent avec un pied bot très peu marqué (pied équin), et que la difformité s'accentue notablement plus tard. Il donne à cette variété le nom de *pied bot congénital à manifestations tardives*.

F. Bessel Hagen, considérant que nombre de pieds bots se sont développés à une certaine époque de la grossesse et après formation de la jambe, propose de subdiviser les pieds bots *congénitaux* en pieds bots *congénitaux primitifs* ou *idiopathiques* et en pieds bots *congénitaux secondaires* ou *symptomatiques*. Cette division, qui facilite l'étude de la pathogénie du pied bot, ne nous paraît pas avoir un grand intérêt pratique.

Avec la majorité des auteurs, nous adopterons la division ancienne en pied bot *congénital* ou existant à la naissance, et *acquis*, après la naissance, avec d'assez nombreuses subdivisions que nous indiquerons plus loin.

### FRÉQUENCE DU PIED BOT CONGÉNITAL ET DE SES VARIÉTÉS

Le pied bot congénital est une difformité fréquente.

D'après quelques statistiques récentes, on peut admettre que sur 1,000 affections chirurgicales ou difformités congénitales, il existe 4 pieds bots; 3,26 p. 1000 (Blasius); 8,3 p. 1000 (Billroth); 2 p. 1000 (Bardeleben); 4,3 p. 1000 (Bessel Hagen).

Dieffenbach admettait que, sur 800 à 1,000 hommes, il existait un cas de pied bot *congénital*.

Sur 23,932 enfants nouveau-nés, Chaussier a constaté que 132 étaient atteints de vices de conformation, et sur ces 132 sujets difformes, 35 avaient des pieds bots (1,55 p. 1000).

Sur 15,229 naissances observées à la Maternité de Paris, de 1858 à 1867, Lannelongue a trouvé 108 enfants atteints de difformités, dont 8 de pieds bots. Cet auteur admet 1 pied bot sur 1,903 naissances.

Avec Bouvier, Lannelongue signale la prédominance des pieds bots chez les enfants issus d'une union consanguine (23 fois plus que chez les autres).

Sur 13,668 naissances à terme à l'hôpital de la Charité de Berlin, Bessel Hagen a relevé 15 difformités congénitales du pied (1,1 p. 1000) réparties de la façon suivante : un cas de pied valgus talus, deux cas de valgus, dix cas de pied varus ou équin varus, unilatéraux ou bilatéraux; un cas avec pied varus d'un côté et pied valgus talus de l'autre côté; un cas avec pied varus d'un côté et pied valgus de l'autre côté.

Avec Dieffenbach, Bessel Hagen pense que l'on doit compter un cas de pied bot congénital sur 1,100 ou 1,200 sujets.

Les pieds bots *congénitaux* paraissent plus fréquents que les pieds bots *acquis*.

Tamplin, dans sa statistique de 1851, a noté 703 cas de pieds bots *congénitaux*, contre 227 pieds bots varus et 401 pieds équins *acquis*.

Sydney Roberts a observé 168 cas de pieds bots varus et 5 pieds équins *congénitaux* contre 136 cas de pieds bots varus et 87 cas de pieds équins *acquis*.

D'après les statistiques allemandes, sur 404 cas de pieds bots, on trouve 298 *congénitaux* (73,8 p. 100) et 103 cas *acquis* (26,2 p. 100).

Sur 72 cas de pieds équins, on note 3 *congénitaux* (4,2 p. 100) et 69 *acquis* (95,8 p. 100).

Sur 9 cas de pieds bots talus, on trouve 2 *congénitaux* et 7 *acquis*.

Les résultats de nos observations concordent avec les résultats des statistiques allemandes : les deux tiers des pieds bots observés sont des pieds bots *congénitaux.*

Si l'on compare, au point de vue de la fréquence, le pied bot aux autres difformités, on voit qu'on peut le placer au premier rang.

Sur 138 difformités, Chaussier a noté 37 cas de pieds bots (26,8 p. 100).

Sur 103 difformités, Lannelongue a observé 8 cas de pieds bots (7,4 p. 100).

Sur 133 difformités, Döpp (de Saint-Pétersbourg) a constaté 17 cas de difformités du pied (12,4 p. 100).

D'après la statistique de Bessel Hagen, basée sur l'examen de 89,987 sujets à la Policlinique chirurgicale royale de Berlin, on doit admettre que sur 100 difformités congénitales, il existe 11 cas de pieds bots (11,2 p. 100).

Les statistiques suivantes indiquent la fréquence *des diverses variétés* de pied bot congénitaux.

Bessel Hagen indique les proportions suivantes :

| | Allemagne | Angleterre | Amérique |
|---|---|---|---|
| Pieds bots varus et équins varus congénitaux | 86,8 p. 100 | 90,2 p. 100 | 78,9 p. 100 |
| Pieds valgus et calcanéo-valgus congénitaux | 11,2 — | 7,3 — | 16 — |
| Pieds équins congénitaux | 0,7 — | | 2,3 — |
| Pieds talus congénitaux | 1,0 — | 2,5 — | 1,4 — |
| Pieds équins valgus congénitaux | 0,3 — | | 1,4 — |

Sur 764 pieds bots congénitaux, Tamplin compte :

Varus, 688.
Varus d'un pied, valgus de l'autre, 15.
Valgus, 42.
Talus, 19.

On peut donc mettre, au point de vue de la fréquence, en première ligne le varus congénital, viennent ensuite le valgus et l'équin. Le talus est beaucoup plus rare.

Les pieds bots congénitaux sont beaucoup plus fréquents chez les *garçons* que chez les *filles.*

Sur 147 cas, Heine compte 97 garçons et 50 filles.

Sur 1,000 pieds bots, dont 574 congénitaux, Duval en a observé 624 sur des garçons, 376 sur des filles.

Sur 245 cas de pieds bots congénitaux, Bessel Hagen compte 156 garçons (63,7 p. 100) et 89 filles (36,3 p. 100).

Les pieds bots congénitaux doubles sont plus fréquents et le *pied gauche* paraît plus souvent atteint que le *pied droit.*

Sur 260 garçons traités par Duval, il y avait 137 pieds bots à droite et 123 à gauche; sur 162 filles, 71 à droite, 91 à gauche.

Sur 213 cas de pieds bots, Bessel Hagen a noté 121 cas bilatéraux et 92 unilatéraux.

Sur ces 92 pieds bots unilatéraux, 41 siégeaient à droite (19,3 p. 100), 51 siégeaient à gauche (23,9 p. 100).

Très fréquemment avec le pied bot coexistent d'autres malformations (bec-de-lièvre, sillons et amputations congénitales, absence de doigts, polydactylie, syndactylie, absence des os de la jambe et du pied).

On peut admettre que 12,1 p. 100 des enfants atteints de pieds bots congénitaux, présentent d'autres anomalies de développement.

### FRÉQUENCE DU PIED BOT ACQUIS ET DE SES DIVERSES VARIÉTÉS

Nous avons indiqué plus haut (p. 622 et 623) les statistiques de Tamplin, Sydney Roberts et Bessel Hagen, indiquant la fréquence du pied bot acquis comparé au pied bot congénital.

Le résumé de ces statistiques donne les résultats suivants :

| | | | |
|---|---|---|---|
| Pour l'*Allemagne :* | 60,6 | p. 100 | de pieds bots varus. |
| | 39,4 | — | de pieds bots équins. |
| Pour l'*Angleterre :* | 36,1 | — | de pieds bots varus. |
| | 63 | — | de pieds bots équins. |
| Pour l'*Amérique :* | 61 | — | de pieds bots varus. |
| | 39 | — | de pieds bots équins. |

Les statistiques allemandes et américaines indiquent donc que le pied bot varus équin et le varus acquis sont plus fréquents que l'équin acquis.

Sur 104 pieds bots varus ou équins varus, Bessel Hagen compte 55 *garçons* et 49 *filles.*

Sur 67 pieds équins acquis, 33 *garçons* et 34 *filles.*

Varus : *garçons*, 52,9 p. 100 ; *filles*, 47,1 p. 100.

Équins : *garçons*, 51,5 p. 100 ; *filles*, 48,5 p. 100.

D'après cela, on peut admettre que la fréquence des pieds bots varus et équins *acquis* est à peu près égale pour les garçons et pour les filles.

Sur 106 varus équins, le même auteur a trouvé : 14 bilatéraux (12,2 p. 100), 92 unilatéraux (86,8 p. 100).

Sur 69 équins : 8 bilatéraux (11,6 p. 100), 61 unilatéraux (88,4 p. 100.)

Moyenne : 87,4 p. 100 unilatéraux.

Donc environ neuf dixièmes (87,4 p. 100) des individus atteints de pieds bots acquis sont porteurs de cette difformité d'*un seul côté*.

| | |
|---|---|
| Sur 52 varus et équins varus unilatéraux . . . | 33 à droite.<br>19 à gauche. |
| Sur 19 équins unilatéraux. . . . . . . . . | 11 à droite.<br>8 à gauche. |

Donc à peu près trois cinquièmes (62 p. 100) des pieds bots acquis sont à *droite*.

D'après Bessel Hagen, sur 175 cas, 7 cas appartenaient aux formes qu'il appelle *primitives :* 4 p. 100 ; 168 aux formes *secondaires :* 96 p. 100.

Le tableau suivant, d'après Bessel Hagen, indique la fréquence de ces diverses variétés :

| | | |
|---|---|---|
| Formes *primitives* ou *traumatiques*, 7 cas (4 p. 100). | *Ostéopathiques.* 3 cas par fracture de la malléole externe ou par lésion grave de la racine du pied. . . . . . . . . . . | 3 |
| | *Arthropathiques.* 4 cas par luxation de l'astragale, ou par luxation et fracture de cet os. . . . . . . . . . . . . | 4 |
| Formes *secondaires* 168 cas. 96 p. 100 | *Intermittents.* 1 varus équin, 2 équins . | 3 |
| | *Statiques.* 3 varus équins . . . . . | 3 |
| | *Consécutifs ostéopathiques.* 11 varus équins, 1 équin. . . . . . . . | 12 |
| | *Cicatriciels.* 3 varus équins, 6 équins. | 9 |
| | *Consécutifs arthropathiques.* 9 varus équins . . . . . . . . . . . | 9 |
| | *Habituels.* 2 varus équins. . . . . | 2 |
| | *Par compensation.* 1 équin . . . . . | 1 |
| | *Par influences extérieures.* 1 varus équin, 4 équins . . . . . . . . . . | 5 |
| | *Myopathiques.* 1 varus équin, 1 équin. | 2 |
| | *Névropathiques.* 68 varus équins, 54 équins . . . . . . . . . . | 122<br>(69,7 p. 100) |

Sur ces 175 pieds bots, on compte 106 varus, 69 équins.

D'après notre statistique, près de 72 p. 100 des pieds bots *acquis* sont la conséquence de maladies du système nerveux, et le plus souvent de la paralysie infantile.

*Hérédité du pied bot.* — Comme pour beaucoup d'autres vices de conformation analogues (bec-de-lièvre, hypospadias, polydactylie, etc.), le pied bot est assez souvent héréditaire.

Geoffroy Saint-Hilaire a cité de nombreux exemples de transmission héréditaire de pied bot. Dieffenbach, Brückner, d'Ivernois, W. Adams, Little, Parker, ont observé des cas de pieds bots héréditaires. Nous avons pu recueillir plusieurs exemples d'hérédité du pied bot.

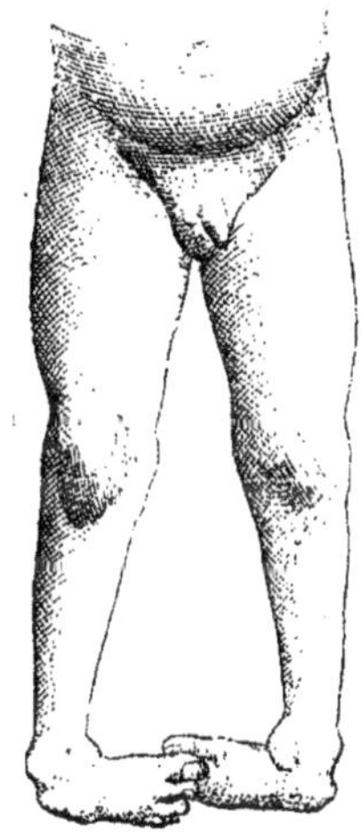

Fig. 473. — Double pied bot varus.

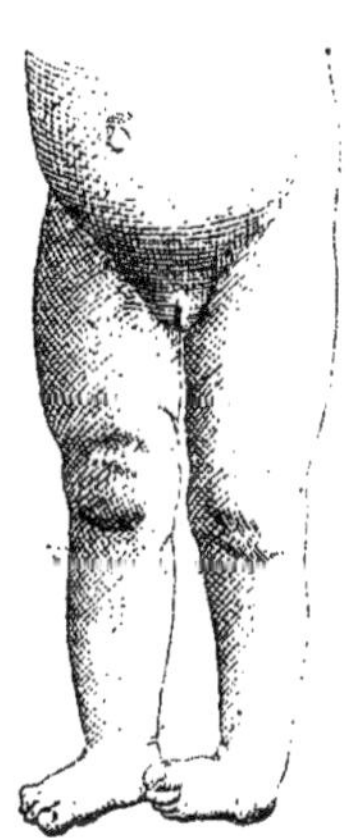

Fig. 474. — Pied bot varus gauche chez la sœur du sujet resenté dans la figure 473.

D'après des photographies de notre collection.

Dans un cas, l'hérédité s'était transmise à travers trois générations. Adams a publié, en 1855, une observation semblable.

Dans quelques cas, le pied bot se montre chez les frères ou sœurs.

La figure 473 représente un cas de double pied bot varus congénital que nous avons observé sur un jeune enfant de six ans.

La sœur de ce sujet (fig. 474), âgée de deux ans, présentait un pied bot varus gauche congénital très prononcé.

Très fréquemment avec le pied bot, coexistent d'autres difformités ou malformations (polydactylie, main bote, bec-de-lièvre, sillons congénitaux, etc.). (Voir p. 643 et fig. 495.)

### PATHOGÉNIE ET VARIÉTÉS DU PIED BOT CONGÉNITAL

Un certain nombre de théories ont été proposées pour expliquer le mode de formation du pied bot congénital.

L'étude de cette question démontre l'existence de nombreuses obscurités.

Nous résumerons aussi clairement que possible les notions que l'on possède aujourd'hui sur ce sujet.

Une seule théorie ne peut expliquer la formation de tous les pieds bots congénitaux. Dans chaque théorie on trouve quelques faits précis.

L'examen des théories nous permettra d'indiquer les diverses variétés de pied bot congénital.

1. *Théorie de la malformation primitive.* — Dans cette théorie, défendue par Meckel, Bouvier, Broca, Lannelongue, Hueter, Thorens, Meusel, on admet que le vice de conformation est lié au développement du membre, qui prend dès l'origine une direction insolite.

Il existerait, d'après quelques auteurs, un *vice originel du germe* (Broca), se traduisant par un développement anormal des os, un arrêt dans l'organisation de certaines parties de l'embryon.

D'après Hueter, le pied bot varus congénital résulte d'une *déformation* des os et des articulations qui, arrêtés dans leur développement, conservent leur forme primitive en supination.

A l'appui de cette théorie, on peut citer les examens anatomiques qui démontrent les altérations de l'astragale et de ses surfaces articulaires, tendant à placer le pied en varus (W. Adams). L'axe du col de l'astragale est placé à la naissance directement en avant, avec une obliquité considérable en dedans (Hueter, Parker, voir p. 670 et 671).

Il est à remarquer qu'on trouve cette disposition particulière du col de l'astragale chez certains animaux, les édentés, l'orang-outang, qui marchent sur le bord externe du pied et avec une forte torsion dans le voisinage de l'articulation de Chopart, dans le sens de la supination. I. Geoffroy Saint-Hilaire a le premier insisté sur les rapports intimes qui existent entre les phénomènes essentiels du processus vicieux de formation, observés dans le pied bot varus équin, et les faits connus soit dans la série ontogénétique, soit dans la série phylogénétique.

D'après Parker, la théorie de la malformation des os comme cause de pied bot congénital, ne peut être admise. Dans presque tous les cas de pied bot varus équin que cet auteur a examinés, il existe une portion exubérante de la surface articulaire de la tête de l'astragale, au niveau du côté externe du scaphoïde, et correspondant à la position occupée par cet os dans les conditions normales. On observe aussi une semblable hypertrophie sur la partie antérieure de la surface trochléenne de l'astragale, correspondant à la position que devrait occuper le tibia, si le pied n'était pas en position anormale d'extension.

Ces faits démontrent d'une façon indiscutable, d'après cet auteur, que le déplacement du pied s'est produit à une *période postérieure* au développement d'un astragale de conformation normale. Les déformations des os sont la conséquence, et non la cause des positions vicieuses du pied.

Il ajoute que, chez certains animaux, cette conformation particulière de l'astragale existe pendant toute la durée de la vie, et cependant ces animaux ne présentent pas de pieds bots.

L'hérédité du pied bot, la coïncidence de la difformité avec des anomalies dans la musculature, le déplacement des petits muscles dorsaux du pied et de certains ligaments, et d'autres malformations qui ne peuvent reconnaître pour cause une pression mécanique (spina bifida, etc.), viennent corroborer la théorie de la malformation primitive.

A l'appui de cette théorie, quelques auteurs citent l'*absence congénitale* d'autres parties du squelette (Jörg, Blumenbach), ou d'un ou de plusieurs os de la jambe, coexistant avec des pieds bots et observés sur plusieurs générations.

Nous avons, pour notre part, observé quelques cas de cette variété de pieds bots, publiés dans un travail récent.

Bouvier a signalé l'absence congénitale des orteils et des parties osseuses du pied dans plusieurs cas de pieds bots.

Dans un cas, le scaphoïde, le cuboïde et les os cunéiformes manquaient.

Cet auteur pense que, consécutivement à la malformation

osseuse, l'équilibre musculaire est rompu; suivant la prédominance de tel ou tel groupe musculaire, le varus, le valgus ou l'équin se produisent.

Schwartz a observé un cas de pied bot avec absence du scaphoïde.

Desprès a publié l'observation d'un cas de pied bot valgus avec absence du scaphoïde et des trois cunéiformes.

Dans un de nos cas de pied bot représenté dans la figure 475, il s'agissait d'un pied bot valgus prononcé, le gros orteil et le deuxième existaient seuls; le scaphoïde, le quatrième et le cinquième métatarsiens et les trois derniers orteils manquaient.

Les pieds bots coexistent très fréquemment avec les malformations congénitales de la jambe.

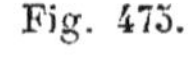

Fig. 475.

Dans les cas d'absence congénitale, partielle ou totale, du tibia (Billroth, Albert, Parona, Pauly, Parker, Ehrlich, Reverdin et Laskowsky, T. Busachi, White Henry, H. Backer, M' Laren, John Shaw, Bessel Hagen, M. Motta, Burckhardt), le pied est principalement en varus.

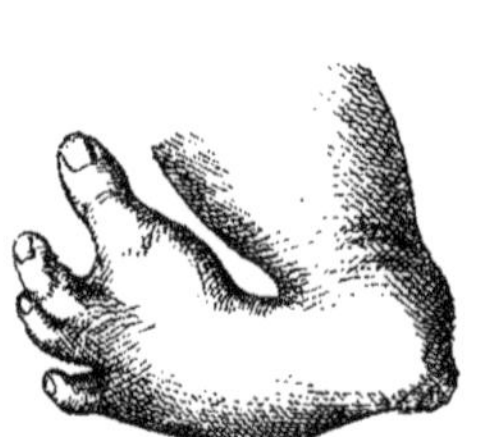

Fig. 476. — Vue antérieure.

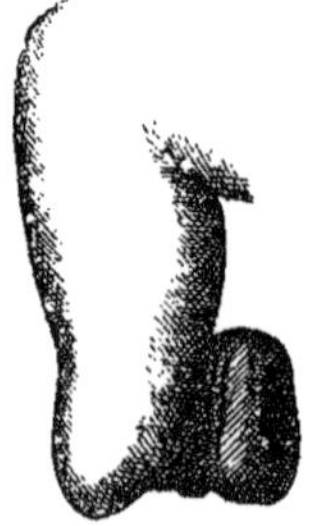

Fig. 477. — Vue latérale

La malléole interne manque, la malléole externe est déformée, souvent hypertrophiée. Il y a presque toujours coexistence d'autres difformités congénitales et de malformations ou d'absences d'autres parties du squelette (os du pied, radius, etc.).

Les figures 476 et 477, d'après Bessel Hagen, représentent un pied bot avec absence du tibia.

La figure 478 montre un cas semblable observé par Billroth.

Dans les observations d'absence congénitale totale ou partielle du péroné (Paré, Virchow, Hildemann, Duméril, V. Ammon, Vrolik, Bauer, Muralt, R.-L. Swann, Braun, Meyersohn, Ithen, Vilcoq, Albert, Little, W. Adams, Bouvier, Meusel, Burckhardt,

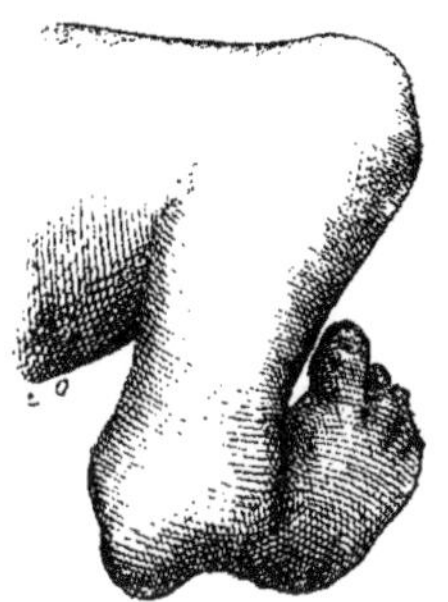

Fig. 478.

J. Ridlon, Ch. Nélaton, P. Redard), on retrouve un *type presque constant*. Le pied est presque toujours en valgus équin. Le tibia est incurvé au niveau de son tiers inférieur. Il est généralement

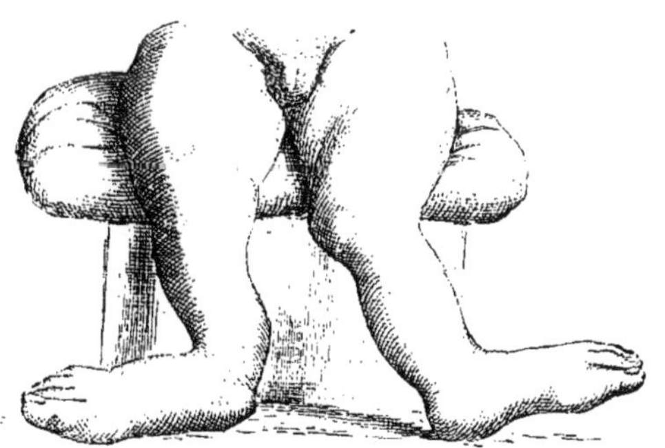

Fig. 479.

raccourci. La convexité de la courbure regarde en avant ou en dedans. Au niveau de cette convexité, on observe une dépression assez marquée de la peau qui est adhérente à l'os.

Un ou plusieurs orteils manquent, la coexistence d'autres difformités est fréquente.

Les muscles de la jambe sont atrophiés.

Cette malformation, généralement unilatérale, paraît primitive et être la cause du pied bot valgus équin.

Les figures 479 à 485 représentent des cas de pieds bots avec absence du péroné.

La figure 479 montre un cas très intéressant, publié par A. Meusel, d'un homme atteint de difformité considérable des membres inférieurs, avec pied plat valgus prononcé et absence des péronés. Cette malformation était héréditaire; le fils de cet

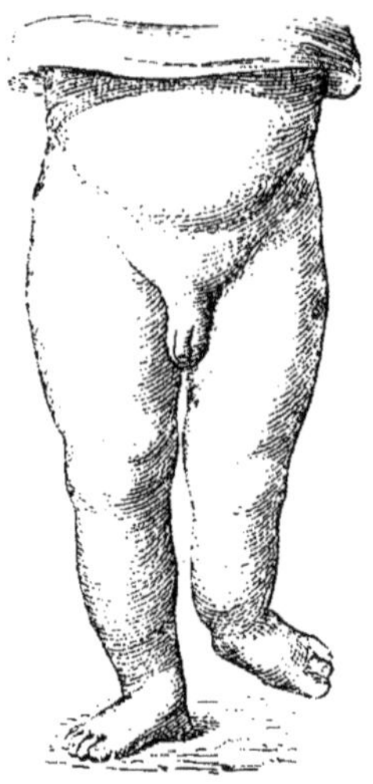

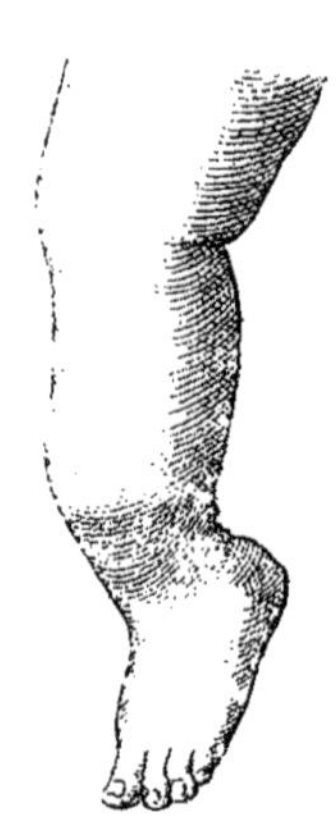

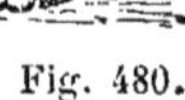

Fig. 480. Fig. 481.

D'après des photographies de notre collection.

homme, âgé de six mois, présentait la même difformité, ainsi que plusieurs de ses frères et sœurs.

Nous avons observé six cas de malformations des membres inférieurs avec pied bot.

Dans trois cas de valgus unilatéraux, avec équinisme, nous avons constaté l'absence du péroné (fig. 480 et 481).

Dans ces observations, il n'existait que trois orteils, en syndactylie dans un cas. Le tibia était raccourci, fortement incurvé et avec dépression de la peau adhérente à l'os, au tiers inférieur de la jambe.

Dans le cas représenté dans la figure 482, le tibia était notablement raccourci, en arc à concavité postérieure, avec saillie antérieure et dépression cutanée. Le *péroné était totalement absent.* Le pied était en équin, avec léger valgus, le tendon d'Achille saillant et rétracté. Il n'existait que quatre orteils, le deuxième et le troisième en syndactylie. Le malade marchait assez facilement et compensait le raccourcissement du membre en s'appuyant sur l'extrémité antérieure des métatarsiens.

Dans deux autres observations, il s'agissait de malformations extrêmement prononcées, s'étendant à tout le membre inférieur. Dans l'observation de la figure 483 et 484, les principales lésions

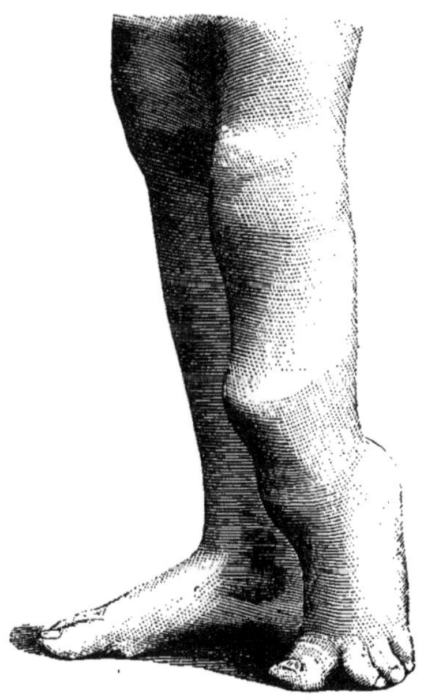

Fig. 482. — D'après une photographie de notre collection.

consistaient : du *côté gauche*, dans l'absence du péroné, courbure du tibia, pied en valgus avec trois doigts seulement; du *côté droit* dans la soudure du tibia au fémur, ou plutôt dans l'absence totale du tibia et du péroné, raccourcissement très notable, pied en valgus avec quatre doigts, le deuxième et le troisième en syndactylie. Le sujet était sourd et muet, avec une tête volumineuse; il était atteint d'hypospadias.

Chez le sujet de la figure 485, le fémur et le tibia avaient un développement rudimentaire. Le tibia présentait la déformation habituelle, notée dans toutes nos autres observations, le péroné était totalement absent. Le pied était en valgus avec trois doigts seulement.

Les difformités congénitales du membre inférieur que nous venons de signaler sont la conséquence de lésions *primitives in utero*. Le pied bot *consécutif* se forme sous l'influence de la position vicieuse du membre et des tractions du tendon d'Achille et des muscles qui produisent l'abduction ou l'adduction du pied.

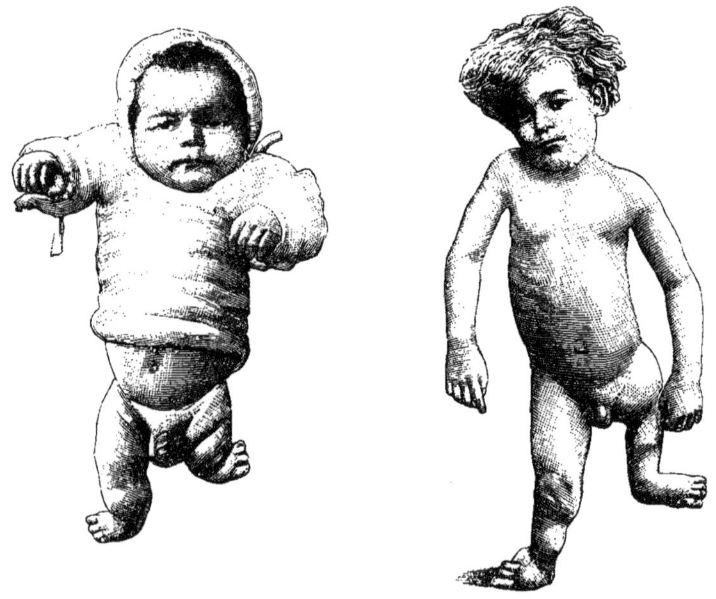

Fig. 483. — A l'âge de 4 mois. Fig. 484. — Le même sujet, à l'âge de 4 ans.
D'après des photographies de notre collection.

La pathogénie de ces malformations présente quelques obscurités. D'après certains auteurs (Braun, Ithen), la conformation anormale de la jambe succéderait à une fracture intra-utérine de ses os.

Consécutivement à cette fracture, le péroné, le pied et le membre inférieur correspondant subiraient un arrêt de développement.

La cicatrice déprimée notée au niveau des courbures du tibia, indiquerait qu'il s'est produit au moment de la fracture une plaie par un fragment osseux ou par la pression de l'utérus sur l'os infléchi à angle plus ou moins aigu.

La fracture serait la conséquence d'une atrophie, par arrêt de développement, sous la dépendance du système nerveux (Little), d'une diathèse morbide, avec ossification insuffisante (Broca), du rachitisme (Houel), d'un traumatisme (Braun, Ithen, Gurlt, Brodhurst).

Brodhurst admet le rachitisme ou un manque d'ossification, mais aussi le traumatisme.

Braun, Gurlt, à l'appui de leur théorie, font remarquer qu'il

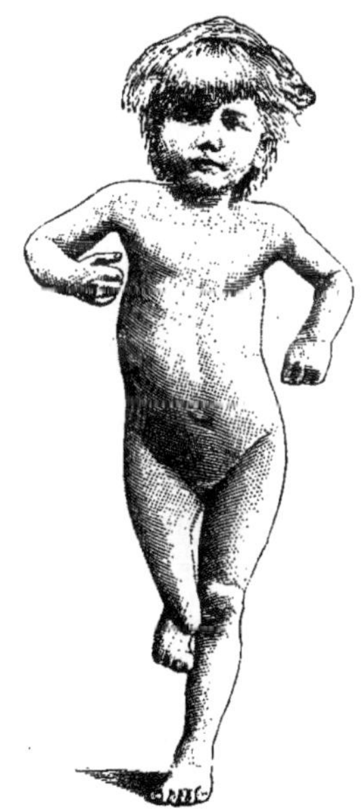

Fig. 485. — D'après une photographie de notre collection.

existe souvent des traumatismes pendant la grossesse. Ils insistent sur la signification des lésions cutanées, au niveau des courbures du tibia.

L'hypothèse d'une fracture ne peut expliquer l'absence d'un ou de plusieurs os, la coexistence d'autres malformations (bec-de-lièvre, hypospadias). Les malformations du tibia, l'absence du péroné, observées dans des cas de difformités très prononcées (fig. 483, 484 et fig. 485), absolument semblables à celles des cas simples, ne peuvent être considérées comme des conséquences de fractures ou de traumatismes pendant la vie intra-utérine.

Nous n'admettons pas non plus pour ces cas la théorie de la malformation primitive. Il s'agit, d'après nous, de vices de conformation primitifs, conséquence de la pression intra-utérine pendant les premiers mois de la grossesse (*Théorie mécanique*), ou mieux, suivant la théorie de Dareste, d'une compression exercée par une membrane amniotique trop étroite, pendant la première période de la formation de l'embryon. (Voir p. 643.)

2. *Théorie musculo-nerveuse.* — Dans cette théorie, on admet que le pied bot congénital est la conséquence d'une paralysie *in utero*, suivie de contracture et de rétraction des muscles de la jambe et du pied (Duverney, Jörg, Delpech, Béclard, Bonnet). Cette paralysie serait consécutive à une *lésion de l'encéphale*, *de la moelle* ou *des nerfs périphériques* (Rudolphi, J. Guérin, Gibb, C. Leale, Michaux, Little).

Le fait de la plus grande fréquence du varus équin semble venir à l'appui de cette théorie. On comprend en outre que pendant la vie *intra-utérine*, les os étant en grande partie cartilagineux, il suffit de la plus légère contracture musculaire, pour produire une déformation.

Contre cette théorie, on peut citer l'absence de lésions musculaires, de dégénérescence fibreuse des muscles, constatée dans un grand nombre de pieds bots congénitaux (Broca, Bouvier, Adams).

Un certain nombre de fœtus, avec lésions des centres nerveux (spina bifida, encéphalocèle, acéphalie, hydrocéphalie, vice de conformation du crâne), ne présentent pas de pieds bots (Chaussier, Parker, Lannelongue). Les observations de Michaux, Lannelongue, Adams, Sayre, ne nous paraissent pas prouver l'origine paralytique des pieds bots congénitaux.

Quant à la théorie de Bonnet, nous avons indiqué plus haut (p. 621) qu'elle ne pouvait pas être soutenue.

3. *Théorie mécanique.* — Cette théorie, très ancienne, a été défendue par Hippocrate, Galien, A. Paré, Camper, Scarpa, Palletta, Chaussier, F. Martin, Cruveilhier.

Pour Scarpa, qui peut être considéré comme le véritable fondateur de cette théorie, la difformité résulte d'une mauvaise position forcée dans l'utérus.

Palletta, Scarpa, Chaussier, Henke, admettent la compression par un utérus trop étroit.

D'après Chaussier, la pénurie des eaux de l'amnios doit être la cause essentielle de la difformité.

F. Martin admet que, dans quelques cas, il existe, à une certaine époque de la grossesse, une absence relative des eaux de l'amnios et pression directe de l'utérus sur les pieds.

D'après cet auteur, les jumeaux sont plus exposés au pied bot que les autres enfants.

Si dans l'utérus les deux pieds sont au même niveau et se touchent, il y a double pied bot. Si l'un des deux déborde l'autre, le premier seul est comprimé.

Lücke dit avoir observé trois cas de varus accentués, coïncidant avec une absence presque complète des eaux de l'amnios.

Cruveilhier, examinant la théorie de F. Martin, fait remarquer qu'il n'y a pas pied bot toutes les fois qu'il y a peu de liquide amniotique, et que, par contre, il existe souvent des pieds bots, quoique le liquide de l'amnios soit très abondant.

Cruveilhier n'a pas observé la plus grande fréquence du pied bot chez les jumeaux, ou chez les enfants très gros.

Cet auteur pense que la pression de l'utérus n'agit pas seule et qu'il faut admettre une pression mutuelle des diverses parties du fœtus. Quand il n'y a qu'un seul pied bot congénital, il existe toujours sur le pied qui est placé en avant de l'autre dans l'attitude intra-utérine. Lorsqu'il y a deux pieds bots, produits à des époques différentes, c'est celui primitivement formé qui est le plus prononcé, souvent atrophié, surtout au niveau du calcanéum. Il cite une intéressante observation à l'appui de ses conclusions. (Voir fig. 494.)

Küstner admet la théorie mécanique pour le pied bot varus, le valgus et le pied plat. K. Roser considère le pied bot équin et talus congénitaux, comme des difformités résultant de pressions mécaniques *in utero*.

Pour Parker et Shattock, le pied bot congénital reconnaît presque toujours pour cause une pression mécanique exercée sur le fœtus. Ces auteurs n'admettent qu'exceptionnellement l'influence des maladies des centres nerveux ou des déviations pathologiques affectant les os.

On peut distinguer plusieurs variétés de pied bot se produisant sous une influence mécanique *in utero*.

*A*. — États anormaux au voisinage de l'embryon. — *a*. On peut admettre que le pied bot congénital est en rapport avec les différentes positions qu'occupent les membres inférieurs pendant la grossesse. Si une cause mécanique agit à une certaine période, empêchant l'évolution des membres et maintenant les pieds dans une position vicieuse, la difformité se produit.

La gravité du pied bot est en raison directe de l'obstacle à l'évolution; la forme de la difformité dépend de la période à laquelle l'obstacle commence à agir. Cette théorie, surtout soutenue par

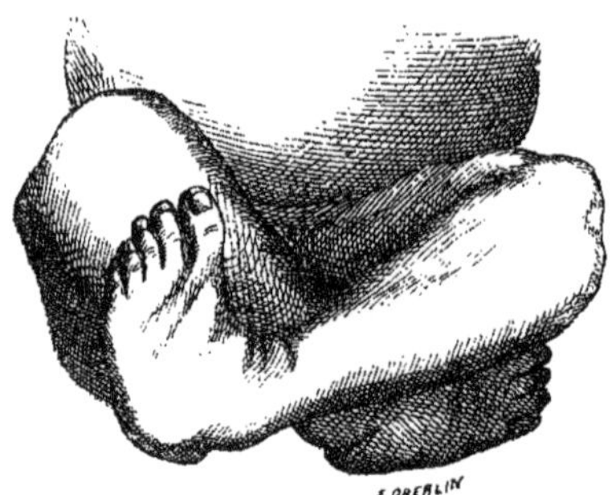


Fig. 486.

Parker, s'appuie sur l'étude de la position des membres inférieurs et sur leur évolution dans la cavité utérine.

Après le troisième mois, dès que les articulations sont formées, le fœtus a ordinairement les jambes croisées dans l'utérus, la cuisse est fortement tournée en dehors et fléchie sur le tronc; la jambe est fléchie sur la cuisse, mais incomplètement, le bord interne de la jambe touche l'abdomen (fig. 486).

Les pieds sont tournés en dedans et étendus (équin varus) (Dieffenbach, Meckel, I. Geoffroy-Saint-Hilaire). Leurs faces plantaires sont appuyées sur la paroi abdominale.

A une période plus avancée, il se produit une *rotation graduelle en dedans du membre inférieur* (Berg, Eschricht, J. Wolff), par suite de laquelle la jambe s'écarte de l'abdomen. Lorsque la rotation est complète, la face de la cuisse fléchie, qui répond aux extenseurs, est en rapport avec le corps, tandis que les bords internes des jambes fléchies sur les cuisses, se regardent. A ce moment, les plantes des pieds sont appliquées contre les parois utérines adaptées au fœtus; il en résulte une flexion, en même temps qu'une rotation du pied, telle que la plante regarde en dehors. Le pied est en talus valgus.

En résumé, dans une première période, le pied du fœtus est en varus équin ; sous l'influence de la rotation interne de la jambe, il se place, d as une deuxième période, en talus valgus, la position primitive étant modifiée et rectifiée.

D'après cela, on peut admettre que si un obstacle à l'évolution survient dans la première période de la grossesse, il y aura pro-

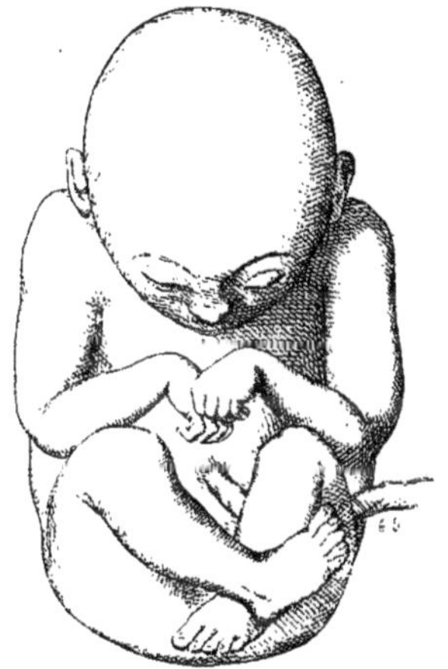
Fig. 487.

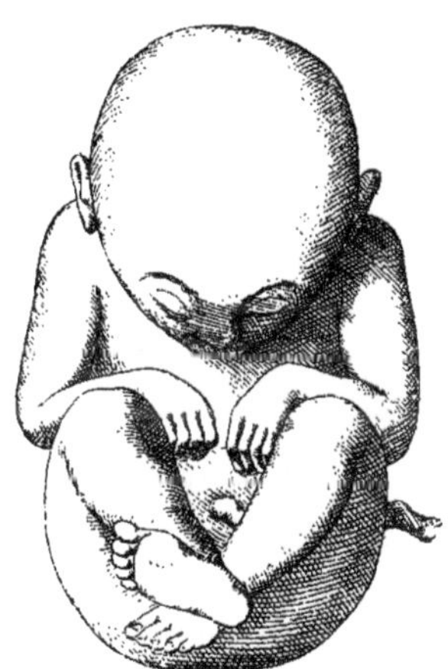
Fig. 488.

duction d'un varus équin. Si une pression agit pendant la deuxième période, il y aura production d'un talus valgus.

La pression des faces plantaires contre les parois utérines, les jambes étant dans la position verticale, favoriserait, d'après K. Roser, la production du pied plat.

A l'appui de cette théorie, on a noté que dans les cas de varus équins congénitaux, la jambe était en rotation en dehors (Berg).

On doit remarquer en outre, que les formes les plus fréquentes de pied bot, l'équin varus et le talus valgus représentent les deux positions du pied le plus souvent observées à *l'état normal* chez le fœtus. La première position s'observe au début de la grossesse, la deuxième dans la dernière période. D'après Parker, l'équin varus est plus fréquent que le talus valgus, parce que les causes qui le produisent commencent à agir plus tôt, et qu'elles sont par conséquent maintenues plus longtemps.

Le mode de position et d'entrelacement des pieds peut varier.

Les figures 487 et 488, d'après Parker, montrent des positions *normales* des membres inférieurs pendant le développement, favorisant la production des pieds bots. La position indiquée dans la

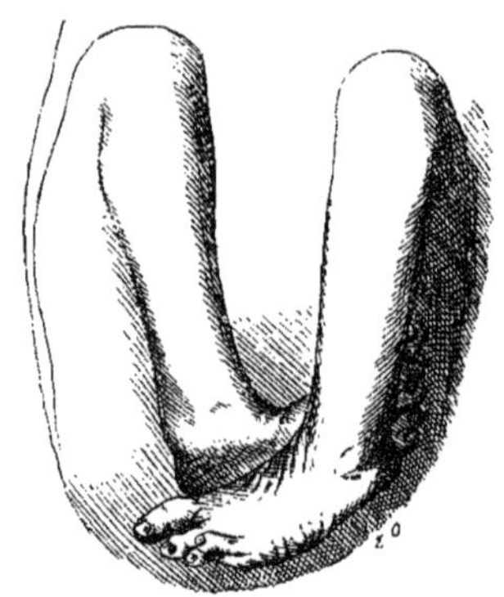

Fig. 489.

figure 488, observée dans la première période de la grossesse, fréquente dans la dernière période, prédispose au talus.

Les enfants, au moment de la naissance, conservent quelquefois la position des membres inférieurs qui existait dans l'utérus.

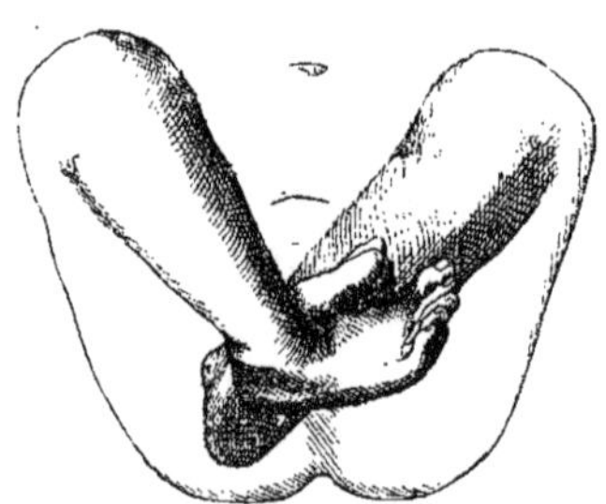

Fig. 490.

La figure 489, d'après une préparation de Saint-Mary's Museum, indique la position intra-utérine des membres inférieurs dans le double varus équin.

Si les genoux du fœtus reposent l'un sur l'autre, de telle sorte que les rotules soient dirigées contre la paroi utérine, il peut se produire un pied bot talus double.

La figure 490 représente la position des pieds observée sur un fœtus par Virchow et Bessel Hagen.

Les surfaces plantaires des deux pieds reposent partiellement l'une sur l'autre et se croisent à angle aigu. Le pied droit, rapproché de la paroi utérine, est en adduction et en supination; la pression du talon et de la plante de ce pied met le pied gauche en flexion

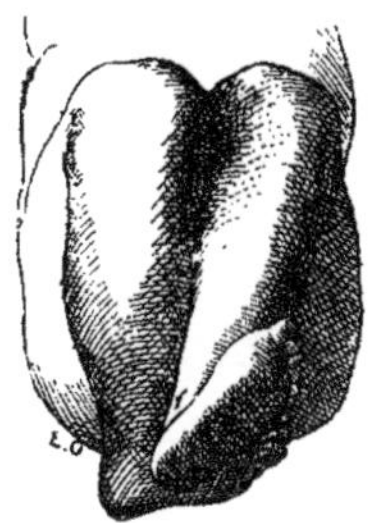

Fig. 491.

dorsale, à un tel point, que le dos du pied de ce côté est fortement appliqué contre la face antéro-externe de la jambe. Du côté droit, le pied est en varus, du côté gauche en talus valgus.

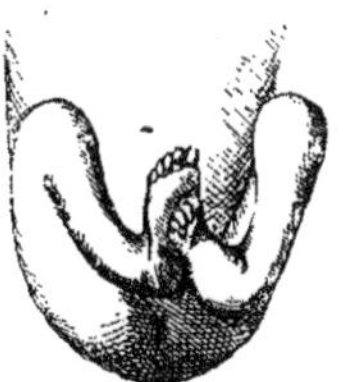

Fig. 492.

Volkmann, Lücke, Vogt, K. Roser, ont décrit d'autres positions du pied.

La figure 491 indique un mode d'entre-croisement observé par F. Licetus et Vogt.

La figure 492 montre un enlacement accidentel des pieds, les jambes étant dans une position normale.

Les pieds bots par enclavement des parties, dû à une *position anormale des jambes*, sont assez rares (Cruveilhier, Martin, Malgaigne, Volkmann, Parker).

Les figures 493 et 494 sont des exemples de positions anormales des jambes, qui ont pour conséquence la production des pieds bots.

Parker admet que, dans des cas exceptionnels, le pied bot est dû à un entrelacement accidentel des parties, indépendant d'une pression des parties voisines.

La *cause* des positions vicieuses des membres et la *nature* des obstacles gênant l'évolution des membres et produisant des

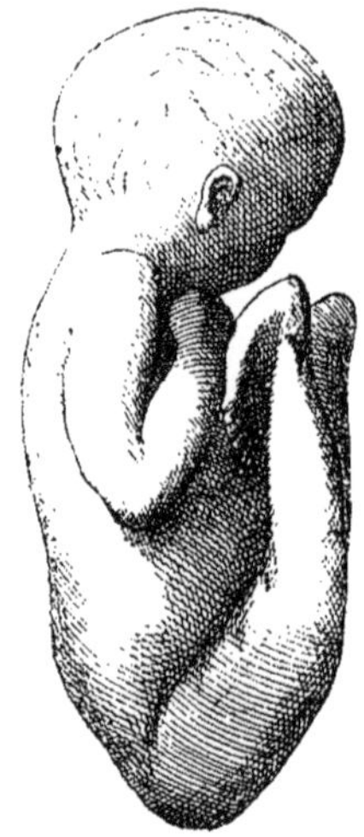

Fig. 493.

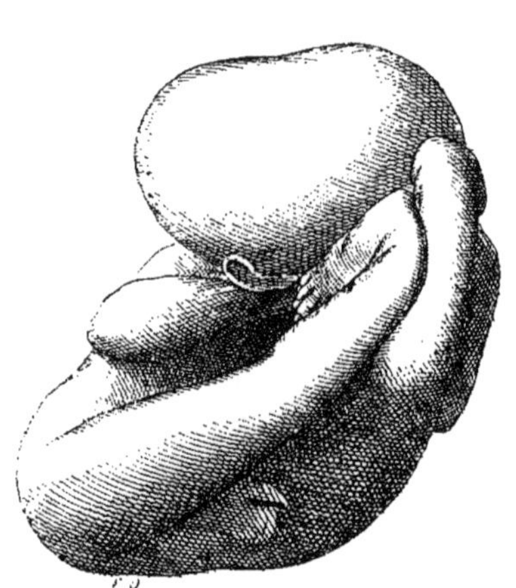

Fig. 494.

pressions anormales sur les membres inférieurs, sont en général très difficiles à reconnaître.

La position vicieuse peut dépendre de la longueur des extrémités, de la manière dont l'amnios est comprimé par d'autres parties fœtales, ou encore de positions exceptionnelles des membres inférieurs (Parker).

Avec J. Rueff, Dieffenbach, Martin, Parker, on peut admettre la diminution de capacité de la cavité utérine, par absence ou pénurie du liquide amniotique. Des anomalies dans la sécrétion du liquide amniotique résultent des compressions anormales, principalement sur les extrémités inférieures du fœtus, gênant l'évolution normale des pieds et produisant des pieds bots.

Le pied bot est souvent alors associé à des anomalies des articulations du genou et de la hanche. Dans quatre observations d'accouchement par le siège, publiées par Lonsdale, il existait un pied bot talus, accompagné d'hyperextension du genou. (Voyez aussi, fig. 392, *Genu recurvatum*, p. 538.)

*Les néoplasmes utérins, les grossesses multiples* (Mayer), *les monstruosités doubles* (Michel Heylaud, I. Geoffroy Saint-Hilaire, Blasius, Tulpius), *l'augmentation morbide du fœtus* ou d'une de

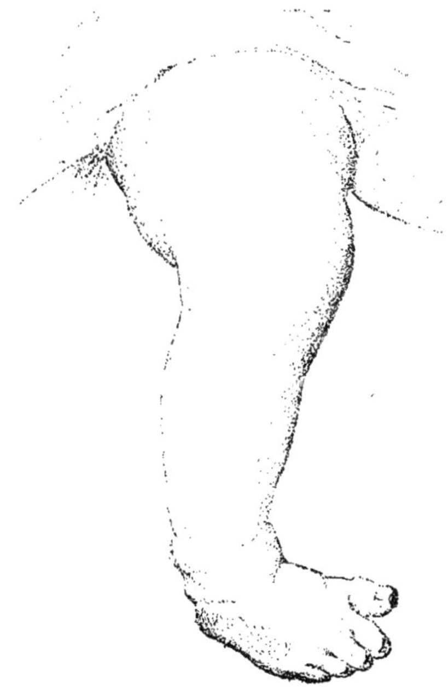

Fig. 495. — Pied bot varus congénital droit. Sillons congénitaux des doigts et de l'avant-bras droit.

ses parties, observée dans quelques cas d'hydrocéphalie, peuvent, en rétrécissant l'espace intra-utérin, favoriser la production du pied bot.

Quelques pieds bots reconnaissent pour cause l'enroulement du cordon ombilical autour du pied (Little, Parker).

*b.* Certains pieds bots sont dus à des *coalescences de l'amnios* avec la surface de l'embryon, à des *pressions et à des étranglements par des brides amniotiques*, pendant la première période de la formation de l'embryon. Ces faits concordent avec les recherches embryologiques de Coste, His, Dareste, Thomson, Hensen.

L'ingénieuse théorie des malformations, suite *des compressions exercées par une membrane amniotique* trop étroite, surtout défendue par Dareste, s'appuie sur un grand nombre de pièces probantes de cet auteur. Si l'on suppose, dit Dareste, que l'amnios, au lieu de continuer à se développer en s'éloignant de l'embryon, comme à l'état normal, reste appliqué contre lui, les membres viendront se heurter contre un obstacle qu'ils ne peuvent déplacer, et leur évolution sera nécessairement modifiée ; tantôt ils s'arrêteront dans leur développement totalement ou partiellement (ectromélie, phocomélie, hémimélie, ectrodactylie), suivant le point et le moment où se fait la compression ; tantôt ils évolueront à peu près complètement, mais en infléchissant leurs segments les uns sur les autres d'une manière anormale (pieds bots, mains botes, etc.).

La coexistence du pied bot congénital avec les éventrations, les brides amniotiques, épiploïques (Hensen), les sillons congénitaux, les amputations dites congénitales, les malformations des membres inférieurs (v. p. 628 à 634) assez fréquentes (Frickhœfer, Chelius, Karl Klotz, Parker et Shattock, Bessel Hagen) viennent à l'appui de cette théorie.

Dans une de nos observations, nous avons noté la coexistence d'un pied bot varus droit (fig. 495) avec des sillons congénitaux des doigts et de l'avant-bras droit (fig. 366, p. 481).

*B.* États morbides de l'organisme fœtal. — Les *états morbides de l'organisme fœtal*, qui gênent le pied dans sa force de résistance ou sa mobilité (*affections du squelette, rachitisme fœtal; paralysies congénitales, affections du système nerveux central hydrocéphalie, encéphalocèle, troubles circulatoires généraux ou partiels*), diminuent la force de résistance du pied et rendent efficaces des pressions mécaniques légères.

*C.* On peut admettre enfin une combinaison d'états morbides du voisinage du fœtus et d'états morbides du fœtus lui-même, par exemple chez les acéphales, les hydrocéphales.

A l'appui de la théorie mécanique, on doit citer les traces de pression, les callosités, les taches blanchâtres atrophiques et brillantes, faisant saillie aux endroits comprimés, décrites par Volkmann, Lücke, Kocher, Vogt, Banga, Parker, Conradi.

L'écrasement du pied avec subluxation, les sillons et plis cutanés, conséquence d'un entrelacement prolongé des membres, indiquent une pression mécanique subie à une certaine période de la vie intra-utérine.

L'influence mécanique sur la production du pied bot, dans les cas décrits plus haut, de tumeurs de l'abdomen, de brides, d'enroulement du cordon, etc., nous paraît évidente.

4. *Théorie de l'arrêt de développement.* — Dans cette théorie, on admet que le pied bot résulte du retard ou de l'absence de rotation en dedans de l'extrémité inférieure (voir p. 637). Cette absence de rotation, attribuée par certains auteurs à des pressions mécaniques serait due, d'après Berg, à *un arrêt de développement.*

De même que pour la théorie de la malformation primitive, on ne peut indiquer la cause initiale de l'arrêt de développement, agissant sur l'évolution des membres inférieurs et arrêtant leur évolution.

*Théorie de J. Wolff.* — D'après J. Wolff (voir p. 26, *Loi de la transformation*), toutes les variétés de pied bot, pied bot congénital ou acquis, quelle que soit leur pathogénie, pression utérine, cicatrices, paralysie, etc., seraient la conséquence de l'absence ou de l'impossibilité de *rotation en dedans du membre inférieur*, qui produit des modifications, analogues dans tous les cas, dans les conditions statiques du pied.

D'après cet auteur, le pied bot est *une accommodation fonctionnelle de l'extrémité inférieure à la rotation du pied en dedans.*

Cette ingénieuse théorie peut être adoptée pour un certain nombre de cas, mais elle ne nous paraît pas expliquer toutes les variétés de pieds bots.

En résumé, la théorie *mécanique* et la *théorie de la malformation* expliquent la production du plus grand nombre des pieds bots congénitaux.

La *cause initiale déterminante* de la difformité des pieds nous échappe dans la majorité des cas.

## PATHOGÉNIE ET ÉTIOLOGIE DU PIED BOT ACQUIS

*Formes et variétés du pied bot accidentel ou acquis.* — La pathogénie et l'étiologie du pied bot *accidentel* ou *acquis* sont mieux connues que celles du pied bot congénital.

Déjà, en 1707, Dionis signale les pieds bots, conséquence d'un traumatisme, d'une luxation, d'une arthrite, des affections douloureuses de la plante du pied, d'une affection nerveuse, d'une contraction spasmodique ou de la paralysie de certains muscles de la jambe.

Au commencement de ce siècle, on attribua à des lésions musculaires ou nerveuses la grande majorité des pieds bots acquis (Bonnet, Stromeyer).

D'après Bonnet, un grand nombre de pieds bots sont d'origine musculaire. Il distingue, les pieds bots *poplités externes* et les pieds bots *poplités internes*, sous la dépendance des muscles innervés, soit par le sciatique poplité externe, soit par le sciatique poplité interne.

Brodhurst distingue les pieds bots en *spasmodiques*, *paralytiques*, *inflammatoires*, *traumatiques*.

Hueter divise les pieds bots acquis en *traumatiques*, *cicatriciels*, *névropathiques*, *habituels*.

La classification des pieds bots acquis de Bouvier est très complète, elle comprend l'indication de presque toutes les causes, connues aujourd'hui, de cette difformité.

D'après Bouvier, la cause du pied bot accidentel peut résider « dans les *os*, les *ligaments*, les *muscles*, les *tissus morbides* ».

Il cite des exemples de pieds bots à la suite de lésions osseuses, d'arthrites, d'ulcères, de plaies. Il fait remarquer la fréquence du pied bot, primitivement musculaire, par rupture de l'équilibre musculaire (positions vicieuses, irritations de voisinage, myosites, névrites, paralysie d'origine centrale ou périphérique).

Les travaux de Broca, Duchenne, Laborde, C. Hueter, Volkmann, Rupprecht ont donné des renseignements importants sur la pathogénie et la classification des pieds bots d'origine nerveuse.

Routier, dans sa thèse sur le pied bot accidentel, a donné une classification basée sur les conditions de l'équilibre normal du pied. Cette classification est résumée dans le tableau suivant :

| CONDITIONS DE L'ÉQUILIBRE NORMAL DU PIED | CAUSES QUI LE DÉTRUISENT | |
|---|---|---|
| 1° État normal des téguments. | Cicatrices vicieuses. | |
| 2° Égale longueur des deux membres. | A. Affections articulaires. | Coxalgie. |
| | B. Affections des os. | Fractures mal consolidées, ostéites diverses de la jambe. |

| | | |
|---|---|---|
| 3° Intégrité des articulations du pied. | *A*. Tumeur blanche.<br>*B*. Carie des os du tarse.<br>*C*. Altérations des ligaments.<br>*D*. Rhumatisme chronique. | |
| 4° Équilibre parfait entre les divers groupes musculaires. | *A*. Paralysie infantile | |
| | *B*. Lésions intrinsèques des muscles. | Atrophies graisseuses.<br>Gommes.<br>Myosites simples ou suppurées. |
| | *C*. Lésions de voisinage. | Ulcères.<br>Abcès.<br>Lymphangites. |
| | *D*. Lésions de nerfs. | Contusion du sciatique.<br>Plaies des nerfs de la jambe. |
| | *E*. Attitudes vicieuses. | Professionnelles.<br>Par béquilles.<br>Par appareils inamovibles, etc. |

Vincent divise les pieds bots accidentels en :

| | |
|---|---|
| *A*. Pied bot non congénital pathologique par affection spontanée. | Nerveuse.<br>Musculaire.<br>Osseuse.<br>Articulaire. |
| *B*. Pied bot traumatique par lésion accidentelle. | Nerveuse.<br>Musculaire.<br>Osseuse.<br>Articulaire. |

Dans son excellente classification, Schwartz divise les pieds bots accidentels ou acquis en deux grands groupes :

1° Les pieds bots *non musculaires* (*faux pieds bots*).

2° Les pieds bots *musculaires*.

La première catégorie comprend :

| | | |
|---|---|---|
| Les pieds bots *cicatriciels*. | Par raccourcissement des parties molles avec ou sans les muscles. | Plaies.<br>Brûlures. |
| — *arthropathiques*. | Lésions articulaires traumatiques. | Luxations simples, compliquées ou non réduites. |
| | Arthrites | » |
| — *ostéopathiques* | Lésions osseuses traumatiques. | Fractures. |
| | Diverses formes d'ostéite. | |

Dans tous ces cas, on peut observer une rétraction musculaire secondaire.

La deuxième catégorie (*pieds bots musculaires*) comprend :

| | | | | |
|---|---|---|---|---|
| Contracture et rétraction primitive, action directe sur le muscle ou altération du tissu musculaire. | | | | Contusions et blessures des muscles. Myosites. |
| Contracture et rétraction secondaire. | Par raccourcissement des muscles. | | Raccourcissement du membre. | Coxalgie. Fractures. |
| | | | Attitudes habituelles. | Plaies du pied. |
| | | | Attitudes forcées. | Position vicieuse du pied. |
| | Par lésions de voisinage. | | | Phlegmons. Abcès. Lymphangite. Ulcères, etc. |
| | Par lésions du système nerveux. | Central. | Contracture simple ou greffée sur un muscle paralysé. | Convulsions de l'enfance. Lésions du cerveau et de la moelle. Névroses. (Hystérie.) |
| | | | Contracture par paralysie des antagonistes. | Paralysie infantile Paralysie chez l'adulte avec ou sans paralysie des muscles. |
| | | Périphérique. | Contracture | Lésions incomplètes des nerfs. |
| | | | Paralysie. | Sections. Plaies complètes des nerfs. |

Les pieds bots par position vicieuse du pied, phlegmons, etc., ceux à la suite de convulsions, de certaines lésions du cerveau, des névroses, et aussi les pieds bots par *sections incomplètes* des nerfs sont dits : *Pieds bots par contraction et rétraction.*

Les pieds bots par paralysies diverses, par sections complètes des nerfs sont dits : *Pieds bots paralytiques.*

Bessel Hagen distingue deux grands groupes de pieds bots acquis :

1° Les formes *primitives*, dans lesquelles le pied bot se développe immédiatement après des lésions traumatiques des os ou des articulations ;

2° Les formes *secondaires*, dans lesquelles le pied bot ne succède pas immédiatement aux lésions primitives et ne se montre qu'à une période plus ou moins éloignée.

Dans les formes *primitives* se trouvent les pieds bots *traumatiques*, succédant à des fractures de la malléole externe ou des os de la racine du pied (*Forme ostéopathique primitive*), à des luxations des articulations tibio-tarsiennes du pied (luxations de l'astragale, de l'articulation de Chopart). (*Forme arthropathique primitive.*)

Les formes *secondaires* comprennent de nombreuses divisions :

Formes *intermittentes*, s'observant dans les paralysies spinales ou cérébrales, spasmodiques, les scléroses, l'hystérie, la tétanie, le béribéri, la malaria, l'ergotisme.

Formes *persistantes*, dans lesquelles on distingue :

A. Les pieds bots persistants, à la suite d'un état anormal des os de la jambe.

B. Les pieds bots persistants, à la suite de raccourcissement des parties molles.

Dans le premier groupe se trouve :

1° Le pied bot *statique*, à la suite d'incurvation et de position vicieuse des os de la jambe ; à la suite de rachitisme, d'ostéomyélite ;

2° Le pied bot secondaire *ostéopathique*, à la suite de déformations des os de la jambe et de positions vicieuses du pied, observées dans les fractures mal consolidées des malléoles ; à la suite de courbures rachitiques ; à la suite d'inégalité de longueur des os de la jambe, par lésions des épiphyses du tibia ou du péroné.

Dans le second groupe se trouve :

1° Le pied bot *cicatriciel*, à la suite de lésions des parties molles, brûlures, abcès, phlegmons ;

2° Le pied bot secondaire *arthropathique* par maladies articulaires, arthrites rhumatismales, fongueuses, tabétiques, etc., carie des os du tarse.

3° Le pied bot secondaire *myogène*. Dans les pieds bots myogènes, on distingue :

*a*. Ceux qui succèdent à un raccourcissement *actif primitif* des muscles. Au début, les sujets placent *volontairement* leur membre dans une position vicieuse ; la contracture définitive ne se produit qu'au bout d'un certain temps. Ces pieds bots succèdent à des positions vicieuses prises par habitude, observées principalement chez les enfants, ou pour éviter les douleurs dans les affections de la plante du pied, les abcès, phlegmons, périphlébites, lymphangites de la région de la jambe ou tibio-tarsienne.

Dans quelques cas, la position vicieuse du pied est prise dans le but de *compenser* le raccourcissement de certaines fractures de la jambe, des coxalgies, des lésions du genou avec flexion et contracture, des difformités congénitales du membre inférieur.

*b.* Ceux qui succèdent à un raccourcissement *secondaire actif ou passif* des muscles.

Cette catégorie de pieds bots comprend :

1° Les pieds bots qui sont la conséquence d'une position vicieuse prise *involontairement* et fixée ensuite par des raccourcissements musculaires correspondants.

Ces pieds bots s'observent après l'ostéotomie, le redressement d'une courbure très prononcée de la jambe ; après l'application d'un appareil plâtré dans une mauvaise position; après des maladies débilitantes d'une certaine durée dans lesquelles le pied prend la direction que lui donne son poids et la pression des couvertures.

2° Les pieds bots *myopathiques*, à la suite de lésions des muscles de la jambe : contusions, myosites, pseudo-hypertrophie, etc.

3° Les pieds bots *névropathiques permanents*, à la suite de maladies nerveuses primitives, centrales ou périphériques, produisant soit des *spasmes*, soit de la *paralysie* des muscles moteurs de la jambe et du pied.

Dans la méningite, la myélite à une période avancée, dans quelques formes de sclérose latérale amyotrophique, dans la paralysie spinale ou cérébrale spasmodique, dans la syringomyélie, dans l'hystérie, dans la tétanie, les pieds bots sont la conséquence de *spasmes* ou de *spasmes avec parésie* des muscles de la jambe.

Les pieds bots par paralysies musculaires s'observent à la suite de lésions périphériques du nerf sciatique ou du nerf péronier; à la suite de lésions centrales diverses, tumeurs cérébrales, foyers hémorrhagiques ou de ramollissement, myélites diverses, par compression, etc., poliomyélite antérieure des enfants et de l'adulte, méningite spinale chronique ; à la suite de la paralysie musculaire progressive, des paralysies hystériques, des paralysies réflexes après traumatismes de la jambe, des paralysies saturnines générales, des paralysies par intoxication.

L'exposé des classifications proposées par les différents auteurs nous a permis de signaler toutes les variétés de pied bot accidentel.

Ces classifications, quelque ingénieuses qu'elles soient, n'offrent pas une précision absolue. La plupart des pieds bots acquis sont en effet compliqués par la lésion de différents tissus ou systèmes (lésions musculaires, nerveuses): ils sont très souvent dus à des causes assez éloignées de la région de la jambe et du pied.

Devant cette difficulté des classifications, nous préférons indiquer par groupes les divers cas de pieds bots acquis, signalant les particularités et les lésions observées dans chaque variété.

Nous insisterons particulièrement sur les pieds bots d'origine nerveuse, rencontrés si fréquemment dans la pratique.

PIED BOT PAR LÉSIONS DES PARTIES MOLLES DU PIED ET DE LA JAMBE. — Le pied bot (*pied bot cicatriciel)*, survenant à la suite de plaie, de brûlure, d'abcès des parties molles de la racine du pied, de la région tibio-tarsienne et de la jambe, à la suite d'hyperplasie du tissu conjonctif du mollet (scorbut), se produit par un mécanisme très simple, par la rétraction cicatricielle.

La déviation du pied et son époque d'apparition sont subordonnées au siège de la lésion primitive et à son degré. Le talus et l'équin sont le plus fréquemment observés.

On peut, au début, s'opposer à la production de la difformité, par une bonne position donnée au membre ; plus tard, la cure devient difficile, et l'on doit employer les divers traitements indiqués plus loin.

Lorsque le pied bot cicatriciel est ancien, il se complique de déformations secondaires, de rétractions des tissus profonds, et particulièrement du tissu musculaire.

Le pied bot peut succéder à une lésion du tissu musculaire ou aponévrotique de la région de la jambe (*Pieds bots myopathiques*). A la contracture primitive succède la rétraction définitive. Les pieds bots ont été observés à la suite de contusions ou de blessures des muscles du mollet, à la suite de lymphangite de la jambe (Terrillon), d'abcès tuberculeux (Duval, Adams), d'abcès phlegmoneux (Duval), de gomme syphilitique (Routier), d'abcès ossifluents (Lannelongue), d'ulcères variqueux (Morgan, Vance, Terrillon) produisant de la myosite par propagation de l'inflammation.

Verneuil a récemment attiré l'attention sur les pieds bots équins avec contracture des fléchisseurs qui sont la conséquence de *phlébites*, de *phlegmatia alba dolens* (*pieds bots phlébitiques*) du membre inférieur.

Dans ces cas, l'inflammation veineuse se propage par les veinules intramusculaires et atteint les fibres striées et les filets nerveux

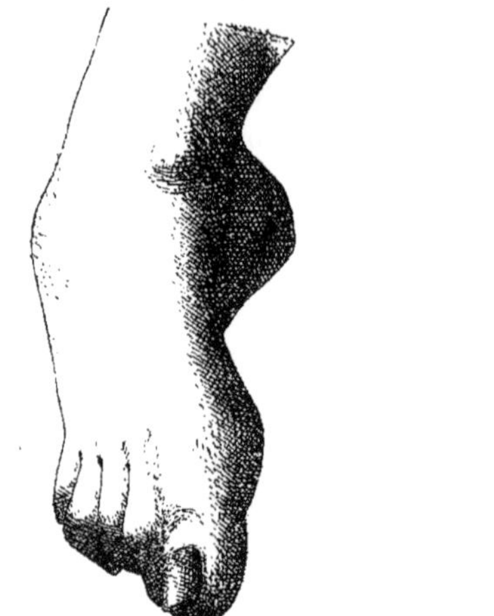

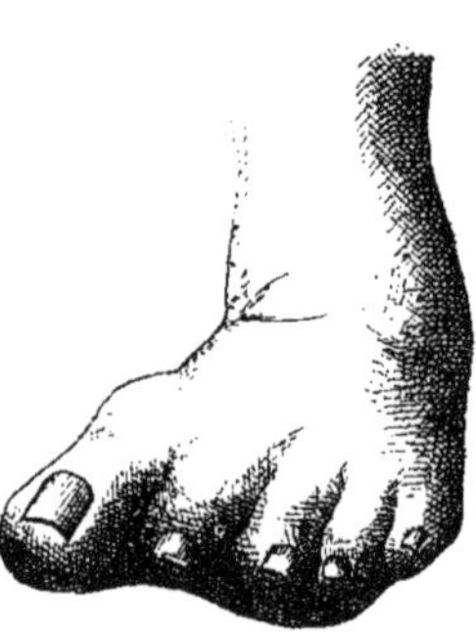

Fig. 496 et 497. — Pieds bots phlébitiques, d'après Verneuil et Paulin. Obs. I.

intramusculaires des muscles de la région postérieure de la jambe.

J. Paulin cite dans sa thèse (1890) plusieurs exemples de cette variété de pied bot.

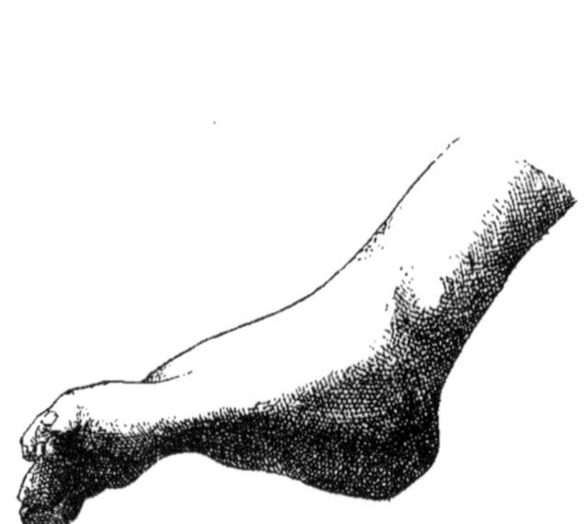

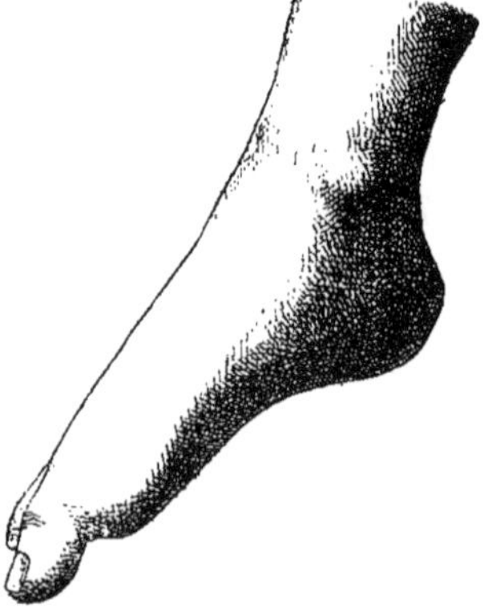

Fig. 498 et 499. — Pieds bots phlébitiques, d'après Verneuil et Paulin. Ob. II.

Il décrit la forme en griffe caractéristique du pied (fig. 496, 497, 498 et 499) et insiste sur la surveillance destinée à prévenir ces difformités : immobilisation ou redressement dans une gouttière ouatée ou plâtrée.

Pied bot par lésions des os et des articulations du pied et de la jambe. — *Pied bot ostéopathique et arthropathique.* — Nous ne ferons que signaler ici les pieds bots décrits par quelques auteurs à la suite de traumatismes des os et des articulations du pied et des os de la jambe. Les déformations du pied peuvent se produire immédiatement après l'accident ou secondairement. Dans ce dernier cas, la variété du déplacement des os ou des articulations et le poids du corps sont les principaux éléments qui engendrent la difformité du pied.

La variété de pied bot observée et son traitement présentent des particularités spéciales, que l'on ne retrouve pas dans le pied bot proprement dit. Nous les étudions dans le Chapitre *Fractures* et *Luxations.*

Les déformations du pied, à la suite d'ostéites, de caries, de tuberculoses, d'arthrites tuberculeuses, rhumatismales, de résection des os du tarse ou de la région du pied ou tibio-tarsienne, ne doivent pas de même être décrites avec les pieds bots. L'équin et le varus sont les formes le plus souvent observées.

Ces difformités sont habituellement la conséquence d'un défaut de surveillance dans le traitement.

Dans quelques formes d'ostéites, ou à la suite de lésions chirurgicales ou traumatiques des épiphyses du tibia ou de leur voisinage, cet os croît en longueur ; le péroné ne le suit pas dans son développement. Dans ces cas le pied se luxe en dehors, et on observe un pied bot valgus. Quand la lésion épiphysaire siège sur le péroné, l'inverse se produit, le péroné luxe le pied en dedans, et on observe un varus (Poncet (de Lyon), Gurlt, de Montmollin, Langenbeck, von Bergmann).

Les courbures rachitiques de la jambe agissent quelquefois dans le même sens que les lésions précédentes.

Le traitement dans ces cas consiste à diminuer, par une intervention raisonnée, la longueur de l'os le plus long.

Les pieds bots dits *statiques* sont à rapprocher de la forme précédente. Ces pieds bots se produisent sous l'influence de la pression du poids du corps, la jambe et la cuisse étant dans une position anormale, en abduction ou en adduction, comme on l'observe dans le genu valgum ou varum, à la suite de rachitisme, d'ostéomyélite.

Dans la coxalgie, le pied bot, le plus souvent équin, est dû à l'attitude vicieuse prise par le malade, conséquence du raccourcissement, et aussi aux atrophies musculaires presque constantes.

Lorsque l'affection est ancienne, il existe de la rétraction musculaire qui aggrave et maintient la difformité.

Chez certains malades ayant gardé pendant longtemps le décubitus dorsal, les pieds soumis à l'action de la pesanteur et au poids des couvertures, se placent en extension et en adduction, et on voit se produire un équin varus, qui peut être définitif.

L'immobilité prolongée dans une mauvaise attitude, dans un appareil inamovible, etc., s'accompagne quelquefois de semblables lésions.

Pieds bots sous la dépendance de lésions du système nerveux. — Quelques pieds bots se produisent d'une façon intermittente ou transitoire. Certains *spasmes* des muscles de la jambe peuvent s'observer dans la position debout ou pendant la marche, et disparaître ensuite dans la position assise ou couchée (Stromeyer, Dieffenbach, Romberg, Brodhurst).

Dans la paralysie cérébrale et spinale spasmodique (Little, Erb, Rupprecht), dans la paralysie dite spasmodique congénitale, dans la première période de la sclérose latérale amyotrophique, dans la myélite circonscrite, dans la myélite par compression, dans la sclérose à foyers multiples du cerveau et de la moelle, dans quelques affections cérébrales avec phénomènes d'irritation, dans l'hystérie (Charcot, Billroth), dans certaines intoxications, le paludisme, la tétanie, le béribéri (Dewitt), le saturnisme, l'alcoolisme, l'ergotisme (Heusinger), les pieds bots intermittents s'observent assez fréquemment.

La difformité peut devenir permanente et s'accompagner d'atrophie marquée, ainsi qu'on l'a observé dans l'hystérie et le paludisme.

Les formes de pied bot le plus souvent observées dans ces cas sont l'équin et le varus équin.

Les *affections nerveuses, cérébrales ou médullaires*, donnant de la paralysie ou de la contracture par excitation des muscles de la jambe, peuvent produire des pieds bots (*pieds bots paralytiques*). C'est dans cette classe que rentre la plus grande partie des pieds bots acquis, ceux de la première enfance principalement. (Voir Chapitre *Difformités dans les maladies du système nerveux*.)

Les *lésions traumatiques* de la moelle sont souvent suivies de déformations paralytiques des pieds.

Les figures 500, 501, 502, 503, de Schreiber, représentent les déformations caractéristiques des deux pieds à la suite d'une lésion traumatique de la colonne vertébrale, datant de plusieurs années.

Les foyers hémorrhagiques ou de ramollissement du cerveau, les poliomyélites antérieures, la paralysie spinale infantile, la paralysie spinale aiguë de l'adulte, la paralysie spinale de l'adulte, à marche subaiguë ou chronique, la myélite par compression, le

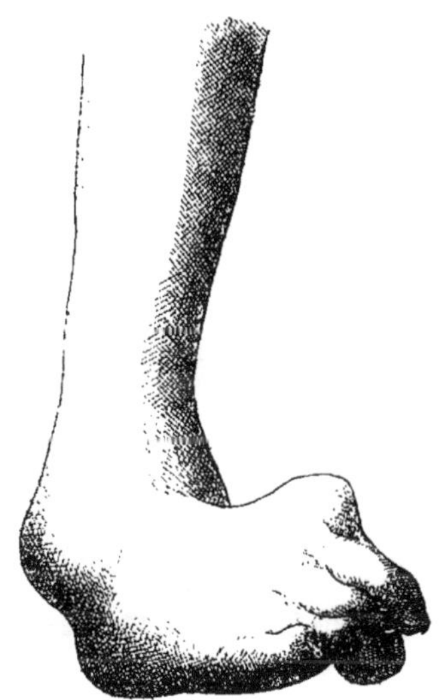

Fig. 500. — Pied droit.

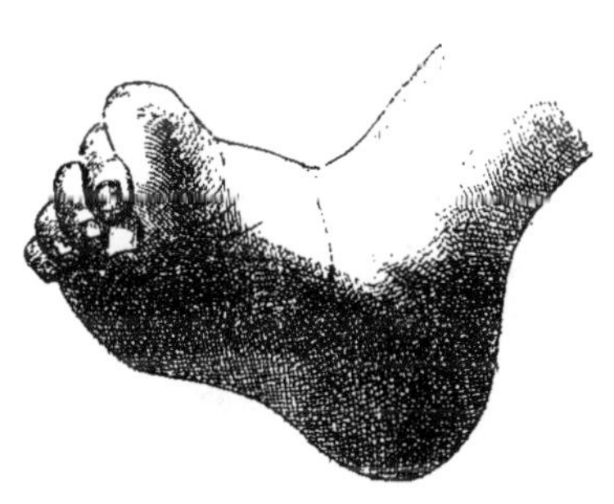

Fig. 501. — Pied droit. Vue des faces plantaire et interne.

Pieds bots à la suite de lésion traumatique de la colonne vertébrale, d'après Schreiber.

spina bifida, les convulsions à la suite d'éruption dentaire, s'accompagnent souvent de pieds bots.

Dans les *spina bifida* que nous avons observés, nous avons presque toujours trouvé des pieds bots paralytiques ou par contracture, en rapport avec les lésions médullaires.

Exceptionnellement, les sujets atteints de spina bifida, présentent des pieds bots qui sont indépendants de cette affection et dus à des positions vicieuses ou à un manque d'espace dans l'utérus (J. Wilson).

Les formes de pieds bots paralytiques le plus souvent observées sont l'équin, le varus et le valgus.

L'équin varus, avec prédominance de l'équin, est très fréquent; le talus est rare.

Ces formes de pieds bots sont en rapport avec les lésions des groupes musculaires atteints le plus souvent par la paralysie. Le groupe antéro-externe des muscles de la jambe et parmi ces muscles l'extenseur commun des orteils, le jambier antérieur, les péroniers latéraux sont le plus souvent frappés.

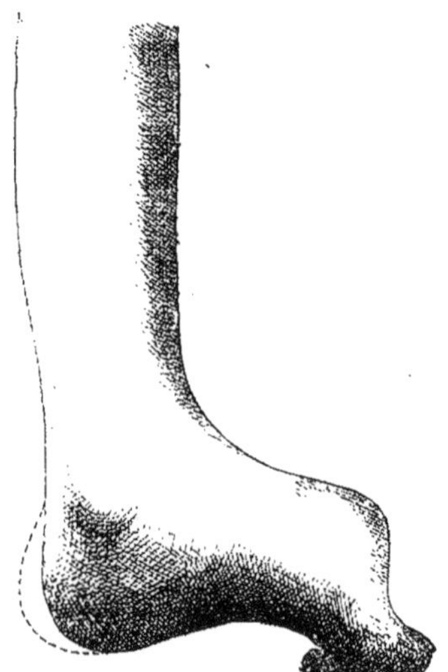

Fig. 502. — Pied gauche.

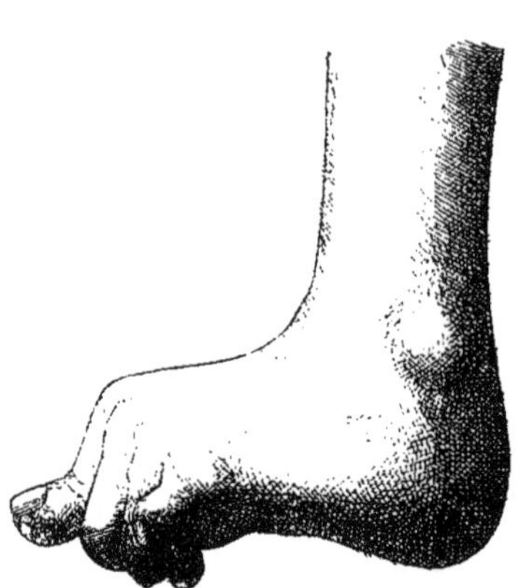

Fig. 503. — Pied gauche. Vue des faces dorsale et externe.

Pieds bots à la suite de lésion traumatique de la colonne vertébrale, d'après Schreiber.

*La paralysie spinale infantile* est la cause la plus fréquente du pied bot accidentel.

D'après Adams, les quatre cinquièmes des pieds bots acquis sont dus à la paralysie infantile (Adams).

D'après de Saint-Germain et Dubreuil, huit fois sur dix le pied bot accidentel est la conséquence de la paralysie infantile.

Sur 100 cas de pieds bots accidentels observés dans notre service du Dispensaire, nous relevons 56 cas de pieds bots, consécutifs à la paralysie infantile.

Le triceps est rarement atteint. Duchenne (de Boulogne) fait remarquer que les paralysies atrophiques partielles des muscles de la jambe sont en général plus graves que la destruction en masse des muscles du pied.

Lorsque les muscles sont frappés de paralysie, le pied n'est plus maintenu et n'est relié à la jambe que par les ligaments (*pied ballant*). Cette difformité ne doit pas être confondue avec le pied bot paralytique, dans lequel certains groupes musculaires étant seuls paralysés, le pied est entraîné de côté.

Le *mécanisme* suivant lequel se produisent ces déformations est intéressant à connaître.

On admet généralement que l'atrophie ayant supprimé un certain nombre des muscles, le *tonus* des antagonistes n'a plus de contre-poids, et ces muscles entrent en contraction permanente (Delpech, Duchenne de Boulogne).

Lorsque la lésion est ancienne, les déformations sont fixées par la transformation de la fibre musculaire en tissu fibreux, par des brides, des rétractions et indurations des tissus fibreux périarticulaires. Ces brides, ces indurations et rétractions ne sont pas, d'après Blocq, de nature inflammatoire, mais dues à des ruptures de fibrilles tendineuses amenées par les tiraillements des muscles raccourcis et à la rétraction cicatricielle des fibrilles. Cet auteur admet comme prédisposition « une fragilité par trouble trophique du tendon ».

Par le même mécanisme, on peut observer des troubles trophiques de la peau, qui se rétracte et forme des replis indurés et résistants, s'opposant à la correction des attitudes vicieuses.

D'après certains auteurs, cette interprétation si simple ne s'appliquerait qu'à quelques cas.

Pour C. Hueter, la position que prend le pied paralysé est due à des *influences mécaniques*, auxquelles se trouve soumis le membre privé de sa force musculaire.

Dans le décubitus dorsal, ou lorsque l'extrémité paralysée est pendante, le pied, sous l'*influence de la pesanteur*, est d'abord entraîné par son propre poids dans l'attitude de l'équin varus.

Cette attitude vicieuse devient permanente, les parties molles s'étant raccourcies du côté de la concavité, et allongées dans le sens de la convexité (en avant).

L'appareil ligamenteux s'adapte à son tour à la nouvelle position du pied ; les os et les cartilages se modifient suivant les deux lois suivantes que nous avons signalées plus haut (p. 26 et 27).

*Tout os tend à s'accroître aux endroits qui cessent d'être comprimés, tandis qu'une augmentation de pression sur un point a pour conséquence un arrêt d'accroissement de la partie correspondante.*

*Le cartilage disparaît habituellement aux endroits où les surfaces articulaires cessent d'être en contact; il ne se conserve, d'une façon durable, que dans les points où ce contact existe. Lorsque l'axe du mouvement se déplace de l'un ou de l'autre côté, les nouvelles surfaces osseuses de glissement peuvent se recouvrir de cartilage dans une certaine étendue.* (Voyez aussi la théorie de J. Wolff, p. 26 et 27.)

D'après Volkmann, un certain nombre de déformations paralytiques se produisent sous l'influence de la *pression mécanique* qui *résulte de la marche et de la station debout.*

Lorsque le malade paralysé veut marcher, il appuie sur le sol la face plantaire ; le poids du corps agit dans le sens de la flexion dorsale, et il se produit en même temps de l'abduction ou de la pronation. Bientôt il se forme une tension extrême des appareils d'arrêt (saillies osseuses et ligaments); les ligaments et les muscles (fléchisseurs plantaires) s'allongent, tandis que, du côté de la concavité, les fléchisseurs dorsaux se raccourcissent; les os eux-mêmes modifient graduellement leur forme dans le sens des pressions qu'ils ont à subir; la difformité est alors constituée, souvent d'une façon irrémédiable.

La théorie de C. Hueter et Volkmann, s'impose dans les difformités *résultant de la paralysie totale de tous les muscles de la jambe et du pied.*

Erb admet un troisième mécanisme de production des difformités paralytiques.

Cet auteur faisant remarquer que, dans la paralysie spinale infantile, l'atrophie musculaire se complique souvent d'une prolifération du tissu conjonctif interposé aux faisceaux musculaires en voie d'atrophie, soutient que la *rétraction consécutive* du tissu conjonctif atrophié ou proliféré peut concourir au raccourcissement des muscles et à la fixation des membres dans des attitudes anormales.

Ces trois théories permettent d'expliquer les différentes formes de déformations paralytiques.

Les pieds bots paralytiques peuvent s'observer à la suite de *lésions des nerfs périphériques.*

Dans un cas, Schreiber a observé un pied varus trente-sept ans après une lésion du nerf sciatique, par coup de feu de la cuisse droite.

La déformation du pied en équin, la flexion des genoux, les lésions articulaires et autres troubles trophiques s'observent fréquemment à la suite des lésions du sciatique et de ses branches (Weir Mitchell).

La blessure du nerf sciatique poplité externe, dans le point où il contourne la tête du péroné (Blandin), est souvent suivie de pied bot varus marqué.

Les lésions des nerfs périphériques peuvent donner lieu à des contractures immédiates sans paralysies. Ces faits, signalés par Weir Mitchell, sont exceptionnels.

**Anatomie pathologique des différentes espèces de pied bot.** — Nous indiquerons les caractères anatomiques des pieds bots congénitaux et acquis dans l'étude des différentes variétés de cette difformité. Nous décrirons surtout avec grand soin les lésions anatomiques du varus équin congénital, dans lequel les altérations de forme du squelette du pied sont les plus fréquentes et les plus remarquables.

Le pied bot congénital, au point de vue anatomique, est surtout caractérisé par des déformations osseuses importantes, par le raccourcissement et l'épaississement des ligaments du côté où se fait la déviation du pied, par le tiraillement et l'allongement du côté opposé.

Dans le pied bot acquis, les os, les ligaments sont peu altérés, mais les lésions musculaires sont presque constantes.

**Symptômes.** — L'étude clinique des variétés de pied bot sera indiquée dans la description des diverses formes de pied bot.

**Diagnostic.** — Le *diagnostic* comprend :

Le *diagnostic de la déviation.* — Quelques formes de pied bot congénital ou accidentel, principalement le pied bot paralytique, peuvent passer inaperçues.

Il faut examiner avec grande attention la position des membres inférieurs, l'état du système musculaire, rechercher au moyen des empreintes (Onimus, Rohmer) les plus légères déviations et les changements des points d'appui de la voûte plantaire.

Le *diagnostic de la nature du pied bot.* — Les difficultés sont surtout grandes dans les premières années qui suivent la naissance.

Le pied bot *congénital* est simple ou double, le plus souvent varus équin. Quand il est double, la déviation est la même des deux côtés. Les déformations osseuses sont très marquées et l'irréductibilité se montre de très bonne heure. Les muscles conservent, en général, leur volume normal, il n'existe pas de troubles trophiques marqués de la peau, ni des parties superficielles. Le membre s'accroît proportionnellement au développement du reste du corps.

Le *pied bot accidentel* (*paralytique*) est caractérisé par des déviations anormales de chaque pied, d'une espèce différente ou de sens contraire (Laborde).

Les déformations articulaires sont peu accentuées ; il y a peu d'obstacles au mouvement des articulations. La déformation peut être facilement réduite.

Il est très fréquemment équin ou talus. Les muscles de la jambe sont plus ou moins altérés.

Il existe souvent d'autres paralysies des muscles du membre inférieur, du tronc ou des membres supérieurs.

La contractilité musculaire, par l'exploration électrique, est abolie. Les troubles trophiques sont fréquents. Les renseignements pris auprès des parents indiquent l'existence à un certain moment des symptômes de la paralysie infantile, convulsions, etc.

L'électricité fournit de précieuses indications.

Dans le pied bot *par contracture*, l'affection est localisée, et la déviation est très accentuée dans certains groupes de muscles ; le pied est en équin varus avec enroulement. Sous l'influence de l'anesthésie chloroformique, la contracture disparaît. Si la contracture n'est pas ancienne, on la réduit facilement par quelques manœuvres prolongées. On perçoit au moment de la réduction un bruit spécial (bruit de ressort, Bouchard). Quand le pied bot est ancien, le diagnostic devient plus difficile. On peut cependant retrouver quelques-uns des caractères précédents.

Les indications fournies *par l'étiologie* (voir p. 644 à 658) permettront d'établir le diagnostic des autres variétés de pied bot accidentel.

**Pronostic.** — Le pied bot est surtout grave en raison des complications qui l'accompagnent.

Le pronostic varie suivant la cause, le degré, la forme et l'époque à laquelle le traitement a été commencé.

Les nouvelles méthodes thérapeutiques appliquées au traitement du pied bot (*Tarsotomies*, *Arthrodèses*) permettent cependant de guérir des formes du pied bot considérées jusque dans ces derniers temps comme incurables,

Dans les cas de *pieds bots congénitaux*, le pronostic est d'autant plus grave que la difformité est plus ancienne, que l'âge du malade est plus avancé, que les muscles sont plus altérés, que les lésions du côté des os de la jambe, du genou et de la hanche sont plus accentuées.

Les pieds bots congénitaux sont plus difficiles à redresser que les pieds bots acquis.

Eu égard au rétablissement des fonctions, le pied bot varus présente le pronostic le plus favorable.

Dans un grand nombre de cas de pieds bots congénitaux, on peut obtenir une guérison *définitive* et *complète*.

La forme du pied est presque complètement rétablie, à peine y a-t-il un léger raccourcissement. Le sujet peut se dresser sur la pointe des pieds; il peut s'accroupir sans se renverser, la plante reposant complètement sur le sol; il peut placer le pied dans la flexion dorsale au delà de l'angle droit.

Dans les cas de *pieds bots accidentels*, le pronostic dépendra de l'état du système musculaire, de la cause de la difformité et de l'ancienneté de la lésion.

Les troubles trophiques de la peau, les ulcérations, les callosités, les inflammations des bourses séreuses peuvent, surtout dans ces formes de pied bot, empêcher la marche et condamner les malades à une immobilité prolongée.

Au point de vue fonctionnel, les pieds bots accidentels les plus graves sont les pieds bots valgus; viennent ensuite le varus, le talus et l'équin.

Les formes de pied bot *par contracture* sont surtout graves, lorsqu'ils attaquent les deux membres inférieurs.

Les pieds bots *par rétraction* ont une gravité moyenne.

Les pieds bots *paralytiques* qui s'accompagnent d'impotence du membre avec flaccidité et lésions de groupes musculaires éloignés, occupent le premier rang au point de vue de la gravité. Dans ces cas, ce qui domine, c'est la paralysie des muscles qui ne maintiennent plus le pied rigide et ne lui permettent plus d'assurer la marche; la déformation des surfaces articulaires a une importance secondaire.

Si la forme dans les pieds bots paralytiques peut être assez facilement rétablie dans quelques cas, il n'en est pas de même des fonctions, qui restent en général très imparfaites.

La thérapeutique de cette variété de pieds bots, qui s'est enrichie dans ces derniers temps de procédés d'une incontestable valeur (voir *Arthrodèse*, p. 157 à 163), a certainement atténué la gravité de certains pieds bots paralytiques, qui étaient auparavant laissés sans soins efficaces, et regardés comme incurables.

Signalons en terminant l'influence du pied bot sur l'état social de l'individu.

Le pied bot est en outre héréditaire et peut se transmettre dans quelques cas aux enfants de plusieurs générations.

**Traitement.** — Dans l'étude du traitement du pied bot, on note deux grandes périodes : l'une empirique ; l'autre, à partir de la fin du XVII$^e$ siècle, féconde en résultats.

Dans cette dernière période se produisent les travaux de Tiphaine, Verdier, Jackson, Sheldrake, Venel, Scarpa qui proposent d'utiles et ingénieux appareils.

Lorenz, Delpech, V. Duval, Stromeyer, vulgarisent la ténotomie.

Dans ces derniers temps, Little, Solly, O. Weber, Lund, Margary, Poinsot, Chauvel, E. Bœckel, recommandent les tarsotomies, Albert, Rydigier, von Lesser, Glück, Lorenz, Ried, Helferich, Nicoladoni, Defontaine proposent dans les formes paralytiques l'arthrodèse.

Le traitement du pied bot a pour but *de rendre au pied sa forme* et *ses fonctions*, de *maintenir* et de *prévenir* la reproduction de la difformité. De là deux périodes bien tranchées, que nous distinguerons avec soin.

Le traitement du pied bot diffère selon les formes de la difformité.

Nous renvoyons à notre Article *Pied bot varus* (p. 687), pour l'indication des méthodes générales du traitement du pied bot congénital. Nous indiquerons aux articles correspondants, le traitement qui convient aux autres variétés de pied bot.

Nous insistons (p. 765) sur la nécessité de la *cure hâtive du pied bot.*

Si le pied bot est la conséquence de malformations du membre inférieur (voir p. 628 à 634 et fig. 475 à 485), on redresse le pied au moyen d'appareils et de ténotomies. Les os de la jambe sont soumis à l'*ostéoclasie* ou à l'*ostéotomie*. Dans deux cas l'ostéoclasie nous a donné d'excellents résultats. Si l'ostéoclasie est insuffisante, on doit s'adresser à l'ostéotomie linéaire ou mieux cunéiforme (Braun, Czerny). L'*arthrotomie* de l'articulation tibio-tarsienne, avec résection de l'astragale et d'autres parties des os du tarse, l'*arthrodèse*, l'*opération de Wladimiroff-Mikulicz* permettent la correction parfaite de la difformité. Malheureusement les brillants résultats primitifs de ces opérations ne servent guère aux sujets atteints de malformations congénitales des membres inférieurs. Le membre est dans la rectitude, mais très raccourci, et ce raccourcissement, ainsi que le démontrent nos observations, loin de s'atténuer, s'accentue avec les progrès de l'âge.

Si le pied est en équin, la marche s'effectuant par l'appui sur la tête des métatarsiens (voir p. 632, fig. 482), il faut bien se garder de rechercher à modifier par une opération cette position favorable.

L'étude du traitement du pied bot congénital doit être séparée de celle du traitement du pied bot accidentel, bien que quelques méthodes thérapeutiques conviennent aux deux formes.

Dans le traitement du pied bot accidentel, le chirurgien s'efforcera de prévenir la production de la difformité. Il s'opposera à la rétraction des cicatrices, fixera le pied dans une bonne position dans le cas d'arthrite, etc.

Dans les pieds bots ostéopathiques ou arthropathiques, on appliquera le traitement chirurgical (*ostéotomie*, *résection*), recommandé dans le Chapitre *Fractures et Luxations*.

Dans le cas de pied bot paralytique, on devra chercher à prévenir la production d'une difformité importante, en évitant toute pression sur les extrémités inférieures, en maintenant le pied dans une bonne position au moyen de bandages appropriés, attelles en T, bottines à tuteur, ou des machines orthopédiques décrites plus loin.

Lorsque tous ou presque tous les muscles sont paralysés, on se servira des appareils de redressement et de prothèse décrits dans le Chapitre *Difformités dans les maladies du système nerveux*.

La *greffe tendineuse*, le *raccourcissement des tendons*, l'*arthro-*

*dèse* conviennent dans quelques cas de talus et d'équin paralytiques. (Voir *Arthrodèse*, p. 157 à 163.)

L'*arthrodèse*, pratiquée par von Lesser, Rydigier, Defontaine pour des pieds bots paralytiques, est indiquée dans les cas de paralysies incurables des muscles de la jambe et du pied, avec position vicieuse empêchant la marche, lorsque toute contractilité musculaire a disparu, et que les moyens orthopédiques ordinaires sont impuissants. (Voir Chapitre *Difformités dans les maladies du système nerveux*.)

Dans les cas où les déformations osseuses sont marquées, l'arthrodèse simple ne suffit plus ; il faut réséquer ou extirper des parties osseuses importantes (astragale, grande apophyse du calcanéum, etc.).

Dans la plupart des observations, l'arthrodèse a été pratiquée sur l'articulation tibio-tarsienne pour des pieds bots varus ou équins. Dans un cas de pied bot varus paralytique, von Lesser a soudé la malléole externe à l'astragale.

L'arthrodèse devra être pratiquée d'assez bonne heure, afin d'empêcher les déformations osseuses de s'accentuer sous l'influence de la station debout et de la marche.

Lorsque le pied bot accidentel est invétéré, avec irréductibilité et déformations osseuses, on se servira des procédés chirurgicaux (*tarsotomie*, *résections*) recommandés pour la cure des pieds bots congénitaux.

Lorsque le pied bot est irréductible, avec rétraction des muscles, la ténotomie ou l'aponévrotomie seront indiquées.

Il faudra, dans ces cas, pratiquer le *redressement immédiat* sous l'appareil plâtré. Nous ne saurions trop recommander l'emploi des appareils plâtrés qui donnent, surtout chez les adultes, de rapides et brillants résultats.

Dans les cas de pied bot avec contracture, on pratiquera le redressement forcé sous le chloroforme, en maintenant le résultat obtenu avec un appareil plâtré. Les *appareils à traction élastique* conviendront dans certains cas. Les *injections sous-cutanées d'atropine* seront rarement indiquées.

L'*électricité* donnera dans les formes passagères et légères quelques succès rapides. Dans des cas assez nombreux, ce moyen thérapeutique n'amène malheureusement aucun résultat.

Il faudra surtout chercher à fortifier les faisceaux musculaires qui n'ont pas encore subi la dégénérescence.

Dans notre pratique, nous faisons, au début de la paralysie, la *galvanisation* périphérique, le pôle positif placé sur le renflement cervical ou lombaire, le pôle négatif au niveau des muscles paralysés. La force du courant doit être modérée. Ce n'est souvent qu'après un traitement prolongé que se manifestent de légères et lentes secousses musculaires.

Le traitement sera continué sans interruption pendant six ou douze mois. On pourra interrompre le traitement électrique pendant deux à trois mois et le reprendre ensuite.

Dans les cas de contracture, on se servira de courants *continus ascendants*.

Le *courant faradique*, recommandé par Duchenne, a à son actif quelques beaux succès. Les courants interrompus conviennent lorsque l'atrophie est en pleine régression, et que la contractilité se rétablit. Nous ne faisons que de courtes séances avec des courants de faible tension et à intermittences peu rapides, en évitant d'épuiser le muscle et de le fatiguer.

L'*électricité statique* nous paraît convenir dans les cas où les troubles trophiques sont marqués, lorsque la peau et les parties superficielles ont peu de vitalité.

---

*A.* Pied bot varus congénital. — *Le pied bot varus* (*Klumpfuss, Pes varus, Supinations-Contractur, Adductions-Contractur, pied bot sciatique poplité interne* de Bonnet) est caractérisé par une triple déviation :

1° Elévation du talon qui s'écarte du sol (extension de l'arrière-pied) ;

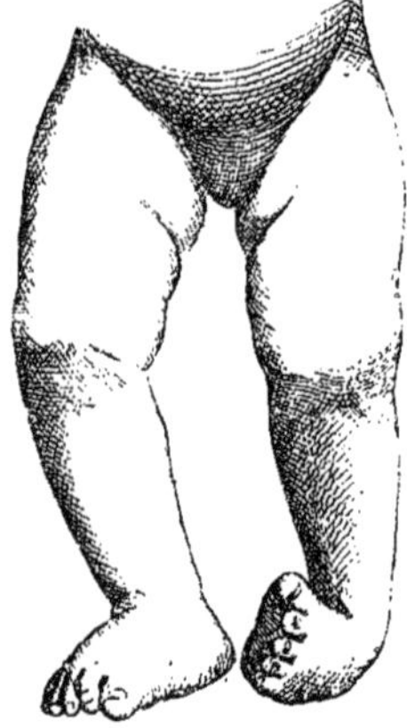

Fig. 504. — Pied bot varus congénital chez un enfant de dix mois, d'après une photographie de notre collection.

2° Adduction de la plante du pied et des orteils, qui regardent en dedans au lieu d'être dirigés en face ;

3° Flexion et élévation du bord interne du pied, qui devient fortement concave et regarde plus ou moins en haut et en dedans, pendant que le bord externe devenu convexe touche en grande partie le sol, et sert d'unique point d'appui pendant la station et la marche (fig. 504).

Le pied bot varus pur ou direct est extrêmement rare, aussi aurons-nous en vue dans notre description le varus équin, forme la plus fréquente.

Il est à remarquer que quelques enfants naissent avec un certain degré de varus.

Cette difformité n'est pas permanente, car elle disparaît bientôt sous l'influence des mouvements et de la marche.

Dans un *premier* degré, la difformité est peu marquée : le chirurgien arrive à redresser le pied et à abaisser assez complètement le talon pour effacer momentanément la déviation.

Dans un *deuxième degré*, le pied reste invariablement en adduction ; le talon ne peut être abaissé et la plante du pied ne repose pas sur le sol.

La résistance à la réduction peut tenir aux tendons, aux aponé-

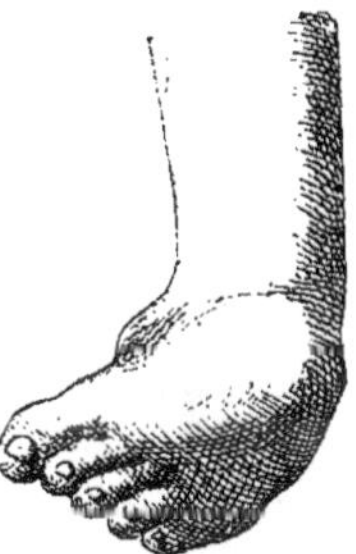

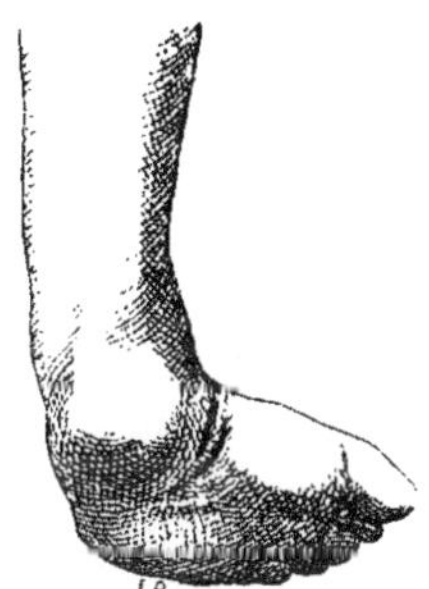

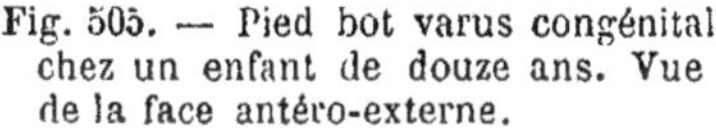

Fig. 505. — Pied bot varus congénital chez un enfant de douze ans. Vue de la face antéro-externe.

Fig. 506. — Le même. Vue de la face interne.

D'après des photographies de notre collection.

vroses (*pieds bots tendineux* de Bœckel), ou aux os (*pieds bots osseux*).

Dans un *troisième degré*, principalement observé chez l'adulte (*pied bot varus invétéré* de l'adolescent ou de l'adulte), le bord externe du pied, fortement infléchi, fait avec la jambe un angle *aigu*, et le poids du corps porte tout entier sur le cinquième métatarsien, sur le cuboïde, et en partie sur l'astragale, dont la tête subluxée fait une forte saillie sous la peau (fig. 507).

Le bord antérieur du calcanéum et le cuboïde font dans quelques cas une saillie énorme.

Le plus souvent la mortaise péronéo-tibiale paraît trop petite pour recevoir l'astragale, l'extrémité articulaire du tibia est peu développée, et la malléole externe est déplacée en arrière.

Sous l'influence de *la marche* et du poids du corps, le renversement de la plante du pied en dedans s'accentue ; les os comprimés, principalement l'astragale, dans la moitié interne de son corps et dans sa tête, s'atrophient; le cuboïde se luxe sur le calcanéum.

Chez l'enfant qui a marché et chez l'adulte, le pied est fortement *enroulé* sur lui-même, en rotation sur son axe antéro-postérieur et en adduction par rapport à l'axe de la jambe, de telle sorte que la face plantaire regarde en dedans, et que le bord interne du pied est dirigé en haut (fig. 505 et 507).

Il se forme au niveau de la région plantaire deux sillons, l'un

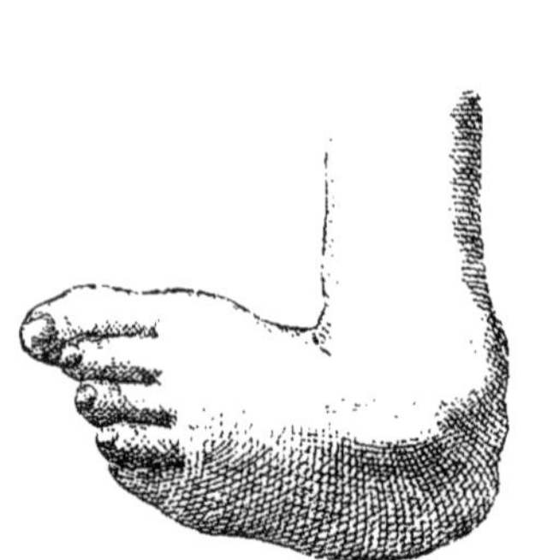

Fig. 507. — Pied bot varus congénital chez un sujet de seize ans. Vue de la face externe.

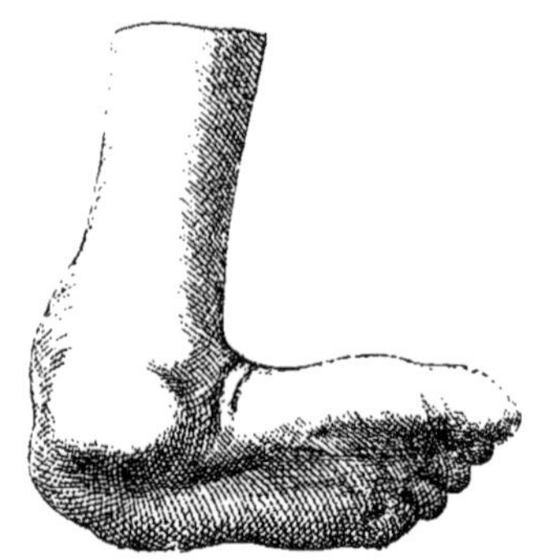

Fig. 508. — Le même. Vue de la face interne.

D'après des photographies de notre collection.

longitudinal, l'autre oblique. Le premier est situé au niveau de la partie antérieure du pied, le second sur la partie postérieure.

Le pli vertical, observé sur le bord interne du pied, à l'union de la première avec la deuxième rangée, des os du tarse, et répondant à l'angle de flexion de l'avant-pied sur l'arrière-pied, est souvent très marqué (fig. 506 et 508). La peau, au niveau de ces sillons, participe à la rétraction des tissus fibreux plus profonds, qui s'opposent à la réduction.

Dans quelques cas, le pied est complètement renversé et repose sur le sol par sa face dorsale, au niveau de laquelle se forment des ulcérations ou de volumineuses bourses séreuses.

Du côté de la jambe, on observe une *rotation avec torsion* du tibia autour de son axe vertical (Scarpa), de la laxité des ligaments du genou, la position en abduction du genou. Nous décrirons en détail ces troubles à distance, conséquences du pied bot, dans l'*Anatomie pathologique* (p. 684 et 685).

Lorsqu'on cherche à opérer la correction, on voit se produire une tension considérable du tendon d'Achille, dont l'insertion est déplacée en dedans.

Les muscles de la jambe et du pied s'atrophient. Le triceps sural, le jambier antérieur et le jambier postérieur se rétractent.

**Anatomie pathologique.** — Scarpa, le premier, a donné une admirable description des déformations osseuses et articulaires du pied bot congénital. Les travaux modernes d'Adams, Thorens, Henke, F. Busch, Hueter, Rupprecht, Lücke, Volkmann, Kocher, E. Boeckel, Parker, Scudder, Ch. Nélaton, Bessel Hagen, ont

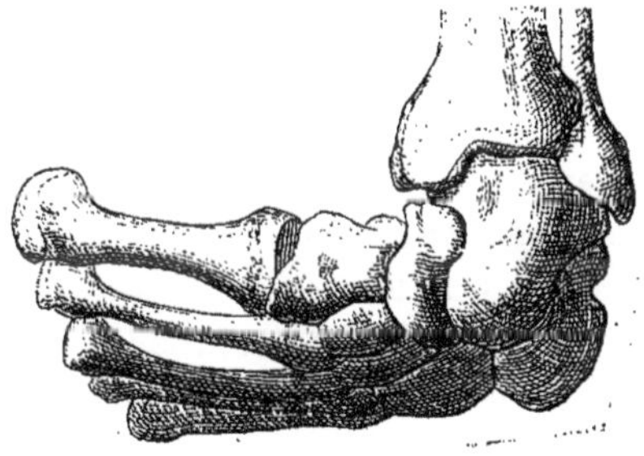

Fig. 509.

ajouté quelques notions importantes, que nous utiliserons dans notre description des lésions anatomo-pathologiques du pied bot varus équin.

A l'adduction de l'avant-pied, à l'élévation du bord interne du pied avec renversement de la plante en dedans, à l'extension de l'arrière-pied avec élévation du talon, correspondent les déviations et les déformations articulaires suivantes : extension de l'astragale sur la jambe dans son articulation tibio-tarsienne ; rotation et incurvation du calcanéum, avec élévation de sa tubérosité et renversement de sa face plantaire en dedans ; déviation de l'avant-pied sur l'arrière-pied, par suite de la transposition sur la face interne de l'astragale de son articulation scaphoïdienne ; subluxation du cuboïde sur le calcanéum.

La figure 509, d'après une pièce du Musée Dupuytren, indique très exactement ces déformations.

Envisagées dans leur ensemble, elles résultent de diverses particularités anatomiques des os du tarse, que nous devons examiner en détail. Cette étude a une importance considérable pour les indications opératoires dans la cure du pied bot : elle permet de déterminer très exactement quelles sont les parties osseuses qui s'opposent au redressement.

Nous décrivons les lésions anatomiques :

I. — *Chez le nouveau-né et l'enfant avant la marche ;*

II. — *Chez l'enfant qui a marché, et chez l'adulte dans les cas de pieds bots invétérés.*

I. — *Chez le nouveau-né et l'enfant avant la marche.*

Les recherches de C. Hueter, Adams, Kocher, Parker, Shattock, Bessel Hagen, ont démontré que chez le nouveau-né il existait déjà des modifications anatomiques dans les os et les surfaces articulaires du squelette du pied, dans les os du tarse et du métatarse. La plupart de ces cas présentent des altérations de forme ; les surfaces articulaires ont éprouvé un changement dans leur direction. Pour certains auteurs, les altérations osseuses et les déplacements articulaires sont la conséquence d'une pression ayant agi sur le bord externe du pied et la partie de la face dorsale voisine de ce bord.

Les altérations principales siègent au niveau de l'articulation astragalo-tarsienne, mais il existe aussi des modifications dans l'articulation tibio-tarsienne, qui perd la plupart de ses caractères pour devenir une véritable amphiarthrose.

Nous étudierons en détail les altérations anatomiques des divers os du pied.

*Astragale.* — Les lésions principales du pied varus siègent sur l'astragale, profondément altéré dans sa forme et sa position. Cet os est dans l'extension par rapport à la jambe : d'où il résulte que toute la partie antérieure de l'os est sortie de la mortaise tibio-péronière ; la partie postérieure seule de la poulie se trouve en rapport avec la face antérieure du tibia. (Voir fig. 509.)

Outre cette extension, l'os a subi une flexion autour de son axe transversal, flexion ayant pour résultat d'abaisser son col et de l'incliner davantage en bas et en avant. Cette flexion est souvent indiquée par une ligne saillante, une sorte de crête transversale, que présente la poulie astragalienne, et qui correspond au bord antérieur de la face inférieure du tibia.

La *face supérieure* de l'astragale est en général plus étroite qu'à l'état normal.

La *face postérieure* est considérablement atrophiée, souvent réduite à un simple bord tranchant, plus saillant en dedans qu'en dehors.

La *face externe* est appliquée contre la malléole externe ; mais lorsque la saillie de l'astragale en avant de la mortaise est notable, les deux tiers antérieurs de la facette astragalienne externe demeurent au-devant de la malléole, son tiers postérieur restant seul à son contact.

La *face interne* perd sa disposition verticale et devient oblique en bas et en dedans. Elle n'offre qu'en arrière une véritable articulation avec la face correspondante de la malléole interne ; en avant un ligament interosseux pénètre entre les surfaces articulaires et en empêche le contact immédiat.

La *face antérieure*, fortement oblique en bas, a augmenté de longueur.

Les déformations les plus remarquables existent du côté du *col* et de la *tête* de l'astragale.

Le *col* a disparu en partie et est remplacé par une tubérosité plus ou moins mamelonnée. En dedans de cette tubérosité, et séparée d'elle par un sillon plus ou moins marqué, est une surface articulaire convexe, à grand diamètre à peu près horizontal.

Hueter admet une augmentation en longueur du col de l'astragale dans sa partie externe. Consécutivement la surface ovale, destinée à s'articuler avec le scaphoïde, regarde en bas et en dedans (Thorens, Lorenz, Schwartz). Cet auteur attribue à cette déformation de l'astragale et au développement exagéré du processus antérieur du calcanéum, la position caractéristique du varus équin.

D'après Adams, Kocher, Parker, Bessel Hagen, l'allongement du col de l'astragale dans le pied varus ne serait qu'apparent.

Pour Henke, Adams, F. Busch, la direction oblique de l'astragale se produirait à la suite de pressions anormales, sous l'influence desquelles un accroissement plus grand surviendrait au niveau des parties soustraites à la pression, tandis qu'au contraire le développement serait empêché dans les points pressés contre le scaphoïde.

Sur toutes les préparations de pied varus, on constate que *la tête* de l'astragale est fortement oblique sur le corps de cet os.

Cette obliquité a été soigneusement déterminée par Parker et Scudder.

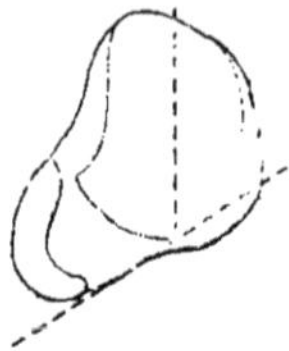

Fig. 510. — Astragale d'un jeune enfant de dix-huit mois, atteint de varus équin, obliquité du col : 53°.

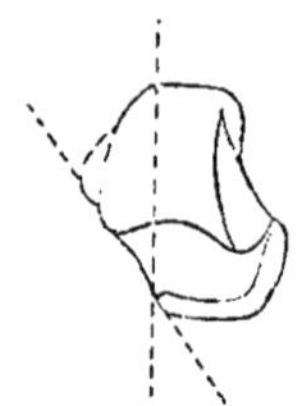

Fig. 511. — Astragale d'un fœtus de six mois, atteint d'équin varus d'un côté : obliquité très peu marquée et anormale du col de l'astragale : 31°.

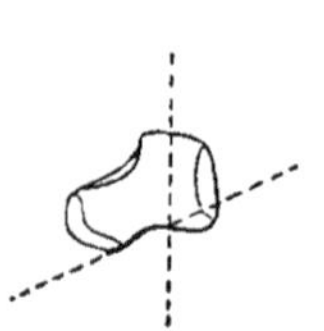

Fig. 512. — Astragale d'un fœtus atteint d'un pied bot varus équin très prononcé, obliquité du col : 33°.

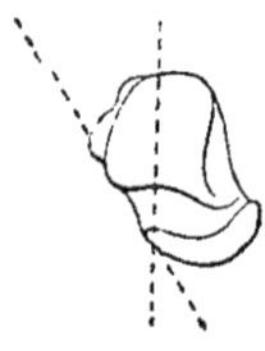

Fig. 513. — Astragale d'un fœtus atteint de talus, obliquité du col : 33°.

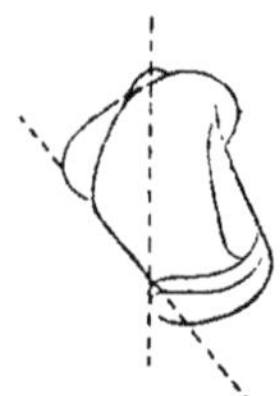

Fig. 514. — Astragale d'un enfant de sept mois et demi, atteint de talus, obliquité du col : 39°.

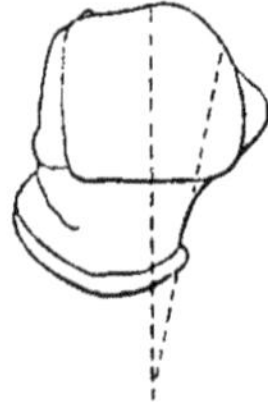

Fig. 515. — Astragale normal d'un adulte, obliquité du col : 12°.

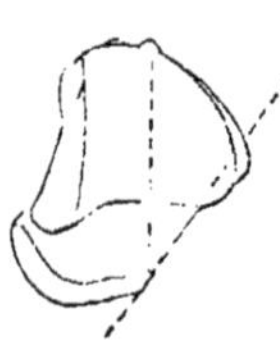

Fig. 516. — Astragale d'un fœtus à terme, obliquité du col : 35°.

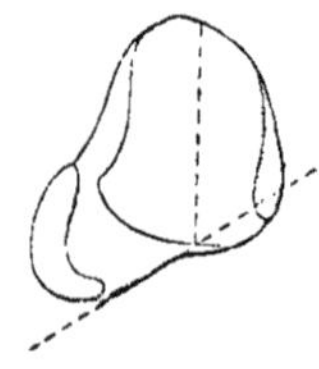

Fig. 517. — Astragale d'un pied bot, obliquité du col : 53°

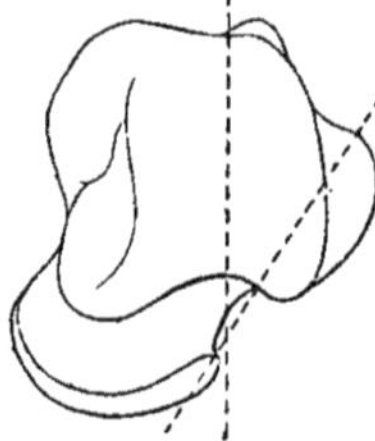

Fig. 518. — Astragale d'un chimpanzé adulte, obliquité du col : 27°.

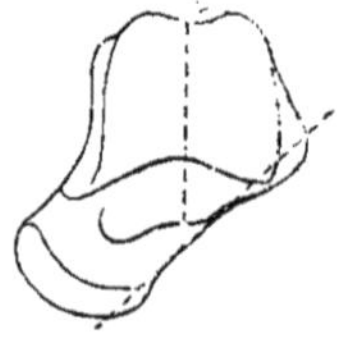

Fig. 519. — Astragale d'un jeune ourang, obliquité du col : 45°.

D'après Parker, chez le nouveau-né l'obliquité de la tête sur le corps de l'astragale répond à un angle de 38 degrés, et chez l'adulte à 10°,15; dans le pied bot il représente un angle de 49,6 à 64 degrés.

Les figures 510 à 519, d'après Parker, indiquent les variations de l'obliquité du col de l'astragale dans divers cas.

Scudder, prenant la moyenne de ses nombreuses observations et de celles de Parker et Shattock, a établi que l'angle moyen d'obliquité du col de l'astragale avec le corps de l'os décroît à mesure que le sujet avance en âge. Sur quarante-trois astragales d'adultes, cet angle était de 12°,32. Sur vingt astragales de fœtus : 35°,75. Sur sept astragales de pied varus, Scudder a trouvé un angle moyen de 50°,05.

La *tête*, au lieu de rester sphérique, est en général aplatie latéralement, son diamètre vertical est plus grand que l'horizontal, elle présente comme une crête médiane verticale qui la divise en deux facettes, se rencontrant sous un angle obtus, l'une directement interne, l'autre externe et plutôt antérieure (Parker, Shattock, Karl Roser). Elle s'articule avec le scaphoïde qui, lui aussi, a changé de direction.

Parker, Shattock, Karl Roser, dans leurs recherches anatomiques, ont constaté que la facette externe de la tête de l'astragale avait une coloration blanchâtre et présentait des signes de dégénérescence de son cartilage, par défaut de mouvement. Dans un cas, la moitié externe de la tête de l'astragale était tapissée d'une fine membrane, en forme de pannus, se laissant facilement détacher. Ces lésions, d'après ces auteurs, indiqueraient que le pied bot varus a dû se former à une époque assez avancée de la grossesse, les mouvements du pied ayant été plus étendus à une époque plus tardive de la vie fœtale.

La *face inférieure*, en rapport avec le calcanéum, présente ses deux facettes dont l'une, la postéro-interne, est plus considérable que l'antéro-externe qui est très petite; elles répondent à des facettes correspondantes du calcanéum.

Les déformations du *corps* de l'astragale sont plus ou moins marquées suivant les cas. Dans un *premier* degré, il existe un léger déplacement de la facette scaphoïdienne en dedans. Dans le *second*, la tête se rétrécit et tend à devenir pointue. Dans le *troisième*, la surface articulaire conique est située tout à fait en dedans de l'astragale et la tête forme le sommet mousse de l'éminence que représente le col.

La plupart des lésions que nous venons de décrire sont représentées dans les figures 525 et 527, page 680.

*Calcanéum.* — Le calcanéum, suivant le déplacement de l'astragale, est élevé et doublement incurvé sur lui-même. Sa tubérosité est portée en haut et en dehors, d'où à la fois élévation et raccourcissement du talon.

L'articulation astragalo-calcanéenne étant en forte flexion plantaire et en adduction, l'axe longitudinal du calcanéum est dirigé d'arrière en avant, de haut en bas, et de dehors en dedans; l'extrémité postérieure de l'os est très rapprochée de la malléole externe, et la partie antérieure ou grande apophyse est fortement tournée en dedans.

L'ancienne *face supérieure* est rapprochée de la face postérieure de la mortaise tibio-péronière et présente généralement deux facettes articulaires, la postérieure correspondant aux os de la jambe, l'antérieure à l'astragale.

La *partie antérieure* du calcanéum ne suit pas absolument la déviation de la tubérosité; l'axe de cet os est infléchi sur lui-même, et il en résulte un angle rentrant interne et un angle saillant externe, indiqué par une ligne oblique en bas et en dedans. En d'autres termes, la partie antérieure du calcanéum est moins inclinée de haut en bas, mais davantage de dehors en dedans, que la tubérosité. Il y a en même temps rotation de cet os sur son axe antéro-postérieur; il s'ensuit que sa face inférieure devient postérieure et interne, sa face interne supérieure, formant une sorte de concavité en arrière de la mortaise jambière.

Il résulte de ces déformations du calcanéum des déviations importantes dans les surfaces et les articulations calcanéo-astragaliennes.

L'articulation sous-astragalienne, dont l'axe est devenu transversal, est le siège, dans quelques cas, de mouvements de flexion et d'extension.

Examiné par *sa partie externe*, le calcanéum présente un développement considérable de son apophyse antérieure qui égale presque la hauteur du corps de l'os.

L'apophyse latérale (*sustentaculum tali*) n'existe plus (Hueter).

D'après Hueter, le développement anormal de la grande apophyse a pour conséquence l'arrêt du mouvement de pronation, avant que ce dernier n'ait été porté assez loin pour que le bord interne du pied touche le sol. Du côté interne, la petite apophyse du calcanéum qui s'oppose, à l'état normal, au mouvement de supination, manquant, rien ne vient plus s'opposer aux mouvements d'adduction du pied.

La déviation du col du calcanéum et de la facette cuboïdienne est telle que cette dernière, au lieu de regarder en avant, regarde en dedans, et que son diamètre, qui devrait être vertical, est oblique d'avant en arrière et de dedans en dehors. Dans les cas graves, elle empiète sur la face interne (l'ancienne face plantaire).

*Cuboïde.* — La position de cet os est peu changée chez le fœtus, et chez l'adulte même dans les cas graves (Adams).

Il est généralement dirigé de dehors en dedans, et sa face dorsale est devenue antérieure et même inférieure ; elle concourt à former la nouvelle base de sustentation.

*Scaphoïde.* — Le scaphoïde subit peu d'altérations dans sa forme, mais il est déplacé en totalité. Son grand axe, d'horizontal et transversal, est devenu vertical : sa tubérosité interne s'est élevée et arrive au contact de la malléole interne, avec laquelle elle forme une nouvelle articulation complète. Dans les cas peu prononcés, lorsque la face antérieure de la tête de l'astragale est encore articulaire, le scaphoïde garde une position oblique.

*Cunéiformes, métatarsiens.* — Les cunéiformes, les métatarsiens et les phalanges plus ou moins élevées, suivant les cas, conservent leurs formes à peu près normales. Dans quelques cas, ils sont légèrement atrophiés du côté de la face plantaire.

*Os de la jambe.* — Les os de la jambe sont assez profondément modifiés. Il existe *une torsion* de la diaphyse du tibia dans sa moitié inférieure, de telle sorte que la face antérieure de la mortaise jambière tend à devenir externe, et la malléole interne antérieure.

Cette déformation, bien décrite par Scarpa, existe dans les cas de pieds bots varus congénitaux, au moment de la naissance ; elle est très marquée dans les pieds bots invétérés.

Dans quelques cas, le tibia subit sur son axe vertical un mouvement de *rotation en dedans*, qui a pour effet de porter le péroné sur un plan antérieur (A. Dubreuil). Contrairement aux faits précédents, la malléole péronière dépasse notablement en avant la malléole tibiale.

La prolongation de l'axe vertical de la rotule qui, à l'état normal, divise la tubérosité antérieure du tibia en deux parties égales, vient, lorsque cette déformation particulière existe, tomber beaucoup plus près du bord externe de la tubérosité antérieure du tibia que du bord interne.

D'après Dubreuil, il semblerait que la rotation a été déterminée par la pression exercée par les faces latérales de l'astragale sur les malléoles, pression se produisant en sens inverse de ce qu'elle est dans les cas cités plus haut.

Le péroné est en général grêle, incliné vers le tibia de façon à rétrécir ou à faire même disparaître l'espace interosseux (Palletta, Cruveilhier, Thorens).

*Ligaments.* — Les *ligaments* de la face dorsale et externe sont allongés, ceux de la face concave, interne et plantaire, sont plus serrés et raccourcis.

Les ligaments les plus rétractés sont les ligaments postérieurs et internes.

En dedans, les ligaments tibio-astragalien, tibio-scaphoïdien, à la face inférieure, les ligaments calcanéo-scaphoïdiens et l'aponévrose plantaire s'opposent surtout à la réduction de la difformité et maintiennent les os dans leur position vicieuse.

Le ligament interosseux *péronéo-calcanéen*, qui s'étend du ligament tibio-péronier à la face articulaire supérieure du calcanéum, maintient, d'après Bessel Hagen, la position d'extension forcée du calcanéum.

*Tendons, muscles.* — Les *tendons* et les *muscles* de la jambe ont subi des changements de direction importants (fig. 520 et 521).

Les tendons des muscles de la région antérieure de la jambe arrivent au pied en croisant le tibia au-dessus de la malléole interne, et décrivant une courbe à concavité supéro-interne. Ils sont maintenus par l'aponévrose et le ligament antérieur du tarse très résistant.

Le tendon du jambier antérieur, croisant le tibia au-dessus de la malléole et passant du côté interne de l'articulation tibio-tarsienne, forme une corde tendue en dedans de la malléole et plonge dans l'angle rentrant (fig. 520).

Le tendon de l'extenseur propre du gros orteil est saillant à la face antérieure du bord externe, devenu bord supérieur du pied.

Les tendons des muscles péroniers latéraux n'occupent plus leur gouttière normale. Ils sont placés plus en arrière.

Le tendon d'Achille est plus court et moins large qu'à l'état normal.

Par suite de la déviation de la tubérosité du calcanéum, il se trouve rejeté un peu en dehors, éloigné par conséquent de l'artère tibiale postérieure.

Le jambier postérieur, accolé contre la partie interne de la face

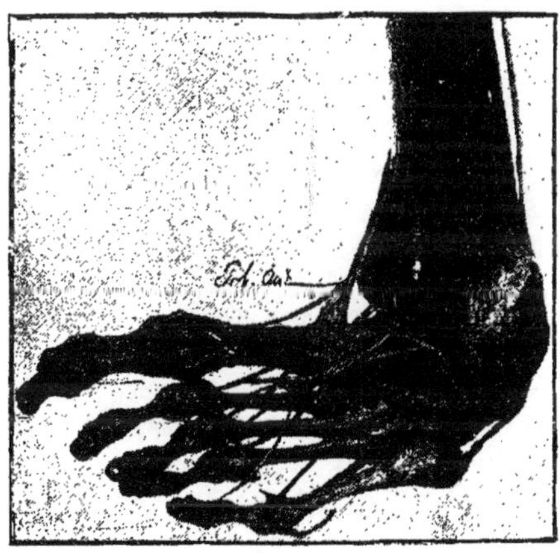

Fig. 520. — Disposition des tendons dans le pied bot varus (Collège des chirurgiens de Londres).

postérieure de la malléole interne, s'enfonce obliquement en avant et en dedans dans l'angle du pied avec la jambe, pour s'attacher au scaphoïde. Dans ce trajet, il est logé dans une gouttière que lui offre la malléole, et qui est située un peu plus en avant que sur un pied normal, immédiatement en dedans et en arrière du bord postéro-interne de la malléole.

D'après Little, le tendon du jambier postérieur est exactement situé au milieu de l'espace compris entre le bord antérieur et le bord postérieur de la face interne de la jambe.

Les tendons du fléchisseur commun des orteils et du fléchisseur propre du gros orteil sont immédiatement en arrière du précédent et plus en dehors.

Les muscles de la plante sont atrophiés. L'adducteur du gros orteil fait un relief saillant.

Les *vaisseaux* et les *nerfs* sont peu altérés; ils ne sont ni tendus ni raccourcis, ainsi que l'avait prétendu J. Guérin.

L'artère tibiale postérieure ne correspond plus au milieu de l'espace compris entre le tendon d'Achille et la malléole interne; elle est plus rapprochée de la malléole interne que sur un pied normal.

Les muscles, dans les cas de pieds bots varus congénitaux, exa-

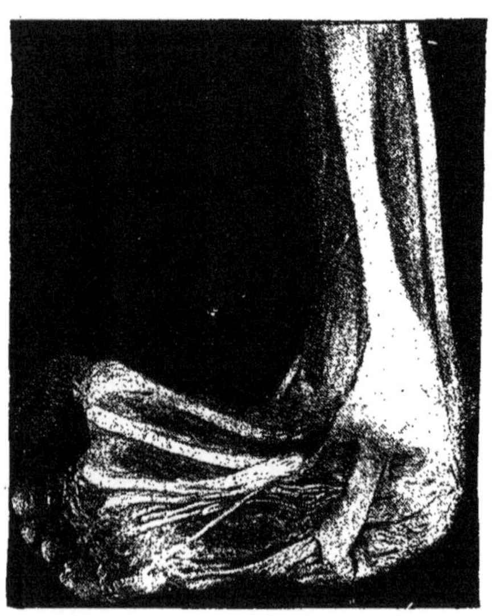

Fig. 521. — Disposition des tendons et des muscles dans le pied bot varus (Collège des chirurgiens de Londres).

minés au moment de la naissance, ne présentent en général aucune altération. Dans quelques cas, ils sont plus grêles, et leurs faisceaux striés, en voie d'évolution, sont plus étroits, à stries plus pâles que chez les sujets normaux (Robin). Adams et Lannelongue ont signalé une dégénérescence graisseuse complète. Dans aucun cas, les muscles ne sont fibreux.

L'examen des nerfs et de la moelle de sujets atteints de pieds bots congénitaux, n'a pas donné, jusqu'ici, d'indications précises.

II. — *Lésions anatomiques et déformations articulaires chez l'enfant qui a marché, et chez l'adulte.*

Pendant la première année, les os du pied des sujets atteints de pieds bots varus congénitaux, se développent suivant le type présenté à la naissance (Hueter). Dès que l'enfant commence à marcher, vers la deuxième année, sous l'influence du poids du corps, le pied se déforme de plus en plus. Il se place en forte adduction et supination, l'avant-pied se replie, se rapproche en dedans du talon et donne lieu à la formation d'un pied creux, qui n'existait pas au moment de la naissance (deuxième et troisième degré du pied bot varus de Bouvier).

Les altérations anatomiques et les changements de position des os et des articulations sont plus ou moins marqués, suivant le degré et surtout suivant l'ancienneté de la lésion.

Les lésions osseuses, atrophiques ou hypertrophiques, les déformations articulaires sont dues en grande partie aux pressions subies pendant la marche, sous l'influence du poids du corps, par les différents os du squelette du pied.

Les changements de position signalés dans les cas de pied varus congénitaux, au moment de la naissance, s'accentuent; l'équinisme, se prononçant de plus en plus, produit des changements de situation très considérables et des subluxations des os qui forment les articulations de l'arrière-pied.

Presque tous les os du pied sont atrophiés, le tissu osseux est moins dense que chez des sujets non difformes du même âge. Un certain nombre d'os sont réunis.

Le Musée Dupuytren contient quelques pièces de pied bot avec ankylose du calcanéum et du cuboïde, de l'astragale et du scaphoïde, du calcanéum et de l'astragale.

Les cartilages deviennent mamelonnés et disparaissent même en certains points.

Examinons en détail les altérations anatomiques des principaux os du pied et les modifications articulaires survenues sous l'influence de la marche.

*Astragale.* — L'astragale présente à peu près la forme générale décrite chez l'enfant qui n'a pas marché.

D'après Rupprecht, l'astragale formerait dans les varus invétérés une sorte de coin placé en dehors et en avant, entre la voûte du pied et la jambe. La section verticale indique que l'astragale n'a plus sa forme ordinaire carrée (fig. 522); elle devient trapézoïde, et, dans des cas avancés, elle est représentée par un triangle à sommet interne (fig. 523).

Cette disposition, d'après Rupprecht, aurait une grande importance, la forme anormale de l'astragale s'opposant au redressement, maintenant la supination du pied et empêchant le pied de reposer à plat sur le sol par sa face plantaire.

L'astragale a continué à exécuter le mouvement de bascule, signalé plus haut (p. 668 et 669), et tel que la surface cartilagineuse

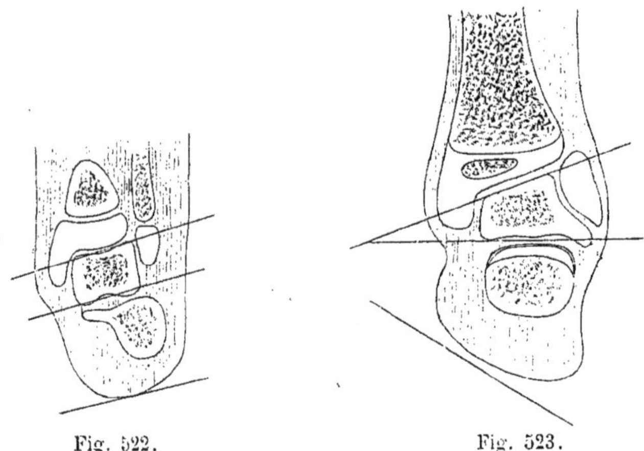

Fig. 522. Fig. 523.

de la poulie astragalienne sort presque entièrement de la mortaise. L'os est pour ainsi dire énucléé de son articulation avec la jambe et vient faire saillie par toute sa moitié antérieure sur le dos du pied. Sa partie postérieure, son quart postérieur, le plus souvent, demeurent seuls articulaires. Cette disposition se trouve très bien indiquée dans les astragales de pieds bots varus figurés dans l'atlas d'*Anatomie pathologique* de Cruveilhier.

La partie postérieure de la poulie de l'astragale est peu développée, atrophiée, aplatie, de forme triangulaire, réduite dans quelques cas à une lamelle de deux à trois millimètres (E. Bœckel). La partie antérieure se développe, au contraire, d'une façon anormale.

Le scaphoïde a glissé en dedans de cette partie antérieure hypertrophiée.

La plupart des lésions, que nous signalons, se trouvent très exactement indiquées sur l'astragale représenté figures 525 et 527, et que nous avons extirpé pour un pied bot varus congéni-

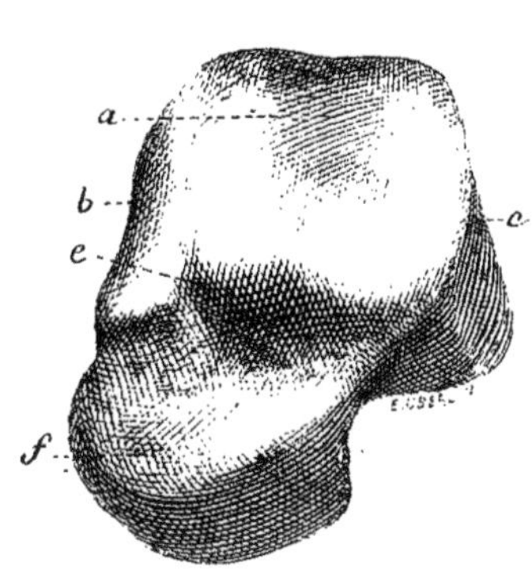


Fig. 524. — Astragale normal chez un enfant de quinze ans (pied gauche).

*a*, face supérieure; *b*, face interne; *c*, face externe; *e*, col de l'astragale; *f*, tête de l'astragale.

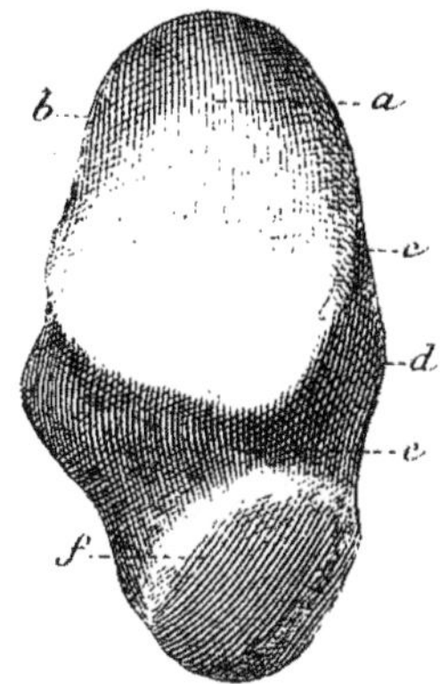


Fig. 525. — Astragale chez un enfant de quinze ans atteint de pied bot varus congénital gauche, d'après une pièce de notre collection.

*a*, face supérieure; *b*, face interne; *c*, face externe; *d*, tubercule saillant au-devant de la malléole externe; *e*, col de l'astragale; *f*, tête de l'astragale.

tal prononcé du pied gauche, chez un enfant de quinze ans.

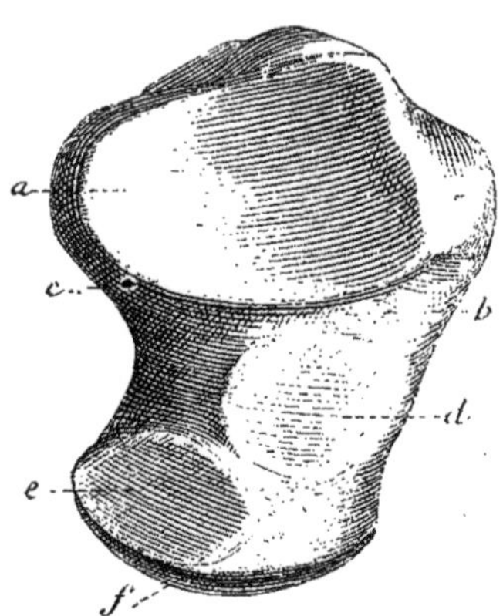


Fig. 526. — Le même astragale. Vue de la face inférieure.

*a*, *d*, *e*, facettes articulaires astragalo-calcanéennes; *b*, face interne; *c*, face externe; *f*, facette astragalo-scaphoïdienne.

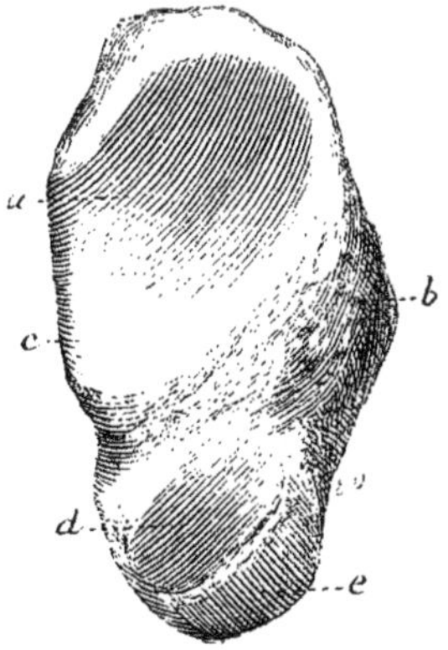


Fig. 527. — Le même astragale. Vue de la face inférieure.

*a*, *d*, facettes articulaires astragalo-calcanéennes; *e*, facette articulaire astragalo-scaphoïdienne; *b*, face interne; *c*, face externe.

Les figures 524 et 526 représentent un astragale normal du pied gauche chez un sujet de même âge.

Le *col* présente un allongement considérable, surtout du côté externe; sa longueur en dehors est double de celle mesurée en dedans (Adams, Thorens, E. Bœckel, F. Busch). Il s'est incliné fortement en bas et s'est tordu, dans quelques cas, en dedans.

La facette scaphoïdienne regardant directement en dedans, le bord antérieur de l'astragale est aussi devenu plus saillant et plus recourbé en bas. Il en résulte que la face inférieure de cet os qui forme l'articulation sous-astragalienne, a sa concavité augmentée dans le sens antéro-postérieur, et qu'elle se termine par deux saillies très prononcées, l'antérieure arrondie, descendant bien plus bas que la postérieure, anguleuse, en forme de bec.

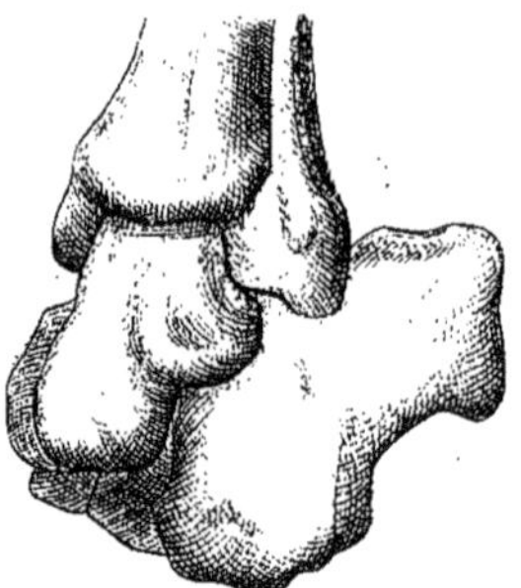

Fig. 528. — Tubercule formant cale au-devant de la malléole externe, d'après Ch. Nélaton.

La *tête* est aplatie, son diamètre transversal est augmenté (voir fig. 525 et 527).

La facette astragalienne externe s'est considérablement développée. Les deux tiers antérieurs de la facette, qui demeurent au-devant de la malléole, sont particulièrement augmentés de volume. Cette portion antérieure se développe en dehors sous forme de *tubercule* ou bien sous forme de rebord, de plateau large et épais, saillant au-devant de la malléole externe, et constitue (fig. 528) une véritable *cale*, empêchant le retour de l'astragale dans la mortaise (Ch. Nélaton).

Dans notre pièce (fig. 525, *d*), il existait une légère hypertrophie de la facette astragalienne externe, principalement de la partie antérieure.

La cavité synoviale tibio-tarsienne est, en général, rudimentaire à la partie postérieure de l'astragale. En avant, la capsule et la synoviale s'insèrent d'un côté sur le rebord de la cavité tibio-péronière, et de l'autre directement et solidement sur le cartilage de toute la face supérieure de l'astragale. Dans un cas, E. Bœckel, qui a signalé cette disposition, eut beaucoup de peine à séparer l'os de ses adhérences avec cette capsule.

Les lésions atrophiques observées sur l'astragale, nous paraissent dues aux pressions auxquelles est soumis cet os, placé entre le calcanéum et le tibia.

C'est à la même pression et à l'équinisme qu'est dû le mouvement de bascule avec énucléation de l'astragale.

*Calcanéum.* — Le pied étant en équinisme marqué, la direction de l'axe antéro-postérieur du calcanéum est devenue telle qu'au lieu de faire avec l'axe de la jambe un angle aigu à sinus antérieur, il fait un angle obtus d'environ 160 degrés, ouvert en avant. Attiré en haut, le calcanéum présente sa face supérieure dirigée obliquement en bas et en avant. C'est à cette position du calcanéum qu'est dû le mouvement de bascule décrit par l'astragale et signalé plus haut.

Le calcanéum est moins développé en hauteur ; il paraît plus allongé. La tubérosité postérieure est plus saillante que dans les cas de pied bot varus du nouveau-né.

La *partie antérieure* de la portion de la face supérieure, située en avant et en dehors de l'articulation sous-astragalienne, au-dessus de l'articulation cuboïdienne, est considérablement accrue, surtout en largeur.

La *face supérieure* du calcanéum est en contact en arrière avec le bord postérieur de la surface articulaire du tibia et avec le péroné; il semble faire partie de l'articulation tibio-tarsienne.

La *face externe*, devenue inférieure, est étalée. Elle se continue avec la face cuboïdienne, devenue antéro-interne, par un bord lisse, encore revêtu de cartilage, et recouvert par la capsule calcanéo-cuboïdienne. La partie externe de cette face cuboïdienne a été abandonnée par le cuboïde, qui a éprouvé une sorte de luxation incomplète en dedans; il en résulte sur le bord externe et inférieur du pied une saillie élargie, formée par l'extrémité du calcanéum. Le long péronier latéral passe dans une gouttière qui n'est marquée qu'à la partie antérieure de l'os. Il se réfléchit sur cette face externe, et non sur le cuboïde, comme à l'état normal. Cette particularité indiquerait, d'après Adams et Hueter, l'origine lointaine et même intra-utérine du pied bot.

D'après Gross et Ch. Nélaton, la saillie considérable formée par la grande apophyse du calcanéum, en dehors de laquelle le cuboïde s'est luxé (voir fig. 509), serait un des principaux obstacles au redressement des pieds bots varus.

La plupart des tubérosités, éminences et gouttières, ont presque entièrement disparu. La petite tubérosité du calcanéum est atrophiée et remplacée par un petit tubercule présentant une facette articulée avec une facette correspondante du cuboïde.

*Scaphoïde.* — Le scaphoïde a conservé la forme que nous avons indiquée plus haut, chez le nouveau-né. Il est très notablement atrophié; son tubercule comprimé entre l'astragale et le premier cunéiforme d'un côté, et la malléole tibiale de l'autre, a disparu.

Dans les cas de pieds bots prononcés, le scaphoïde a glissé en dedans du segment antérieur de l'astragale hypertrophié, opposant ainsi un obstacle important à la réduction de la difformité.

*Cuboïde.* — Peu dévié au moment de la naissance, cet os, sous l'influence de la marche et des pressions prolongées, se déplace très notablement et est subluxé sur le calcanéum, et son articulation est reportée à l'union de la face plantaire avec l'ancienne face cuboïdienne. Il a en même temps éprouvé une sorte de torsion résultant du plus grand développement de son ancienne face dorsale et de l'atrophie de sa face plantaire; il offre par conséquent une convexité externe assez marquée.

*Cunéiformes. Métatarsiens.* — Les *cunéiformes*, légèrement atrophiés, ont leur face dorsale plus développée que leur face plantaire. La face dorsale du cinquième métatarsien est pour ainsi dire devenue plantaire, et son extrémité postérieure est reportée en bas et un peu en arrière. Il s'articule avec la face inférieure (ancienne face externe) du cuboïde.

En raison de la déviation des deux derniers *métatarsiens*, la face plantaire s'incurve, et le pied devient creux.

Les *phalanges* sont légèrement atrophiées. La dernière phalange du gros orteil est généralement tordue obliquement en bas, par suite de la pression de la chaussure.

Les *orteils* prennent souvent la forme en griffe, la première phalange étant étendue par le long extenseur des orteils, les deux dernières fléchies par les fléchisseurs.

Nous avons indiqué plus haut l'état des *ligaments* chez le nouveau-né. Chez l'adulte, ces ligaments sont devenus plus serrés et s'opposent énergiquement à toute tentative de redressement. Les ligaments latéraux, le ligament deltoïdien principalement, les ligaments postérieurs, les ligaments plantaires, surtout le ligament calcanéo-cuboïdien, le ligament en Y, sont forts, serrés, résistants et sont des obstacles très sérieux à la réduction de la difformité.

L'*aponévrose plantaire* est non seulement raccourcie, mais solide, épaisse, surtout à la partie interne, fortement tendue, formant une lame fibreuse, résistante et s'opposant à toute tentative d'allongement et de déroulement du pied.

Les *muscles* de la plante du pied, principalement l'abducteur du gros orteil et le court fléchisseur, sont raccourcis et contribuent à maintenir l'enroulement. La position des tendons des muscles de la jambe est à peu près la même que celle que nous avons indiquée plus haut.

Les muscles sont en général atrophiés. Dans quelques cas, il y a dégénérescence graisseuse.

Les *vaisseaux* et les *nerfs* ne présentent pas d'autres particularités que celles signalées chez le nouveau-né.

Dans les cas anciens, on rencontre des *bourses séreuses* très développées, principalement sur la face dorsale du cuboïde, devenue inférieure.

*Lésions à distance.* — Un certain nombre de lésions peuvent être observées à distance, dans les autres segments du membre inférieur.

La *torsion* des os de la jambe, signalée plus haut, devient très considérable dans les cas de pied bot invétéré. La rotation de la partie inférieure du tibia en avant est maintenue par les ligaments tibio-astragalien et scaphoïdien. L'*espace interosseux* peut tout à fait disparaître, le péroné et le tibia se touchant complètement (Cruveilhier).

Les *ligaments* du genou et de la hanche sont tiraillés et relâchés. Dans l'extension complète, le genou se met en valgum, dans la flexion en varum.

Le *genou* peut être raidi, ankylosé, soit dans l'extension, soit dans la flexion.

La *rotule* est portée en dehors et diminuée de volume.

Adams a observé une double ankylose congénitale des genoux, avec atrophie des rotules. (Voir plus loin *Contracture congénitale* dans le Chapitre *Contractures* et *Ankyloses*.)

La *cuisse* est souvent en abduction et rotation en dedans.

Le *fémur* et le *bassin* peuvent être atrophiés du côté de la difformité. Les diamètres obliques et transverses sont diminués (Verneuil).

Dans quelques cas, il existe une *scoliose* lombaire prononcée.

Les lésions, que nous venons de signaler, sont la conséquence de la claudication et des positions vicieuses prises par les sujets atteints de pied bot pendant la marche. Ces complications doivent être connues et étudiées avec soin, en raison des indications thérapeutiques qu'elles fournissent.

Dans certaines formes de pied bot varus, sur lesquelles nous avons particulièrement attiré l'attention (voir p. 628 à 634), on observe l'absence des os de la jambe, notamment du péroné (voir fig. 475 à 485). La rotule et les muscles de la jambe peuvent aussi faire défaut.

Avec le pied bot varus, peuvent coexister d'autres vices de conformation, tels que le spina bifida, le bec-de-lièvre, la main bote, etc.

Indiquons, en terminant, les *mouvements* qui se passent dans les articulations du pied des sujets atteints de pieds bots varus équins, et surtout les *obstacles* qui s'opposent à la réduction de la difformité. Ces importantes notions nous serviront de base pour la discussion des meilleures méthodes thérapeutiques à appliquer.

Si l'on recherche les mouvements que l'on peut obtenir sur un pied bot varus équin d'une certaine importance, on constate qu'il n'existe aucun mouvement entre le tibia et l'astragale. Cette articulation est pour ainsi dire supprimée, à peine obtient-on parfois quelques mouvements limités entre l'astragale d'une part, le calcanéum et le scaphoïde de l'autre.

Les mouvements ou glissements les plus étendus se produisent dans l'articulation médio-tarsienne, entre les cunéiformes et le scaphoïde, entre le cuboïde et le calcanéum.

Si l'on veut redresser le pied en essayant de lui rendre sa forme par des mouvements de flexion et d'abduction, on constate qu'un certain nombre d'obstacles importants s'opposent à ces tentatives.

L'équinisme ou extension du pied sur la jambe est maintenu :

1° Par l'astragale, dont nous avons signalé la position spéciale et anormale (voir p. 681), fixé par le ligament péronéo-calcanéen, sorti en grande partie de la mortaise, augmenté de volume dans sa partie antérieure et présentant, dans les deux tiers antérieurs de sa facette externe, une cale (Ch. Nélaton) située en avant de la malléole.

2° Par le raccourcissement et la rétraction du tendon d'Achille et des ligaments qui unissent en arrière le calcanéum aux os de la jambe.

La rétraction du tendon d'Achille joue, dans quelques cas, un rôle secondaire, car, après sa section, l'équinisme n'est nullement modifié; il se trouve sous la dépendance des déformations osseuses.

La position du pied en varus, en adduction, en rotation en dedans (supination), avec rotation du tibia en avant, est maintenue :

1° *Par l'astragale* augmenté de volume dans son segment antérieur, en dedans duquel le scaphoïde a glissé : il est allongé principalement au niveau du col et modifié dans sa forme (Rupprecht).

2° *Par la grande apophyse du calcanéum* (Gross, Ch. Nélaton), en dehors de laquelle le cuboïde s'est luxé (voir fig. 509 et 528).

D'après Hueter (p. 673 et 674), la saillie et le développement anormal de la grande apophyse du calcanéum s'opposent avec énergie à tout mouvement de pronation.

3° *Par les ligaments* de la partie interne et postérieure du pied, principalement le ligament deltoïdien et tous ses faisceaux (Reeves, Phelps), les ligaments plantaires, l'aponévrose plantaire, les tendons du jambier postérieur, les ligaments tibio-astragalien et scaphoïdien, les muscles abducteurs du gros orteil, court fléchisseur, long fléchisseur et aussi les parties molles, très fortement rétractées dans quelques cas, de la face interne du pied (Adams, Sayre, Little, Phelps).

En résumé, des obstacles multiples s'opposent au redressement; les *principaux* siègent au niveau des os déformés : l'astragale, le calcanéum, le cuboïde.

*B*. Pied bot varus accidentel. — Le varus accidentel, assez rare, est généralement d'origine paralytique. La forme la plus souvent observée est le varus équin.

On trouve les mêmes caractères généraux que dans le varus équin congénital. Les déformations osseuses sont moins accusées.

Le varus talus est très rare et est souvent la conséquence d'un traitement incomplet de l'équin varus (Bouvier).

Le varus valgus, dans lequel le pied a la forme d'un S, à pointe dirigée en dedans, à talon dirigé en dehors, paraît résulter de la paralysie de presque tous les muscles de la jambe, excepté des fléchisseurs. La marche dans cette forme de pied bot est en général impossible.

**Symptômes.** — I. *Chez l'enfant qui n'a pas marché.* — Le pied présente les déformations que nous avons décrites page 669 à 674. Il paraît raccourci et atrophié ; le talon est étroit.

Les mouvements se passent dans les articulations médio-tarsienne et sous-astragalienne.

Les mouvements d'abduction sont impossibles.

II. *Chez l'enfant qui a marché et chez l'adulte.* — La gêne fonctionnelle varie suivant le degré de la déformation. Si le varus est unilatéral, avec enroulement peu considérable, sans bourses séreuses enflammées, ni durillons, la marche est assez facile.

Aucun mouvement de flexion du pied sur la jambe n'existant, le pied ne fonctionne que comme pilon.

Si le varus est très prononcé, avec enroulement considérable, la marche est douloureuse, difficile, quelquefois impossible. Exceptionnellement quelques sujets peuvent marcher et même courir sans inconvénients. Nous avons indiqué (p. 666) les caractères du pied bot varus invétéré.

L'aggravation du pied bot est d'autant plus rapide que le sujet marche de bonne heure, sans soins et avec exagération.

Le *pronostic* et le *diagnostic* se basent sur les indications générales que nous avons données pages 658 à 661.

L'examen de la difformité, la recherche des mouvements actifs et passifs, permettent de reconnaître les parties fibreuses ou osseuses qui s'opposent au redressement. Le pied bot osseux irréductible présente une bien plus grande gravité que le pied bot tendineux.

**Traitement.** — Le traitement du varus congénital ou accidentel comprend diverses méthodes, moyens *mécaniques* et *chirurgicaux*, qui peuvent se combiner suivant les cas, et qui ont pour but de corriger la difformité, de rendre au pied ses fonctions normales et de maintenir le résultat acquis. Nous étudierons d'abord en général les procédés mécaniques et chirurgicaux recommandés, établissant ensuite les principes fondamentaux de la cure du pied bot varus équin et les indications spéciales pour chaque cas.

### A. Moyens mécaniques.

Le traitement orthopédique du pied varus, indiqué par Hippocrate, Arcœus, A. Paré, Dionis, s'est développé à partir des travaux de Venel en Suisse, de Verdier et Tiphaine en France, de Jackson et Sheldrake en Angleterre. Scarpa, en 1803, publia son important travail sur les déformations osseuses du pied varus congénital et indiqua quelques règles importantes pour le redressement au moyen de deux appareils : l'un abandonné et oublié aujourd'hui, l'autre employé encore quelquefois, sous le nom de *Soulier de Scarpa*. (Voir fig. 583 à 585.)

Depuis cette époque, un grand nombre d'appareils et de moyens mécaniques ont été recommandés; nous citerons les principaux.

#### Manipulations.

Les *manipulations*, déjà conseillées par Hippocrate et Ambroise Paré, jouent un rôle considérable dans le traitement des pieds bots. Décrites avec grand soin par Brückner et Mellet, elles consistent dans des mouvements forcés du pied, exécutés par la main du chirurgien ou d'une autre personne et sont destinées à replacer le pied dans sa position naturelle, à mobiliser les articulations dans le sens inverse de la déviation et à assouplir les ligaments et les tendons rétractés.

Ces manipulations sont exécutées avec des pressions graduelles, sans trop de violence, pendant dix minutes, le matin et le soir au début, plusieurs fois par jour plus tard. Après ces manœuvres, le pied est maintenu dans la position redressée au moyen des appareils très simples que nous indiquons plus loin (p. 704 à 719).

Nous ne ferons que signaler les mouvements de redressement au moyen des appareils proposés par Bonnet, pour combattre l'ankylose fibreuse. (Voir dans Chapitre *Contractures et Ankyloses.*)

Ces appareils ne peuvent remplacer, au point de vue de l'efficacité et de la simplicité, la main du chirurgien.

### Massage.

A côté des manipulations, il faut placer le *massage* régulier, pratiqué suivant des règles précises par le chirurgien.

### Redressement forcé.

Le *redressement* ou *massage forcé*, préconisé par Delore et ses élèves Jomard, Bailly, adopté par Hueter, König, J. Wolff et de nombreux orthopédistes de tous les pays, doit être pratiqué de la façon suivante :

On fixe d'abord avec une main, le sujet étant anesthésié, l'extrémité inférieure de la jambe attirée au bord d'une table ; avec l'autre main on saisit le pied de manière que la paume de la main corresponde à la partie sur laquelle doit porter le principal effort. L'opérateur exerce alors des mouvements de circumduction ou de latéralité.

Dans les cas de pied bot chez l'adolescent et l'adulte, il est nécessaire de faire fixer la jambe par un aide et de se servir des deux mains pour repousser l'astragale et le calcanéum saillants et subluxés, en même temps qu'on fait des efforts de redressement. Il faut éviter tout mouvement violent au niveau de l'articulation tibio-tarsienne, afin de prévenir les fractures ou le diastasis de l'articulation péronéo-tibiale inférieure.

Les séances durent une demi-heure à trois quarts d'heure et sont répétées, au bout de trois semaines à un mois, jusqu'à résultat satisfaisant.

On maintient le redressement au moyen d'appareils inamovibles, généralement en plâtre. Nous donnons plus loin (p. 712 à 719) la technique de ces appareils.

Des ténotomies préliminaires sont presque toujours indiquées.

### Redressement forcé avec des machines.

La méthode de redressement par la force, au moyen de machines puissantes, proposée d'abord par Velpeau, a une grande valeur; elle permet de vaincre la résistance opposée par les ligaments et les tendons, et de placer le pied dans une bonne position. Elle doit être appliquée, le sujet étant anesthésié.

Un assez grand nombre d'appareils ou de machines de redressement ont été recommandés.

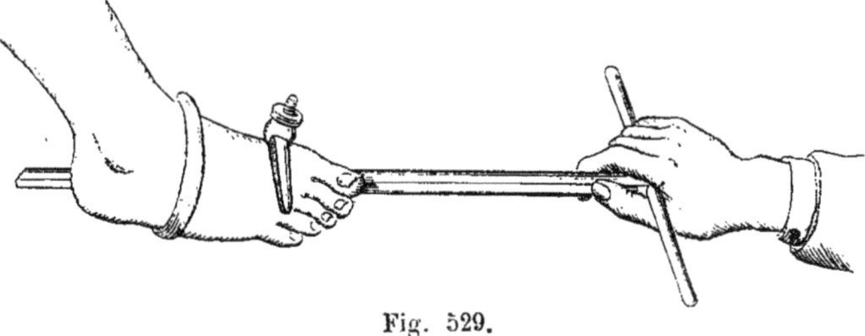

Fig. 529.

L'appareil représenté dans les figures 529, 530, 531 et 532, décrit

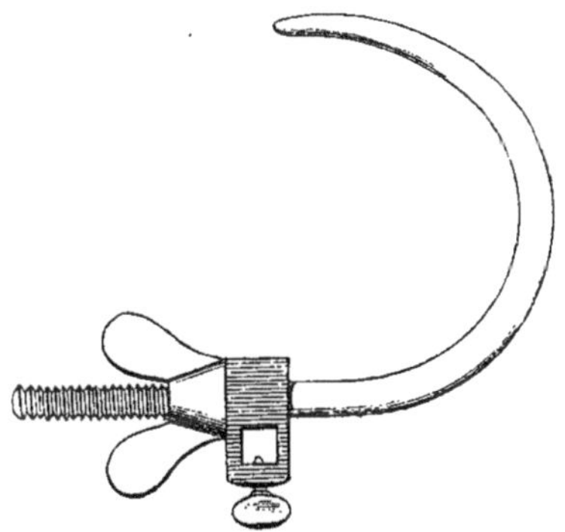

Fig. 530. — Diagramme du demi-cercle.

par Bradford, jouit d'une assez grande puissance. Il se compose

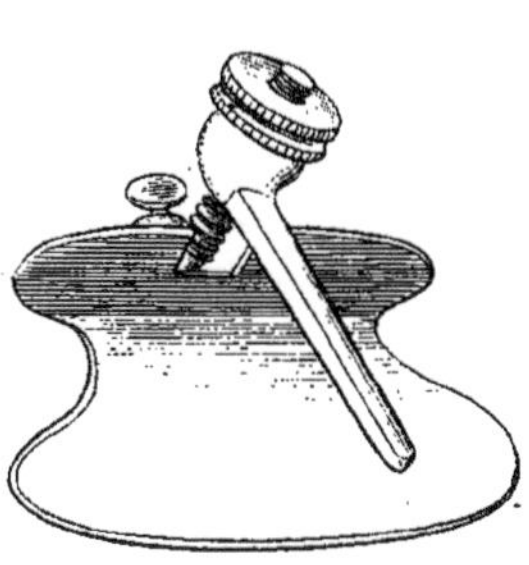

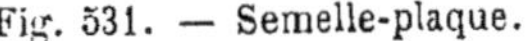

Fig. 531. — Semelle-plaque.

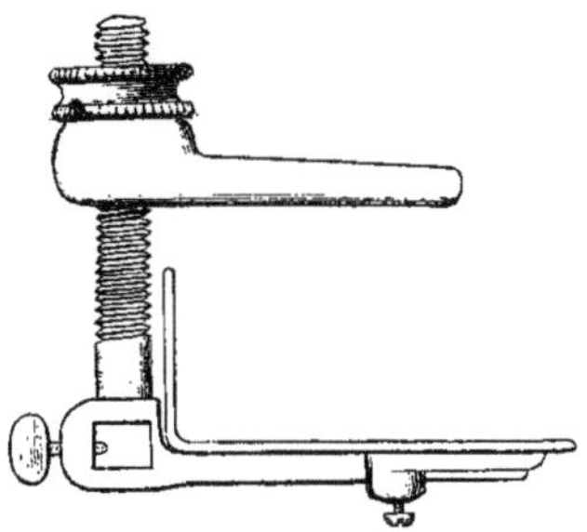

Fig. 532. — Section de la plaque.

d'une longue tige en acier, reliée à un demi-cercle qui, au moyen d'une vis presse sur la partie externe et supérieure de l'astragale, en passant sous le pied.

La partie antérieure du pied repose sur une plaque en forme de

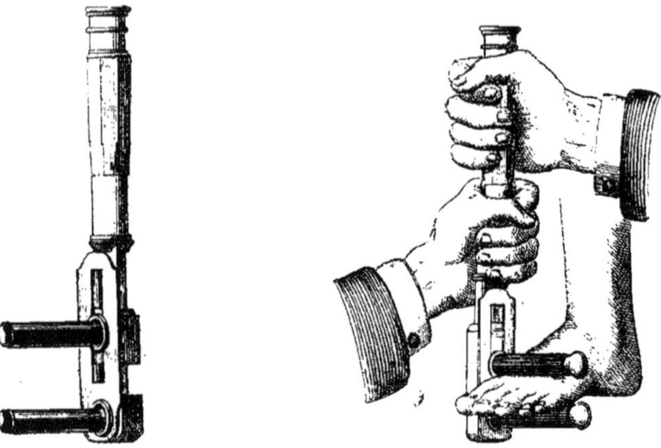

Fig. 533. — Appareil d'H. O. Thomas. Fig. 534. — Appareil d'H. O. Thomas appliqué.

semelle, qui va jusqu'à l'extrémité postérieure du cuboïde et qui exerce une pression sur la partie interne du pied. Cette semelle

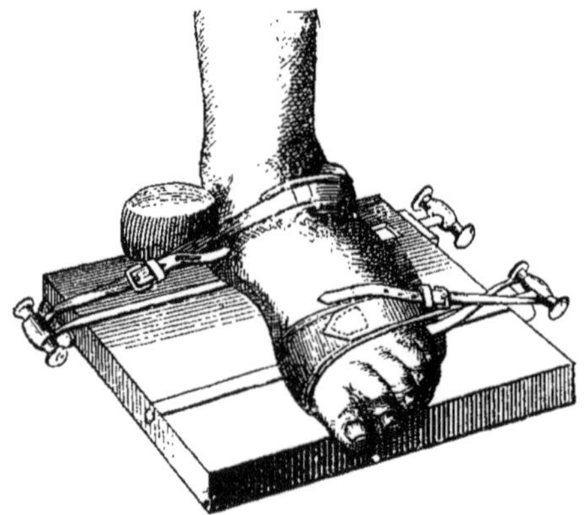

Fig. 535. — Appareil de Morton pour le redressement du pied bot.

est fixée à la barre en acier, et une petite tige en acier, maintenue par des vis, exerce une pression sur la partie antérieure du pied. Si les vis sont bien fixées, le pied est pris comme dans un étau, et l'on peut faire mouvoir facilement l'avant-pied en dedans ou en dehors, le point d'appui se trouvant au niveau de l'astragale.

H. O. Thomas (de Liverpool) a recommandé une sorte de clef anglaise, dont les deux branches horizontales, recouvertes de

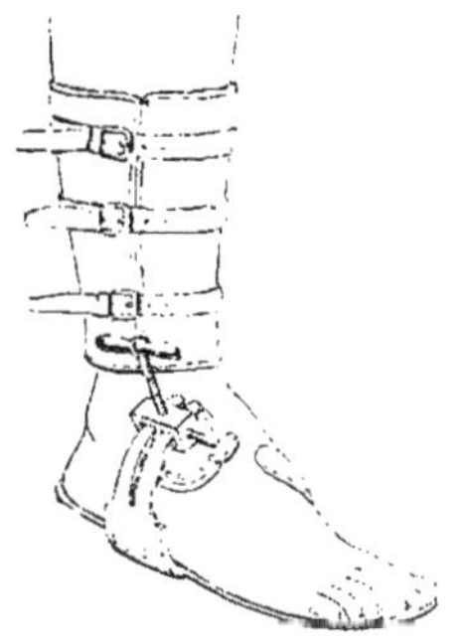

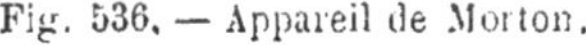

Fig. 536. — Appareil de Morton.

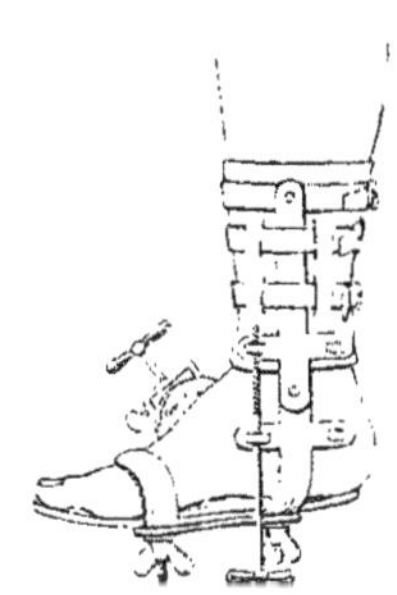

Fig. 537. — Appareil de Morton.

caoutchouc peuvent être plus ou moins rapprochées au moyen d'un pas de vis, contenu dans le manche (fig. 533).

L'appareil est appliqué de la façon indiquée dans la figure 534.

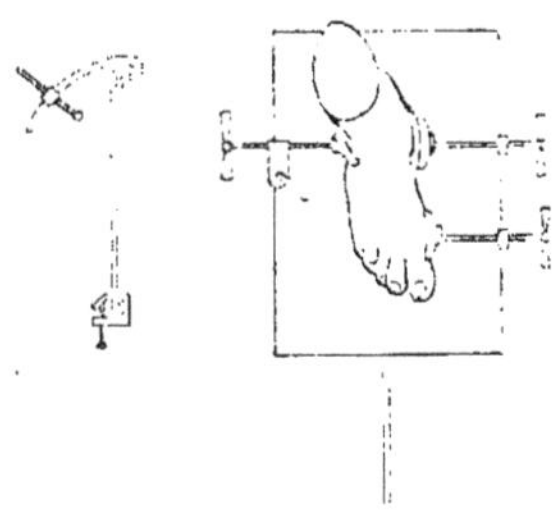

Fig. 538. — Appareil de Bradford.

Nous nous sommes souvent servis avec avantage, chez les enfants, de cet excellent appareil.

Morton (de Philadelphie) recommande les appareils des figures 535, 536 et 537.

E.-H. Bradford (de Boston) a obtenu de très bons résultats en se servant du tarsoclaste représenté dans les figures 538 et 539.

U. Trélat s'est servi dans un cas de l'appareil assez compliqué, construit par Collin, représenté dans la figure 540, « dans le but de redresser instantanément les pieds bots varus équins ».

A.-M. Phelps a récemment préconisé la machine représentée dans la figure 541.

D'après l'auteur, cette machine rend d'inappréciables services, en permettant de redresser fortement le pied avant les sections tendineuses, pendant ces sections et avant l'application des appareils silicatés, plâtrés, etc. Cet appareil est encore utile, lors-

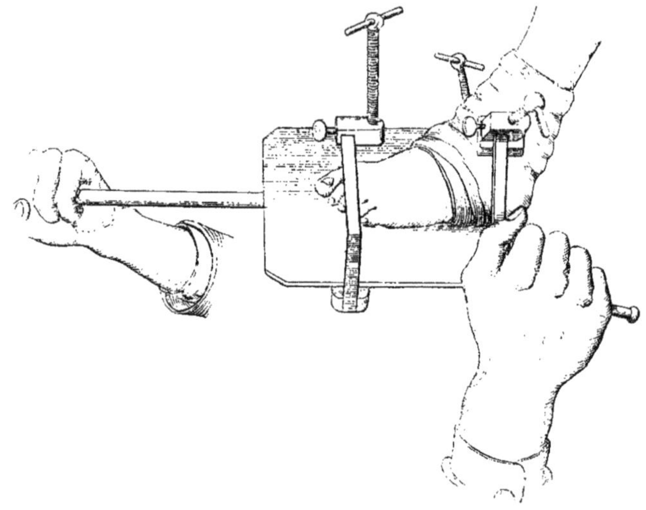

Fig. 539. — Appareil de Bradford appliqué.

qu'il existe des raccourcissements et des contractures des liga-

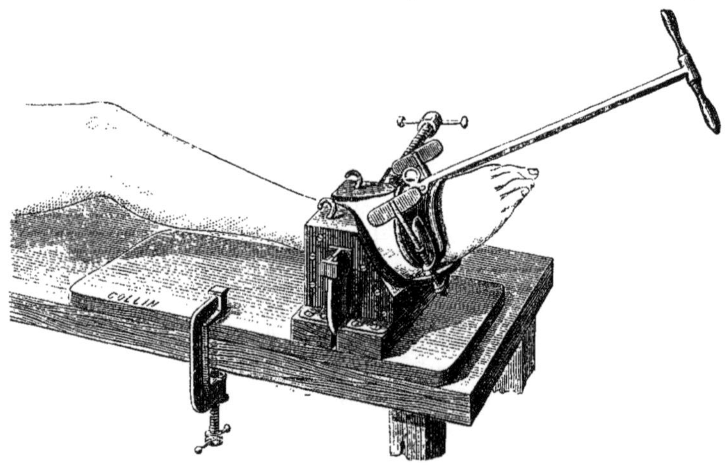


Fig. 540. — Appareil de Trélat.

ments postérieurs de l'articulation tibio-tarsienne, lorsque le calcanéum est en rotation en dedans, dans le traitement consécutif, dans les cas de pieds bots graves et invétérés réclamant une opération. L'opérateur doit de temps en temps appliquer la machine et développant une certaine force, rompre les ligaments qu'il est difficile ou impossible de sectionner.

Cet appareil (fig. 541) est constitué par un assemblage de leviers et de clefs à vis agencés de façon à pouvoir disposer d'une force considérable, agissant dans une direction convenable.

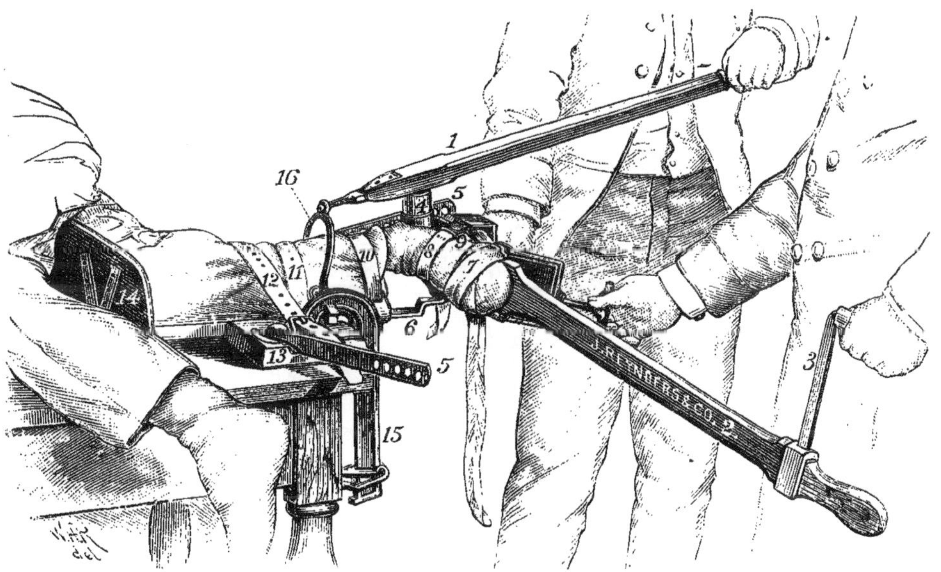


Fig. 541. — Machine de Phelps pour le redressement du pied bot.

Une planche de lit (fig. 541) est fixée à une table au moyen d'un clamp (15); une glissière (14) manœuvre sur la partie transversale de cette planche.

Le sujet anesthésié est placé sur la machine, la jambe fléchie, dans la position indiquée par la figure 541.

La glissière (14) est réglée de façon à empêcher la jambe de s'échapper.

Les courroies (10), (11) et (12) tiennent la jambe dans une position fixe sur la planche; en 16 se trouve un point d'appui où l'extrémité d'un levier est fixée, dans le but d'exercer une pression sur le calcanéum au moyen du coussin 4. 5 sont aussi des points d'appui pour l'extrémité d'un autre levier. Le pied est relié à ce levier par des courroies 7, 8 et 9 (fig. 541) et 5, 6, 7 (fig. 542). Les courroies 5, 6 sont attachées à des écrous 4, en tournant les clefs à vis. Ces clefs sont fixées dans une position convenable par le châssis 3 (fig. 542).

Un certain degré de force peut être exercé sur le talon et sur le cou-de-pied. Le cric peut être ajusté au levier, d'après les indications de la figure 541 ; la courroie 7, passant autour du pied,

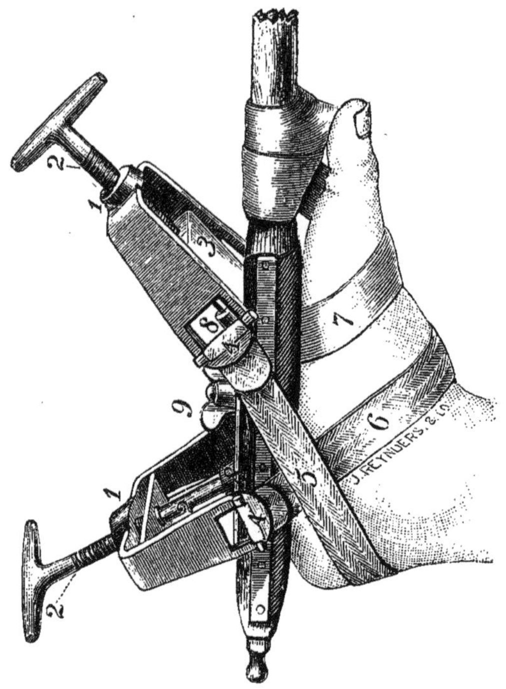


Fig. 542.

comme le montre la figure 542, assujettit solidement les orteils L'opérateur et son aide font tourner les clefs à vis, développant le degré de force nécessaire. Ensuite l'opérateur, avec le levier 3, fléchit et fait tourner le pied, en le pressant fortement contre le point d'appui 6, pendant que l'assistant fixe solidement le talon avec l'autre levier. Comme la force est appliquée au moyen d'un large levier, la jambe ne peut s'échapper de la glissière 14 (fig 541).

Les divers appareils que nous venons de décrire ont une action plus ou moins puissante. Les appareils à levier, la clef de Thomas ne peuvent convenir que dans les cas peu prononcés, n'exigeant pas le déploiement d'une grande force.

Celui de Phelps nous paraît excellent; il est cependant un peu compliqué et d'une application difficile.

Ceux de Morton, Bradford, Trélat présentent quelques inconvénients : ils ne s'appliquent pas exactement sur les parties à redresser, et les courroies qui les composent peuvent se relâcher; ils ne permettent pas le développement d'une force mesurée, suffisante, ni des pressions précises, inoffensives en des endroits déterminés.

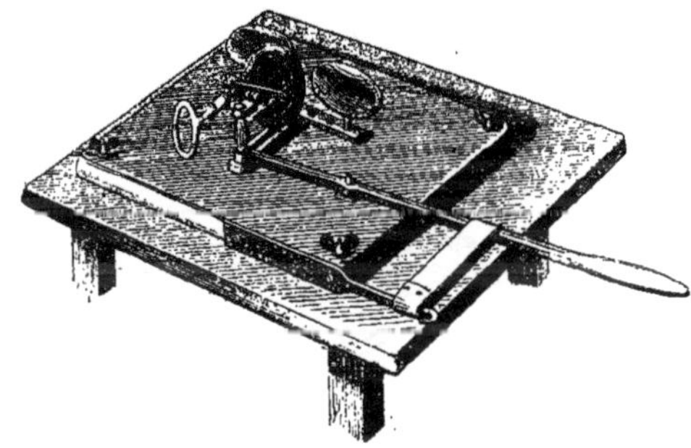

Fig. 543. — Appareil de P. Redard pour le redressement forcé du pied bot.

L'appareil que nous employons depuis plusieurs années nous paraît répondre à ces principales objections :

Il se compose (voir fig. 543) :

1° D'une planche résistante, pouvant être solidement fixée sur une table.

2° De deux pièces métalliques, l'une antérieure, l'autre postérieure, légèrement concaves, reliées entre elles et présentant une série de trous, percés au centre de la planche; les trous sont destinés à recevoir des tiges rondes, fixées au centre de plaques métalliques concaves, bien matelassées. Les plaques destinées au talon diffèrent de celles qui pressent sur l'avant-pied.

3° D'un long bras de levier terminé par un manche en bois, fixé en un point sur la partie antérieure de la planchette et qui vient se terminer d'un côté sur une glissière horizontale, maintenue par deux boulons ; de l'autre sur une tige verticale qui s'articule à son extrémité avec une deuxième tige portant une plaque concave assez large et différant de forme suivant les cas. L'articulation de cette plaque est disposée de telle sorte qu'elle peut être dirigée en divers sens. Deux vis latérales, mues par une forte clef, servent à éloigner ou à rapprocher la plaque.

La glissière, mentionnée plus haut, permet au levier une action beaucoup plus puissante sur cette plaque.

Afin d'obtenir une action énergique et soutenue, on enroule un fort lien de caoutchouc, d'un côté sur le bras du levier, de l'autre sur une tige en fer résistante fixée sur un côté de la planche. La

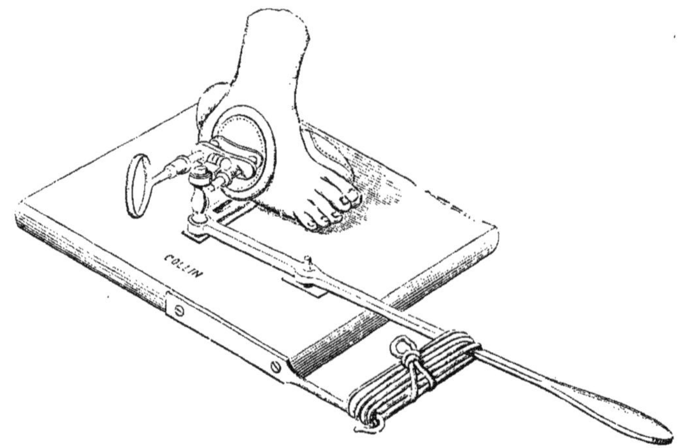


Fig. 544. — Le même, pendant l'application.

force dont on dispose est ainsi considérable; on peut l'augmenter ou la diminuer, suivant le nombre de tours de bande de caoutchouc.

Voici la façon dont la machine doit fonctionner (fig. 544) :

Supposons que nous ayons à redresser un pied bot varus équin droit. Le sujet anesthésié, la jambe est placée verticalement, dépassant le rebord de la table d'opération, le pied reposant bien à plat sur la planche de l'appareil; les deux plaques internes, à courbure convenable, sont placées très exactement l'une au niveau du talon, l'autre sur l'avant-pied.

Des feuilles de feutre blanc, plus ou moins épaisses, garnissent la partie interne des plaques, afin d'éviter des pressions trop fortes.

La plaque externe, protégée de la même façon, est mise en contact, au moyen de vis, avec la région postéro-externe du pied, au niveau de l'articulation calcanéo-cuboïdienne, en évitant de comprimer la malléole externe.

Le pied ainsi disposé, on met le levier en mouvement, d'abord avec une force modérée, examinant si le redressement se produit, si la tension de la peau et des ligaments n'est pas trop forte à la partie interne du pied au niveau de l'enroulement, si toutes les parties saillantes osseuses sont protégées.

Alors seulement on enroule autour du levier la bande de caoutchouc, suivant les indications du dessin.

On ne fait d'abord que quelques tours de bande, qu'on multiplie ensuite, jusqu'à ce que le redressement soit suffisant. On peut répéter la manœuvre à trois ou quatre reprises, laissant à chaque fois la bande de caoutchouc en place pendant cinq minutes.

Pour remédier à l'équinisme, on relève en avant la planche, le pied maintenu comme précédemment, en produisant des mouvements de plus en plus étendus de flexion du pied sur la jambe. On fait du massage au niveau du tendon d'Achille pendant cette manœuvre.

L'appareil est disposé de telle sorte qu'il peut se transformer rapidement et servir pour le pied droit ou le pied gauche.

Il est remarquable de voir, au sortir de l'appareil, des pieds auparavant rigides, devenir flexibles, malléables, se redressant parfaitement sous l'influence d'un léger effort manuel.

Dans les cas où des sections tendineuses doivent être pratiquées, le redressement n'est fait qu'au bout de quelques jours.

Le mode d'action de l'appareil est facile à comprendre : alors que les mains ne peuvent exercer des pressions qu'en deux points, les pressions dans notre procédé sont triples, agissant sur une large surface du côté du calcanéum et de l'avant-pied, et aussi au niveau de la face externe et postérieure du pied, au niveau de l'articulation calcanéo-cuboïdienne, sur les os saillants et déplacés. Le mode d'articulation de la pelote externe permet du reste de diriger la force dans le sens que l'on désire.

Un des avantages de cette machine est en outre de permettre de développer une grande force pendant un certain temps, tandis que la force développée par les mains est limitée, l'effort ne peut être soutenu, on procède par secousses.

Le redressement forcé au moyen d'appareils, nous paraît pour ces raisons de beaucoup supérieur, pour les pieds bots d'une certaine importance, au redressement par les manipulations.

Il faut, avons-nous dit, pour obtenir le redressement, développer une certaine force. Mais nous désirons insister sur ce point; il ne faut pas dépasser certaines limites et agir brusquement à la façon des ostéoclasies. Il faut obtenir des distensions et même dans quelques cas des ruptures des ligaments et aponévroses, en évitant des désordres importants et particulièrement des fractures osseuses.

Nous ne cherchons pas à redresser brusquement et en une seule séance (en cela nous différons du procédé recommandé par U. Trélat), mais plutôt à élonger les ligaments et les tendons, à mobiliser graduellement les articulations, pendant plusieurs séances, cherchant à gagner chaque fois sur les résultats précédemment acquis. La disposition de notre appareil, l'emploi du caoutchouc permettent d'agir suivant ces indications, avec prudence, sans brutalité, et sans fracture ou éclatement des surfaces articulaires.

Pendant toute la durée de l'application de l'appareil, il faut veiller avec grand soin, prêt à s'arrêter en temps opportun, sans se laisser cependant effrayer par quelques craquements, dus à des ruptures des ligaments ou des aponévroses.

Dans aucune des nombreuses applications de notre méthode, nous n'avons eu d'accidents inflammatoires, ni de phénomènes douloureux du côté du pied.

Le pansement consécutif au redressement a une grande importance.

Suivant la pratique indiquée plus loin (p. 712 à 719), nous appliquons soigneusement un appareil plâtré remontant jusqu'au-dessus du genou.

### Traction forcée, intermittente.

La méthode de redressement par *traction forcée, intermittente* au moyen d'appareils très puissants, proposée par N.-M. Shaffer pour le traitement des formes graves, invétérées du pied bot, doit être rapprochée du redressement forcé avec les machines.

L'appareil étant très exactement adapté à la difformité, on fait une traction toutes les quinze ou trente minutes, d'une seconde à cinq minutes. Dans quelques cas, la section sous-cutanée de tous les tissus résistants musculaires et fibreux est nécessaire. La traction forcée, intermittente, combinée aux sections tendineuses, donne des résultats très rapides. Le traitement avec la traction

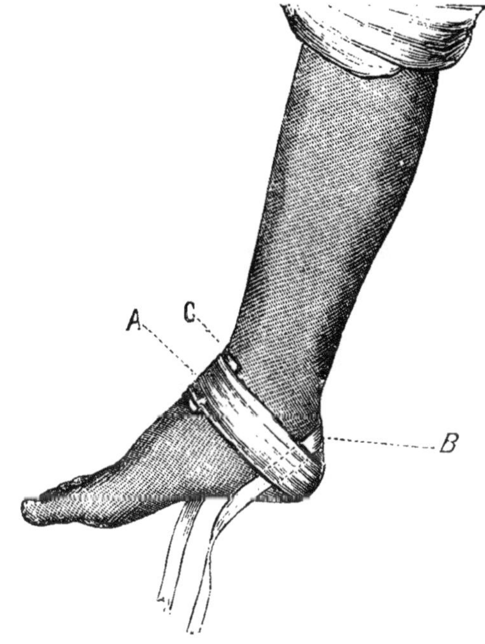


Fig. 545.

seule est beaucoup plus long, exige plusieurs mois, mais il donne,

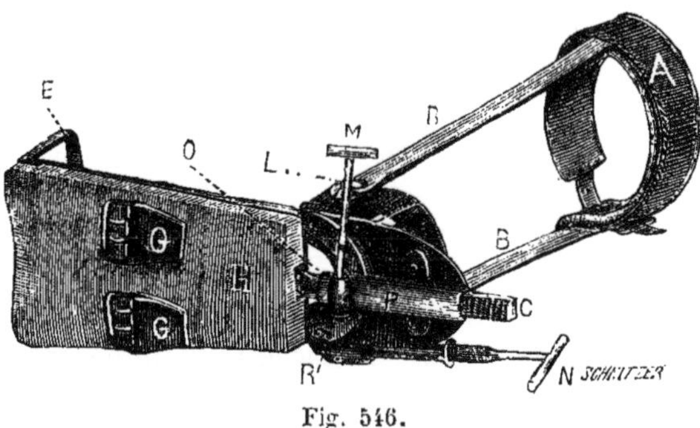


Fig. 546.

d'après l'auteur, des résultats meilleurs que ceux obtenus après la section des parties fibreuses.

Shaffer se sert des trois formes d'appareils représentés dans les figures 545 à 551.

Le premier (fig. 546 et 447) est destiné à la réduction du pied bot équin simple.

La bande de traction doit être appliquée au niveau du talon de la façon indiquée figure 545.

La figure 546 représente la partie inférieure de la plaque pédieuse : GG, boucles pour l'attachement de la courroie talonnière

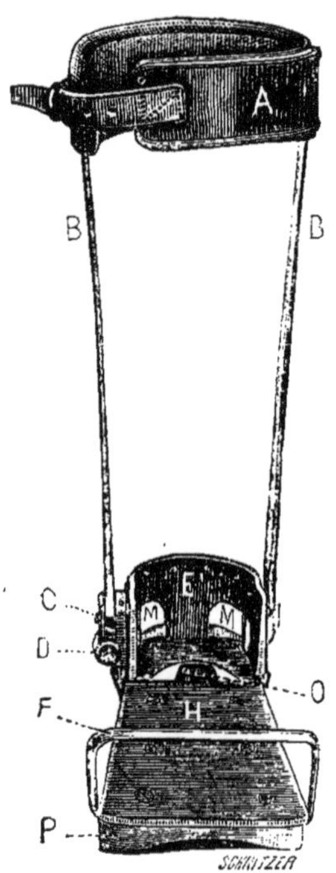


Fig. 547.

à traction ; C, tige de traction ; P, cylindre ; la vis et l'écrou pour la flexion et l'extension sont commandés par la clef M; la clef M est en place pour tirer en avant la partie antérieure de la pièce pédieuse. L'ouverture C, pour la descente du talon dans la partie pédieuse de la talonnière, est entourée par son bord épais R.

La figure 547 représente un autre aspect de l'appareil.

Dans le but de faire tourner le tarse, dans les cas de pied bot varus équin, suivant les trois axes : transverse, antéro-postérieur et vertical, Shaffer a proposé un *appareil à traction latérale* interne, qu'il appelle *pousseur latéral interne*.

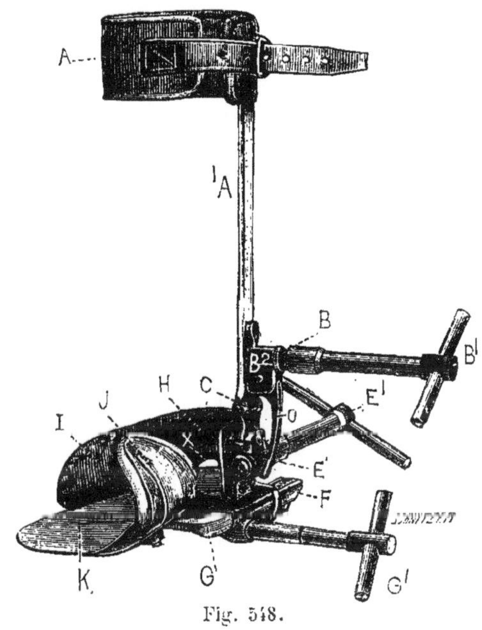


Fig. 548.

Les figures 548 et 549 indiquent les détails de cet appareil. La

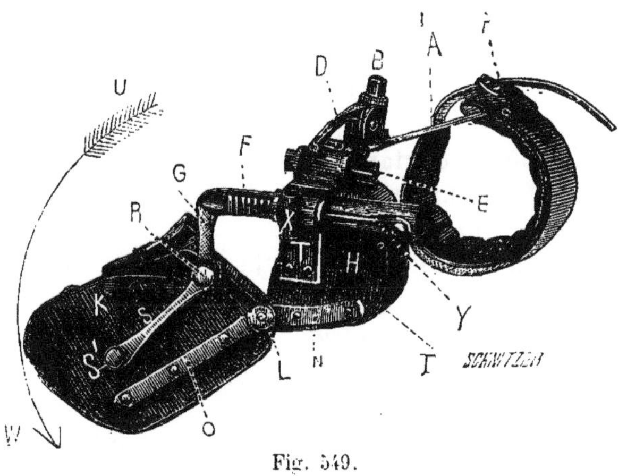


Fig. 549.

clef B' agissant sur une charnière en C, déplace le levier et l'écrou O vers le talon tourné. La clef E' lève les orteils par une vis et un mouvement en écrou en E, tandis que la clef G' porte la partie antérieure du pied en avant et en dehors.

Cet appareil est particulièrement applicable aux cas invétérés de varus équin, où la résistance siège principalement dans les tissus plantaires et dans le muscle gastrocnémien.

L'*appareil à traction latérale externe* est destiné à une classe

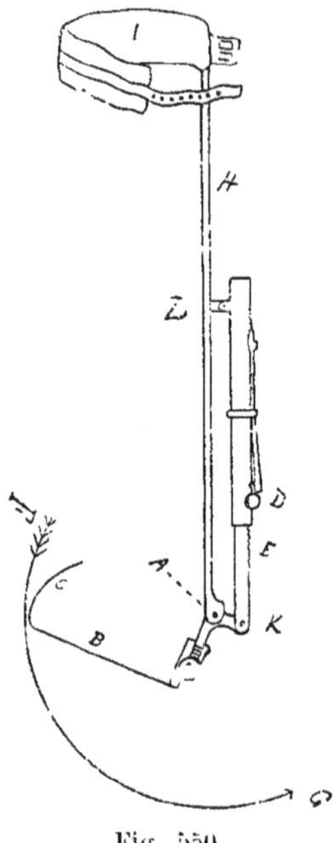

Fig. 550.

de cas rebelles où la résistance existe principalement dans le ligament deltoïdien du cou-de-pied, sur le côté concave de la difformité et dans les os du tarse.

Les figures 550 et 551 expliquent le mécanisme et la puissante action de cet appareil, qui est appliqué au côté concave de la difformité et agit comme *tracteur*.

Il a pour but d'agir sur le côté externe du pied et de la jambe, dans les cas de varus équin.

La tige H (fig. 550) est dirigée en bas, suivant une ligne qui correspond au péroné et se termine par une charnière antéro-postérieure, à laquelle est réunie une tige à traction E qui, actionnée par une clef en D, porte la partie terminale de l'appareil en bas et en dehors autour d'un centre A, suivant un segment de cercle indiqué par la flèche courbe F-G (fig. 550).

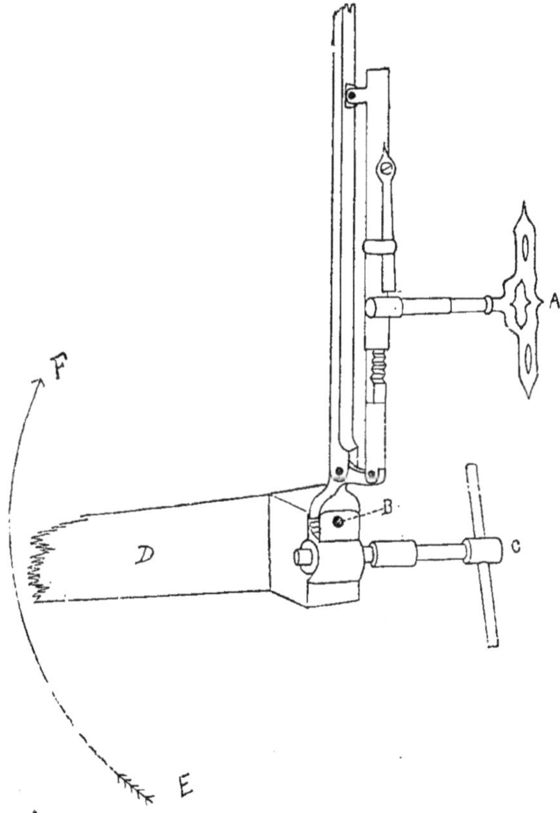


Fig. 551.

Le talon est maintenu par une courroie talonnière à traction et au moyen de la vis et de l'écrou B (fig. 551), qui, lorsqu'il est mis en œuvre par la clef C, place la pièce pédieuse D à tout point désiré entre E et F.

### Bandages et appareils orthopédiques.

Appareils de redressement. — Parmi ces appareils, nous citerons d'abord les bandages et appareils d'attitude. On peut, à l'aide d'une bande convenablement disposée, maintenir le pied dans une bonne position (fig. 552).

Suivant la pratique de L.-A. Sayre, on obtient le redressement au moyen d'un appareil en bandes agglutinatives.

On coupe une bande de diachylon résistant, de 2 à 4 centimètres de large, assez longue pour entourer le pied et remonter un peu sur la cuisse. On porte l'extrémité de la bande obliquement sur le dos du pied, et on la conduit sous la plante dans la direction d'après laquelle le pied doit être ramené; avec la main, on redresse le pied le plus possible, et remontant avec la bande de diachylon le long

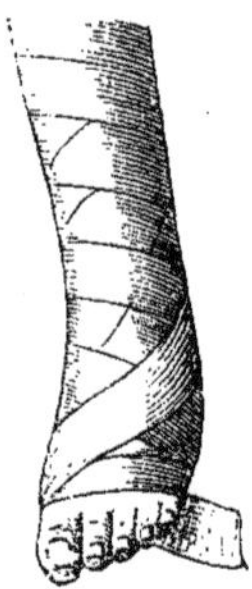

Fig. 552.

de la jambe, on la fixe par un bandage roulé allant jusqu'au niveau de la tête du péroné. La bande de diachylon, dépassant la limite supérieure du bandage roulé de 5 à 6 centimètres, est renversée par-dessus ce bandage, la surface adhésive en dehors. On ramène par-dessus cette surface le bandage roulé, empêchant de cette façon la bande de glisser; on ne doit pas entourer complètement le pied avec la bande de diachylon. Il est utile de faire au niveau des malléoles quelques entailles sur les bords de la bande, afin d'éviter toute compression et gêne circulatoire, après le redressement du pied.

Si la traction exercée paraît insuffisante, on applique un second appareil, exactement semblable, par-dessus le premier, en prenant les mêmes précautions.

Meusel se sert d'un bandage agglutinatif, disposé à peu près de la même façon. Il enveloppe d'abord le pied avec des bandes de gaze humide et n'applique les bandes agglutinatives que lorsque ce premier bandage est sec.

Sayre, après la ténotomie, obtient le redressement au moyen d'un appareil composé d'une planche mince, appliqué sur la plante du pied; une bandelette de diachylon de la largeur de l'attelle, assez longue pour couvrir ses deux faces, remonte jusqu'au-dessous du genou.

On applique le côté adhésif de la bandelette sur l'attelle, en commençant par l'extrémité antérieure de la face inférieure, on passe par-dessus la face supérieure, on contourne l'extrémité postérieure, et on revient sur la face inférieure jusqu'à son extrémité antérieure, la partie de la bandelette qui déborde est appliquée sur la face antérieure de la jambe.

Le pied est alors placé sur l'attelle, le talon y est fixé par une

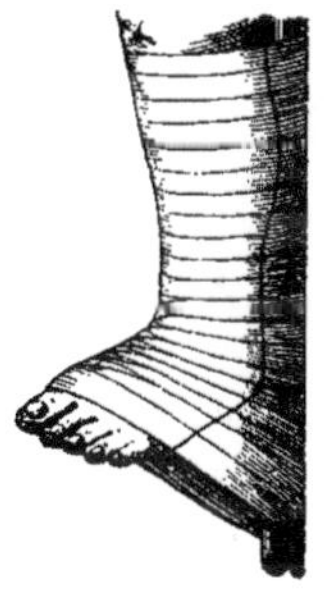

Fig. 553.

bande de sparadrap embrassant le cou-de-pied et la portion talonnière de la semelle, le tout est maintenu par un bandage roulé. Le redressement étant obtenu, la bandelette de diachylon est remontée le long de la jambe et fixée par un bandage roulé. La portion qui dépasse l'extrémité supérieure du bandage, est retournée, face agglutinative au dehors et le bandage roulé est ramené par-dessus, de manière à consolider le tout.

Une bande de diachylon, placée en dedans ou en dehors, servira à corriger le valgus ou le varus.

W. Adams conseille pour les jeunes enfants un appareil très simple (fig. 553).

Une attelle de fer-blanc est appliquée sur le côté externe de la jambe, s'arrêtant en haut un peu au-dessous du genou et en bas dépassant un peu le pied (fig. 553).

La jambe et le pied étant recouverts d'un bandage roulé, on

fixe l'attelle de haut en bas par des tours de bande circulaires,

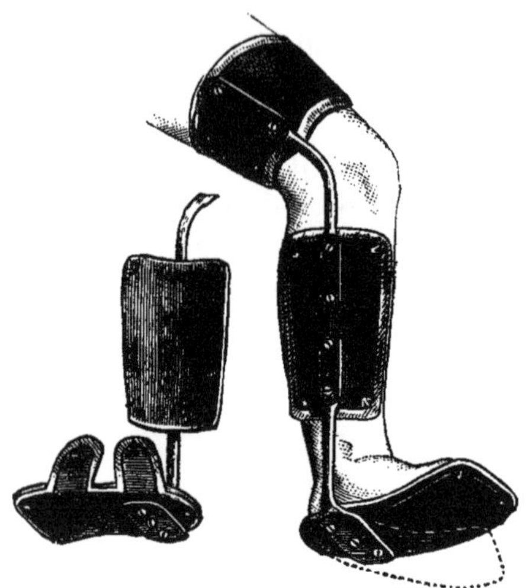

Fig. 554. — Appareil de Beely.

embrassant l'attelle et la jambe. En continuant le bandage sur le pied, on attire ce dernier vers l'attelle, c'est-à-dire en dehors.

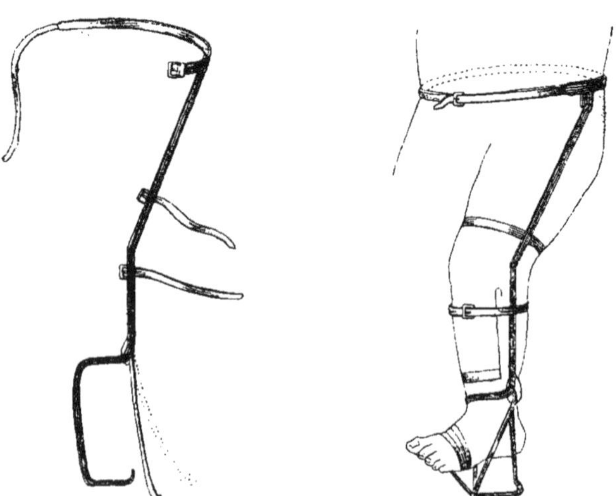

Fig. 555. — Appareil de Bradford et Lovett.

L'appareil de Beely (fig. 554), légèrement modifié par Bradford et Lovett, convient surtout dans le traitement du varus équin chez les jeunes enfants.

Il est simple, d'un prix peu élevé et peut être facilement appliqué par la mère et la nourrice.

Il se compose de deux barres d'acier (fig. 555), articulées au genou et à la hanche. A l'extrémité supérieure se trouve un demi-cercle en fer, complété par une courroie de cuir, qui entoure l'abdomen.

L'extrémité inférieure est pliée de façon à passer sous le pied, et se termine par deux boucles qui reçoivent des bandes de diachylon, fixées sur la jambe du sujet et destinées à immobiliser le talon dans une bonne position. Une bande en acier matelassée qui passe en avant de la jambe au-dessus de l'articulation du cou-de-pied, et une courroie placée en arrière empêchent la jambe de glisser en haut ou en bas.

La pièce d'acier placée à la face externe du pied, et qui peut être plus ou moins éloignée, joue le rôle principal dans cet appareil. Elle sert de point d'attache à des bandelettes de diachylon qui, fixées à la racine des orteils, produisent le redressement désiré. Les bandelettes de diachylon peuvent être remplacées par des liens élastiques.

On protège avec soin les parties soumises à des pressions. Le bandage adhésif doit être changé tous les trois ou quatre jours.

On a recommandé l'emploi d'attelles *en cuir*, *en gutta-percha* (Giraldès, Post, Bilhaut) ou en *feutre poroplastique* ou imprégné de *gomme laque* (Ahl, Southern, P. Vogt).

On taille un patron sur le membre porté dans la position désirée, et sur ce modèle, on découpe l'attelle. L'attelle étant rendue malléable, par l'emploi de l'eau froide pour le cuir, de l'eau bouillante pour la gutta-percha, on la moule sur le pied.

Le redressement étant obtenu, on applique contre la jambe la partie jambière de l'attelle. On maintient le tout par un bandage roulé. Il faut avoir soin, avant l'application de l'appareil, d'entourer le membre de coton cardé ou de laine et de tenir constamment le pied dans sa situation redressée, jusqu'au durcissement parfait de l'attelle.

A l'exemple de Kœnig, on peut appliquer à la face interne du membre une large attelle de feutre poroplastique, que l'on recourbe de façon à former une demi-gouttière pour la jambe et une autre pour le pied, avec semelle s'étendant à toute la face plantaire. Le modèle de cette attelle, avec échancrure pour le talon, est découpé

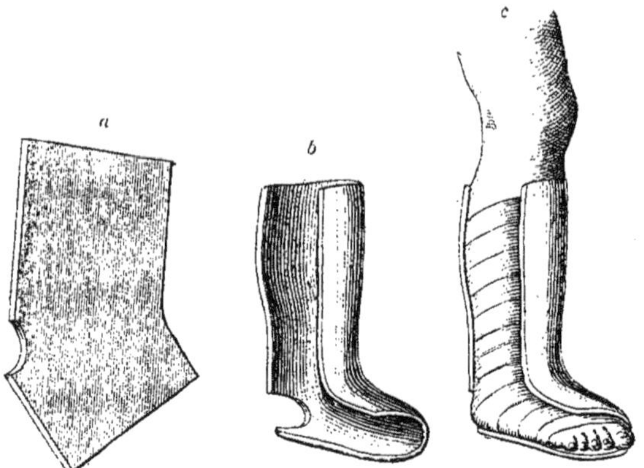


Fig. 556. — Gouttière en feutre poroplastique.

dans du feutre brut; sa forme doit être à peu près celle de la figure 556 *a*. On l'imprègne de gomme laque, ou bien on l'ap-

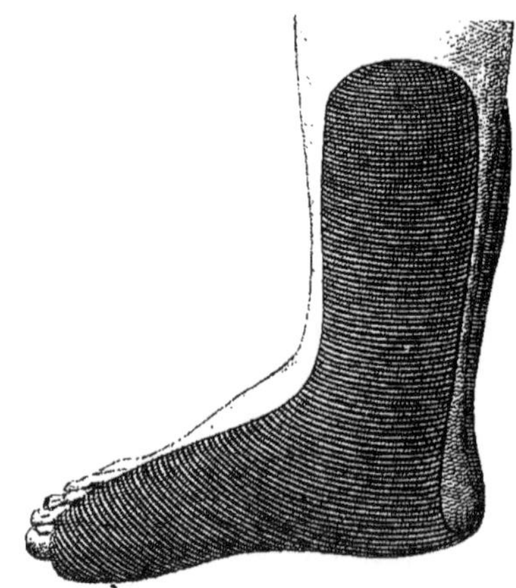

Fig. 557. — Gouttière en gutta-percha de Post.

plique sur du feutre déjà imprégné, que l'on découpe à son tour. L'attelle est ensuite ramollie par la chaleur et adaptée à la forme du pied ramené en pronation et protégé au moyen d'une bande mouillée. La gouttière ainsi confectionnée (fig. 556 *b*), s'applique, une fois durcie, avec la plus grande facilité autour de la jambe et du pied et maintient nécessairement ce dernier dans une attitude corrigée (fig. 556 *c*) ; une bande étroite de flanelle fixe l'appareil aux parties qu'il est chargé d'immobiliser. Au bout de quelques semaines, on peut, en général, appliquer une nouvelle gouttière maintenant le pied encore plus en pronation, et l'on continue ainsi à corriger la déformation par des appareils et des mouvements appropriés, jusqu'à ce que la guérison soit complète.

Post (de New-York) a recommandé une gouttière en gutta-percha disposée de la façon indiquée dans la figure 557.

Si l'on se sert de feutre poroplastique, on peut tailler un modèle

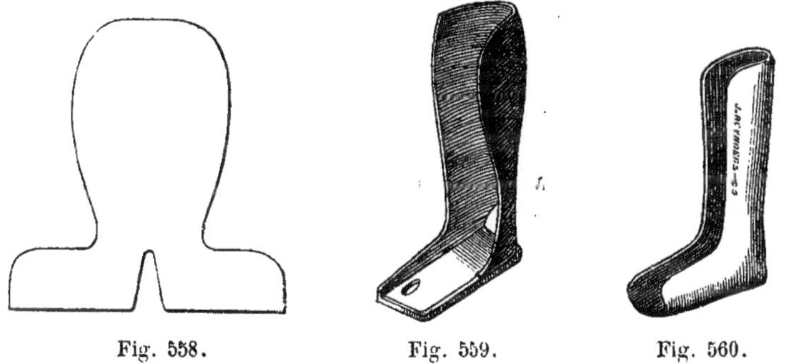

Fig. 558. Fig. 559. Fig. 560.

suivant la figure 558 (P. Vogt). Ce modèle, placé dans l'eau bouillante, est ensuite maintenu sur le pied redressé jusqu'au durcissement. On obtient ainsi une gouttière représentée dans les figures 559 et 560 (Vogt et Stillman).

On peut aussi se servir de *carton préparé*, carton de P. Kolk, recommandé par Carret, Merchie, V. Wahl, P. Bruns, Margary.

Des appareils de *maintien* peuvent être faits avec *de la tôle* (appareil de Bonnet). Nous nous servons depuis longtemps, avec de très grands avantages, de la gouttière en tôle de Lewis, particulièrement disposée pour les pieds bots des jeunes enfants.

L'*appareil à plaquette* de de Saint-Germain est surtout destiné à maintenir le redressement après la ténotomie (fig. 561 à 564).

Cet appareil (fig. 561 et 563) se compose de deux parties, l'une podale P, l'autre jambière S. La partie podale consiste en une semelle en bois ou en buffle ayant à peu près la forme, mais un

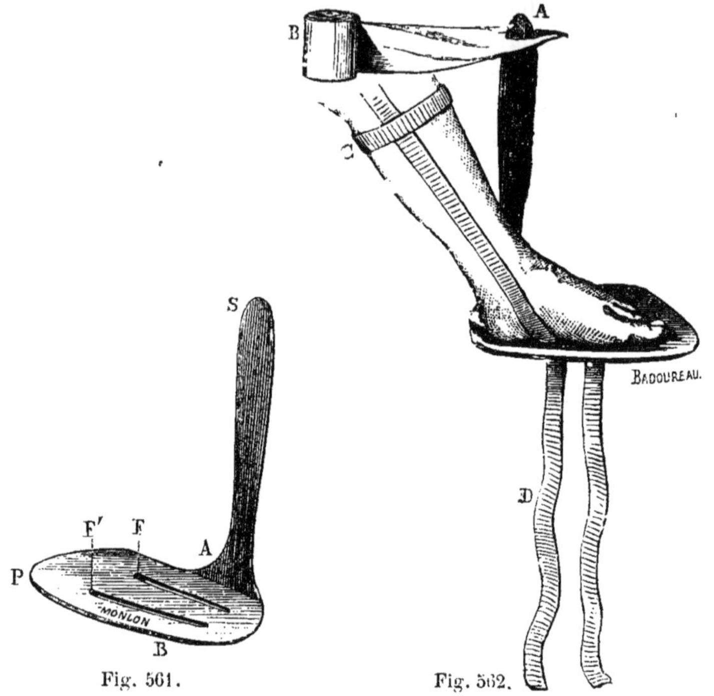


Fig. 561. Fig. 562.

peu agrandie en tous sens, de la face plantaire du pied. Cette

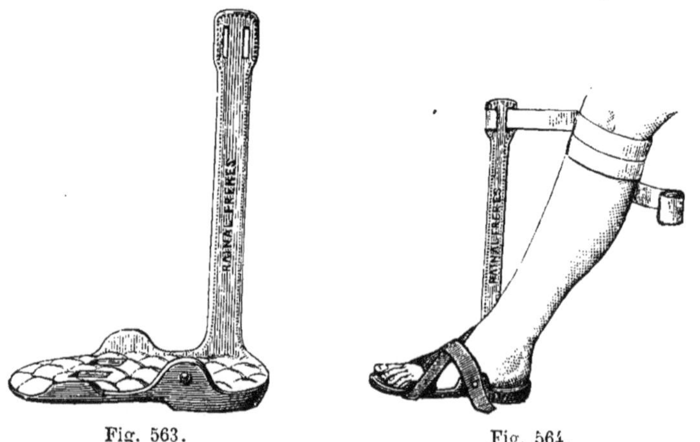


Fig. 563. Fig. 564.

semelle ou plaquette est percée de deux fenêtres FF′, longues d'environ 3 à 4 centimètres, et dont les directions convergent vers un point de prolongement de son grand axe, situé à 10 ou 12 centimètres de son extrémité postérieure. Ces fenêtres sont destinées à laisser passer deux bandelettes de diachylon qui fixent le pied.

La partie jambière se compose d'une tige, également en bois ou en buffle, solidement fixée à 2 ou 3 centimètres en avant de l'extrémité postérieure du bord externe de la plaquette. Elle est arrondie à sa partie supérieure, aplatie latéralement vers la moitié supérieure et rejetée en dehors vers le haut (fig. 563 et 565).

L'inclinaison de la plaquette par rapport à la tige doit être telle que, l'appareil étant en place, le pied soit maintenu dans une attitude qui n'est pas la position normale, mais qui la dépasse légèrement dans le sens exactement opposé à celui de la déviation.

*Appareils inamovibles rigides.* — L'emploi des appareils *inamovibles rigides*, *amidonnés*, en *dextrine* (Bonnet), en *silicate de potasse* ou *en plâtre*, a une importance capitale dans le traitement du pied bot. Ces appareils rigides sont des moyens de contention précieux, qui permettent de maintenir pendant plusieurs mois le redressement obtenu au moyen des manipulations, du redressement forcé avec la main ou de machines plus puissantes.

Cette pratique, indiquée d'abord par Dieffenbach et J. Guérin, a été adoptée par G.-L. Little, Michaux (de Louvain), Sayre, Tillaux (1867), R. Volkmann, Heinecke, Witt, J. Wolff, Parker.

Nous nous servons, depuis longtemps, de l'appareil plâtré comme moyen de contention et de redressement dans la cure des pieds bots, et les résultats obtenus ont toujours été excellents.

L'*appareil plâtré* doit être appliqué avec les précautions suivantes :

Le pied étant redressé, au moyen de simples manipulations ou par la force, et maintenu dans une position convenable, on entoure soigneusement le pied et la jambe avec une bande de flanelle ou de gaze légère et étroite, ou avec une mince couche de ouate.

Pendant l'opération, la bande est maintenue, de façon à tenir le pied en pronation.

Les plis de la bande sont évités avec soin ; si l'on se sert de ouate, il faut l'appliquer exactement et également dans tous les points Les orteils sont laissés libres.

Il faut placer à la partie interne du pied, au niveau de la première articulation métacarpo-phalangienne, du feutre blanc ou du coton, et aussi un peu de ouate au niveau de la région dorsale du pied, dans les points où après la flexion et la correction de l'équinisme, il se forme des plis cutanés, au niveau des saillies qui peuvent être comprimées pendant le redressement.

On applique ensuite rapidement un appareil léger, fait avec quatre à cinq couches de bandes de tarlatane contenant du plâtre de Paris. Ces bandes doivent être étroites et former des huit de chiffre qui, partant de la face dorsale du pied, passent sur le bord interne, puis sur la face plantaire et le bord externe, et reviennent sur la face dorsale pour se diriger ensuite au-dessus de l'articulation tibio-tarsienne et embrasser la partie inférieure de la jambe, quelquefois le tiers inférieur de la cuisse. Le talon peut être laissé libre. A la jambe, on fait alterner des tours circulaires avec des tours en spirale et longitudinaux.

Dès que le plâtre commence à durcir, on place la jambe sur un plan résistant, et on la maintient en légère rotation interne. La jambe doit dépasser le rebord du plan résistant jusqu'au genou et être solidement maintenue en extension par un aide.

Le genou ainsi placé constituera le point d'appui pour la force qui tendra à ramener le pied dans sa situation normale. Avec une main appuyée sous le talon, l'autre main embrassant solidement la partie dorsale et antérieure du pied, on maintient le pied fléchi et en pronation, jusqu'au durcissement complet de l'appareil.

On peut aussi avec avantage appliquer la face palmaire du pouce sur la face plantaire du pied, dans le rayon des têtes métatarsiennes, et plus du côté du petit que du gros orteil, puis refouler le pied dans la direction de la flexion dorsale et de la pronation, tout en le renversant en arrière, de façon à appuyer sur la table le coude correspondant à la main qui opère les manipulations. On laisse ainsi la pression du pied agir contre la main et refouler cette dernière en flexion dorsale dans la direction du point d'appui du coude.

Metzger obtient le même résultat de la façon suivante :

Il applique d'abord l'appareil dans l'attitude anormale du pied, qu'il fait reposer sur sa face plantaire; puis, le genou étant fléchi, il exerce une pression sur la jambe, dans le sens de la pronation. Cette méthode peut rendre quelques services dans les cas où l'on n'a pas les aides nécessaires.

Si les orteils ont de la tendance à se fléchir, on les maintient fortement étendus, et on les soutient avec des compresses plâtrées.

Lorsque la difformité est importante, avec enroulement, nous nous sommes bien trouvés de l'emploi d'un morceau de bois de

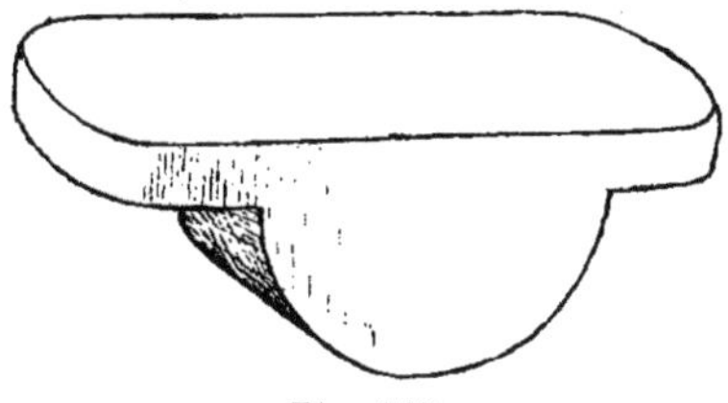

Fig. 565.

la forme indiquée par notre dessin (fig. 565), plane du côté du pied, convexe du côté du sol. Cette semelle en bois doit être comprise dans l'appareil plâtré (fig. 566).

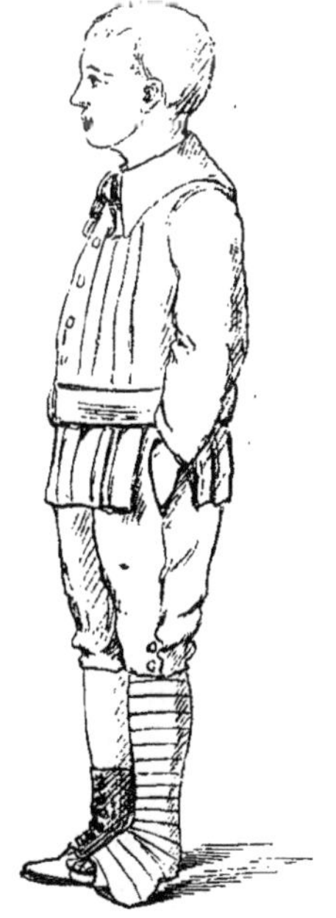

Fig. 566.

La partie plane, assez large, est appliquée sur toute la face plantaire du pied, après quelques tours de bande plâtrée. On a soin d'étaler, de dérouler soigneusement le pied en exerçant une pression assez forte; la partie convexe est aussi recouverte de bandes plâtrées.

Lorsque l'enfant doit marcher avec son appareil plâtré, on peut retrancher la partie convexe.

Cette pratique a l'avantage de permettre au pied de se développer sur une surface résistante, de donner un solide point d'appui aux mains pendant le redressement, et de consolider l'appareil.

Kœnig se sert d'une forte attelle en bois entourée de linge sur laquelle le pied vient prendre point d'appui.

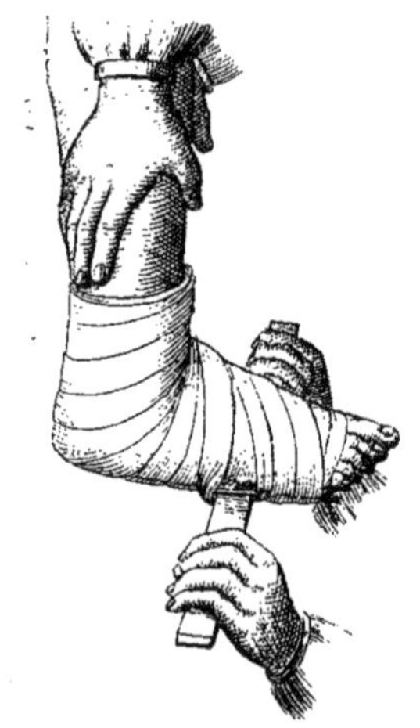

Fig. 567. — Appareil de J. Deschamps.

Le pied, soigneusement étalé sur cette attelle, est redressé sous le plâtre.

J. Deschamps découpe une semelle en bois et fixe vers son milieu un bâton de 15 à 20 centimètres. Sous la plante du pied, préalablement entourée d'ouate, il applique la semelle, fortement maintenue en place par quelques tours de bande plâtrée (fig. 567). Un aide saisit alors les deux extrémités du bâton, pendant que la jambe est maintenue, et au moyen de ce bras de levier redresse le pied aussi complètement que possible, pendant que l'opérateur continue l'application du bandage plâtré. L'aide doit soutenir l'effort du redressement jusqu'à ce que l'appareil soit parfaitement sec.

Dans le but de maintenir le redressement pendant le durcissement de l'appareil plâtré, Hueter entoure la partie moyenne du pied, en arrière des orteils, d'un lacs, au moyen duquel il fait des

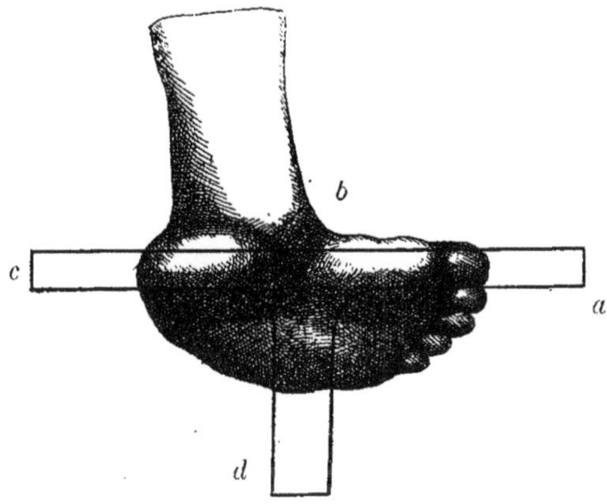


Fig. 568. — Appareil de Hahn.

tractions en haut et en dehors, le membre étant dans l'extension.

Hahn recommande l'emploi d'une attelle en bois, en forme de T.

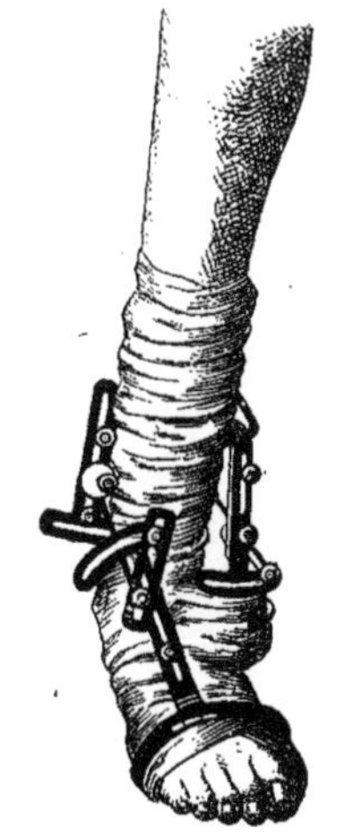

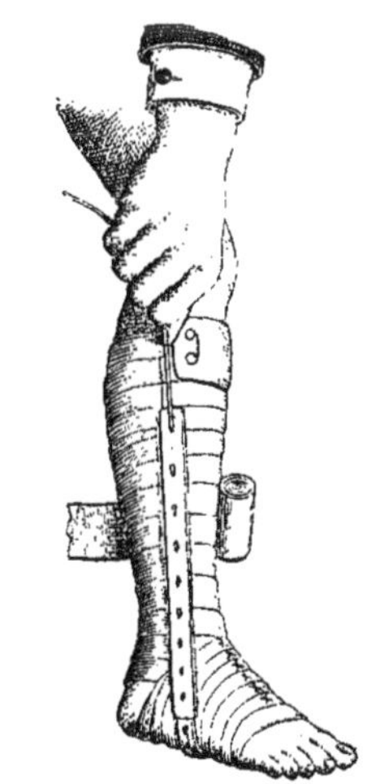

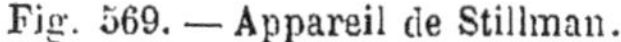

Fig. 569. — Appareil de Stillman.

Fig. 570. — Appareil de Churchill.

L'attelle est disposée suivant l'indication de la figure 568. Un aide peut, en pressant sur la partie transversale *b d*, obtenir la correction de la supination, et en agissant en *a* sur la tige longitudinale *a c*, relever le pied, le fléchir et corriger l'équinisme.

Dans le but de maintenir le redressement pendant la dessiccation de l'appareil plâtré, Stillman se sert de l'appareil représenté dans la figure 569.

F. Churchill redresse le pied avant l'application du bandage plâtré, au moyen de l'appareil suivant :

Le pied et la jambe étant entourés d'une bande de flanelle, on fixe au niveau du pied une sorte de bracelet en tissu résistant maintenu par un lacet (fig. 570). Une lanière de fer-blanc ou de zinc, de 3 à 4 centimètres de largeur, avec des entailles sur les bords, de façon à les rendre saillants et irréguliers, est pliée à angle droit. Le petit côté est placé sous la plante du pied, jusqu'au niveau de l'articulation du gros orteil, et fixé à un des anneaux du bracelet du pied. Le côté le plus long est appliqué sur le bord externe de la jambe et remonte jusqu'au-dessus de sa partie moyenne. Une corde, fixée à son extrémité, permet d'exercer de fortes tractions.

Le pied étant bien redressé, on fait un appareil plâtré, qui, grâce aux aspérités de la lame de zinc, adhère exactement à ce niveau.

La disposition, indiquée par Churchill, a l'avantage de corriger le pied plat; la partie inférieure de l'attelle presse en effet sur la plante du pied, de façon à reconstituer et à maintenir la voûte plantaire.

Les appareils plâtrés doivent en général s'étendre des articulations métatarso-phalangiennes jusqu'au-dessous du genou et dans quelques cas, *jusqu'au-dessus du genou.*

Ils sont rendus imperméables au moyen d'une couche de vernis copal, et laissés en place pendant plusieurs mois, en général un ou deux mois, en permettant la marche pendant quelques heures de la journée. Après examen du résultat obtenu, on redresse encore le pied, et on fait de nouveaux appareils, jusqu'à la guérison parfaite.

J. Wolff, appliquant sa théorie du pied bot (voir p. 644) à la cure de cette difformité, cherche :

1° A obtenir le renversement *en dehors* de l'extrémité, qui était primitivement en dedans ;

2° A assurer le bon fonctionnement du pied.

Dans ce but, il pratique le redressement forcé du pied, en ayant soin de maintenir la pointe en abduction et le bout du gros orteil en bonne position, par rapport à l'axe de la jambe.

Il maintient le redressement obtenu au moyen d'un appareil portatif en silicate de potasse qui permet la marche et qui doit être conservé pendant toute la durée de la cure : neuf mois environ.

Au bout de ce temps, le pied a repris une forme correcte, en rapport avec la structure interne normale des os du pied.

J. Wolff combine la méthode de redressement de Sayre, par les *bandages agglutinatifs*, avec celle qui a pour base l'emploi des *appareils silicatés et plâtrés*.

Après avoir appliqué des bandes de diachylon, suivant le procédé indiqué par Sayre (p. 705) et obtenu une bonne correction, cet auteur fait un appareil silicaté (silicate de potasse pur) recouvert avec des bandes plâtrées.

Cet appareil plâtré est provisoire, il sert à maintenir le redressement pendant que l'appareil silicaté sèche et se solidifie.

Lorsque le premier appareil silicaté n'a pas donné un redressement satisfaisant, on découpe dans des points convenables des coins plus ou moins considérables, dans le but d'obtenir un meilleur redressement; on redresse, et on recouvre encore l'appareil avec du plâtre. On répète ces manœuvres jusqu'à ce que l'on ait un appareil définitif donnant une correction parfaite. Ce résultat est obtenu au bout de quatre à huit jours.

On place alors sous la face plantaire une semelle, réunie à l'appareil silicaté au moyen de feutre et de bandes de silicate. Cette semelle s'applique exactement sur la semelle d'une bottine qui permet la marche, le pied reposant sur toute sa face plantaire en abduction et en flexion.

Cette méthode convient aux pieds bots paralytiques et aux pieds bots congénitaux, jusqu'à l'âge de douze ans. Généralement la guérison est obtenue avec un seul appareil.

Les appareils *amidonnés*, *dextrinés*, en *silicate de potasse*, avec ou sans *magnésite* (Kœnig), sont appliqués de la façon suivante :

Après avoir mis un appareil amidonné, on maintient le redressement au moyen de bandes plâtrées, que l'on enlève lorsque les bandes amidonnées ont séché et sont devenues rigides.

Au lieu d'amidon, Kœnig se sert d'un mélange de *magnésite et de silicate de potasse.*

On fait avec le mélange de ces deux substances dans de l'eau une bouillie claire, dans laquelle on roule des bandes de tarlatane étroites. La peau est protégée par une première bande de mousseline légèrement humide. On applique par-dessus une ou deux couches de bandes en tarlatane imprégnées de silicate et de magnésite, en ayant soin de renforcer l'appareil, surtout au niveau de la face plantaire.

On peut maintenir le pied redressé au moyen de bandes plâtrées provisoires, qu'on laisse en place douze heures.

A l'exemple de J. Wolff, nous employons souvent l'appareil suivant :

Le pied étant soigneusement entouré d'une couche peu épaisse de ouate, un morceau de feutre blanc est placé à la partie interne de l'articulation métacarpo-phalangienne du gros orteil et du talon, afin d'éviter toute pression à ce niveau ; pendant le redressement, on entoure le pied et la jambe *jusqu'au-dessous du genou* de bandes humides, préalablement amidonnées ou silicatées, qui sont modérément serrées et appliquées dans la position anormale du pied; deux ou trois bandes suffisent. Par-dessus ces bandes, on en place d'autres de toile forte et rigide en serrant énergiquement et en produisant, au moyen de huit de chiffre, le renversement du pied en dehors et la flexion dorsale. Au bout de quatre à six jours, l'appareil amidonné étant sec et dur, on enlève les bandes de toile. Si le redressement n'est pas suffisant, on taille un coin à la partie externe de l'articulation tibio-tarsienne, on redresse et on maintient le nouveau redressement obtenu au moyen de nouvelles bandes amidonnées.

On fait enfin une sorte de botte rigide avec les bandelettes de bois dont on se sert pour la confection des corsets en bois. Un soulier approprié est mis par-dessus cette botte, et l'on permet à l'enfant de marcher.

Les appareils amidonnés ou silicatés doivent être laissés en place pendant quatre à six semaines. On applique de nouveaux appareils jusqu'à ce que le pied, bien redressé, puisse appuyer sur le sol par sa face plantaire, et jusqu'au moment où l'enfant exécute avec facilité des mouvements étendus de pronation et de flexion dorsale.

Appareils de traction a force élastique. — D'abord proposés dans les cas de pieds bots paralytiques par Rigal (de Gaillac), Duchenne (de Boulogne), ces appareils ont été recommandés par Bigg, H.-G. Davis, Andrews, Blanc, Barwell, D. Prince, pour tous les cas de pied bot indistinctement.

*Appareils de Bigg.* — Bigg a construit une série d'appareils applicables à plusieurs variétés de déviations et agissant uniquement par le moyen de bandelettes de caoutchouc, tendues entre le tuteur et la semelle, dans des directions en rapport avec les indications.

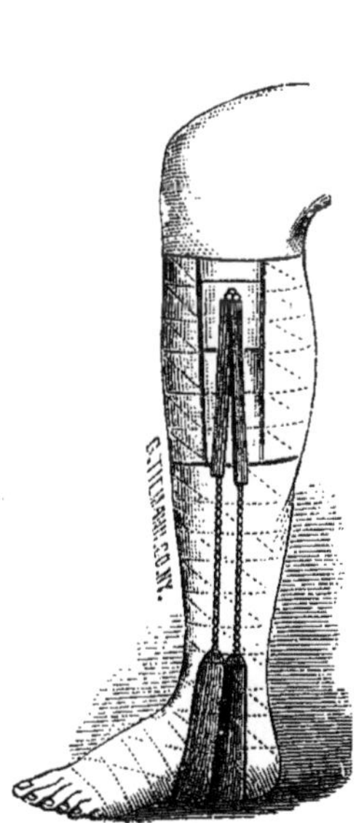

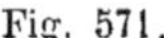

Fig. 571.

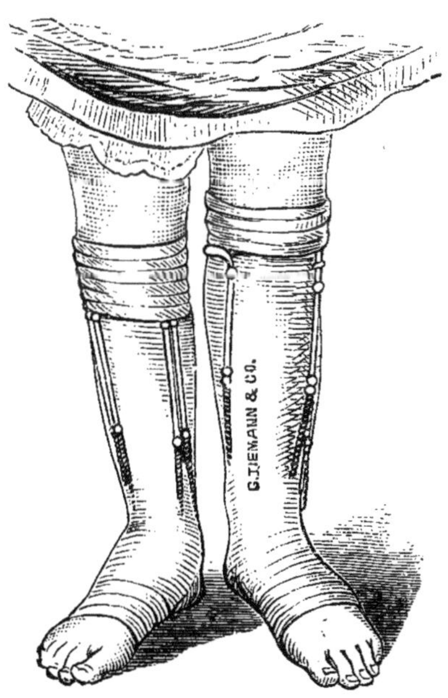


Fig. 572.

*Appareils de Barwell et de Sayre* (fig. 571). — Ces appareils consistent dans des bandages confectionnés par le chirurgien au moyen de quelques cordons élastiques adaptés sur le membre et maintenus à l'aide de bandelettes adhésives, dans une direction opposée à celle de la déviation. Les figures 571 et 572 indiquent la façon dont doivent être fixés les tracteurs en caoutchouc.

Dans quelques cas, Barwell applique l'appareil de la façon suivante :

On taille dans un morceau de diachylon résistant une pièce triangulaire en forme d'éventail, avec un certain nombre d'incisions convergentes vers le sommet. On passe le sommet du triangle dans une boucle métallique munie d'un anneau ; on le renverse, et on le maintient par une couture solide (fig. 573).

On applique alors ce triangle ainsi préparé sur le pied de manière que l'anneau corresponde exactement au point d'insertion de la force de traction. On veille à ce que l'adhésion soit complète afin que l'effort de traction porte sur toute la surface du pied.

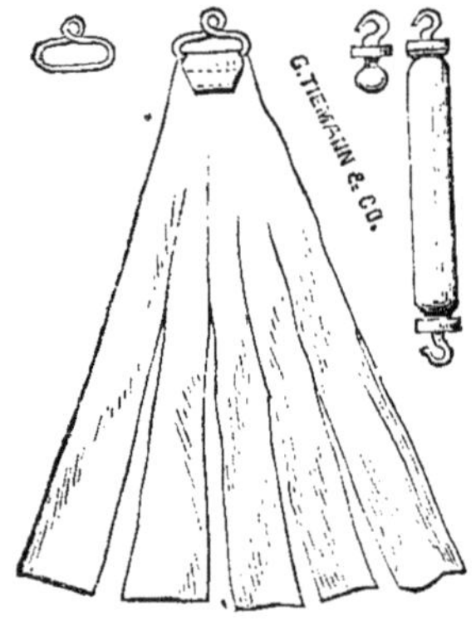


Fig. 573.

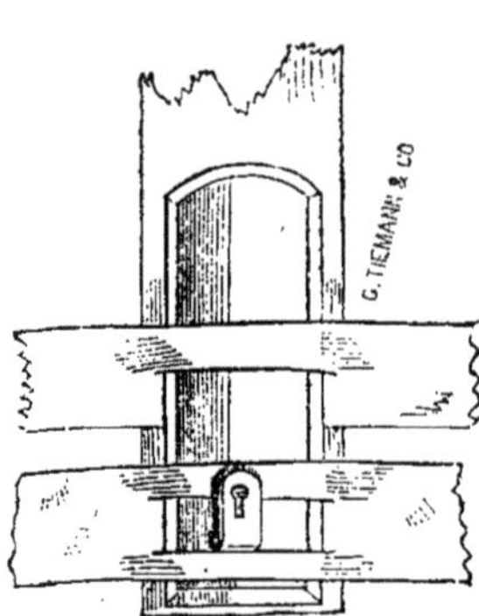


Fig. 574.

Quelques bandes agglutinatives et un bandage roulé bien appliqué assurent la solidité de l'appareil.

Pour la portion jambière, on prend une plaque de zinc ou de fer-blanc ayant environ les deux tiers de la longueur du tibia et en largeur le quart de la circonférence de la jambe (L.-A. Sayre) ; on lui donne la courbure convenable (fig. 574). A environ trois centimètres de son extrémité supérieure, on fixe un anneau métallique, petit œillet qui permet de limiter à un point précis l'action de la force élastique.

Pour maintenir la plaque jambière, on coupe deux bandes de diachylon assez longues pour faire le tour de la jambe. Au milieu de chacune d'elles, on pratique deux incisions transversales, dans lesquelles on place exactement la plaque jambière, sans qu'elle puisse exécuter des mouvements de latéralité. On coupe ensuite une troisième bande de diachylon un peu plus large et au moins deux fois plus longue que la plaque jambière. On l'applique sur la jambe, du côté où la traction doit être exercée et par-dessus la plaque jambière, de manière que l'extrémité supérieure soit au niveau de la tubérosité du tibia (fig. 575); le tout est maintenu par les deux bandes indiquées plus haut et avec lesquelles on entoure la jambe. On renverse alors la bande verticale par-dessus la plaque jambière en y ménageant une ouverture pour laisser

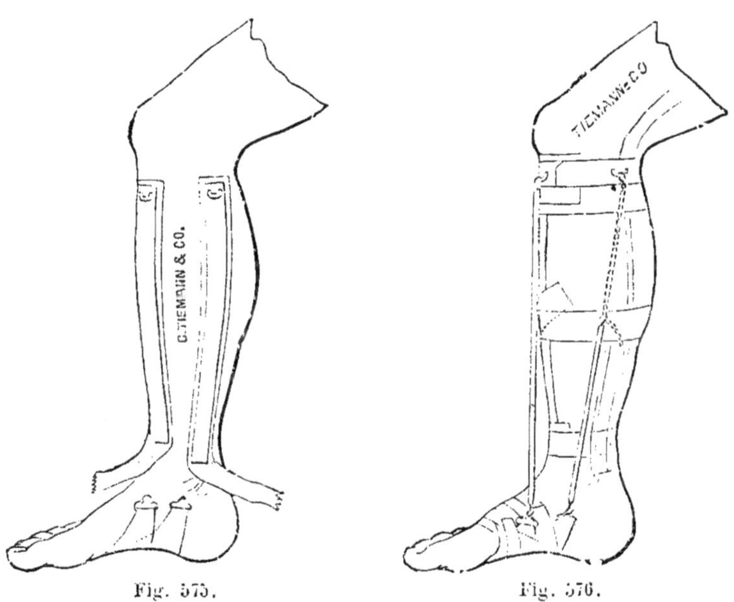


Fig. 575. Fig. 576.

passer l'œillet. On remonte ensuite le bandage roulé jusqu'au sommet de la plaque, et on rabat de nouveau en bas la bande de diachylon, la ramenant par-dessus le bandage, en y ménageant préalablement une ouverture au niveau de l'œillet. On termine par quelques tours de bande, et on fixe l'œillet à une petite chaîne de 6 à 10 centimètres de long. La traction est exercée par un muscle artificiel en caoutchouc, d'environ un centimètre de diamètre et de 10 à 20 centimètres de long; un crochet est solidement appliqué à chacune de ses extrémités. L'un des crochets est attaché à la bande de la portion podale, l'autre à un des chaînons de la chaîne jambière, plus ou moins haut, suivant les cas (fig. 576).

*Appareil d'Andrews (de Chicago).* — Cet appareil (fig. 577) consiste en une large bande emplastique enroulée autour du pied de façon à abaisser le bord interne et à relever le bord externe en même temps que la pointe. A cette bande sont cousues deux lanières de tissu élastique dont les extrémités supérieures s'engagent dans des boucles que supportent deux bandelettes agglutinatives collées et assujetties par des bandelettes circulaires à la partie supérieure de la face externe de la jambe, dans la direction des péroniers latéraux.

*Appareil de D. Prince (de Philadelphie).* — D. Prince entoure le métatarse d'un bracelet moulé en gutta-percha, présentant des

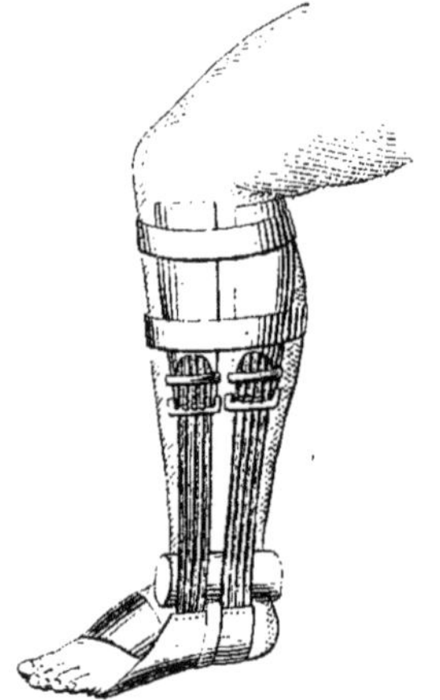

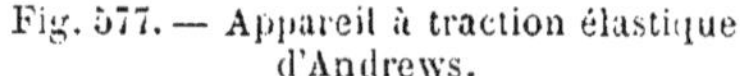

Fig. 577. — Appareil à traction élastique d'Andrews.

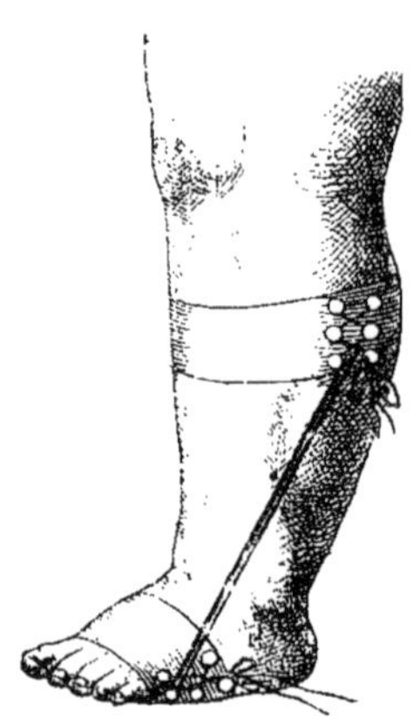

Fig. 578. — Appareil de Willard.

trous près de son bord antérieur, du côté interne ou externe, suivant les cas, et permettant de fixer le chef inférieur d'un lacs en caoutchouc. Le chef supérieur du lacs est conduit directement contre la face latérale externe du genou, à laquelle il est fixé au moyen d'une genouillère.

*Appareil de Willard.* — Willard (de Philadelphie) recommande l'appareil à traction élastique représenté dans la figure 578, et destiné à la cure du pied bot varus équin chez les jeunes enfants.

*Appareils de Blanc.* — Ces appareils, dont le mécanisme est représenté dans la figure 579, servent à exécuter le redressement lent et progressif des déviations du pied, au moyen de la traction élastique.

*Appareil de Trélat.* — Cet appareil (fig. 580), qui doit être rapproché de celui de Blanc, produit le redressement par un mécanisme très ingénieux, indiqué sur la figure 580, au moyen de tractions élastiques variables.

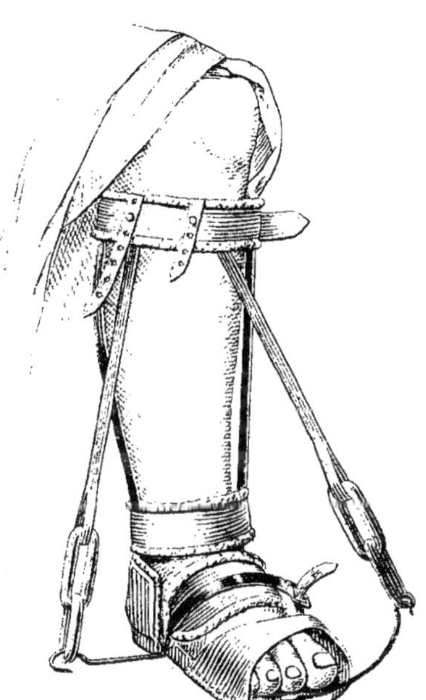

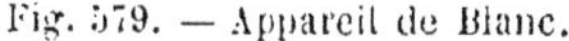

Fig. 579. — Appareil de Blanc.

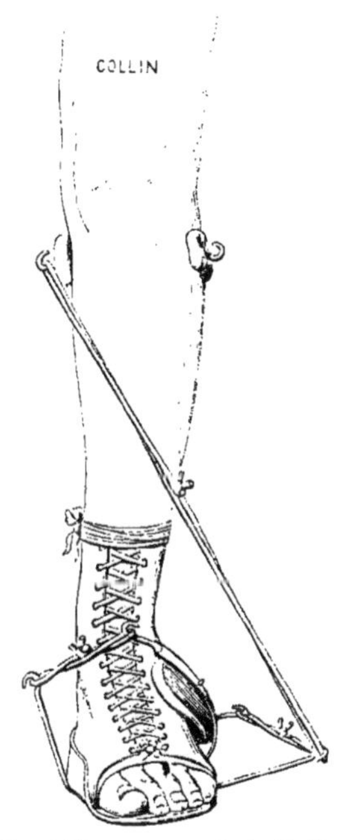


Fig. 580. — Appareil de Trélat.

Nous décrivons plus loin quelques appareils à traction élastique employés contre l'équin ou le varus équin ou à la fin de la cure du pied bot, comme moyens de contention et de redressement.

APPAREILS DE PRESSION ET DE TRACTION A FORCE DE TENSION FIXE. — D'une façon générale, ces appareils se composent d'une partie podale sur laquelle est fixé le pied, et d'une partie jambière qui forme levier en prenant point d'appui sur la jambe.

A ces deux parties est adapté un mécanisme dont le fonctionnement a pour effet de leur imprimer une direction opposée à celle de la déviation, de façon à les faire agir en sens contraire de celle-ci, avec une puissance proportionnelle au degré de la résistance. Comme la déviation est complexe, atteignant plusieurs articulations du pied, la portion pédieuse de l'appareil est généralement divisée en plusieurs pièces articulées au moyen de mécanismes spéciaux, engrenage à roue dentée ou de pression, vis de rappel, levier en fer doux, levier trempé en ressort, etc., destinés à créer des centres de mouvement distincts.

Dans le varus équin, ces appareils doivent produire trois centres de mouvements : 1° pour la flexion; 2° pour l'abduction, 3° pour la rotation en dehors, autour de l'axe antéro-postérieur.

Les premiers appareils, construits d'après ces principes, sont ceux de Sheldrake, Stromeyer, Aveling, Tamplin, Venel, Jaccard, d'Ivernois, Mellet, Scarpa, Jörg, Delpech, Boyer, Delacroix. Nous décrirons rapidement quelques-uns de ces appareils bien qu'ils soient presque entièrement abandonnés aujourd'hui, leurs principales dispositions ayant servi de point de départ à d'ingénieuses modifications de quelques excellents mécanismes modernes.

*Appareils de Venel.* — Deux machines différentes ont été attribuées à Venel : la *presse de Venel* et le *sabot de Venel.*

La *presse de Venel* était constituée par une semelle de tôle, sur laquelle étaient ajustées plusieurs pièces articulées, en rapport avec les bords du pied et le talon. La pièce externe, fixe, était doublée d'une plaque matelassée, mobile à l'aide d'une vis de pression, qui la faisait appuyer contre l'angle saillant du tarse. La pièce interne, indépendante du fond, pouvait être éloignée ou rapprochée du bord de la semelle, par l'intermédiaire d'un barreau qui était retenu transversalement à la face inférieure de l'appareil, dans une coulisse spéciale. A cet effet, l'extrémité externe du barreau présentait un pas de vis reçu dans un écrou, au moyen duquel il était facile de l'attirer en dehors ou de la repousser en dedans. Sur cette planchette interne, vers le milieu de la face correspondant au bord du pied, se trouvait le point de jonction de deux autres pièces assemblées par une charnière commune à axe vertical. Ces deux pièces, articulées et matelassées, étaient susceptibles d'être refoulées de dedans en dehors, au moyen de vis de pression traversant horizontalement la planchette latérale externe. La pièce antérieure, pourvue d'un prolongement propre à abaisser les orteils en les recouvrant, devait appuyer contre le gros orteil, afin de repousser en dehors et en bas l'avant-pied, dont elle embrassait la convexité. La postérieure, presque demi-circulaire et ayant la forme d'une talonnière, exerçait la même action sur la face interne du calcanéum qu'elle attirait en bas, à l'aide de son extrémité recourbée, en même temps qu'elle le reportait en dehors. La partie jambière de l'appareil était formée d'une tige en fer doux, s'appliquant sur le côté externe ou sur le côté interne du membre, suivant les indications. Cette tige s'adaptait par son extrémité inférieure dans une douille située sur la partie postérieure de la pièce podale. Son extrémité supérieure était assujettie à la jambe à l'aide d'une embrasse agrafée au-dessous du genou.

Le mécanisme simple et efficace du levier flexible en fer doux,

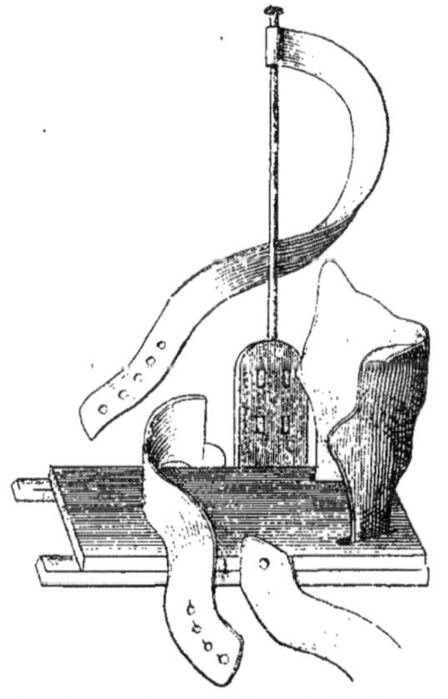

Fig. 581. — Appareil dit sabot de Venel.

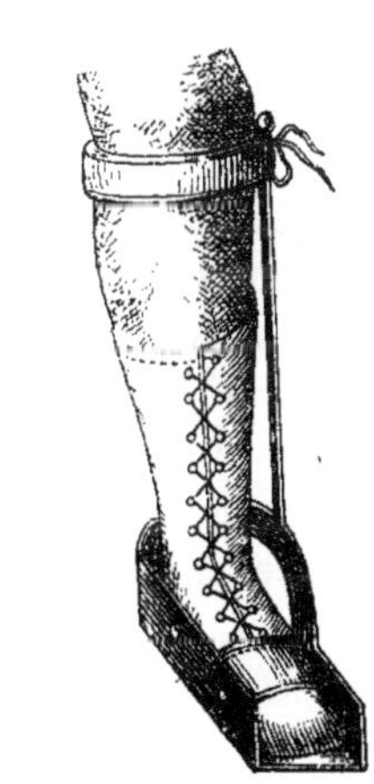

Fig. 582. — Modification du sabot de Venel.

gardant l'inflexion donnée, résistant et puissant, a été conservé dans un grand nombre d'appareils, mais la *presse* a été abandonnée comme trop compliquée et d'une application difficile et pénible pour les malades.

Le *sabot de Venel* (fig. 581), modifié par Jaccard, d'Ivernois et Mellet (fig. 582), se compose essentiellement :

1° D'une *semelle* en bois, de forme quadrangulaire, montée sur des tasseaux, qui servent surtout à garantir des boutons métalliques placés sous la planchette. La partie postérieure est percée de deux mortaises longitudinales, livrant passage à deux languettes qui se fixent à un bouton de fer placé à la face inférieure de la planchette entre les deux ouvertures. Au-dessous de l'extrémité antérieure de la semelle se trouve un autre bouton qui sert à attacher une petite courroie dont l'autre extrémité sera cousue au bas du malade. Cette courroie et d'autres figurées sur le dessin fixent le pied,

2° D'une *équerre* en fer assez large au bord externe, rembourrée en dedans, portant en dehors une douille métallique dans laquelle vient s'engager l'extrémité du levier. Un peu en avant de la douille se trouve un bouton en fer, destiné à fixer les courroies qui soutiennent l'avant-pied ;

3° D'un *levier* ou tige ronde de fer doux, flexible à volonté. A l'extrémité supérieure se trouve une courroie fixant la tige au-dessous du genou ;

4° D'une *pièce de cuir* souple formant *talonnière*, suivant la disposition indiquée par le dessin.

Le pied une fois recouvert avec une bande de flanelle et un bas, et bien fixé sur la semelle en bois, on obtient le redressement de la déviation par une suite de courbures plus ou moins prononcées, imprimées au levier dans le sens antéro-postérieur et dans le sens latéral. On rapproche ensuite le levier de la jambe, et on le fixe au moyen de la courroie ou jarretière supérieure.

On peut, suivant les cas, modifier la disposition des parties essentielles de cet appareil.

*Appareil de Scarpa.* — Scarpa, comme force de pression et de traction, avait adopté des ressorts. Il divisait la cure du pied bot en deux stades, qu'il traitait par deux appareils, ou mieux, le même appareil pouvait se modifier de deux façons différentes. Dans un premier temps, Scarpa recherchait à repousser le pied de dedans en dehors, et à le placer dans sa position et sa direction normale par rapport au tibia. Dans un second temps, il maintenait l'avant-pied dans la position redressée obtenue, et luttait contre l'équinisme.

La partie fondamentale de son appareil était constituée par une semelle molle, plissée sur les bords et munie de courroies pour assujettir le pied. Cette semelle était surmontée en arrière d'une pièce en fer battu, parabolique, en forme de haut contrefort, rembourrée de peau douce et disposée de façon à recevoir le talon. Une large courroie antérieure bien matelassée et agrafée sur la talonnière, passait en travers sur le cou-de-pied. A cette partie fondamentale pouvait s'adapter deux mécanismes distincts.

Le premier mécanisme avait pour agent un ressort d'acier recourbé en dehors, que l'on plaçait horizontalement le long du bord externe du pied, en l'engageant dans une coulisse située à la partie postérieure et externe de la pièce parabolique. Ce ressort avait pour fonction d'exercer, au niveau de ses extrémités, des tractions sur les bouts de l'arc formé par le varus, pendant que son milieu prenait un point d'appui sur la convexité de l'inflexion tarsienne. En conséquence, son extrémité postérieure recevait

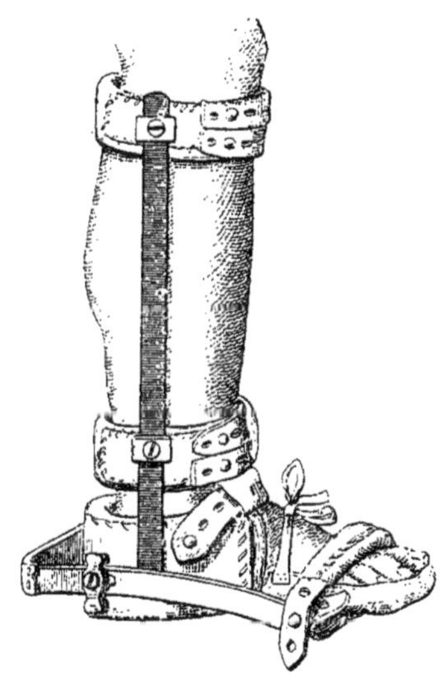

Fig. 583. — Soulier de Scarpa.

l'insertion d'une courroie fixée, d'autre part, à l'angle supérieur et interne de la talonnière. Sur son extrémité antérieure libre était agrafée la courroie chargée d'attirer transversalement l'avant-pied en dehors. Son centre appuyait sur une pièce d'acier demi-circulaire (*Ippomoclio*), qui était disposée de façon à embrasser la partie moyenne et externe de la face dorsale ainsi que de la plante du pied. Grâce à ce point d'appui central, ayant pour effet direct de déprimer la saillie du tarse, les deux extrémités du ressort horizontal en tendant à s'écarter en dehors, devaient attirer dans le même sens le talon et la pointe du pied.

Au bout de un ou deux mois, Scarpa appliquait le second mécanisme connu sous le nom de *soulier de Scarpa*.

Ce soulier (fig. 583) dont les figures 584 et 585 indiquent la disposition, présentait comme parties essentielles, un ressort

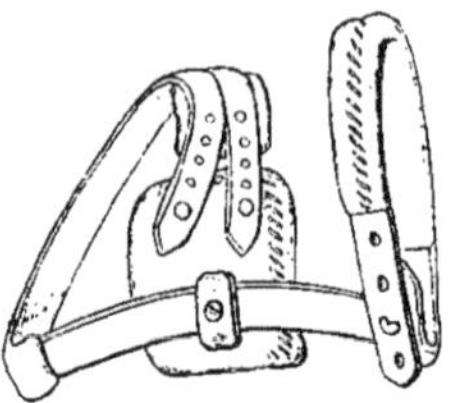
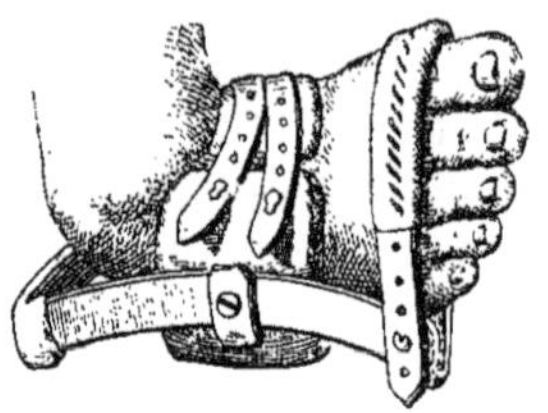

Fig. 584 et 585. — Soulier de Scarpa.

métallique perpendiculaire, recourbé en dehors et en arrière,

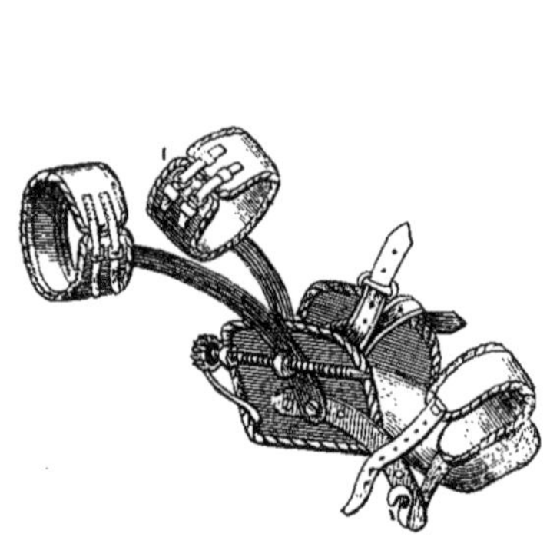

Fig. 586. — Appareil de Little.

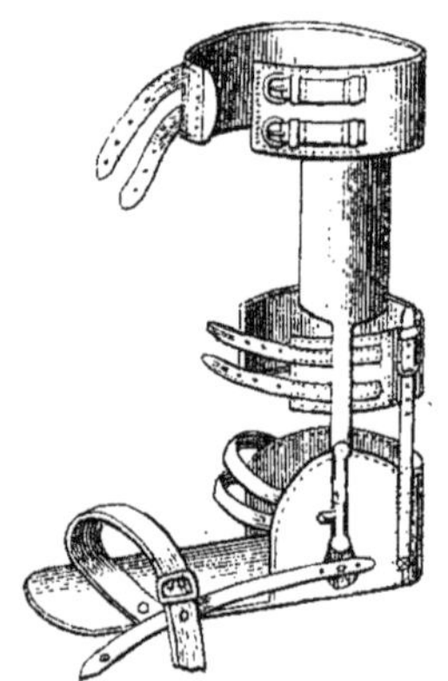

Fig. 587. — Appareil de Tamplin.

assez long pour remonter jusqu'au-dessous du genou, où il était

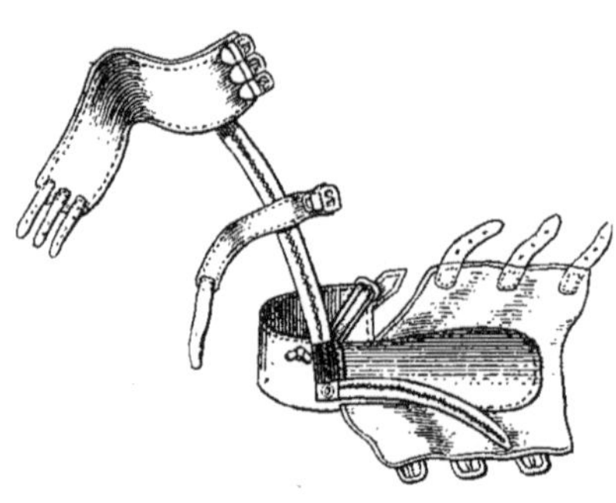

Fig. 588. — Appareil de Stromeyer.

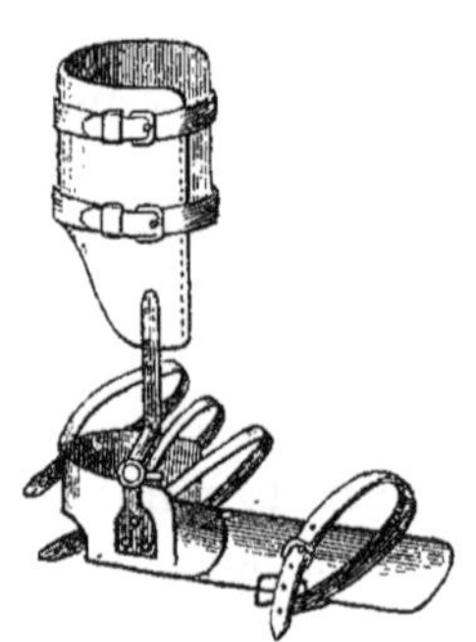

Fig. 589. — Appareil d'Adams.

assujetti par une embrasse. L'extrémité inférieure de cette tige élastique était retenue sur la face externe de la talonnière, à l'aide d'une cheville libre. Une courroie rembourrée, montée sur une plaque de cuivre attenant au ressort par une cheville libre et

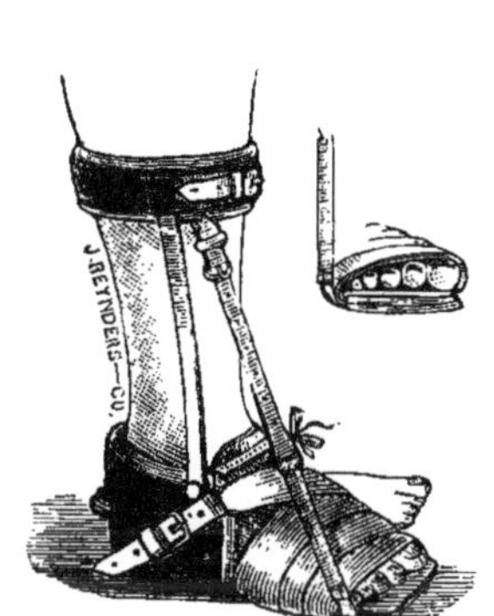


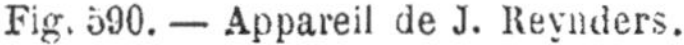
Fig. 590. — Appareil de J. Reynders.

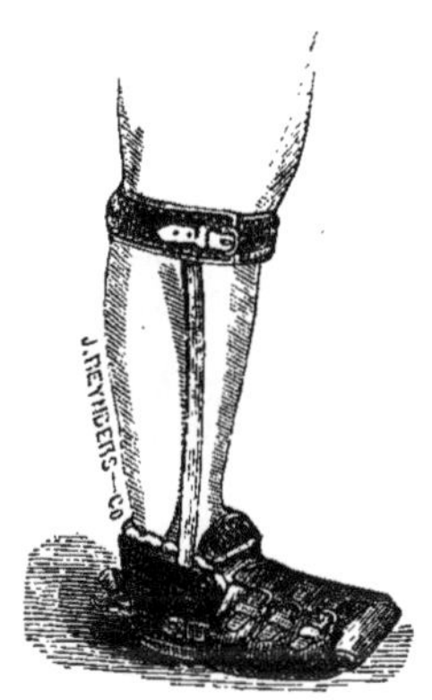


Fig. 591. — Appareil de Detmold.

une mortaise, appliquait le bas de la jambe contre l'appareil. La disposition de ce second mécanisme, bien supérieur au premier, a été justement adoptée par un grand nombre d'orthopédistes.

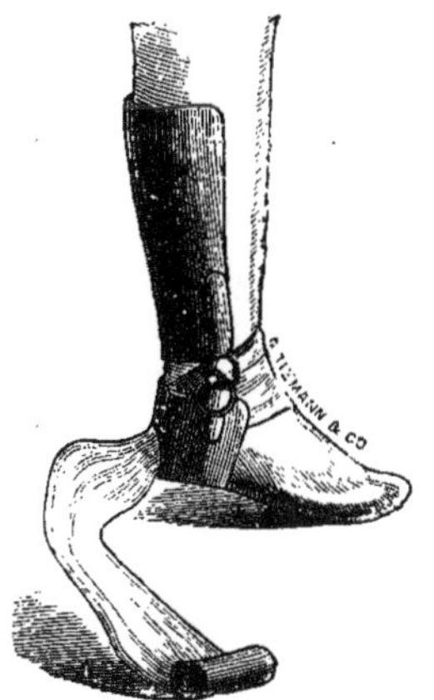

Fig. 592. — Appareil de Reeves.

Les appareils de Little (fig. 586), de Tamplin (fig. 587), de Stromeyer (fig. 588), de W. Adams (fig. 589), de S. Langgaard (fig. 599), de Garibaldi (fig. 594 et 595), de J. Reynders (fig. 590), de Detmold (fig. 591), de Reeves (fig. 592 et 593), sont la reproduction, avec

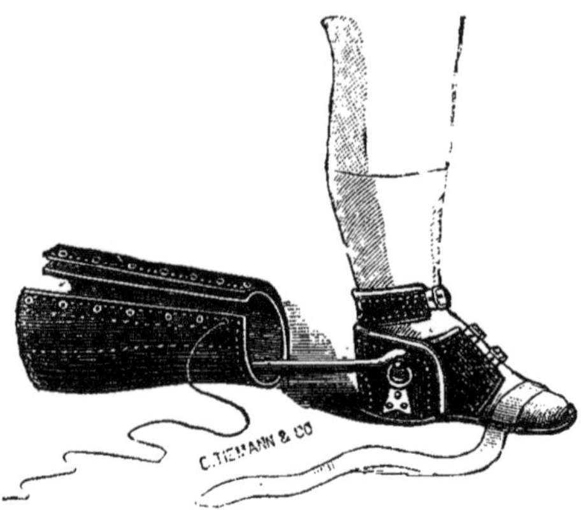


Fig. 593. — Appareil de Reeves (autre forme).

des modifications plus ou moins importantes, de l'ingénieux mécanisme de l'appareil de Scarpa.

*Appareil de Jorg.* — Analogue au sabot de Venel et au soulier de Scarpa, cet appareil en différait par l'addition d'un mécanisme propre à favoriser la flexion du pied. A cet effet, le levier, placé en dehors de la jambe, se réunissait, au niveau de la malléole, avec une tige horizontale qui descendait au-dessus du bord externe du pied et se terminait en avant par une portion coudée à angle droit, de façon à se diriger transversalement au-dessus des orteils. Ce levier pédieux était relevé par le jeu d'une boîte à encliquetage, qui était située à la jonction des deux tiges, et dans laquelle était enroulé un ressort.

Delpech se servait d'un mécanisme analogue pour corriger l'équi n.

*Appareil de Chiesa.* — Cet appareil n'est autre que celui de Scarpa, modifié de façon à pouvoir s'appliquer indifféremment sur les deux membres, et chez les adultes.

*Appareil de Garibaldi.* — La description de cet appareil, présenté au Congrès de médecine de Gênes, en 1880, possède une grande analogie avec lé soulier de Scarpa.

Il se compose (fig. 594) d'une pédale en bois, sur le bord externe de laquelle se fixe, au moyen d'une simple vis, un ressort destiné à être appliqué à la région externe de la jambe et fixé au-dessous du genou par un bracelet. Ce bracelet porte, sur sa partie la plus externe, une plaque métallique munie de vis et d'écrous, au moyen desquels le bracelet peut être fixé sur le ressort à différentes hauteurs.

A la pointe de la pédale est placée une courroie percée de trous à son extrémité supérieure.

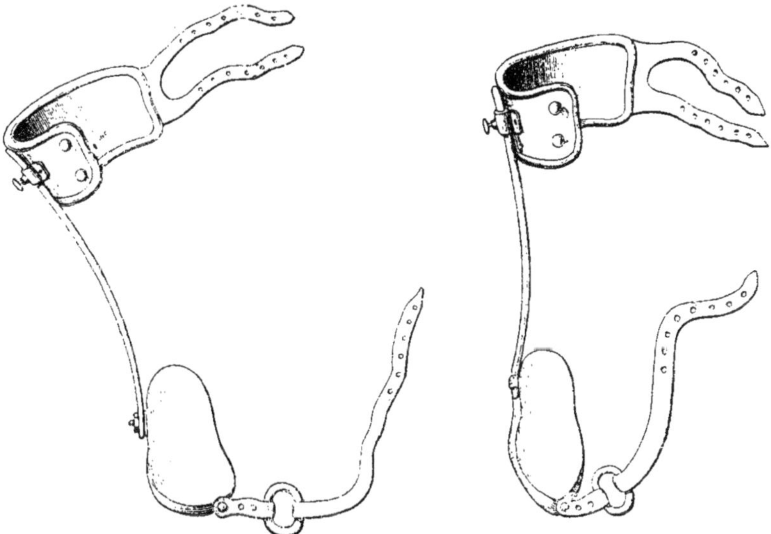

Fig. 594 et 595. — Appareil de Garibaldi.

L'appareil doit être appliqué de la façon suivante :

Un aide adapte la pédale sur la plante du pied, sans corriger la position vicieuse. Le pied a été préalablement recouvert de ouate ou entouré avec des bandes de flanelle. Le chirurgien renverse alors, pour plus de commodité, le ressort, et avec des bandes de toile mouillées, en huit de chiffre, maintient le pied sur la pédale en prêtant une attention particulière à la fixation du talon. Le ressort est ensuite relevé; celui-ci, en raison de sa concavité externe, sera éloigné d'une certaine distance de la face externe de la jambe sur laquelle il devra être appliqué.

En dernier lieu, on rapproche le ressort, et on l'applique sur la face externe de la jambe, en le fixant au-dessous du genou. Le ressort, en raison de la courbe, prendra un point d'appui sur la face externe de la jambe, et plus spécialement à l'union du quart inférieur avec les trois quarts supérieurs, et par son élasticité abaissera le bord interne de la pédale et avec elle le bord interne du pied, produisant ainsi un mouvement de pronation du pied.

La figure 595 indique le mouvement produit dans ce temps de l'application de l'appareil.

On peut augmenter la pronation du pied en accentuant la courbe du ressort à l'union du quart inférieur avec les trois quarts supérieurs de la jambe.

Grâce à l'articulation de la pédale avec l'extrémité inférieure

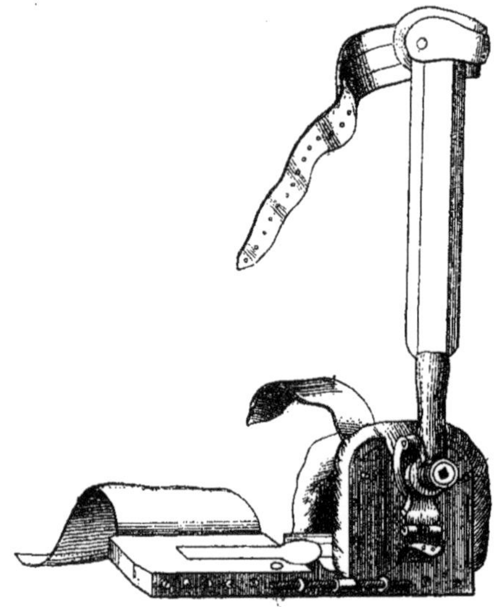

Fig. 596. — Appareil de V. Duval, vu par le côté externe.

du ressort, on corrige l'équinisme; la flexion dorsale est déterminée par la courroie indiquée plus haut, dont l'extrémité supérieure peut se fixer à la partie externe du bracelet. Sa direction est fortement oblique en dehors. L'action de cette courroie est rendue élastique grâce à un anneau placé ainsi que l'indique les figures 594 et 595.

En résumé, cet appareil agit en produisant la flexion, la pronation et une forte rotation externe du pied,

Dans les appareils modernes, le levier de Venel, en fer doux flexible, est souvent remplacé par un mécanisme à brisures mu par une force à tension fixe et adapté au point de jonction de la semelle et du levier, dans le but de les amener et de les maintenir dans une direction opposée à celle de la déviation.

Deux mécanismes sont particulièrement adoptés : 1° celui de la charnière, munie d'une vis de pression (J. Guérin) ; 2° celui de la roue dentée, mue par une vis sans fin (V. Duval, F. Martin, Charrière, Lebelleguic, Collin, Langgaard, Bigg, etc.).

Les figures 596 à 602 indiquent les dispositions principales des

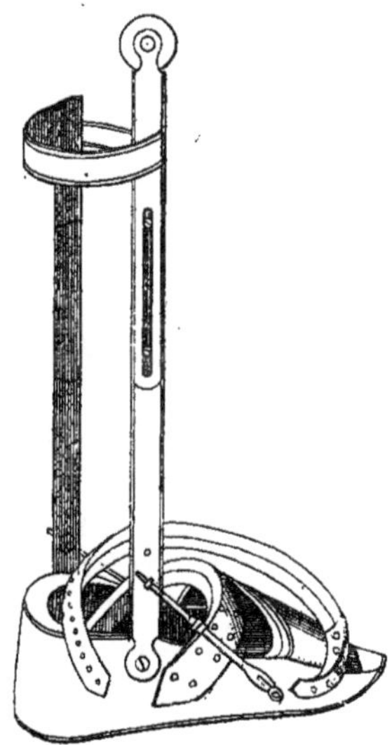

Fig. 597. — Appareil de Bouvier, vu par le côté interne.

appareils de V. Duval, Bouvier, J. Guérin, Mathieu, Langgaard, Guillot, Nélaton, Charrière, Collin.

On remarquera, dans l'appareil de Bouvier (fig. 597), l'emploi de deux tuteurs articulés en nœud de compas avec l'étrier.

Chaque montant porte extérieurement dans sa partie inférieure, une longue vis de rappel qui traverse une pièce à écrou, fixée en avant sur le côté de la semelle. L'extrémité antérieure de chaque vis se termine par une coulisse susceptible de glisser librement, dans l'étendue de 1 à 2 centimètres, sur le pivot à tête qui est engagé dans la rainure et qui sert simplement à la maintenir. Cette disposition présente le grand avantage d'éviter l'immobilisation absolue, qui est la conséquence du mode de fonctionnement de la vis de rappel dans le mécanisme ordinaire, et de permettre quelques mouvements de flexion de la jointure.

L'appareil de J. Guérin (fig. 598 ) se rapporte au système des

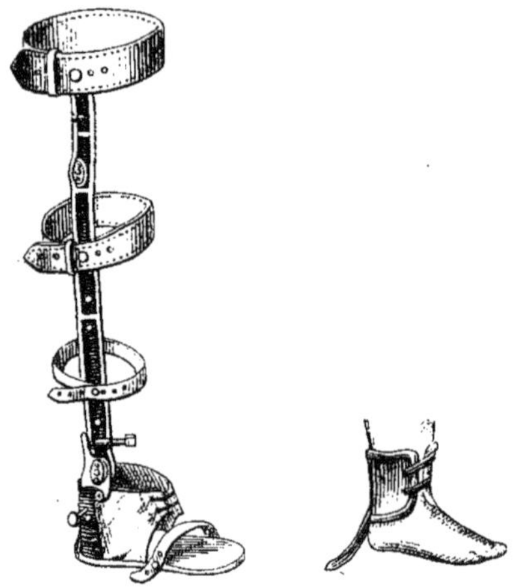

Fig. 598. — Appareil de J. Guérin pour le varus.

leviers à brisures d'inflexion, établies d'après le mécanisme déjà employé autrefois par Delpech, Charrière, Lebelleguic, etc., et qui

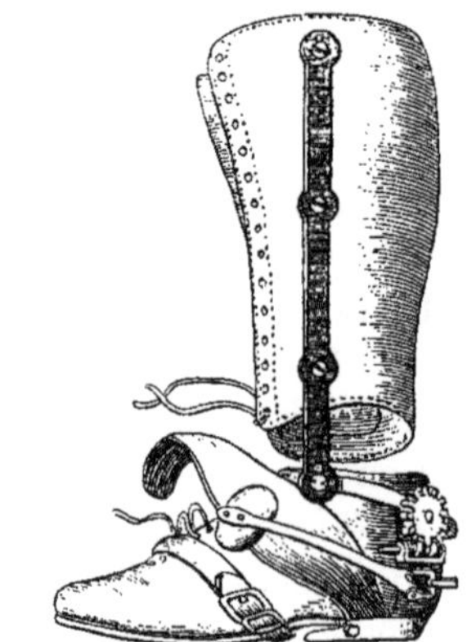

Fig. 599. — Appareil de Langgaard.

consiste à placer, à la jonction du tuteur avec l'étrier, une double charnière, dont les mouvements sont réglés à l'aide de la vis à marteau.

Comme dans les appareils de Tamplin et de W. Adams, Langgaard (fig. 599) transporte en arrière du talon, près de la ligne médiane, les deux centres de mouvements, destinés à effectuer la

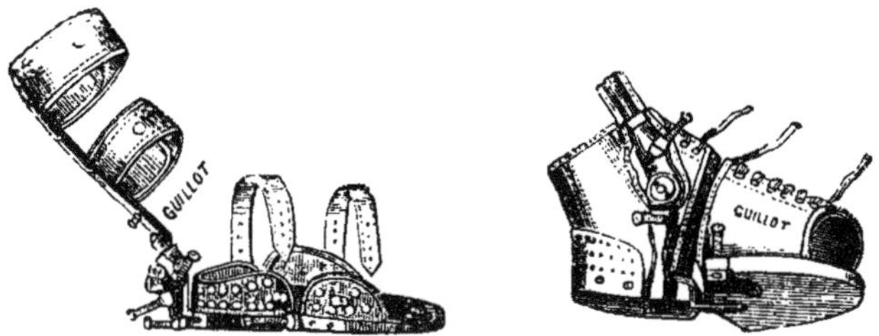


Fig. 600 et 601. — Appareil de Guillot.

flexion ou l'extension du pied, et sa rotation suivant l'axe antéro-postérieur. Cette disposition qui permet des mouvements étendus

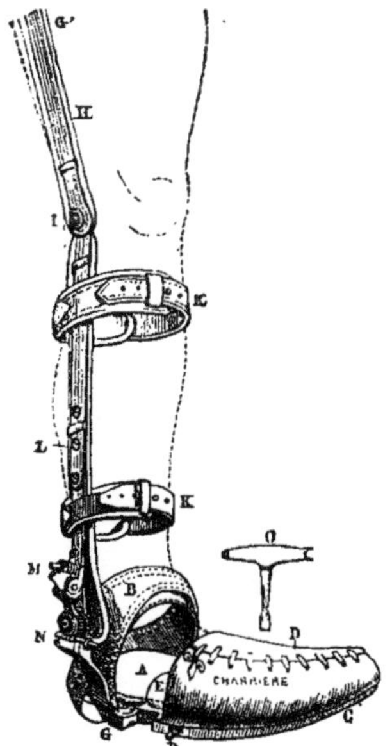


Fig. 602. — Appareil de Charrière. Disposition des brisures pendant l'inflexion des différentes pièces du mécanisme.

du mécanisme, plus en harmonie avec les mouvements articulaires, a été adoptée par quelques constructeurs (Guillot (fig. 600 et 601), Béchard fils, Werber).

L'appareil de Charrière (fig. 602) représente avec celui de V. Duval, le modèle le plus complet des brisures à roue dentée, mue par une vis sans fin.

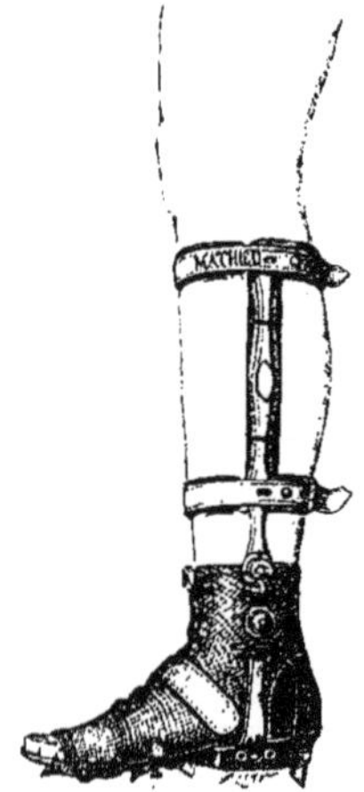


Fig. 603. — Appareil de Mathieu.

L'appareil de Mathieu (fig. 603) se distingue des précédents par la situation du tuteur et le mode de préhension des moyens de con-

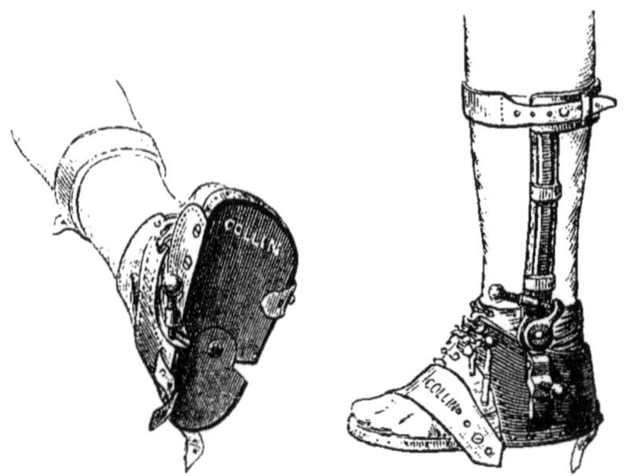


Fig. 604 et 605. — Appareil pour combattre le varus équin.

tention du pied et de la jambe. Dans le but de corriger la courbure de la partie inférieure de la jambe, Mathieu place son appareil dans le cas de varus, en *dedans* du membre. L'appareil n'a plus pour mission de presser sur les parties déviées, mais de les attirer;

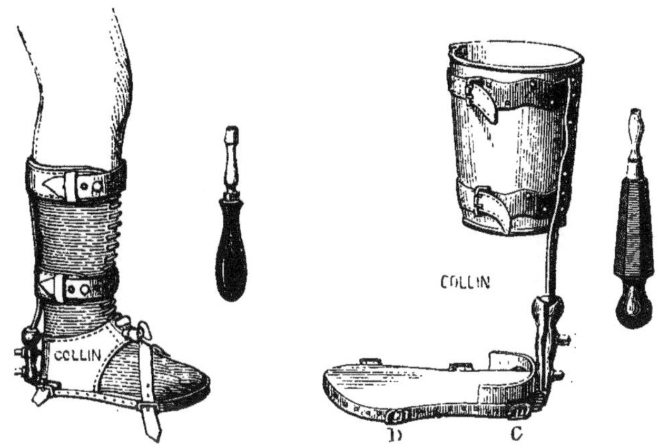


Fig. 606 et 607. — Appareil de Nélaton (modèle Collin).

le mécanisme de l'engrenage devient seul applicable dans ce cas.

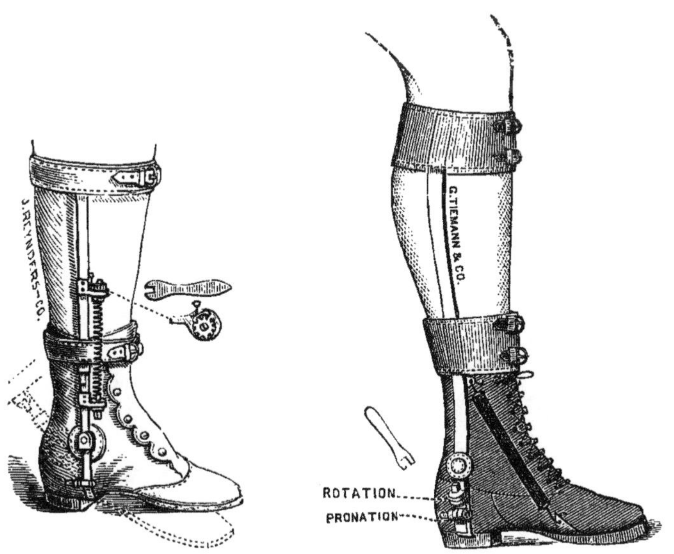


Fig. 608 et 609. — Appareils de Stillman.

Le pied est solidement assujetti et fixé dans une guêtre lacée, en coutil ou en cuir.

Citons encore les appareils de Collin (fig. 604 et 605), de

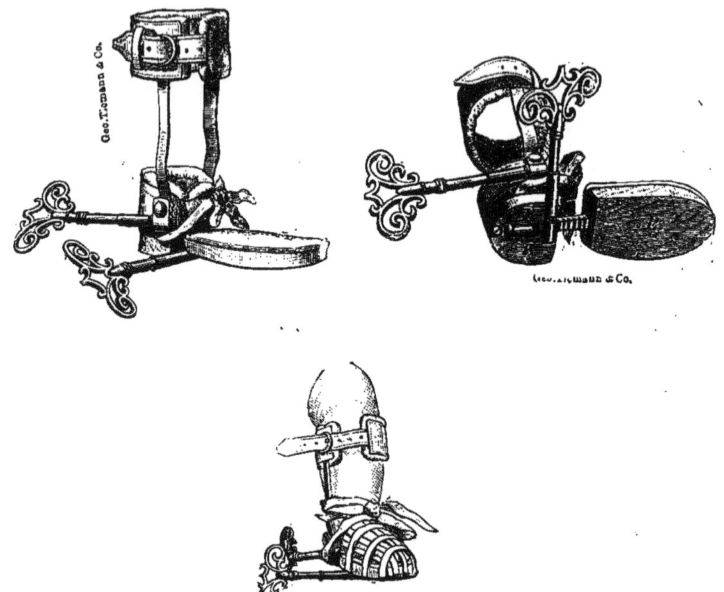


Fig. 610, 611 et 612. — Souliers de Shaffer.

Nélaton (fig. 606 et 607), de Stillman (fig. 608 et 609), de

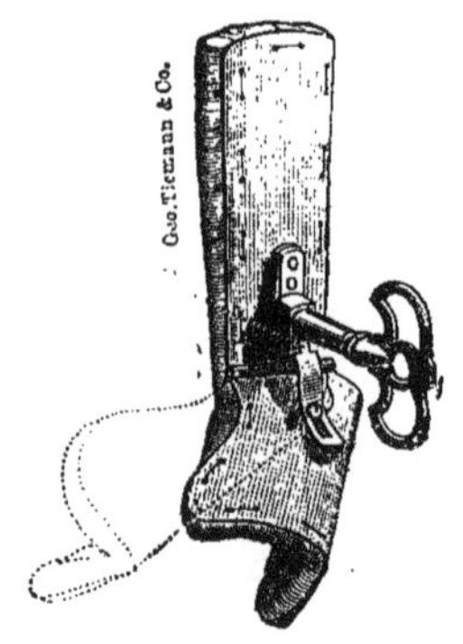


Fig. 613. — Appareil de Taylor.

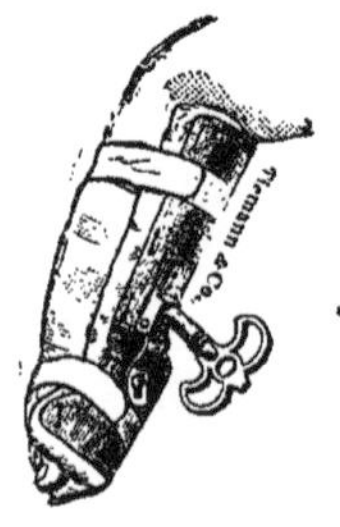


Fig. 614. — Modification de l'appareil de Taylor d'après Shaffer.

Shaffer (fig. 610, 611 et 612), de Taylor (fig. 613 et 614).

Appareils de contention. — Une fois le redressement obtenu, il faut conserver le résultat acquis et prévenir la récidive : c'est en grande partie le rôle des appareils contentifs.

On peut diviser les appareils contentifs en trois catégories spéciales :

1° Ceux qui ont simplement pour but d'assurer la position du pied.

2° Ceux qui sont pourvus d'un mécanisme propre à aider la flexion, à limiter l'extension et à corriger l'adduction et la supination.

3° Ceux dont la disposition a pour objet de s'opposer à la rotation du pied et du membre inférieur en dedans ou en dehors.

Ces appareils servent surtout pendant le jour et permettent la marche ; la nuit, on appliquera les machines qui ont servi au redressement, ou des appareils moins incommodes et moins compliqués (appareils de nuit de Mellet et d'autres orthopédistes).

I. — La plupart de ces appareils dérivent de la bottine tuteur de Bonnet.

Cette bottine est munie, pour le pied varus équin, d'une courroie transversale bouclée par ses deux extrémités sur le tuteur externe, et disposée de manière à presser au-dessous la malléole externe, dans le but de ramener le pied en dedans et en bas.

On peut aussi, avec grand avantage, se servir d'une guêtre moulée, en coutil ou en cuir, avec deux tuteurs latéraux, articulés au niveau des chevilles, analogue à celle adoptée par Duchenne (de Boulogne) pour la construction de ses appareils de prothèse musculaire.

On placera dans les semelles ou les guêtres, des pièces en gutta-percha ou en liège, destinées à soutenir et à redresser le pied.

II. — Dans cette catégorie d'appareils, on ajoute à la bottine un mécanisme destiné à s'opposer à l'extension du pied et au soulèvement du talon, à corriger l'adduction et la supination.

Ce résultat peut être obtenu par deux mécanismes différents : le premier a seulement pour effet de borner à volonté le mouvement d'extension, au moyen d'un point d'arrêt. Le second ne limite pas seulement l'extension, il provoque en outre la flexion à l'aide d'une force élastique.

1° Parmi ces appareils, à point d'arrêt, nous devons citer l'appareil à vis de pression de J. Guérin, dont le mécanisme, propre à régler

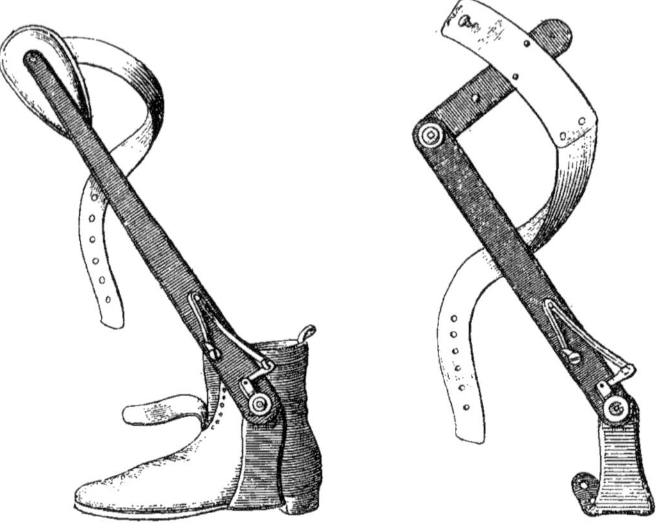

Fig. 615 et 616. — Appareil à ressort d'Ivernois et Mellet.

l'extension, n'est autre que celui qui sert à effectuer le redresse-

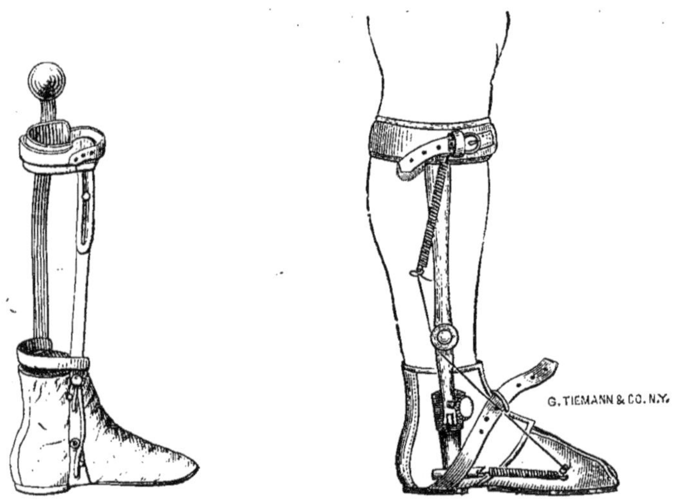


Fig. 617. — Appareil à ressort de Bouvier. Fig. 618. — Appareil à ressort de Tiemann.

ment dans l'appareil de ce chirurgien, décrit plus haut (p. 735).

2° Dans le but de restreindre le mouvement du côté de l'extension et à le favoriser, au contraire, du côté de la flexion, on a eu recours à des appareils à ressort ou à traction élastique.

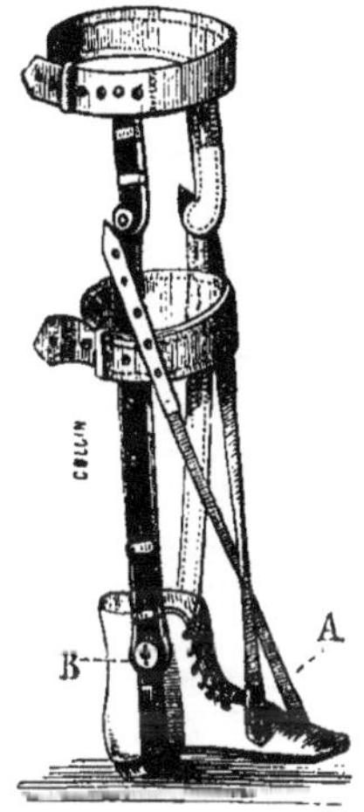


Fig. 619. — Appareil à traction élastique de Charrière.

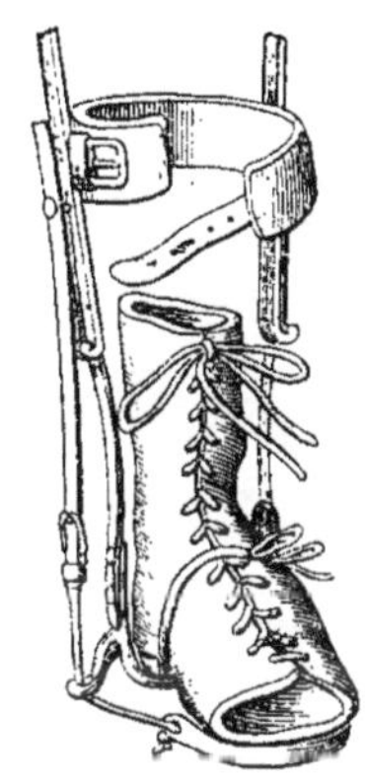

Fig. 620. — Soulier de Willard.

Parmi les appareils à ressort, il faut citer ceux d'Ivernois et Mellet (fig. 615 et 616), de Bouvier (fig. 617), de Tiemann (fig. 618).

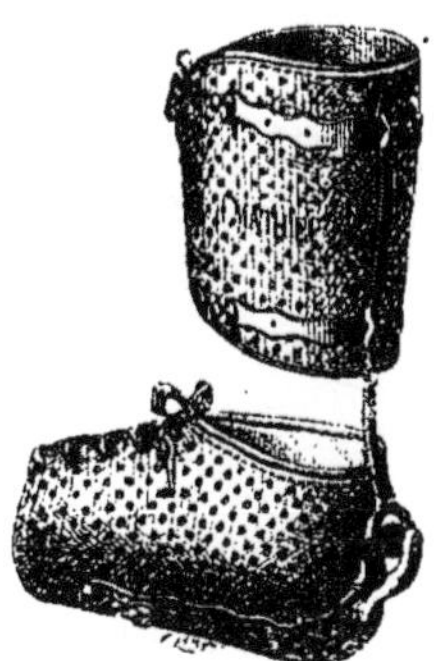

Fig. 621. — Appareil à traction élastique de Th. Anger.

Parmi les appareils à traction élastique, les uns ont pour but de lutter contre le pied bot équin (appareil de Charrière, fig. 619); les autres de corriger à la fois l'équin et le varus.

Parmi ces derniers appareils, il faut signaler les souliers de Bardenheuer (fig. 631), de Willard (fig. 620), de Kolbe (fig. 667), de T. Anger (fig. 621), de Sayre.

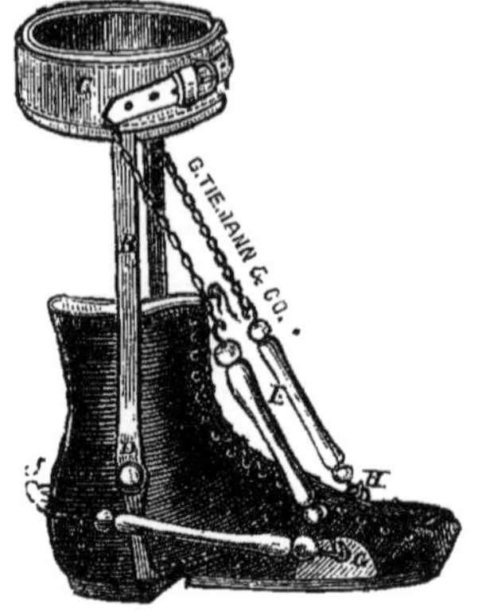


Fig. 622.— Soulier à traction élastique de Sayre.

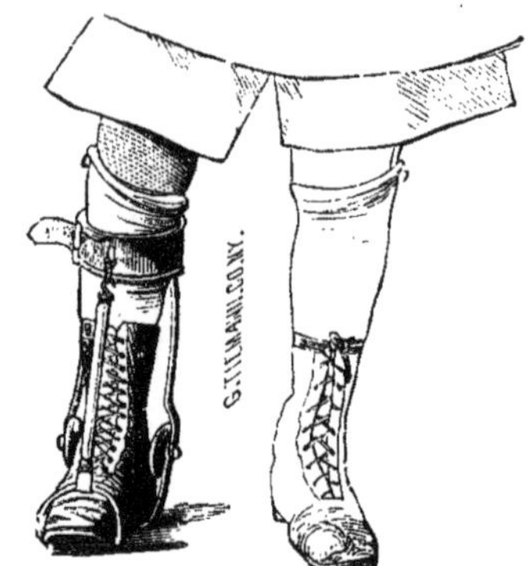


Fig. 623.

Dans quelques cas, Sayre se sert de semelles articulées en genou, et munies de liens élastiques relevant le pied et le renversant en

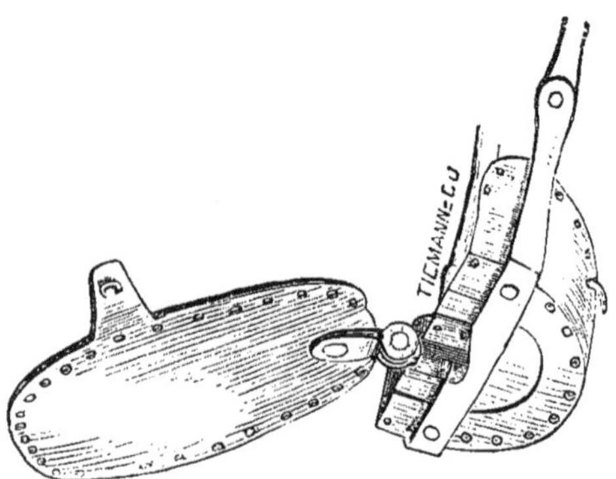


Fig. 624.

dehors (fig. 622), ou encore de l'appareil représenté figure 623, et composé d'un soulier ordinaire, muni de deux tuteurs métalliques latéraux qui sont articulés à charnière au niveau des malléoles et se terminent au-dessus du mollet par un bracelet entourant la jambe. Un muscle artificiel en caoutchouc va de ce bracelet à un étrier placé au niveau des orteils et est destiné à produire l'élévation du pied.

Il emploie le plus souvent le soulier représenté dans la figure 622.

La semelle de ce soulier, faite d'une forte lame d'acier recou-

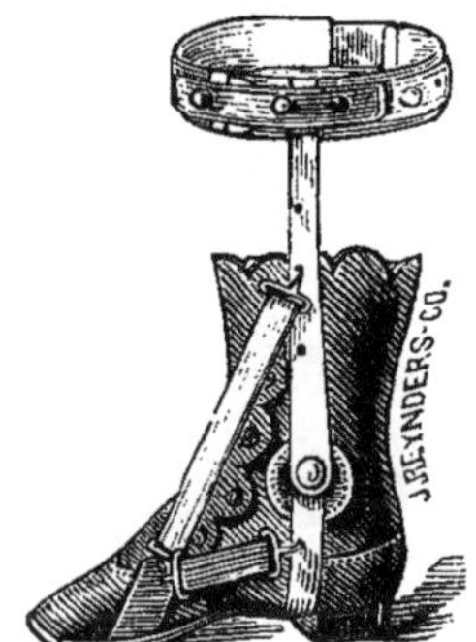


Fig. 625. — Soulier de Stillman.

verte de cuir, présente une articulation en genou, au niveau de la ligne médio-tarsienne. Cette articulation permet des mouve-

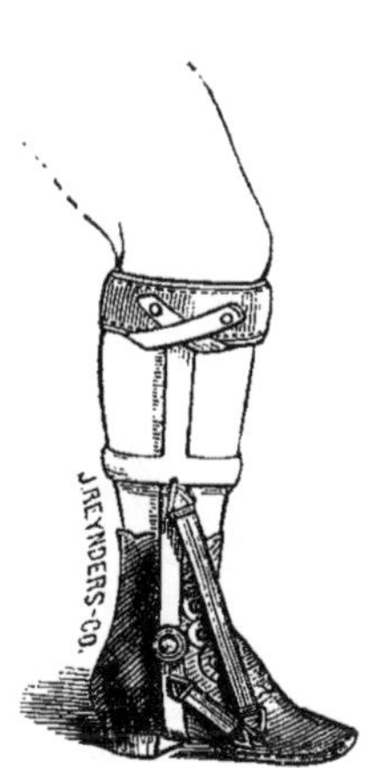


Fig. 626. — Soulier à traction élastique de Stillman.

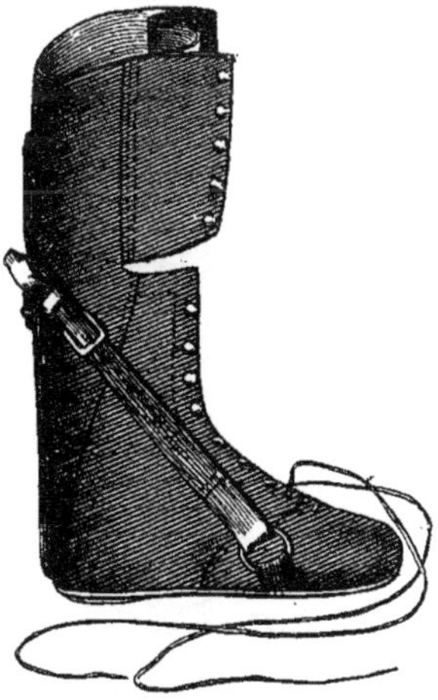

Fig. 627. — Soulier de Beely.

ments de l'avant-pied sur l'arrière-pied, dans toutes les directions. Les muscles artificiels en caoutchouc, avec crochets et chaînes, permettent de donner au pied la position de redressement recherchée.

On peut très simplement couper transversalement, au niveau de l'articulation médio-tarsienne, la semelle d'un soulier ordinaire,

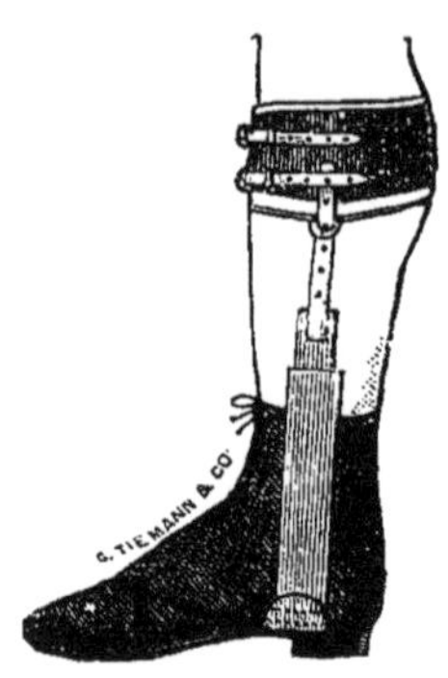


Fig. 628. — Soulier à traction élastique de C. Nyrop.

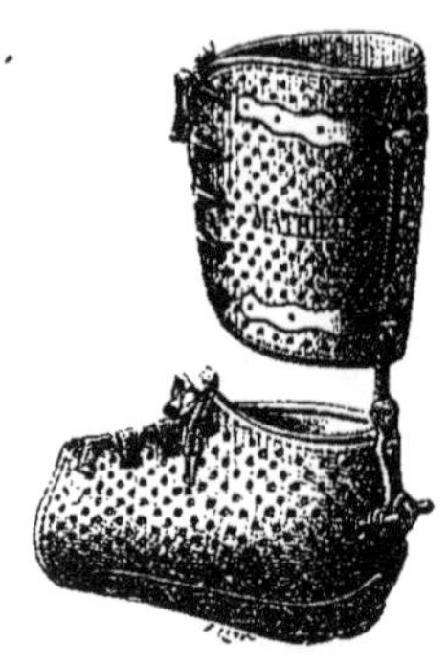

Fig. 629. — Appareil à boule de Nélaton.

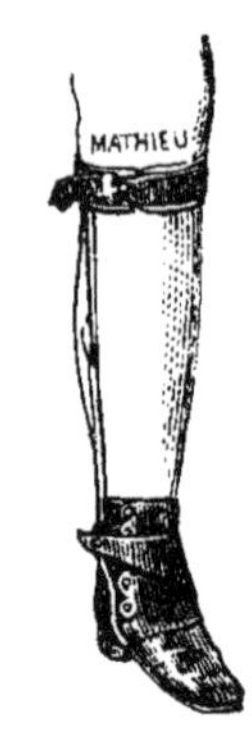


Fig. 630. — Appareil de Mathieu à tourillon externe ou interne pour pied bot varus ou valgus.

et réunir ces deux moitiés par un chaînon. Le redressement latéral, adduction ou abduction, est produit par des tubes de caoutchouc. On peut ajouter à ce soulier, un montant vertical métallique, permettant d'adapter un muscle artificiel qui sert à relever la pointe du pied (G.-B. Crosby).

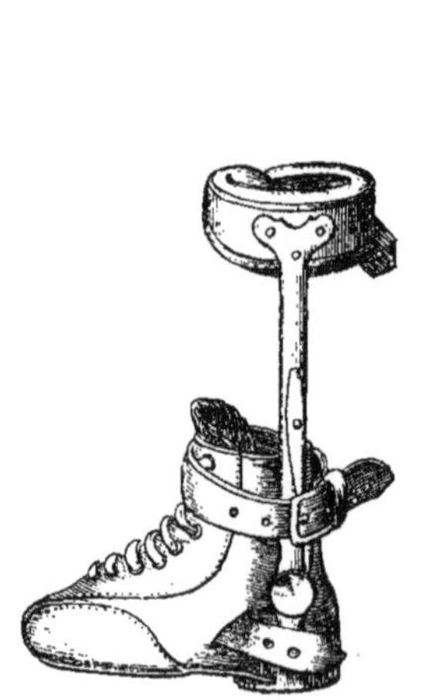

Fig. 631. — Soulier de Bardenheuer.

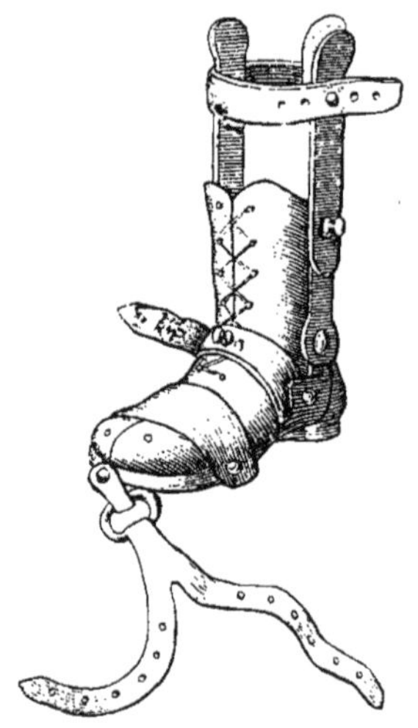

Fig. 632. — Soulier de F. Margary.

Le soulier de Barwell, analogue à celui de Sayre, présente, au niveau de la semelle, le mode d'articulation indiqué par la figure 624.

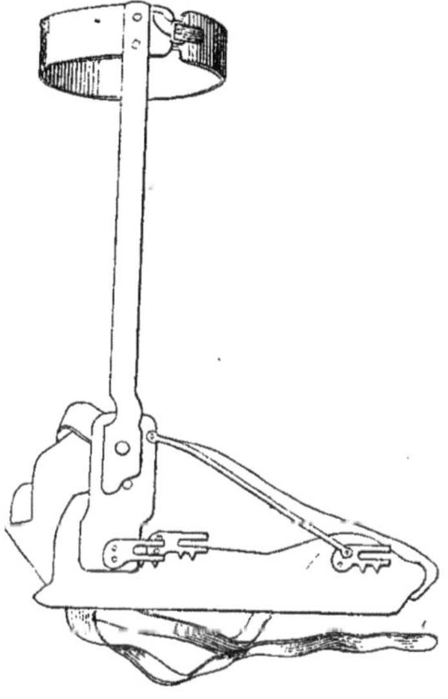

Fig. 633. — Soulier de Taylor pour le pied gauche.

Les souliers de Stillman (fig. 625 et 626), de Beely (fig. 627), de C. Nyrop (fig. 628), d'une construction simple, seront em-

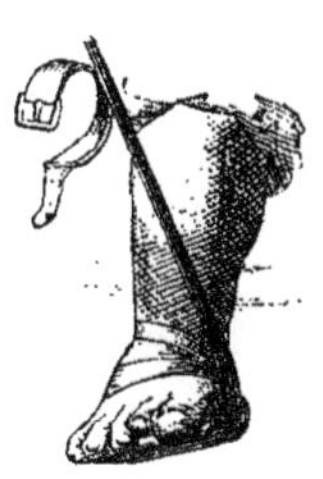

Fig. 634. — Le même, pendant l'application.

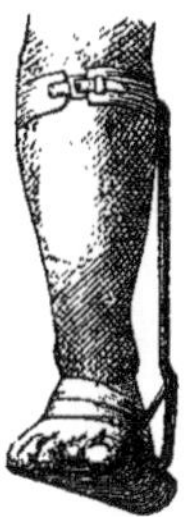

Fig. 635. — Le même, après l'application.

ployés, avec avantage dans quelques cas. (Voyez aussi dans l'article *Pied bot équin*, p. 788 et 789, les appareils des figures 667 à 673.)

Parmi les appareils à contention, avec mécanisme dans le but de corriger l'adduction et la supination du pied, citons les souliers de Nélaton (fig. 629), de Mathieu (fig. 630), de Bardenheuer (fig. 631), de F. Margary (fig. 632), de Taylor (fig. 633, 634 et 635), de Stillman (fig. 636 et 637).

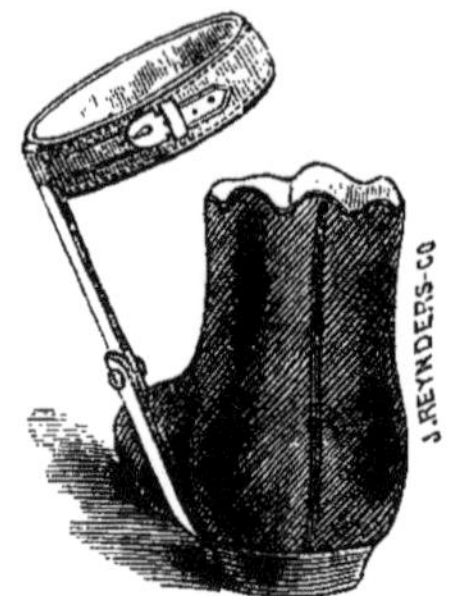


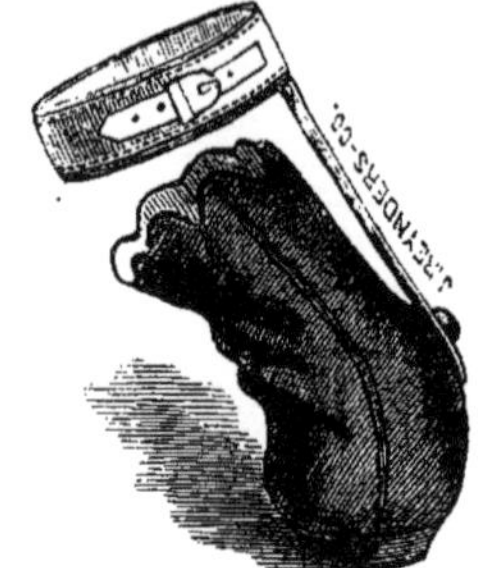


Fig. 636. — Disposition pour la correction du varus. Fig. 637. — Disposition pour la correction du valgus.
Souliers de Stillman.

III. — Lorsque les deux pieds et la jambe sont fortement tournés en dedans, on peut se servir des appareils recommandés par Sayre (fig. 638). Les semelles de ces souliers sont réunies par deux barres

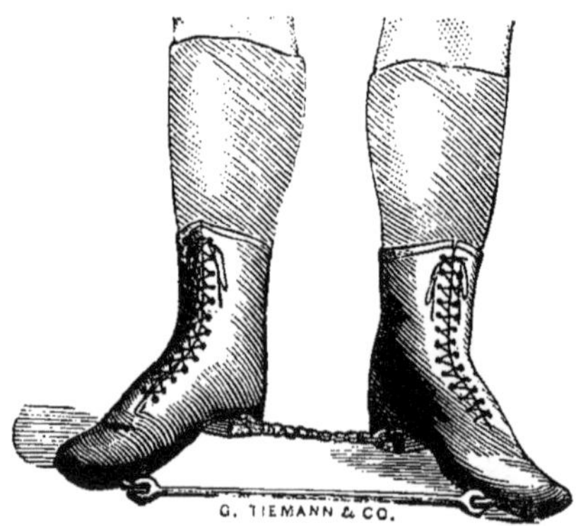


Fig. 638.

parallèles, l'une plus courte, au niveau des talons, l'autre plus longue, près de la pointe. Pendant la marche, le pied est maintenu dans la rotation externe.

L'appareil de Stillman (fig. 639) est destiné aussi à maintenir le pied en dehors.

Lorsque la rotation en dedans porte sur *tout* le membre, les appareils précédents sont insuffisants. Mellet, un des premiers, a conseillé dans ces cas de prolonger l'appareil jusqu'aux hanches et de l'y fixer solidement, à l'aide de ceintures ou de boucles cou-

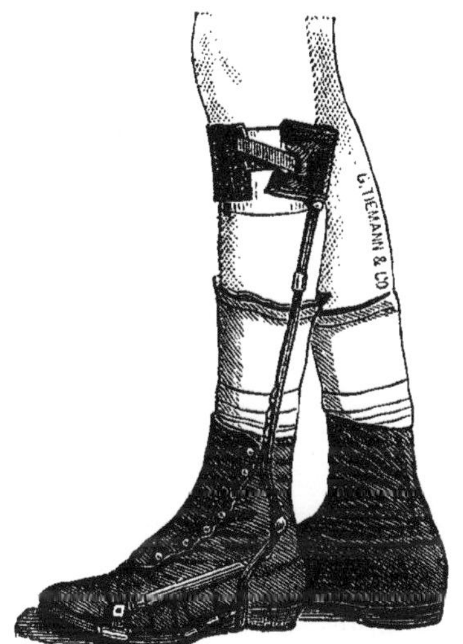


Fig. 639. — Appareil de Stillman.

sues à un corset. Quelques auteurs ont proposé de faire porter aux malades des appareils doubles.

Les appareils de Bonnet et de Mathieu sont recommandables.

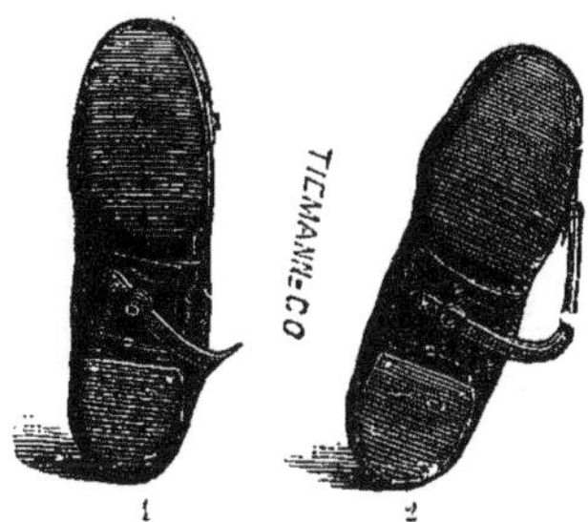


Fig. 640. — 1. Mode de fixation de l'appareil de Stillman au soulier, avant la fixation de la corde de rotation. — 2. Modification produite par l'action de la corde de rotation, après sa fixation.

Dans l'appareil de Bonnet (fig. 641), la rotation de la tige en dehors est obtenue, au moyen d'une charnière mue par une vis à pression.

Dans l'appareil de Mathieu (fig. 643), particulièrement disposé

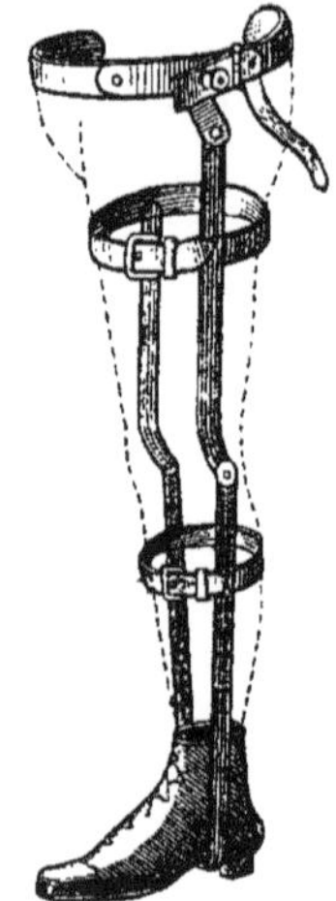

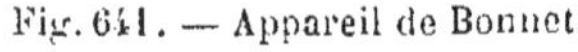

Fig. 641. — Appareil de Bonnet.

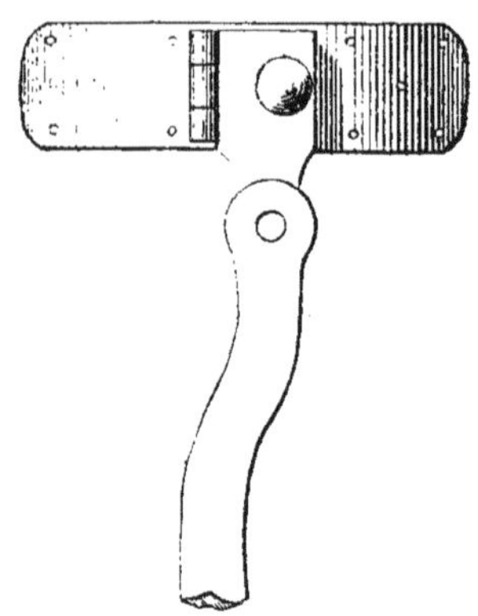

Fig. 642. — Mécanisme à vis de pression, destiné à déterminer la rotation du membre en dehors.

pour les pieds bots doubles, la rotation en dehors est obtenue à

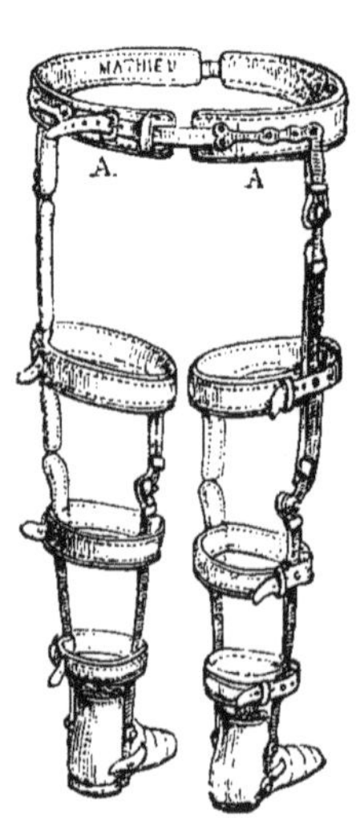


Fig. 643. — Appareil de Mathieu, avec mécanisme de rotation du membre en dehors.

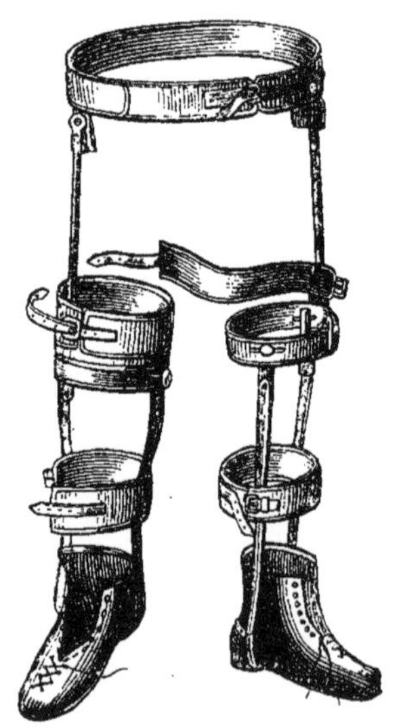

Fig. 644. — Appareil de Meusel.

l'aide d'un levier transversal placé en arrière sur la ceinture.

Meusel et Bruns, recommandent les appareils représentés dans les figures 644 et 645.

Sayre emploie dans le cas de déviation unilatérale une modification de l'appareil rotateur du fémur en dehors, que ce chirurgien emploie dans le traitement de la coxalgie.

Dans l'appareil de Doyle, figure 646, la rotation en dehors est maintenue au moyen de ressorts en spirale.

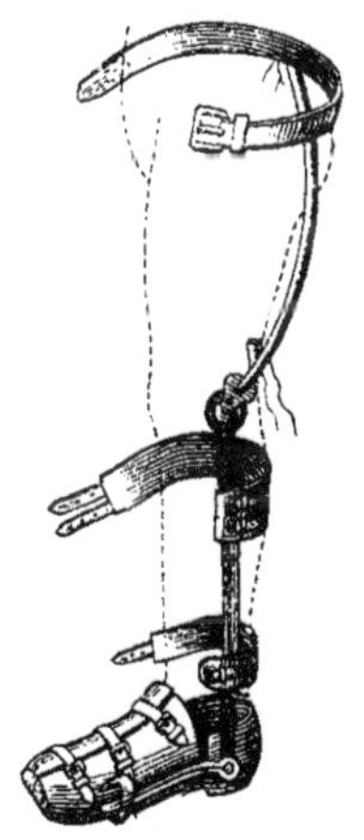

Fig. 645. — Appareil de Bruns.

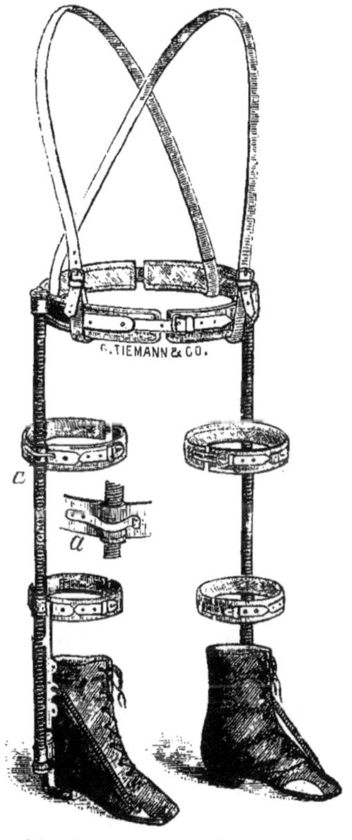


Fig. 646. — Appareil de Doyle.

Nous nous servons habituellement de l'excellent mécanisme représenté dans la planche I, figure 16, page 32.

*B.* — **Moyens chirurgicaux.**

La thérapeutique des pieds bots a fait dans ces dernières années d'immenses progrès, grâce à l'emploi de nouvelles méthodes chirurgicales, rendues inoffensives par l'emploi des pansements aseptiques et antiseptiques. Nous décrirons en détail ces méthodes, qui consistent à sectionner à ciel ouvert toutes les parties tendineuses ou ligamenteuses qui s'opposent au redressement ou à s'attaquer directement au squelette du pied.

### Ténotomie.

La ténotomie doit être placée en première ligne parmi les moyens chirurgicaux destinés à la cure du pied bot. Nous avons décrit (p. 130 et 142) le manuel opératoire de cette opération, dont les indications sont assez étendues.

La ténotomie suffit seule dans un grand nombre de cas pour faire disparaître la déformation ; le plus souvent elle constitue la première partie du traitement, qui doit être continué par d'autres méthodes. Le chirurgien étudiera avec grand soin les parties fibreuses on tendineuses qui s'opposent au redressement dans les pieds bots congénitaux paralytiques ou acquis, et limitera exactement ses sections aux tissus qui résistent à la main et aux machines. Les sections tendineuses conviennent surtout aux cas dans lesquels les muscles et les aponévroses sont contracturées et rétractées, lorsque ces tissus ont subi des altérations de structure telles qu'on ne peut les étendre, ni les allonger sans amener une rupture de leurs fibres.

L.-A. Sayre distingue les tissus *contracturés* (*contractured*) et les tissus *contractés* (*contracted*). Dans les tissus *contracturés*, il existe des altérations de structure qui empêchent leur élongation par des manœuvres de traction ; les tissus *contractés* sont peu altérés et peuvent reprendre leur position habituelle sous l'influence des manipulations et des tractions. La ténotomie est absolument indiquée pour les déformations causées par les tissus contracturés, inutile pour les déformations par tissus contractés.

D'après Sayre, l'existence du réflexe tendineux indique que les tissus sont contracturés, son absence prouve que les tissus sont contractés.

Nos études sur ce point nous ont démontré la valeur de la recherche du réflexe tendineux.

La section du tendon d'Achille est le plus souvent indiquée : elle permet de corriger la déformation du pied en équin, conséquence du raccourcissement du triceps sural. La section des autres tendons est beaucoup plus rarement pratiquée. On doit, dans certains cas, sectionner les tendons des muscles jambier postérieur, fléchisseur propre du gros orteil et fléchisseur commun.

Nous indiquons plus loin les tendons que Phelps recommande de sectionner dans son opération (voir p. 760 à 762).

L'âge ne nous paraît pas une contre-indication aux ténotomies, et nous avons, pour notre part, fait des sections tendineuses chez de très jeunes enfants, avec des avantages marqués et sans aucun accident.

De même que les ténotomies, la *section sous-cutanée de l'aponévrose plantaire* est très souvent d'une grande utilité.

### Tarsotomie. Tarsectomie.

On désigne sous le nom de *tarsotomie, tarsectomie* des opérations qui consistent à sectionner, énucléer ou réséquer les pièces du squelette du pied, qui s'opposent au redressement du pied bot.

Quoique Velpeau ait déjà conseillé en 1839 l'ostéotomie pour remédier aux difformités traumatiques du cou-de-pied, il faut attribuer à J. Little, en 1854, la première idée d'enlever un os au squelette (cuboïde) du pied, dans le but de redresser un pied bot.

Otto Weber proposa, en 1865, la résection cunéiforme (*tarsectomie antérieure*) des os du tarse.

L'énucléation du cuboïde délaissée fut reprise, en 1874, par R. Davy.

Davies Colley reprit, en 1876, l'opération d'Otto Weber.

Il fut suivi dans cette voie par Th. Smith, Wood, Davy, Bryant, West, Barwell, Schede, König, Meusel, Rupprecht, Poinsot, Chauvel, Beauregard.

Lund, en 1872, pratiqua avec succès l'énucléation de l'astragale pour un double varus équin.

Cette opération fut défendue par Ried, Rupprecht, Kocher, Hahn, E. Bœckel, Gross, Margary.

Dans ces dernières années, les tarsotomies, les tarsectomies, les résections totales, partielles ou multiples, ont été appliquées à la cure du pied bot par un grand nombre de chirurgiens (Albert, Boeckel, Gross, Chauvel, Lücke, Margary, Paci, Hahn, Lannelongue, J. L. Championnière, Ch. Nélaton).

Quelques auteurs ont préconisé les larges extirpations osseuses (Margary, West, Lucas-Championnière).

Les sections, énucléations et résections osseuses peuvent porter sur le squelette *postérieur* du pied ou sur le tarse *antérieur*. Dans la description du manuel opératoire, nous distinguerons :

1° Les *tarsectomies antérieures ;*

2° Les *tarsectomies postérieures ;*

3° Les *résections partielles*, l'*ostéotomie linéaire* du tibia et du péroné, au tiers inférieur de la jambe.

1° Tarsectomies antérieures totales ou partielles. Résections cunéiformes, totales ou partielles.

L'incision à recommander ne diffère pas, que l'on veuille extirper le cuboïde seul ou pratiquer une résection cunéiforme. L'énucléation exacte du cuboïde, dans les cas de pied bot, est du reste très difficile, cet os se confondant en général avec les os voisins déformés et ankylosés.

On fait le long du bord externe du pied, depuis la malléole externe jusqu'au niveau du cinquième métatarsien, une incision longitudinale jusque sur les os ; sur elle, et au niveau de l'interligne médio-tarsien ou un peu en avant, on fait tomber une incision transversale qui n'intéresse dans quelques cas que la peau (Bryant).

Les incisions longitudinales doivent être préférées aux incisions transversales et à lambeaux, qui exposent, dans les cas de varus paralytique, au sphacèle de la peau.

Les tendons étant réclinés en dedans, le périoste est détaché des os que l'on veut enlever. A l'aide d'un bistouri à forte lame chez les enfants, d'un ciseau ostéotome chez l'adulte, on taille alors dans la voûte du tarse un coin à base externe, plus mince en bas et en dedans qu'en haut et en dehors. On résèque ainsi des portions de cuboïde, de calcanéum, de scaphoïde et d'astragale.

Si, après la résection, la réduction n'est pas possible, on enlève encore des parties osseuses, jusqu'à ce que la correction soit suffisante. Plus le pied est en équinisme, plus la base du coin doit être reportée sur la face dorsale et près de l'articulation tibio-tarsienne.

Dans un grand nombre de cas, il faut ajouter à la résection la ténotomie du tendon d'Achille, ou, suivant le conseil de P. Vogt, la section du tendon du jambier postérieur.

Afin de déterminer exactement la forme et le volume de la

partie à extirper, König et Meusel moulent le pied difforme et dessinent sur ce moule les parties qu'il faut retrancher afin d'obtenir le redressement parfait du pied.

2° TARSECTOMIES POSTÉRIEURES. — *Extirpation de l'astragale.*

*Procédé de Lund.* — Dans ses premières opérations, Lund pratiquait une incision d'un pouce et demi sur l'astragale, et lorsque l'os était complètement dénudé, il cherchait à l'enlever, en détachant avec la gouge une mince lame de la concavité du scaphoïde et un fragment de la malléole interne. Pour compléter la disjonction, il se servait d'un crochet mince et fort, recourbé dans sa concavité, comme un levier, entre les os ; le ligament interosseux étant coupé, l'astragale était ensuite facilement enlevé.

*Procédé d'Ollier.* — *Incision externe.* — Après avoir exploré la région et déterminé le trajet des tendons, on fait, le long et en dehors du tendon du péronier antérieur, une incision tégumentaire externe de $0^m$, 06, commencée à quelques millimètres au-dessus de l'interligne tibio-astragalien, et qui se dirige en bas sur le tubercule du cinquième métatarsien. Du milieu de cette incision, on en fait partir une autre perpendiculaire plus courte, qui, descendant oblique en arrière, s'arrête au-dessous du sommet de la malléole péronière. On incise à fond, et on dissèque les deux petits lambeaux, rejetant le supérieur en arrière et l'inférieur en bas ; le côté externe de l'articulation du col et de la tête de l'astragale est ainsi découvert.

Le pied est placé dans une légère extension. On coupe le ligament péronéo-astragalien. On fait soulever par un aide la lèvre antérieure, tendons y compris, on insinue la lame du bistouri devant la poulie à plat sous le ligament tibio-astragalien antérieur, et on le détache du col de l'astragale.

On divise plus en avant les fibres dorsales astragalo-scaphoïdiennes, en retirant le bistouri, et la tête de l'os apparaît dénudée.

On attaque ensuite dans la rainure les insertions astragaliennes du ligament interosseux, avec le petit bistouri ou la rugine.

Il ne reste plus de ce côté externe que le profond ligament péronéo-astragalien postérieur à diviser. Le pied étant toujours dans l'extension modérée, on engage la lame de champ, le tranchant en bas, entre l'astragale et la pointe de la malléole. On tient le manche bas pour l'introduction, et on le relève pour la section, afin d'abaisser la pointe enfoncée au-dessus du ligament.

*Incision interne.* — Au-devant et sous la malléole, on fait une incision tégumentaire courbe de $0^m,05$ qui découvre bien l'articulation astragalo-malléolaire. On divise les couches de fibres qui du tibia se portent au scaphoïde et au col de l'astragale, ainsi que le ligament profond tibio-astragalien.

Dans la plaie externe, on engage le davier béant pour saisir le corps par le travers, mors dessus, mors dessous, on luxe la tête et on arrache l'os, comme une molaire, en un instant (Farabeuf).

*Procédé d'E. Bœckel.* — On pratique une seule incision courbe externe, depuis l'articulation tibio-péronière jusqu'au bord des tendons externes, vers la base du quatrième métatarsien. On met à nu l'os en disséquant et en détachant les adhérences, et on le fixe avec un crochet double qu'on implante dans son tissu ; on sectionne alors les ligaments péronéo-astragaliens, puis le ligament astragalo-calcanéen ; l'on désarticule la partie antéro-interne en faisant récliner les tendons en dedans, on attire l'os à soi avec l'érigne qui y est implantée, et on arrive ainsi aux ligaments internes que l'on coupe. L'astragale peut alors être enlevé en totalité.

Si la face externe du calcanéum vient à butter contre la malléole péronière, on enlève un centimètre ou un centimètre et demi de cette dernière, par la plaie de l'extirpation.

D'après Bœckel, une seule incision externe est suffisante ; dans quelques cas exceptionnels, et particulièrement chez l'adulte, on doit pratiquer une incision interne, qui permet de sectionner avec facilité les ligaments internes.

Mason, Ried, Rupprecht, à l'exemple de Bœckel, recommandent dans quelques cas la résection du sommet de la malléole externe. Cette pratique qui compromet la solidité du pied ne doit pas être imitée.

*Procédé de F. Margary.* — F. Margary recommande une incision légèrement courbe, qui de l'articulation tibio-péronière se dirige vers l'extrémité postérieure du quatrième métatarsien. Il met à nu la tête de l'astragale, et, après avoir ouvert l'articulation tibio-tarsienne et astragalo-scaphoïdienne, il résèque, à l'exemple de Ried et Rupprecht, l'extrémité de la malléole externe, après avoir détaché son périoste avec le ligament latéral externe. Il divise ensuite l'astragale longitudinalement en deux parties, au moyen du ciseau cunéiforme, et coupe alors avec facilité les ligaments latéraux, postérieurs et interosseux.

Verebely a conseillé l'évidement de la substance spongieuse de l'astragale avec conservation des surfaces articulaires.

*Procédé de Gross.* — Gross (de Nancy) faisant remarquer que les véritables causes qui empêchent de ramener le pied en dehors et de redresser convenablement la plante, sont la déformation du calcanéum et le déplacement de l'articulation calcanéo-cuboïdienne, propose d'ajouter à l'extirpation de l'astragale la résection de l'extrémité antérieure du calcanéum.

Après avoir fait une incision sur la face dorsale et externe du pied, parallèle à son axe, d'une longueur de 7 à 8 centimètres, commençant un peu au-dessus de l'interligne tibio-tarsien et descendant jusqu'au-dessous de la tête de l'astragale, Gross dissèque les parties molles adhérentes à la face antéro-supérieure de l'astragale, il isole cet os et sectionne les ligaments externes et interosseux.

La partie antérieure de l'os étant désarticulée, on sectionne le ligament interne, et on extirpe alors facilement l'astragale.

Dans un dernier temps on résèque, au moyen de l'ostéotome, la partie antérieure de la grande apophyse du calcanéum. Dans ses opérations, Gross a réséqué une portion de cette apophyse mesurant 1 centimètre d'épaisseur environ. Cet opérateur recommande de ménager les ligaments plantaires afin de conserver à la plante toute la solidité. Il considère en général comme inutile la résection de la malléole externe.

E. Hahn, après avoir pratiqué sans succès l'ostéotomie linéaire du scaphoïde à travers les parties molles, a recommandé, ainsi que Gross, l'extirpation de l'astragale et la résection d'un coin osseux vertical, à base dirigée en dehors, aux dépens de toute l'épaisseur de l'apophyse antérieure du calcanéum.

*Procédés avec larges extirpations osseuses* (Margary, West, J.-L. Championnière). — Quelques chirurgiens ont proposé d'enlever *largement* toutes les parties du squelette du pied qui s'opposent à la réduction. J.-L. Championnière est le principal défenseur de cette méthode.

Margary et West ont enlevé, dans des cas particuliers, l'astragale, le scaphoïde et le cuboïde. Albert, Hahn ont fait l'énucléation simultanée de l'astragale et du cuboïde.

Hueter, Bennett ont conseillé, dans quelques cas, d'enlever le scaphoïde et le cuboïde.

L. Championnière après avoir fait une incision sur la partie dorsale et externe du pied, qui, partant de la partie interne de la malléole externe, se dirige vers l'intervalle compris entre le second et troisième espace interosseux, fait recliner en dedans les tendons extenseurs, en les ménageant soigneusement. Il coupe les ligaments externes, saisit et soulève avec un fort davier l'astragale et le calcanéum et sectionne le ligament interosseux.

L'astragale étant énucléé, si la réduction du pied n'est pas possible, on enlève le scaphoïde, le cuboïde, une partie des cunéiformes et la partie antérieure du calcanéum.

L. Championnière conseille de conserver la malléole externe, qui doit assurer plus tard la solidité du pied.

Il pratique généralement une deuxième incision sur la partie interne du pied, sensiblement symétrique à la première. Cette incision facilite les manœuvres dans les cas où l'on doit enlever plusieurs os du tarse.

3° Résections partielles des os du tarse. — Ostéotomie du tibia. — A côté des tarsectomies quelques chirurgiens ont proposé l'ablation de certaines parties des os du tarse.

Hueter, se basant sur les déformations que subit le col de l'astragale (voir p. 670), propose la résection cunéiforme du col et de la tête de cet os, sans toucher à son corps et sans ouvrir l'articulation tibio-tarsienne.

Rydygier, se basant sur les études de Rupprecht sur les déformations de l'astragale et les fonctions du calcanéum (voir p. 678 et 679), a conseillé une ostéotomie qui réunit quelques-uns des avantages de l'ostéotomie du tarse et de l'extirpation de l'astragale.

Cette opération consiste à pratiquer deux résections cunéiformes. Dans un premier temps, il enlève, en pleine ligne de l'articulation de Chopart, une partie du col, de la tête de l'astragale et de la partie antérieure du calcanéum ; il corrige ainsi le varus.

Dans un second temps, un coin horizontal est pris sur la paroi supérieure de la tubérosité antérieure du calcanéum ou la partie correspondante de l'astragale, ou les deux à la fois, et il arrive ainsi à supprimer le point d'arrêt qui s'oppose à la pronation du pied et à modifier la forme anormale trapézoïde du corps de l'astragale (voir p. 679).

Lücke, Albert, Kocher ont fait la résection de la tête de l'astragale.

*Procédé de Ch. Nélaton.* — Ch. Nélaton, se basant sur les études anatomo-pathologiques que nous avons signalées (page 681), propose de supprimer seulement les parties exubérantes, anormalement développées, sans toucher, en quelque sorte, aux parties appartenant au squelette du pied.

Dans un premier temps, il enlève le tubercule hypertrophié de l'astragale et corrige ainsi l'équinisme; dans un deuxième, il résèque 1 centimètre à 1 centimètre et demi de la grande apophyse du calcanéum et corrige le varus.

Voici le manuel opératoire qu'il propose :

1° On fait une incision, de 6 centimètres de longueur environ, entre le bord antérieur du péroné et le bord externe des tendons extenseurs ; elle ouvre l'articulation tibio-tarsienne, sur le tubercule exubérant de l'astragale, et se prolonge en bas, longeant toujours le bord externe des tendons extenseurs, jusqu'au niveau de l'interligne médio-tarsien.

Par cette incision, on fait sauter d'un coup de ciseau le tubercule en question.

La correction de l'équinisme est aussitôt possible.

2° Toujours par la même voie, on résèque, et l'on extirpe la tête astragalienne hypertrophiée ;

3° On fait une deuxième incision, de 3 centimètres environ, sur la grande apophyse du calcanéum, on dénude avec le détache-tendons 1 centimètre à 1 centimètre et demi de cette apophyse, et on extirpe la portion osseuse dénudée.

Cette opération diffère peu de celle de Gross. Au lieu d'énucléer en totalité l'astragale, Ch. Nélaton conserve en partie la poulie astragalienne, réséquant seulement, sur sa face externe, une partie exubérante.

E. Hahn, Vincent ont proposé l'*ostéotomie linéaire* du tibia et du péroné, qui peut rendre quelques services pour corriger l'équinisme persistant quelquefois à la suite des tarsotomies, et pour modifier la rotation interne du pied, dans le cas de pieds bots congénitaux avec torsion interne de tout l'axe du membre (F. Margary).

Des *ténotomies* doivent être très souvent pratiquées avant les tarsectomies.

Le tendon d'Achille, celui du jambier postérieur, seront souvent sectionnés.

Bessel Hagen conseille d'ajouter à l'énucléation de l'astragale la section du ligament péronéo-calcanéen.

**Pansement. — Soins consécutifs.** — L'asepsie la plus rigoureuse étant observée pendant la durée de l'opération, on lave la plaie, et l'on applique quelques sutures. L. Championnière recommande de placer un ou deux drains dans les parties déclives de l'incision afin de faciliter l'écoulement des liquides. Les plaies opératoires sont recouvertes de gaze iodoformée ou au sublimé, avec du coton ou de la ouate de tourbe.

Dans quelques cas, on peut avec avantage appliquer un appareil ouaté de Guérin.

Nous conseillons, en général, de placer au-dessus du membre recouvert d'une petite quantité de ouate un appareil plâtré léger. Cet appareil est surtout destiné à immobiliser le membre ; il a le grand avantage de maintenir le pied dans une bonne position et d'empêcher l'équinisme qui a de la tendance à se reproduire dans quelques cas.

Ces appareils ne doivent pas maintenir le redressement par des pressions *forcées*, car le pied, à la suite des tarsectomies, devra se placer facilement et sans efforts dans la position de redressement recherchée.

Les pansements seront *rares ;* s'il ne survient pas de fièvre, on n'enlève les sutures qu'au huitième et au quinzième jour.

Dans la majorité des cas, deux à trois pansements suffisent. Dans une récente observation de tarsotomie pour un cas grave de pied bot varus invétéré, nous n'avons pratiqué que deux pansements, la cicatrisation était complète au vingt-cinquième jour.

Il est essentiel de faire de la mobilisation et du massage dès que les plaies sont cicatrisées, et jusqu'au moment où le pied, dans une bonne position, a acquis une souplesse suffisante.

L'électricité et le massage doivent s'adresser aux muscles de la jambe, en général affaiblis et atrophiés.

Lorsque le malade commence à marcher, vers la cinquième semaine environ, il est nécessaire, de maintenir le pied au moyen de souliers bien faits, munis de tuteurs latéraux.

Sections aponévrotiques, tendineuses et ligamenteuses. — *Méthode de Phelps.* — Un certain nombre d'auteurs pensant que les déformations du pied bot varus sont dues à une rétraction primitive des parties molles des tendons et des ligaments avec retentissement secondaire sur les os (J. Guérin, Sayre, Little, Adams, Vogt, Phelps), ont proposé la section de ces parties, et particulièrement du tendon du jambier postérieur, soit par la méthode sous-cutanée, soit à ciel ouvert.

Streckeisen, Holmes-Coote avaient conseillé la section sous-cutanée des tendons et ligaments dans quelques formes de varus.

Phelps, élève de Sayre, recommanda en 1884 la section à ciel ouvert de toutes les parties molles, peau, aponévrose, tendons et ligaments qui s'opposent au redressement du pied bot.

La méthode de Phelps s'est rapidement généralisée et a été adoptée par Post, Higston, W. Parker, Shattock, Shaffer, Bradford, Ridlon, Phillipson, Lévy, Kapelyn, Tilanus, Noyon, Volkmann, Büngner, Kirmisson.

Un grand nombre d'observations, publiées de tous côtés, permettent aujourd'hui d'apprécier cette méthode.

*Manuel opératoire.* — Le manuel opératoire, indiqué par Phelps, a été légèrement modifié dans ces derniers temps.

Dans ses premières observations, après section préalable du

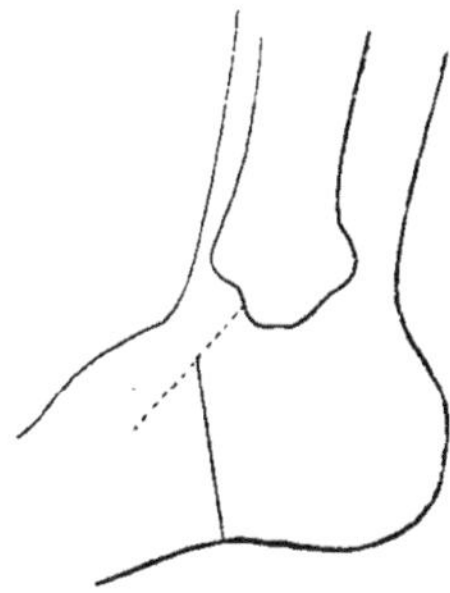

Fig. 647. — Ligne d'incision de l'opération de Phelps.

tendon d'Achille, l'auteur pratiquait directement au-dessus de l'articulation médio-tarsienne, suivant la ligne d'opération de la figure 647, une incision comprenant les trois quarts de la face plantaire, et sectionnait ensuite, à ciel ouvert, toutes les parties molles de la face interne du pied, l'aponévrose plantaire, les tendons du jambier postérieur, du muscle court abducteur, du fléchisseur propre du gros orteil et même, dans certains cas, les ligaments profonds de l'articulation astragalo-scaphoïdienne.

Dans les déformations prononcées et invétérées, lorsque les sections des parties molles ne permettent pas un redressement complet, la section du col de l'astragale et la résection cunéiforme du calcanéum, au côté externe du tarse, sont nécessaires; il s'agit dans ce cas d'une véritable *tarsectomie*.

Phelps a adopté, en dernier lieu, le mode opératoire que nous décrivons ci-dessous, d'après les indications particulières que

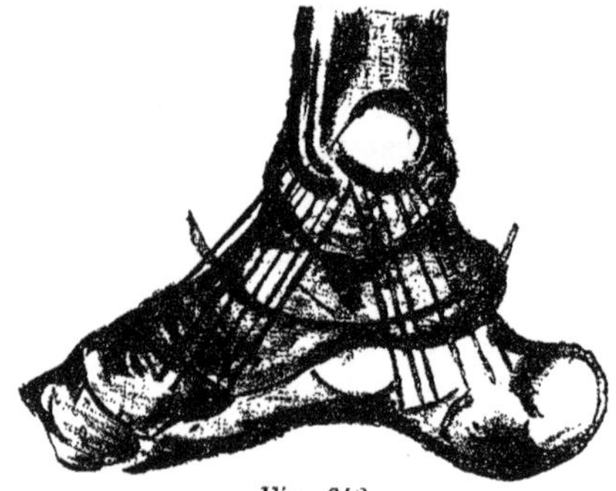

Fig. 648.

nous a données ce chirurgien, et d'après sa récente démonstration au Congrès de Berlin.

Après des tentatives vigoureuses de redressement avec la main ou avec la machine à pied bot (voir fig. 541 et 542, p. 694 et 695), le pied est soigneusement lavé avec des substances antiseptiques; la bande d'Esmarch appliquée, on sectionne les tissus dans l'ordre suivant:

1° Section sous-cutanée du tendon d'Achille;

2° Incision à la face *interne du pied* commençant en avant de la malléole interne et descendant en bas au niveau du côté interne du col de l'astragale (fig. 647).

A travers cette incision, on coupe les tissus qui résistent, dans l'ordre suivant :

*a.* Ténotomie du tibial postérieur ;

*b.* Ténotomie de l'abducteur du gros orteil ;

*c.* Division de l'aponévrose plantaire ;

*d.* — du muscle court fléchisseur ;

*e.* Division des longs fléchisseurs des orteils ;

*f.* — du ligament deltoïdien et de toutes ses branches (fig. 648) ;

3° Ostéotomie linéaire au niveau de la tête de l'astragale ;

4° Résection d'un coin osseux du calcanéum, proportionné à la déformation, la ligne de section devant rencontrer la ligne de l'ostéotomie linéaire pratiquée sur le col de l'astragale.

La figure 649 indique les dispositions de la ligne de section osseuse.

Suivant la recommandation de Phelps, il faut, après chaque

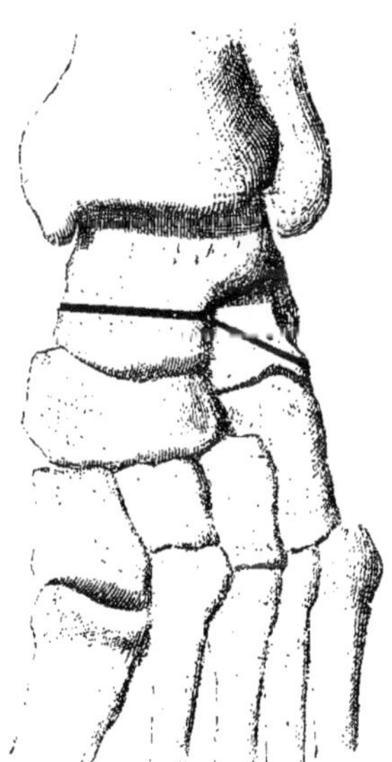

Fig. 649. — Ligne de section osseuse de l'opération de Phelps.

temps de l'opération, pratiquer avec la main ou la machine décrite pages 694 et 695, des essais de redressement ; si ces essais donnent des résultats négatifs, on coupe encore les tissus contracturés, et l'on ne s'arrête que lorsque le pied est absolument redressé.

Suivant le degré du pied bot, et l'état de raccourcissement et de contracture des tissus, on sectionne plus ou moins profondément, respectant assez souvent les tendons du tibial postérieur, de l'abducteur du gros orteil, etc.

Dans quelques cas, Phelps a dû faire des résections osseuses importantes et pratiquer l'ablation du scaphoïde et du cuboïde.

Aussitôt l'opération terminée, la plaie est tamponnée mollement avec de la gaze iodoformée et recouverte d'un pansement antiseptique.

Une gouttière plâtrée maintient le pied dans une bonne attitude en hypercorrection.

Le premier appareil peut être laissé en place pendant trois ou quatre semaines ; la plaie se comble peu à peu par bourgeonnement, et l'on applique de nouveaux appareils plâtrés jusqu'à cicatrisation complète.

Le traitement doit être complété par du massage, pratiqué régulièrement tous les jours, par l'application, de temps en temps,

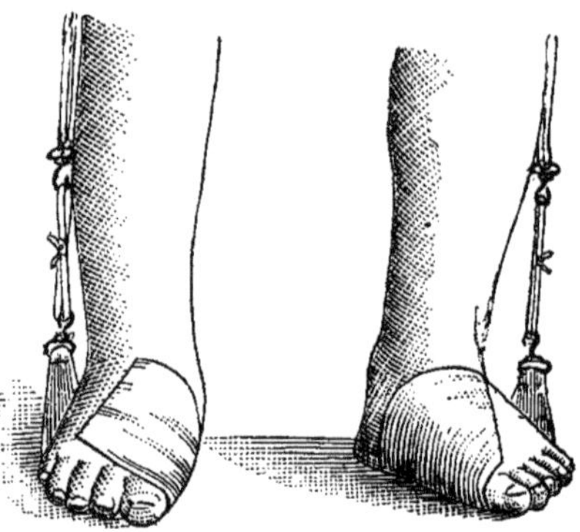

Fig. 650.

de la machine à redressement (fig. 541), et par le port d'un appareil orthopédique.

Phelps se sert chez les jeunes enfants d'un appareil très simple (fig. 650), composé de crochets reliés à des pièces de diachylon.

Grâce au traitement consécutif, qu'il ne faut jamais négliger, la cicatrice s'assouplit, devient mobile, glisse sur les parties profondes, et toute chance de récidive est écartée.

*Opération de J. Ridlon.* — La modification à l'opération de Phelps, proposée par J. Ridlon, consiste à faire une incision en croix (fig. 651), dans le but d'éviter au niveau de la plante du pied une cicatrice douloureuse, observée dans quelques cas après l'opération de Phelps.

L'incision *inférieure* est dirigée parallèlement au bord interne de la plante du pied, d'un point correspondant à l'os cunéiforme à un point situé en arrière du centre du calcanéum.

L'incision est dirigée en haut et en dehors et toutes les parties molles sont divisées jusqu'à l'os.

L'incision *supérieure* commence au côté interne du col de l'astragale et se dirige en bas et un peu en arrière, passant en avant et au-dessous de la malléole interne. Tous les tissus résistants sont divisés en faisant une incision aussi profonde qu'il est nécessaire, à travers la plante du pied. Dans ce temps, il faut raser de près les os et couper de dedans en dehors. Le varus est

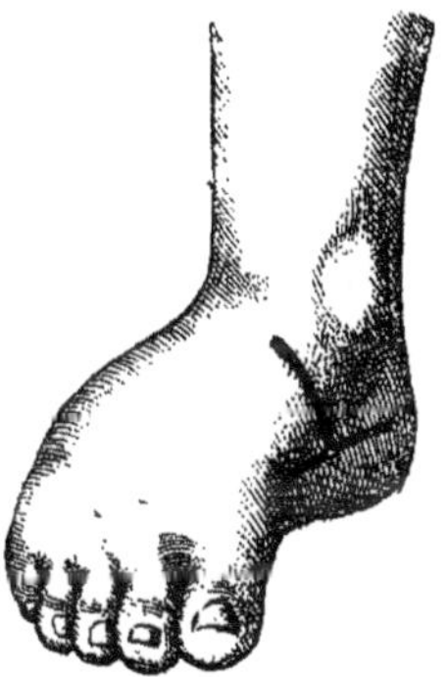

Fig. 651. – Ligne d'incision de J. Ridlon.

ensuite corrigé et le redressement est maintenu au moyen d'une attelle latérale externe.

Les plaies ne sont ni suturées ni drainées. Après cicatrisation, l'équin est corrigé par la ténotomie ou par le redressement forcé avec des appareils. L'opération ne convient pas, d'après Ridlon, aux cas dans lesquels il y a une subluxation de l'astragale en avant.

Nous avons étudié le manuel opératoire de l'*arthrodèse* (p. 157 à 163), et nous donnons les indications de cette opération dans notre étude des pieds bots paralytiques (p. 662 et 663), et dans le Chapitre *Difformités dans les maladies du système nerveux*.

Indications thérapeutiques dans la cure du pied bot varus équin. — Les indications thérapeutiques de la cure du pied bot varus équin diffèrent essentiellement suivant l'âge du sujet, l'ancienneté de la lésion, la forme et le degré de la difformité.

Nous étudierons les principes fondamentaux du traitement dans les formes les plus communément observées :

1° *Chez le nouveau-né et l'enfant qui n'a pas marché ;*

2° *Chez l'enfant qui a marché ;*

3° *Chez l'adulte, dans les cas de pieds bots anciens invétérés.*

*Nécessité de la cure hâtive du pied bot.* — Avant de commencer cette étude, nous devons insister sur la nécessité de la cure hâtive du pied bot. Contrairement à Martin, qui attend que l'enfant ait marché, à Bardeleben, Hueter, Volkmann, qui ne commencent le traitement qu'à la fin de la première année, nous conseillons d'intervenir le *plus tôt possible, dès les premiers jours de la naissance.* Cette pratique que nous avons adoptée depuis longtemps est absolument exempte d'inconvénients ; elle permet de guérir rapidement, et avant que l'enfant n'ait marché, des formes importantes de varus, dont l'aggravation surviendrait rapidement. Si tous les pieds bots étaient traités hâtivement, on verrait disparaître en partie les cas nombreux de varus graves, observés dans nos services hospitaliers, ou chez des enfants de la campagne qui, abandonnés sans intervention, nécessitent des opérations importantes et de longs traitements.

La cure hâtive du pied bot est aujourd'hui adoptée par la majorité des orthopédistes, Stromeyer, L.-A. Sayre, W.-J. Little, Wolff, Kocher, Vogt, König, Panas, Schwartz, J. Deschamps, Bilhaut.

L.-A. Sayre recommande de traiter le pied bot *sitôt après la naissance ;* le médecin présent à l'accouchement doit commencer le traitement *avant de sortir de la maison.*

Il n'existe que quelques rares contre-indications tenant à l'état de débilité ou de faiblesse de l'enfant, et encore dans ces cas, on peut faire des tentatives de redressement, ne retentissant pas sur l'état général.

On doit dans tous les cas agir graduellement, avec prudence, la peau mince et délicate de l'enfant ne supportant pas, dans les cas de varus prononcés, des pressions fortes et prolongées.

Il est aisé de justifier cette règle du traitement hâtif du pied bot. Chez les très jeunes enfants, en effet, les articulations sont souples, les tendons et les ligaments cèdent, et l'on peut rapidement obtenir un redressement.

En ne laissant pas le pied se développer dans sa position vicieuse primitive, on empêche les altérations et rétractions des muscles et des tendons de se prononcer, on modifie favorablement la difformité, destinée à s'aggraver en raison de la rapidité de la croissance et de l'augmentation du volume du squelette du pied en position vicieuse. Il résulte en effet des recherches de Quetelet, de Langer, de J. Wolff, que le pied s'accroît très rapidement dans les premiers mois de la vie et que c'est surtout à ce moment que l'on peut le plus efficacement corriger les difformités de cet organe, s'opposer aux aggravations et rétablir sa forme normale.

Dans certains cas de varus avec pieds très petits, courts et gras, on éprouve d'assez grandes difficultés pour le traitement hâtif; mais les moyens orthopédiques perfectionnés que nous possédons aujourd'hui, permettent de triompher de ces cas rebelles.

1° *Traitement du varus équin congénital chez le nouveau-né ou l'enfant qni n'a pas marché.*

Dans les cas légers, lorsque le pied bot est *réductible*, les *manipulations* ou les *massages*, faits régulièrement plusieurs fois par jour, suivant les règles indiquées, donnent des guérisons rapides. Le soin des manipulations peut dans quelques cas être confié à des parents intelligents, mais le chirurgien surveillera les résultats obtenus et pratiquera tous les huit à quinze jours un redressement forcé, plus ou moins important, suivant les cas.

On maintient le redressement au moyen d'un bandage roulé, bien appliqué et attentivement surveillé. Les appareils simples en diachylon ou mieux les gouttières, les bottes en feutre, en gutta-percha, en cuir, en fer-blanc, gardés jour et nuit, sont utilement employés.

Les appareils de redressement avec des bandes agglutinatives présentent l'inconvénient de se déplacer facilement et d'irriter la peau. Ils doivent être surveillés et fréquemment renouvelés.

Si la résistance à vaincre pour obtenir le redressement est importante, les manipulations avec contention dans un appareil léger conviennent encore. Bien faites, elles donnent souvent des résultats surprenants. Nous avons fréquemment obtenu par cette méthode, dans des cas de varus importants chez de jeunes enfants, des redressements parfaits au bout de six à huit semaines.

Lorsque le pied bot est *irréductible*, lorsqu'on ne peut, en usant d'une certaine force, le ramener à sa position normale, on commence par faire des *manipulations* et du *massage forcé* énergique, qui permet, en général, de placer le pied en supination. Ce résultat obtenu, on fait, avec toutes les précautions antiseptiques, la *ténotomie* du tendon d'Achille. Le jeune âge du sujet n'est pas une contre-indication. Nous avons pratiqué, sans accidents, de nombreuses ténotomies chez de très jeunes enfants, âgés de quelques mois.

La ténotomie du tendon d'Achille ne doit pas être faite de parti pris dans *tous* les cas de varus équin. On l'évite fort souvent, grâce aux manipulations, aux mouvements répétés de flexion du pied sur la jambe. Dans quelques cas d'équin prononcé, elle donne une correction rapide et abrège très notablement la durée du traitement.

Dans la généralité des cas, la ténotomie du tendon d'Achille seul suffit ; dans quelques cas exceptionnels, on sectionne les tendons des jambiers, principalement celui du jambier postérieur.

La section sous-cutanée de l'*aponévrose plantaire* et même des muscles superficiels, suivant les règles indiquées plus haut, est très utile dans les cas de varus creux avec concavité et enroulement prononcés.

On commencera le traitement par l'aponévrotomie plantaire, et on ne sectionnera le tendon d'Achille que plus tard, ce tendon donnant un point d'appui résistant aux appareils chargés de dérouler le pied.

Les ténotomies ou aponévrotomies ne sont que des moyens accessoires du traitement du pied bot : elles ne peuvent à *elles seules* donner des guérisons, si elles ne sont pas suivies du redressement par les manipulations ou par des appareils appropriés. Un grand nombre d'enfants, qui se présentent dans nos services hospitaliers, ont subi une ou plusieurs ténotomies; le redressement consécutif n'a pas été surveillé, et ils ont tous des pieds bots récidivés importants.

Après les ténotomies, il faut redresser et immobiliser le pied pendant quelque temps.

Dans notre pratique, nous faisons le redressement et l'immobilisation dans des *appareils rigides*, *immédiatement* après les ténotomies. Exceptionnellement, nous ne redressons qu'au bout de quatre à six jours, après nous être assuré que la plaie de l'opération n'a aucune tendance à la suppuration.

La méthode de redressement *immédiat*, après la ténotomie, ne présente aucun inconvénient. La petite plaie de la ténotomie se cicatrise sous le coton et le plâtre; l'écartement des deux bouts du tendon divisé se maintient.

Le véritable traitement du pied bot varus prononcé, chez les jeunes enfants, nous paraît être *le redressement forcé sous une série d'appareils inamovibles.*

Dans quelques cas, le redressement est fait sous le chloroforme.

Cette méthode, adoptée par de nombreux chirurgiens, donne de magnifiques résultats, obtenus avec une très grande rapidité. Nous avons par ce moyen redressé des pieds varus importants au bout de trois à six mois.

On applique des appareils rigides jusqu'à redressement complet. Ils doivent rester en place pendant un mois à un mois et demi.

Les appareils rigides qui conviennent le mieux sont les appareils amidonnés, dextrinés ou silicatés.

A la suite de leur application, nous n'avons jamais noté le moindre inconvénient; nos observations démontrent nettement que le membre ne s'atrophie pas.

La forme et les fonctions des pieds redressés par la force sont parfaites; les résultats sont bien supérieurs à ceux obtenus par les opérations sanglantes généralement recommandées.

A la fin de la cure, lorsque le pied peut être ramené facilement en pronation et en supination, on prescrit avec avantage du massage, de l'électricité et la contention dans un appareil.

Les appareils plâtrés, si utiles chez les enfants âgés et chez l'adulte, conviennent moins chez le jeune enfant. Ils sont lourds, difficiles à appliquer lorsque le pied est gros et court, maintiennent mal le redressement, irritent la peau, se salissent facilement en s'imprégnant d'urine. Nous leur préférons dans ces cas les *appareils silicatés*, appliqués suivant les règles indiquées page 719.

L'emploi des appareils rigides, lorsque le varus est important, a une grande supériorité sur le redressement maintenu, après ténotomie, au moyen d'appareils à plaquettes (de Saint-Germain), de gouttières qui se déplacent, maintiennent mal le pied et sont souvent la cause de récidive.

Les différents appareils orthopédiques sont contre-indiqués chez le jeune enfant n'ayant pas encore marché; ces appareils sont lourds, difficiles à appliquer, irritent la peau, se déplacent, exigent une surveillance constante et ne donnent des résultats qu'au bout de plusieurs années.

Nous ne nous servons jamais des *appareils orthopédiques* que comme moyens de contention.

Nous recommandons souvent, mais seulement à la fin de la cure, pendant la période de convalescence et comme moyen de contention, une guêtre souple, légère, lacée, soutenue sur les côtés par deux montants, avec vis de pression pour correction de l'équin.

Le traitement de la convalescence a une importance considérable et permet d'éviter les récidives.

Si les règles que nous avons indiquées sont suivies, peu de cas se montrent rebelles.

La guérison s'obtient sans laisser de traces ; il persiste à peine, dans quelques cas, un raccourcissement du pied et une légère atrophie des muscles de la jambe.

Nous n'avons jamais eu à nous servir du *redressement forcé avec des machines*, pour des pieds bots chez de jeunes enfants.

Les *opérations sanglantes*, opération de Phelps ou tarsectomies, sont absolument contre-indiquées.

En résumé, les manipulations, les ténotomies. le redressement avec des appareils rigides, en plâtre ou en silicate de potasse, le traitement purement orthopédique sont les seuls moyens efficaces que l'on emploiera dans la cure du pied bot chez les jeunes enfants.

2° *Traitement chez l'enfant qui a marché.*

Une partie des moyens recommandés plus haut, seront encore utiles dans le traitement du pied bot de la deuxième enfance, chez des enfants ayant marché.

Les cas rebelles aux traitements simples sont, dans ces cas, beaucoup plus fréquents.

Le *redressement forcé*, avec *immobilisation sous le plâtre*, corrige des formes graves de pied bot. Cette méthode, d'une importance considérable, et qui nous a donné de magnifiques résultats, est applicable, non seulement aux formes congénitales, mais encore aux formes paralytiques du pied bot varus.

On réussit souvent, lorsqu'on possède une force suffisante, à produire le redressement avec les mains. Il est en général nécessaire de faire plusieurs séances de *redressement*, avec immobilisation consécutive sous l'appareil plâtré.

La guérison doit être considérée comme obtenue, lorsque le pied repose à plat sur le sol par sa face plantaire, et que le sujet peut faire des mouvements faciles de pronation et de flexion dorsale.

Après l'application des appareils inamovibles, nous permettons à nos malades de marcher, la marche ayant une action favorable sur le maintien du redressement.

Lorsque le pied bot a atteint un certain degré, qu'il est ancien, résistant, que les os ont subi un déplacement important, les manipulations, les massages forcés, ne réussisent pas et ne donnent que des résultats temporaires.

Il faut dans ces cas se servir de *machines* à redresser, permettant de développer une force assez considérable.

Les indications du redressement au moyen des machines (voir p. 689 à 699) sont assez étendues.

Ce procédé s'adresse particulièrement au pieds bots varus équins congénitaux.

Il convient *surtout chez les enfants*, jusque vers l'âge de quinze ans, même lorsqu'ils ont marché longtemps, aggravant leur mal, et pour des degrés très marqués de la difformité, lorsque les os ne sont pas absolument irréductibles, ni les ligaments trop rigides.

Plus l'enfant est jeune, plus on peut facilement élonger et rupturer les ligaments, mobiliser les articulations et lutter contre le déplacement des os. Lorsque le pied bot est osseux, très ancien, résistant, avec enroulement considérable, le redressement par la force au moyen de machines ne convient plus, et il faut s'adresser aux méthodes sanglantes.

Les premières tentatives de redressement avec les machines renseignent du reste exactement sur le résultat que l'on pourra obtenir. Si le redressement après une première tentative est insignifiant, il ne faut pas s'attarder et s'adresser de suite à d'autres méthodes.

Parmi les avantages de notre procédé, il faut citer l'innocuité des opérations, l'absence d'ankylose et de raccourcissement, la conservation à peu près intégrale des mouvements du pied, la durée relativement courte du traitement. A la suite des opérations pratiquées avec notre machine à redressement (p. 697), l'équinisme est corrigé, le pied ne conserve pas de raideur, la marche est facile.

La durée du traitement varie d'après la forme du pied bot. Nous ne pensons pas cependant qu'il faille reprocher à la méthode d'exiger une longue immobilisation. Dans plusieurs de nos cas, le traitement a duré quatre à six mois, mais il faut remarquer qu'il s'agissait de pieds bots anciens, avec difformité considérable.

La cure terminée, on recommandera des massages, des mouvements appropriés, de l'électricité, un appareil contentif léger.

Notre expérience clinique du redressement forcé nous a démontré la supériorité incontestable de ce procédé, qui réussit dans un très grand nombre de cas de varus graves.

Dans la grande majorité des cas de pieds bots varus chez l'enfant, le redressement forcé, bien appliqué, produit des guérisons rapides et durables. Nous croyons devoir insister encore sur ce

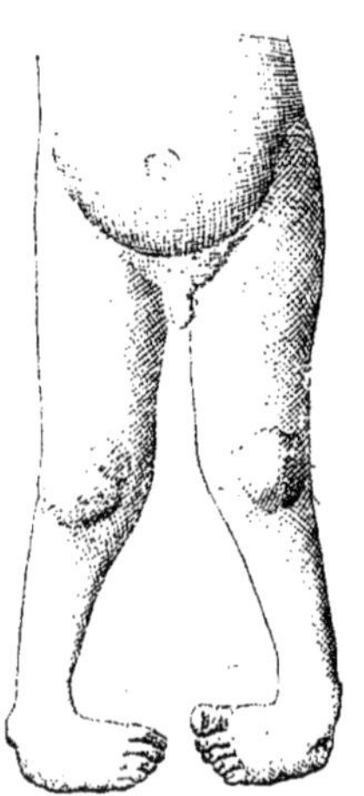

Fig. 652. — Avant le traitement.

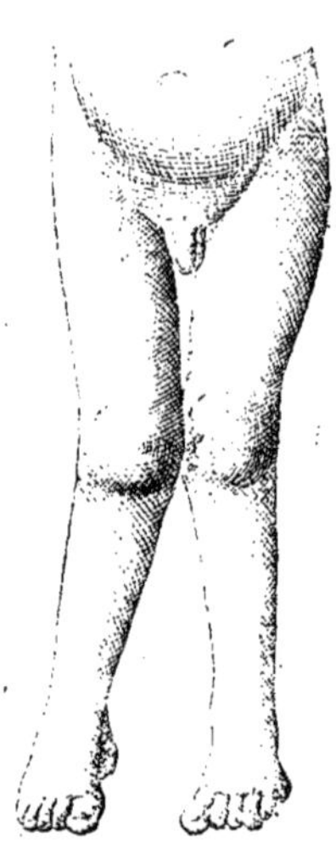

Fig. 653. — Après la troisième séance de redressement avec notre appareil.

D'après des photographies de notre collection.

point : *plus l'enfant est jeune, plus on a de chances de réussir par le redressement forcé.*

Les figures 652 à 656 indiquent quelques résultats obtenus par le redressement avec notre appareil, suivi d'application d'appareils plâtrés.

Les *appareils orthopédiques* chargés de produire le redressement, si usités autrefois, ne sont plus qu'exceptionnellement recommandés aujourd'hui. Le redressement par les appareils orthopédiques présente en effet de nombreuses difficultés.

Dans les cas de pieds bots anciens et marqués, les douleurs violentes, la résistance des parties, l'indocilité du malade obligent à interrompre le traitement.

Chez les adolescents, dit Bouvier, bien peu de malades sont assez courageux, même après la ténotomie, pour compléter par l'emploi des machines, les avantages que leur a donnés l'opération.

Ces appareils ne produisent que des résultats très lents, péniblement acquis au bout de plusieurs années de surveillance. Ces

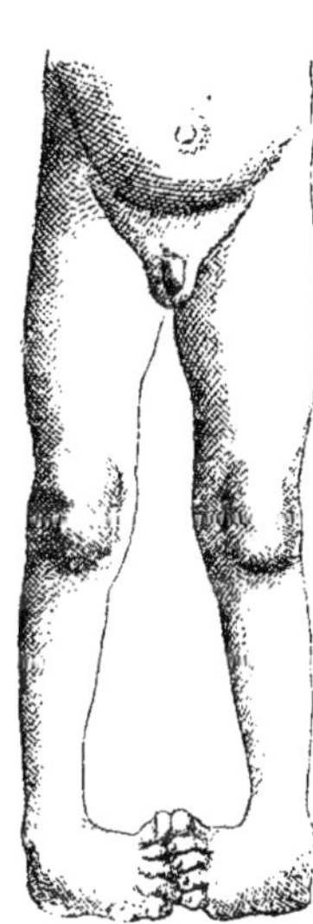

Fig. 654. — Avant le traitement.

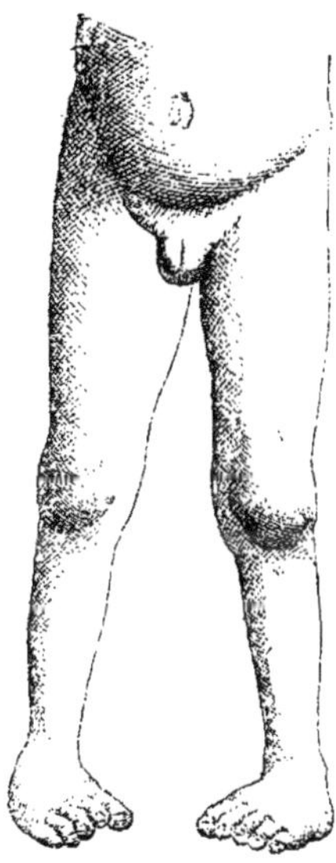

Fig. 655. — Après la deuxième séance de redressement avec notre appareil (au 2e mois).

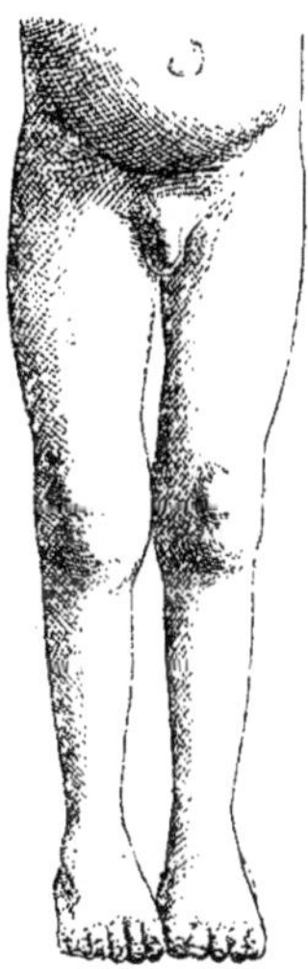

Fig. 656. — Après la troisième séance de redressement avec notre appareil (au 4e mois).

D'après des photographies de notre collection.

inconvénients sont la cause des résultats imparfaits et des récidives observées.

De même que pour le traitement du pied bot chez le jeune enfant, on doit préférer chez les sujets d'un certain âge le *redressement immédiat sous des appareils rigides*, qui donne des résultats sûrs et rapides.

Les appareils à traction fixe, particulièrement ceux de Collin, Nélaton, Mathieu, Guillot, les appareils à traction élastique, surtout indiqués pour les pieds bots paralytiques, la bottine de Sayre (p. 743, fig. 622), l'appareil de Trélat (fig. 580) rendent quelques services.

On se servira avec avantage, dans la période de convalescence, des appareils de Bonnet, Mathieu, Meusel, pour lutter contre la torsion et la rotation des os de la jambe et du membre inférieur.

Dans quelques cas de pieds bots, d'une gravité exceptionnelle, chez des enfants d'un certain âge, les méthodes précédentes échouent; on doit alors proposer les *opérations sanglantes.*

Ces opérations sont multiples (voir p. 750 à 764), et l'on recherchera avec soin les indications des diverses méthodes.

Les éléments de notre appréciation seront basés sur l'âge du sujet, le degré, la nature de la difformité. Il faudra rechercher les causes anatomiques qui s'opposent à la réduction, établir si le pied bot est tendineux ou osseux, voir dans ce dernier cas, quels sont les os ou les parties d'os qui maintiennent la difformité. On ne devra pas appliquer de parti pris telle ou telle méthode, faire des opérations parcimonieuses ou de larges ablations. Nos connaissances anatomo-pathologiques précises, l'étude attentive du cas particulier à traiter, permettent en général d'agir avec précision et par des procédés variés suivant les cas.

Chez l'enfant, on devra, après s'être *assuré que le redressement ne peut être obtenu par la force*, examiner quelles sont les parties rétractées qui s'opposent au redressement.

Si l'on constate que les parties superficielles et profondes de la face interne du pied (peau, aponévrose plantaire, tendon du jambier postérieur) sont fortement rétractées, avec enroulement considérable, on pratiquera, après la ténotomie sous-cutanée du tendon d'Achille, les sections tendineuses et aponévrotiques à ciel ouvert, recommandées par Phelps (voir *Manuel opératoire*, p. 760 à 763). On coupera successivement les parties rétractées, jusqu'au redressement complet. La section osseuse de l'astragale, destinée à corriger l'équinisme, la résection cunéiforme du calcanéum, destinée à corriger le varus, ne seront pratiquées que pour des difformités marquées et chez des sujets d'un certain âge.

Les statistiques de l'opération de Phelps indiquent les bons résultats de cette opération, efficace chez les enfants, facile à pratiquer, exempte de dangers. Le pied est solide, sans raccourcissement, sa forme normale. Les récidives sont rares.

Le traitement consécutif et particulièrement le redressement sous le plâtre contribuent pour une grande part à la correction de la difformité.

Les figures 657 et 658 indiquent le bon résultat que nous avons obtenu dans un cas de pied bot varus équin droit, par l'opération d'après la méthode de Phelps.

Un des principaux avantages de l'opération de Phelps est de permettre au chirurgien de sectionner méthodiquement les divers tissus rétractés, jusqu'au moment où le redressement est complet, commençant avec des manipulations et la ténotomie sous-cutanée, et finissant par l'ostéotomie, si c'est nécessaire.

Dans la récente statistique de Phelps, nous voyons que cette

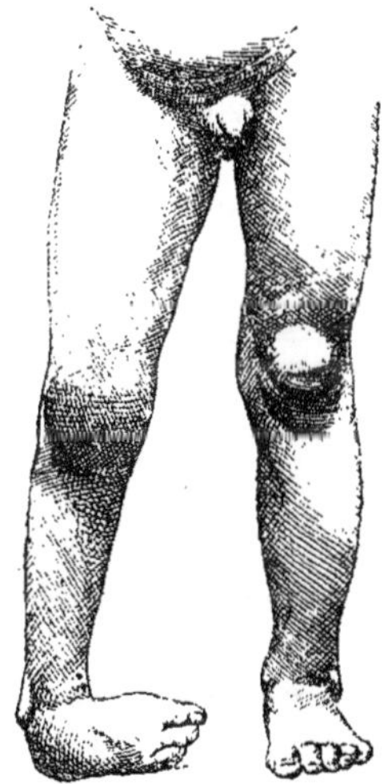

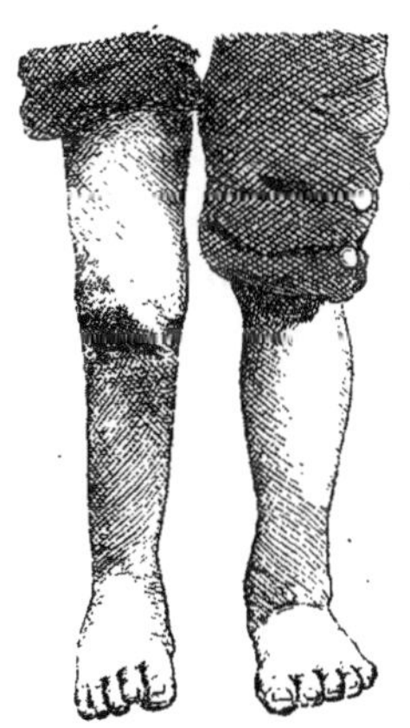

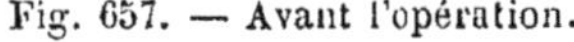

Fig. 657. — Avant l'opération.

Fig. 658. — Après l'opération par la méthode de Phelps.

D'après des photographies de notre collection.

opération a surtout donné de bons résultats chez des sujets de six à seize ans.

L'opération de Phelps, sans sections osseuses, ne modifie pas les rapports de l'astragale et de la mortaise tibio-péronière et ne peut corriger l'équinisme de l'arrière-pied. Elle expose à des cicatrices douloureuses à la face interne du pied ou à une rétraction cicatricielle consécutive, au niveau de l'incision, qui ramène l'incurvation du bord interne.

D'après Phelps, l'opération devrait être faite dans tous les cas où l'on ne peut redresser facilement avec la main ou par les ténotomies sous-cutanées.

Ces indications nous paraissent trop étendues. L'opération de Phelps, à notre avis, ne doit être appliquée que dans quelques rares cas, le redressement forcé *réussissant* le plus souvent chez l'enfant.

On pourra dans quelques cas de varus osseux résistant, chez l'enfant, faire l'opération indiquée par Ch. Nélaton (p. 758).

Les *tarsotomies*, *tarsectomies*, *ablation de l'astragale*, etc., ne doivent être que *très exceptionnellement* pratiquées chez des sujets d'un âge peu avancé (Parker, Buchanan, Schwartz, Polaillon, Walsham).

Dans le choix des différentes méthodes de tarsectomie, on devra suivre les règles que nous indiquons plus loin (voir p. 776 à 780).

Nous n'avons jamais eu l'occasion, pour notre part, de pratiquer des tarsectomies chez de jeunes enfants. Bœckel, Gross, Ried, J. Withson, Ogston, P. Vogt, Romniceanu, T. Piéchaud, ont publié des observations de tarsotomie chez de jeunes enfants de quatre, six, dix ans. Cette pratique ne nous paraît pas devoir être imitée.

En résumé :

Chez l'enfant, avant l'âge de quinze ans, on obtiendra, en général, la guérison par les manipulations, les ténotomies, l'emploi de quelques appareils orthopédiques.

Le redressement par la force, principalement au moyen de machines puissantes, conviendra dans la majorité des cas de pieds bots varus prononcés. Cette méthode corrige d'une façon très efficace le varus et l'équinisme.

Lorsque le pied bot est ancien, résistant, avec enroulement considérable, on sera autorisé à pratiquer l'opération de Phelps. Elle convient dans les cas de varus tendineux avec enroulement.

Lorsque l'équinisme est prononcé, et qu'il existe un obstacle osseux à la réduction, la simple section des parties molles et fibreuses de la face interne du pied ne suffit pas, et on adoptera l'opération mixte de Phelps avec sections ou résections osseuses, limitées ou étendues, ou l'opération de Ch. Nélaton.

On ne fera que tout à fait exceptionnellement des tarsotomies chez des enfants au-dessous de quinze ans.

On ne se décidera à une intervention sanglante que lorsqu'on aura acquis la conviction, par des manœuvres répétées, de l'impuissance du redressement forcé.

3° *Traitement du varus équin congénital, chez l'adolescent et l'adulte.*

Dans les varus équins observés chez l'adulte, dans les formes invétérées, avec déformation considérable, bourses séreuses, etc. (voir *Caractères du pied bot varus invétéré*, p. 666), le traitement purement orthopédique et par les moyens indiqués plus haut, est insuffisant.

Le redressement forcé, qui a cependant donné quelques bons résultats chez l'adulte (Delore), ne réussit que chez l'adolescent et dans des formes de pied bot peu graves. Il exige une surveillance pendant de longues années et expose à des récidives.

Avant la connaissance des résultats fournis par les tarsectomies, quelques cas de pieds bots invétérés, avec douleurs intolérables et impossibilité de la marche, étaient traités par l'amputation, d'après la méthode de Syme ou de Pirogoff.

Grâce aux tarsectomies et à la méthode antiseptique, on peut guérir aujourd'hui des pieds bots invétérés, considérés autrefois comme incurables.

La grande valeur de ces interventions est reconnue aujourd'hui par tous les chirurgiens orthopédistes.

Ces opérations, régulièrement pratiquées, sont peu graves; les suites opératoires sont simples, et il nous paraît inutile de citer les longues statistiques qui démontrent ces faits.

Les diverses tarsectomies proposées pour la cure du pied bot ne s'adressent pas indistinctement à toutes les formes ; elles ont des indications variées et présentent des avantages et des inconvénients que nous devons signaler.

La forme du pied bot, l'étude clinique du cas, nous guideront dans le choix de telle ou telle méthode. Les résultats des recherches anatomo-pathologiques (p. 686) montrant les parties osseuses qui s'opposent à la réduction, donnent de précieuses indications.

La *tarsectomie antérieure ou cunéiforme*, largement appliquée autrefois, ne trouve plus aujourd'hui que de rares indications.

Cette opération convient lorsque le varus l'emporte sur l'équin, dans les cas où la déformation de l'équinisme siège dans l'articulation médio-tarsienne, plutôt que dans la tibio-astragalienne.

Tous les procédés de tarsotomie antérieure ont pour résultat de substituer à l'articulation tibio-tarsienne demeurée ankylosée, une articulation médio-tarsienne plus mobile qu'à l'état normal. Cette opération corrige la déviation la plus apparente, le varus, mais laisse subsister l'ankylose tibio-tarsienne, l'équinisme postérieur et la supination.

Parmi ses inconvénients, il faut citer les modifications assez importantes dans la forme du pied. Après l'opération, le pied se raccourcit de quatre à cinq centimètres (Bœckel, Paci), la voûte plantaire est détruite, la marche est lourde, difficile; dans quelques cas les résultats sont médiocres, il y a souvent récidive.

Les statistiques semblent démontrer que la tarsectomie cunéiforme donne une mortalité plus grande que les autres procédés de résection du tarse.

L'*extirpation du cuboïde seul* est rarement indiquée, elle ne corrige que l'incurvation des bords du pied et est insuffisante pour la guérison des pieds bots invétérés. Les résultats donnés par cette opération (R. Davy, Poinsot, Wagner) sont peu satisfaisants; la *tarsectomie cunéiforme totale* est préférable.

Les *tarsectomies postérieures* présentent une supériorité incontestable *sur les tarsectomies antérieures;* ces opérations doivent être considérées comme des méthodes de choix (Gross).

L'*extirpation de l'astragale*, assez souvent pratiquée, ne convient qu'à quelques formes de varus équin.

Cette opération modifie très favorablement l'*équinisme* et permet au pied de reposer sur le talon, elle n'a aucune action sur le varus osseux et irréductible, qui dépend des modifications de forme subies par le calcanéum et le cuboïde; elle agit peu sur l'enroulement du pied.

De l'examen des nombreuses observations d'extirpation de l'astragale *seul*, il ressort que les résultats obtenus sont très souvent incomplets : l'équinisme et la rotation du tibia en avant sont modifiés, mais le varus et l'enroulement du pied persistent.

L'extirpation de l'astragale est donc surtout indiquée dans les cas d'équinisme prononcé avec varus peu accentué, réductible par les sections tendineuses ou aponévrotiques.

La forme du pied, à la suite de l'extirpation de l'astragale, est peu modifiée. L'articulation tibio-tarsienne est remplacée par une articulation tibio-calcanéenne, très mobile dans le sens de la flexion et de l'extension. Grâce aux deux malléoles qui emboîtent le calcanéum, la mobilité latérale est évitée, la voûte plantaire conserve sa solidité, et la marche est facile, même sans appareil.

Les suites opératoires sont peu graves, les récidives rares.

Contrairement à Phelps, nous ne pensons pas que les récidives après les tarsectomies et l'extirpation de l'astragale, soient plus fréquentes qu'après les sections à ciel ouvert.

En raison de la combinaison fréquente de l'équin avec le varus, l'extirpation de l'astragale seul convient rarement ; on doit associer cette opération soit avec l'*ablation de l'apophyse antérieure du calcanéum* (Gross, Hahn, Ried), soit avec la résection d'un coin comprenant le cuboïde et le calcanéum, qui corrige l'adduction et la rotation de l'avant-pied.

Cette résection d'une partie du calcanéum et du cuboïde a pour avantage de permettre la réunion des deux os et d'éviter la pseudarthrose signalée par Gross, à la suite de l'*ablation de l'apophyse du calcanéum*, et qui diminue notablement la solidité de la voûte plantaire.

La *résection de la malléole externe* ne doit être pratiquée dans aucun cas : elle compromet gravement la solidité de la mortaise tibio-péronéo-astragalienne.

Les ténotomies, particulièrement celles du tendon d'Achille, du ligament péronéo-calcanéen (Bessel Hagen), devront souvent précéder les résections osseuses.

Les *ostéotomies* du col de l'astragale, du calcanéum, sans résection de parties osseuses, sont insuffisantes.

Les *larges extirpations osseuses*, absolument indispensables dans quelques cas, ne doivent pas cependant être pratiquées de parti pris et pour la plupart des pieds bots (J. Lucas-Championnière).

Ces opérations, peu graves en général, donnant de rapides et bons résultats, ont l'inconvénient incontestable de raccourcir le pied, d'enlever des parties osseuses importantes qui contribuent à consolider la voûte plantaire et servent à son développement, de donner des raideurs marquées, de la fatigue et de la gêne pour la marche.

Il nous paraît bien plus avantageux de rechercher à obtenir la *correction absolue*, au moyen de *résections osseuses économiques*,

Cette méthode, sur laquelle a insisté avec raison Ch. Nélaton, présente de nombreux avantages ; dans les cas d'interventions parcimonieuses, les suites opératoires sont simples, la forme du pied est mieux conservée.

Chez l'adulte cependant, dans les pieds bots invétérés, ainsi que le démontre une de nos récentes observations, la résection isolée des parties osseuses, suivant les indications de Ch. Nélaton, ne suffit pas. Il est presque toujours nécessaire d'énucléer l'astragale et de réséquer en même temps d'autres parties osseuses. L'opération économique de Ch. Nélaton doit être réservée aux *pieds bots assez prononcés chez les enfants.* Nous en dirons autant de l'opération de Phelps, qui, même avec les modifications récentes (ostéotomie de l'astragale, résection cunéiforme du calcanéum),

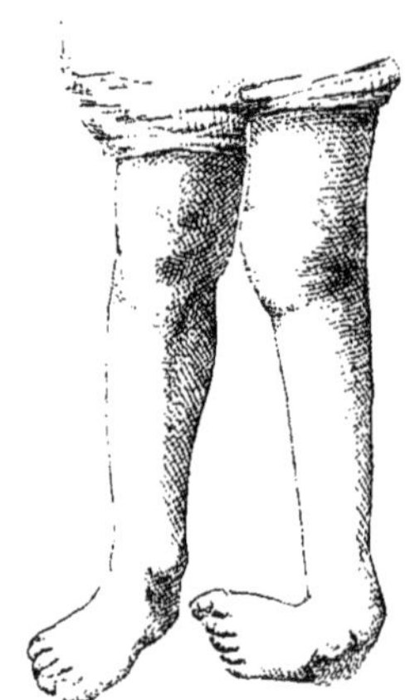

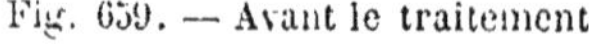

Fig. 659. — Avant le traitement.

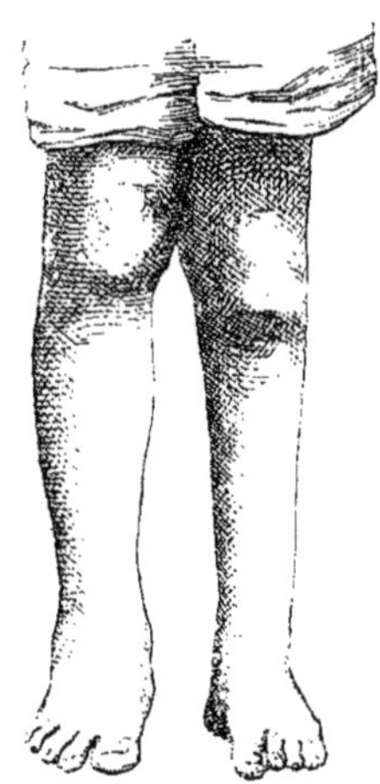

Fig. 660. — Après le traitement par la tarsectomie postérieure.

D'après des photographies de notre collection.

est absolument insuffisante pour la guérison de varus invétérés importants.

Suivant la pratique que nous avons adoptée, nous conseillons de chercher à déterminer, avant d'intervenir, quels sont les obstacles à la réduction. Si le varus osseux et irréductible prédomine, on commencera par réséquer une partie du calcanéum e du cuboïde; si l'équinisme est prononcé, on énucléera l'astragale en totalité ou en partie. Après chaque temps de l'opération, on constatera le résultat obtenu, et on ne s'arrêtera qu'après ablation complète de toutes les parties du tarse qui s'opposent au redressement. La direction des lignes des incisions doit permettre la résection de toutes les parties du tarse qui empêchent la correction

Dans une observation récente, nous avons suivi cette façon de procéder. Il s'agissait d'un varus invétéré du pied gauche, avec léger degré d'équinisme, saillie et subluxation de l'astragale à la face dorsale externe (fig. 659), chez un garçon de quinze ans.

Une excision cunéiforme comprenant la grande apophyse du calcanéum et une partie du cuboïde, pratiquée dans un premier temps, réduisit en partie le varus, mais ne conjura pas l'équin. La section du tubercule exubérant de l'astragale, puis la résection d'un coin osseux de deux centimètres au niveau du col, ne donnèrent pas encore la correction complète de la difformité. La résection totale de l'astragale procura enfin un redressement parfait, avec disparition du varus et de l'équin (fig. 660).

Les *opérations de Rydygier*, l'*ostéotomie linéaire* de l'extrémité inférieure de la jambe, ne conviennent qu'à quelques cas particuliers.

Si le pied bot est double, faut-il opérer en même temps des deux côtés? Les avis sont partagés sur ce point. Terrillon conseille l'opération simultanée des deux côtés, Berger recommande de ne faire la deuxième opération qu'au bout de quinze jours.

Nous pensons que l'on doit faire l'opération des deux côtés le même jour, cette pratique ayant l'avantage de ne pas condamner l'opéré à l'immobilité pendant un temps très long. Le double traumatisme imposé au malade ne peut avoir de sérieux inconvénient.

En résumé :

Chez l'adulte, le pied bot est rarement modifié par les massages, les ténotomies, les appareils orthopédiques, le redressement forcé, manuel ou avec des machines.

Dans les formes invétérées, lorsque le pied bot est ancien, osseux, résistant, avec enroulement considérable, les tarsectomies sont indiquées.

L'opération de Phelps, sans sections osseuses étendues et l'opération de Ch. Nélaton ne conviennent pas aux pieds bots de l'adulte.

Les tarsectomies postérieures sont les opérations de choix.

La forme du pied bot, les connaissances anatomo-pathologiques, l'étude clinique du cas, guideront dans le choix de l'opération à appliquer.

La tarsectomie antérieure cunéiforme ne convient qu'aux cas où le varus l'emporte sur l'équin ; elle modifie défavorablement la forme du pied.

L'extirpation du cuboïde ne doit pas être recommandée.

L'énucléation de l'astragale seul n'est indiquée que dans les cas d'équin, avec varus peu prononcé, et qui peuvent être modifiés par des opérations simples, ténotomie, aponévrotomie ou par le redressement forcé.

On peut avec avantage, l'équinisme étant modifié par les ténotomies, l'ablation de l'astragale ou une partie de cet os (Ch. Nélaton), corriger l'adduction et la rotation de l'avant-pied par une opération supplémentaire, telle qu'une résection d'un coin comprenant l'apophyse antérieure du calcanéum ou mieux une partie du calcanéum et du cuboïde.

Si les larges extirpations osseuses sont nécessaires dans quelques cas, il est cependant avantageux de chercher à obtenir le redressement au moyen d'opérations aussi économiques que possible.

Nous recommandons de s'attaquer d'abord aux principaux obstacles qui gênent la réduction et de ne s'arrêter qu'après résection de toutes les parties du tarse qui s'opposent au redressement.

*Causes des récidives du pied bot varus congénital.* — Les récidives que l'on observe si fréquemment dans la clientèle hospitalière, sont dues à plusieurs causes :

1° Le traitement est commencé trop tard ;

2° Il y a absence ou défaut de développement, par paralysie ou atrophie de quelques muscles de la jambe ;

3° Le traitement opératoire a été défectueux ; on n'a pratiqué qu'incomplètement les ténotomies et tarsectomies ; on n'a pas corrigé suffisamment l'équinisme (E. Boeckel) ou le varus, la rotation en dedans se passant dans le genou ou la hanche (Lücke, Gross, Dubreuil) ;

4° Le traitement consécutif a été mal dirigé ou interrompu. Les appareils orthopédiques n'ont pu être maintenus assez longtemps en raison des phénomènes douloureux et de l'indocilité des patients.

Cette énumération indique que dans la majorité des cas on peut éviter les récidives du pied bot varus congénital. Il faudra surtout convaincre les parents que le succès dépend autant de leur fermeté et de leur bonne volonté que de l'habileté du chirurgien.

## PIED BOT ÉQUIN

(*Talipes equinus; Spitzfuss; Pferdefuss; Horse-heel.*)

Le pied bot *équin* est caractérisé par le renversement plus ou moins complet de la plante du pied en arrière, tandis que le talon s'élève, et que la pointe se dirige directement en bas (*équin direct*).

Le caractère dominant du pied équin, réside dans une extension prononcée de l'articulation tibio-tarsienne.

On peut distinguer des degrés plus ou moins avancés de la déformation.

*Premier degré.* — La déformation, surtout observée chez de très jeunes enfants, est très peu marquée ; le talon ne touche plus le sol pendant la marche. Mais cette particularité échappe facilement à une observation rapide. Les troubles de la marche sont assez marqués; l'enfant marche en sautillant, en s'appuyant sur la partie antérieure de la plante du pied et le talon antérieur; il monte difficilement les escaliers.

Par la méthode des empreintes, on constate que le talon ne touche pas le sol.

Si on essaie de fléchir le pied par la force, on arrive jusqu'à l'angle droit que l'on ne peut dépasser, la résistance venant du tendon d'Achille fortement tendu.

Dans quelques cas, le gros orteil se dévie en haut et l'articulation tarso-métatarsienne fait une saillie très prononcée en bas. Il ne faut pas confondre cette déformation avec la contracture de l'extenseur propre du gros orteil.

Nous avons assez souvent observé cette forme d'équinisme, décrite par Andry, J. Guérin, Petitjean, Bouvier, Panas.

*Deuxième degré.* — Le pied est fléchi à angle obtus sur la jambe, le squelette médio-tarsien fait une saillie notable au dos du pied, tandis que la région plantaire se creuse. Le pied repose en avant sur les articulations métatarso-phalangiennes (fig. 661).

Les orteils sont étendus dans toutes leurs articulations et sur la tête des métatarsiens; ils appuient sur le sol par toute leur face plantaire; ou bien ils sont étendus sur les métatarsiens dont les têtes seules touchent le sol, ou enfin recourbés en griffe.

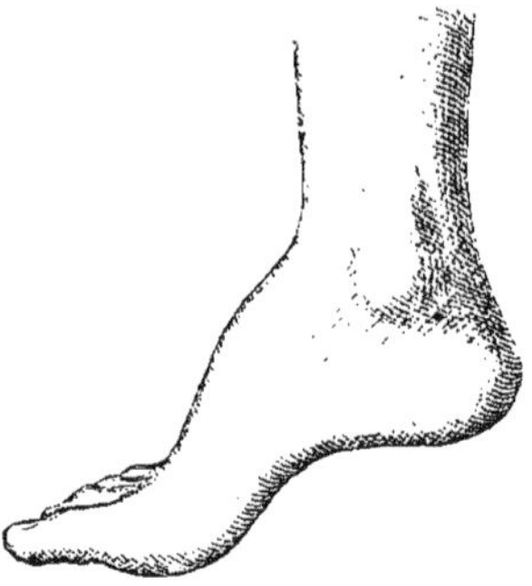

Fig. 661. — Pied équin paralytique, d'après une photographie de notre collection.

La flexion du pied sur la jambe est impossible ; le tendon d'Achille opposant une grande résistance.

La marche est très difficile, le malade fauche et fléchit le genou pendant le temps d'appui.

*Troisième degré.* — Le pied peut être rectiligne avec la jambe (fig. 662), l'astragale est devenu tout à fait vertical, il y a une

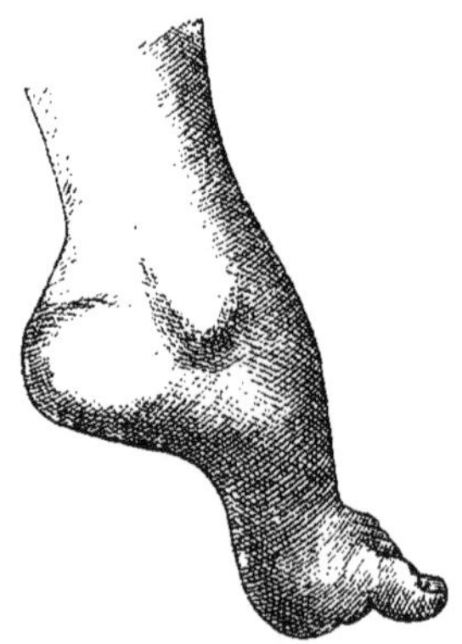

Fig. 662. — Griffe pied creux équin. D'après une photographie de notre collection.

véritable subluxation de cet os à la partie antéro-supérieure du pied (voir aussi fig. 471, p. 620).

Le talon est remonté.

Le pied repose sur les orteils qui sont fortement redressés, et la plante du pied, pendant la marche, présente un creux marqué, s'étendant à toute sa longueur (*pied équin creux*) (fig. 662).

Cette exagération de la voûte plantaire tient à la tension *exagérée* des orteils et du jambier antérieur.

Dans quelques cas, les orteils sont fléchis.

Dans les équins très prononcés, le pied prend la position indi-

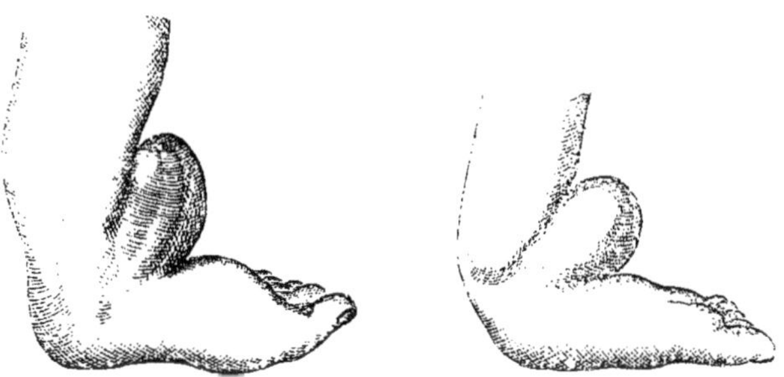

Fig. 663 et 664. — Pieds bots équins paralytiques.

quée par les figures 663 et 664, il y a enroulement plantaire, le sujet marche sur la face dorsale des métatarsiens.

Dans ces cas la peau devient calleuse, il se produit des ulcérations, des maux perforants.

La marche est impossible.

Les positions du pied en équin varus et en équin valgus sont assez rares.

**Anatomie pathologique.** — Les altérations osseuses et les déplacements articulaires varient suivant le degré de l'équinisme.

Dans les formes prononcées, le calcanéum est dirigé en bas et en arrière ; il peut se mettre en contact avec le bord postérieur de la mortaise tibio-péronière.

L'astragale n'est plus en contact avec les os de la jambe que par la partie postérieure de ses facettes articulaires, et sa tête vient faire sur la face dorsale une saillie plus ou moins prononcée, produite par la subluxation de cet os sur le scaphoïde, qui est abaissé.

Adams a bien décrit le mouvement de flexion qui se produit dans l'articulation médio-tarsienne, et qui est dû à la pression verticale imprimée par le poids du corps au squelette du pied. Cette flexion permet, dans quelques cas, au calcanéum de rester presque horizontal.

Dans quelques observations, l'inclinaison verticale du calcanéum reste inférieure à celle de l'astragale. Le talon s'élève moins que ne s'abaisse la tête de l'astragale. Le parallélisme de ces os se trouve donc détruit, et l'axe de l'astragale fait avec celui du calcanéum un angle obtus, quelquefois un angle droit.

Dans les formes caractérisées de pied équin, les rapports de l'astragale et du calcanéum sont profondément modifiés. La facette astragalienne du calcanéum devient très oblique en avant, parfois verticale ; l'astragale peut ainsi s'abaisser jusqu'à la verticalité, sans que l'extrémité postérieure du calcanéum s'élève en proportion.

Les cartilages disparaissent en certains points.

Les métatarsiens et les orteils prennent les formes indiquées plus haut (p. 783).

Les ligaments et les muscles présentent des altérations analogues à celles que nous avons décrites dans l'anatomie pathologique du pied varus.

**Formes.** — Le *pied bot équin congénital direct* est extrêmement rare (voir p. 623). Il est assez souvent compliqué de varus et de valgus.

D'après J.-W. Little, le pied équin congénital est et reste direct durant toute la vie. Cet auteur cite l'observation d'un jeune adolescent atteint de pied équin congénital plantaire qui resta absolument direct pendant toute son existence. Ce sujet était le onzième membre de la famille atteint de cette difformité.

Le pied bot *équin accidentel* et ses dérivés sont très fréquents (voir p. 624 et 625).

La difformité reconnaît souvent pour cause le raccourcissement des téguments et des muscles du mollet à la suite d'une lésion traumatique ou d'un processus phlegmoneux des parties profondes de la jambe (voir p. 650).

L'équin par contracture est plus fréquent que l'équin direct paralytique. Nous avons indiqué (p. 656 et 657) le mode de formation de cette difformité.

La forme d'équin caractérisée à la naissance par un degré très peu marqué de la difformité (p. 782), s'accentuant plus tard (*Pied bot congénital à transformations tardives* de Tillaux et de L. Bouron), est la conséquence d'une paralysie ou d'une contracture passagère des muscles antérieurs ou postérieurs de la jambe, à la suite de convulsions ou de lésions nerveuses de la moelle passées inaperçues. Nous n'admettons pas le raccourcissement congénital du tendon d'Achille ou du triceps sural. Cette forme d'équinisme doit donc rentrer dans la catégorie des pieds bots *accidentels*.

L'équinisme est le point de départ de la *griffe pied creux équin* (voir fig. 662). Les extenseurs des orteils luttent par des contractions pour ramener le pied en flexion; les premières phalanges en s'étendant sur la face dorsale des métatarsiens, dépriment le talon antérieur, tandis que les fléchisseurs des orteils, tiraillés par la position des premières phalanges, maintiennent les deux dernières en flexion. (Voyez aussi *Pieds bots équins paralytiques, difformité très prononcée*, fig. 663 et 664, p. 784.)

**Diagnostic.** — Le diagnostic consiste à constater l'équinisme, ce qui n'est difficile que dans les cas où la difformité est peu prononcée.

La méthode des empreintes permettra de reconnaître si le talon touche le sol.

Le diagnostic de la *cause* consistera à rechercher si la difformité est congénitale, consécutive à une cicatrice, à une maladie de l'articulation, d'origine paralytique, ou sous la dépendance de la contracture ou de la rétraction.

L'électrisation permettra de reconnaître les muscles atteints.

On recherchera tous les signes différentiels des pieds bots congénitaux et acquis indiqués page 659.

**Pronostic.** — Le pronostic ne présente de gravité qu'au point de vue des fonctions du membre, très gravement compromises dans les pieds bots invétérés.

**Traitement.** — Le traitement du pied bot équin doit être pratiqué suivant les indications générales indiquées plus haut (p. 687) pour la cure des pieds bots accidentels, paralytiques et du pied bot varus. Il consiste surtout dans l'emploi des *manipulations*, des *redressements*, des *moyens mécaniques*, etc.

La *ténotomie* convient à un grand nombre de cas. Le tendon d'Achille, ceux des extenseurs ou des fléchisseurs des orteils, des péroniers latéraux, des jambiers antérieur ou postérieur, de l'adducteur du gros orteil et l'aponévrose plantaire devront être sectionnés suivant les cas.

La section tendineuse, même lorsque les déformations osseuses sont très prononcées, est utile ; elle produit souvent une amélioration importante, car le degré de la déviation due à la rétraction est toujours supérieur au degré d'altération des surfaces articulaires en contact.

Dans les formes de pied bot équin invétéré, avec déformations

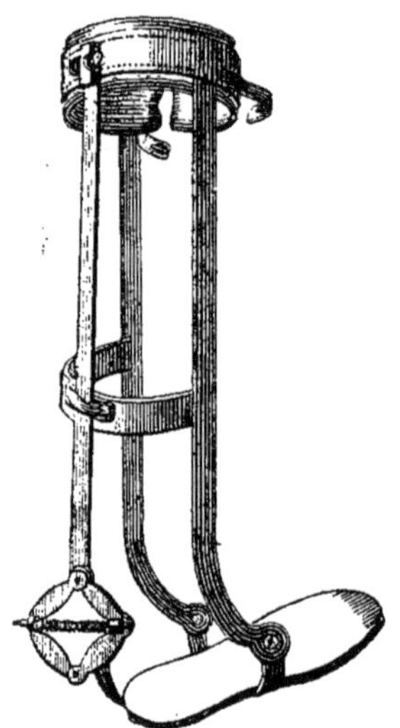

Fig. 665. — Appareil d'Annandale.

osseuses et articulaires, nous pratiquons le *redressement forcé, suivi de l'application immédiate d'un appareil plâtré.* On doit en général faire d'abord la section du tendon d'Achille.

Nous suivons la même méthode pour les formes graves de pied bot paralytique ou par contracture.

Nous préférons l'appareil plâtré aux différents mécanismes proposés pour maintenir le pied après la ténotomie.

L'appareil d'Annandale (fig. 665) est cependant assez simple et peut rendre quelques services.

Lorsque le pied, au sortir de l'appareil plâtré, est suffisamment redressé, on le maintient avec des bottines à tuteurs, avec ou sans traction élastique (fig. 670 à 673).

L'appareil de Stromeyer (fig. 666) permet des exercices de redressement souvent très utiles.

Parmi les *appareils orthopédiques* proposés pour la cure du

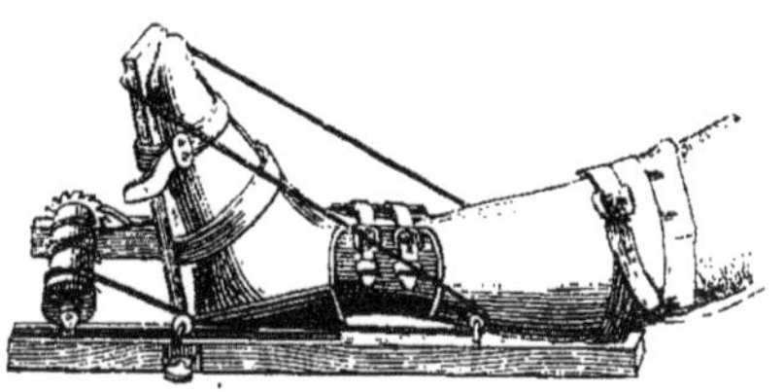

Fig. 666. — Appareil de Stromeyer.

pied bot équin, nous devons citer ceux de Scarpa, de Braatz, de Kolbe (fig. 667), de Heidenhain (fig. 668), de Mathieu (fig. 669), d'Adams.

Nous devons une mention particulière aux souliers de Sayre

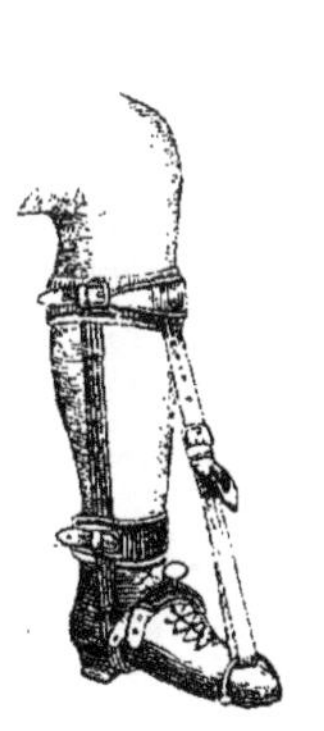

Fig. 667.

Appareil de Kolbe.

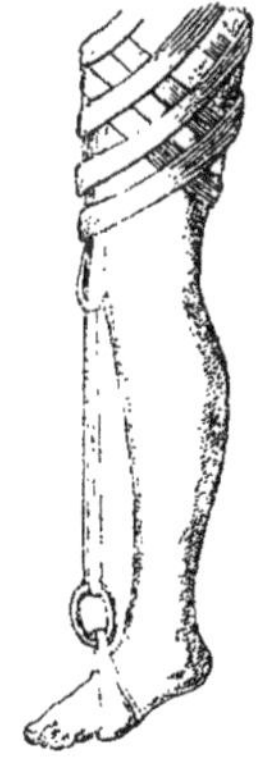

Fig. 668.

Appareil de Heidenhain.

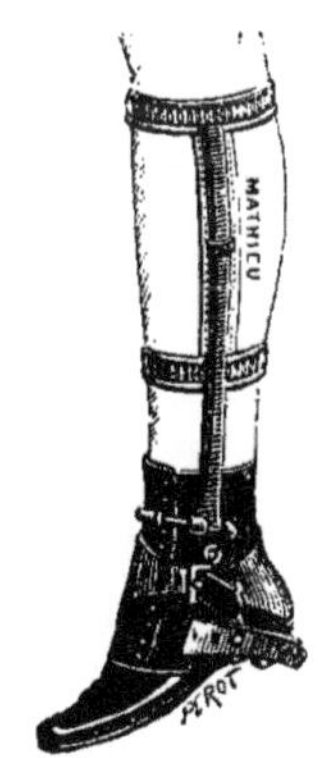


Fig. 669.

Appareil de Mathieu.

(fig. 670), d'Hudson (fig. 671), de Stillman (fig. 672 et 673). (Voyez aussi les souliers et appareils à traction élastique, p. 742 à 745, fig. 619 à 628.)

Les appareils à traction élastique conviennent surtout aux formes de pieds bots équins paralytiques.

Lorsque le pied bot est *irréductible*, et que le redressement forcé ne permet pas de rendre au pied sa forme, on n'obtient

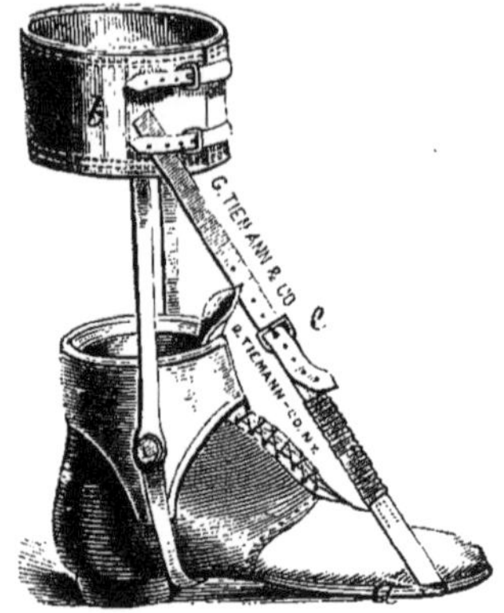


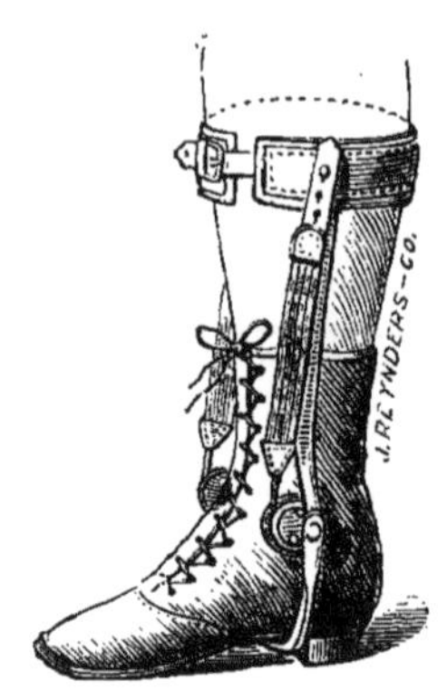


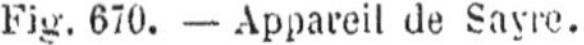

Fig. 670. — Appareil de Sayre. Fig. 671. — Appareil d'Hudson.

un bon résultat qu'au moyen d'une *opération sanglante* (tarsectomie, résection de l'astragale) (Albert, Nicoladoni).

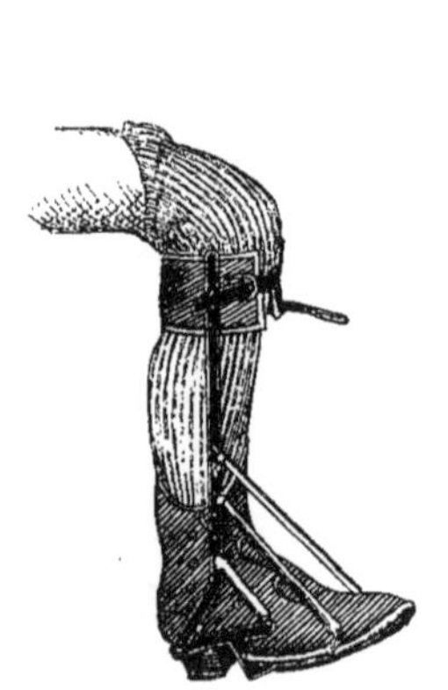

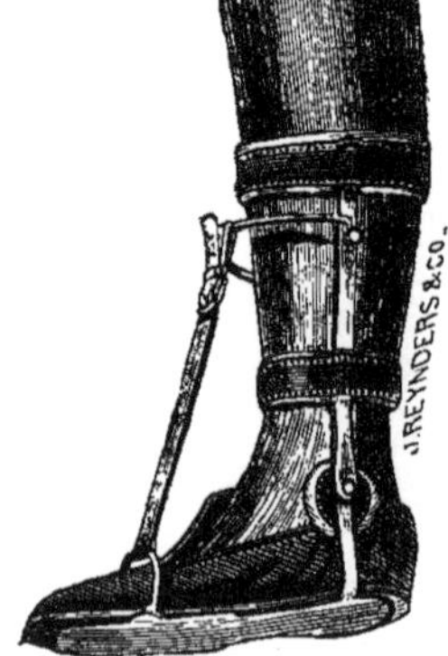


Fig. 672 et 673. — Souliers de Stillman.

L'*arthodèse* est rarement indiquée dans les pieds bots équins paralytiques.

## PIED BOT TALUS

(*Calcanéen; Calcaneus, Hakenfuss.*)

Le *pied bot talus* est caractérisé par l'exagération du mouvement normal de la flexion dorsale du pied, avec abaissement de la tubérosité postérieure du calcanéum.

Le déplacement se passe presque en totalité dans l'articulation tibio-tarsienne. On observe cependant assez souvent une légère déviation de la région antérieure du tarse sur la postérieure, au niveau de l'articulation médio-tarsienne.

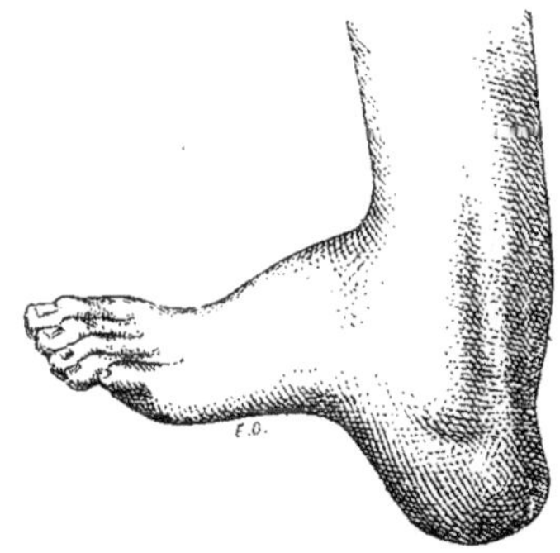

Fig. 674. — Pied bot talus paralytique, d'après une photographie de notre collection.

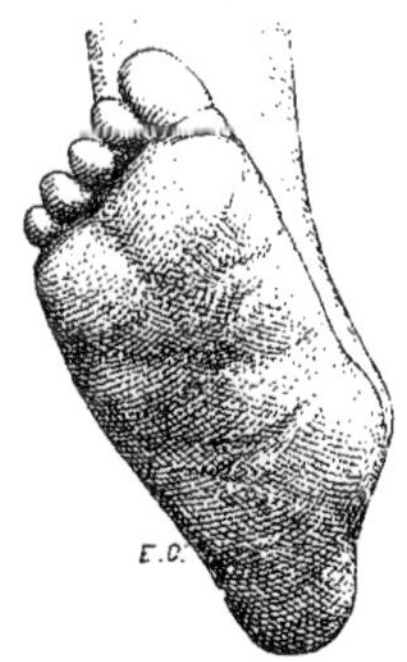

Fig. 675. — Pied bot talus direct, d'après une photographie de notre collection.

Cette déviation a pour effet de diminuer la convexité de la région dorsale du pied et la concavité de la région plantaire.

La déformation est plus ou moins marquée. Dans un *premier degré*, le pied est à angle droit sur la jambe, et l'extension ne peut être portée au delà.

Dans un *deuxième degré* (fig. 674), le pied est à angle aigu sur la jambe.

Dans un *troisième degré*, la face dorsale du pied est relevée de façon à venir s'appliquer sur la face antérieure de la jambe (fig. 675).

Dans toutes ces variétés, la saillie du talon est effacée, le tendon d'Achille est appliqué contre le tibia; le pied est généralement plat.

Le plus souvent, on peut corriger la difformité assez facilement avec des pressions modérées.

La marche est assez facile et corrige dans quelques cas la déformation.

*A*. Talus congénital. — Le *talus congénital direct* est très rare (voir p. 623); les cas décrits sont des talus varus ou valgus. Il est très souvent double, compliqué d'hyperextension du genou avec rigidité articulaire (Lonsdale) et d'absence du péroné (Nicoladoni).

**Anatomie pathologique.** — Les déviations et déformations osseuses sont plus ou moins marquées.

Les deux surfaces articulaires du calcanéum et de l'astragale ont glissé l'une sur l'autre. L'interligne articulaire, au lieu d'être oblique de haut en bas et de dedans en dehors, comme à l'état normal, se trouve dirigé transversalement.

L'articulation sous-astragalienne postérieure est rapprochée de l'insertion du tendon d'Achille (Lannelongue).

L'interligne, les muscles et les ligaments ne subissent une rétraction empêchant la correction de la difformité, que dans des cas graves et invétérés.

Le col de l'astragale prend un développement anormal; dans le point où il se continue avec la poulie astragalienne, il existe souvent une fossette dans laquelle vient se loger une saillie osseuse répondant au bord antérieur de la surface articulaire du tibia (Messner). Le corps du calcanéum est beaucoup plus court et plus haut qu'à l'état normal. L'apophyse antérieure a subi une notable augmentation de longueur.

Le calcanéum ne suit pas toujours l'astragale, et les axes des deux os, au lieu d'être parallèles, forment alors un angle ouvert en avant.

Nicoladoni a constaté sur une de ses pièces anatomiques, que l'astragale faisait saillie en arrière et repoussait le tendon d'Achille en dehors. Les deux tendons péroniers étaient luxés en dehors de leur gouttière et passaient au-devant de la malléole externe. Le calcanéum ne présentait qu'une très faible concavité en bas.

La capsule de l'articulation tibio-tarsienne s'insérait tout près de l'astragale; le sillon cartilagineux du col de l'astragale s'articulait avec le bord antérieur de la surface articulaire du tibia.

**Traitement.** — Le traitement consiste, comme pour les autres variétés de pied bot, dans l'emploi méthodique et raisonné des *manipulations*, des *machines* et de la *ténotomie*.

Dans quelques cas exceptionnels, on sectionnera les tendons des muscles de la région antérieure de la jambe.

Nous préférons l'appareil décrit pages 795 et 796, aux coussins et aux attelles matelassées ou en gutta-percha, placées à la partie antérieure du membre.

On conseille, après la cure, des bottines à tuteur.

*B.* Pied bot talus accidentel. — Cette variété de pied bot, presque toujours d'*origine paralytique*, le plus souvent observée dans la paralysie infantile, se présente sous deux formes bien distinctes.

Dans *la première forme*, comme pour les cas de talus congénital, il y a flexion dorsale dans l'articulation tibio-tarsienne. Le pied ne peut être ramené à angle droit à cause de la tension des muscles et des tendons de la région antérieure de la jambe. Le talon est abaissé, le tendon d'Achille est allongé, de même que les muscles profonds de la région jambière postérieure qui sont paralysés ; les déformations osseuses sont peu marquées (fig. 674).

Dans *la seconde forme*, bien décrite par Duchenne (de Boulogne) et Nicoladoni, la difformité est toujours d'origine paralytique, sous la dépendance de la paralysie des muscles superficiels et profonds du mollet.

Le pied est *talus creux direct;* il n'est pas, comme dans la forme précédente, en flexion dorsale sur la jambe; son arrière-pied est seul dans la position habituelle du talus, l'avant-pied s'est infléchi, et sa face plantaire regarde en bas (fig. 676).

Le triceps sural étant paralysé, les muscles antagonistes, le jambier antérieur, le long extenseur des orteils, l'extenseur du gros orteil, entraînent d'abord progressivement le pied dans une flexion continue sur la jambe et produisent le talus. En même temps, le long péronier latéral et le long fléchisseur des orteils infléchissent l'avant-pied sur l'arrière-pied et forment un *talus pied creux direct*, c'est-à-dire que la face plantaire de l'avant-pied regarde directement en bas.

Le pied appuie sur le sol en avant par les tubérosités du premier et du cinquième orteil, en arrière par la proéminence calcanéenne. Le bord externe est élevé en forme de voûte au-dessus du sol. Toute la face plantaire est fortement excavée. Le dos du pied fait avec la jambe un angle de plus de 90°.

Le calcanéum présente des déformations importantes, il se

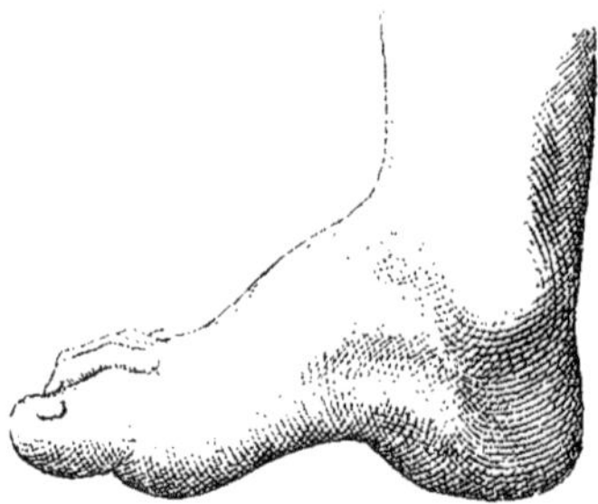

Fig. 676. — Talus pied creux direct, d'après Duchenne (de Boulogne).

courbe et se dévie en bas ; son apophyse postérieure se développe en arrière et devient inférieure ; l'apophyse antérieure s'atrophie et disparaît.

Le squelette du pied ressemble absolument à celui des pieds des Chinoises. Le tendon d'Achille, appliqué contre la face postérieure de l'articulation tibio-tarsienne, fait une légère saillie.

Les tendons fléchisseurs sont tendus sous la voûte plantaire.

L'aponévrose plantaire, les ligaments plantaires sont rétractés et épaissis (W. Adams).

Les péroniers, les fléchisseurs dorsaux, les muscles plantaires ne présentent aucune lésion. Les muscles du mollet sont atrophiés ou atteints de dégénérescence graisseuse.

Dans quelques cas, lorsque le long péronier latéral est paralysé, en même temps que le triceps sural, le pied est *talus creux varus*.

Le talus accidentel se combine tantôt au varus, tantôt au valgus ; ce dernier cas est le plus fréquent. Considéré à l'arrière-pied, tout talus est nécessairement valgus, ce qui s'explique par la perte d'action du triceps sural, qui est abducteur en même temps qu'élévateur, et par la prédominance d'action des forces toniques qui tendent à placer l'arrière-pied dans l'abduction. Il coexiste souvent avec un pied bot différent du côté opposé, tel que l'équin, le valgus, le varus.

La paralysie infantile est la cause la plus fréquente du talus. Cette difformité s'observe quelquefois dans la *paralysie spasmodique de l'enfance* (fig. 677 et 678). Chez un de nos malades représenté dans la figure 677, il existait une contracture spasmodique

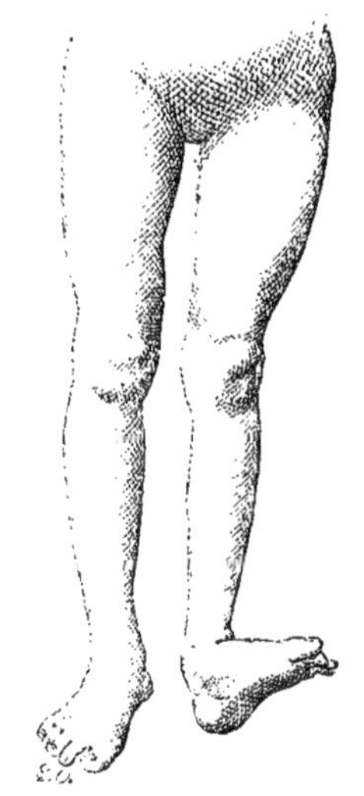

Fig. 677. — Pied bot talus valgus spasmodique, avant le traitement.

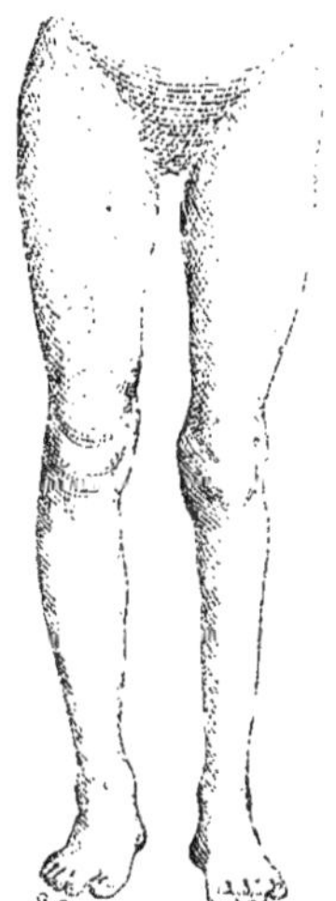

Fig. 678. — Le même, après le traitement. Redressement sous l'appareil plâtré.

D'après des photographies de notre collection.

des extenseurs du pied et des fléchisseurs de la main, produisant au pied un talus; à la main, une déformation en griffe très prononcée.

Les cicatrices vicieuses, les brûlures de la région antérieure de la jambe, la section du tendon d'Achille, non suivie de réunion, les lésions de l'articulation tibio-tarsienne, l'ostéomyélite de l'extrémité inférieure de la jambe et des os du pied, entraînent quelquefois cette variété de difformité.

**Diagnostic.** — Duchenne (de Boulogne) insiste sur la possibilité des erreurs de diagnostic *au début* du pied creux talus par paralysie du triceps sural. A ce moment, en effet, on n'observe qu'une légère claudication, que l'on peut attribuer à une autre lésion, si l'on n'examine pas attentivement les mouvements partiels du pied sur la jambe.

On recherchera attentivement au moyen des courants faradiques, quels sont les muscles atteints ainsi que le degré de dégénérescence et d'atrophie.

**Traitement.** — Comme pour les autres variétés de pied bot, le traitement doit être commencé de très bonne heure. L'électricité donne de bons résultats dans les cas récents de pied bot talus

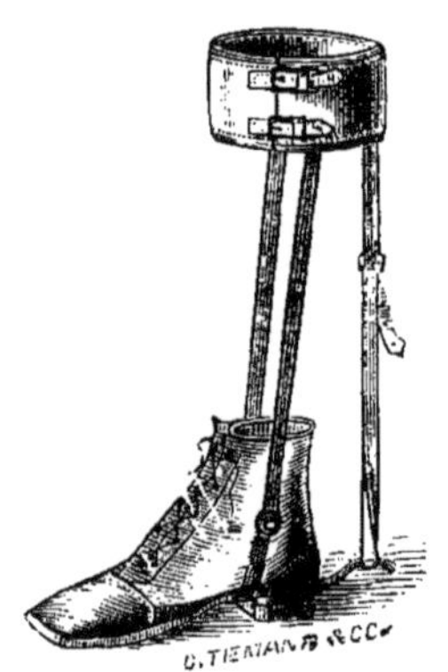
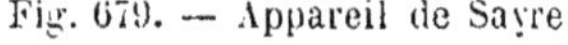

Fig. 679. — Appareil de Sayre.

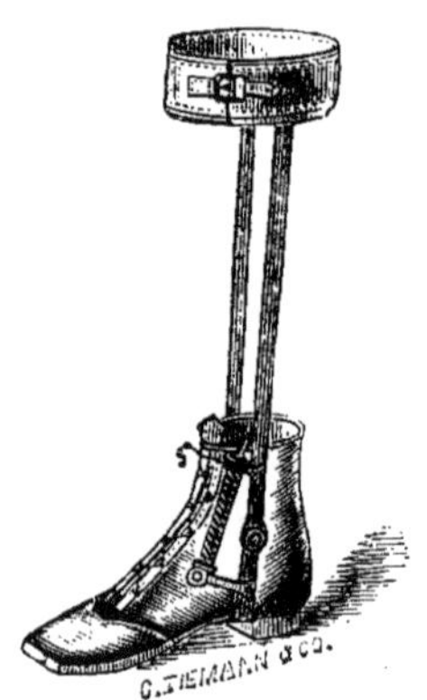

Fig. 680

paralytique, avec conservation partielle de la contractilité des jumeaux et du soléaire.

Le pied dévié est placé dans une bonne position au moyen de manipulations, de massage et d'appareils très simples.

Dans les cas de contracture des muscles antérieurs de la jambe, le *redressement sous l'appareil plâtré* est indiqué. (Voir fig. 678.)

Lorsque le pied est redressé et que le sujet peut marcher, on se sert des appareils contentifs d'Adams, de L.-A. Sayre (fig. 679).

Dans l'appareil de la figure 680, l'extension du pied sur la jambe est obtenue au moyen d'un ressort spiral en acier, relié aux deux attelles latérales et placé en avant de l'articulation tibio-tarsienne.

A.-B. Judson emploie l'excellent appareil représenté dans les figures 681 et 682.

Cet appareil est destiné à remplacer la partie antérieure manquant du pied, à transmettre la pression qui, à l'état normal, tombe sur la ligne des orteils, à la partie supérieure du tibia. Les malades peuvent facilement se tenir debout, marcher, s'agenouiller. La partie supérieure de l'appareil en arrière doit être dans quelques cas inclinée, au moins à 10 degrés, afin d'éviter la nécessité de fléchir le genou, et par suite de comprimer la partie supérieure de la jambe contre la courroie garnie. Le degré d'inclinaison est déterminé par des essais répétés.

Cet appareil doit être porté pendant toute la période de crois-

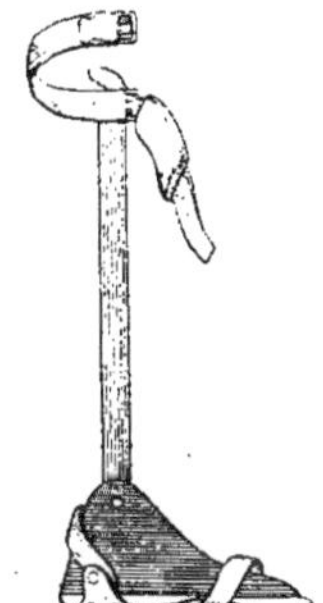

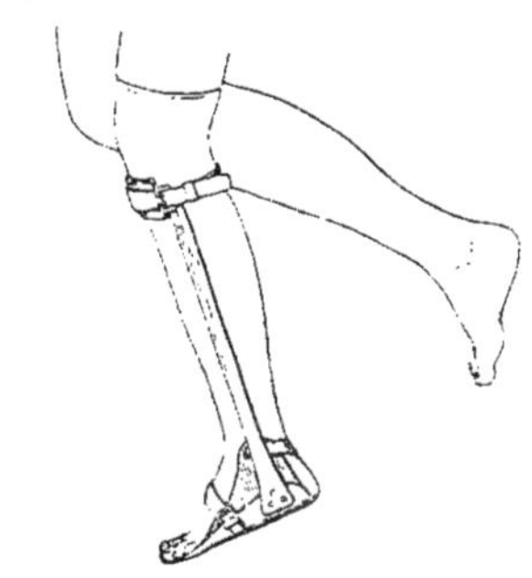

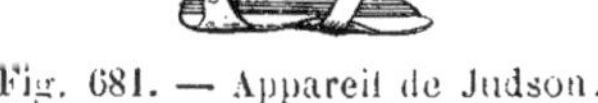

Fig. 681. — Appareil de Judson.

Fig. 682. — Le même, après application.

sance, afin de prévenir l'élargissement du talon et l'hyperextension des tendons.

De nombreuses *méthodes opératoires* ont été proposées pour la cure du pied bot talus.

La *ténotomie* des tendons des muscles antérieurs de la jambe est rarement indiquée.

L'*aponévrotomie plantaire* est utile dans les cas de pied talus creux.

Diverses opérations ont été proposées, soit pour raccourcir le tendon d'Achille élevé et devenu trop long, soit pour remplacer l'activité musculaire qui manque au triceps sural atrophié, en greffant des tendons actifs voisins sur l'extrémité inférieure du tendon d'Achille sectionné.

Richard Davy, Little, Willett, Walsham, Gibney, J. Deschamps, ont pratiqué la *résection* et la *suture du tendon*. Nous avons décrit (p. 146 et 147) les procédés opératoires de Willett, de Walsham, de Gibney. Nous avons de même décrit l'ingénieux procédé de *greffe tendineuse* et de *transplantation des péroniers* de Nicoladoni, page 148.

Von Hacker a pratiqué dans un cas la transplantation des péroniers chez une jeune fille de dix ans atteinte de pied bot talus.

Malgré quelques bons résultats obtenus par Gibney, nous pensons que la ténorraphie du tendon d'Achille raccourci ne doit être pratiquée que très exceptionnellement dans les cas où le triceps est atrophié, sans dégénérescence complète. La plupart des observations ne parlent pas des résultats lointains et définitifs de l'opération, et il est à craindre que dans presque tous les cas le tendon d'Achille ne s'élève et ne s'allonge à nouveau assez rapidement.

Les expériences de Judson ont démontré la puissance de la traction subie par le tendon d'Achille atrophié pendant la marche.

D'après cet auteur, le raccourcissement du tendon par résection est un moyen d'une valeur douteuse, parce que l'élongation secondaire est inévitable.

L'opération de Nicoladoni n'a pas encore donné des résultats précis; elle ne nous paraît rarement indiquée.

L'*arthrodèse* ne doit être pratiquée que dans les cas où la paralysie est à peu près complète, et que le pied est ballant.

En résumé, le traitement opératoire ne sera qu'exceptionnellement appliqué à la cure du pied bot talus. Le traitement orthopédique par les appareils convient à la plupart des cas.

---

## PIED BOT VALGUS; PIED PLAT; PIED PLAT VALGUS DOULOUREUX

Dans le pied plat, la voûte n'existe pas ou fait presque défaut. La partie moyenne de la plante a une largeur anormale, dont la limite peut aller jusqu'à une ligne droite menée du bord interne du calcanéum à la tête du premier métatarsien, et quelquefois même la dépasser (Rohmer).

Le pied bot *valgus* est caractérisé par le renversement de la plante et de la pointe du pied en dehors; le bord interne est abaissé, l'externe relevé (*abduction, rotation externe du pied, pronation*).

La voûte plantaire est en général effacée, le pied est *plat valgus*.

Ces deux difformités se combinant presque constamment, nous croyons devoir réunir dans le même paragraphe l'étude du *pied bot valgus* et du *pied plat*.

Nous examinerons successivement :

I. — Le *pied plat, congénital et acquis*.
II. — Le *pied bot valgus congénital et acquis de l'enfance* (*paralytique* ou *rachitique*).
III. — Le *pied plat valgus traumatique ou pathologique*.
IV. — Le *pied plat valgus acquis de l'adolescence*.

### I. — PIED PLAT CONGÉNITAL ET ACQUIS

1° *Pied plat congénital* (*flat foot*). — Le *pied plat*, sans valgus, d'*origine congénitale*, est assez fréquent. Sur 150 nouveau-nés, Küstner a trouvé 13 pieds plats (8,6 p. 100), deux fois les deux pieds étaient atteints, onze fois un seul.

Les recherches de Roberts ont démontré que l'âge avait une influence très grande sur le développement de la difformité.

Sur 1 000 enfants âgés de 8 ans il a rencontré 15 pieds plats.
— — 9 — 45,6 —

Sur 1 000 enfants âgés de 10 ans il a rencontré 51,2 pieds plats.
— — 11 — 104,2 —
— — 12 — 132,4 —

Sur 10 000 enfants de toutes classes, âgés de huit à douze ans, le même auteur a trouvé une proportion de pied plat accentué de 42,7 p. 1 000, tandis que dans les villes de fabrique, où les enfants sont debout pendant au moins cinq heures, la proportion s'élevait à 79 p. 1 000; elle s'abaissait à 17,1 pour les enfants fréquentant les écoles.

Ces résultats statistiques démontrent que, s'il existe une prédisposition, généralement apportée par le rachitisme, elle est développée par la marche, la station, le travail debout.

Le pied plat existe communément dans certaines races, la race nègre, kabyle.

D'après Ch. Féré et G. Demanké, le pied plat est très fréquent chez les épileptiques et doit être considéré comme un stigmate de dégénérescence. Sur 130 malades, examinés par ces auteurs, 46, c'est-à-dire 35,30 pour 100, montraient un défaut apparent de la cambrure normale du pied.

Chauvel a démontré par ses statistiques que cette difformité s'observait surtout dans les régions du nord, de l'est et de l'ouest de la France, exceptionnellement dans le centre et le midi.

Chez le nouveau-né, le pied est plat, on peut même trouver chez certains sujets, au lieu d'une légère concavité, une saillie convexe assez marquée de la plante du pied. La voûte plantaire ne se forme que lorsque les enfants commencent à marcher.

Les examens anatomiques de pieds plats congénitaux démontrent que le corps du calcanéum est atrophié; les tubérosités antérieure et postérieure de cet os sont courtes, minces, déjetées en dedans. La tête de l'astragale est déprimée au côté externe (Lacour). Le scaphoïde et le cuboïde ont subi un mouvement de rotation en dedans sur leur axe antéro-postérieur; les ligaments du tarse sont relâchés (Rognetta).

Cette difformité peut ne s'accompagner d'aucun inconvénient; elle prédispose à l'affection décrite plus loin, le pied plat valgus douloureux.

2° *Pied plat acquis.* — Le Fort a fait remarquer que les habitants de la campagne habitués à marcher pieds nus, sont très fréquemment atteints de pied plat.

La surcharge osseuse produisant le pied plat, peut encore s'observer chez les individus robustes, obèses.

Le pied plat peut aussi accompagner quelques affections du membre inférieur, principalement chez l'enfant.

Nous avons très souvent constaté l'existence d'un pied plat chez des sujets atteints de luxations congénitales de la hanche. Dans quelques observations, le pied plat nous a paru d'origine paralytique. Dans les luxations congénitales unilatérales, le pied plat n'existe ordinairement que du côté atteint, dans quelques cas des deux côtés.

Dans les affections articulaires ou osseuses d'un des membres inférieurs, lorsque le membre immobilisé ne peut servir pour la station ou la marche, le pied plat s'observe fréquemment du côté opposé sain. Ce pied plat est d'origine mécanique et la conséquence du surmenage du pied du côté sain, obligé de supporter à lui seul, pendant la marche ou la station, presque tout le poids du corps.

Ces formes de pied plat ne s'accompagnent généralement pas d'inconvénients sérieux; les douleurs ne s'observent que dans quelques cas exceptionnels. La marche défectueuse et difficile est dans certains cas une cause d'aggravation d'affections concomitantes, genu valgum, luxations congénitales de la hanche, scoliose.

Nous avons recueilli de nombreuses observations, démontrant que le pied plat prononcé d'un côté, amenant un raccourcissement du membre correspondant, était la cause de scolioses à caractères spéciaux. (Voir *Scoliose*, p. 347.)

## II. — PIED BOT VALGUS CONGÉNITAL ET ACQUIS

1° *Pied bot valgus congénital.* — Le pied bot *valgus congénital*, plus rare que le varus, s'associe souvent avec le pied plat et le talus. Il s'accompagne, en général, d'un certain degré d'abaissement du talon (fig. 683).

Sur 764 cas de pieds talus, W. Adams a trouvé 42 cas de talus valgus; quinze fois le pied droit était intéressé; dix fois le gauche, et dix-sept fois la difformité était bilatérale.

On observe des degrés différents de la difformité, depuis la simple exagération du mouvement d'abduction normale, jusqu'au renversement du pied en dehors.

**Anatomie pathologique.** — Les os et les articulations du tarse éprouvent des déviations en sens inverse de celles que nous avons décrites dans le varus congénital. Les déformations osseuses sont moins prononcées que dans les degrés correspondants du varus.

Par suite d'un mouvement de rotation du calcanéum autour de son axe antéro-postérieur, cet os devient oblique d'arrière en avant et de dehors en dedans. Sa face concave inféro-interne devient inférieure, la tubérosité regarde en dehors et quelquefois

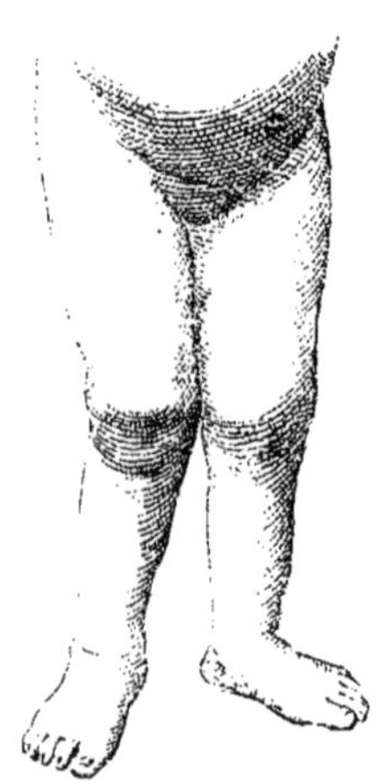

Fig. 683. — Pied bot valgus congénital chez un enfant de 3 ans.

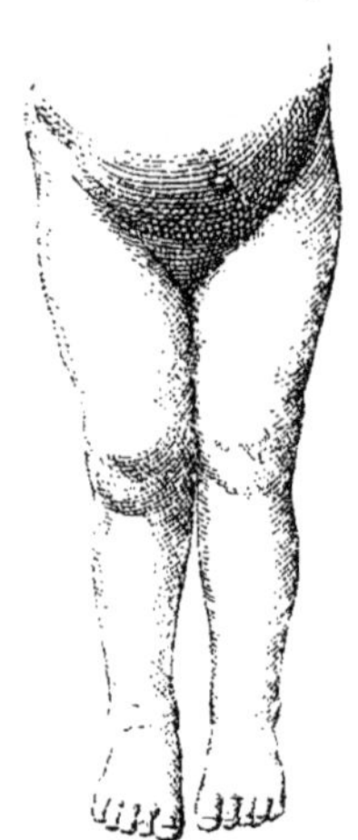

Fig. 684. — Le même, après traitement.

D'après des photographies de notre collection.

en haut; la partie antérieure de l'os se dirige en dedans, la partie postérieure en dehors. Sur quelques pièces anatomiques, on constate une articulation entre le calcanéum et la malléole externe.

L'astragale présente peu d'altérations, il est incliné en avant, quand la tubérosité du calcanéum est élevée, et la tête de cet os vient faire saillie sur le bord externe.

Le scaphoïde éprouve un mouvement de subluxation en dehors et en haut, qui fait saillir la tête de l'astragale. Son tubercule, d'interne est devenu inférieur et se trouve rejeté vers la plante du pied.

Le cuboïde est porté en dehors, et son bord externe est élevé; il prend la forme d'un coin, à sommet externe.

Les métatarsiens suivent les autres os dans leurs déplacements :

tandis que les internes touchent le sol, les externes sont légèrement élevés au-dessus de lui.

Les ligaments de la région inféro-interne sont allongés, ceux de la région supéro-externe sont rétractés. Les muscles sont peu altérés ; on constate la contracture des faisceaux externes de l'extenseur commun des orteils et des péroniers (Isambart).

Comme conséquence de ces déplacements, il se forme dans le valgus un angle médio-tarsien, saillant en dedans et rentrant en dehors. Le bord interne du pied, qui pendant la station supporte tout le poids du corps, devient convexe, avec deux saillies plus ou moins prononcées, la postérieure formée par la tête de l'astragale, l'antérieure par l'extrémité interne du scaphoïde. La plante du pied est aplatie. La base de sustentation du pied n'est plus représentée que par un triangle dont les bords sont formés : 1° par le calcanéum ; 2° par le scaphoïde, le premier cunéiforme et le bord interne du métatarse ; 3° par le côté interne de la plante du pied. Dans le talus valgus, le poids du corps porte principalement sur le talon ; l'avant-pied, plus ou moins vertical et ascendant, ne prend plus aucune part à la sustentation.

Bouvier, Holl considèrent comme fréquente l'ankylose du calcanéum et du scaphoïde.

Nous rappellerons que le pied bot valgus congénital a été considéré comme la conséquence de pressions anormales dans l'utérus (Tamplin, Lonsdale), de positions vicieuses in utero des membres inférieurs (Lücke, Volkmann, Vogt).

Nous avons signalé, page 629, la coïncidence fréquente du valgus congénital avec d'autres malformations et avec l'absence du péroné.

2° *Pied bot valgus acquis.* — Le pied bot valgus de l'enfance est assez fréquent. Sur 999 cas de pieds bots acquis, W. Adams a noté 181 cas de pieds bots valgus.

a. *Pied plat valgus paralytique ou spasmodique.* — La paralysie infantile, cause la plus fréquente de cette difformité, agit sur les muscles adducteurs de la jambe et du pied par contracture, particulièrement sur les jambiers antérieur et postérieur ainsi que sur l'extenseur commun des orteils.

La position du pied en valgus, souvent en *valgus équin*, se produit sous l'influence des muscles antagonistes, triceps et péroniers latéraux.

Lorsque le triceps sural est paralysé, le pied se place en *valgus talus*.

La déformation peut être très marquée, le bord interne du pied repose sur le sol, tandis que l'externe fait avec la jambe un angle droit.

Dans les formes invétérées, il y a affaissement de la tubérosité antérieure du calcanéum, augmentation de proéminence de la petite apophyse, et inclinaison de la facette articulaire en dehors (Hueter).

Dans le *valgus spasmodique* ou *par contracture*, à la suite de convulsions de l'hystérie, pendant le travail de la dentition, à la

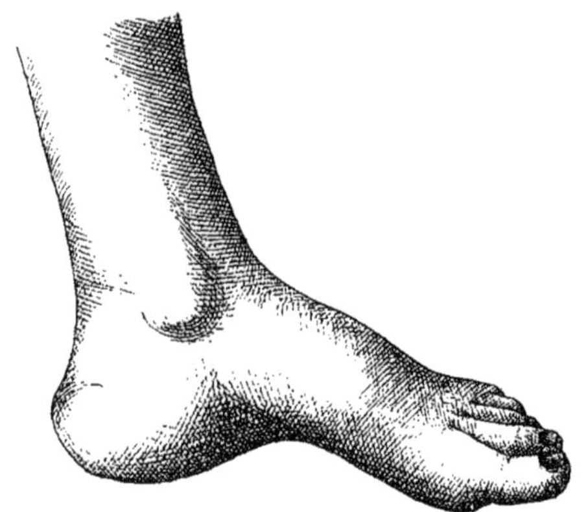

Fig. 685. — Pied creux valgus, d'après Duchenne.

suite de chorée, le pied est *creux*, les tendons des péroniers et des extenseurs sont en contracture.

Dans la forme de *pied creux valgus*, décrite avec grand soin par Duchenne (de Boulogne) et attribuée par cet auteur à la *contracture du long péronier latéral*, les signes caractéristiques sont : 1° l'abaissement de la saillie sous-métatarsienne et l'augmentation de la voûte plantaire (fig. 685) ; 2° la diminution du diamètre transversal de l'avant-pied au niveau des têtes des métatarsiens, et la torsion de l'avant-pied sur l'arrière-pied, produisant des plis obliques à la face plantaire ; 3° le mouvement de valgus dans l'articulation calcanéo-astragalienne (fig. 686) ; 4° la saillie du tendon du long péronier latéral au-dessus de la malléole externe (fig. 687).

D'après Bouvier et Duchenne, le pied creux par contracture du long péronier latéral, doit être considéré comme la conséquence d'une lésion acquise et non d'une affection congénitale.

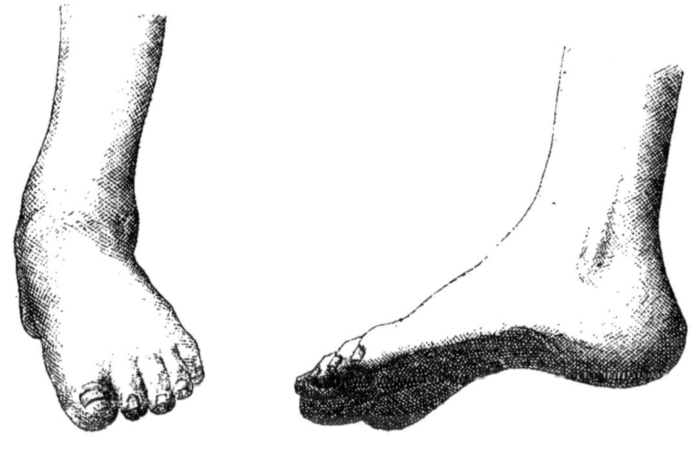

Fig. 686. Fig. 687.

**Diagnostic.** — Le diagnostic du pied valgus paralytique ne présente en général aucune difficulté.

Duchenne a signalé la possibilité de confondre le valgus pied creux avec le valgus pied plat, si, au lieu d'examiner le pied pendant qu'il est *suspendu et au repos musculaire*, on y fait porter le poids du corps (marche, station debout). Dans cette dernière condition, en effet, le pied qui est dans l'attitude du valgus, arrive à toucher le sol aussi bien par son bord interne que par son bord externe, au point de simuler un *pied plat*. Mais celui-ci n'est qu'apparent, et il suffit de relever le membre pour s'assurer que le pied est *creux*.

Le pied plat valgus paralytique ou spasmodique se distingue du pied plat valgus douloureux par l'absence de douleurs et par les troubles peu marqués de la marche.

Le pied creux par contracture du long péronier latéral se reconnaîtra aux signes indiqués plus haut (p. 803).

b. *Pied plat valgus rachitique.* — Ainsi que nous l'avons déjà signalé, le pied plat valgus s'observe très fréquemment chez les rachitiques. Il accompagne généralement le genu valgum et la scoliose des rachitiques. Un très grand nombre de nos observations démontrent cette coïncidence, déjà signalée par Adams, Billroth, Fischer, Albert, Kœnig et récemment par G. Perrotte, Roth, Ogston, Parker.

Cette forme de pied plat s'observe dans les premières années de la vie, mais surtout vers l'âge de dix à douze ans.

Dans nos observations, le pied plat est peu marqué vers l'âge de cinq à six ans, mais il s'accentue bientôt sous l'influence du poids du corps et de la marche et devient alors très prononcé.

Les *causes* du pied plat des rachitiques nous paraissent multiples. Le ramollissement des os est la cause primitive de la déformation de la voûte plantaire ; secondairement intervient le poids du corps qui produit le valgus.

La position vicieuse des membres inférieurs (genu valgum ou varum, incurvations rachitiques) aggrave la difformité, l'axe central du tibia étant déplacé et tombant sur la petite apophyse du calcanéum.

En résumé, la cause du pied plat des rachitiques nous paraît surtout siéger dans le système osseux ramolli, et non dans le système ligamenteux, ainsi que l'a soutenu Fischer.

Cette variété de pied plat a une marche chronique ; sans être très grave, elle a l'inconvénient d'apporter une gêne très grande dans la marche et la station.

Lorsque le rachitisme guérit, et sous l'influence du redressement des membres inférieurs, il peut disparaître sans laisser des inconvénients importants.

### III. — PIED PLAT VALGUS TRAUMATIQUE ET PATHOLOGIQUE

Comme forme intermédiaire pouvant se produire à tout âge de la vie, on doit citer le *pied plat valgus traumatique et pathologique* : à la suite de *fracture* des os de la jambe, principalement dans les *fractures bimalléolaires* (Trendelenburg), à la suite de *lésions traumatiques* du pied, on peut observer le pied valgus avec pied plat. (Voir Chapitre *Difformités à la suite de fractures et luxations*.)

Un certain nombre de lésions osseuses ou articulaires du pied ou de la jambe dépendant de la *tuberculose* ou de l'*ostéomyélite*, peuvent aussi produire la même déformation.

L'inconvénient principal de cette forme de pied plat est la gêne ou l'impossibilité de la marche, accompagnée souvent de douleurs extrêmement vives.

## IV. — PIED PLAT VALGUS ACQUIS DE L'ADOLESCENCE

*Pied plat valgus douloureux*, *pes staticus*, *tarsalgie des adolescents* (Gosselin).
*Pied plat inflammatoire ou aigu* (Volkmann).

Cette variété de pied plat, improprement dénommée *tarsalgie* (Gosselin), décrite par J. Guérin et Bonnet sous le nom de *valgus pied plat douloureux*, est caractérisée par des douleurs violentes à siège spécial, des contractures musculaires, des déformations et des altérations des os du tarse.

Nous distinguerons deux formes principales :

1° Le *pied plat valgus douloureux ;*

2° La *forme paralytique du pied plat valgus douloureux.*

### 1° — PIED PLAT VALGUS DOULOUREUX

**Etiologie.** — Cette difformité s'observe dans l'*adolescence*, chez des jeunes gens de quatorze à quinze ans, dont le développement musculaire laisse à désirer.

Les *professions* exigeant des marches ou des stations prolongées, comme celles de garçon de café, de domestique, ont une influence manifeste sur le développement de la maladie.

Le *rhumatisme* (Bonnet, Verneuil, Trélat), la *tuberculose*, l'*ostéite épiphysaire* (Gosselin, L. Piquard) ont été signalés comme causes de la maladie. Ces affections doivent être considérées comme des *causes prédisposantes*.

**Symptômes.** — Avec Gosselin, on peut diviser la marche de la maladie en trois périodes :

Dans une *première période*, les sujets accusent un sentiment de gêne, d'engourdissement qui occupe tout le pied. Les deux pieds sont généralement atteints. Bientôt survient de la douleur qui présente quelques signes caractéristiques. Les douleurs, plus ou moins violentes, profondes, vives, aiguës au niveau des articulations calcanéo-astragalienne et astragalo-scaphoïdienne, de la malléole externe (Terrillon), à la partie postérieure du tarse, au niveau des tendons des péroniers et des fléchisseurs de la jambe, et qui sont en grande partie la conséquence des contractures musculaires, *disparaissent la nuit, sous l'influence du repos*, et sont augmentées pendant la marche et la station.

Dans certains cas, la douleur est exagérée par la chaleur du lit, ce qui paraît indiquer, pour quelques auteurs, la nature rhumatismale du mal.

Par la pression, on développe des douleurs au côté interne de l'articulation tibio-tarsienne, au-dessous et en avant de la malléole externe, au niveau des articulations indiquées.

La peau n'est ni rouge, ni œdématiée; quelques malades présentent cependant, vers la fin de la journée, du gonflement au niveau des malléoles et du cou-de-pied.

Le sujet boite et marche difficilement, reposant le pied tout d'une pièce sans l'enrouler sur le sol. Il ne peut monter des escaliers et préfère marcher sur une surface courbe. Les chaussures sont usées au côté interne.

Les mouvements qui se passent dans l'articulation tibio-tarsienne sont à peu près libres, ceux qui se produisent dans l'articulation astragalo-calcanéenne sont abolis.

Au début le pied est *plat*: cette déformation s'est produite récemment ou existait depuis longtemps, mais bientôt apparaît la déviation en *valgus*, qui, passagère d'abord, devient ensuite permanente. Cette déviation, cause principale des difficultés de la marche et des douleurs, est due à la *contracture* des muscles antéro-externes de la jambe, innervés par le sciatique poplité externe. Les tendons de ces muscles forment sur le dos du pied et derrière la malléole externe des cordes saillantes, appréciables à la vue et au toucher.

L'exploration électrique indique, en général, une intégrité des muscles de la région antéro-externe de la jambe et, dans certaines formes (Duchenne), une parésie ou une paralysie du muscle long péronier latéral.

Exceptionnellement le pied peut être en *varus*, ou en *varus creux* (Duchenne, Gosselin).

Généralement il présente la forme représentée dans la figure 688.

Le pied est renversé en dehors et repose sur le sol par son côté interne. L'axe de la jambe prolongé tombe beaucoup plus en dedans qu'à l'état normal.

La malléole interne et la tête de l'astragale forment un relief plus ou moins considérable sur la face interne de la région. Il se produit un mouvement d'abduction de l'avant-pied dans l'articulation de Chopart, d'où une saillie très notable du scaphoïde qui touche le sol.

Le pied est *plat*, la voûte plantaire est complètement effacée, le bord interne du pied, de concave, est devenu convexe, et présente en arrière trois saillies marquées : la malléole interne ; un peu en avant et au-dessous, une saillie arrondie formée par la tête de

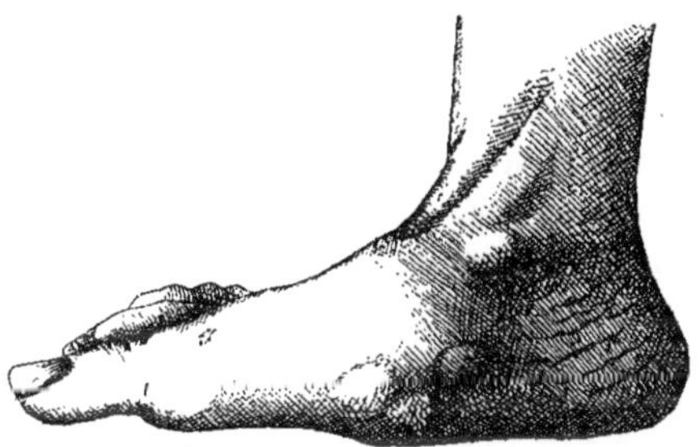

Fig. 688. — Pied plat valgus douloureux des adolescents.

l'astragale ; plus bas et en avant le scaphoïde qui touche le sol.

L'empreinte du pied indique que toute la face plantaire s'applique sur le sol (fig. 688).

Les empreintes (Volkmann, Onimus, Rohmer) ne peuvent donner que des renseignements approximatifs et souvent erronés.

On peut avec avantage se servir du procédé indiqué par Charpy pour apprécier la voûte et qui consiste à mesurer l'angle compris entre ses deux axes ou plus exactement entre les axes qui traversent ses deux arcs et qui représentent les lignes de poussée.

Charpy admet que les deux systèmes de fibres qui descendent le long de l'astragale représentent les deux lignes de poussée de la voûte, et que l'angle sous lequel elles se croisent sur l'astragale est la vraie mesure de cette voûte.

Sur le vivant on peut déterminer ces deux directions : d'un point placé en dedans, entre la pointe de la malléole interne et la tête un peu cachée de l'astragale, on mène et on dessine au crayon deux lignes qui vont aboutir en arrière au point le plus saillant du talon, en avant au pli digito-plantaire du gros orteil; l'angle est mesuré au rapporteur.

Dans les formes plates, cet angle a 130 à 110 degrés, dans

les formes très plates, 130 degrés; dans les formes demi-plates, 115 à 110 degrés.

A l'exemple de Ch. Féré, on pourra utiliser pour l'exploration de la plante du pied le *moulage* et la section du moule, ou mieux encore faire le calcul de *l'indice plantaire*.

L'indice plantaire est calculé suivant la formule employée en crâniologie : $\frac{\text{largeur} \times 100}{\text{longueur}}$. La longueur est la longueur totale du pied fournie par le podomètre, la largeur est celle de l'empreinte plantaire prise au niveau de l'extrémité postérieure du cinquième métatarsien.

Cet indice plantaire donne d'une façon précise la largeur proportionnelle de l'empreinte plantaire, c'est-à-dire de la portion de la plante qui porte sur le sol dans la région où cette largeur est en général la moins grande.

Dans une *deuxième période*, la contracture des muscles est permanente, mais peut encore disparaître sous l'influence du chloroforme. Les symptômes de la première période sont plus accusés. La douleur est beaucoup plus vive; elle ne disparaît pas par le repos.

Dans la *troisième période*, les muscles sont définitivement contracturés et rétractés, ils ne cèdent plus à l'action du chloroforme. Le pied est ankylosé, les mouvements de flexion et d'extension sont nuls. La marche est très douloureuse, souvent impossible. L'exploration faradique des muscles de la région antéro-externe de la jambe indique, à ce moment, une dégénérescence assez avancée de la plupart des muscles.

Gosselin a décrit une *quatrième période* de la maladie, dans laquelle on observe la fusion osseuse des os du tarse.

### 2° — FORME PARALYTIQUE DU PIED PLAT VALGUS DOULOUREUX

L'affection, généralement bilatérale, atteint surtout les garçons de quinze à vingt-cinq ans.

Les douleurs sont d'ordinaire moins vives que dans la forme précédente. Elles siègent au niveau des ligaments latéraux externes et profondément à la partie plantaire antérieure (Terrillon).

La voûte plantaire est affaissée, le pied est renversé sur son bord interne pendant son extension volontaire; le malade ne peut appliquer solidement la saillie métatarsienne sur le sol, ni se tenir facilement en équilibre sur le pied malade.

Si, suivant l'indication de Duchenne (de Boulogne), on presse avec le pouce sur la face plantaire du gros orteil, en priant le sujet de résister, la résistance est à peu près nulle.

On observe en outre des troubles trophiques très marqués au niveau du bord externe du pied et de la région plantaire, des durillons, des sueurs locales, quelquefois des érosions ou des ulcérations.

L'exploration électrique indique que le long péronier latéral est paralysé.

Les phénomènes paralytiques et leurs conséquences ne sont pas, comme dans la forme précédente, intermittents, ils sont persistants.

On retrouve la plupart des symptômes décrits plus haut; à une certaine période de l'affection, on note la contracture secondaire du court péronier latéral, du péronier antérieur. Il peut exister aussi des troubles trophiques à la partie interne du pied.

Les deux formes de pied plat valgus douloureux que nous venons de décrire ont une marche chronique et progressive.

Leur *pronostic* est souvent grave en raison des douleurs très vives et de la gêne ou de l'impossibilité de la marche et de la station.

**Anatomie pathologique.** — I. — On doit considérer dans l'étude de l'anatomie pathologique du pied plat valgus de l'adolescence, les

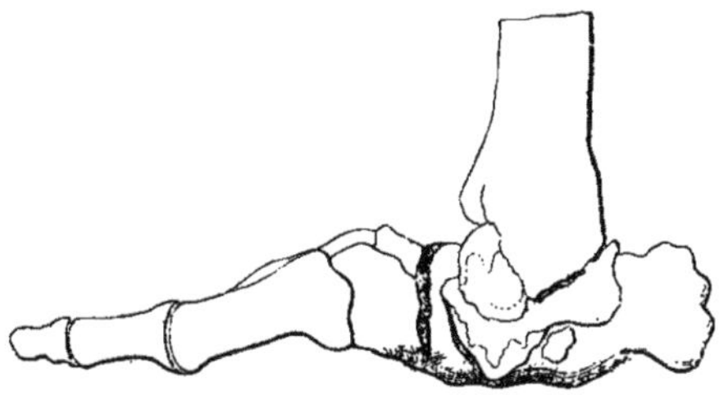

Fig. 689. — Squelette du pied dans le valgus plat douloureux des adolescents (d'après Lorenz).

modifications de forme, les changements de rapports, les altérations des os, les lésions ligamenteuses et musculaires. Nous empruntons à l'étude de Lorenz sur le pied plat, un certain nombre des détails anatomiques et des figures qui suivent.

Le squelette du pied subit, dans les formes avancées de la

maladie, de profondes modifications, principalement au niveau des articulations calcanéo-scaphoïdienne et astragalo-cuboïdienne. Il prend dans son ensemble la position indiquée dans les figures 689 et 690.

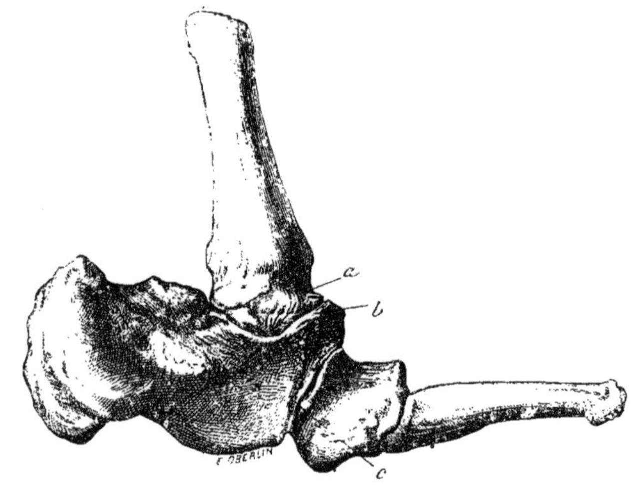


Fig. 690. — Pied plat montrant la réflexion de l'arc plantaire externe.

*a*, *b*, nouvelle articulation péronéo-calcanéenne ; — c, articulation calcanéo-cuboïdienne.

Tibia et péroné. — Les altérations de l'extrémité inférieure des os de la jambe sont rares.

La pointe de la malléole est quelquefois émoussée et arrondie, très rarement aplatie comme par un coup de marteau.

La mortaise articulaire est moins bien appliquée contre les faces latérales de l'astragale, d'où une certaine disparition du cartilage articulaire (voir fig. 691).

*Astragale*. — D'après certains auteurs, l'astragale serait plus volumineux; il existerait une exagération anormale de croissance du col et de sa partie interne (Hueter).

Les rapports du rebord cartilagineux avec les insertions capsulaires sont complètement modifiés. Considérée dans son ensemble, la poulie astragalienne est divisée, sur un pied plat, en trois portions (fig. 691).

1° Une portion postérieure revêtue d'un cartilage normal (*c*) ;

2° Une portion moyenne présentant seulement des îlots de cartilage, ou même une surface osseuse à nu, quelquefois lisse (*d*) ;

3° Une portion antérieure allant jusqu'à l'insertion capsulaire sur le col de l'astragale, plus rugueuse que la partie moyenne et dépourvue de toute trace de cartilage (*e*).

La limite entre les surfaces moyenne et antérieure répond exactement au bord du cartilage de l'astragale normal, celle entre les surfaces moyenne et postérieure est singulièrement festonnée

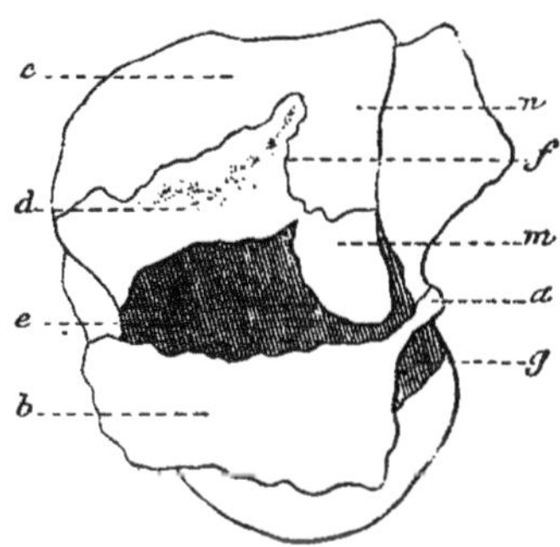


Fig. 691. — Astragale d'un pied plat très prononcé : vue des faces supérieure et interne.

*c*, surface articulaire supérieure de la poulie, avec du cartilage intact ; — *n*, surface articulaire interne ; — *d*, surface articulaire supérieure avec du cartilage altéré ; — *m*, surface articulaire interne avec du cartilage altéré ; — *e*, ancienne continuation du ruban osseux intra-capsulaire de l'articulation tibio-tarsienne ; — *b*, facette inter-articulaire dont la partie la plus étroite est en *a* ; — *g*, reste du ruban osseux intra-capsulaire de l'articulation astragalo-scaphoïdienne.

et détache sur les faces latérales de l'articulation une petite surface antérieure.

En comparant les facettes articulaires de la tête astragalienne d'un pied plat à celles d'un pied normal, on trouve des modifications assez marquées. Sur un astragale sain, il y a trois facettes contiguës dans la région de la tête, l'une ovalaire, la facette articulée avec le scaphoïde qui occupe toute la surface de la tête et va en se rétrécissant en bas et en dedans; plus bas, et séparée de la précédente par une légère crête osseuse mousse, se trouve une petite facette répondant au ligament scaphoïdo-calcanéen ; en arrière une troisième facette séparée de la seconde par un sillo plan, c'est la facette articulée avec la petite apophyse du calca néum.

Sur le pied plat, la facette ligamenteuse peut envahir plus o moins la facette du scaphoïde ; cette facette reste toujours encroû tée de cartilage, tandis que les autres en sont plus ou moin dépourvues. Par suite du déplacement de la facette ligamenteuse la concavité du scaphoïde ne changeant pas, la facette correspondante de l'astragale se déplacera sur le bord supéro-externe de la tête astragalienne. On voit à ce niveau une nouvelle articulation incomplète par l'interruption que la facette subit au bord supérieur assez tranchant; au delà on trouve du cartilage fibreux nouveau. Le scaphoïde est presque complètement luxé sur l'astragale (fig. 692).

La tête au lieu de présenter, comme d'habitude, une proéminence marquée de sa partie externe, fait saillie au contraire en dedans.

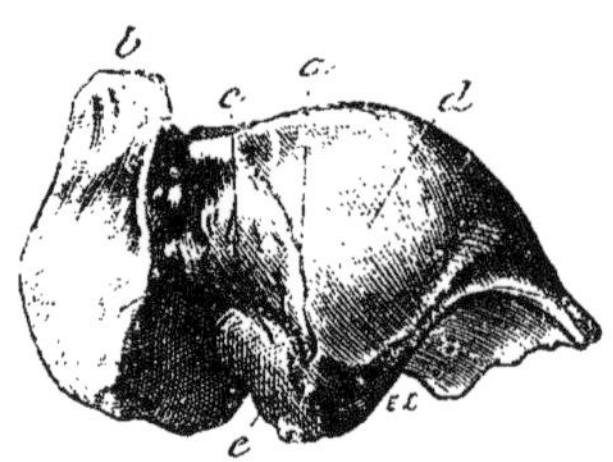


Fig. 692. — Astragale de pied plat, vu de la face externe.

*b*, crête osseuse sur la partie supéro-externe de l'ovale de la tête astragalienne, avec une facette cartilagineuse de nouvelle formation : — *a*, ligne de limite séparant la partie postérieure *d* encore revêtue de cartilage intact de la partie antérieure *c* recouverte de cartilage altéré ; — *e*, surface de nouvelle formation au côté antérieur de la crête astragalienne latérale.

Elle peut être enfermée dans un bourrelet osseux fourni en avant par le scaphoïde et en bas par une ossification qui réunit le calcanéum au scaphoïde et remplace le ligament calcanéo-scaphoïdien inférieur, en arrière par des productions osseuses qui se sont faites en avant de la petite apophyse calcanéenne (Chaput).

Dans une autre série de faits, la subluxation de l'astragale sur le scaphoïde est empêchée par la production de crêtes osseuses au niveau de la circonférence supéro-externe de la tête astragalienne.

Calcanéum. — Sa longueur n'est généralement pas augmentée. Comme sur l'astragale, on rencontre des crêtes osseuses surajoutées et des déformations des surfaces (fig. 693).

*Face supérieure*. — Le rebord osseux intra-capsulaire de la facette astragalo-calcanéenne postéro-externe, au lieu de former avec la surface cartilagineuse une crête assez aiguë, est émoussé, même effacé, et la facette articulaire présente deux surfaces se rencontrant sous un angle obtus.

A des degrés moyens, il n'est pas rare de constater une simple différence dans la constitution de la surface articulaire, qui, vers la moitié externe de son bord postérieur, est recouverte d'une couche de cartilage altéré, qui n'est plus en contact avec la facette astragalienne.

De là un rétrécissement antéro-postérieur de la facette articulaire, qui peut aller jusqu'à 1 centimètre.

La facette antéro-interne dirigée en avant, en dehors et en bas, présente des modifications importantes du revêtement carti-

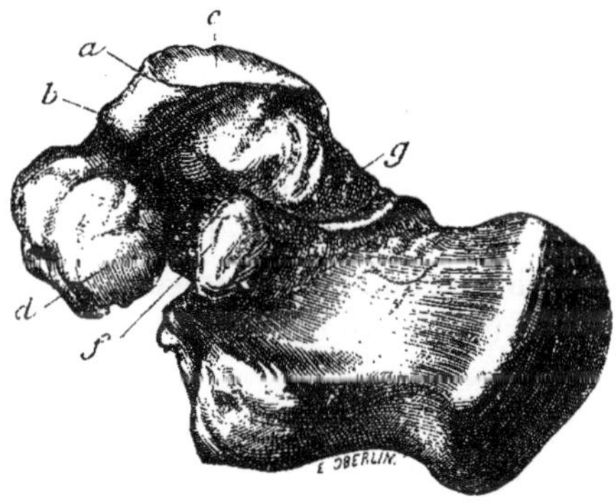


Fig. 693. — Astragale et calcanéum d'un pied plat dans leur disposition naturelle. — Vue de la face interne.

c, surface avec cartilage intact sur la partie médiane de la poulie astragalienne; — *d*, surface avec cartilage altéré au même niveau ; — *a*, limite entre ces deux surfaces. — La petite apophyse du calcanéum *f* correspond au sillon astragalien au lieu de correspondre à la facette astragalienne *d*.

lagineux, qui commence à disparaître en avant, puis le long du sillon interarticulaire du calcanéum, de façon que cette facette est bientôt réduite à un petit disque ovale rejeté sur le sommet de la petite apophyse; il y a élargissement du sillon interarticulaire et du petit sillon calcanéen accessoire, s'il a existé (fig. 693).

Dans certains cas avancés, on note la destruction de la facette osseuse elle-même, et on ne rencontre plus qu'un tubercule irrégulier, à surface rugueuse et sans cartilage de revêtement.

Le creux calcanéen, par suite de l'élargissement de la rainure calcanéenne est transformé en une fossette circulaire entourée d'une crête osseuse, qui occupe tout le col de l'astragale; son fond est recouvert d'un cartilage fibreux et rugueux et reçoit la pointe émoussée de la malléole externe.

En avant de la facette antéro-interne existe souvent une petite facette qui a disparu sur le pied plat et est remplacée par une facette de nouvelle formation recouverte de cartilage feutré, conséquence du contact avec le col astragalien ; on rencontre souvent aussi une facette assez grande destinée à recevoir l'extrémité supéro-externe du scaphoïde.

La face supérieure présente encore une facette revêtue de cartilage fibreux au niveau de son contact avec la petite apophyse latérale externe de l'astragale, en un point qui varie avec le degré du pied plat; elle est d'autant plus en dedans que le pied plat est plus prononcé, comme il est facile de le constater par la présence de deux trous nourriciers constants; dans un pied plat peu accentué, la facette de nouvelle formation est située en dehors de ces trous, dans les pieds plats très avancés, elle est en dedans.

*Face antérieure.* — La facette cuboïdienne se compose, sur un pied plat, tantôt de deux, tantôt de trois portions; vers le bord supérieur, elle semble prolongée par une crête osseuse surajoutée; mais cette portion supérieure est revêtue de cartilage fibreux, preuve de son origine récente.

La portion inférieure de la facette peut être complètement normale, mais il n'est pas rare de trouver une atrophie cartilagineuse vers le bord inférieur.

La petite crête osseuse intra-capsulaire du col calcanéen se modifie notablement; en effet, cette crête, entourant également le bord inférieur de la facette articulaire, repose sur le ligament calcanéo-cuboïdien plantaire, à la suite de l'effondrement de l'arc plantaire externe, et elle porte une facette de nouvelle formation qui tend à effacer la petite crête osseuse.

La hauteur du col est à peu près la même (3 centimètres).

La partie postérieure a subi un mouvement de torsion qui fait regarder sa face externe en haut et sa face interne en bas.

SCAPHOÏDE. — Le scaphoïde est parfois tellement lésé qu'il est difficile de le reconnaître.

Il est quelquefois très volumineux, surtout à sa partie interne; de plus, sa face antérieure regarde en bas et en dehors. Il est soudé à la tête de l'astragale et au calcanéum par des travées osseuses (Chaput).

Le diamètre antéro-postérieur, pris sur la partie externe, est diminué (en moyenne 1 centimètre au lieu de 1 cent. 6). Parfois, le scaphoïde prend la forme d'un coin, à base dirigée vers la plante du pied, et à sommet vers le bord supéro-externe.

L'extrémité du scaphoïde qui regarde directement en dehors, présente une facette articulaire de nouvelle formation, irrégulière, répondant en partie à la facette décrite sur le bord supérieur du col de l'astragale, en partie à la fosse nouvellement formée de la face antérieure de l'astragale.

Le revêtement cartilagineux est conservé à la partie inféro-interne de sa face concave.

Ces altérations se rapportent aux cas où il y a subluxation du scaphoïde sur la face antérieure du corps de l'astragale. Dans des cas moins avancés, on remarque sur la face concave du scaphoïde, la reproduction des facettes de la tête astragalienne.

Sur la face convexe, les trois facettes répondant aux cunéiformes sont déplacées vers le bord supérieur de l'os, c'est-à-dire sur le sommet du coin précédemment décrit.

Les ligaments scaphoïdo-cunéens sont très allongés, et la réunion des os est très lâche.

Au niveau des cunéiformes, des métatarsiens et des phalanges, on ne remarque aucune altération de forme.

Cuboïde. — Dans les difformités peu accentuées, le cuboïde ne présente pas de lésions importantes; dans le pied plat marqué, la face articulaire postérieure du cuboïde, normalement plus ou moins parallèle à la face antérieure, articulée avec les deux derniers métatarsiens, est penchée en avant vers cette dernière facette. Cette altération est la conséquence d'une hypertrophie du rebord osseux intra-capsulaire de cette facette.

*Ligaments.* — Les ligaments sont altérés au niveau des articulations déplacées.

Les ligaments astragalo-calcanéens et péronéo-calcanéens sont distendus, amincis, quelquefois détruits.

Le ligament astragalo-calcanéen externe qui, normalement, mesure 1 cent. 5 en moyenne, a 2 centimètres dans des cas de pied plat, même peu prononcés.

Le ligament tibio-scaphoïdo-calcanéen est particulièrement altéré, il présente généralement un allongement et un amincissement très marqués.

*Muscles.* — Les muscles de la région antéro-externe de la jambe sont atrophiés et fibreux dans les formes avancées de la maladie Leurs tendons sont contracturés et altérés.

*Articulations du pied.* — En raison des nouveaux rapports signalés qu'affectent les os du tarse dans les cas de pied plat, les articulations astragalo-scaphoïdienne, tibio-tarsienne et calcanéo-cuboïdienne présentent des modifications importantes (fig. 689 et 690).

Ces modifications sont dues aux mouvements de rotation et de glissement de l'astragale et du scaphoïde en dedans, et à la position en valgus du pied.

*Adduction des métatarsiens.* — Les métatarsiens sont, dans quelques cas, en forte adduction, ce qui n'est possible qu'à la suite du tassement, oblique en dedans, de la base des cunéiformes (fig. 694).

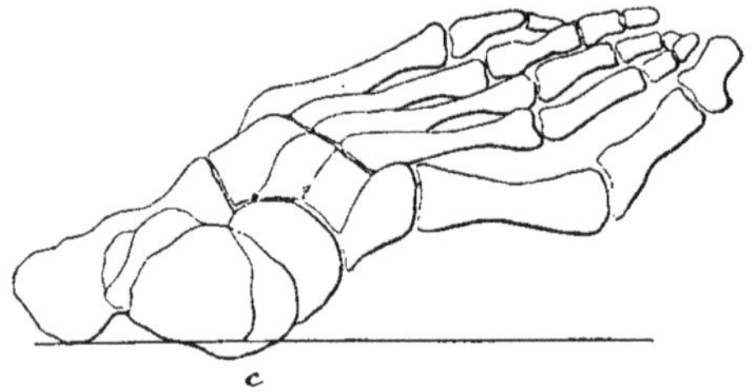


Fig. 694. — Contours d'un pied plat, en adduction au niveau du métatarse. — Vue d'en haut.

La partie interne de la tête astragalienne c, forme le point le plus saillant en dedans.

En raison de cette adduction, le pied est raccourci, surtout au niveau du bord interne.

Lorenz pense que cette adduction est due en grande partie à la contracture des muscles plantaires et à la rétraction de l'aponévrose plantaire.

En résumé, tous les examens anatomo-pathologiques (Gosselin, Lorenz, etc.) démontrent l'existence de lésions profondes, de déformations du tissu osseux, d'arthrites de plusieurs articulations du tarse. Ces lésions osseuses et articulaires seraient *primitives* pour certains auteurs, *consécutives* pour d'autres.

A une certaine période de la maladie, les ligaments sont profondément altérés, les muscles de la partie externe de la jambe sont rétractés et atrophiés.

**Physiologie pathologique. Pathogénie.** — Un grand nombre de théories ont été proposées pour expliquer la pathogénie et la symptomatologie du pied plat valgus douloureux.

*A*. Théorie musculaire. — Les auteurs apprécient différemment le rôle des muscles dans la tarsalgie; les uns admettent la *contracture*, les autres la *paralysie*.

J. Guérin et Bonnet pensent qu'il s'agit d'une *contracture primitive des péroniers*.

Nélaton admet d'abord que cette affection, qu'il appelle *crampe du pied*, et qu'il compare à la crampe des écrivains, est due à la contraction douloureuse des péroniers et des extenseurs; plus tard il se range à la théorie de Duchenne (de Boulogne) qui regarde l'*impotence fonctionnelle du muscle long péronier latéral* comme la cause initiale de la difformité.

D'après Duchenne (de Boulogne), la voûte plantaire est la base de sustentation du membre inférieur; le pilier postérieur de cette voûte est constitué par la tubérosité calcanéenne (*talon postérieur*) et son pilier antérieur, principalement par la tête du premier métatarsien (*talon antérieur*). Le long péronier est le seul muscle qui maintienne solidement abaissée la tête du premier métatarsien et les autres os (le premier cunéiforme et le scaphoïde) qui concourent à former la moitié antérieure de la voûte plantaire, dont il est le ligament actif.

Lorsque le pied est posé à plat sur le sol, le corps repose sur les deux piliers de la voûte plantaire; mais dans la station sur la pointe du pied, dans le saut, etc., le pilier antérieur supporte seul le poids du corps.

Dès que le long péronier est paralysé, le premier métatarsien s'élève progressivement, entraînant après lui le premier cunéiforme et le scaphoïde, de telle sorte que la courbe de la voûte plantaire diminue peu à peu et finit par disparaître complètement; le pied devient *plat*.

Si on examine alors la face plantaire, on remarque que sa moitié antérieure regarde en dedans, c'est-à-dire que le pied est varus dans sa moitié antérieure. Il en résulte que le pied ne peut pas poser à plat sur un plan horizontal, et que dans la station debout, la partie antérieure ne touche le sol que par son bord externe. En vain le malade essaye-t-il d'abaisser la tête de son premier métatarsien, alors qu'il a perdu la faculté de contracter son long péronier; en vain lui voit-on fléchir instinctivement son gros orteil par la contraction énergique de son adducteur et de son court fléchisseur, afin de trouver un point d'appui sur le bord interne de son avant-pied; la saillie sous-métatarsienne reste élevée et ne peut toucher le sol.

Au bout d'un certain temps, à la suite de fatigues, il se produit des douleurs, en avant et au dessous de la malléole externe; le pied tourne en dehors, il devient *valgus douloureux*.

Le faux point d'appui sur le bord externe de l'avant-pied est, d'après Duchenne, la cause des accidents de la seconde période du pied plat valgus. L'avant-pied n'appuyant que sur son bord externe, le poids du corps fait tourner l'articulation calcanéo-astragalienne dans le sens de l'abduction; le jambier postérieur ne peut s'opposer constamment à ce mouvement. De là des entorses et des pressions répétées au niveau de l'articulation calcanéo-astragalienne, qui expliquent les douleurs notées en avant et en dehors de la malléole externe, et la contracture réflexe des muscles voisins, court péronier latéral et long extenseur des orteils, qui maintiennent alors d'une manière continue et exagérée le valgus pied plat.

Les ligaments se rétractent dans un sens et s'allongent dans le sens opposé; les surfaces articulaires s'altèrent.

D'après Chaput, le valgus se produit sous l'influence d'un seul facteur, l'insuffisance du long péronier latéral ou du jambier postérieur.

Toutes les déformations ultérieures s'expliquent par les rapports anormaux que contracte l'astragale, dont la tête est abaissée, par suite de l'insuffisance les ligaments actifs de la plante.

D'après nos observations, nous admettons que la théorie de Duchenne est exacte pour un assez grand nombre de cas.

*B*. Théorie articulaire. — *Théorie de Gosselin.* — Gosselin, en 1865, propose de donner à la maladie le nom de *tarsalgie des adolescents*.

Pour cet auteur et ses élèves, Cabot (1866), Froustey (1873), Piquard (1887), l'affection, décrite sous le nom de valgus douloureux, est une *variété d'ostéo-arthrite sèche de croissance*, principalement localisée dans l'articulation astragalo-calcanéenne.

L'ostéo-arthrite s'accompagne de contracture réflexe, amenant le renversement du pied en dehors.

*C.* Théorie osseuse. — *Théorie de Hueter.* — Hueter base sa théorie sur une étude approfondie des articulations du pied chez le nouveau-né et l'adulte.

Pour Hueter, le pied plat et le pied valgus sont intimement liés à *une croisssance irrégulière des os;* il y aurait accélération de croissance du côté qui ne supporte pas le poids du corps, et diminution du côté opposé.

D'après cet auteur, le pied plat acquis s'observe vers l'âge de dix à vingt ans, pendant la période de développement, sous l'influence de l'exagération des fonctions du pied. Il se produit alors une hypertrophie de certaines parties des os du tarse, qui provoque l'affaissement de la voûte plantaire.

Les déformations osseuses principales s'observent sur l'astragale, qui joue le rôle de clef de voûte.

Normalement, cet os a la forme d'un cône à base supérieure; dans le pied plat, il est augmenté de volume et présente la forme d'un cône à base inférieure. Sous l'influence d'une exagération dans les phénomènes de croissance, les lignes osseuses intra-capsulaires situées au côté interne du col de l'astragale, se développent beaucoup plus que dans le pied normal. Le col se trouve par conséquent allongé en dedans et en bas, tandis qu'en dehors la partie correspondant au scaphoïde se trouve arrêtée dans son développement. Normalement, chez l'adulte, le col de l'astragale est beaucoup plus long en dehors qu'en dedans. L'inverse se produit dans le valgus.

Comme preuve à l'appui, Hueter fait remarquer que l'espace recouvert de périoste et situé entre le bord supérieur de la surface articulaire de la tête astragalienne et le bord antérieur de la poulie, est beaucoup plus long que normalement et que, par conséquent, l'astragale est augmenté de volume.

Le ligament calcanéo-scaphoïdien est allongé et aminci; les articulations peuvent s'ankyloser; la contracture des muscles, et principalement des péroniers est consécutive aux lésions articulaires.

Un certain nombre d'objections basées sur des recherches anatomiques (Henke, A. Lorenz) ont été faites à la théorie de Hueter.

Si les bandelettes osseuses intra-capsulaires se formaient sur un pied normal, à la suite d'une exagération de croissance osseuse, elles ne devraient se retrouver que du côté des surfaces articulaires déchargées du poids du corps; or elles s'observent et du côté déchargé et du côté recevant les pesées du corps.

Un certain nombre de différences signalées par Hueter entre les os du pied chez le nouveau-né et chez l'adulte, sont inconstantes ou peu considérables.

Hueter n'a pas tenu compte, dans ses recherches, de l'absence de voûte plantaire chez le nouveau-né.

Un certain nombre de modifications dans la forme du pied s'observent chez l'enfant, avant qu'il n'ait marché, par le développement de l'apophyse calcanéenne postérieure.

Si les bandelettes osseuses intra-capsulaires étaient sur le pied plat l'expression d'une croissance exagérée et irrégulière, on devrait les trouver toutes élargies; or la facette astragalienne articulée avec les os de la jambe présente seule cet élargissement.

D'après Lorenz, les bandelettes osseuses intra-capsulaires sont détruites dans le pied plat, soit parce que les crêtes correspondantes s'émoussent, soit par l'extension des facettes articulaires sur ces bandelettes, soit enfin par un certain déplacement des insertions capsulaires.

Les hypertrophies osseuses, observées dans le pied plat, ne peuvent modifier très notablement la forme de la voûte plantaire; elles s'observent aussi du côté du pied qui ne supporte pas le poids du corps, à la suite de pressions anormales sur le périoste.

L'analogie entre les modifications osseuses que subit un pied normal pour devenir pied plat, et celles qui se produisent sur le pied d'un enfant qui va marcher, ne peut être soutenue; dans le premier cas, ces modifications déterminent l'effondrement de la voûte plantaire, dans le second cas, elles servent au contraire à former cette voûte (Lorenz).

*Théorie de Henke et de Busch.* — Henke admet avec Hueter que la saillie anormale située au bord interne du pied est bien la tête de l'astragale. Mais, d'après lui, cette saillie ne serait pas due à l'exagération anormale de la croissance, ni du col, ni de la partie interne de l'astragale. Pour lui, tout pied plat est précédé de pied valgus. Le poids du corps tend à produire la flexion dorsale du pied sur la jambe; cette action est contre-balancée par le triceps sural. Dans l'articulation astragalo-tarsienne, le poids du corps tend à déterminer le valgus, mais le muscle tibial postérieur empêche cette déviation. Les muscles de la plante sont destinés à maintenir la voûte.

Si le muscle jambier postérieur devient insuffisant, l'articulation astragalo-calcanéenne se mettra en abduction, et la tête de l'astragale, rejetée en dedans, ira former la saillie que l'on perçoit à la face interne.

Pendant que la tête de l'astragale s'abaisse sous l'influence du poids, le bord antérieur de la poulie s'abaisse aussi ; en d'autres termes, la flexion dorsale de l'articulation astragalo-calcanéo-tarsienne se trouve compensée par une flexion plantaire de l'articulation tibio-tarsienne. La partie postérieure de la poulie astragalienne vient se mettre en rapport avec la mortaise tibio-tarsienne, le ligament tibio-péronier se rétracte, et ces deux os deviennent moins mobiles l'un sur l'autre. Dans ces conditions, les os de la jambe affectent avec l'astragale les mêmes rapports que dans la flexion plantaire; aussi la partie antérieure de la poulie astragalienne cesse d'être en contact avec la mortaise tibio-péronière. Le revêtement cartilagineux s'érode peu à peu et se transforme en tissu conjonctif. Il résulte de là que la ligne d'insertion de la capsule articulaire sur la poulie astragalienne est reculée en arrière, et que, du même coup, le col de l'astragale se trouve allongé.

D'après Henke, cet allongement est beaucoup plus apparent que réel, et la longueur totale de l'astragale dans le pied plat ne dépasse pas la normale. Les autres articulations, sont aussi modifiées dans leurs formes, principalement à leur face dorsale. Le scaphoïde prend la forme d'un coin à base inférieure, les facettes correspondantes du calcanéum et du cuboïde s'émoussent, et la voûte plantaire s'affaisse de plus en plus, jusqu'à devenir convexe en bas.

La résorption des surfaces cartilagineuses peut amener l'ankylose, surtout lorsque les surfaces en contact sont soumises, en raison des douleurs, à une immobilité prolongée.

Busch, se basant sur ses recherches anatomo-pathologiques, admet la théorie de Henke et explique le développement du pied plat de la façon suivante :

Sous l'influence de marches exagérées, de stations prolongées, les muscles se fatiguent, la voûte n'est plus soutenue que par les ligaments qui, tiraillés à leur tour, permettent l'affaissement. Cet aplatissement de la voûte plantaire a pour conséquence des modifications importantes. Les ligaments de la concavité sont distendus ; les surfaces articulaires changent de forme; les surfaces qui normalement étaient en contact, se disjoignent et s'érodent; de nouvelles surfaces, primitivement non articulaires, se mettent en contact, et leur revêtement de périostique qu'il était, devient peu à peu cartilagineux. Ces altérations sont la cause de douleurs, de gonflements osseux et de contracture réflexe de certains groupes de muscles.

*Théorie de Reissmann.* — D'après cet auteur, le pied plat n'est pas une difformité osseuse, mais simplement un vice de conformation particulier, congénital; on naît avec un pied plat, comme avec une déviation de la cloison du nez. Le pied plat valgus se produit à la suite de contractures des fléchisseurs dorsaux. Dans la station et la marche, les fléchisseurs plantaires ont le travail le plus important à accomplir. Quand ces muscles se fatiguent, ils deviennent insuffisants. Comme ces muscles, à l'exception du tibial antérieur, sont supinateurs du pied, leurs antagonistes (fléchisseurs dorsaux) se contracturent. La contracture de ces muscles amène le raccourcissement des péroniers et la position du pied en abduction.

Cette théorie, justement combattue par Volkmann et Lorenz, ne saurait être admise, elle ne peut s'appliquer qu'à une phase de développement du pied plat.

*Théorie de Lorenz.* — Pour A. Lorenz, le pied normal est constitué par deux voûtes, l'une *interne* repose sur l'autre *externe*.

La *voûte plantaire externe* est formée par la disposition spéciale du calcanéum, du cuboïde et des deux derniers métatarsiens. Elle est très solide et repose sur le sol par la grande apophyse du calcanéum et les têtes des métatarsiens. Son sommet se trouve au niveau de l'articulation calcanéo-cuboïdienne.

La *voûte plantaire interne* est constituée par la série des trois premiers métatarsiens et la réunion des cunéiformes, du scaphoïde et de l'astragale. Par son extrémité antérieure, c'est-à-dire la tête des métatarsiens, elle repose sur le sol ; par son extrémité postérieure, c'est-à-dire par l'astragale, elle appuie sur la voûte plantaire externe, de telle sorte que la tête astragalienne se trouve dans un même plan transversal avec le sommet de la voûte externe, tandis que le corps de l'astragale repose, en arrière de ce sommet, sur la partie postérieure de la voûte externe.

D'après Lorenz, la conservation de la voûte plantaire externe est maintenue par trois facteurs :

1° Par la forme et la solidité des os, principalement ceux de l'articulation calcanéo-cuboïdienne;

2° Par la résistance et la tension des ligaments plantaires et de l'aponévrose plantaire;

3° Par l'action des muscles fléchisseurs. Les muscles dont les tendons passent derrière la malléole interne, et particulièrement le jambier postérieur, ne peuvent agir en aucune façon pour la conservation de la voûte plantaire externe.

La voûte externe supporte donc tout le poids du corps par l'intermédiaire de l'astragale; la voûte plantaire interne n'a pas à supporter de pression directe, pression qu'elle ne pourrait du reste soutenir en raison du nombre et du peu de fixité de ses articulations.

La réunion des deux voûtes du pied dans l'articulation astragalo-calcanéenne est mobile; au moment où une pression s'exerce de haut en bas, cette articulation devient fixe par suite d'un glissement de la voûte interne sur l'externe qui continue jusqu'à ce qu'un obstacle s'y oppose; la voûte plantaire s'aplatit sous l'influence de la pression agissant sur la facette articulaire latérale du calcanéum et par la contre-pression du sol venant relever les points d'appui de cette voûte.

S'il survient, à la suite d'une pression exagérée, une atrophie des bords osseux de la face dorsale du calcanéum et du cuboïde et un allongement du grand ligament plantaire calcanéo-cuboïdien, la voûte externe s'abaisse et entraîne consécutivement un affaissement de la voûte interne.

Le scaphoïde, entièrement dépendant du calcanéum par les forts ligaments calcanéo-scaphoïdiens, suit le mouvement de la voûte externe et s'abaisse jusqu'à toucher le sol par sa tubérosité.

Les rapports de l'astragale avec le scaphoïde sont peu modifiés, mais ceux de l'astragale et de la mortaise tibio-péronière sont notablement changés.

L'astragale subit un mouvement de rotation autour d'un axe oblique et se place en flexion plantaire sur la jambe.

*Théorie de H. v. Meyer.* — Pour H. v. Meyer, la difformité résulte d'un mouvement de rotation de l'astragale, conséquence de la station prolongée, des marches forcées, de la surcharge de l'astragale, brusque et rapide, ou lente et continue, et de l'action d'une pression exagérée sur le dos du pied par une chaussure défectueuse, dont la semelle présenterait une convexité à sommet médian, au lieu d'une voûte se moulant sur celle du pied, et par conséquent à sommet interne. Il s'oppose surtout à la théorie de l'effondrement de la voûte.

Pour cet auteur, l'atrophie par compression et l'arrêt de développement des os encore en croissance, est la cause essentielle du pied plat. Il appuie son opinion sur les faits suivants : 1° le diamètre des os est diminué ; 2° le tissu fibreux n'est pas extensible ; 3° la longueur moyenne des ligaments sur un pied plat est sensiblement égale à celle que l'on constate pour un pied normal ; 4° les espaces interarticulaires ne sont pas béants du côté plantaire.

Tandis que Lorenz décrit deux voûtes plantaires, l'une interne et l'autre externe, H. v. Meyer n'admet qu'une seule voûte constituée par le calcanéum, le cuboïde, le troisième cunéiforme, le troisième métatarsien et le tendon moyen du fléchisseur plantaire. La voûte plantaire est maintenue par les ligaments et surtout par les os. Les tendons latéraux sont destinés à supporter les charges pesant obliquement et à empêcher la voûte plantaire de tourner.

Si, à un certain moment, la charge devient trop forte ou la résistance trop faible, il y aura affaissement de la voûte ; en d'autres termes, si le degré de tension des ligaments est dépassé, si la résistance des os à la compression est vaincue, il se produira dans la position réciproque de chacun des éléments de la voûte des modifications telles que l'aplatissement s'en suivra. La tension des ligaments agit du côté plantaire, la résistance des os du côté dorsal ; la première force vaincue, les ligaments se distendent ; la seconde surmontée, le diamètre des os diminue dans le sens de la pression. Comme conséquence de l'aplatissement de la voûte, l'astragale qui était supporté par elle, lui transmettant en même temps le poids du corps par l'intermédiaire du calcanéum, s'affaisse aussi et subit un mouvement de rotation en dedans ; le valgus se produit.

*D.* Théorie ligamenteuse. — *Théorie de Le Fort, Tillaux, R. Whitman.* — L. Le Fort et Tillaux admettent qu'il existe chez certains sujets une faiblesse particulière des ligaments plantaires, principalement du ligament en Y (Le Fort). Sous l'influence d'une surcharge et du surmenage, ces ligaments ne peuvent résister et se distendent; le scaphoïde tourne un peu sur l'astragale, son apophyse devient plus saillante, et la voûte du pied s'affaisse. Il survient au bout d'un certain temps de l'arthrite; l'allongement des ligaments s'accentue, les douleurs, d'abord intermittentes, deviennent continues.

La voûte du pied n'étant plus maintenue par les ligaments, le malade cherche à remplacer l'action de ces derniers en contractant ses muscles.

Pour Tillaux, l'arthrite est consécutive aux déplacements osseux qui surviennent à la suite des distensions ligamenteuses.

A l'appui de sa théorie, L. Le Fort fait remarquer que la tarsalgie s'observe surtout chez les sujets soumis à des marches forcées ou à des stations prolongées, domestiques, garçons d'hôtel, garçons de café, marchands de vin, épiciers.

La chaussure contribuerait pour une grande part au développement de la maladie. Les souliers découverts, sans talons ni cambrure, à semelle mince, les pantoufles dont sont chaussés généralement les sujets cités plus haut, seraient d'après L. Le Fort, une cause très efficace de l'affection.

D'après Royal Whitman, le pied plat valgus douloureux est la conséquence de la disproportion entre le poids que le pied est appelé à supporter et la force des muscles et des ligaments qui maintiennent sa forme. La voûte plantaire *surchargée* s'affaisse.

Il ressort de l'examen des théories précédentes que l'affaissement de la voûte plantaire est le phénomène initial et capital de la maladie. La déviation en valgus, la surcharge articulaire et osseuse, le déplacement de certains os de l'arrière-pied, les contractures douloureuses musculaires sont des éléments primitifs ou secondaires importants. Dans quelques cas, la difformité est d'origine primitivement musculaire et sous la dépendance de l'impotence du long péronier latéral.

Nous appuyant sur l'examen de ces théories et sur l'observation attentive de nombreux cas de pieds plats valgus douloureux, nous admettons deux formes de cette affection :

1° La plus commune, dans laquelle le pied plat se forme *mécaniquement, par surcharge*, à la suite de la fatigue et du surmenage. Les ligaments du pied, surtout chez les sujets prédisposés, sous l'influence de la surcharge du pied, se distendent. La voûte plantaire s'affaisse peu à peu en dehors et surtout en dedans; la tête de l'astragale se déplace et tourne. Le pied s'aplatit, devient douloureux. Les muscles se contractent, principalement ceux animés par le poplité externe, et exagèrent la position en abduction du pied, qui s'est produite au moment de l'affaissement de la voûte plantaire. Les surfaces articulaires et osseuses s'altèrent et se déforment de plus en plus.

2° La *forme paralytique*, décrite par Duchenne (de Boulogne), le valgus par impotence du long péronier latéral, qui se rencontre dans un certain nombre de faits cliniques bien observés.

Si cette théorie ne peut s'appliquer à *tous* les cas de valgus douloureux, elle nous paraît absolument exacte pour quelques observations.

L'affaissement de la voûte plantaire est primitivement produit par la paralysie du long péronier latéral. La part de ce muscle dans la production du pied plat valgus douloureux, bien qu'exagérée par Duchenne (de Boulogne), est incontestable dans certaines formes de la maladie. Consécutivement à cette paralysie, le valgus se montre bientôt, puis la distension des ligaments, les altérations osseuses et enfin la contracture réflexe de quelques groupes musculaires isolés.

A une certaine période de la maladie, la distinction entre les deux formes de valgus douloureux est difficile ; les contractures, les rétractions musculaires, les déformations, les douleurs osseuses sont les mêmes. Au début, les symptômes diffèrent, aussi avons-nous séparé la description des deux formes dans notre symptomatologie (voir p. 806 à 810).

**Diagnostic.** — L'affection désignée sous le nom de pied plat valgus douloureux forme un ensemble complexe, d'un diagnostic difficile. Il existe en effet un certain nombre d'affections douloureuses du pied (*tarsalgies*), qui peuvent être confondues avec elle. Il faudra rechercher avec soin l'existence du rhumatisme, de l'ostéite, de quelque nature qu'elle soit et pouvant s'accompagner de contractures réflexes et de position en valgus du pied. La douleur limitée dans une région osseuse bien définie, l'absence d'intermittence dans les symptômes, l'apparition rapide de l'œdème et du gonflement, serviront à établir le diagnostic.

Le pied plat *congénital* se différencie du pied *plat valgus douloureux :*

Par l'absence ou l'effacement de la voûte plantaire, dès la naissance ;

Par un *valgus passif* pendant la station ou la marche ;

Par l'absence de douleurs ou de troubles fonctionnels.

Le *pied plat valgus*, non douloureux se caractérise par la forme spéciale du pied et par l'absence de douleurs.

Les symptômes indiqués (p. 809 et 810) permettront de reconnaître le pied plat valgus d'*origine paralytique.*

**Traitement.** — Le traitement du pied plat valgus varie suivant les formes de la maladie.

Dans le valgus *congénital*, on suivra les mêmes règles que pour

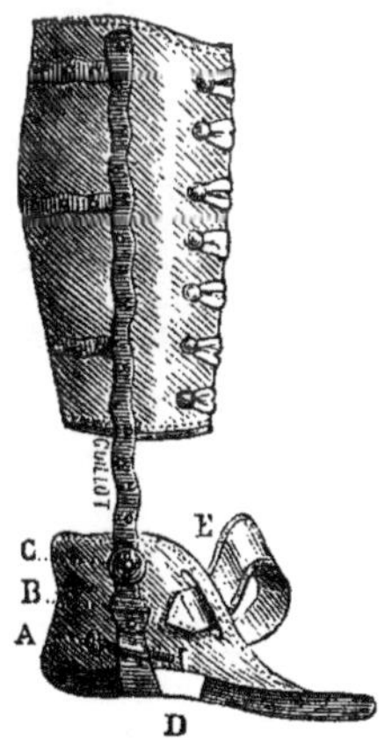


Fig. 695. — Appareil de Panas pour le pied plat valgus.

le varus : manipulations, sections tendineuses du long et court péronier latéral, etc.

Les appareils représentés (fig. 695 et fig. 696), recommandés par Panas et construits par Guillot donnent de bons résultats. Dans l'appareil de la figure 695, une charnière B, mue par une vis de pression, communique un mouvement de latéralité à l'étrier et permet de placer le pied en forte adduction.

L'appareil de la figure 696 se compose d'une sandale métallique, à articulation médio-tarsienne, et d'une attelle latérale externe, munie de deux embrasses. Cette attelle, fixée à la talonnette de la sandale, est articulée à sa partie inférieure par trois brisures mobiles qui permettent : 1° le jeu de l'articulation tibio-tarsienne ; 2 l'élévation du bord interne du pied; 3° l'entraînement de l'avant-pied en dedans. A la région métatarsienne de la

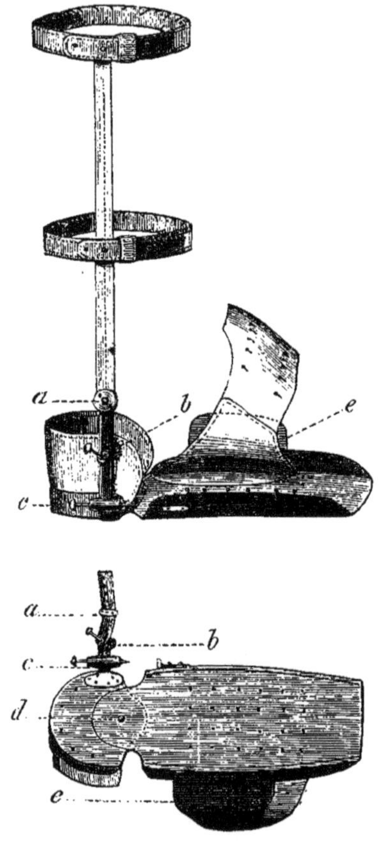


Fig. 696. — Appareil de Panas pour le pied plat valgus.

*a*, articulation tibio-tarsienne ; — *b*, charnière et vis à levier pour l'élévation du bord interne du pied ; — *c*, vis qui sert à renvoyer l'avant-pied en dedans ; — *d*, articulation médio-tarsienne ; — *e*, coussin et courroie fixés au bord interne de la semelle et servant à relever la voûte plantaire.

sandale, au niveau de l'arcade plantaire, est fixé un coussin destiné à soulever et à étayer cette dernière ; une guêtre et une courroie de cou-de-pied fixent le pied dans l'appareil.

L'appareil d'Adams sera souvent utile. Dans cet appareil, une attelle en métal, légère et bien rembourrée, est fixée sur le côté interne de la jambe. A l'extrémité inférieure de cette attelle vient s'adapter un levier formant ressort et correspondant au bord interne du pied. Un coussinet adapté sur le pied, au niveau du scaphoïde, repousse cet os en haut et en dehors, et une embrasse, entourant les orteils, s'attache sur le levier par ses deux extrémités.

Dans les formes de pied *plat congénital* ou de *pied plat valgus non douloureux*, dans les formes *paralytiques*, on se servira des moyens thérapeutiques indiqués plus loin, page 831.

Dans le pied plat valgus *rachitique*, on devra recommander le traitement spécial de la diathèse.

Dans quelques cas, les *appareils orthopédiques* ou des *chaussures spéciales* suffiront.

Il faudra souvent pratiquer le *redressement manuel* du pied plat, avec ou sans chloroforme, et l'*immobilisation consécutive*. Levrat recommande, après le redressement, de disposer l'appareil plâtré de façon à permettre la faradisation localisée du long péronier latéral.

L'incurvation du tibia et du fémur ayant une influence manifeste sur la production du pied plat, on devra agir de ce côté et tenter le redressement des os par l'*ostéoclasie* ou l'*ostéotomie*.

Le traitement du *pied plat valgus douloureux* variera suivant la période de la maladie.

Le traitement des premières périodes du pied plat valgus douloureux a une importance capitale; l'affection, convenablement soignée au début, pouvant guérir d'une façon complète et durable.

*Première période.* — Lorsqu'il n'existe que quelques douleurs, et une déformation peu prononcée, lorsque les contractures musculaires sont intermittentes, on obtiendra de bons résultats par l'emploi de quelques moyens simples.

Il faudra recommander d'éviter les marches forcées, les professions qui exigent des stations prolongées debout.

Bouvier et Le Fort, dans le but de soutenir et de rétablir la voûte plantaire, ont conseillé de placer dans la chaussure une semelle de liège plus épaisse au centre et au niveau du bord interne et allant se terminer en mourant en avant, en arrière et sur le bord externe (fig. 697). Quand on a trouvé le degré d'épaisseur suffisant pour que la marche soit facile et non douloureuse, on fait une bottine spéciale, dans la semelle de laquelle est encastrée une lame d'acier qui a une courbure égale à la convexité de la semelle de liège.

On peut aussi se servir d'une mince plaque d'acier légèrement flexible, en forme d'arc, qui s'étend de la saillie postérieure du gros orteil à la surface de la partie interne du pied, située en avant du

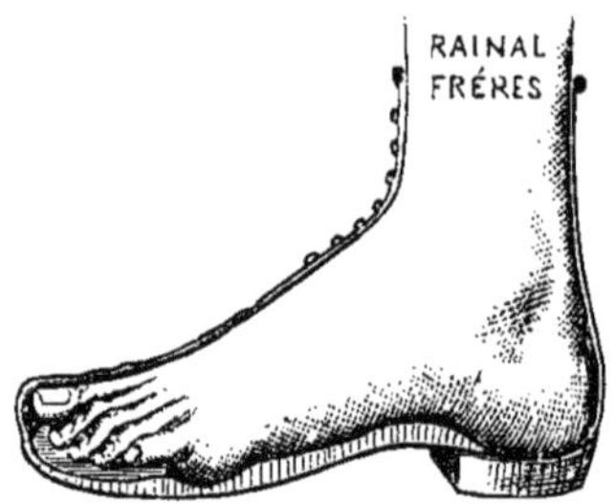


Fig. 697.

talon (fig. 698). Cette plaque, formant ressort, est fixée en arrière au talon, son extrémité antérieure est libre; lorsque le sujet marche, elle se lève et s'abaisse. Elle recouvre la plante du pied jusqu'au voisinage de la malléole interne, et en dehors jusqu'au

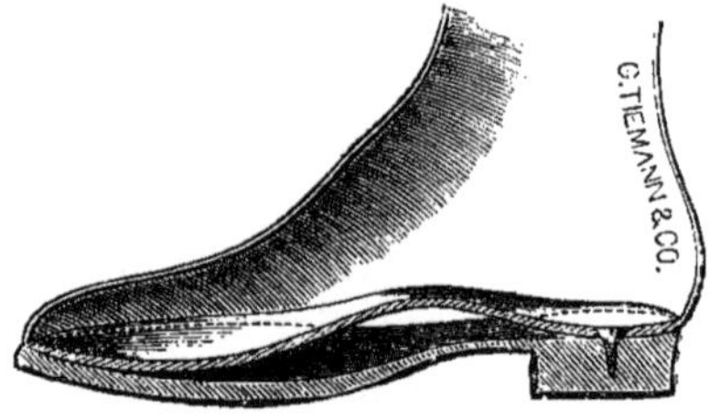


Fig. 698.

cinquième métatarsien; elle relève le scaphoïde et reconstitue ainsi la plante du pied (Thorens, Walsham).

R. Whitman recommande une pièce d'acier triangulaire, épaisse, non flexible, martelée sur un moule en fer, fait d'après le moule en plâtre du pied plat. Cette pièce a son point d'appui d'un côté sur le talon, de l'autre sur la région des articulations métatarso-phalangiennes internes (fig. 699 et 700). Sydney Roberts conseille de semblables semelles en acier.

H.-O. Thomas (de Liverpool) et B. Roth préfèrent aux bourrelets en liège ou en feutre, placés au côté interne du pied, une surélévation de la semelle et du talon au côté interne du pied, obligeant le sujet à marcher en adduction. Cette disposition a pour avantage de diminuer la pression du poids du corps sur la convexité du tarse et de placer le pied en adduction.

Lorenz, s'appuyant sur sa théorie (p. 823), recommande une

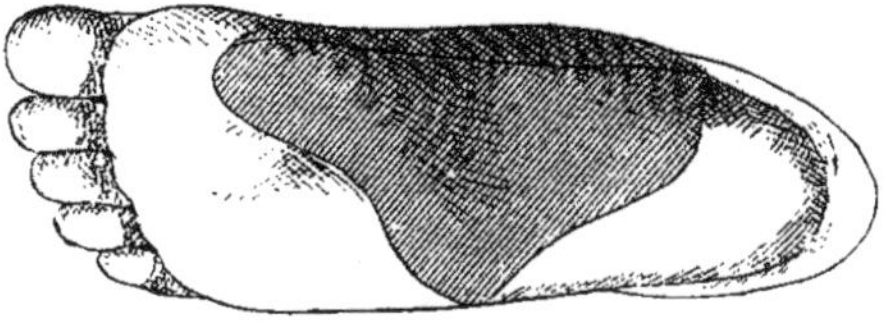

Fig. 699.

disposition spéciale de la chaussure qui maintient le pied plat dans une légère supination et empêche l'effondrement de la voûte plantaire.

Il réalise la première condition en plaçant dans la chaussure

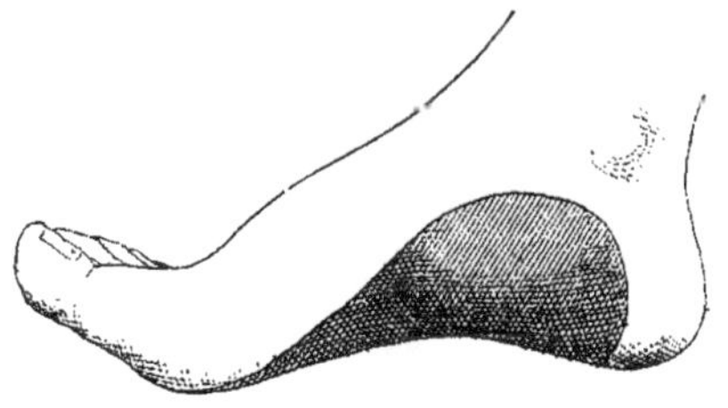

Fig. 700.

une semelle surélevée en dedans, par conséquent inclinée de dedans en dehors, s'étendant *à toute* la face plantaire, de la pointe du pied à la face postérieure du talon.

Il maintient la voûte plantaire qui est sous la dépendance de l'arc plantaire externe, formé par l'articulation calcanéo-cuboïdienne en bonne position, en recommandant un talon assez haut, large, s'étendant jusqu'à cette articulation.

Ce talon est incliné d'avant en arrière : la grande apophyse du calcanéum est ainsi située plus bas que son col, et l'arc plantaire externe est conservé.

On a aussi proposé différents appareils orthopédiques destinés à relever la voûte plantaire; quelques-uns agissent par des tractions élastiques (Duchenne, Barwell, L.-A. Sayre (fig. 701).

H. v. Meyer préconise la disposition suivante de la chaussure :

Le talon du soulier doit avoir seulement trois ou quatre centimètres de haut, être large et s'avancer le plus possible vers la pointe du pied. Le calcanéum et l'astragale se trouvent ainsi élevés au-dessus du sol, dans une position horizontale, et l'avant-pied est obligé de s'incliner pour que les orteils arrivent à toucher le sol. Dans la partie talonnière de la semelle, on creusera une excavation d'un centimètre environ, plus profonde en dedans qu'en dehors. Cette disposition a pour but de remédier à l'abduction du calcanéum. Une coupe spéciale de la semelle plus épaisse en

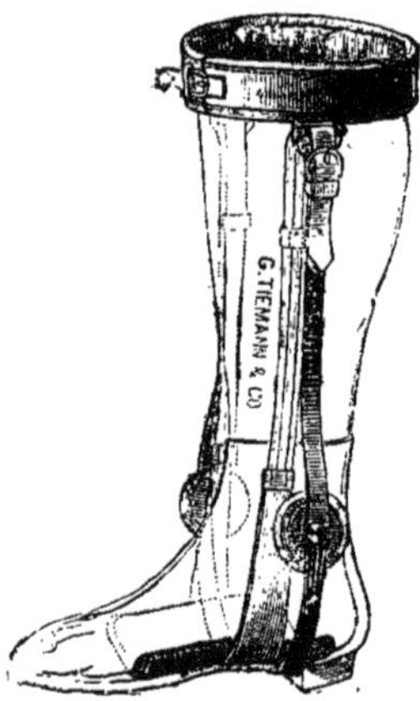


Fig. 701. — Appareil de Sayre pour le pied plat valgus douloureux.

dedans permet de mettre le pied en adduction, ainsi que l'a conseillé Roser.

On utilisera, dans quelques cas, les appareils des pages 828 et 829 représentés par les figures. 695 et 696.

Les appareils orthopédiques rendent quelques services au début de la maladie; chez les sujets jeunes, ils contribuent à éviter le valgus prononcé, qu'il importe de corriger de très bonne heure, les tiraillements douloureux des tendons et des ligaments. Ils sont inefficaces et gênent la marche, lorsque la contracture musculaire a donné au pied une attitude vicieuse permanente.

On pourra encore recommander à cette période les moyens thérapeutiques destinés à fortifier les muscles, et particulièrement les *douches froides* quotidiennes sur le pied (Fisher).

L'*électricité* convient dans les formes de la maladie où il existe de la paralysie ou de l'atrophie des muscles. Il faut en général agir sur le long péronier latéral, dans quelques cas sur le jambier postérieur.

Duchenne (de Boulogne) cite plusieurs observations de tarsalgie par impotence fonctionnelle des muscles, guéries au moyen de l'électricité seule.

Le *massage* et les *exercices gymnastiques*, destinés à tonifier les muscles de la jambe et du pied, ont été préconisés par B. Roth, Mosengeil, A. Landerer, Ellis, A. Lane, R. Uhstnau. A. Landerer fortifie par le massage tous les muscles qui contribuent à maintenir l'intégrité de la voûte plantaire, principalement le jambier postérieur, le triceps et les petits muscles de la plante du pied. Il pratique des percussions vigoureuses, des pétrissages profonds, au côté interne du mollet, sur le muscle tibial postérieur, puis sur le triceps, et enfin sur les muscles de la plante du pied.

Landerer n'agit que sur les muscles de la jambe et ne masse pas le pied au niveau des points douloureux ; il a obtenu par cette méthode de remarquables guérisons.

Dans quelques cas, cet auteur recommande des massages au niveau du ligament calcanéo-scaphoïdien.

B. Roth conseille aussi le massage et les exercices quotidiens suivants :

1° Se tenir debout, les orteils en dedans, les talons en dehors, lever et abaisser les talons (à faire 4 fois). Le sujet se tient debout avec ou sans souliers, les orteils se touchant, les talons séparés de telle sorte que les pieds sont à angle droit, c'est-à-dire avec rotation interne des membres inférieurs; il doit alors lever et abaisser lentement les talons pendant qu'il dirige le plus possible en dehors les articulations tibio-tarsiennes.

2° S'asseoir, le pied en circumduction interne (4 fois).

Le sujet, assis sur un siège, le dos soutenu, les genoux étendus, place successivement le pied en circumduction en bas, en dedans, en haut et en dehors, tandis que les orteils sont constamment dirigés en dedans; les genoux et les hanches doivent rester parfaitement immobiles. La jambe repose sur un petit coussin placé juste au dessous du tendon d'Achille, afin de laisser le pied libre.

3° S'asseoir, mettre le pied en adduction (le chirurgien résistant), puis en abduction (le malade résistant), (20 fois).

Le sujet est placé dans la position précédente, le chirurgien fixe les jambes juste au-dessous des malléoles avec une main, tandis que l'autre exerce une résistance graduelle aux efforts du malade qui cherche à placer son pied dans l'adduction et la rotation. En exécutant l'adduction, le sujet s'efforce de maintenir le pied dans cette position tandis qu'il cède peu à peu à la pression de la main du chirurgien qui appuie doucement sur le dos du pied.

B. Roth fait souvent marcher le sujet sur les bords externes du pied, les faces plantaires dirigées en dedans et en avant. Les malades atteints de pied plat prennent souvent d'eux-mêmes cette position, qui soulage les ligaments tiraillés et surmenés, lorsque le tarse est déplacé.

Il considère aussi comme un des meilleurs exercices, la marche sur l'extrémité des orteils, le talon moyennement élevé pendant une cinquantaine de pas, plusieurs fois par jour.

Sous l'influence de ce traitement, les douleurs disparaissent bientôt, mais la cure totale, pour des pieds plats assez prononcés, n'est en général obtenue qu'au bout d'un an.

Dans les cas avec contractures musculaires douloureuses, *passagères*, on fera des *pulvérisations d'éther* au niveau des muscles contracturés (Verneuil).

A. Lorenz a conseillé des injections d'une solution de *chlorhydrate de cocaïne* à 5 p. 100, à la dose de 0,025 à 0,05 centigrammes dans l'articulation astragalo-scaphoïdienne. Les contractures cessent rapidement; au bout de dix minutes le pied peut être maintenu facilement dans une gouttière plâtrée. Nous avons souvent employé, avec de très bons résultats, cette méthode, qui ne réussit qu'à la première période du valgus douloureux, *lorsque la contracture n'est pas encore permanente.*

*Les pulvérisations de chlorure de méthyle*, au niveau des points douloureux, nous ont donné d'aussi bons résultats que les injections sous-cutanées de cocaïne.

*Deuxième période.* — Lorsqu'il existe des douleurs vives, du valgus prononcé et de la contracture musculaire permanente, on doit à l'exemple de Gosselin recommander le repos, la révulsion locale et la compression ouatée.

Le pied étant ramené à sa position naturelle par des manipulations locales, on l'immobilisera dans un appareil silicaté ou plâtré. On maintiendra ensuite la réduction au moyen d'appareils orthopédiques.

La *ténotomie* pourra exceptionnellement être pratiquée sur les tendons contracturés du court péronier ou du jambier postérieur (Bonnet, J. Guérin, Nélaton, Richet, Barwell).

Duchenne a démontré que la section de ces tendons en arrière et au-dessus de la malléole peut, par suite des adhérences consécutives, produire une paralysie souvent incurable du long péronier latéral Il conseille de toujours respecter ce tendon et de couper le court péronier au niveau de son attache au cinquième métatarsien. Richet, pour ces motifs, pratique la section du long péronier au-dessus de sa gaîne fibreuse.

*Troisième période.* — Lorsque les déformations osseuses, souvent accompagnées d'ankyloses, et les contractures musculaires sont permanentes et très prononcées, on devra tenter le *redressement forcé* sous le chloroforme, avec *immobilisation* dans une gouttière plâtrée après la réduction. Nous avons souvent employé cet excellent procédé.

Dans quelques cas désespérés, avec rétractions musculaires, déformations osseuses et articulaires très prononcées, ayant résisté à l'immobilisation, au redressement forcé et à l'emploi des divers appareils orthopédiques, on pratiquera des *opérations sanglantes* portant sur le squelette du pied, ainsi qu'on l'a récemment recommandé.

Golding Bird, le premier, en 1878, a pratiqué une opération sanglante pour un pied plat invétéré. Bennett et Stokes ont conseillé l'*ostéotomie cunéiforme* de l'astragale; Vogt, Margary, Morgan, Weinlechner sont partisans de l'*extirpation de l'astragale*. Ogston, en 1884, a proposé *l'enchevillement de l'articulation astragalo-scaphoïdienne,* qu'il a pratiquée un très grand nombre de fois.

Glück, dans un cas de pied valgus douloureux, enleva une partie de l'astragale et du scaphoïde et fit la réunion des deux surfaces osseuses.

Ces opérations décrites, à tort, sous le nom d'arthrodèses (voir p. 157), sont de véritables résections avec soudure osseuse consécutive.

Richard Davy et Golding Bird préfèrent agir sur le scaphoïde avec ou sans extirpation de la tête de l'astragale. Golding Bird, dans le but de rétablir la voûte plantaire et de supprimer les douleurs, conseille après l'ablation du scaphoïde, la section sous-cutanée de tout le tarse.

Trendelenburg, E. Hahn, Willy Meyer, Kümmer, ont pratiqué l'*ostéotomie sus-malléolaire* dans le but d'obliger les sujets à se tenir sur le bord externe du pied, le poids du corps étant ainsi transmis par l'intermédiaire du cuboïde au lieu de l'être par le scaphoïde.

Le manuel opératoire de ces diverses opérations diffère peu de celui indiqué pour la résection et l'extirpation des os du tarse dans le pied bot.

Stokes fait une incision sur la tête de l'astragale, le long du bord interne du pied, et une autre perpendiculaire à la précédente, un peu en arrière de l'articulation de Chopart et, relevant le lambeau, enlève un coin osseux, à base inférieure, du col et de la tête de l'astragale.

Dans l'opération d'Ogston (voir p. 161), qui a pour but de modifier les rapports pathologiques de l'astragale et du scaphoïde qui empêchent la réduction du pied dans sa position normale, la tête de l'astragale saillante et hypertrophiée, est mise à nu et réséquée. La face correspondante du scaphoïde est privée de ses cartilages et légèrement abrasée. Les deux os sont mis ensuite en contact et enchevillés ou mieux réunis par une simple suture métallique. Cette pratique simplifie beaucoup l'opération. La plaie opératoire est laissée ouverte, pansée avec de la gaze iodoformée, ou réunie. Le pied, dans une adduction forcée, est maintenu par une gouttière plâtrée.

Les indications de ces opérations *exceptionnelles* varient suivant les cas. Les interventions sanglantes ne sont justifiées que dans les cas de valgus douloureux mal soignés, dans lesquels les rétractions musculaires , les déformations osseuses et articulaires sont devenues permanentes et absolument réfractaires aux moyens ordinaires de traitement.

L'ostéotomie sus-malléolaire de Trendelenburg est irrationnelle et doit être rejetée dans presque tous les cas. Cette opération peut corriger le valgus, mais ne modifie pas l'affaissement de la voûte plantaire et ses conséquences (E. Hahn).

L'ablation de l'astragale (Vogt, Margary), s'adressant surtout à l'articulation tibio-tarsienne, creusera la plante du pied (Margary), mais ne modifiera pas suffisamment la difformité siégeant sur l'articulation astragalo-scaphoïdienne.

L'ablation du scaphoïde seul (Richard Davy, Golding Bird) ne corrigera pas assez la difformité dans les cas fréquents où l'astragale est subluxé.

La résection de la tête de l'astragale avec soudure de l'astragale et du scaphoïde par l'opération d'Ogston, paraît donc l'intervention la plus rationnelle et la plus souvent indiquée (Duplay, Kirmisson). L'ankylose osseuse astragalo-scaphoïdienne maintient le pied dans une position redressée, tout déplacement entre le scaphoïde et l'astragale est supprimé, l'affaissement de la voûte plantaire ne se reproduit plus.

Les diverses opérations pratiquées jusqu'à ce jour pour le pied plat valgus ont donné quelques bons résultats ; dans certains cas cependant, on a noté des récidives et un affaissement secondaire de la voûte plantaire. Si l'on veut assurer le succès complet et durable de l'opération et prévenir l'affaissement de la voûte plantaire, il est indispensable de combattre par l'électrisation l'impotence du long péronier latéral et des autres muscles destinés à maintenir la forme normale du pied, pendant la station et la marche (Duplay).

---

## PIED CREUX

(*Pes cavus; Hohlfuss.*)

*A.* Pied creux congénital. — Cette difformité, souvent héréditaire, caractérisée par l'exagération de la concavité de la voûte plantaire, avec augmentation de la saillie du cou-de-pied, paraît due à une mauvaise disposition primitive des ligaments et des os du tarse.

Certains sujets atteints de pied creux *congénital* marchent sans difficulté, quelques-uns accusent des douleurs au niveau du talon antérieur et postérieur.

Le *traitement* consiste à faire porter aux individus atteints de ce vice de conformation une semelle convexe en haut, à peu près moulée sur la concavité de la plante du pied, de façon à amener une répartition plus exacte de la pression.

*B.* Pied creux accidentel. — Nous avons déjà signalé les différentes formes de pied creux d'origine paralytique :

1° Variété résultant de la *contracture du long péronier latéral;*

2° Variété consécutive à la *paralysie* ou à l'*atrophie du triceps sural.* Dans ces cas on peut observer un pied *creux talus*, dont nous avons expliqué le mode de formation.

Lorsque les muscles qui meuvent l'avant-pied, sont restés intacts, celui-ci s'infléchit sans éprouver aucune torsion sur l'arrière-pied, et l'on a un pied *creux direct.* Si le péronier latéral est paralysé, les muscles jambier antérieur et long fléchisseur des orteils attirent le bord interne du pied en dedans, et il se forme alors un pied *creux varus.* Si le long péronier latéral reste actif, pendant que les deux muscles précédents sont paralysés, la plante du pied tourne en dehors, et l'on a un *pied creux valgus.* (Voir p. 803, fig. 685.)

W. Adams a fait voir que les pieds des femmes chinoises, déformées artificiellement, avaient une forme analogue à celle du *talus pied creux direct* (fig. 702). (Voir aussi p. 793, fig. 676.)

3° Variété de *pied creux équin*, différant de la véritable griffe pied creux, en ce que, pendant le repos du pied, il n'y a que peu ou point de griffe (fig. 703). (Voir p. 783, fig. 662.)

4° Dans une dernière variété, décrite par Duchenne, sous le

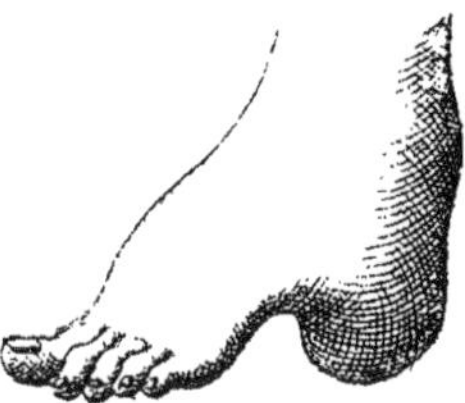

Fig. 702. — Talus pied creux direct.

nom de *griffe pied creux*, la déformation du pied est due à la paralysie des muscles interosseux, lombricaux et des muscles qui s'insèrent aux os sésamoïdes du gros orteil (court fléchisseur et adducteur du gros orteil) (fig. 704).

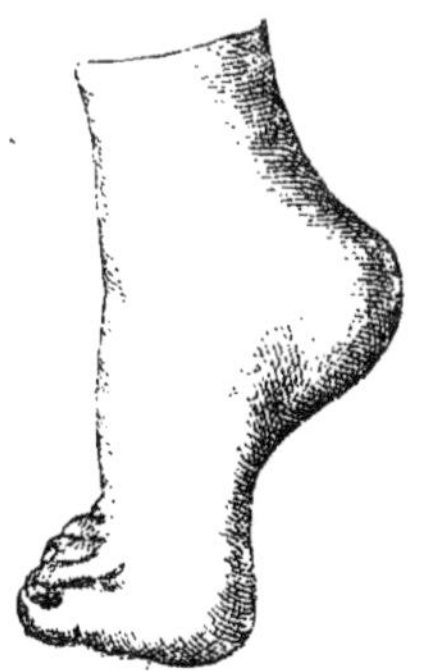

Fig. 703. — Griffe pied creux équin paralytique, d'après une photographie de notre collection.

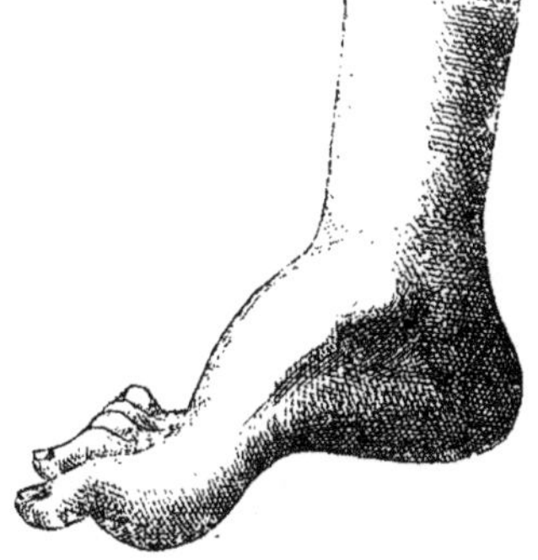

Fig. 704. — Griffe pied creux, d'après Duchenne (de Boulogne).

La griffe pied creux se complique souvent d'un certain degré d'équin varus.

Dans cette déformation, les troubles de la marche sont assez prononcés.

**Traitement.** — On pourra utiliser quelques-uns des appareils déjà décrits pour la cure du pied bot en général.

Les appareils spéciaux de Bigg (fig. 705 et 706), de Bauer, de Beely, se composent d'une botte avec semelle métallique; une pression assez forte peut être appliquée sur le dos du pied au moyen de lanières en cuir ou d'une double vis.

Beely a recommandé, dans le traitement du pied creux congénital, un appareil composé d'une semelle métallique sur laquelle le pied est fixé par des courroies qui entourent la face dorsale et

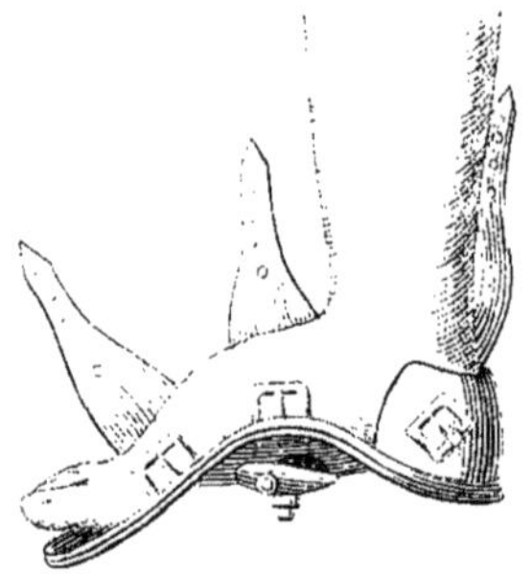

Fig. 705. — Appareil de Bigg, avant correction.

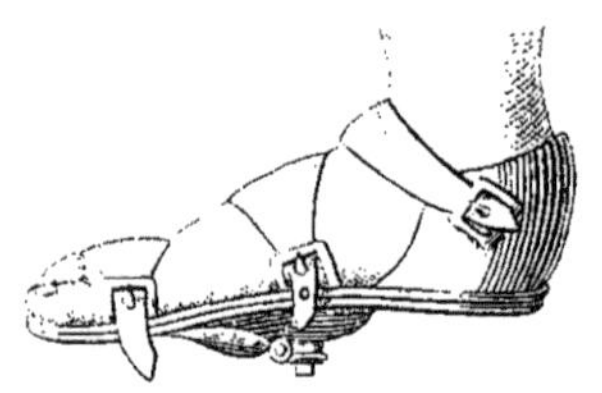

Fig. 706. — Le même, après correction du pied creux.

le cou-de-pied. Le redressement est obtenu au moyen de trois vis à clef, placées au niveau de la face plantaire, et qui agissent sur les courroies.

Les séances de redressement doivent être répétées plusieurs fois par jour.

On se sert plus tard d'un appareil plus simple constitué par une plaque métallique sur laquelle la face plantaire est appliquée par une large bande en caoutchouc.

Lorsque le pied creux est invétéré, avec rétraction de l'aponévrose plantaire et des tendons sous-jacents, on pratiquera avec avantage la *ténotomie* ou l'*aponévrotomie à ciel ouvert* (Schede).

Le redressement obtenu sera maintenu, soit avec l'appareil plâtré, soit avec l'appareil de Bigg, de Bauer ou de Beely.

# DIFFORMITÉS DES ORTEILS

## I. — DIFFORMITÉS CONGÉNITALES

Les difformités *congénitales* des orteils, *polydactylie*, *syndactylie*, *hypertrophie*, nécessitent rarement un traitement chirurgical ou orthopédique.

L'amputation des orteils *supplémentaires* ou *hypertrophiés* est indiquée lorsqu'il existe des troubles sérieux de la marche.

## II. — DIFFORMITÉS ACQUISES DES ORTEILS

Les déviations *acquises* des orteils peuvent se produire dans le *plan antéro-postérieur* ou *latéralement*.

### 1° Déviations des orteils dans le plan antéro-postérieur.

*a*. La *flexion des orteils*, quelquefois d'*origine congénitale* (Blum), relève ordinairement d'une *contracture traumatique* des fléchisseurs.

On se sert avec avantage dans ces cas de la bottine de Mellet, qui n'est qu'une semelle avec deux fentes latérales, dans lesquelles on fait passer deux bandes de flanelle destinées à maintenir les orteils déviés dans une extension continue.

Si la déviation est marquée ou ancienne, on pratiquera la ténotomie des tendons fléchisseurs (Delpech, Velpeau).

*b*. La *disposition des orteils en deux couches* est une difformité très fréquente, généralement attribuée à l'usage de chaussures trop étroites et trop courtes.

Brierre de Boismont, Blum, Nicoladoni, ont publié quelques observations de chevauchement congénital des orteils.

Broca a démontré que la disposition la plus fréquente était celle dans laquelle la couche dorsale est formée par les deuxième et quatrième orteils, la couche plantaire par les trois autres.

Plus rarement, un seul orteil, habituellement le deuxième, constitue à lui seul la couche dorsale.

*c.* D'autres déviations des orteils dans le plan *antéro-postérieur* ont été notées.

Fochier décrit dans la tarsalgie une déviation du gros orteil, avec flexion de la première et extension de la deuxième phalange.

Blum rapporte un cas de déviation du gros orteil, avec extension forcée de la deuxième phalange sur la première, à la suite de rétraction du tendon de l'extenseur propre du gros orteil.

*d.* ORTEIL EN MARTEAU. — Synonyme : *Orteil en Z*, *Orteil en cou de cygne*, *Orteil en griffe;* Allemand, *Hammerzehe;* Anglais, *Hammer-toe.*

L'orteil en marteau est caractérisé par la déformation en griffe d'un ou de plusieurs orteils. La première phalange est dans l'extension sur le métatarsien correspondant ; la phalangine est fléchie par rapport à la phalange; enfin la phalangette se trouve, soit dans l'axe de la phalangine, soit fléchie vers la plante, de façon à venir appuyer contre le sol par son bord libre, soit enfin portée dans une légère extension sur la phalangine (cou de cygne) (fig. 707 et 708).

Le tendon de l'extenseur fait une saillie notable sous la peau.

Le dos de l'orteil est constamment contusionné par le frottement des chaussures et, après un certain temps, on voit se développer un gros durillon dorsal, dans lequel se forme souvent une bourse muqueuse accidentelle, qui, en s'enflammant, peut devenir le point de départ d'accidents graves d'arthrite suppurée, décrits par Dubreuil sous le nom de *mal dorsal des orteils.*

Le durillon dorsal devient souvent le siège de douleurs atroces, par la compression des filets nerveux sous-jacents ; la marche est parfois rendue impossible.

Il n'est pas rare de rencontrer un second durillon au niveau de la pulpe de l'orteil, qui frotte contre le sol d'une manière permanente : ce durillon plantaire peut également devenir très douloureux.

L'articulation phalango-phalanginienne est ordinairement plus ou moins ankylosée, les autres articulations de l'orteil ont conservé leurs mouvements.

La première phalange présente une longueur démesurée. Elle peut acquérir trois ou quatre millimètres de plus que la phalange analogue du côté sain. D'après Ollier, cet allongement est dû à la difformité elle-même. Par le fait de la flexion permanente de la deuxième phalange, la première n'éprouve plus en avant la pression physiologique, et elle peut alors se développer librement dans ce sens.

L'orteil en marteau s'accompagne souvent de chevauchement des orteils et de disposition en couches plantaire et dorsale.

Dans cette variété de déformation (Liouville, E. Legée), les orteils sont disposés sur deux plans : l'un inférieur constitué par le premier, le troisième, le quatrième et le cinquième orteil; l'autre supérieur formé uniquement par le second qui s'élève de un à deux centimètres au-dessus des autres.

La première phalange du deuxième orteil est dans l'extension, les deux autres dans la flexion. Il existe un angle saillant au niveau de l'articulation de la première avec la deuxième.

A l'union de la deuxième phalange et de la première, le second orteil se coude pour se porter, par une inclinaison latérale en dedans, sur la racine du gros orteil et forme ainsi une sorte de crochet embrassant dans sa concavité la première phalange de ce dernier, sur laquelle il est placé comme à cheval. Le gros orteil est porté fortement en dehors en contact immédiat avec le troisième, remplissant ainsi l'espace que devrait occuper le second.

**Anatomie pathologique.** — Les figures 707 et 708 indiquent les principales lésions anatomiques observées dans l'orteil en marteau et représentent la position des os, des articulations et des tendons. Les articulations et les os sont peu altérés; les ligaments latéraux sont rétractés (S.-G. Shattock, W. Adams).

**Etiologie.** — L'orteil en marteau est une difformité assez commune, siégeant presque exclusivement sur le deuxième et le troisième orteil.

L'*hérédité* joue un rôle important dans cette affection ; les auteurs citent des familles, dans lesquelles l'orteil en marteau s'est reproduit pendant plusieurs générations avec une remarquable similitude ; la lésion est *héréditaire* et *congénitale*. Dans certains cas, le martellement n'apparaît qu'à un âge très avancé, et l'on doit alors admettre une prédisposition héréditaire et non une lésion réellement congénitale.

Diverses *théories* ont été émises pour expliquer l'orteil en marteau :

Boyer admettait une rétraction de l'extenseur, d'autres croyaient

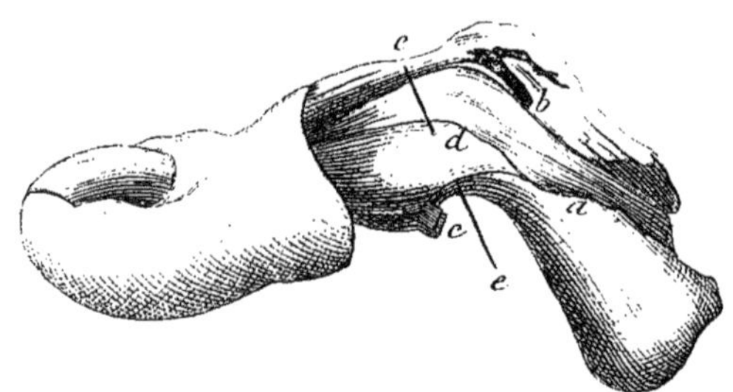


Fig. 707. — Orteil en marteau, d'après S.-G. Shattock.

*a*, expansion aponévrotique du tendon de l'extenseur ; *b*, bourse séreuse ; *c*, tendon du fléchisseur ; *d*, ligament latéral ; *ee*, stylet passé sous ce ligament.

à une contracture ou une rétraction du fléchisseur, des lombricaux.

D'après S.-G. Shattock et W. Adams, la position de l'orteil en

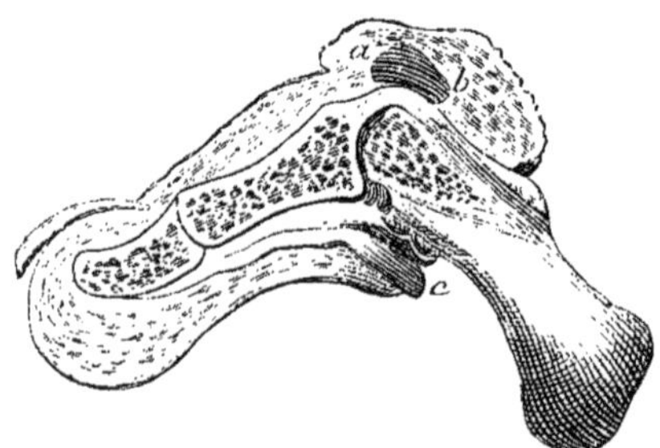


Fig. 708. — Orteil en marteau, d'après S.-G. Shattock. Position des os et des articulations.

*a*, insertion du tendon du long extenseur ; *b*, bourse séreuse ; *c*, tendon du fléchisseur.

marteau est uniquement due à la rétraction des ligaments latéraux (fig. 707, *d*). Après la section du tendon fléchisseur et de ses expansions aponévrotiques, la difformité persiste, maintenue par le ligament latéral rétracté (fig. 708).

D'après Blum, le martellement serait dû à l'atrophie des muscles interosseux dans les cas de chaussure trop étroite, qui produirait un rapprochement des métatarsiens et une atrophie consécutive des interrosseux.

Quelques auteurs rattachent cette difformité à une lésion osseuse, portant sur les épiphyses de la première ou de la deuxième phalange.

La théorie *fibreuse* a surtout été soutenue par Blum, qui admet que le plus souvent l'orteil en marteau acquis est consécutif à la rétraction et au raccourcissement de tous les tissus blancs périarticulaires ; le durillon dorsal, continuellement contusionné, irriterait les tissus voisins qui finiraient par se rétracter, en entraînant l'orteil dans une position vicieuse.

Malgaigne, Nélaton, Pétrequin, Tillaux et König adoptent la théorie *mécanique*. Ces auteurs font remarquer que l'orteil en marteau a pour siège ordinaire le deuxième orteil ; or celui-ci dépasse sur les pieds bien conformés le gros orteil. Si les sujets prédisposés à cette difformité se servent de chaussures trop courtes, qui repoussent l'orteil le plus long, on voit alors se développer peu à peu la déformation en marteau.

L'orteil en marteau succède quelquefois à la section des tendons extenseurs ou à des cicatrices à la face plantaire de l'orteil, accidentelles ou produites volontairement dans le but de se faire réformer du service militaire.

Debaussaux admet quatre variétés :

1° L'*orteil en marteau classique*, dû à la paralysie ou à l'atrophie des interosseux ; c'est un orteil en griffe ;

2° L'*orteil en Z*, dû à une contracture d'un faisceau isolé des interosseux dorsaux ou des lombricaux ;

3° L'*orteil en marteau par ankylose des phalanges ;*

4° L'*orteil en marteau par cicatrices vicieuses.*

**Traitement.** — Lorsque la difformité est légère et récente, les *manipulations* régulières, la *faradisation* des muscles dont la paralysie a pu amener la déviation, l'emploi d'un *brodequin orthopédique*, peuvent rendre de grands services.

Les *brodequins orthopédiques*, tels que celui de Mellet et celui de la figure 709, se composent d'une semelle rigide d'une empeigne qui se termine un peu en avant des articulations métatarso-phalangiennes. L'orteil dévié est fixé contre la semelle à l'aide de lacets contentifs passés par-dessus la partie culminante de la difformité.

Mollière recommande de porter dans les chaussures des plaques élastiques destinées à repousser en haut les têtes des métatarsiens.

On obtient d'excellents résultats par des pressions élastiques sur la convexité de l'orteil, au moyen d'une bande en caoutchouc formant anse et passant dans deux fenêtres pratiquées au niveau de la semelle.

Ces divers moyens réussissent surtout *chez les jeunes enfants*, avant l'âge de quatorze ans.

Le traitement orthopédique ne peut en général à lui seul faire

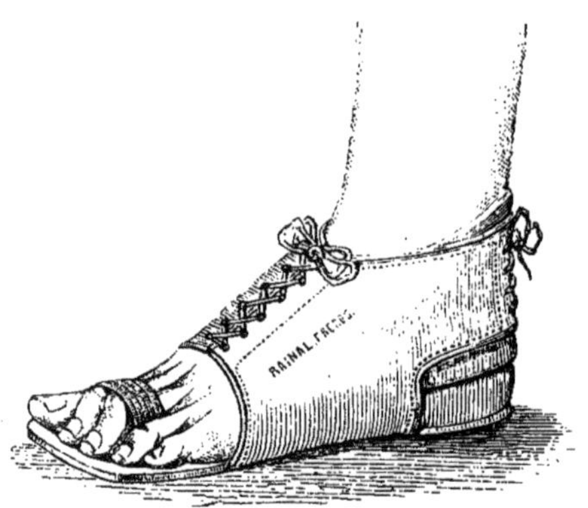

Fig. 709.

tous les frais de la cure de l'orteil en marteau *chez les sujets plus âgés;* son action est trop lente et fréquemment insuffisante.

Une *opération chirurgicale* est souvent nécessaire, lorsque la difformité est devenue le siège de vives douleurs ou rend la marche impossible.

Boyer avait conseillé la *résection du tendon de l'extenseur*, préférable à la *simple section*. Guyon recommande la *ténotomie du fléchisseur*. Ces deux opérations qui ont des indications spéciales, suivant que l'extenseur ou le fléchisseur sont rétractés, sont souvent insuffisantes quand on les pratique isolément, et quand la difformité est ancienne.

Jusqu'à l'âge adulte, la ténotomie des fléchisseurs et des extenseurs, faite en même temps que la section des ligaments latéraux de l'articulation phalango-phalanginienne, peut donner quelques bons résultats.

W. Adams a obtenu de beaux succès par la *division sous-cutanée des ligaments latéraux* (fig. 707, *d*).

Après redressement de l'orteil, on aura soin de le maintenir en bonne position par une attelle plantaire.

Lorsque la difformité est très ancienne, et qu'on ne peut songer au redressement simple, lorsque le sujet souffre beaucoup et qu'il ne peut vaquer à ses occupations, ni marcher facilement, on proposera le *redressement par la méthode sanglante*.

Boyer, Velpeau, Gosselin, Richet et Malgaigne faisaient l'*amputation de l'orteil entier;* mais la désarticulation de l'orteil est inutile et nuisible, puisqu'elle détruit la solidité de la voûte qui résulte de la juxtaposition des articulations phalangiennes et des métatarsiens.

L'*amputation de la première phalange* est indiquée dans les cas graves, lorsque la suppuration a envahi les gaînes tendineuses, et que toutes les phalanges sont rétractées.

La *résection* des extrémités de la première et de la deuxième phalange, recommandée récemment par Terrier, Tillaux, W. Anderson, Lebec, etc., est une opération bénigne, simple et efficace, que nous avons pratiquée plusieurs fois avec succès.

La *résection totale* de l'articulation est préférable à la résection partielle de la trochlée de la première phalange, qui expose à une pseudarthrose. Après la résection, l'orteil se redresse facilement et l'on n'a qu'à le maintenir dans la rectitude à l'aide d'un appareil de contention ou d'une simple attelle.

### 2° Déviations latérales des orteils.

*a*. Déviations en dehors du gros orteil. — Synonymes: *Valgus du gros orteil*, *Hallux valgus*, *Oignon*, *Clinodactylie du gros orteil.*

**Etiologie**. — La *déviation en dehors* du gros orteil (fig. 710), très fréquemment observée, se rencontre plus souvent chez les femmes que chez les hommes. Elle constitue ordinairement une maladie de l'âge avancé.

Différentes théories ont été émises, pour expliquer la pathogénie de cette difformité :

1° *Théorie musculaire*. — Les partisans de cette théorie sont peu nombreux et ne sont pas d'accord sur les muscles qu'il faut incriminer. Nélaton croyait à la contracture de l'extenseur propre du gros orteil ; Duchenne admettait une paralysie des adducteurs du gros orteil; Dubreuil pense qu'il y a prédominance des abducteurs sur les adducteurs.

2° *Théorie ligamenteuse.* — D'après Malgaigne, la déformation était due à la faiblesse du ligament latéral interne de l'articulation métacarpo-phalangienne. Cette théorie ne peut être soutenue, le relâchement et l'usure de ce ligament étant secondaires.

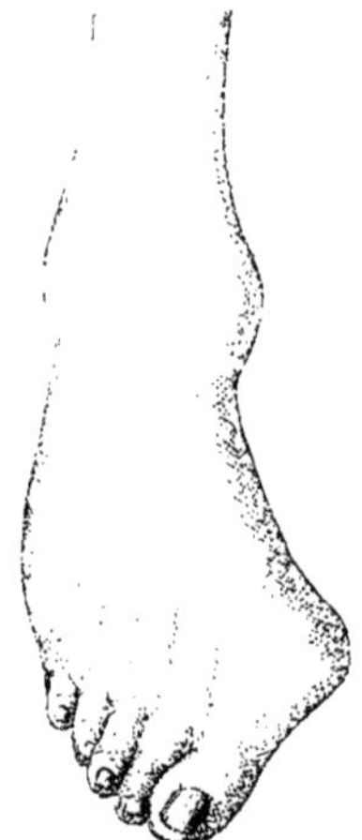

Fig. 710. — Déviation en dehors du gros orteil, d'après une photographie de notre collection.

3° *Théorie mécanique.* — Un grand nombre d'auteurs rattachent le valgus du gros orteil à des causes mécaniques, c'est-à-dire à la pression de la chaussure qui, d'après Broca, s'exercerait surtout sur les deux orteils extrêmes ; le gros orteil, constituant un levier plus long que le cinquième orteil, donnerait plus de prise à cette pression et au bout d'un certain temps se dévierait en dehors.

Il est incontestable que les chaussures mal faites, dans les cas de longueur exagérée du gros orteil, jouent un rôle important dans la production de cette difformité.

Nous admettons que les pressions par la chaussure ne sont pas des causes efficientes, mais des *causes occasionnelles.* Comment, en effet, expliquer l'hallux valgus chez des sujets qui n'ont jamais porté de chaussure, ou du moins une chaussure qui ne les gênait aucunement ?

4° *Théorie ostéo-articulaire.* — Verneuil rattache à l'hallux valgus une telle valeur séméiotique qu'il n'hésite pas à ranger parmi les arthritiques tout individu qui en est porteur (H. Monglond).

En effet, sur 100 cas de valgus du gros orteil, Verneuil a trouvé 58 cas pour lesquels le rhumatisme était confirmé.

Nous avons de notre côté presque toujours constaté l'*arthritisme* chez les sujets atteints de valgus du gros orteil. L'anatomie pathologique démontre du reste l'origine rhumatismale de l'hallux valgus ; en examinant l'articulation métatarso-phalangienne, on trouve des altérations analogues à celles de l'arthrite sèche ou déformante ; la tête du premier métatarsien est dépourvue de cartilage, difforme et exubérante. L'hypertrophie débute habituellement sur la moitié interne de cette tête, d'où déviation en dehors de sa surface articulaire (Delarochaulion).

La théorie ostéo-articulaire explique l'apparition de la difformité à un âge avancé et sa fréquence chez la femme, celle-ci étant plus sujette au rhumatisme noueux que l'homme.

Garrod admettait une infiltration de dépôts d'origine *goutteuse* dans les cartilages de l'articulation.

**Anatomie pathologique.** — Les altérations anatomiques, bien étudiées par Broca et Delarochaulion, portent surtout sur la tête du premier métatarsien : il y a hypertrophie de la moitié interne de cette tête, la phalange est déjetée du côté externe et s'articule avec le métatarsien sur sa moitié externe seulement. La partie interne de la tête métatarsienne est recouverte par la capsule articulaire étirée et le ligament latéral interne, allongé et aminci, parfois même perforé ; à ce niveau, le cartilage articulaire a presque complètement disparu. Il n'est pas rare d'observer des exubérances cartilagineuses ossifiées ou des hyperostoses dues à l'irritation chronique du périoste. Les os sésamoïdes sont fréquemment le siège de lésions de même nature.

Les tendons extenseurs sont fortement déviés en dehors, et les parties molles sont raccourcies et rétractées sur le côté externe, tandis qu'elles sont étirées et allongées sur le côté interne.

Il existe toujours un durillon considérable au niveau de la tête métatarsienne proéminente : sous le durillon, on trouve généralement une bourse séreuse, quelquefois multiloculaire.

**Symptômes.** — Le gros orteil est plus ou moins dévié en dehors. Le second et le troisième orteils sont habituellement repoussés au-dessus, quelquefois au-dessous (fig. 710).

La tête du premier métatarsien fait en dedans une forte saillie : à ce niveau se forme peu à peu, sous l'influence du traumatisme répété des chaussures, un durillon considérable et douloureux, appelé *oignon*, et assez souvent se développe entre le durillon et la tête métatarsienne une bourse muqueuse, susceptible de s'enflammer et de donner par sa suppuration des accidents graves, tels que des arthrites métatarso-phalangiennes, des lymphangites et des phlegmons du pied.

**Traitement.** — Au début de l'affection, on prescrira des *chaussures* convenables, larges, en cuir souple, suivant les excellentes indications de H. v. Meyer (de Zurich), avec loge spéciale pour le gros orteil.

D'après H. v. Meyer, la chaussure sera divisée en deux parties inégales par l'axe de construction : l'une interne, étroite, limitée en dedans par une ligne droite, parallèle au premier métatarsien ; l'autre externe, plus large, suivant la forme convexe en dehors que présente normalement le pied. En plaçant l'une à côté de l'autre les semelles de ces chaussures, elles se touchent au talon et le long du premier métatarsien. Günther, Vötsch, Gross, Starcke, Weber et Brandt ont recommandé des chaussures basées sur des principes analogues.

D'après Manouvrier (*Bull. de la Société anthropologique*, 1891), la *chaussure rationnelle* doit reproduire la forme du pied des sujets qui marchent habituellement pieds nus et chez lesquels le gros orteil s'incline en dedans. Sa largeur sera égale à celle qui existe entre les têtes des premier et cinquième métatarsiens. Le bord interne doit être en ligne droite jusqu'à la pointe. La pointe sera assez large pour contenir le premier et le second orteil, et située à la partie interne du soulier.

Le bout carré, d'après Manouvrier, est contre-indiqué par la forme du pied. Les orteils allant en diminuant du deuxième au cinquième, l'extrémité de la chaussure suivra cette ligne.

Blum recommande à la première période de la difformité d'interposer entre les premiers orteils un *tampon de ouate*.

Pour éviter le frottement de la chaussure sur la tête du métatarsien, on protégera celle-ci par une *rondelle d'amadou* ou *de feutre*.

Le *traitement orthopédique* dans les cas légers, se bornera à appliquer un *bandage en diachylon* qui, par une traction continue, redresse l'orteil dévié. On enroule autour du gros orteil, de sa base à son extrémité libre, une bandelette de diachylon, et on la conduit le long du bord interne du pied. On lui fait contourner le talon, et on la ramène jusqu'à la tête du cinquième métatarsien. On la fixe à ce niveau avec une autre bandelette transversale, et on assujettit le tout avec une bande roulée. On protège l'oignon au moyen d'un petit coussinet de diachylon en forme de cupule (L.-A. Sayre).

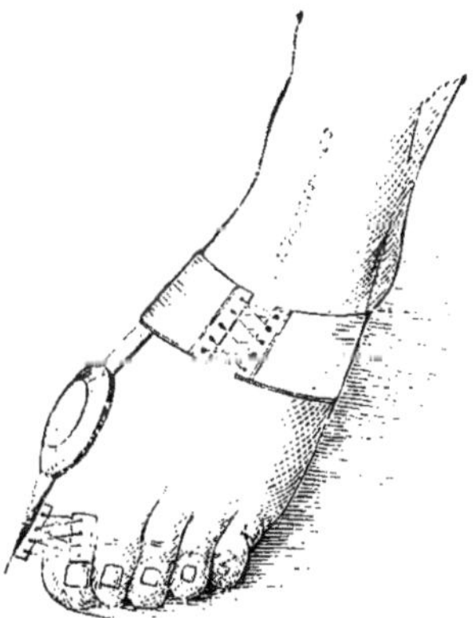

Fig. 711.

Une *bande élastique* fixée à l'orteil d'un côté et sur le bord externe du pied de l'autre, rendra quelques services.

On pourra encore, suivant les indications de Noble Smith et de Beely, entourer le gros orteil d'un ruban, formant bague, sur lequel est fixé un fil résistant qui passe dans un trou pratiqué au niveau de la partie antérieure et interne de la semelle. On redresse le gros orteil en tirant sur le fil et en le fixant ensuite à l'intérieur (Beely) ou à l'extérieur de la chaussure.

De nombreux *appareils orthopédiques* compliqués ont été proposés.

Broca se servait d'une semelle en cuir, à l'extrémité de laquelle se trouvait fixé un ressort formé par deux lames métalliques en V, qui étaient destinées à être interposées entre les deux premiers orteils.

L'*appareil de Bigg* (fig. 711), qui peut être porté dans la chaussure, se compose d'une lame en acier, fixée au niveau des malléoles, et d'un ressort pour le bord latéral du pied; ce ressort sert à ramener l'orteil dans sa position normale, par la disposition indiquée dans la figure 711 ; au niveau de la tête du métatarsien se trouve un anneau ovale s'appliquant exactement sur cette tête.

Le *brodequin de Mellet* peut être porté jour et nuit. Le sujet ayant des bas à doigtiers séparés, le gros orteil est redressé par des manipulations; on le maintient dans l'anse d'une courroie qui va se fixer sur des boutons de la semelle en bois du brodequin.

L'*appareil de Mathieu* est composé de deux attelles droites, articulées entre elles: leur extrémité antérieure porte un anneau destiné à être appliqué contre le gros orteil et l'extrémité postérieure repose sur le bord interne du pied; l'articulation des attelles répond à l'articulation métatarso-phalangienne.

Trélat et Blum conseillent l'emploi de petites *attelles moulées en gutta-percha*, destinées à être placées sur le bord interne du pied et à supporter la pression de la chaussure.

Tous ces appareils sont difficilement supportés par les malades, et nous n'en avons jamais retiré de bons résultats.

Dans les cas de déviations peu prononcées, nous avons pratiqué avec succès la *réduction forcée* de l'orteil suivie de l'application d'un appareil plâtré.

Lorsque la déformation est très accentuée, que le malade éprouve des douleurs intolérables ou que la marche devient impossible, une *intervention chirurgicale* est indiquée.

On ne pratiquera la *désarticulation* du gros orteil que dans des cas exceptionnels, avec suppuration et accidents graves ; cette opération supprime en effet le talon antérieur du pied et détruit ainsi la solidité de la voûte plantaire.

J. Reverdin se contente d'enlever, dans les cas peu prononcés, la portion exubérante de la tête métatarsienne, en se servant de la gouge et du maillet.

Au point de vue de la statique, la *résection de la tête du métatarsien*, conseillée par Blandin et Broca, est l'opération la plus avantageuse.

Cette résection doit être pratiquée par la méthode sous-périostée. On fait une incision longitudinale au côté interne de l'articulation, et à l'aide de la rugine on détache de la tête métatarsienne le périoste, le tendon et les parties molles. Avec la pince ostéotome, on résèque l'extrémité articulaire dans une étendue convenable.

Dans un certain nombre de cas, où il existe de l'inflammation de la bourse séreuse ou d'autres accidents, on se trouvera bien d'une *ostéotomie cunéiforme*, enlevant sur la partie interne du métatarsien un coin osseux suffisant pour opérer le redressement de l'orteil (Barker).

*b*. DÉVIATION DU GROS ORTEIL EN DEDANS. — Le gros orteil en adduction permanente est beaucoup plus rare que l'hallux valgus.

Cette affection peut exister à elle seule, ou accompagner un pied équin varus ou un genu valgum et causer des douleurs très vives.

Une sandale avec une disposition convenable pour maintenir l'orteil dans sa position normale, du massage et des manipulations suffiront ordinairement; il sera rarement nécessaire de recourir à la ténotomie de l'abducteur du gros orteil.

*c*. LES DÉVIATIONS LATÉRALES DES ORTEILS MOYENS sont assez rares. Elles sont parfois la cause d'ongle incarné, etc. Leur traitement consiste à faire porter une chaussure bien faite.

Nous renvoyons à notre article *Pied bot* (*Pied bot paralytique*, p. 653, 783, 790, 794) pour l'étude des autres variétés de difformité des orteils.

Dans les difformités *par cicatrices vicieuses*, le traitement orthopédique réussit rarement.

L'*incision simple* (Behrend), les *incisions multiples* (Malgaigne), en V, *imbriquées* ou en *zigzag* (Decès), l'*excision* (Delpech), l'*autoplastie*, les *greffes* conviennent suivant les cas et le degré de la difformité.

# CHAPITRE VII

## DIFFORMITÉS DANS LES MALADIES DU SYSTÈME NERVEUX

---

Les difformités dans les maladies du système nerveux constituent un groupe bien défini qui tire son importance du traitement orthopédique spécial.

Nous ne donnerons dans ce chapitre qu'un tableau rapide des affections nerveuses, principalement infantiles, qui intéressent l'orthopédiste, renvoyant à nos divers articles dans lesquels nous avons déjà étudié cette variété de difformité.

Les paralysies, les atrophies, les contractures agissant séparément ou ensemble, sont les processus qui conduisent aux déformations. Nous examinerons ces divers symptômes dans les maladies de l'*encéphale*, de la *moelle* et des *nerfs*.

1° Maladies de l'encéphale. — *Paralysies cérébrales de l'enfance.* — Charcot, Cotard, Erb, Strümpell, Ross ont décrit les paralysies qui sont dues à des lésions cérébrales, et qui se manifestent par trois ordres de symptômes : l'*hémiplégie*, la *contracture* des muscles des membres, le *spasme* ou l'*incoordination* des mouvements.

La maladie atteint les enfants soit après la naissance, soit vers l'âge de cinq ou six ans, soit à l'époque de la seconde dentition.

L'hémiplégie, qui survient avec un ensemble symptomatique rappelant la paralysie infantile, s'accompagne souvent de convulsions.

*La forme hémiplégique* (*hémiplégie cérébrale infantile*, *hémiplégie spasmodique infantile*, Heine) est assez fréquente.

Les lésions en foyer qui intéressent le faisceau pyramidal dans son trajet intra-crânien et qui produisent une hémiplégie plus ou moins prononcée sont de natures diverses (Charcot, Cotard) : ramollissement partiel par thrombose ou embolie, par oblitération permanente ou transitoire des veines et des sinus (Hutinel), avec kystes, plaques jaunes, porencéphalie (Hischl); hémorrhagie, méningée; méningo-encéphalite chronique; sclérose partielle ou généralisée. Elles sont généralement corticales et s'accompagnent d'atrophie plus ou moins prononcée de l'hémisphère correspondant. Les dégénérescences secondaires descendantes se présentent avec tous les caractères qu'on leur connaît chez l'adulte.

La face est paralysée dans la moitié des cas, le membre supérieur est généralement plus gravement atteint que l'inférieur. La paralysie faciale qui n'affecte pas les orbiculaires des paupières, disparaît complètement la première. Les réflexes sont exagérés dès le début du côté affecté. Un temps variable après l'attaque de paralysie, la rigidité se produit dans les muscles affectés. Exceptionnellement les membres paralysés peuvent rester flasques; ils sont quelquefois le siège de mouvements épileptiformes, mais ceux-ci ne se montrent que deux ou trois ans après le début. L'intelligence est souvent atteinte d'une manière plus ou moins grave.

Les paralysies cérébrales ont de graves conséquences au point de vue des déformations. L'atrophie et les contractures en sont les suites ordinaires. L'atrophie musculaire est la règle, mais elle n'est pas en général aussi prononcée que dans la paralysie infantile. Dans les cas graves, les os s'atrophient et leur croissance est arrêtée.

Les attitudes vicieuses et les déformations des membres se rapportent à un type fondamental. Dans les membres supérieurs, la *flexion* prédomine, tandis que, dans les membres inférieurs, c'est l'*extension*. Le *membre supérieur* se fait remarquer par son atrophie et son attitude. L'*épaule* est tantôt abaissée, tantôt élevée. Le *bras*, généralement parallèle à l'axe du tronc ou un peu oblique de haut en bas et d'avant en arrière, est souvent accolé à la paroi thoracique par suite de la contracture du muscle pectoral. L'*avant-bras* en pronation est fléchi à angle droit, quelquefois dirigé en avant, le plus souvent en dedans et s'applique ainsi sur les parties latérales du thorax et sur la région épigastrique. Il est très rarement en supination. Le *poignet* est dans une flexion forcée. La *main* est fléchie avec déviation vers le bord cubital. Sa face palmaire prend une disposition très prononcée en gouttière; sa face dorsale a un aspect arrondi particulier (Bouchard). Les *doigts* sont tantôt fléchis en griffe, tantôt au contraire étendus.

Le *membre inférieur* est dans l'extension. Le *pied* est en varus équin ou en équin prononcé, les malades marchent sur les orteils.

Dans quelques cas, heureusement rares, la contracture atteint les groupes fléchisseurs du membre inférieur. La cuisse en adduction est fléchie sur le bassin, la jambe sur la cuisse, le talon touche aux fesses. La marche est impossible.

Les *rétractions fibro-tendineuses* et les *épaississements fibreux périarticulaires* consécutifs sont fréquents et se montrent à une époque variable.

Chez le sujet représenté dans la figure 677, page 794, il s'agissait d'une hémiplégie cérébrale infantile ancienne, caractérisée au début par des spasmes auxquels succédèrent des contractures permanentes, ne disparaissant pas sous le sommeil chloroformique et qui immobilisaient le pied en talus et la main en griffe prononcée.

Il existe presque constamment un *raccourcissement des membres inférieurs*. Les os sont plus courts, moins volumineux que du côté sain. L'arrêt de développement porte quelquefois sur tout le côté du corps atteint d'hémiplégie : cage thoracique, bassin.

La paralysie cérébrale infantile s'accompagne de troubles moteurs post-hémiplégiques, mouvements spasmodiques ou choréiques sur lesquels nous n'avons pas à insister ici.

Les membres inférieurs peuvent ne pas présenter de la contracture ou de l'atrophie, ils ont une *mobilité* anormale qui se traduit par une série ininterrompue de mouvements (*type avec athétose vraie*). Dans ce type les réflexes, au lieu d'être exagérés comme dans le type avec contracture, sont presque normaux.

Les caractères particuliers de l'hémiplégie cérébrale infantile permettent de la différencier de la *rigidité spasmodique congénitale*, de l'*hémiplégie choréique*, de l'*hémiplégie hystérique*, de la *paralysie spinale atrophique de l'enfance* (voir p. 861), de la *pseudo-paralysie syphilitique* (voir p. 861), de la *paralysie obstétricale.*

La contracture spasmodique des muscles des membres inférieurs peut être le symptôme prédominant; on a alors affaire à l'affection dite *rigidité spastique* ou *spasmodique congénitale*, *tabes dorsal spasmodique*, étudiée par Charcot, Delpech, Stromeyer, Busch, Benedikt et surtout par Little (1863), Rupprecht, Erb, Seeligmüller.

On doit distinguer deux formes : une *forme cérébro-spinale*, très fréquente chez l'enfant, accompagnée de troubles cérébraux

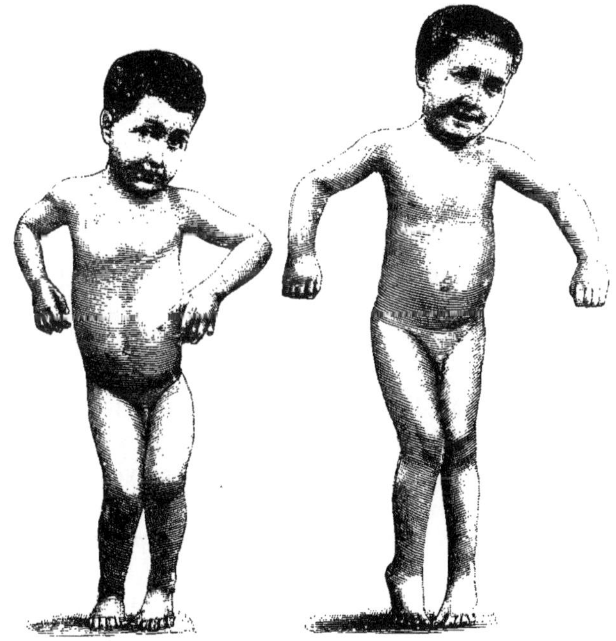

Fig. 712 et 713. — Paralysie spasmodique à forme cérébro-spinale chez deux frères jumeaux, d'après des photographies de notre collection.

et de l'intelligence; une *forme spinale*, surtout caractérisée par de la rigidité spasmodique musculaire des membres.

La maladie se manifeste peu de temps après la naissance par une raideur persistante des muscles des membres inférieurs, et quelquefois des membres supérieurs. La marche est caractéristique, les membres inférieurs sont rigides, les pieds dans l'extension reposent sur les extrémités des orteils, et la contracture des adducteurs, très fréquente, peut être assez forte pour amener le croisement des jambes. Le malade en marchant traîne les pieds contre le sol. L'effort produit dans la marche accroît le spasme musculaire, amène les membres inférieurs dans l'adduction extrême et produit la flexion légère des genoux et l'extension du pied, qui présente le type équin.

Les figures 712 et 713 représentent deux jumeaux offrant les principaux signes de la paralysie spasmodique à forme cérébro-spinale.

On ne trouve pas dans cette paralysie de modifications importantes de l'état électrique des muscles qui ne sont pas atrophiés.

L'exploration de la sensibilité générale et des sens spéciaux ne révèle rien d'anormal; les sphincters sont intacts.

L'exagération constante des réflexes est un signe caractéristique de cette affection, qui contraste avec la paralysie infantile.

Les irritations périphériques, principalement celles des régions du pénis et du clitoris (L.-A. Sayre), augmentent les spasmes musculaires.

Les contractures musculaires et fibro-tendineuses permanentes (voir p. 873), ne disparaissant pas sous le sommeil chloroformique, succèdent assez souvent à la période spasmodique de l'affection.

En résumé, la maladie n'est pas constituée par une véritable paralysie; ce qui domine, c'est la rigidité avec spasme généralisé à un grand nombre de muscles, avec attitudes vicieuses.

Dans certains cas, il existe de l'incoordination des mouvements, les mouvements provoqués sont irréguliers (*mouvements choréo-athétosiques*).

Nous avons pour notre part souvent observé une faiblesse des muscles du dos, empêchant le malade de se tenir debout, des mouvements désordonnés de la tête que le patient ne peut maintenir droite et qui se renverse brusquement en arrière ou en avant.

La rigidité spastique peut coïncider avec certains phénomènes spasmodiques tels que le tic convulsif de la face.

*Dans la forme cérébro-spinale*, on observe des troubles cérébraux (strabisme, etc.) et de l'intelligence, parfois de l'idiotie. Les petits malades sont très excitables, sursautent au moindre bruit, pleurent et s'effrayent facilement.

L'*anatomie pathologique* de l'affection n'est pas absolument élucidée; on croit cependant, d'après quelques observations, que la forme cérébro-spinale de la paralysie spastique est due à des lésions des centres moteurs ou de certaines parties de l'écorce cérébrale, associées souvent à une dégénérescence et à la sclérose des cordons latéraux de la moelle.

L'examen microscopique a révélé des lésions de la convexité de la zone motrice : scléroses lobaires, foyers de porencéphalie.

Dans la forme spinale, l'affection évolue sans aucun symptôme cérébral.

Dans ces cas on peut admettre un arrêt de développement des centres corticaux moteurs et du faisceau pyramidal ou des lésions corticales légères consécutives à un accouchement difficile (Déjerine).

Le *diagnostic* se base sur l'existence de raideurs musculaires à caractères spéciaux avec exagération des réflexes, disparaissant dans le sommeil chloroformique, sur l'absence de troubles de la sensibilité et de phénomènes paralytiques marqués, sur l'intégrité des sphincters.

Ces signes permettent de différencier la rigidité spasmodique de la *sclérose en plaques*, des *hémiplégies cérébrales doubles*, de la *paraplégie hystérique de l'enfance*, de la *paraplégie spasmodique de l'adulte.*

Cette affection a été souvent confondue avec la *contracture congénitale* que nous décrivons page 896 (voir aussi fig. 724 et 725). Les caractères de certaines contractures congénitales nous paraissent démontrer que dans un grand nombre de cas il s'agit d'une maladie spéciale qui ne dépend pas d'une lésion du système nerveux.

L'*étiologie* des paralysies cérébrales de l'enfance offre quelques points particuliers à noter ; ces paralysies s'observent très souvent, à la suite d'accouchements laborieux, et peuvent se produire par l'asphyxie survenant pendant l'accouchement (Jacobi); elles surviennent chez les enfants venus avant terme (Seeligmüller), à la suite de traumatismes graves et de maladies infectieuses, parmi lesquelles la syphilis occupe la première place.

Il importe de ne pas confondre ces paralysies avec les paralysies réflexes dont le pronostic est presque toujours bénin ; telles celles causées par les vers intestinaux, la dentition, la constipation, un refroidissement, une fièvre passagère et peu intense ; et alors le traitement sera purement causal.

*Sclérose en plaques disséminées.* — Parmi les troubles qui peuvent, dans cette affection, déterminer des déformations, il faut d'abord citer les paralysies. Celles-ci affectent d'abord les nerfs crâniens, la troisième paire et le moteur oculaire. Plus tard les paralysies des membres sont assez communes, mais il s'agit plutôt d'un état parétique. Quant à l'atrophie musculaire, on ne la trouve signalée que dans deux cas dus à Dickinson et à Westphal.

L'*hémorrhagie cérébrale* qui amène l'hémiplégie n'a pas d'importance clinique chez les enfants : elle n'est qu'un accident terminal dans le cours d'une maladie déjà mortelle par elle-même.

Le *ramollissement cérébral* par oblitération artérielle chez l'enfant est absolument exceptionnel; Bouchut, Broadbent, et Eug. Revilliot en ont cité chacun un cas.

La *syphilis cérébrale* peut s'accompagner, chez l'enfant, de difformités par paralysie et par contracture. Cette forme de paralysie ne doit pas être confondue avec la *pseudo-paralysie syphilitique*, caractérisée par des lésions osseuses, principalement épiphysaires. Dans cette affection, les sujets *paraissent* paralysés et ne peuvent marcher ni se déplacer.

Les muscles et les nerfs sont cependant intacts; il n'existe jamais de contractures. La pseudo-paralysie syphilitique ne peut être considérée comme une maladie du système nerveux.

Quand la syphilis cérébrale chez l'enfant s'accompagne de symptômes de syphilis acquise ou héréditaire précoce, les symptômes concomitants rendent le *diagnostic* facile. Mais souvent la syphilis est héréditaire tardive, selon l'heureuse expression de Fournier. Elle débute tard, par des lésions tertiaires, sans que, dans le bas âge, rien n'ait pu la faire soupçonner. Le facies pâle, les troubles fréquents de croissance, la chétivité, l'hypertrophie ganglionnaire, mais surtout les renseignements auprès des parents et enfin le traitement spécifique mettront sur la voie du diagnostic.

*Chez l'adulte*, des déformations des membres à la suite de lésions cérébrales diffèrent peu de celles que nous venons d'étudier chez l'enfant. Dans l'hémiplégie ancienne les membres ont les mêmes attitudes que dans l'hémiplégie cérébrale infantile (p. 856).

2° MALADIES DE LA MOELLE. — *Paralysie infantile, poliomyélite antérieure.* — La paralysie infantile, qui est la cause la plus fréquente des déformations, atteint les enfants pendant les quatre ou cinq premières années, généralement à l'époque de la première dentition, c'est-à-dire de six mois à deux ans.

L'*étiologie* de cette affection est très obscure. On a incriminé l'exposition à une forte température, les coups de soleil, l'exposition au froid, le surmenage physique, une marche forcée. On a observé l'affection après les maladies infectieuses, la rougeole, la scarlatine, la vaccine, la fièvre typhoïde, la pneumonie, l'érysipèle. Plus rarement, on trouve dans les antécédents une cause traumatique, une chute qui peut avoir déterminé une hémorrhagie médullaire. Les enfants sont en général frappés au milieu de la santé en apparence la plus parfaite.

Les lésions *anatomo-pathologiques* consistent dans une inflammation qui occupe les colonnes grises antérieures de la moelle aux renflements cervical et lombaire. Les cellules ganglionnaires sont détruites et il s'ensuit une atrophie des racines antérieures. Des lésions secondaires atrophiques atteignent les muscles frappés de paralysie. Les muscles subissent l'atrophie simple, quelquefois l'atrophie avec altération graisseuse.

D'après Holmes Coote, la paralysie infantile frapperait 8 p. 100 de la totalité des enfants malades des services hospitaliers.

Sans faire ici l'histoire complète de la maladie, nous rappellerons qu'on a distingué trois périodes : 1° une période *aiguë* caractérisée par des symptômes fébriles aigus et le développement de la paralysie; 2° une période de *convalescence* qui commence lorsque la paralysie est à son summum de développement, qui comprend certaines améliorations et qui finit lorsque la paralysie est stationnaire; 3° une période de *déformation*. Ces trois périodes se succèdent d'une façon irrégulière.

La paralysie, qui survient après une phase aiguë de fièvre, atteint son maximum en quelques heures, puis rétrocède pour laisser une période stationnaire de plusieurs semaines pendant lesquelles on peut observer une amélioration. Passé ce délai, les muscles paralysés subissent l'atrophie.

Le caractère particulier de cette paralysie est d'être *flasque* et de s'accompagner d'une laxité marquée des articulations.

Il existe rarement des troubles de la sensibilité. On note de bonne heure l'abaissement de la température du membre paralysé. La contractilité faradique diminue ou s'éteint dans les muscles paralysés qui ne recouvreront plus leurs mouvements. Après un certain temps, la paralysie persiste dans certains groupes musculaires qui sont frappés avec une fréquence variable. D'après les statistiques de Duchenne et de Seeligmüller, on trouve que la paralysie est monoplégique dans plus de la moitié des cas, et qu'elle atteint surtout l'un des membres inférieurs (74 sur 137), puis un membre supérieur, les deux membres inférieurs, les deux membres supérieurs (3 fois seulement sur 137 cas); les muscles du tronc et de l'abdomen sont le plus rarement atteints.

La paralysie irrégulière, rarement hémiplégique, frappe avec une préférence marquée certains groupes musculaires. A la jambe, ce sont les extenseurs et les péroniers qui sont le plus souvent atteints.

Dans le membre supérieur, la paralysie frappe le deltoïde, le biceps et les supinateurs. Les muscles de la nuque sont rarement affectés; les muscles du dos sont souvent paralysés. Si la paralysie dorsale n'atteint que quelques muscles, il se produit une incurvation latérale plus ou moins prononcée du rachis. (Voir *Scolioses d'origine nerveuse*, p. 355.) Si les muscles abdominaux sont paralysés, le corps s'incline en arrière.

L'exploration électrique des muscles qui s'atrophient à cette période montre l'abolition de l'excitabilité faradique pour les muscles voués à l'atrophie définitive (Duchenne, de Boulogne). L'excitation galvanique donne d'abord la réaction de dégénérescence qui consiste en ce que, à la fermeture du courant, la secousse est plus forte au pôle négatif qu'au positif. Plus tard, au bout de plusieurs mois, la contractilité galvanique est complètement abolie pour certains muscles. Les réflexes sont diminués ou abolis.

Au point de vue du traitement, il faut distinguer entre les muscles qui n'ont pas complètement perdu leur contractilité faradique, ceux qui l'ont perdue, mais conservent leurs réactions galvaniques normales, enfin ceux qui présentent la réaction de dégénérescence. Les muscles du premier groupe échappent en général à la paralysie définitive et à l'atrophie, ceux du second groupe peuvent, dans quelques cas, recouvrer en partie leur contractilité, surtout si l'on institue un traitement électrique après la période aiguë; ceux du troisième sont définitivement perdus et en dégénérescence graisseuse.

*Période de déformation.* — Lorsque la paralysie est arrivée à sa période d'état avec ses lésions irréparables, et qu'elle subsiste déjà depuis plusieurs mois, il se produit diverses déformations qui sont les aboutissants ultimes de la maladie. Leur caractère principal est de progresser et d'entraîner souvent l'impotence d'un membre. Les déformations relèvent de deux processus : les unes sont dues à des *troubles trophiques* qui déterminent, par exemple, le raccourcissement des os; les autres tiennent aux *paralysies musculaires*, aux *contractures permanentes*, aux *rétractions fibro-tendineuses* et aux *épaississements fibreux périarticulaires consécutifs*. (Voir fig. 715, p. 868.)

Les premières n'offrent qu'une importance peu considérable, parce qu'elles sont peu fréquentes. L'atrophie, l'arrêt de développement des os et de l'appareil ligamenteux entraînent cependant de graves conséquences, lorsqu'elles portent sur le membre inférieur parce qu'elles déterminent la claudication et les déviations statiques du rachis.

Les déformations paralytiques de la poliomyélite antérieure sont extrêmement variées. Elles sont sous la dépendance de nombreux facteurs, agissant inégalement suivant les cas : atrophie de certains muscles, contracture paralytique des antagonistes, arrêt de développement des os, relâchement des ligaments. Elles apparaissent en général au bout de trois à six mois.

*Membre inférieur.* — Si la paralysie est *complète*, le membre ressemble à un fléau et prend toutes les positions ; les articulations sont absolument flasques. La laxité des ligaments est extrême, et l'on peut facilement imprimer aux diverses parties du membre paralysé les attitudes les plus forcées et rappelant celles des membres d'un polichinelle (Charcot).

Dans la paralysie *partielle*, les muscles du groupe antéro-interne de la cuisse sont surtout affectés. Il en résulte que la cuisse ne peut s'étendre sur la jambe. Le membre se met dans la flexion et dans l'adduction, le genou est fléchi et le pied en varus équin.

La flexion de la hanche amène une lordose très prononcée. Dans la station verticale, le poids du membre paralysé tire sur le bassin qu'il fait tourner sur un axe transversal.

Le genou est en flexion plus ou moins prononcée.

Si la paralysie persiste longtemps, le tibia tend à tourner en dehors et il y a éversion du pied pendant la marche. (Voir *Genu valgum* et *Pied bot*). (Voir p. 868, fig. 715.)

Nous avons décrit le *pied bot paralytique* (p. 655, 783, 790), suite fréquente de la paralysie infantile. (Voir p. 868, fig. 715.)

Rappelons une forme importante du pied paralytique, le *pied ballant*, avec paralysie de tous les groupes musculaires de la jambe, laxité des ligaments, etc.

La paralysie des muscles fessiers et de ceux de la cuisse s'accompagne de *luxation de la hanche*, de *subluxation du genou*.

Les *luxations paralytiques de la hanche*, principalement étudiées par Verneuil, Reclus, Karewski, sont assez fréquentes.

Elles sont la conséquence de la paralysie de certains groupes musculaires fessiers et pelvi-trochantériens, leurs antagonistes conservant leur action.

Lorsque les fessiers et les pelvi-trochantériens sont paralysés, la sangle qu'ils forment en arrière n'étant plus assez énergique pour soutenir la capsule et maintenir au contact les deux surfaces articulaires, la tête fémorale obéit aux adducteurs antagonistes sains. Sous l'influence de la tonicité de ces derniers muscles, l'extrémité supérieure du fémur vient heurter contre la partie postéro-supérieure de la capsule fibreuse qui cède peu à peu sous cette pression incessante, et la *luxation iliaque* ne tarde pas à se produire (Reclus).

Dans la *luxation en avant*, plus rare, le mécanisme est le même. Dans ce cas, les adducteurs et le psoas sont paralysés, les fessiers et les pelvi-trochantériens, sans contrepoids, exercent leur tonicité, dont l'action a pour effet d'élever la tête fémorale et de la luxer en avant.

Le poids du corps et la marche (Bouvier, Broca) contribuent pour une large part à la production de la luxation.

L'observation clinique permet de saisir très nettement, dans un assez grand nombre de cas, l'origine paralytique des luxations de la hanche. Lorsque les phénomènes paralytiques primitifs sont peu marqués ou mal observés, le diagnostic est souvent très difficile, et cette variété de luxation est confondue avec la *luxation congénitale*. Nous avons indiqué, page 511, les principaux signes différentiels. A côté de symptômes communs aux deux variétés de luxation, il faut remarquer que la luxation paralytique de la hanche se produit à une époque assez éloignée de la naissance, après une attaque de paralysie infantile, laissant ses traces dans des groupes musculaires variés, souvent éloignés de la région pelvi-trochantérienne. Dans la luxation iliaque, les fessiers et les pelvi-trochantériens sont paralysés ou atrophiés, les adducteurs sont sains et répondent normalement aux excitations électriques. La tête fémorale est placée au-dessous des fessiers atrophiés. A une certaine période, les adducteurs se rétractent : le membre inférieur est fixé en adduction, la rotation externe et l'abduction sont impossibles.

Dans la luxation en avant, le membre est fléchi en abduction et en rotation externe. La mobilité est diminuée dans le sens de l'extension et de l'abduction. La tête luxée peut être sentie près

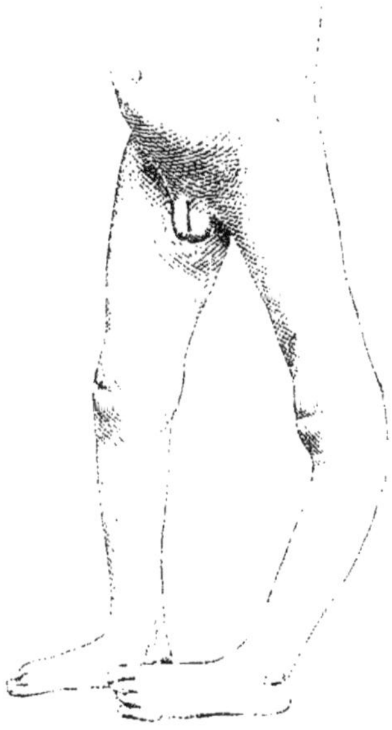

Fig. 714. — Genu recurvatum d'origine paralytique, d'après une photographie de notre collection.

de la branche ascendante du pubis, le grand trochanter est caché sous les fessiers.

La réduction de la luxation est souvent possible au début; lorsque la paralysie est ancienne, avec rétraction de certains groupes musculaires, la tête fémorale ne peut être déplacée, même dans le sommeil chloroformique.

Dans la paralysie des muscles fléchisseurs de la cuisse, il existe souvent une *subluxation du tibia en arrière*. Si l'articulation est lâche et si la contracture fait défaut, le genou est étendu et l'on constate de la mobilité latérale. Le tibia semble sur un plan postérieur au fémur dont le condyle interne fait saillie. La contracture des antagonistes (quadriceps crural) dans cette forme de genu recurvatum est assez rare.

La figure 714 représente un cas assez rare de *genu recurvatum d'origine paralytique*. (Voir aussi *Genu recurvatum acquis*, p. 539.)

*Membre supérieur*. — Les difformités paralytiques du membre supérieur sont assez rares. Elles sont souvent la conséquence de la paralysie du deltoïde. L'épaule est aplatie, l'acromion fait saillie. le contour de l'épaule est anguleux. Il se produit dans quelques cas une subluxation de la tête humérale.

Les muscles extenseurs de l'avant-bras sont plus souvent atteints que les fléchisseurs.

La contracture des fléchisseurs est très fréquente à la main, les doigts sont fléchis en contracture; les abducteurs du pouce, les interosseux sont souvent atteints.

Dans la paralysie presque totale des muscles de l'avant-bras, le poignet et la main sont ballants et ne peuvent rendre aucun service.

La *luxation paralytique de l'épaule* est souvent confondue avec la luxation congénitale. (Voir p. 467, *Luxation congénitale de l'épaule*.)

Dans l'*épaule ballante paralytique*, due à la paralysie du deltoïde et des muscles rotateurs externes, le bras tombe inerte le long du corps, en rotation interne, retenu seulement par la capsule; la main est en pronation; la saillie deltoïdienne a disparu, il existe des méplats au niveau des régions sus et sous-capsulaires; la tête humérale se déplace en divers sens.

Cette difformité s'observe le plus souvent dans la *paralysie infantile*. Sur 158 cas de paralysie infantile, Heine a noté 2 observations de luxations paralytiques de l'épaule.

L'atrophie des muscles de l'épaule, avec laxité articulaire et luxation, peut aussi se montrer à la suite de l'*arrachement de l'épiphyse supérieure* de l'humérus par traumatisme pendant l'accouchement, à la suite des *paralysies obstétricales* du deltoïde, du nerf circonflexe, du nerf sous-scapulaire et du plexus brachial.

Les *luxations paralytiques du coude et du poignet* sont assez rares. Dans les paralysies totales du membre inférieur, le coude et le poignet sont *ballants*.

Pour l'étude *des difformités du rachis, d'origine paralytique*, nous renvoyons à notre étude de la cyphose, de la lordose, des scolioses (p. 359).

Nous avons exposé en détail dans notre Article *Pied bot*, pages 656 et 657, la pathogénie des déformations par paralysies et contractures. (Voir aussi p. 873.)

La figure 715 représente un cas type de paralysie spinale infantile avec déformations multiples. Le début à l'âge de deux ans

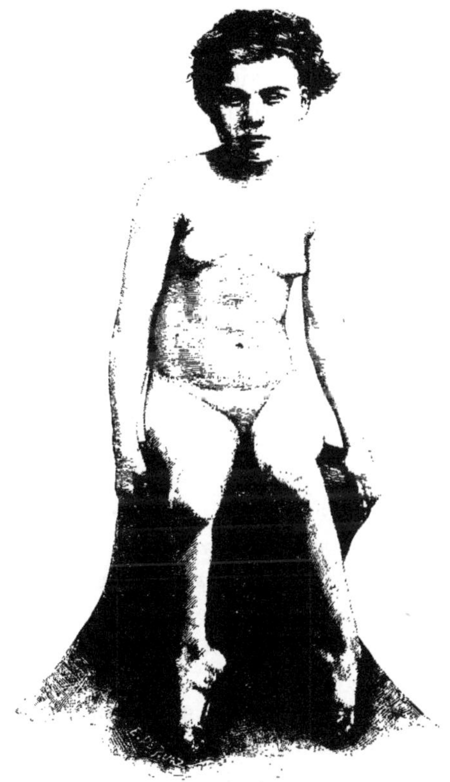

Fig. 715. — Paralysie spinale infantile. — Déformations multiples, d'après des photographies de notre collection.

avait été brusque après une période de fièvre; les membres inférieurs et le membre supérieur gauche étaient paralysés, atrophiés, avec absence de réflexes et disparition de la contractilité musculaire recherchée par les courants faradiques.

Au début, la paralysie était flasque, les pieds et l'articulation du genou étaient ballants. Il y a un an, les membres inférieurs, la paralysie prédominant dans les muscles extenseurs, se sont placés dans la position représentée par la figure. Les pieds sont en varus équin très marqué suivant le type habituel observé dans la paralysie infantile.

Les jambes sont fortement fléchies sur la cuisse et ne peuvent s'étendre. La contracture est surtout marquée dans l'articulation du genou gauche; il existe de ce côté un genu valgum prononcé.

Les articulations des hanches sont libres.

L'atrophie est surtout considérable à gauche.

L'avant-bras gauche est légèrement atrophié; la paralysie a surtout atteint les muscles extenseurs; la main gauche est en griffe, les doigts fortement fléchis dans la paume.

Ces contractures ne disparaissent pas sous le sommeil chloroformique, ce qui indique nettement qu'il s'agit d'altérations musculaires et de rétractions fibro-tendineuses permanentes.

Un grand nombre d'affections spinales s'accompagnent de déformations, suite de contractures. Ainsi que l'a démontré Charcot, partout où dans la pathologie médullaire la *sclérose des faisceaux pyramidaux* existe à un degré quelconque, la contracture permanente figure parmi les symptômes habituels; c'est ainsi que dans la *méningo-myélite par compression* (voir *Mal de Pott*, p. 237), la *pachyméningite cervicale hypertrophique*, la *myélite syphilitique*, la *myélite transverse primitive*, la *paraplégie spasmodique d'Erb* (*tabes spasmodique de Charcot*), la *sclérose en plaques disséminées*, la *sclérose latérale amyotrophique*, les contractures plus ou moins prononcées produisent des déformations des membres généralement en extension.

Dans l'*ataxie*, les déformations surviennent en général dans les dernières périodes de la maladie. Bradford et Lovett ont observé deux cas d'ataxie avec pied bot équin et flexion permanente du genou.

Dans la *sclérose latérale amyotrophique*, les déformations se montrent à une période avancée et sont la conséquence de l'irritation des fibres motrices du faisceau pyramidal qui s'accuse par de la paralysie et de la contracture.

L'avant-bras est dans la demi-flexion et la pronation, le poignet est demi-fléchi et les doigts recroquevillés vers la paume de la main. Les déformations analogues du pied sont beaucoup plus rares.

Dans la *myélite transverse syphilitique*, dans la *sclérose en plaques*, à localisation prédominante dans la moelle dorso-lombaire, on observe les signes de la *paraplégie spasmodique*. Nous avons indiqué page 858 les principaux caractères de la forme spinale de la *rigidité spasmodique congénitale*.

Les *hémorrhagies médullaires*, comme les myélites, peuvent s'accompagner de paralysies, de contractures à siège variable, qui dépendent de l'évolution des lésions et de la production des dégénérescences secondaires.

Le *spina bifida* s'accompagne presque constamment de paralysie et de contracture avec déformations marquées des membres inférieurs.

Weber, Litzmann, et plus récemment Albert Roulland, dans sa thèse inaugurale de 1886, ont démontré la fréquence des hémorrhagies rachidiennes chez le nouveau-né à la suite de tractions exagérées pendant l'accouchement. Weber, entre autres, les aurait rencontrées 33 fois sur 81 autopsies. Little fait remonter à la naissance et résider dans la moelle le point de départ des paraplégies et hémiplégies avec rigidité, rencontrées chez des enfants.

Un fait important à retenir et sur lequel a justement insisté Charcot, c'est qu'aux *contractures spasmodiques* des variétés de myélite que nous venons de signaler succèdent le plus souvent, à une période avancée de la maladie, des *rétractions fibro-tendineuses avec épaississement des tissus périarticulaires* (*pseudo-contractures*), origine de difformités permanentes qui ne sont curables que par un traitement orthopédique et chirurgical. Cette complication est particulièrement fréquente dans la méningo-myélite par compression du mal de Pott et dans la pachyméningite cervicale hypertrophique. Nous indiquons, page 873, les signes différentiels de ces deux variétés de contractures.

Les *maladies amyotrophiques*, les *atrophies musculaires* s'accompagnent de difformités importantes.

Dans l'*atrophie musculaire progressive*, les déformations de la main, du bras, de l'épaule, du rachis, du thorax, sont connues et nécessitent rarement un traitement orthopédique.

Dans la *forme juvénile* d'*Erb*, l'atrophie avec impotence absolue atteint quelquefois seulement les membres inférieurs. Les muscles du dos, de la ceinture scapulaire et des bras sont souvent atrophiés, aplatis; il existe de la cyphose dorsale et une lordose lombaire. Fréquemment l'hypertrophie musculaire coïncide.

Dans le type *Landouzy-Déjerine* les muscles de l'épaule, du bras, de la main sont surtout atteints. Les épaules proéminent en avant, la paroi thoracique antérieure devient plane ou même concave. La face est prise : les yeux sont incomplètement fermés et les lèvres tirées en dehors.

Dans le type *Charcot-Marie*, les déformations consistent surtout dans une disproportion entre le volume de la racine des membres inférieurs et de leur extrémité. La maladie débutant par les pieds, ceux-ci se placent en varus ou en valgus dans la position verticale ; c'est le type *pédio-carpien*.

Dans la *paralysie pseudo-hypertrophique* les lésions atteignent surtout le mollet. Des déformations articulaires peuvent devenir permanentes ; le pied bot équin, la flexion des genoux s'observent quelquefois dans cette affection.

Les déformations observées dans l'*hystérie* sont surtout sous la dépendance des contractures. L'atrophie accompagne rarement cette affection ; toutefois on peut l'observer dans certains cas (Charcot, Babinski).

Dans ces déformations de *cause hystérique* assez fréquentes, sans lésions anatomiques de la moelle, on observe des *paralysies* ou des *contractures*.

a. — Les *paralysies flasques* revêtent généralement les formes hémiplégique ou paraplégique, plus rarement monoplégique. Elles s'accompagnent d'hémianesthésie du même côté en ligne d'amputation, d'anesthésie au contact, au froid, à la douleur, avec anesthésie profonde, musculaire. Bien que l'apparition en soit ordinairement brusque, Berbez (Thèse sur l'hystéro-traumatisme, 1888) a noté que, dans le cas où elle succède à un traumatisme ou à un choc, elle est précédée d'une « période de méditation » de 24 à 48 heures, pendant laquelle il n'y a qu'une simple sensation d'engourdissement. La paralysie peut durer plusieurs années, disparaître brusquement ou changer brusquement de siège.

Elle est ordinairement complète, absolue, le membre soulevé retombe lourdement.

La contractilité électrique et les réflexes sont presque toujours conservés.

Souques (*Contribution à l'étude des syndrômes hystériques simulateurs des maladies organiques de la moelle épinière*, Thèse de doctorat, Paris, 1891) remarque que souvent les syndrômes hystériques peuvent être confondus avec les scléroses en plaques, les paraplégies traumatiques ou spontanées, le tabes, l'amyotrophie spinale et la syringomyélie. Le diagnostic n'est possible que par l'examen des antécédents commémoratifs, des signes actuels et de l'évolution de la maladie.

b. — Les *paralysies avec contractures* peuvent arriver d'emblée ou à la suite d'une paralysie flasque; mais elles atteignent toujours immédiatement leur maximum d'intensité. Elles sont extrêmement variables comme siège, étendue et durée. L'avant-bras se met en demi-flexion sur le bras, qui est fortement serré contre la poitrine; les doigts sont appliqués sur la paume de la main. Les jambes sont dans l'extension forcée; le pied se place en varus équin. La contracture est tellement résistante qu'en soulevant le pied, on élève en même temps le bassin et le corps comme un levier rigide. Les mouvements volontaires (Charcot, *Leçons sur les maladies du système nerveux*, 1887) sont absolument nuls, les mouvements passifs sont au contraire possibles, mais douloureux. La contracture disparaît sous le chloroforme. Si longue que soit la durée de la contracture, il n'y a généralement pas de dégénérescence, la contractilité persiste intacte, les réflexes sont exagérés, et on observe de la trépidation épileptoïde.

L'apparition et la disparition de ces contractures sont brusques; l'application d'un aimant peut déterminer le transfert du côté opposé.

Les contractures hystériques peuvent être partielles et déterminer une *scoliose*, un *torticolis*, un *pied bot varus équin* ou simuler une *coxalgie*.

La *coxalgie hystérique* présente souvent tous les symptômes d'une coxalgie au début : boiterie, flexion de la cuisse, sur le bassin, douleur et impossibilité d'exécuter les mouvements articulaires. L'examen sous le chloroforme qui fait disparaître la contracture montre que l'articulation est saine.

Dans le *pied bot hystérique*, la déformation des pieds se produit généralement en varus équin, elle atteint immédiatement son plus haut degré. Le sujet ne peut imprimer aucun mouvement aux parties contracturées. Si l'on essaie de produire des mouvements passifs, on sent une résistance élastique qui donne la sensation d'un ressort tendu. La contraction disparaît sous le chloroforme.

La scoliose, le torticolis, la coxalgie et le pied bot hystériques peuvent se compliquer dans quelques cas, lorsque l'élément spasmodique a disparu, de *rétractions fibro-tendineuses* qui produisent un obstacle mécanique permanent empêchant toute réduction de la difformité (pseudo-contracture). (Voir page 874.)

Charcot et P. Blocq ont établi la distinction, très importante au point de vue thérapeutique, entre les *contractures vraies* caractérisées par la rigidité permanente et involontaire du muscle, accompagnées de phénomènes spasmodiques sans altération de la fibre musculaire et les *pseudo-contractures* sans spasme, où le système nerveux n'intervient pas et où il existe des états morbides divers du muscle.

Cette contracture spasmodique répond à diverses atteintes du système nerveux amenant l'irritation des cellules des cornes antérieures de la moelle, soit directement par l'action des toxiques ou l'absence d'inhibition, soit indirectement par excitation des nerfs périphériques. Les affections articulaires s'accompagnent de cette dernière variété de contracture qui cesse à un moment donné, mais elle se trouve alors souvent remplacée par des lésions périarticulaires qui maintiennent les attitudes vicieuses.

La contracture spasmodique, à quelque groupe nosologique qu'elle appartienne, que le spasme soit dû à une lésion organique ou le résultat d'une affection purement dynamique, sans lésions matérielles appréciables, telle que l'hystérie, offre cette particularité intéressante de son évolution de se compliquer dans certains cas de la rétraction fibreuse des tendons (peut-être par rupture et cicatrisation des fibrilles tendineuses) qui rendent définitives, après sa disparition, les déformations qu'elle a occasionnées et qui sont seules justiciables d'une opération, contre-indiquée au point de vue thérapeutique en tout autre cas (Charcot, Blocq).

Les caractères suivants permettent de reconnaître les *contractures vraies :*

Il existe une *exagération constante des réflexes tendineux* et de la *trépidation spinale;* les antagonistes sont toujours pris. La contracture atteint à peu près au même degré les fléchisseurs et les extenseurs; les fléchisseurs ou les extenseurs prédominent dans quelques cas. Tant que la contracture persiste, la résistance est à peu près aussi grande du côté de la flexion que de celui de l'extension, et quand on cherche à imprimer au membre un mouvement passif, on éprouve la sensation d'une résistance progressive et élastique, les parties tendant à reprendre d'elles-mêmes la position dont on les éloigne (Charcot). Le traumatisme comme cause occasionnelle du début est fréquent. A l'examen, la contracture spasmodique donne la sensation d'une résistance élastique. Les réactions électriques sont normales. Enfin, la contracture disparaît après un temps variable d'application de la bande d'Esmarch et *se résout sous le sommeil chloroformique.*

Les *pseudo-contractures*, au contraire, ne s'accompagnent pas d'*exagération* de la *trépidation réflexe* et des *réflexes tendineux*, qui sont quelquefois abolis.

Les mouvements sont possibles dans une certaine étendue, mais ils sont brusquement arrêtés par un obstacle mécanique donnant la sensation d'une résistance fibreuse non élastique et absolument invincible.

Enfin, ni l'application de la bande d'Esmarch, ni le *sommeil chloroformique* ne font disparaître la difformité.

Ces pseudo-contractures s'observent à la suite des traumatismes et des inflammations musculaires, dans la maladie de Parkinson, au cours des myélites et des amyotrophies primitives.

Elles sont assez rares dans l'hystérie.

Dans la *paralysie agitante*, la pseudo-contracture peut apparaître comme le premier signe avant le tremblement. La raideur musculaire qui affecte un nombre plus ou moins considérable de muscles produit des déformations souvent notables, sans que les articulations soient affectées. Les muscles rigides donnent au toucher une sensation ligneuse.

Dans les *myopathies primitives*, les *amyotrophies*, la pseudo-contracture est caractérisée par la même dureté ligneuse et par sa distribution. Au début, la déformation est simplement paralytique, puis elle est fixée par des rétractions fibreuses déterminées par la sclérose des muscles antagonistes. A cette période avancée, ceux-ci sont lésés et ont perdu la puissance motrice qui avait amené au début la déformation, fixée ensuite par les rétractions.

Rappelons ici la distinction établie par L.-A. Sayre entre les tissus *contracturés* (*contractured*) avec altération de structure et persistance du réflexe tendineux, et les tissus *contractés* (*contracted*) sans lésion des fibres musculaires, avec abolition du réflexe. (Voir p. 751.)

3° Lésions du système nerveux périphérique. — Les lésions ou irritations des nerfs périphériques par traumatisme, compression, arthrite, rhumatisme (Charcot), sont des causes fréquentes de déformation par contractures réflexes. (Voir *Pied plat*, p. 819 et *Pied bot*, p. 657.) Parmi les difformités les plus importantes par paralysie périphérique, citons la paralysie des nerfs radial, cubital, médian, de causes variées, souvent d'origine traumatique. (Voir *Difformités acquises de la main et des doigts*, p. 492.)

La *paralysie saturnine* frappe surtout les muscles innervés par les nerfs radiaux, à savoir le cubital postérieur, le long abducteur, le court extenseur du pouce et les extenseurs de la main.

Seul le long supinateur est épargné. Le poignet est tombant (*wrest-drop* des Anglais).

Dans la *lèpre*, l'atrophie atteint surtout les muscles de la main qui présente une déformation en griffe.

La paralysie et l'atrophie, conséquences des *névrites multiples d'origine alcoolique*, se montrent surtout sur les extenseurs des membres inférieurs.

Le triceps sural et les fléchisseurs sont plus rarement atteints.

Le pied est le siège de déformations spéciales ; il est flasque, la pointe tombe et se dévie en dedans, le bord interne est relevé, les orteils prennent la forme en griffe. La voûte plantaire paraît relevée, et il se forme un pied bot paralytique auquel les Anglais ont donné le nom de *foot-drop ;* le malade marche en steppant.

Dans quelques cas, l'équinisme, produit par l'action prédominante des fléchisseurs, devient permanent, par le fait de la rétraction du tendon d'Achille, combinée avec la production de tissu fibreux périarticulaire.

Ces rétractions fibro-tendineuses et cet épaississement cellulo-fibreux périarticulaires, souvent observés dans les paralysies par lésions du système nerveux périphérique, sont considérés par quelques auteurs (Charcot) comme des troubles trophiques.

Les paralysies dites *obstétricales* s'observent à la suite de compression des nerfs par les manœuvres du forceps, de la version, du dégagement des épaules, à la suite de compression de la tête par un bassin rétréci, au moment du passage. Ces paralysies existent presque toujours au membre supérieur, atteignent souvent les cinquième et sixième paires cervicales : le deltoïde, le sous-épineux, le biceps, le coraco-brachial sont le plus souvent frappés. Les paralysies et contractures du membre inférieur sont ordinairement d'origine centrale.

Parmi les principales causes d'atrophie musculaire circonscrite, citons les lésions des nerfs périphériques déjà signalées, le traumatisme, la compression, les inflammations de voisinage, les lésions articulaires.

Pitres et Vaillard ont décrit des processus de dégénérescence névritique dans les nerfs allant vers les os et les articulations malades.

Les causes de compression agissant sur la racine même des nerfs amènent des paralysies radiculaires, bien étudiées par Mme Klumpke-Déjerine. La perte de motilité et l'anesthésie ne se bornent pas alors au territoire innervé par un nerf; mais on peut avoir soit la paralysie de tout le bras, soit, si les 5e et 6e racines cervicales sont seules attaquées, une paralysie des muscles deltoïde, biceps, brachial antérieur et long supinateur, et accessoirement des muscles du moignon de l'épaule.

Le début est marqué par une période douloureuse, puis il y a paralysie et atrophie rapides.

Un groupe important est fourni par les *paralysies à la suite de maladies aiguës, générales, microbiennes.*

La cause en est alors la névrite infectieuse. Toute maladie générale peut amener des polynévrites ; mais de beaucoup la plus fréquente est la diphtérie.

La *paralysie diphtérique* atteint surtout le voile du palais, mais consécutivement on peut voir survenir des paralysies de l'œsophage, du rectum, de la vessie, du larynx, des muscles de l'œil, de la face et des membres.

La paralysie des membres qui nous intéresse plus spécialement frappe surtout les membres inférieurs, et se produit sous forme de paraplégie ; elle se manifeste d'emblée ou progressivement. On peut observer tous les degrés, depuis une parésie légère jusqu'à la paralysie complète. A la difficulté de la marche par faiblesse musculaire, peuvent s'ajouter quelquefois des symptômes ataxiques : mouvements incertains et heurtés, en même temps que de l'anesthésie. Les malades ont des troubles de la sensibilité tactile et musculaire. Il leur semble marcher sur du velours, et leur démarche incertaine s'accentue par l'occlusion des yeux.

La forme hémiplégique est exceptionnelle. Il n'y a pas d'amaigrissement des muscles, et la contractilité électrique est absolument conservée. Néanmoins Erb a quelquefois noté la réaction de dégénérescence, surtout aux muscles du pharynx. Les contractures permanentes par rétractions fibro-tendineuses sont fréquentes.

**Traitement.** — Le traitement doit d'abord s'adresser aux *causes mêmes* de la déformation, c'est ainsi que les paralysies syphilitiques sont justiciables du traitement spécifique.

Les paralysies et les contractures spasmodiques hystériques nécessitent de même un traitement causal : bromure de potassium, douches, etc.

La suggestion hypnotique donne souvent dans ces cas de brillants résultats, même dans les cas invétérés et rebelles à toute thérapeutique.

Nous ne pouvons insister sur ce sujet spécial qui demanderait de grands développements.

Le traitement orthopédique des difformités consécutives à des maladies du système nerveux a pour but de corriger la position vicieuse des membres et de remplacer par des appareils les parties atrophiées, de soutenir le tronc et surtout de permettre la marche.

On peut, par les moyens que nous allons indiquer, obtenir de bons résultats, même dans des cas qui paraissent désespérés.

On ne doit certainement pas avoir la prétention de donner des guérisons parfaites et d'obtenir des résultats brillants, lorsque les lésions cérébrales ou médullaires sont anciennes et incurables, mais on rendra de grands services aux malades en redressant leurs membres et en leur permettant de faire quelques pas, même d'une façon défectueuse, et d'éviter ainsi l'immobilité complète au lit.

F. Willard (de Philadelphie) a récemment insisté sur les services que le traitement mécanique et chirurgical peut rendre dans des difformités graves d'origine nerveuse, démontrant que les cas qui paraissent désespérés peuvent être singulièrement améliorés avec de la patience et une thérapeutique bien conduite.

Le traitement des difformités d'origine nerveuse sera dirigé suivant les cas contre la paralysie, la contracture ou l'atrophie.

Le but à atteindre étant, en général, le même, quelle que soit la cause de la difformité, nous donnerons les indications thérapeutiques générales, avec quelques indications spéciales à certaines maladies nerveuses.

Les difformités par contracture sont les plus fréquentes et les plus difficilement curables; de là, l'importance accordée par les orthopédistes à la paralysie dite spasmodique, à forme cérébrale ou spinale.

Le *traitement préventif* des difformités a une grande importance. Au début de la maladie, on maintiendra les membres dans une bonne position, au moyen de bandages, d'attelles, d'appareils à traction élastique, de chaussures appropriées. On évitera l'influence fâcheuse de la pesanteur, du poids des couvertures, de la marche dans une mauvaise position, des béquilles.

La cause des complications de rétractions fibro-tendineuses nous paraît surtout la position vicieuse prolongée des membres dans l'immobilité, l'irritation des articulations et des autres tissus pendant les essais de marche. L'influence d'une diathèse (rhumatisme, arthritisme) a une importance secondaire.

Il importe, dans tous les cas, de commencer le traitement de bonne heure avant que les muscles ne soient dégénérés, fibreux, rétractés.

Le traitement *chirurgical* et *mécanique* du groupe important de difformités par contracture doit être dirigé par la connaissance des deux grandes variétés, qui se reconnaissent à des signes différentiels précis (voir p. 873) :

1° Les *contractures spasmodiques;*

2° Les *contractures permanentes* (*pseudo-contractures*), avec rétractions et altérations des muscles, des tendons et des tissus fibreux.

L'expérience clinique démontre la valeur des deux règles suivantes :

a. — *Tout traitement chirurgical ou orthopédique est contre-indiqué, tant que persiste l'élément myospasmodique. Le traitement purement médical et l'expectation conviennent seuls dans ces cas.*

b. — *Le traitement mécanique et surtout chirurgical conviennent absolument dans les contractures permanentes, d'ordre mécanique, avec altérations et raccourcissements musculaires et fibro-tendineux.*

1° *Traitement chirurgical.* — La *ténotomie* et la *myotomie*, que l'on a accusées à tort d'affaiblir les muscles contracturés, conviennent particulièrement pour les flexions en contracture du genou et de la hanche.

Ces opérations permettent aux muscles qui ne sont pas atteints par la paralysie et la contracture d'entrer en action.

Elles donnent la possibilité d'agir efficacement par l'électricité et le massage sur les muscles antagonistes paralysés.

Elles ont enfin le grand avantage d'amener le redressement des membres en bonne position.

Les ténotomies (Charcot, Gowers) sont inutiles et dangereuses dans les contractures spasmodiques de l'enfance, dans les contractures permanentes des hémiplégies, sans lésions du tissu musculaire.

Elles conviennent surtout dans les contractures *myopathiques*, qui dépendent d'une lésion du tissu musculaire et fibro-tendineux.

La recherche du *réflexe tendineux*, l'examen *sous le chloroforme* permettent de reconnaître les contractures justiciables d'une opération. (Voir p. 873.)

La ténotomie du tendon d'Achille est le plus souvent pratiquée. Nous avons indiqué le traitement des contractures et des paralysies du pied dans notre étude du *Pied bot.*

La *section* des *tendons* du creux poplité et du biceps sera pratiquée suivant les règles générales indiquées par Bonnet. (Voir p. 140.)

La *myotomie* des adducteurs, complète ou incomplète, doit être faite en général à leur origine, au tiers supérieur interne de la cuisse. La *myotomie à ciel ouvert*, qui permet des sections précises, nous paraît préférable à la *section sous-cutanée.*

La *section* des *aponévroses* et des *tissus rétractés* n'est indiquée que dans les contractures permanentes.

Le redressement complet obtenu doit être maintenu au moyen d'appareils orthopédiques ou mieux sous des appareils plâtrés.

L'*extension continue* rendra aussi quelques services.

Le *redressement forcé* manuel ou avec des machines puissantes, sous le chloroforme, après section des principaux obstacles et application d'appareils plâtrés, donnent d'excellents résultats dans les contractures permanentes, dans les ankyloses fibreuses des principales articulations, avec épaississement et rétraction des tissus fibreux périarticulaires. Le redressement, dans de nombreux cas, ne pourra être obtenu qu'en plusieurs séances (*redressement successif*).

Le redressement forcé avec immobilisation sous le plâtre est très utile dans les *pieds bots paralytiques* avec rétractions fibro-tendineuses et épaississements fibreux périarticulaires. (Voir p. 714, fig. 677, 678.)

La *résection*, l'*ostéotomie* conviennent dans quelques cas de difformité du genou et de la hanche et dans des cas invétérés de pied bot. (Voir *Tarsotomie*, p. 752.)

Les indications de l'*arthrodèse* dans les paralysies d'origine nerveuse peuvent se résumer de la façon suivante :

L'opération est indiquée dans les cas de troubles fonctionnels très marqués, avec impossibilité de la station, de la marche, impotence des membres supérieurs, de laxité articulaire prononcée (jambe de polichinelle, membres ballants); de paralysie définitive des muscles, la contractilité électrique, sous ses deux formes, ayant disparu; d'impuissance du traitement par les ténotomies et les appareils orthopédiques.

L'*arthrodèse de l'articulation tibio-tarsienne* sera faite lorsque la laxité articulaire, les déformations et les attitudes vicieuses seront très marquées.

L'*arthrodèse du genou*, pratiquée souvent comme complément d'une arthrodèse tibio-tarsienne, est indiquée toutes les fois qu'il y a impossibilité de mouvoir la jambe sur la cuisse, et surtout impossibilité d'étendre le tibia sur le genou, à la condition que les mouvements du fémur sur le bassin soient conservés (Karewski, Ramally), dans les cas de contracture très intense des fléchisseurs et dans les formes très prononcées de genu recurvatum empêchant les fonctions du membre.

Si les deux jambes sont paralysées, Karewski conseille d'ankyloser les deux genoux, afin qu'une seule articulation n'ait pas à supporter tout le poids du corps et ne puisse prendre dans la suite des attitudes vicieuses.

L'*arthrodèse de l'articulation de la hanche* est rarement indiquée, l'ankylose de cette articulation ayant des résultats fonctionnels déplorables. Karewski pense que l'on pourrait avec avantage rechercher l'ankylose d'une articulation coxo-fémorale dans le cas de paralysie des deux articulations de la hanche, afin de rendre possible la station debout.

Ajoutons que Ross a démontré que si dans la paralysie des membres inférieurs le psoas-iliaque est intact, ce muscle peut suffire à permettre la marche avec une jambe ankylosée au genou et au cou-de-pied.

L'*arthrodèse de l'épaule* est indiquée dans les cas de laxité articulaire considérable, de paralysie du deltoïde, avec conservation des muscles pectoral et grand dorsal.

L'*arthrodèse du coude* à angle droit est de mise, lorsque l'avant-bras est flasque et ballant, impropre à tout usage. Karewski recommande d'ajourner l'intervention tant qu'il existe une trace de contractilité dans un muscle, et tant qu'on pourra suppléer à l'action du biceps par l'emploi d'un tracteur élastique (Nicolaysen).

Nous avons indiqué à l'article *Luxation congénitale de la hanche*, page 529, les opérations proposées pour la luxation paralytique de cette articulation.

Les *amputations* sont quelquefois nécessaires.

Le traitement opératoire est en général contre-indiqué dans les contractures hystériques. On pratique exceptionnellement des opérations dans les contractures hystériques qui s'accompagnent de dégénérescence et de rétractions tendineuses et produisent des difformités en flexion des articulations des membres inférieurs, des pieds bots varus ou équins.

Les tentatives chirurgicales s'adressant aux causes centrales des difformités, récemment proposées, permettent d'espérer quelques succès dans des cas déterminés. W.-N. Brulard et Bradford dans un cas de paralysie du bras avec idiotie, paraissant en rapport avec une lésion du crâne par le forceps au moment de la naissance, ont fait la trépanation du crâne dans le point correspondant au centre moteur du membre supérieur droit. L'opération permit de découvrir l'existence d'un kyste de cette région ; malheureusement le sujet succomba.

2° *Traitement mécanique.* — Le traitement par des appareils orthopédiques seul ne permet pas, en général, de lutter avec avantage contre les difformités par paralysies ou contractures. Ces appareils ne rendent, en général, de bons services que lorsque les membres ont été redressés par des opérations chirurgicales, traités par le massage, fortifiés par les manipulations et l'électricité, exercés par des mouvements actifs ou passifs.

Ainsi que nous l'avons indiqué, le traitement par les appareils orthopédiques est inopportun et dangereux dans les contractures spasmodiques.

Un certain nombre d'appareils sont des agents de contention

utile, servant à assurer la marche dans les cas d'impotence des membres inférieurs par paralysie et surtout par atrophie. Ces appareils doivent soutenir le tronc, redresser les membres inférieurs et permettre quelque déplacement des extrémités inférieures.

Les attelles des membres inférieurs prendront de solides points

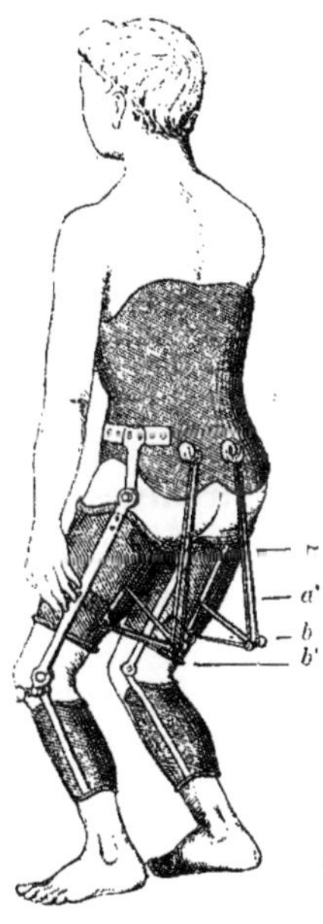


Fig. 716. — Appareil à traction élastique de P. Redard pour paralysie des membres inférieurs avec contractures des hanches et des genoux en flexion.

*a, a'*, Tracteurs élastiques; — *b, b'*, Poulies de réflexion.

d'appui sur des corsets rigides en cuir et en feutre embrassant exactement le bassin et remontant plus ou moins haut.

Dans plusieurs cas de rigidité spasmodique ou de paralysie presque complète des membres inférieurs avec contracture en flexion du genou et de la hanche et impossibilité à peu près absolue de marcher, nous avons retiré d'excellents résultats de l'appareil représenté dans la figure 716.

Cet appareil se compose d'un corset en cuir moulé et de deux cuissards avec jambières. Des tracteurs élastiques puissants glissent sur des poulies fixées à des tiges verticales dépendant des cuissards, prennent leurs points d'appui en haut sur le corset, en bas sur les cuissards, et produisent l'extension de la cuisse sur le bassin.

L'articulation du genou peut être rendue rigide au moyen d'une vis que l'on serre ou desserre à volonté.

V. Robin (de Lyon) et D. Mollière ont proposé un très ingénieux appareil (G. Nazaret. *Thèse de Lyon*, 1885) destiné à combattre la flexion et l'adduction des membres inférieurs, particulièrement dans la rigidité spasmodique.

*Pour corriger la flexion* et produire par l'extension une sorte de massage actif et continu des muscles, V. Robin se sert d'un ressort longitudinal agissant par son élasticité.

L'appareil est constitué par deux montants ordinaires, brisés au niveau de toutes les articulations et réunis par des embrasses maintenant le membre. Le ressort se place sur le montant externe. Pour augmenter son élasticité et sa puissance il est contourné en forme d'un S à ses deux extrémités, vers sa partie moyenne il est tendu par un tenon fixé sur le montant externe, au-devant duquel il passe, et sollicite ainsi constamment l'extension de la jambe sur la cuisse.

*Pour corriger l'adduction* et le croisement des membres inférieurs, un galet est monté sur une tige recourbée qui se fixe par une articulation mobile sur l'un des montants internes.

Cette disposition permet au galet de pouvoir se maintenir sur le même plan horizontal pendant les oscillations de haut en bas que nécessite la marche. Ce galet est en effet destiné à rouler sur une tige horizontale fixée à l'autre montant. Ce mécanisme produit non seulement l'écartement des genoux, mais permet encore des mouvements faciles pour la marche.

Heusner, Rockowitz ont imaginé d'ingénieux appareils de soutien du tronc, dans les cas de paralysie ou d'atrophie graves des membres inférieurs.

On maintient les membres inférieurs et le tronc au moyen d'appareils très simples en plâtre, en silicate de potasse, sur lesquels viennent s'attacher des attelles métalliques et des courroies.

Les appareils de L.-A. Sayre, d'H.-O. Thomas (fig. 33, 35, 51, 53, 55, 59) sont souvent utiles.

On peut construire des appareils très simples pour les membres inférieurs composés d'attelles et de larges courroies, venant suppléer, en avant ou en arrière, les muscles absents.

Le chariot flamand, le chariot de Darrach (fig. 717), de Meigs Case (fig. 718) rendent de très grands services.

Les appareils de redressement et de contention des membres

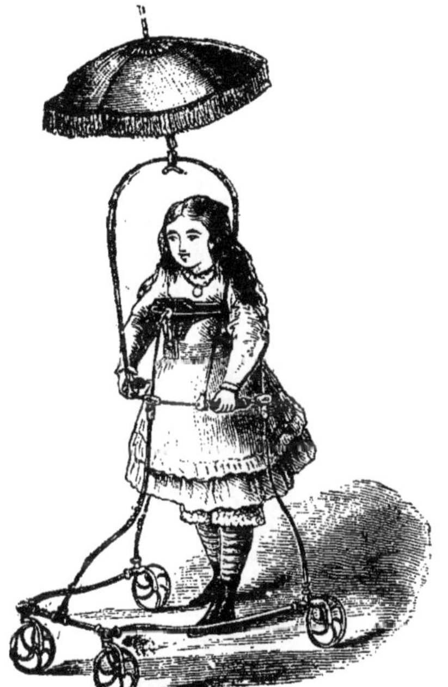
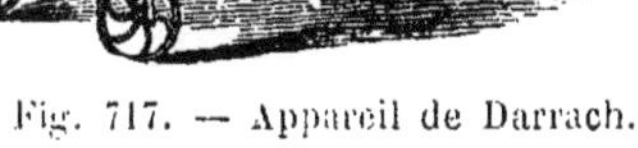

Fig. 717. — Appareil de Darrach.

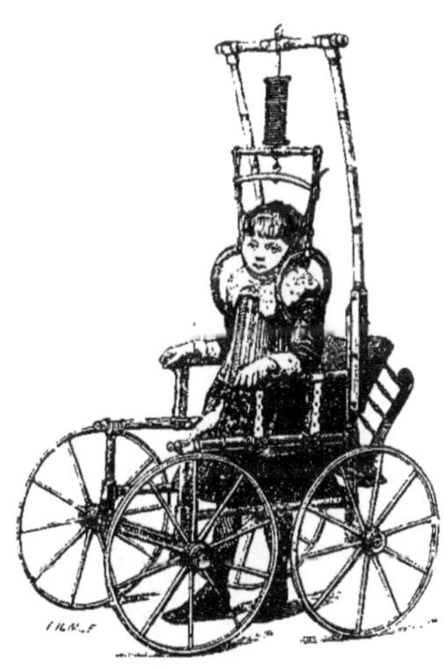

Fig. 718. — Appareil de Meigs Case.

inférieurs, principalement utilisés dans la paralysie infantile, sont tous construits sur les mêmes principes.

Lorsque la paralysie occupe les deux membres inférieurs, les attelles latérales viennent se réunir en dehors à une large ceinture placée au-dessus du bassin ; les attelles latérales internes remontent à la racine de la cuisse (fig. 719).

Les hanches, les genoux et les pieds sont placés dans une position redressée au moyen de mécanismes spéciaux permettant la correction de l'adduction ou de la flexion du pied équin ou varus.

Des articulations sont placées au niveau du genou, qui permettent au malade de s'asseoir; elles peuvent être rendues rigides au moyen de vis.

Dans les cas de paralysies unilatérales, on utilisera les appareils des figures 720, 721, 722, 723, et quelques appareils décrits dans notre article *Pied bot*, pages 720 à 751.

Les appareils à traction élastique, avec muscles artificiels, disposés suivant la région et la nature des muscles atteints, fléchisseurs ou extenseurs, conviennent dans les paralysies partielles.

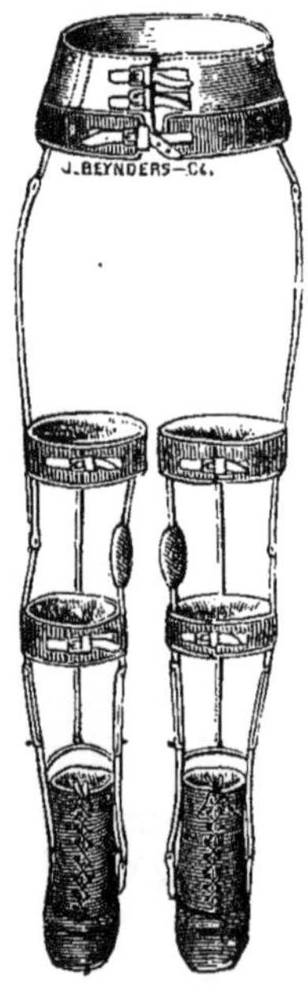


Fig. 719.

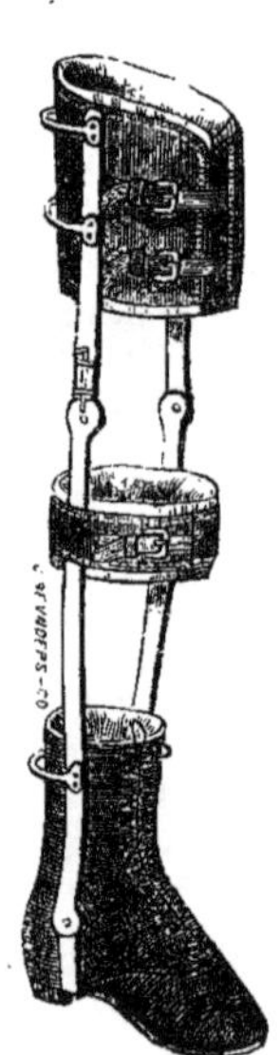

Fig. 720.

L'épaule, le coude et le poignet seront facilement maintenus au moyen d'appareils rigides en cuir.

Pour les *luxations paralytiques de l'épaule*, on se servira avec avantage des appareils de Collin (fig. 723), de Tiemann, de Billroth, de Schüssler, de L. Le Fort.

Dans l'appareil de Schüssler, la contention de l'extrémité supérieure de l'humérus est obtenue au moyen de trois coussins à air, en forme de triangle isocèle, fixés autour de l'articulation par un bandage en cuir et des courroies entourant la poitrine.

Le *genu recurvatum paralytique* sera traité suivant les indications de la page 541.

Nous avons signalé dans notre article *Difformités de la main*,

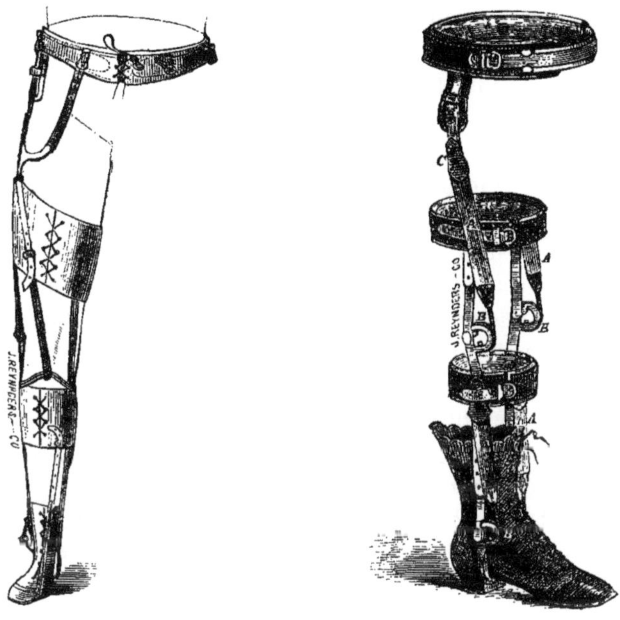

Fig. 721. Fig. 722.

*des doigts* (p. 493), *du pied*, les appareils que l'on doit appliquer pour les difformités d'origine nerveuse de ces régions.

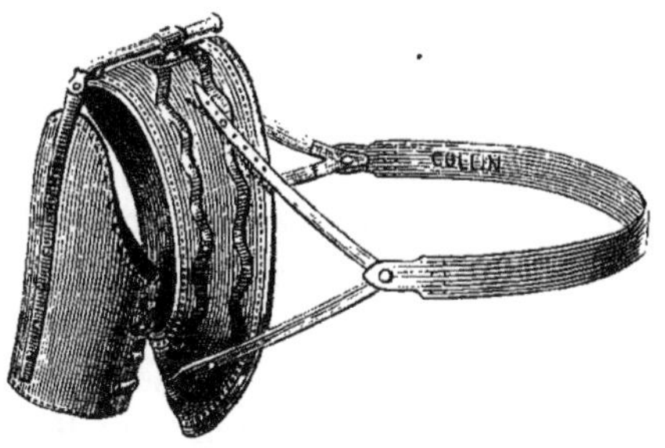

Fig. 723.

Parmi les moyens adjuvants les plus utiles pour obtenir le redressement dans les cas de contractures permanentes, nous citerons, en première ligne, le *massage* et les *manipulations*.

Les mouvements passifs d'extension et de flexion doivent être très régulièrement pratiqués, tous les jours, pendant cinq à dix minutes. Ces exercices gymnastiques conviennent particulièrement dans la flexion et l'adduction des membres inférieurs et complètent l'action des appareils d'extension.

Si la paralysie ou l'atrophie ne sont pas complètes, on prescrira des mouvements actifs. On apprendra au sujet à placer ses membres dans une bonne position et à s'en servir pour la marche. Nous avons obtenu de bons résultats de cette *éducation musculaire* qui exige une très grande patience.

Le massage agit très efficacement sur les rétractions fibro-tendineuses et les épaississements fibreux périarticulaires.

La *suspension verticale*, d'après le procédé employé dans l'ataxie locomotrice, nous a donné des améliorations importantes. Cette méthode est très utile, dans les cas de mouvements choréiques avec contracture et parésie des muscles du cou et de la tête, dans la paralysie des muscles des lombes et du dos.

Lorsque les membres inférieurs sont parésiés, nous faisons faire habituellement des exercices de marche, pendant que le sujet est en suspension. Une poulie fixée d'une part à l'appareil de suspension et reposant de l'autre sur une longue corde bien tendue horizontalement, à une hauteur convenable, permet au sujet, qui n'a plus le poids de son corps à porter, de se déplacer en appuyant les pieds sur le sol. On indique au malade les mouvements rythmiques et réguliers qu'il doit faire avec ses membres inférieurs.

L'*électricité statique*, les *courants galvaniques ou faradiques* seront employés suivant les cas.

Dans la *paralysie infantile*, on se servira au début de courants galvaniques d'une intensité moyenne, courants continus descendants, le pôle positif sur le rachis, le pôle négatif sur l'émergence des nerfs; plus tard, lorsque la réaction électro-musculaire, un moment exagérée, tend à revenir à l'état normal, on emploiera des courants induits appliqués localement sur les muscles paralysés.

Il faut éviter, dans tous les cas, l'action tétanique violente. Les intermittences faradiques lentes sont utilement combinées avec la galvanisation.

Dans la *paralysie spasmodique*, le traitement faradique ne doit être commencé qu'environ un mois après la disparition des symptômes initiaux, il doit être continué longtemps. le courant doit être faible, les séances ne dureront que dix à quinze minutes, une séance tous les deux jours (Gaudard). Quand l'enfant est trop jeune, on peut le mettre dans un baquet métallique plein d'eau tiède qui est relié à l'appareil électrique, de façon à tenir lieu d'électrode.

Bernhardt préfère dans ces cas l'électrisation galvanique, pourvu qu'elle soit faite par une personne exercée.

L'électricité statique, surtout recommandée par Charcot, sous forme de souffles, de frictions, d'étincelles à haute tension, appliqués localement et sur le tronc, convient du quatrième au sixième mois, ou à une époque plus éloignée.

Dans les *atrophies*, on se servira surtout des courants faradiques appliqués, d'après les indications de Duchenne, sur les muscles atrophiés, ainsi que des courants galvaniques au niveau du rachis, au siège présumé des lésions centrales.

Dans les *paralysies avec spasmes et contractures*, dans les *paralysies* obstétricales, les courants continus avec renversements et interruptions sont indiqués.

L'*hydrothérapie*, les *applications chaudes*, destinées à réveiller la nutrition des membres atrophiés, ont quelques chances d'efficacité dans les paralysies infantiles et spasmodiques.

Les *injections intra-musculaires* de strychnine, la *médication interne* par l'iodure de potassium, le phosphure de zinc, l'ergot de seigle donnent des résultats peu encourageants.

On recherchera avec grand soin, dans les cas de paralysie spasmodique, s'il n'existe pas d'*irritation périphérique* pouvant augmenter les contractures. A l'exemple de L.-A. Sayre, nous avons pratiqué dans quelques cas des excisions du prépuce et du clitoris. Pinto Portella a publié des observations prises dans notre service et indiqué les améliorations obtenues après ces opérations.

---

# CHAPITRE VIII

## DIFFORMITÉS A LA SUITE DE FRACTURES ET DE LUXATIONS

---

Nous ne donnerons dans ce chapitre que quelques courts renseignements sur les difformités à la suite de fractures et luxations, renvoyant pour plus de détails aux traités de chirurgie générale.

Fractures. — Lorsque le déplacement osseux à la suite de fracture n'est pas corrigé, il en résulte une difformité (*cal difforme*) et des troubles fonctionnels plus ou moins marqués.

La disposition des deux fragments est très variable : il peut y avoir chevauchement, torsion autour de l'axe, disposition augulaire, sigmoïde, etc.

Le tissu osseux de nouvelle formation peut être exubérant, les espaces interosseux comblés (Laugier) ou avec interposition de fragments (Delorme).

A la *cuisse*, on observe le plus souvent des cals anguleux, saillants en avant ou en dehors avec chevauchement souvent considérable. Le fragment inférieur subit une rotation en dehors.

Dans les fractures obliques du tiers supérieur, le fragment supérieur est attiré en dehors, en haut et en avant, par les muscles pelvi-trochantériens, le fragment inférieur en dedans par les muscles adducteurs.

Dans les fractures au tiers inférieur, si le fragment inférieur est très court et que les insertions des adducteurs soient en dehors de lui, il obéit à l'action du triceps crural et fait une forte saillie en arrière, tandis que le fragment supérieur est attiré en avant (Boyer).

A la *jambe*, les variétés de déplacement sont nombreuses. Le plus souvent les fragments forment un angle saillant, oblique en dehors et en avant, quelquefois en dedans.

Dans les fractures du tiers inférieur, le pied se dévie en dehors avec un léger degré d'équinisme (valgus).

Le pied en se déplaçant (*Pied bot ostéopathique*, voir p. 652) peut conserver ses rapports avec le fragment inférieur ; dans d'autres cas, l'astragale est luxé.

A la partie supérieure de la jambe on peut observer un déplacement anguleux plus ou moins saillant en arrière, dû à l'action des muscles de la patte d'oie.

Au *bras*, le déplacement des fragments est souvent anguleux avec troubles anatomiques et fonctionnels dépendant de la compression ou de l'enclavement du nerf radial.

A l'*épaule* et au *coude*, les fragments exubérants produisent de la périarthrite avec gêne des mouvements.

A l'*avant-bras*, les fragments se déplacent du côté de l'espace interosseux ; les mouvements de pronation et de supination sont impossibles. Dans les fractures des extrémités diaphysaires du radius et du cubitus, on note des troubles sérieux dans les fonctions des doigts, du poignet et du coude.

Les *troubles fonctionnels* consistent dans le raccourcissement ou l'allongement du membre, produisant la claudication, la suppression de certains mouvements (pronation et supination dans les fractures de l'avant-bras), la gêne des mouvements articulaires, l'ankylose, les troubles fonctionnels des organes voisins des os fracturés, la douleur, l'ulcération des parties molles soulevées et comprimées par des pointes ou des masses osseuses.

Dans les fractures du tiers inférieur de la jambe, la déviation de l'axe du pied en dehors, l'aplatissement de la voûte plantaire produisent souvent la gêne et même l'impossibilité de la marche (*Pied bot ostéopathique*, p. 652).

Les *causes* des difformités à la suite de fractures sont la conséquence de soins primitifs insuffisants, de l'absence de réduction, de la résistance musculaire, de la déchirure des ligaments, de la variété de la fracture (fracture juxta-épiphysaire, avec fragments intermédiaires) (Verneuil).

Les cals difformes existent principalement sur le membre inférieur, au tiers inférieur de la jambe et au niveau de la cuisse.

Sur 330 cas de cals difformes, relevés par Bruns, 275 siégeaient sur le membre inférieur, 55 sur le membre supérieur.

Le *traitement* varie suivant la période de la difformité. Du vingt-cinquième au soixantième jour après la fracture, on peut obtenir des redressements au moyen d'appareils à extension et de la compression (Verneuil, Desgranges).

Dans les cas invétérés, lorsqu'il existe des douleurs, de la claudication, une gêne très marquée des mouvements, les principaux moyens à employer sont : 1° la *rupture du cal ou ostéoclasie ;* 2° l'*ostéotomie ;* 3° *la résection articulaire*, pour les fractures du voisinage des articulations.

Nous avons donné (p. 100 et 115) des renseignements sur le manuel opératoire de ces opérations.

1° L'*ostéoclasie manuelle* n'a d'indication précise que dans les cas où le cal encore récent permet une flexion facile et nettement localisée. Ce procédé convient souvent chez les enfants (Albanese) et nous a donné de bons résultats, même à une époque assez éloignée de la fracture.

L'*ostéoclasie instrumentale* recommandée par Gurlt, Volkmann, C. Gussenbauer, Billroth, Rizzoli, Albanese, Gay, Roberts, V. Robin, Le Dentu, Verneuil, donne souvent d'excellents résultats. Dans une communication au Huitième Congrès international de Copenhague (1884), nous avons insisté sur la valeur de cette opération. Pratiquée avec les appareils précis de Collin et Robin (voir p. 106 et 107, fig. 111, 112), cette opération est facile, exempte de dangers, et convient particulièrement aux *cals vicieux du membre inférieur;* elle doit être presque exclusivement employée chez les enfants, même lorsqu'il s'agit de cals anciens de un, deux, trois ans.

L'ostéoclasie est souvent utile dans les *cals vicieux du bras*, elle nous paraît absolument contre-indiquée dans les *cals vicieux de l'avant-bras.*

Chez l'adulte au-dessus de vingt-cinq ans, dans les cals même anciens, l'ostéoclasie donne de très bons résultats et peut avec avantage être comparée à l'ostéotomie.

2° L'âge du sujet, l'ancienneté très grande du cal, son volume, l'altération de l'os au point fracturé, son éburnation, la déviation angulaire très prononcée, le chevauchement des fragments avec raccourcissement marqué, sont des contre-indications à l'ostéoclasie.

Les divers procédés d'*ostéotomie* conviendront dans ces cas.

La statistique de Campenon démontre la valeur et l'innocuité de cette opération.

Dans les fractures simples des malléoles, l'ostéotomie linéaire transversale du tibia et du péroné donne d'excellents résultats et permet la correction du déplacement en dehors de l'axe du pied (Gangolphe, Trendelenburg). Gangolphe conseille dans ces cas de sectionner d'abord le péroné ; si cette ostéotomie est insuffisante, on divise encore le tibia et, dans quelques cas exceptionnels, on enlève une rondelle tibiale plus ou moins épaisse.

S'il existe une réunion angulaire et du chevauchement, les ostéotomies linéaires transversales ou cunéiformes ne suffisent plus. On doit pratiquer dans ces cas l'*ostéotomie oblique* d'Hennequin qui a donné de brillants succès à L. Labbé, P. Berger, Terrier, Ch. Monod, pour des *cals vicieux du fémur*, cette opération seule permettant la correction de la difformité et du raccourcissement (voir G. Sardou, 1891, Simonot, 1890, thèses de Paris). Nous renvoyons à notre étude générale de l'ostéotomie pour la description du manuel opératoire. (Voir p. 127.)

L'*ostéotomie cunéiforme*, avec résection d'une portion plus ou moins étendue du cal dans toute son épaisseur, est utile dans les cas de cals volumineux, hérissés de saillies.

Après l'ostéotomie, on doit dans quelques cas sectionner les muscles ou les tendons qui empêchent la réduction. La section des adducteurs est quelquefois nécessaire pour les ostéotomies des cals vicieux du fémur à la partie supérieure, le fragment supérieur étant attiré en dehors, en haut et en avant, le fragment inférieur étant attiré en dedans par ces muscles (A. Lorenz).

3° La *résection articulaire* est souvent indiquée pour les fractures au voisinage des articulations (voir *Contractures et ankyloses*, p. 939), et particulièrement dans les fractures du tiers inférieur de la jambe, lorsque le trait de la fracture est voisin du plateau tibial, lorsque les os sont altérés, volumineux et dans une position très vicieuse (Verneuil, Polaillon, Terrillon). Nous avons présenté au Congrès de Chirurgie (1888) une observation de cal vicieux chez un sujet de soixante-quinze ans, dans laquelle la résection tibio-tarsienne nous a donné un très bon résultat. (Voir aussi Bide, *Résections anaplastiques*, Thèse de Paris, 1879.)

Dans quelques cas, la section ou la résection du péroné n'est pas nécessaire. L'ostéoclasie (Richet), la section linéaire du péroné (Charvot, Terrillon), l'ostéotomie linéaire du péroné et de la malléole interne (Gangolphe), la résection du péroné dans une étendue de 2 à 4 centimètres, l'ablation d'une rondelle tibiale plus ou moins épaisse, avec conservation de la malléole externe (Polaillon, Demons), la section des tendons des péroniers latéraux (Verneuil), dans le but d'éviter le renversement secondaire du pied en dehors, sont indiqués suivant les cas et suivant le degré de la difformité.

Quand il y a *pseudarthrose*, le traitement chirurgical (résection des fragments, suture) est souvent indiqué.

Le procédé de P. Berger de résection cunéiforme avec enclavement et suture métallique à fils perdus (voir p. 127) convient particulièrement.

Luxations. — Si on a affaire à des déformations à la suite de luxations, dites habituelles, observées surtout à l'épaule, qui se reproduisent fréquemment, à la suite de simples mouvements exécutés sans violence, les appareils décrits page 885, figure 723, doivent être recommandés.

Dans les cas de *luxations irréductibles anciennes*, lorsque les tentatives de réduction par les méthodes de douceur ne sont plus justifiées, on pratiquera les opérations indiquées dans notre chapitre *Contractures et Ankyloses* (p. 925) : *sections fibreuses et tendineuses*, *arthrotomie*, *résection*, *ostéotomie*.

La *résection articulaire* (Spencer, Volkmann, Mac Cormac, Polaillon, Ollier) conviendra dans de nombreux cas. La section des obstacles à la réduction réussira surtout dans les luxations récentes, dans les luxations du pouce.

Dans les *luxations anciennes et complètes de la hanche,* surtout lorsque la région blessée aura été le siège de graves désordres immédiats et d'une inflammation consécutive intense, lorsque la tête fémorale sera mobile, avec gêne de la marche, douleurs considérables, il faudra d'emblée procéder à l'*arthrotomie par la voie antérieure*.

La voie antérieure permet seule, en effet, de diviser la portion antérieure de la capsule qui ferme le cotyle (Ch. Nélaton). L'opération doit être tentée assez tôt afin d'éviter les conséquences fâcheuses du *raccourcissement* des muscles pelvi-trochantériens, fessiers et adducteurs (A. Paci, Ch. Nélaton).

En général, l'intervention aura lieu à une époque assez éloignée, lorsque les muscles sont rétractés et raccourcis. Dans ces cas, on pratiquera la *décapitation* ou la *résection de la tête fémorale* (Ollier, O. Bloch).

On sectionnera les parties qui s'opposent au redressement (capsule, tendons, muscles), on agrandira la cavité cotyloïde, et on tentera la réduction. On créera une sorte de nouvelle cavité cotyloïde dans le tissu fibreux qui remplit la cavité primitive, et on façonnera de la même façon l'extrémité supérieure du fémur réséquée (Ricard, O. Bloch).

L'*ostéotomie* sera réservée aux cas qui s'accompagnent d'un changement de position de l'extrémité du fémur, avec flexion de la cuisse sur le bassin et adduction, la tête fémorale présentant d'ailleurs une fixation assez considérable. L'ostéoclasie dans ces cas présente quelques inconvénients ; l'ostéotomie est préférable.

Dans les *luxations anciennes du genou*, l'*arthrotomie* est quelquefois indiquée.

Dans les *luxations sous-astragaliennes*, dans les *énucléations de l'astragale* et les *luxations par renversement* ou par *rotation autour de l'axe antéro-postérieur*, si les tentatives de réduction échouent, l'*extirpation* de l'astragale doit être pratiquée.

Dans les *luxations anciennes de l'épaule*, la *ténotomie* (Polaillon, D. Mollière), la *résection* ou mieux l'*arthrotomie* (Lister), permettent la réduction de la tête humérale.

Dans les *luxations anciennes du coude*, la *résection* du coude, semi-articulaire ou typique, est préférable à l'*arthrotomie* et surtout aux simples *ténotomies*.

# CHAPITRE IX

## CONTRACTURES ET ANKYLOSES

---

Nous étudierons dans ce chapitre les contractures et les ankyloses qui, au point de vue pratique, présentent de nombreux points de contact.

La *contracture* ne doit pas être considérée seulement comme une simple raideur *articulaire*, avec conservation de quelques mouvements et le premier stade des ankyloses. Sous le nom de contractures, les orthopédistes décrivent actuellement les nombreuses difformités résultant de la rétraction des parties molles. Nous avons eu de fréquentes occasions de décrire, dans notre Traité, des difformités par contracture (torticolis, pied bot, mal de Pott, etc.). Nous n'indiquerons ici que les faits importants se rattachant à l'étude des contractures qui n'ont pu trouver place dans nos divers articles.

On désigne sous le nom d'*ankylose* un état pathologique permanent des articulations mobiles caractérisé anatomiquement par l'interposition d'un tissu entre les extrémités articulaires, qui diminue mécaniquement les mouvements naturels ou les abolit complètement.

Suivant l'étendue de la gêne des mouvements, suivant l'état anatomique des parties constituantes, on distingue plusieurs variétés d'ankyloses : ankyloses *complètes* ou *incomplètes*, *vraies* ou *osseuses*, *fibreuses*, *cartilagineuses*, *centrales* ou *périphériques*.

**Étiologie et pathogénie.** — Les *contractures congénitales*, succédant à des arrêts de développement ou à des processus inflammatoires, sont rares.

Les figures 724 et 725 représentent un de nos malades atteint de contracture congénitale en extension généralisée à presque toutes

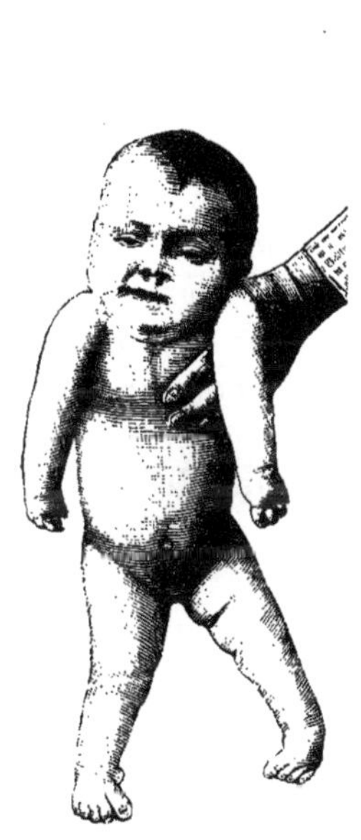

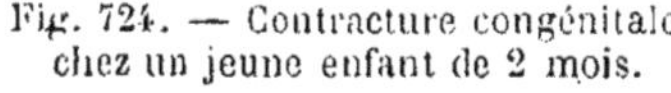

Fig. 724. — Contracture congénitale chez un jeune enfant de 2 mois.

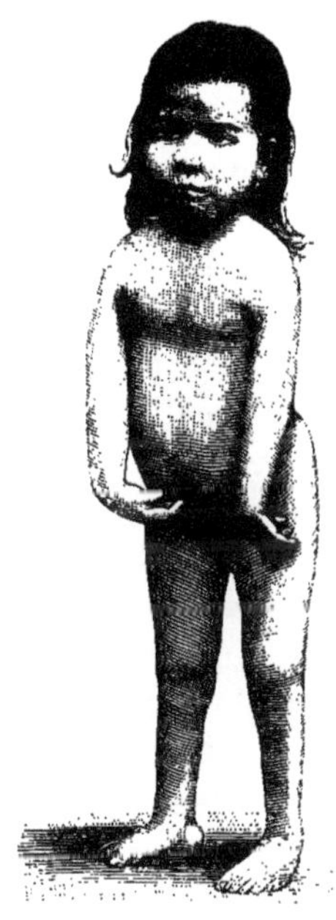

Fig. 725. — Le même sujet à l'âge de 4 ans.

D'après des photographies de notre collection.

les articulations. Il n'existe dans ce cas aucun trouble nerveux pouvant expliquer la contracture.

Les muscles légèrement atrophiés en quelques régions sont sains et répondent normalement aux excitations électriques. La contracture persiste sous le sommeil chloroformique.

Les deux pieds sont en varus équin très prononcé; les mains déformées, avec quelques mouvements des doigts, sont en forte flexion. Les articulations de la colonne vertébrale et de la tête ont seules des mouvements normaux.

En raison de l'origine congénitale de l'affection, de la localisation et des déformations articulaires (pied bot, main bote), de la diversité des muscles atteints, de la persistance de la contracture sous le chloroforme, de l'absence de troubles nerveux généraux, de symptômes paralytiques, atrophiques ou spasmodiques, nous pensons que notre cas doit être considéré comme une contracture congénitale indépendante d'une lésion du système nerveux central et distingué de la rigidité spasmodique décrite page 858.

Bouvier a cité un cas de contractures musculaires multiples chez un fœtus de sept mois, caractérisé par un double pied bot, une main bote droite, une extension forcée des genoux, une flexion permanente des cuisses, une flexion du coude gauche et une extension du coude droit. Il incline à attribuer ces difformités au rapprochement prolongé des points d'attache des membres par suite de la position vicieuse du fœtus pendant la grossesse.

Lonsdale, W. Adams ont décrit des cas de contractures congénitales des genoux, coïncidant avec des pieds bots.

Dans une observation de Nissen, la contracture des genoux était en flexion. Quand le sujet était assis, il croisait les deux jambes à l'orientale, la jambe droite placée devant la gauche, le genou gauche reposant en partie sur le dos du pied droit, qui était en rotation interne et en forte extension.

Dans un cas de B. Schmidt, il existait à la fois une contracture des genoux et de la hanche. La hanche était en flexion sur le bassin, les cuisses en forte rotation externe ou en abduction. La flexion des genoux était peu marquée, les deux pieds étaient en équin très prononcé.

Dans un cas de J. Wolff, il s'agissait d'une contracture du genou en flexion à 110°, par formation d'une membrane occupant toute la partie postérieure de la cuisse et de la jambe.

La *pathogénie* des contractures congénitales est obscure; quelques cas peuvent être attribués à des positions vicieuses dans l'utérus ou à des pressions anormales amniotiques (Dareste).

Les lésions déterminantes des *contractures acquises* peuvent siéger dans les différents tissus : *peau*, *tissu cellulaire sous-cutané*, *aponévroses*, *muscles*.

En général, la contracture se montre à la fois sur plusieurs tissus, dans quelques cas, sur *tous* les tissus constitutifs du membre, y compris les tissus périarticulaires et l'articulation elle-même.

Nous distinguerons les contractures :

a. *Par lésion de la peau*, à la suite d'ulcérations, de brûlures, de cicatrices. (Voir *Pied bot cicatriciel*, p. 650.)

b. *Par lésion du tissu cellulaire sous-cutané et des aponévroses*, à la suite d'inflammations aiguës, chroniques, par propagation, dans quelques affections diathésiques : goutte, rhumatisme, syphilis (voir *Rétraction de l'aponévrose palmaire*, p. 488); à la suite d'attitudes vicieuses prolongées (dans la coxalgie, les luxations congénitales de la hanche.

c. *Par lésion des muscles*, à la suite de myosite inflammatoire aiguë, traumatique, rhumatismale, blennorrhagique, suppurée, par lésion inflammatoire de voisinage (abcès du psoas, contracture du psoas dans le mal de Pott, pied bot phlébitique, p. 650, etc.); à la suite de myosite chronique, conséquence de lésions articulaires, de myosite rhumatismale, syphilitique, myosite syphilitique diffuse, gommes, principalement observées dans le biceps, de myosite fibreuse ischémique (Volkmann, von Lesser), par immobilisation prolongée et compression dans des appareils à fracture.

Quelques contractures musculaires se développent à la suite d'*attitudes vicieuses* prolongées (contractures habituelles), prises dans quelques cas, pour compenser le raccourcissement des membres inférieurs ainsi qu'à la suite de mouvements répétés de certains muscles (crampes professionnelles).

d. *Par lésion nerveuse* directe, contractures réflexes, spasmodiques, paralytiques, que nous étudions en détail dans notre chapitre *Difformités dans les maladies du système nerveux*.

e. Les lésions des divers tissus *périarticulaires* (périarthrite traumatique, rhumatismale, blennorrhagique, etc.) produisent des contractures à caractères particuliers qui doivent être soigneusement distinguées des ankyloses.

Les *attitudes vicieuses*, les contractures suite d'*arthrites* se produisent par divers mécanismes : épanchement liquide abondant dans l'articulation, inflammation des tissus périarticulaires, contraction réflexe des muscles, position vicieuse dans le décubitus, dans la station debout et la marche, pour éviter la douleur et immobiliser l'articulation. Ces faits ont été bien étudiés dans la coxalgie.

Les *ankyloses* sont la conséquence de causes multiples telles que l'*immobilité prolongée*, les *attitudes vicieuses*, la *vieillesse*. Les *arthrites*, particulièrement les arthrites rhumatismales, traumatiques, suppurées, blennorrhagiques, tuberculeuses, sont les causes les plus fréquentes des ankyloses.

L'*ostéite épiphysaire* du jeune âge, l'ostéomyélite, l'ostéite infectieuse en sont très souvent la cause.

L'*immobilité prolongée*, conséquence des diverses variétés de contractures signalées plus haut, ne paraît pas pouvoir produire à elle seule une véritable ankylose, mais de la raideur articulaire, avec lésions périarticulaires.

Le mécanisme de l'ankylose dans les *arthrites*, les *fractures intra-articulaires* et les *ostéites épiphysaires* est facile à comprendre, aussi insisterons-nous peu sur ce point.

Les *arthrites traumatiques*, les *arthrites infectieuses* (arthrites puerpérales, blennorrhagiques) sont surtout plastiques et ankylosantes (Gosselin). La *goutte*, le *rhumatisme* (arthrite déformante), quelques affections nerveuses (*ataxie*), sont fréquemment la cause d'ankyloses.

Les *attitudes vicieuses*, en produisant la distension et l'inflammation des ligaments, tendons et muscles, favorisent le développement d'ankyloses secondaires.

La *vieillesse* peut, en dehors des affections générales, produire des ankyloses multiples.

Exceptionnellement, on peut observer des *ankyloses congénitales* (Busch). (Voir *Contractures congénitales*, p. 896.)

**Anatomie pathologique.** — Les lésions anatomiques des *contractures* varient, suivant la nature de la lésion et du tissu atteint. On observe les altérations habituelles des tissus cicatriciels ou en voie de transformation fibreuse.

Les lésions anatomo-pathologiques observées dans les *ankyloses* sont plus ou moins étendues, atteignant tantôt les surfaces articulaires et la synoviale, tantôt les parties périphériques. De là divers degrés et diverses variétés d'ankylose.

Avec Fabrice de Hilden, Follin, Denucé, Ollier, Terrier, on divise aujourd'hui les ankyloses en *complètes* et *incomplètes*, cette dernière variété présentant elle-même deux degrés et pouvant être *lâche* ou *serrée*, suivant que l'étendue des mouvements se rapproche plus ou moins de l'état normal.

Avec Campenon et Lagrange, nous admettons les trois degrés suivants :

1° Ankylose complète avec soudure osseuse, centrale ou périphérique, ou avec soudure fibreuse très serrée. La cavité articulaire a disparu, les tissus périphériques, les muscles sont sclérosés et en dégénérescence ;

2° L'ankylose est incomplète, mais très serrée; on aura soit un cal cellulo-fibreux ou fibro-cartilagineux interarticulaire, soit une induration périphérique étendue, avec *altération* des ligaments, des muscles et des téguments ;

3° L'ankylose est incomplète, mais lâche ; les lésions dans ce cas sont variées, on peut trouver des brides fibreuses interosseuses, des épaississements de la synoviale, des rétractions des ligaments. Les parties périphériques, peau, tissu cellulaire, muscles, sont en général peu altérées (Campenon). Les raideurs articulaires rentrent dans cette variété.

Examinons les lésions anatomiques des différentes parties constituantes des ankyloses.

Les *extrémités osseuses* sont plus ou moins déformées et déplacées (ankyloses compliquées). Dans l'ankylose du genou, la subluxation du tibia en arrière est fréquente. Le fémur forme en arrière une saillie d'autant plus considérable que les condyles ont subi une élongation dans le sens du grand axe de l'os (Bonnet, Gosselin, Volkmann).

Les os constituant l'articulation sont réunis par un tissu osseux de nouvelle formation, l'articulation ayant tout à fait disparu (*ankylose osseuse centrale*, *ankylose par fusion*, *par intermède* (Cruveilhier), fig. 726).

Le plus souvent, les surfaces se réunissent dans toute leur étendue par des trabécules osseuses, mais on distingue encore les restes des surfaces articulaires.

Les adhérences osseuses peuvent être partielles, n'occupant qu'une partie de l'articulation.

Dans l'ankylose du genou, il peut y avoir soudure des trois os (ankylose combinée ou complexe) : soudure fémoro-tibiale et soudure fémoro-rotulienne.

L'ankylose peut être uniquement due à la soudure de la rotule (Ollier). Dans quelques cas, la rotule est soudée au condyle interne, le plus souvent au condyle externe.

Le tissu osseux est plus ou moins altéré suivant la nature de l'ankylose ; il est en général friable et flexible (Ollier).

Dans les arthrites tuberculeuses, les os sont malades dans une grande étendue, avec des séquestres, des cavités, etc.

La *synoviale* est plus ou moins altérée, épaissie, adhérente au niveau de ses culs-de-sac, transformée en un manchon fibreux

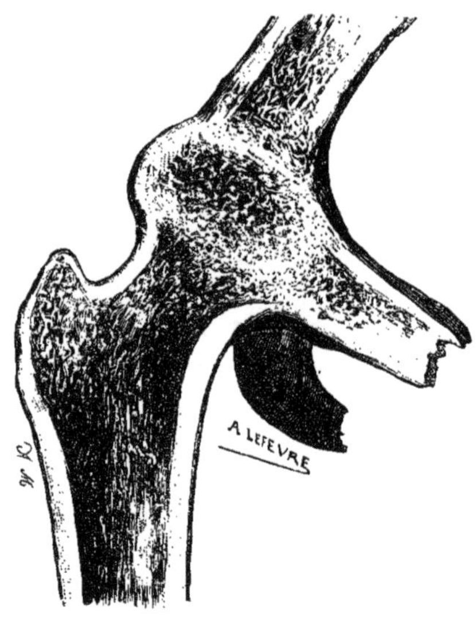


Fig. 726. — Ankylose osseuse par fusion de l'articulation coxo-fémorale.

résistant. Dans certaines variétés, il se forme à sa surface des produits plastiques, fibrineux, rétractiles (Duret).

Dans quelques cas, il existe dans l'intérieur de l'articulation des brides fibreuses, épaisses, solides (*ankylose fibreuse, centrale, interstitielle*).

Les *ligaments* sont altérés, épaissis, modifiés dans leur direction et leur structure (Hénocque). Ils contribuent beaucoup à produire l'immobilité permanente de l'articulation. Dans l'articulation du genou, le tissu cellulaire du creux poplité se sclérose et contribue à l'épaississement du ligament postérieur.

Les ligaments subissent souvent la dégénérescence osseuse. Il se forme dans ces cas un manchon osseux périarticulaire empêchant tout mouvement (*ankylose osseuse périphérique* (Cloquet) *par jetées osseuses, cerclée* (fig. 727). Voyez aussi figure 174, p. 227).

Le travail d'ossification atteint parfois les tissus fibreux, le périoste, les muscles et les tendons.

Les *muscles* sont en général altérés, dégénérés, mais conservent leur élasticité et leur extensibilité.

Les *aponévroses*, les *parties molles*, le *tissu cellulaire*, la *peau*, les *vaisseaux* et les *nerfs* se rétractent.

La rétraction du fascia lata joue un rôle important dans la contracture de l'articulation de la hanche (Froriep).

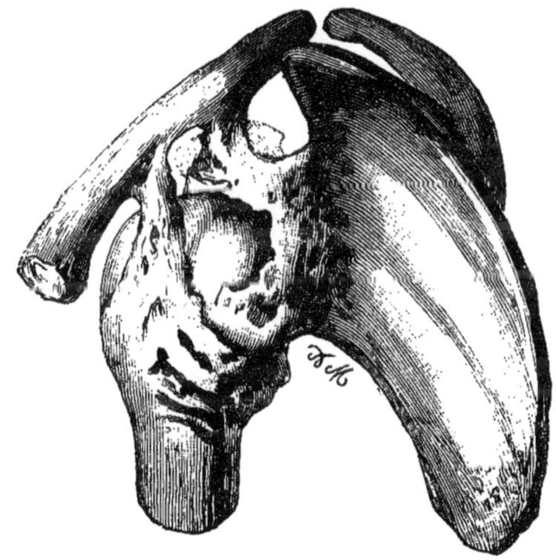

Fig. 727. — Ankylose par jetées osseuses, consécutive à une luxation de l'épaule (d'après Poulet et Bousquet).

Busch a démontré expérimentalement la part que prennent les divers tissus comme agents d'immobilisation dans les ankyloses.

D'après cet auteur, la peau et les fléchisseurs (tendons et muscles) opposent une moins grande résistance au redressement que les tissus et les brides fibreuses et aponévrotiques.

Ces lésions périphériques existent seules dans les ankyloses fibreuses périphériques incomplètes (périarthrite scapulo-humérale), mais accompagnent presque toujours les autres variétés d'ankylose.

D'après Ollier, la soudure d'une articulation n'a aucune influence sur l'allongement du membre, l'accroissement en longueur se faisant non par l'extrémité terminale de l'os, mais par un travail spécial localisé entre la diaphyse et l'épiphyse.

Lorsque l'affection, cause de l'ankylose, atteint le cartilage de conjugaison, il en résulte un arrêt de développement et un raccourcissement du membre. Cette complication s'observe particulièrement dans les ankyloses succédant aux arthrites tuberculeuses.

La nutrition du membre correspondant à l'ankylose est défectueuse, en raison de l'immobilité et des troubles trophiques qu'entraîne la lésion articulaire.

**Symptômes. Diagnostic. Pronostic.** — L'ankylose peut se produire dans la position naturelle des articulations ou dans une *position vicieuse*. Dans le premier cas, l'ankylose est souvent une terminaison heureuse des arthrites.

La *gêne des mouvements* présente divers degrés que nous avons décrits.

L'ankylose peut être rectiligne, angulaire, à angle droit.

Les *symptômes* varient pour les diverses articulations atteintes.

Pour l'articulation du genou, à la flexion s'ajoute fréquemment un certain degré de rotation et de torsion.

L'ankylose de l'articulation de la hanche, principalement à la suite de coxalgie, peut se faire dans l'extension complète ; soit dans l'extension avec rotation en dehors ou en dedans, soit dans l'extension avec abduction ou adduction, enfin dans la flexion combinée ou non à de la rotation, de l'abduction ou de l'adduction.

Ces positions vicieuses s'accompagnent d'atrophie du membre, d'abaissement du bassin, de lordose, de scoliose compensatrice, de claudication.

Les troubles fonctionnels sont surtout marqués dans les ankyloses en flexion et en abduction et dans les ankyloses doubles de la hanche.

Les arthrites rhumatismales et infectieuses, mal traitées s'accompagnent fréquemment de positions extrêmement vicieuses des articulations.

Le *diagnostic* des contractures, des ankyloses fibreuses ou osseuses est souvent difficile. D'après Malgaigne, le siège de la douleur provoquée par les manœuvres d'exploration serait un guide excellent.

Quand les extrémités osseuses sont unies par du tissu fibreux (périarthrite), la douleur se produit au niveau même de l'articulation ; si les deux os sont soudés, la douleur se produit au point même de l'application des forces à l'aide desquelles on cherche à produire le mouvement. Ce signe ne donne pas toujours des renseignements d'une précision absolue.

L'anesthésie, en supprimant la contracture musculaire, rendra de grands services et permettra de déterminer assez exactement l'état des tissus constituant l'ankylose ; l'anesthésie, l'immobilisation exacte des jointures voisines de l'ankylose, dans lesquelles se produisent des mouvements complémentaires, permettront en général de séparer l'ankylose de la simple contracture ou de la raideur articulaire.

On doit toujours rechercher s'il n'existe pas quelque trace d'inflammation antérieure, indiquée par l'élévation de la température locale, la douleur à la pression et pendant les mouvements provoqués.

Le *pronostic* dépendra du degré, de la forme et de la nature de la contracture ou de l'ankylose.

**Traitement.** — Nous décrirons d'abord les principales méthodes proposées pour le traitement des contractures et des ankyloses. Nous apprécierons ensuite leur valeur pour la cure des diverses variétés.

## I. — MÉTHODE NON SANGLANTE

### 1° Redressement lent.

Le *redressement lent* convient dans un grand nombre de cas de contractures et d'ankyloses fibreuses.

Le redressement, par cette méthode, peut être obtenu au moyen d'appareils simples, improvisés, l'extension étant produite par des poids (voir p. 38 à 53, fig. 6 à 32) ou par des appareils orthopédiques plus ou moins compliqués.

La *traction continue*, pratiquée d'abord avec l'appareil de Fabrice de Hilden, puis abandonnée, est aujourd'hui, grâce aux travaux de Bonnet, acceptée par la majorité des chirurgiens et des orthopédistes.

Les appareils destinés à produire le redressement lent peuvent se diviser en deux classes :

*A*. Les appareils qui pratiquent l'extension au moyen d'un mécanisme spécial, fournissant une traction continue indépendante du malade.

*B*. Les appareils disposés de manière à communiquer à la jointure ankylosée des mouvements progressifs, que le malade peut alternativement modérer ou accélérer à son gré.

*A*. — *Appareils de traction continue*. — Parmi ces appareils décrits par Gaujot et Spillmann dans l'*Arsenal de la chirurgie contemporaine*, il faut citer ceux de Stromeyer, Lutens, Rault, qui se rapprochent du mécanisme imaginé par Fabrice de Hilden.

Les mécanismes mis en usage pour opérer les mouvements dans les appareils articulés appartiennent à plusieurs systèmes : poulies de réflexion, vis de pression, vis de rappel, engrenage à pignon, crémaillère, parallélogramme, forets élastiques, etc. (Voir Planche I, fig. 4, 9, 10, 19 et p. 32.)

Pour l'*articulation de la hanche*, l'extension est souvent pratiquée dans le décubitús, le sujet reposant sur un lit à extension, le membre inférieur maintenu dans une gouttière articulée ou dans une gouttière de Bonnet.

Les lits à extension de Heine, de H. Bigg, de Lorinser, de Phelps, de Schede et de Kümmel sont souvent utilisés.

Les appareils orthopédiques de Bonnet, de Le Fort, de Bigg, d'Ulrich et Müller, avec tuteurs portatifs doués d'un mécanisme de flexion et d'extension, de C.-F. Stillman, avec deux plaques-secteurs fixées dans un bandage rigide au niveau du bassin et de la cuisse, terminées par deux tiges articulées entre elles et pouvant être fixées sous différents angles (fig. 728), ne conviennent que dans les contractures peu prononcées et servent surtout à prévenir les positions vicieuses.

Il en est de même pour les appareils à extension de la hanche, que nous avons décrits plus haut (appareil de Sayre, fig. 33 et 35, p. 53 et 55), de N.-M. Shaffer (fig. 36, p. 55) et de J. Roberts (fig. 37, p. 56).

L'*articulation du genou* est bien disposée pour le redressement par l'extension et la traction.

On emploie avantageusement les appareils à extension avec

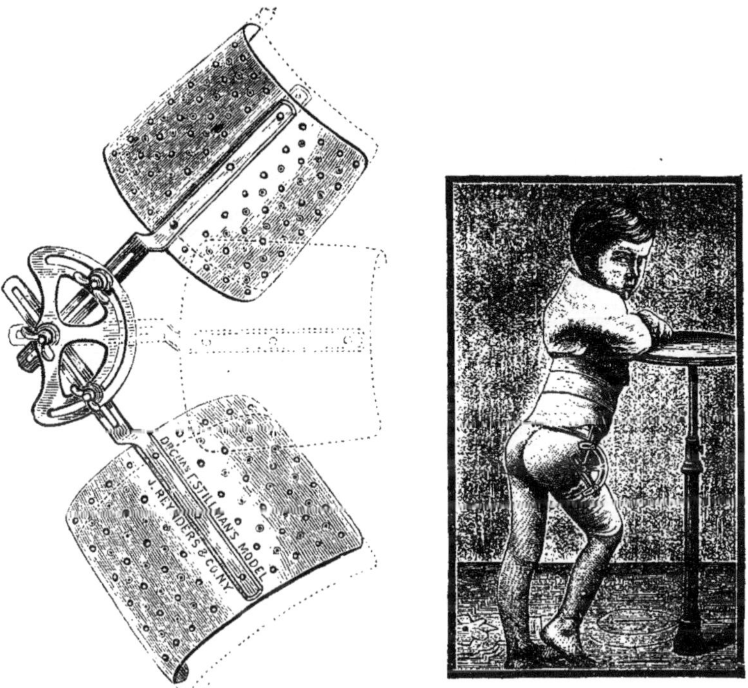


Fig. 728. — Appareil de C.-F. Stillman, pour contracture de la hanche.

traction verticale ascendante, qui agissent d'arrière en avant sur la

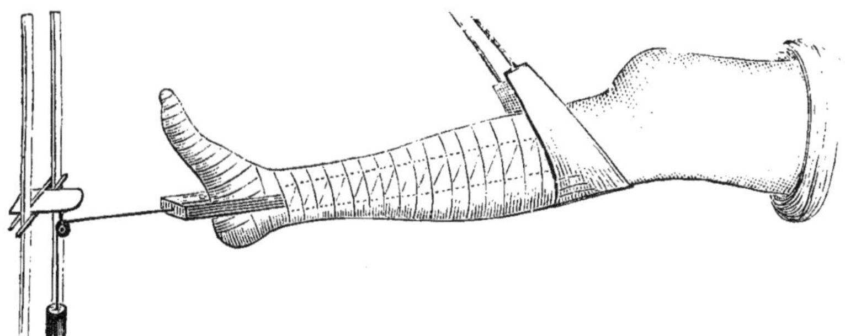

Fig. 729. — Appareil à extension du genou de Sayre.

tête du tibia, au moyen d'un lacs se réfléchissant sur une poulie suspendue à une potence (appareil de Sayre (fig. 729), de M. Schede).

Dans quelques cas (Schede, Bœckel), on ajoute une seconde traction verticale sur le sommet de l'ankylose.

Parmi les appareils les plus usités, nous citerons l'appareil de

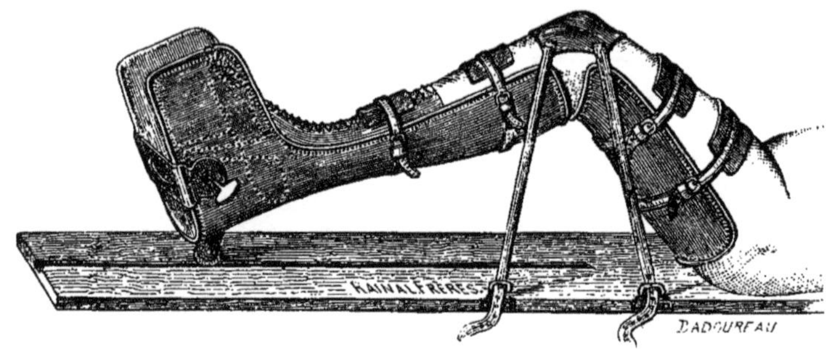

Fig. 730. — Appareil de Bonnet et Palasciano.

Bonnet et Palasciano (fig. 730), de Lannelongue (fig. 731), de Charrière, de Stromeyer (fig. 732), de Sayre (fig. 733), de Mathieu (fig. 734), de L. Le Fort (fig. 735), de C. Raspail, d'Eulenburg, de N. M. Shaffer (fig. 736), de Stillman (fig. 737-741).

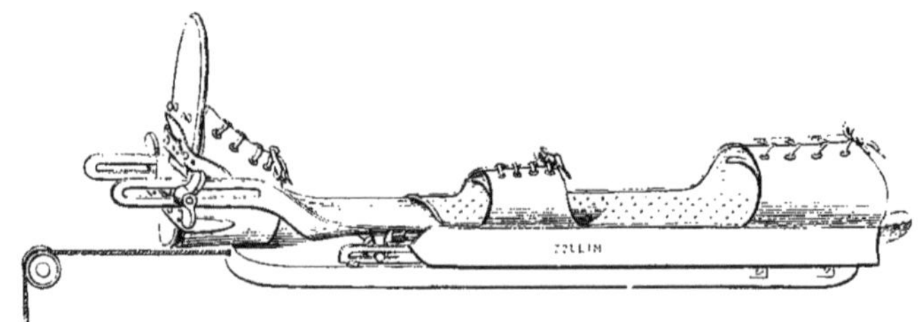

Fig. 731. — Appareil à traction continue de Lannelongue.

De même que dans l'appareil primitif de Bonnet, l'appareil à traction continue de Lannelongue (fig. 731) doit être appliqué dans le décubitus horizontal. Une combinaison de mouvements produit simultanément l'extension et la contre-extension.

L'appareil de Mathieu (fig. 734) se compose d'un cuissard moulé et de deux attelles articulées au genou, descendant jusqu'à la cheville et munies, pour la jambe, de deux embrasses ou d'une jambière en cuir moulé.

Une bottine à étrier est articulée à ces deux montants et peut s'enlever pour la nuit.

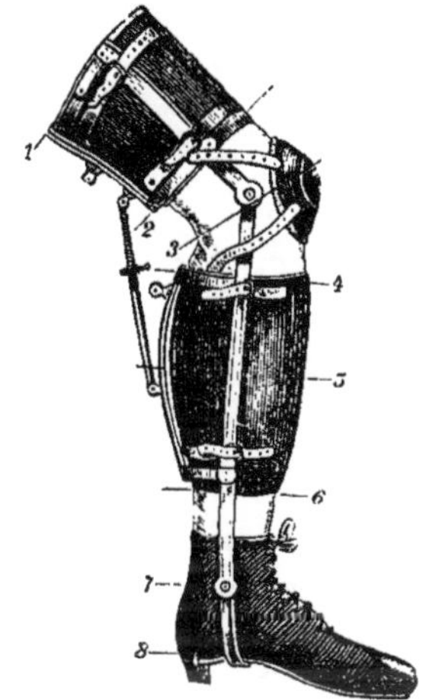


Fig. 732. — Appareil de Stromeyer.

L'extension et la contre-extension sont faites au moyen d'une

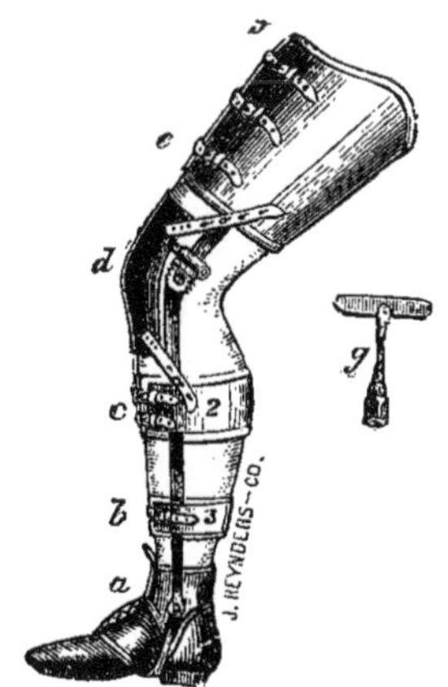


Fig. 733. — Appareil de Sayre.

crémaillère placée en arrière de l'appareil et pouvant s'enlever à volonté.

L'appareil de Le Fort pour le genou (fig. 735) représente la même disposition. Une vis double C peut s'appliquer sur la portion jam-

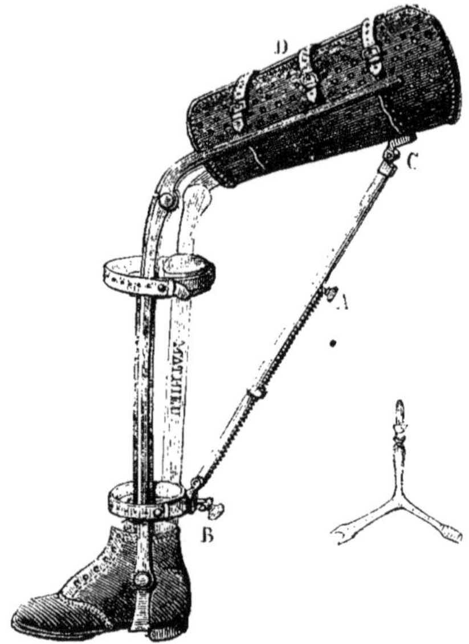


Fig. 734. — Appareil de Mathieu.

bière à des hauteurs différentes A, B, suivant le degré d'extension du membre.

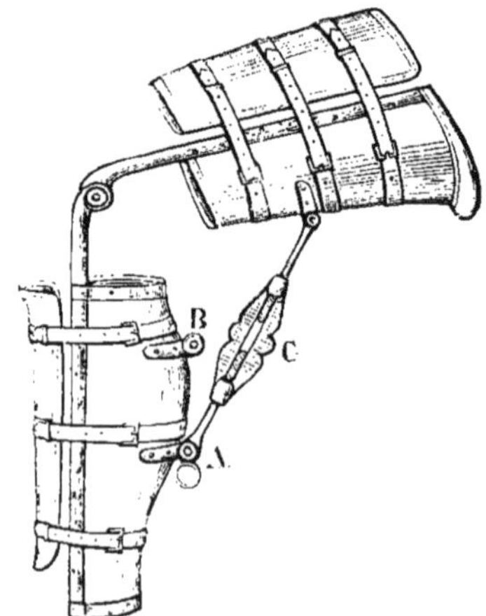


Fig. 735. — Appareil de L. Le Fort.

Ces appareils permettent d'exécuter à la fois l'extension et la flexion et peuvent servir d'appareils de redressement et

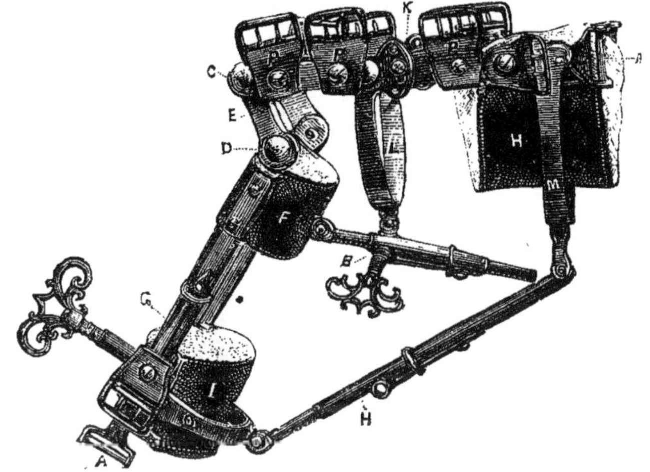


Fig. 736. — Appareil de N.-M. Shaffer.

d'appareils de mouvement, suivant le but qu'on se propose.

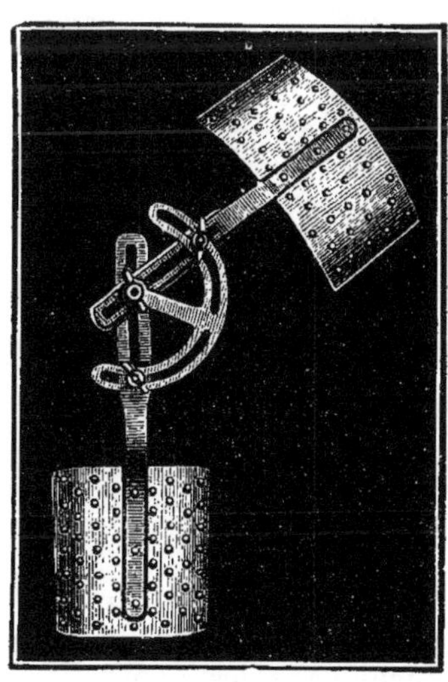

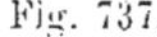
Fig. 737.

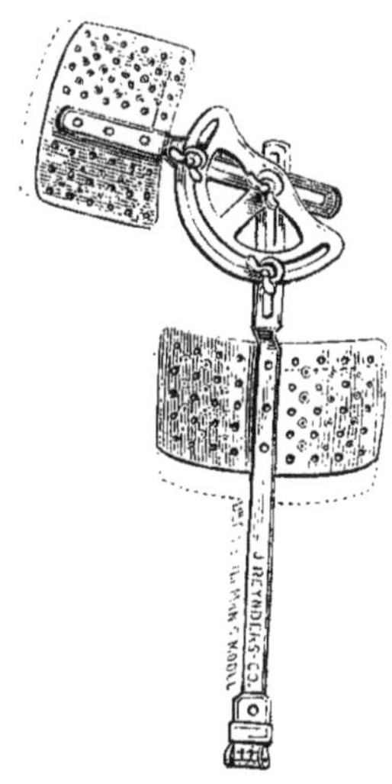
Fig. 738.

La figure 736 indique le mécanisme compliqué de l'appareil de N.-M. Shaffer.

Les figures 737 à 741 représentent l'appareil employé par C.-F. Stillman pour les contractures du genou, et son mode de fixation avec un bandage plâtré ou avec ce bandage combiné à des bandes adhésives.

La figure 742 indique la modification proposée par le même auteur, dans l'ankylose avec subluxation du genou.

Pour l'*articulation tibio-tarsienne*, on se servira de l'appareil de Sayre (voir fig. 63, p. 63), ou de l'appareil de C.-F. Stillman; tous

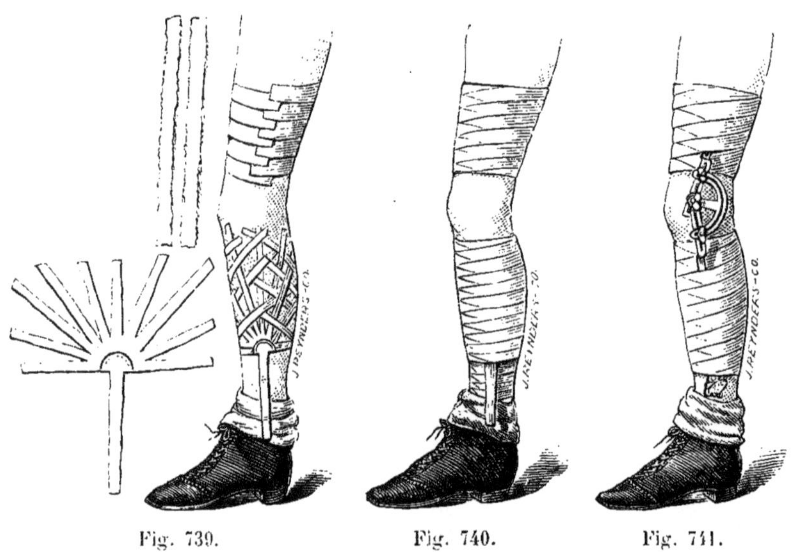

Fig. 739. Fig. 740. Fig. 741.

Appareil de C.-F. Stillman pour les contractures du genou.

deux permettent le redressement ou plutôt le maintien de l'articulation dans une bonne position.

Pour l'ankylose de l'*articulation de l'épaule*, la mobilisation forcée et la gymnastique suffisent en général. L'appareil de Malgaigne n'est plus guère employé.

Les appareils de Charrière, de Stromeyer (fig. 745), de Mathieu (fig. 746), de Bidder, pour l'*ankylose du coude*, présentent quelques-unes des dispositions indiquées dans les appareils précédents.

L'appareil de Mellet, les appareils à engrenage sont rarement employés dans les ankyloses du *poignet*.

(Voir p. 495 et 498, fig. 375, 376, 377. *Appareils pour les ankyloses et les contractures de la main et des doigts.*)

Les *appareils à forces élastiques* (caoutchouc, ressorts), particulièrement recommandés par les chirurgiens de Lyon (Blanc,

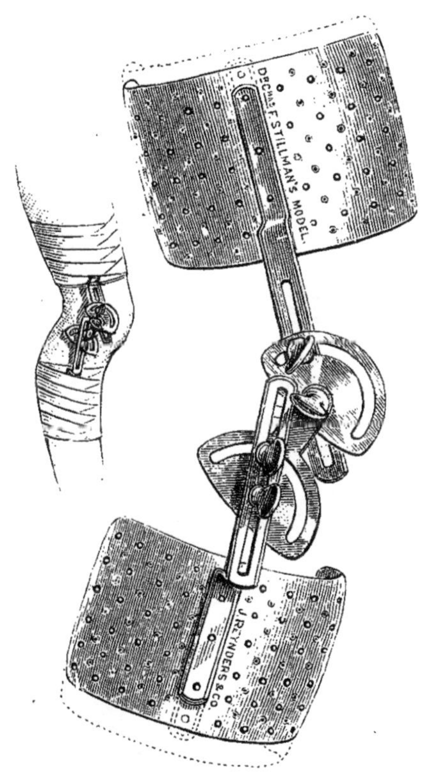


Fig. 742. — Appareil de C.-F. Stillman pour l'ankylose avec subluxation du genou.

Delore) rendent de précieux services dans le traitement des contractures et ankyloses fibreuses.

Les tractions élastiques ont le grand avantage de se graduer facilement, d'être facilement supportées, de pouvoir s'adapter à des appareils faits par le chirurgien lui-même. Les appareils en silicate de potasse conviennent parfaitement dans ces cas.

Pour l'*articulation de la hanche*, nous citerons les appareils de Bigg et de Bertsch.

Bigg emploie tantôt un ressort en S, tantôt une traction élastique, permettant de mettre la cuisse en extension pendant que le bassin et le rachis sont soutenus par une ceinture pelvienne et des béquilles axillaires.

Bertsch se sert d'un appareil dans lequel deux bras de levier

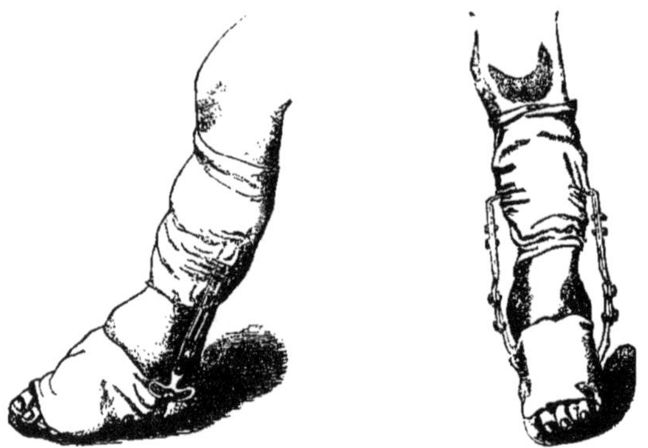

Fig. 743 et 744. — Appareil de C.-F. Stillman pour l'articulation tibio-tarsienne.

peuvent être rapprochés par une traction élastique ; l'un est situé sur la ceinture pelvienne, l'autre sur une gouttière crurale.

Les appareils de Blanc (de Lyon) pour *ankylose du genou* sont

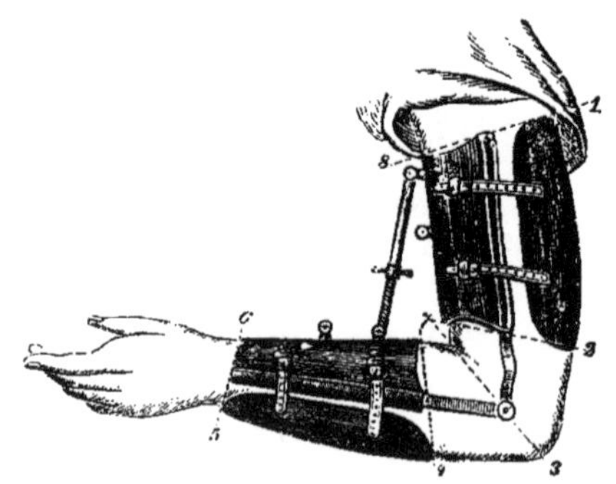

Fig. 745. — Appareil de Stromeyer.

essentiellement constitués par des tuteurs latéraux à charnière fémoro-tibiale, supportant en avant des tiges auxquelles s'attachent des liens de caoutchouc.

L'appareil de Collin dont le mécanisme est indiqué dans les

figures 747 et 748 permettent d'obtenir l'extension (fig. 747) et

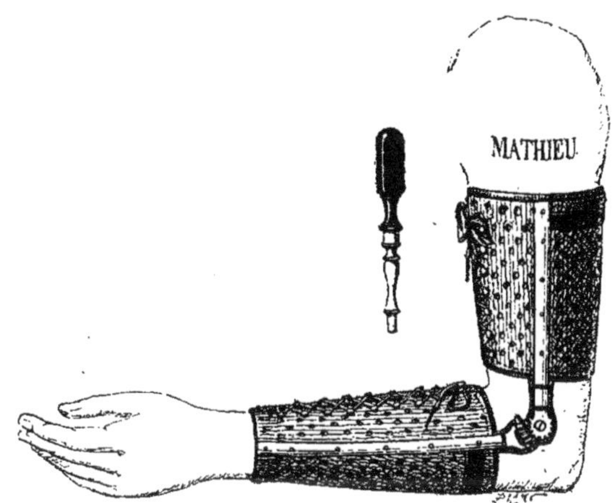


Fig. 746. — Appareil de Mathieu.

la flexion du genou (fig. 748) au moyen de tractions élastiques.

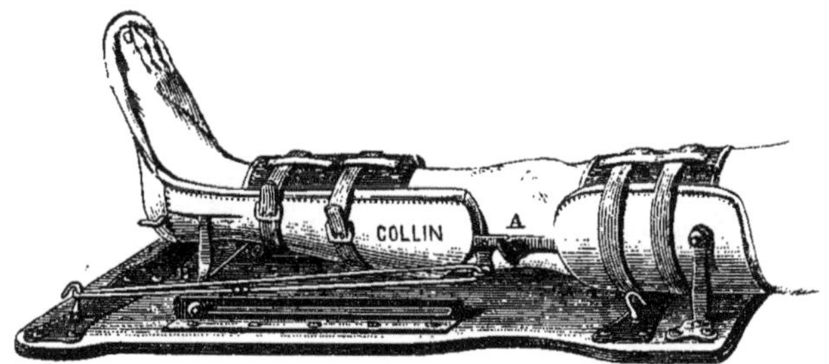


Fig. 747. — Appareil de Collin.

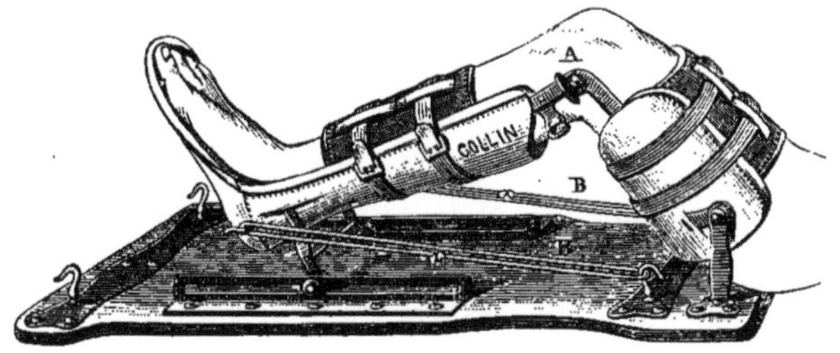


Fig. 748. — Appareil de Collin.

L'appareil de Schepelern se compose de deux fortes attelles en bois, réunies dans le creux poplité par une charnière métallique et portant chacune au niveau du genou une double tige convergente, à l'extrémité de laquelle se trouve une poulie ; par ces poulies passe une corde en caoutchouc, fixée aux deux extrémités de l'appareil et dont la tension redresse le membre.

Dans les appareils de J. Roberts (fig. 749 et 750), l'extension, la flexion et la rotation sont produites par des forces élastiques.

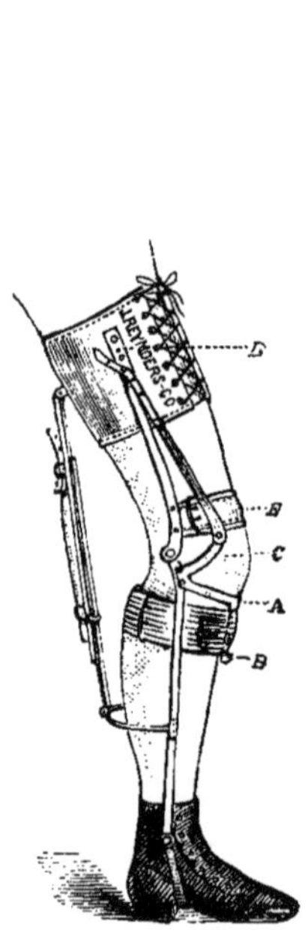


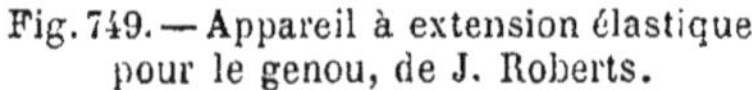
Fig. 749. — Appareil à extension élastique pour le genou, de J. Roberts.

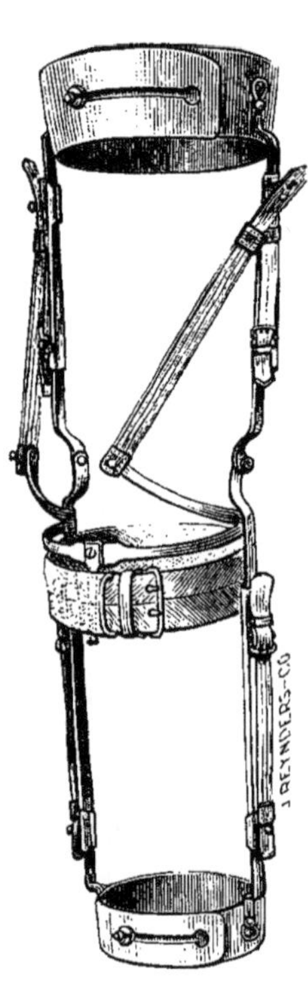
Fig. 750. — Appareil de J. Roberts, avec mécanisme de rotation tibiale.

Dans les appareils de Bigg (fig. 751), de Hooper (fig. 752), d'Œhler, les tractions sont sous la dépendance de *ressorts*.

L'appareil de Bigg (fig. 751) à traction continue, au moyen de deux ressorts, est destiné aux ankyloses du genou, compliquées de subluxation du tibia en arrière.

L'appareil de Hooper, grâce à des ressorts spirales contenus dans deux tubes demi-circulaires placés sur les côtés du genou,

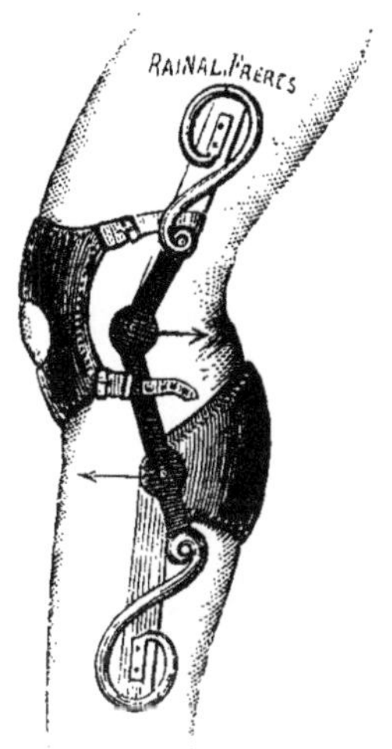


Fig. 751. — Appareil de Bigg.

permet la flexion du genou. tout en maintenant l'extension.

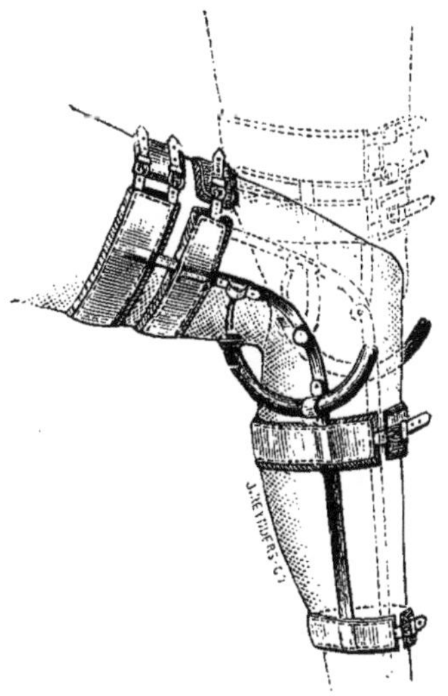

Fig. 752. — Appareil de Hooper.

Pour l'*ankylose du pied*, on peut se servir des appareils à tractions élastiques imaginés pour le redressement du pied bot varus équin, principalement des appareils de Blanc.

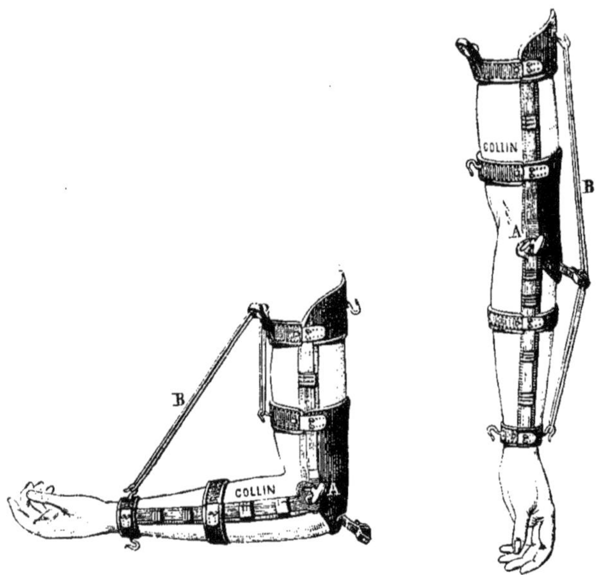


Fig. 753, 754. — Appareil de Collin.

Pour l'*ankylose du coude*, on peut se servir des excellents appa-

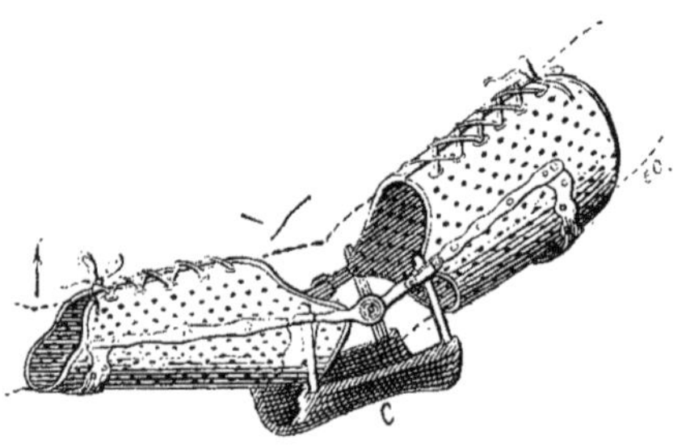


Fig. 755. — Appareil à traction élastique de P. Redard pour l'ankylose du coude.

reils à traction élastique de Lücke, Collin (fig. 753 et 754), Mathieu, Galante, Reibmayr.

L'appareil représenté dans la figure 755, construit d'après nos indications par R. Mathieu, permet d'obtenir l'extension du coude au moyen de tractions élastiques.

On peut augmenter l'action du mécanisme en remplaçant le tissu en caoutchouc C (fig. 755), par une bande en caoutchouc que l'on enroule plusieurs fois sur les cerceaux métalliques qui agissent sur les pièces brachiales et antibrachiales.

Cet appareil est très utile chez les jeunes sujets atteints d'ankyloses fibreuses du coude. Il permet des exercices quotidiens de redressement; son action est lente, sans brusquerie et peut être modérée ou exagérée suivant les indications.

Pour l'*ankylose du poignet*, les appareils à traction élastique de Blanc, de Reibmayr (voir p. 360, fig. 478), seront quelquefois utiles.

Nous avons décrit, page 486, les appareils à traction élastique recommandés dans les *contractures et ankyloses* de la *main* et des *doigts*.

*B. — Appareils de mouvement.* — Ces appareils n'agissent plus indépendamment du malade, mais sont dirigés par le patient lui-même.

Bonnet a décrit les appareils de mouvements pour les diverses articulations. Les figures 756 et 757 indiquent la disposition du mécanisme pour la mobilisation du *genou* et du *coude*.

Blanc et Desgranges ont simplifié ces appareils qui sont assez rarement employés aujourd'hui.

Bigg recommande l'appareil suivant pour pratiquer des mouvements de l'*articulation de la hanche*. On fixe le bassin, puis on attache au cou-de-pied une corde qui passe sur une poulie fixée au plafond, de telle sorte que le malade peut faire de la flexion de la hanche en tirant sur la corde ; le membre, par son propre poids, revient dans l'extension.

Le même auteur a encore imaginé un très ingénieux appareil qui peut rendre de grands services dans l'ankylose de la hanche en adduction. Il se compose de deux gouttières articulées en charnière et exerçant des tractions le long de la face interne de la cuisse ; les deux gouttières peuvent être mises sous l'angle voulu au moyen d'une vis, pendant que la pointe de l'appareil repose sur le périnée. Ce mécanisme produit en somme un écartement des deux membres inférieurs.

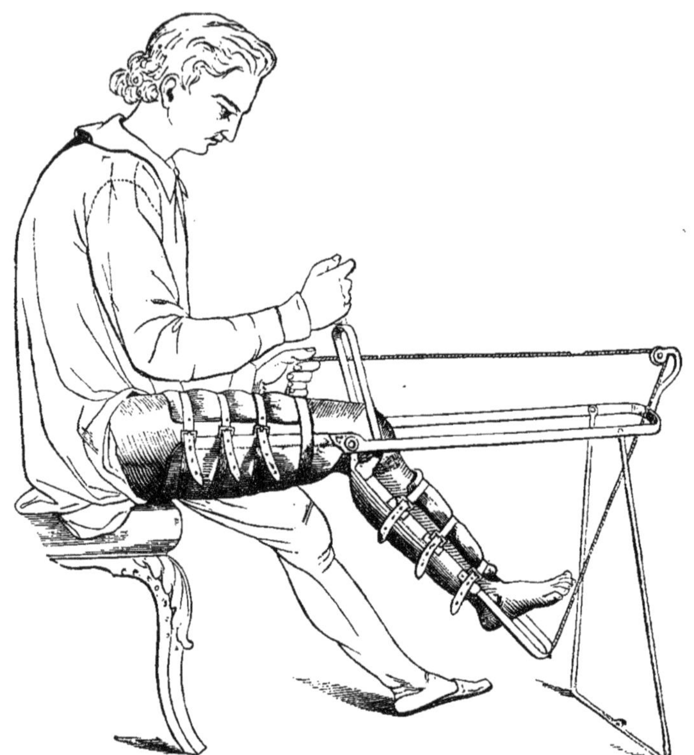

Fig. 756. — Appareil de Bonnet pour la mobilisation du genou.

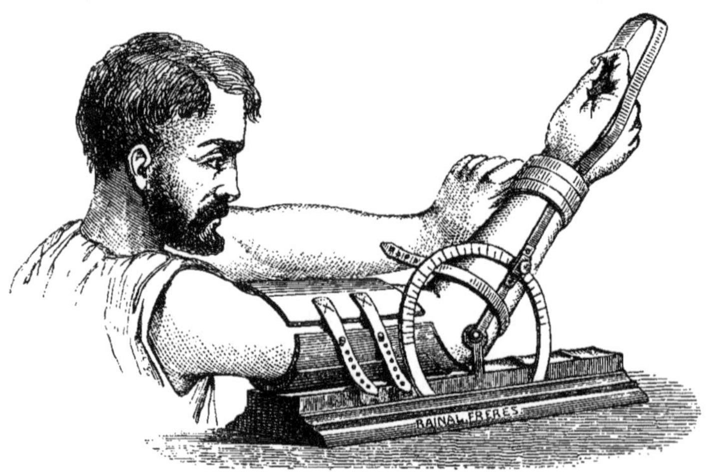


Fig. 757. — Appareil de Bonnet pour la mobilisation du coude.

On peut plus simplement se servir d'un ressort de matelas, dont les extrémités recouvertes de coussinets peuvent être placées au niveau de la face interne des cuisses que l'on désire maintenir écartées.

L'appareil avec parallélogramme et vis de rappel, pour écartement des membres inférieurs (fig. 758 et pl. I, 19) est souvent utile.

Hennequin a justement recommandé la *gymnastique sous l'extension* qui donne d'excellents résultats dans les ankyloses de la hanche.

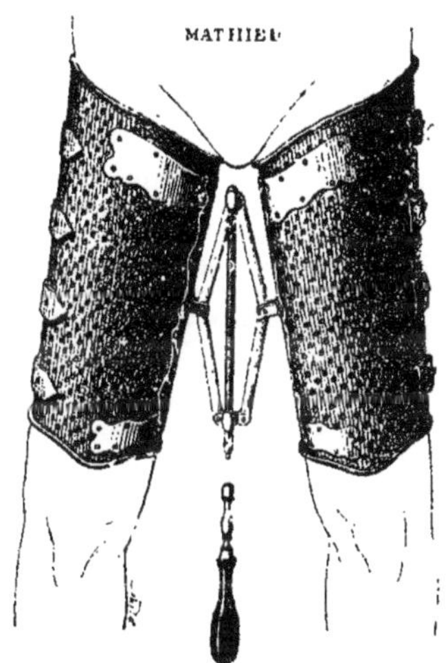


Fig. 758.

Le membre inférieur étant soumis à une extension intensive avec l'appareil d'Hennequin (voir fig. 27, p. 48), les sujets, sans secours étranger exécutent des mouvements de flexion du tronc sur les membres inférieurs, et impriment fréquemment au membre malade des mouvements de rotation interne et externe. Progressivement, dans un temps plus ou moins long (six semaines à six mois), les ligaments s'allongent sous la double action de la traction et de la gymnastique, les surfaces articulaires se reforment, les frottements rudes disparaissent, les cartilages altérés se polissent et les leviers osseux se déplacent sans douleur et sans craquement.

*Pour l'ankylose de l'épaule*, Bardenheuer a conseillé des exercices de gymnastique active et passive, au moyen d'un appareil assez simple.

Une corde passant sur une poulie, tendue par des poids et reliée par un bandage à l'avant-bras, maintient le membre supérieur en suspension. Une deuxième corde comprise dans un bandage entourant la partie supérieure du bras, passant sur deux poulies de renvoi et terminée par une poignée, est actionnée par le malade. On obtient par cette disposition des mouvements assez étendus de l'articulation de l'épaule.

Pour les *contractures du poignet*, on se sert avec avantage de l'appareil à pendule de Krukenberg. L'avant-bras étant immobilisé, un long bras de levier terminé par des poids est fixé, au niveau de la face palmaire, à un bracelet entourant la main. Ce pendule est mis en mouvement par le malade, et par ses oscillations produit une mobilisation assez étendue de l'articulation du poignet. A ces mouvements passifs le malade peut ajouter des mouvements actifs.

La même disposition peut être adoptée pour les *contractures des doigts*.

### 2° Redressement successif (Verduc). Rupture immédiate progressive (Bonnet).

1° Verduc pratiquait la rupture immédiate de l'ankylose dans une petite étendue, immobilisait, attendait et recommençait la rupture après la disparition des accidents inflammatoires.

Malgaigne a insisté avec raison sur la valeur de cette méthode.

Dans les ankyloses en position vicieuse, succédant à des tumeurs blanches, nous avons retiré de très grands avantages du redressement successif. Dans une première séance, nous ne cherchons pas à redresser complètement l'ankylose ; dans des séances suivantes nous produisons des redressements successifs jusqu'au redressement complet.

Les manœuvres primitives de redressement et les phénomènes inflammatoires légers qu'elles développent, facilitent les redressements des séances suivantes.

Le redressement successif convient particulièrement aux ankyloses fibreuses du genou, avec position vicieuse et flexion très accentuées.

2° Bonnet a obtenu de très beaux résultats de la *rupture immédiate progressive* qu'il pratiquait sous l'anesthésie et qu'il combinait avec les sections tendineuses et musculaires. Le sujet étant anesthésié, il imprimait, avec prudence, des mouvements à l'articulation, puis peu à peu il arrivait au redressement définitif.

3° Delore a recommandé une méthode mixte consistant à pratiquer successivement le redressement brusque et le redressement lent qui conviendrait surtout lorsqu'il existe des brides vicieuses, de la périarthrite et des douleurs vives s'opposant à l'extension continue.

### 3° Redressement brusque.

Le redressement brusque des ankyloses peut être obtenu avec les mains ou avec des machines spéciales.

I. — *Redressement brusque par les mains.* — Ce procédé consiste à pratiquer des mouvements de flexion et d'extension successifs : le mouvement de flexion rompt d'abord les adhérences fibreuses, le mouvement d'extension consécutif est destiné à vaincre les résistances tendineuses ou fibreuses extra-articulaires. Ces manœuvres simples suffisent souvent, surtout chez les enfants; mais, chez les adultes, on doit toujours avoir recours à des aides.

Citons les procédés de Langenbeck et de Desgranges pour les ankyloses du genou.

*Procédé de Langenbeck.* — Le malade anesthésié est couché sur le ventre, le genou appuyé sur le bord de l'extrémité de la table d'opération; des aides maintiennent la cuisse contre la table. Puis le chirurgien, appliquant une main dans le creux poplité, presse avec l'autre sur la face postérieure de la jambe, au niveau des condyles du tibia; s'il n'arrive pas, il agit au niveau du mollet ou du tendon d'Achille.

Il faut toujours agir prudemment pour éviter la fracture du tibia au-dessous des condyles. En cas d'insuccès, Langenbeck conseille de faire la flexion, afin de rompre les adhérences et de pouvoir mieux exécuter l'extension.

*Procédé de Desgranges.* — Le malade anesthésié est placé sur le bord du lit; deux aides immobilisent le bassin; le chirurgien glisse son coude gauche sous le creux poplité et saisit vigoureusement la jambe de la main droite, pour ensuite la fléchir fortement, mais sous une pression égale et continue ; puis il exécute des mouvements alternatifs de flexion et d'extension. La rotule devient bientôt libre et reprend sa place normale ; on ramène le membre dans l'extension complète en pratiquant des mouvements de rotation. Ensuite, pour remédier à la subluxation du tibia, il faut exercer des tractions dans l'axe du membre, tractions qui se font sur une gouttière préparée d'avance ; elles peuvent être portées graduellement à 10, 15 et jusqu'à 90 kilogrammes. Pendant ces tractions le chirurgien applique une main sur l'extrémité inférieure du fémur, pendant que de l'autre main il pousse en avant l'extrémité supérieure du tibia. La contre-extension se fait à l'aide d'un lacs passé dans le pli de l'aine du côté malade. Le lit doit être dirigé selon la ligne de traction.

Des manœuvres analogues peuvent être pratiquées pour la hanche, le coude, etc.

II. — *Redressement brusque par des pressions élastiques.* — Nous devons rapprocher du procédé précédent la méthode de

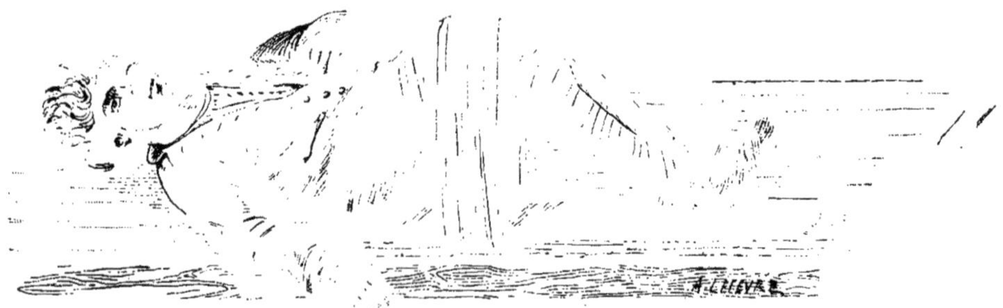

Fig. 759. — Redressement brusque par des pressions élastiques. Avant le redressement.

redressement des contractures des ankyloses fibreuses du genou, au moyen de pressions élastiques que nous employons depuis plusieurs années dans notre service hospitalier.

Le membre inférieur malade bien ouaté, entouré de bandes plâtrées humides, du pied à la racine de la cuisse, est placé sur une planche solide, large de 5 à 8 centimètres, remontant au-dessus de l'ischion et dépassant le pied. Au niveau du talon et de l'ischion, on place plusieurs couches de feutre afin d'éviter les pressions (fig. 759).

Le membre étant maintenu dans le plan antéro-postérieur, on

applique plusieurs tours de bande en caoutchouc au niveau du genou, en serrant surtout au niveau de l'angle aigu de l'ankylose et du tiers inférieur du fémur.

Au bout de quelques minutes, la jambe s'étend sur la cuisse, et on obtient un redressement complet (fig. 760).

On enlève la bande élastique lorsque l'appareil plâtré commence à durcir.

Les douleurs pendant et après le redressement sont modérées. Nous n'avons jamais observé d'accidents inflammatoires consécu-

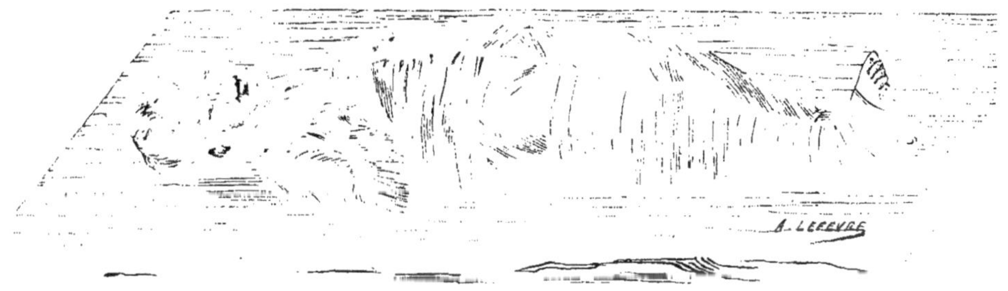


Fig. 760. — Après le redressement.

tifs au redressement, nous obligeant à enlever l'appareil plâtré, bien que nous nous servions journellement de ce procédé très simple et efficace.

III. — *Redressement brusque avec les machines.* — Nous avons décrit en détail les différentes machines permettant d'obtenir le redressement par rupture brusque de l'ankylose ou par ostéoclasie (voir p. 100 à 115).

Nous rappellerons que les machines de Delpech, Louvrier, Langenbeck, Nussbaum, Bruns, compliquées et peu précises, sont aujourd'hui avantageusement remplacées par les appareils de Rizzoli, Collin, Robin (de Lyon) (voir p. 106 et 107, fig. 111 et 112).

L'appareil de Terrillon, construit par Collin (voir fig. 107, p. 102), rend de grands services dans les ankyloses de la hanche en permettant une fixation exacte du bassin.

#### 4° Massage. — Exercices gymnastiques.

Le *massage* convient dans les contractures et les ankyloses fibreuses que l'on peut mobiliser sans danger. Employé sous forme d'effleurage, de pétrissage, de frictions, combiné à des exercices gymnastiques ou à d'autres méthodes, il donne souvent de magnifiques résultats, principalement pour les articulations de l'épaule et de la hanche (Noström).

Les *exercices gymnastiques*, avec des appareils simples ou avec les mécanismes de Zander, de Nycander, de Paz-Burlot, les mouvements actifs et passifs par la méthode suédoise, permettent des mouvements variés et méthodiques des articulations, qui sont très utiles dans un grand nombre de cas où la mobilisation articulaire est permise.

Les *exercices au bâton* seront recommandés dans les contractures de l'articulation de l'épaule. Ces exercices permettent des mouvements variés et très utiles.

L'*électricité* et l'*hydrothérapie* sont de précieux adjuvants du traitement dans les atrophies musculaires des contractures et des ankyloses.

## II. — MÉTHODE SANGLANTE

Les opérations sanglantes que l'on peut pratiquer dans les cas d'ankyloses sont : les *ténotomies*, les *aponévrotomies* et les *myotomies*, l'*ostéotomie* et la *résection*.

Nous renvoyons à nos descriptions de ces opérations orthopédiques (p. 115 à 155) ; nous indiquerons ici seulement quelques procédés particuliers recommandés pour les ankyloses du genou et de la hanche.

La méthode des *sections tendineuses* et *musculaires*, recommandée par Stromeyer, Bonnet, Michaelis, V. Duval, Phillips, Bouvier, Palasciano, Guérin, Borelli, Dieffenbach, Nussbaum, A. Lorenz, ne peut être considérée que dans quelques cas comme une opération curative. C'est un moyen adjuvant que l'on doit appliquer avant le redressement par les mains ou les machines.

Les sections tendineuses ou fibreuses employées isolément ne réussissent que dans les cas de contractures et de rétractions périarticulaires simples.

Dans quelques cas, les sections tendineuses et fibreuses seront pratiquées à ciel ouvert.

L'*ostéotomie*, exécutée suivant les préceptes généraux, sera faite sur un os, quelquefois sur les deux os. Elle sera linéaire ou cunéiforme.

La *résection* peut porter, suivant les cas, sur l'une ou l'autre extrémité osseuse; dans quelques cas on enlève en totalité ou en partie les deux extrémités articulaires (*ostéo-arthrotomie, résection totale ou partielle*).

**Ankylose de la hanche.**

A. Lorenz a démontré par ses observations la valeur des *myotomies* à ciel ouvert dans le traitement des ankyloses de la hanche. D'après cet auteur, un grand nombre de cas considérés comme des ankyloses, ne sont que des contractures qui guérissent par de larges myotomies corrigeant la flexion et l'adduction. L'ostéotomie inter-trochantérienne n'est indiquée que dans les cas d'ankylose osseuse, de destruction ou de luxation pathologique de l'articulation. Dans ces cas, on doit commencer par sectionner toutes les parties fibreuses ou musculaires qui s'opposent au redressement et particulièrement les tendons des adducteurs près du pubis, et les parties molles qui s'insèrent aux épines iliaques : on évite de cette façon la récidive de l'adduction. On pratique ensuite l'ostéotomie.

On doit exagérer la correction de l'adduction et laisser persister un certain degré de flexion, afin de faciliter l'attitude assise.

Dans les cas de contracture de l'articulation de la hanche avec rétraction du fascia lata, Winiwarter a conseillé de pratiquer à la face antéro-externe de la cuisse, au-dessous du ligament de Poupart, une incision en V, dont les deux branches convergentes se réunissent sur le fémur. Cette incision qui intéresse la peau et l'aponévrose, suffit le plus souvent à obtenir la correction désirée.

Dans quelques cas, on doit diviser les muscles et même faire l'ostéotomie. La plaie étant suturée, on soumet le membre à l'extension.

L'*ostéotomie* pour ankylose de la hanche, pratiquée par Rhea Barton (1826), Maisonneuve (1847), Sayre (1862), Adams (1869), Gant, Volkmann (1874), comprend plusieurs procédés opératoires.

Avec Campenon, nous diviserons les procédés opératoires en

deux groupes, suivant le siège de l'opération et suivant la forme de la section.

1° D'après le siège:
- sous-trochantériens.
- trochantériens:
  - intra-trochantériens.
  - inter-trochantériens.
- sur le col.

2° D'après la forme:
- linéaire.
- cunéiforme et trapézoïde.
- énarthrodiale.

### I. — PROCÉDÉS LINÉAIRES

A. — *Trochantériens,* c'est-à-dire les procédés de Rhea Barton (fig. 761), Maisonneuve, Barwell qui opéraient à ciel ouvert en

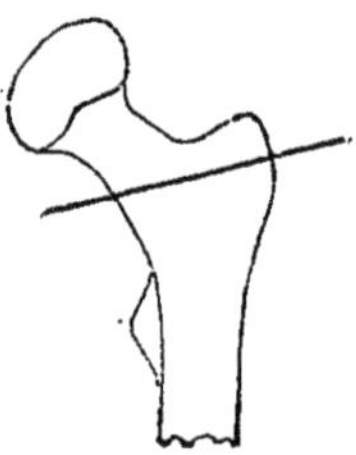

Fig. 761. — Procédé de Rhea Barton.

pratiquant une section linéaire à la scie, du milieu du grand trochanter à la partie inférieure du col du fémur.

B. — *Sur le col* ou procédé de W. Adams (fig. 762), qui fait l'opération par la *voie sous-cutanée* en introduisant sous le grand

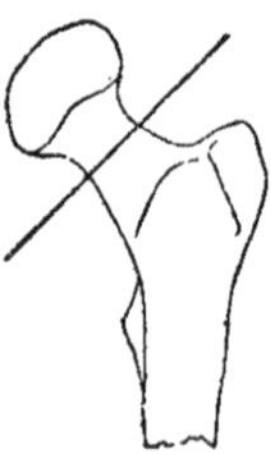

Fig. 762. — Procédé de W. Adams.

trochanter un bistouri long et étroit qu'il conduit jusque sur le col. Il ouvre ensuite largement la capsule articulaire, puis il remplace le ténotome par une scie à lame étroite.

C. — *Sous-trochantériens.* — *Procédé de Gant* (fig. 763).

Au côté postéro-externe de la cuisse, immédiatement au-dessous du petit trochanter, on fait à la peau une incision curviligne, puis un long bistouri est plongé jusqu'à l'os et sectionne le périoste.

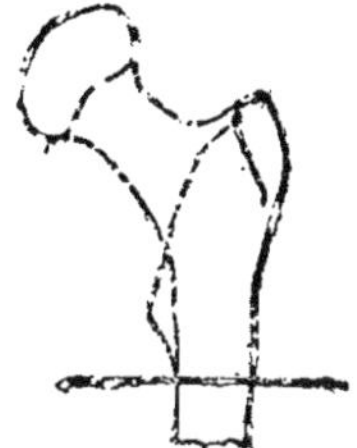

Fig. 763. — Procédé de Gant.

Tandis qu'il est encore en place, on glisse le long de sa lame un ciseau, et l'on attaque alors la ligne âpre, puis le côté externe de l'os.

D. — *Ostéotomie sous-trochantérienne oblique.* — *Procédé d'Hennequin* (fig. 764).

Après incision antéro-postérieure de dehors en dedans, qui met largement à découvert le fémur à partir du grand trochanter, on fend le périoste dans toute la longueur de la peau, on le décolle à la rugine en avant, puis à l'aide d'un ciseau large et bien affilé ou mieux avec le ciseau à onglet d'Hennequin (p. 122 et 123), on fait une section commençant au côté externe de la base du grand trochanter et qui se termine à 10 centimètres au-dessous, à la face interne du corps du fémur. La section est très oblique, son plan est antéro-postérieur ou incliné sur ce même plan, si la rotation est interne ou externe.

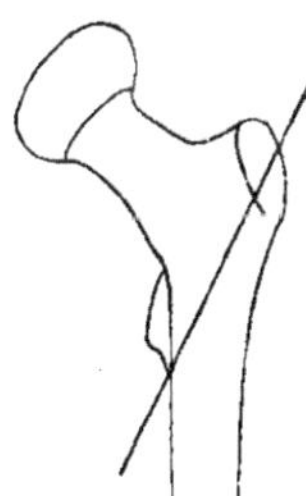

Fig. 764. — Procédé d'Hennequin.

Le fragment supérieur qui est interne comprend la tête, le col, le grand et le petit trochanter; l'inférieur externe, tout le corps de l'os. (Voir fig. 764 et p. 127.)

### II. — PROCÉDÉS CUNÉIFORMES

A. — *Trochantériens* ou procédé de Kearny Rodgers, qui l'employa dans un cas d'ankylose complexe de la hanche en enlevant un coin trapézoïde sur le trochanter pour corriger à la fois la flexion, l'excès de longueur et l'abduction.

B. — *Sur le col* ou procédé de Behrend, qui enlevait un coin osseux au-dessus du grand trochanter. C'est un procédé difficile, qui a trouvé peu d'imitateurs.

C. — *Au-dessous des trochanters* ou procédé de Volkmann; on découvre le grand trochanter par une incision postéro-externe de 10 centimètres. Après avoir soigneusement détaché le périoste, on taille à la gouge et au ciseau un coin osseux, dont le sommet est dirigé vers le petit trochanter et dont la base mesure une hauteur proportionnelle au degré de déviation qu'il convient de corriger.

D'après Volkmann, il est utile, en cas de raccourcissement réel par destruction du col fémoral ou de la cavité cotyloïde, d'exagérer les dimensions de l'excision, car, par la consolidation du membre dans l'abduction, on détermine un mouvement de bascule du bassin tel que le côté opposé est remonté; et ainsi disparaît le raccourcissement du côté opéré.

### III. — PROCÉDÉS ÉNARTHRODIAUX

*Procédé de Sayre.* — En 1862, Sayre, afin de pratiquer une néarthrose, fit au niveau du grand trochanter selon l'axe du membre, une incision de 15 centimètres environ, légèrement courbe, à concavité postérieure : il libère toute la circonférence de l'os jusqu'immédiatement au-dessous du petit trochanter; puis il incise le périoste, le décolle et le refoule en manchette au-dessus et en dessous. Deux sections de l'os sont faites avec la scie à chaîne, la plus inférieure perpendiculaire à l'axe fémoral, à quelques lignes au-dessus du petit trochanter, la seconde commence en dedans presque immédiatement au-dessus de la première et se dirige en haut et en dehors, puis en bas et en dehors pour finir au voisinage de la première (fig. 765).

On coupe ainsi une pièce osseuse en toit, et il ne reste plus qu'à

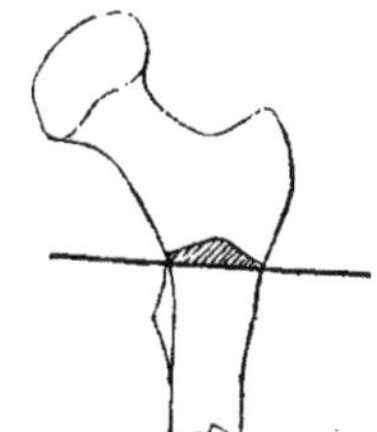

Fig. 765. — Procédé de Sayre.

arrondir un peu l'extrémité supérieure du fragment inférieur pour avoir deux surfaces qui s'emboîtent.

Sayre a obtenu plusieurs succès par l'emploi de cette méthode.

*Procédé de Volkmann.* — Volkmann, en 1880, choisit dans le même but la région trochantérienne pour conserver l'action du psoas sur le fragment inférieur. Il fait une incision en long sur le côté externe et postérieur de l'articulation et coupe le fémur au

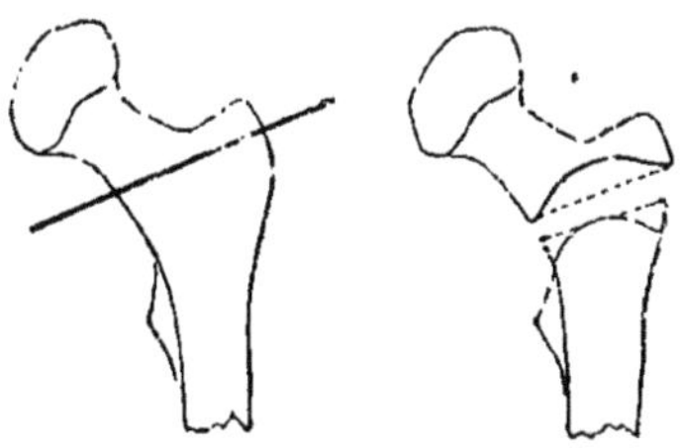

Fig. 766. — Procédé de Volkmann.

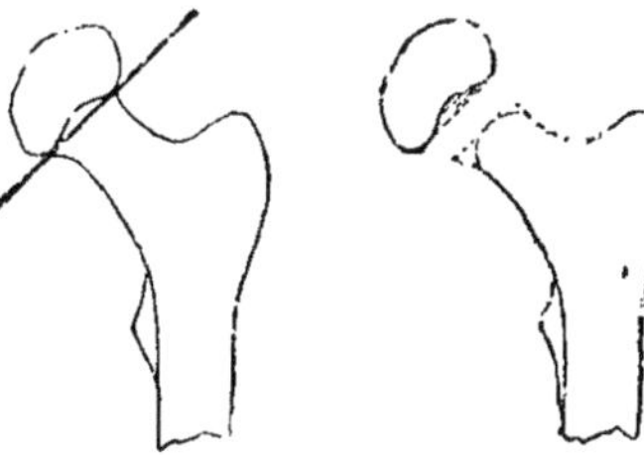

Fig. 767. — Autre procédé de Volkmann.

ciseau un peu au-dessous de la pointe du trochanter, puis il arrondit l'extrémité supérieure du fragment inférieur, et d'autre part il creuse à la gouge une sorte de cavité cotyloïde recevant la tête du précédent (fig. 766).

Plus tard, il propose de reporter la section jusqu'au point de continuité de la tête et du col fémoral. Mais il faut alors craindre de blesser le bassin avec le ciseau (fig. 767).

La *résection* de la hanche dans les cas d'ankylose de cette articulation a été recommandée par Bruns, Volkmann, Billroth, Mordhorst, Studenski.

La résection dans ces cas peut être pratiquée au moyen de l'incision longitudinale de Langenbeck, ou en faisant une incision en arc de cercle permettant de découvrir en avant le col du fémur, ou encore une incision un peu recourbée en arrière sur la tête articulaire, dans les cas où cette tête serait luxée sur l'os iliaque. A l'aide de la rugine on découvre et on dénude le trochanter et le col fémoral, que l'on sectionne avec la scie ou avec un large ciseau. On fait ensuite sortir de la cavité cotyloïde la tête articulaire, et on creuse dans la région de l'acétabulum une cavité d'étendue suffisante pour recevoir l'extrémité du fémur.

Par des mouvements appropriés, on cherche alors à faire pénétrer l'extrémité du fémur dans cette cavité et à corriger la déformation.

On sectionne les parties fibreuses ou musculaires qui s'opposent au redressement complet, et l'on soumet le membre à l'extension par des poids assez lourds (10 à 15 kilogrammes) (Volkmann). Cette extension, qui doit être longtemps continuée, a une influence considérable sur le résultat final.

Dans les ankyloses de la hanche, à la suite de luxation ancienne, on pourra découvrir la tête fémorale luxée, la réséquer, puis décoller avec la rugine la capsule adhérente à la cavité cotyloïde, l'agrandir avec la gouge et le maillet et placer ensuite dans une nouvelle cavité le moignon du col fémoral (Ricard). (Voir p. 894.)

### Ankylose du genou.

Parmi les procédés d'ostéotomie les plus connus citons :

#### I. — OSTÉOTOMIES PORTANT EN DEHORS DE L'ANKYLOSE

1° Procédé de Rhea-Barton : *excision cunéiforme incomplète* consistant dans l'excision du fémur avec conservation d'une lamelle osseuse postérieure (fig. 768) ;

2° Procédés de Malacky Kilgarriff et Schildbach : *excision cunéiforme complète ;*

3° Procédés de Volkmann, de de Saint-Germain, Lagrange,

P. Pennel : *section linéaire sus-condylienne;* il s'agit en réalité dans cette opération d'une section cunéiforme faite avec l'ostéotome de Macewen ;

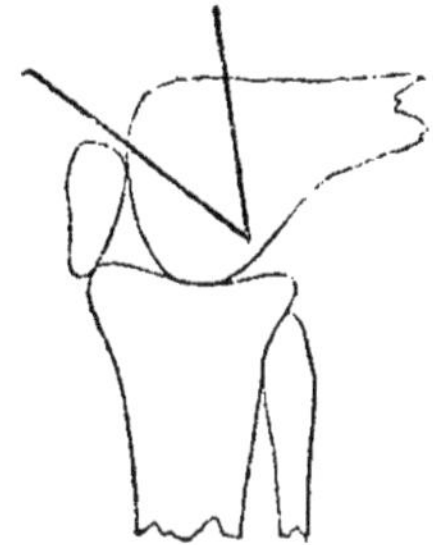

Fig. 768. — Procédé de Rhea-Barton.

4° Procédé de Wahl : *excision cunéiforme du tibia;*

5° Procédé de Macewen, Volkmann, Margary : *ostéotomie linéaire sur les deux os.*

### II. — OSTÉOTOMIES PORTANT SUR L'ANKYLOSE ELLE-MÊME

Les procédés opératoires recommandés s'adressent aux ankyloses complètes s'accompagnant de la fusion des os en une masse

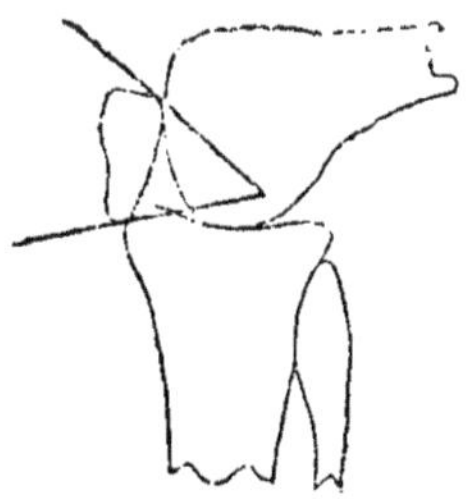

Fig. 769. — Procédé de Gurdon-Buck.

unique et se rapprochent plus des résections diaphysaires que des résections articulaires. Les ostéotomies sont cunéiformes ou trapézoïdes.

1° Procédé de Gurdon-Buck : *excision cunéiforme incomplète* au niveau de la soudure osseuse, laissant encore intacte une lamelle postérieure (fig. 769) ;

2° Procédé de Sayre et d'Eantrikin (fig. 770) : *excision cunéiforme complète ;*

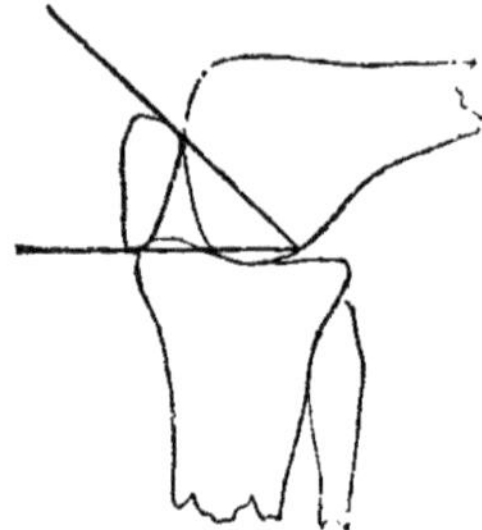

Fig. 770. — Procédé d'Eantrikin.

3° Procédé de Stromeyer, Little, Langenbeck et Gross (fig. 771) : *section linéaire sous-cutanée ;*

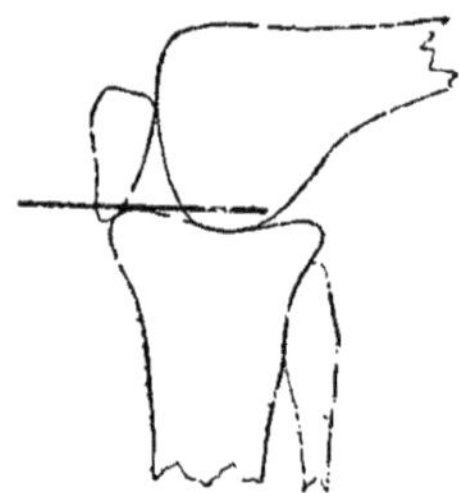

Fig. 771. — Procédé de Langenbeck et Gross.

4° Procédé d'Ollier, en trois temps, *excision cunéiforme :*

*a.* Mise à nu de la saillie osseuse par une large incision curviligne à convexité inférieure : incision transversale de la gaîne périostique sur le milieu de la hauteur du coin à enlever.

*b.* Section du coin osseux. La substitution d'un fragment osseux *trapézoïdal* au coin proprement dit est indiquée dans les cas où les brides cicatricielles et les rétractions musculaires empêchent l'extension dans la rectitude de la jambe sur la cuisse.

*c.* Suture osseuse. — Étalement des lambeaux périostiques au niveau de la ligne de réunion des os. La suture osseuse est inutile dans quelques cas, si les os s'adaptent sans effort et par de larges surfaces.

Les trois os réunis sont traités comme n'en faisant qu'un ; mais dans les cas où la rotule est saine, quoique soudée au fémur, Ollier, s'il juge à propos d'augmenter les éléments de fixité de la synostose, recommande de la détacher par un trait de scie parallèle à son plan bilatéral et de s'en servir après l'opération comme couvercle unissant, qu'on fixe au-devant de la ligne de réunion fémoro-tibiale par deux vis de platine.

La *résection du genou*, pour les ankyloses incomplètes, sans fusion osseuse, se pratique d'après les règles ordinaires.

Ollier recommande encore une troisième opération « *l'arthrotomie interosseuse* », qui consiste à séparer avec un fort couteau ou un ciseau les surfaces articulaires soudées entre elles par des adhérences peu serrées.

Cette opération peut rendre des services dans les ankyloses récentes et traumatiques, surtout sans germes morbides. Elle a des indications très limitées.

Kümmer et Helferich ont conseillé une *ostéotomie arciforme* (trochléiforme) dans les ankyloses du genou. Dans quelques cas, on se contente d'une simple section osseuse ; le plus souvent, on doit réséquer une portion osseuse assez étendue.

Nous remercions notre ami Campenon qui a bien voulu nous donner les intéressantes figures représentant les procédés ostéotomiques recommandés dans les ankyloses de la hanche et du genou.

### Ankylose de l'épaule.

Dans *l'ankylose de l'épaule*, *l'ostéotomie* ou *l'ostéoclasie* conviendront, surtout dans les cas où l'humérus est soudé dans une position vicieuse très gênante par elle-même. L'ostéotomie sera l'opération d'élection dans les cas où l'atrophie extérieure des muscles ou des conditions locales défavorables feront rejeter la résection (Ollier).

La section de l'os se fera aussi haut que possible dans la partie de l'os recouverte par le deltoïde et de préférence au niveau du col chirurgical, au-dessous des tubérosités de l'humérus (*ostéotomie sous-trochantérienne*).

Dans les cas d'ankylose en abduction, on sectionnera d'abord avec la scie toute l'épaisseur de l'humérus, et on enlèvera ensuite un petit coin à base interne sur l'un des deux fragments.

Lorsque le membre est dans une abduction forcée, on sectionnera l'os de dehors en dedans avec la scie à volant.

Pour la résection de l'épaule ankylosée, Ollier recommande la rupture préalable de l'ankylose au ciseau, avant la résection des extrémités osseuses.

Albanese a pratiqué dans quelques cas la *résection arciforme :* l'humérus étant sectionné au niveau du col anatomique, le col chirurgical est luxé en dehors, arrondi et poli avec le ciseau et la lime en forme d'arc convexe par en haut. Avec la curette tranchante, on creuse, sur la tête humérale restée adhérente à l'omoplate, une cavité destinée à l'extrémité convexe du col chirurgical.

### Ankylose du coude.

Les procédés de résections pour *ankylose du coude* varient suivant les cas; nous ne pouvons donner ici que des indications générales. Nous renvoyons au *Traité des résections* d'Ollier pour le manuel opératoire de cette résection.

Cette opération peut être complète ou incomplète (*semi-articulaire supérieure, semi-articulaire inférieure*) (Ollier); le niveau auquel les os sont sectionnés est essentiellement variable.

On se servira avec avantage, dans un grand nombre de cas, d'une incision postérieure externe. On ouvrira largement l'articulation après section préalable de l'olécrâne (Trendelenburg, Voelker), que l'on réunit ensuite, une fois les extrémités osseuses réséquées, au reste de l'extrémité supérieure du cubitus. L'ablation d'une partie du périoste (*résection sous-périostée interrompue* d'Ollier) et l'extension continue préviendront le retour de l'ankylose.

L. Defontaine a récemment proposé l'*ostéotomie trochléiforme* pour l'ankylose osseuse du coude.

Les os étant séparés des parties molles à l'aide d'incisions verticales et latérales, ce chirurgien pratique une section osseuse arciforme des os réunis, donnant une extrémité humérale convexe, emboîtée dans une concavité antibrachiale correspondante. Il se sert, pour faire une section courbe d'aussi petit rayon, d'une lame de scie s'adaptant à l'arbre de scie de Farabeuf, mais moitié plus étroite que la petite lame à chantourner habituellement employée. De l'extrémité des dents au dos, elle mesure 2 millimètres ; son épaisseur est plus grande au niveau des dents ($0^{mm}$ 4) que du côté du dos ($0^{mm}$ 2), disposition favorable aux sections courbes. Enfin l'acier de ressort de montre employé permet d'avoir une solidité suffisante.

Les résections pour *ankyloses des articulations tibio-tarsienne et du poignet* se font suivant les règles générales et les indications spéciales des cas.

### APPRÉCIATION ET APPLICATION DES MÉTHODES PRÉCÉDENTES DE TRAITEMENT DES CONTRACTURES ET ANKYLOSES

I. Le traitement des contractures diffère suivant la nature et la cause de l'affection.

On recherchera surtout, au début, à prévenir la position vicieuse des membres ; on traitera les affections diathésiques (goutte, rhumatisme, syphilis, tuberculose) ou les autres maladies, souvent causes premières des contractures.

L'extension, la suspension, le massage, les exercices gymnastiques, le redressement forcé et les appareils à traction élastique, suffisent dans la plupart des cas.

Les opérations sanglantes sont rarement indiquées; les ténotomies, les myotomies et les aponévrotomies rendent des services dans les contractures anciennes.

Les contractures cicatricielles exigent des mouvements d'assouplissement avec des appareils d'extension, du massage, des interventions chirurgicales spéciales. Les sections sous-cutanées ou à ciel ouvert, les greffes par la méthode de Reverdin, de Thiersch; italienne, de Berger, de Schreiber, les greffes zooplastiques, permettent la guérison de graves difformités d'origine cicatricielle.

Dans les contractures congénitales, on pratiquera la mobilisation des articulations sous le chloroforme et par des manipulations quotidiennes. Les sections tendineuses ou musculaires, le redressement sous l'appareil plâtré ou avec des appareils orthopédiques sont souvent indiqués.

La figure 724 montre les résultats obtenus dans une de nos observations par un traitement varié : sections tendineuses, manipulations, redressement des pieds bots par les moyens habituels. Le sujet absolument raide au moment de la naissance (fig. 723), avec toutes ses articulations en contracture, marche aujourd'hui avec facilité, les pieds bots sont corrigés, le coude gauche, auparavant en extension et rigide, peut se plier presque à angle droit. Malgré nos tentatives de mobilisation réitérées, le coude droit était absolument ankylosé en extension, sans aucun mouvement de flexion. Nous avons fait récemment le redressement forcé de ce coude sous le chloroforme et immobilisé l'avant-bras en forte flexion sur le bras.

Nous donnerons plus tard le résultat de cette intervention.

Nous avons indiqué, page 877, le traitement des contractures d'origine nerveuse.

II. Le traitement de l'ankylose varie nécessairement suivant les variétés. Avec Lagrange, on doit distinguer les *ankyloses en bonne position* et les *ankyloses en position vicieuse.*

A. *Ankylose en bonne position.* — Si l'ankylose est incomplète, non serrée, on doit chercher à rétablir les mouvements au moyen d'exercices ou d'appareils spéciaux. L'électricité, les douches et surtout le massage seront très utiles.

Sans entrer dans l'examen des nombreuses discussions sur la nécessité de la mobilisation articulaire et sur l'époque à laquelle elle doit être appliquée, nous admettons avec Bonnet, Duplay, Trélat, Terrier, Lucas-Championnière, Després, Le Fort que la mobilisation doit être pratiquée dans les cas où la maladie principale est éteinte, lorsqu'il n'existe plus de phénomènes inflammatoires ni douloureux.

Lorsqu'au contraire ces phénomènes douloureux et inflammatoires existent encore, avec élévation de la température locale de l'articulation, nous pensons avec notre maître Verneuil que l'immobilité rigoureuse est le meilleur moyen de calmer l'irritation articulaire et d'éviter l'ankylose.

Dans les *ankyloses incomplètes serrées*, avec de solides adhérences, l'abstention nous paraît devoir être la règle.

Nous ne proscrivons pas absolument le *redressement brusque* qui surtout dans des cas d'ankylose, à la suite de traumatisme ou de rhumatisme, a donné d'excellents résultats à Verduc, V. Duval, Cazenave, Billroth, W. Adams, Poncet.

Dans l'ankylose complète osseuse ou fibro-osseuse, toute tentative de redressement est contre-indiquée.

B. *Ankyloses en position vicieuse.* — Dans les ankyloses incomplètes non serrées, il faut pratiquer le redressement et chercher à obtenir la mobilité complète par les douches, le massage, les exercices orthopédiques et les appareils de mouvements.

Dans les ankyloses angulaires incomplètes, mais très serrées, les moyens thérapeutiques varient suivant les cas. Les appareils à traction et de mouvement, les redressements successifs manuels, avec des machines, avec la bande élastique (p. 923) donnent de bons résultats. Les appareils orthopédiques de redressement, principalement ceux à traction élastique, conviennent surtout pour le genou et le coude. Lorsque les lésions osseuses articulaires et périarticulaires sont marquées, l'*ostéotomie* ou la *résection* sont indiquées.

Le *redressement graduel*, avec anesthésie et sections aponévrotiques, tendineuses et musculaires, convient à un grand nombre d'ankyloses. Il a l'inconvénient d'être long et de réveiller des inflammations éteintes.

Le *redressement successif* donne de beaux résultats dans les ankyloses angulaires marquées, lorsque tout phénomène inflammatoire a disparu.

Le *redressement brusque*, manuel ou avec des machines, est indiqué dans un grand nombre de cas (Robin, Ollier), mais expose à des lésions de la peau, des muscles, des vaisseaux et des nerfs. Ces accidents sont rares avec les machines perfectionnées de Collin et Robin.

La méthode de redressement brusque de Bonnet convient dans les contractures de la hanche et du genou en mauvaise position et dans la coxalgie. Pratiqué avec prudence, ce redressement est efficace et exempt de dangers. Il doit être suivi d'immobilisation avec extension continue dans une gouttière de Bonnet ou dans un appareil inamovible.

Le redressement brusque, ainsi que l'ostéotomie et l'ostéoclasie, sont souvent contre-indiqués, lorsqu'il existe des luxations complètes des deux os, des lésions osseuses étendues avec déformations et fistules, des transformations fibreuses des tissus périarticulaires et de la dégénérescence du paquet vasculo-nerveux.

La *méthode sanglante* a été surtout appliquée à l'ankylose du genou à angle droit. Des statistiques favorables ont été données par Penières, Morton, Picard, Poinsot, Nussbaum.

Les sections osseuses, faites avec la méthode antiseptique, présentent peu de gravité. Ollier, Macewen, Bœckel, Volkmann, ont publié d'intéressantes observations de guérisons obtenues par l'*ostéotomie*.

La *résection* est la méthode de choix dans les cas de déplacement articulaire étendu, de lésions osseuses, articulaires et périarticulaires marquées. Dans les cas d'ostéo-arthrites tuberculeuses, Ollier a récemment précisé les indications de cette opération dans l'ankylose du genou. D'après cet auteur, la résection convient surtout dans les ankyloses à angle aigu.

Terminons par quelques indications spéciales pour les *ankyloses du genou et de la hanche* le plus fréquemment observées en clinique.

Les indications de l'ostéoclasie, de l'ostéotomie et de la résection dans les *ankyloses du genou* doivent être basées sur le degré de flexion du genou, c'est-à-dire de l'angle sous lequel le tibia s'est soudé au fémur et sur la nature de la lésion.

Avec Ollier on peut admettre que l'*ostéoclasie sus-condylienne* doit toujours être l'opération de choix pour les ankyloses à angle obtus et qu'elle est acceptable pour les ankyloses à angle droit.

L'observation clinique doit guider dans le choix à faire entre l'ostéotomie linéaire portant sur le fémur ou le tibia, et les ostéotomies cunéiformes s'attaquant à l'ankylose elle-même. Le procédé de Gurdon-Buck conviendra dans les cas de forte saillie de la rotule avec ankylose très prononcée.

Un grand nombre de chirurgiens pratiquent aujourd'hui les ostéotomies linéaires avec l'ostéotome de Macewen, qui sont en réalité des ostéotomies cunéiformes, sur le fémur seul ou sur le fémur et le tibia. Un assez grand nombre de résultats favorables à cette méthode ont été récemment publiés.

L'*ostéotomie* portant sur l'ankylose elle-même doit être cunéiforme ou trapézoïde (voir p. 933), et réservée aux ankyloses à angle aigu, tandis que l'ostéotomie et l'ostéoclasie en dehors de l'ankylose, ne permettent pas une correction immédiate et complète de la difformité.

La *résection* convient exclusivement aux ankyloses qui succèdent à des arthrites tuberculeuses du genou, encore en voie d'évolution, avec fistules et lésions osseuses profondes. L'opération s'adresse à la fois à la maladie principale et à la difformité (v. J.-J. Urlatianu, Thèse de Paris, 1891).

Dans les *ankyloses fibreuses de la hanche* (contractures) ayant résisté aux procédés de redressement habituels, *la section à ciel ouvert des parties fibreuses et des muscles*, récemment recommandée par A. Lorenz (v. p. 926), est une excellente opération.

Dans les ankyloses osseuses de la hanche, à la suite de coxalgie, l'ostéotomie ou l'ostéoclasie doit être préférée à la résection suivie de néarthrose, une articulation mobile imparfaite étant une condition défavorable pour la station et la marche (Ollier).

L'*ostéotomie du tiers supérieur du fémur*, exempte de dangers depuis la pratique de l'asepsie et de l'antisepsie et permettant d'agir en des points précis, a une supériorité incontestable sur l'ostéoclasie.

Pour le choix du point de section de l'os, on se guidera sur l'état des parties.

Le procédé de Rhea-Barton, la section sous-cutanée du col, par le procédé d'Adams, présentent quelques difficultés, donnent des résultats incertains et doivent être abandonnés.

Le procédé de Sayre, qui a cependant donné à son auteur quelques brillants résultats, est d'une exécution difficile et ne permet pas toujours l'établissement d'une néarthrose mobile.

L'*ostéotomie sous-trochantérienne* a de nombreuses indications. Elle a donné de brillants résultats à Volkmann, Ollier, A. Reverdin, J. Bœckel. Pratiquée antiseptiquement, elle offre peu de gravité. Elle a l'avantage de placer le membre dans une bonne position rigide, favorable à la marche et à la station, et de ne pas réveiller les foyers non éteints de l'articulation ou de son voisinage.

L'*ostéotomie sous-trochantérienne oblique* est pour nous l'opération de choix; cette opération est préférable à l'ostéotomie sous-trochantérienne ordinaire, qui donne seulement la correction de l'adduction et de la rotation interne, tandis que l'opération d'Hennequin corrige en outre le raccourcissement. Elle fait coïncider l'axe statique avec celui du fémur, en plaçant les fragments sous un angle très obtus ouvert en dehors. L'obliquité de la section laisse toute latitude au fragment inférieur d'obéir à la traction, sans perdre le contact du supérieur. L'obliquité du plan de section, de dehors en dedans et d'avant en arrière, permet au fragment inférieur de se placer en arrière du supérieur, lorsqu'on transforme sa rotation interne en externe, et de faire un angle obtus avec ce dernier, sans diminuer sensiblement sa surface de contact.

L'ostéotomie doit être précédée, dans quelques cas, de la section large des parties fibreuses et musculaires qui s'opposent au redressement complet (A. Lorenz).

Elle n'est indiquée que dans les ankyloses rapidement produites (traumatiques, rhumatismales, blennorrhagiques).

L'*ostéoclasie* paraît moins recommandable que l'ostéotomie. Malgré les appareils perfectionnés, on ne peut pas toujours fracturer l'extrémité supérieure du fémur au point voulu. On éprouve de la difficulté à fixer le fémur à tissu raréfié et peu solide, et on peut réveiller les foyers inflammatoires ou tuberculeux mal éteints.

La *résection* de la hanche doit être réservée aux cas dans lesquels l'activité tuberculeuse est encore en évolution, l'opération dans ces cas s'attaquant à la fois à la maladie principale et à la difformité.

La résection est encore indiquée dans les cas d'ankylose bilatérale. A l'exemple de Bruns, Studenski, on pratiquera la résection d'un côté et l'ostéotomie avec correction de l'attitude vicieuse de l'autre.

Dans les ankyloses osseuses de la hanche, à la suite de coxalgie ancienne ayant beaucoup suppuré, on peut hésiter entre la résection de l'articulation, dans le but d'obtenir une néarthrose mobile, ou une opération (ostéotomie ou ostéoclasie) permettant de changer la direction du fémur en respectant l'ankylose. La néarthrose, après la résection, est souvent difficile à obtenir et n'est pas toujours favorable. L'ostéoclasie est dangereuse, et l'ostéotomie sous-trochantérienne est préférable.

Le procédé de création d'un nouveau cotyle après résection de la tête fémorale convient très bien dans les ankyloses à la suite de luxations anciennes irréductibles de la hanche (O. Bloch, Ricard, Ch. Nélaton).

Les indications opératoires varieront du reste suivant les cas, l'arthrotomie (F. Dennetières, Thèse de Paris, 1890), la décapitation du fémur ou la résection au-dessous du grand trochanter étant indiquées dans quelques cas.

La *résection* sera pratiquée dans certains cas d'ankylose de l'articulation scapulo-humérale dans un *but orthopédique*, afin de donner au sujet une articulation mobile et solide. Cette opération convient surtout dans les arthrites ankylosantes de l'épaule à marche rapide.

Elle est contre-indiquée dans les cas d'atrophie des muscles de l'épaule et chez les enfants, l'accroissement de l'humérus étant arrêté chez les jeunes sujets par la section de l'os au-dessous de son cartilage de conjugaison.

L'*ankylose du coude* dans la position rectiligne ou à angle très obtus, condamnant le membre supérieur à la perte de ses fonctions les plus utiles, est la difformité qui réclame le plus souvent la *résection*. Exceptionnellement on pourra opérer des ankyloses à angle droit (Ollier).

En général, il est nécessaire dans l'ankylose vraie de faire des résections étendues et de retrancher la totalité de l'ancienne articulation. Les résections économiques, les simples ostéotomies donnent dans ces cas de mauvais résultats.

L'*ostéotomie trochléiforme* pour les articulations du coude, du genou et de l'épaule, a le grand avantage de donner de la mobilité sans ôter la force. Elle n'a malheureusement que d'assez rares indications. Elle convient surtout pour des régions qui ont été autrefois le siège d'articulations mobiles, et qui ont pu conserver leurs cartilages plus ou moins indépendants, malgré l'oblitération de l'interligne à la périphérie (Ollier).

Les sections en plein tissu osseux, en raison des difficultés de l'extension et de la distraction des surfaces divisées, sont presque toujours suivies de réunion, avec articulation rigide, sans mouvements.

L'*ostéotomie arciforme* du col du fémur par le procédé de Sayre (voir p. 929 et fig. 765) ne donne une néarthrose que dans quelques cas exceptionnels.

D'une façon générale, les indications de la recherche d'une ankylose ou d'une néarthrose, après les opérations proposées pour le redressement des membres, varient suivant l'état anatomique des parties. Les résections de tranches osseuses étendues, la conservation du périoste ou d'autres tissus destinés à s'interposer entre les fragments, l'extension continue, la mobilisation méthodique sont des moyens, souvent incertains, d'obtenir une néarthrose.

Les indications précédentes peuvent s'appliquer aux *ankyloses du poignet, de la main et de l'articulation tibio-tarsienne.* (Voir *Pied bot; Difformités de la main et des doigts; Difformités à la suite de fractures et luxations.*)

---

# BIBLIOGRAPHIE

## GÉNÉRALITÉS

ADELON ET CHAUSSIER. — *V. art.* Monstruosité in Dict. des sciences méd. Paris, 1819. T. XXXIV.

V. AMMON. — Die. angeb. chir. Krankh. Berlin, 1840.

ANDRY (N.). — L'orthopédie, ou l'art de prévenir et de corriger dans les enfants les difformités du corps. Paris, 1741, 2 vol. in-12.

BAKER (H. F.). — Practical notes on the treatment of deformities. Londres, 1886.

BARETTE. — Orthopédie in Encyclop. intern. de chir. Baillière, 1886.

BARWELL. — On the cure of club-foot, and on certain new methods of treating other deformities. Londres, 1863.

· BAUER (L.). — Orthopedic surgery. New-York, 1868.

BEALE. — On treatise on the distortions and the deformities, etc. Londres, 1833.

BÉCLARD. — Mém. sur les acéphales. Bull. de la Fac. de méd. Paris, 1817.

BEELY (F.). — Orthop. Appar. Verh. der deutsch. Ges. f. Chir. 1883.

BEELY (F.). — Ueber Anfertigung von Modellverbænden. Centralb. f. orthop. Chir. 1884.

BEELY, TRENDELENBURG, V. WAHL, etc. — Die chirurgischen Erkrankungen des Kindesalters.

BIENAIMÉ. — Orthopédie. Examen prat. des difformités osseuses, de leur traitement. Paris, 1841. In-8°.

BIGG (H.). — On the mech. appliances for the treatment of deformities. etc. Londres. 1862.

BIGG (H.). — Orthopraxy : the mechanical treatment of deformities, etc. Londres, 1865. 3e éd. 1877.

BISCHOFF (T. L. W.). — Traité du développement de l'homme et des mammifères. Trad. Jourdan. Paris, 1843.

BISHOP (J.). — Researches into the pathol. and treatm. of deformities in the human body. Londres, 1852.

BOETTGER (FR.). — Beitr. zur Orthopædik. Leipzig, 1871.

BONNET. — Traité de thérap. des mal. artic. 1853, Paris.

BORELLA. — Cenni d'ortopedia. Turin, 1821.

BOUVIER (H.). — Leçons clin. sur les maladies chroniques de l'appareil locomoteur. Paris, 1858. 1 vol. in-8° et atlas.

BRADFORD et LOVETT. — Orthopedic surgery, 1890.

BRODHURST (B.). — Orthopedic surgery. Londres, 1876.

BRYANT. — Surgical Diseases of Children. Londres, 1863.

BUSCH (F.). — Die Belastungsdef. der Gelenke. Berlin, 1880.

BUSCH (F.). — Allg. Orthop., Massage u. Gymnastik. Berlin, 1888.

CHANCE (J.). — On bodily deformities. Londres, 1862.

CHASSAIGNAC. — Les appareils orthopédiques. Thèse de concours. Paris, 1841.

CRUVEILHIER (J.). — Anat. pathol. du corps humain, t. I, livre II, pl. 4. Paris, 1830, in-fol.

CRUVEILHIER (J.). — Traité d'anatomie path. Paris, 1856. t. III.

DARESTE. — Production artificielle des monstruosités. Paris, 1891.

DELPECH. — Chirurgie clinique de Montpellier, in-4°, 1823.

DELPECH. — Orthomorphie, 2 vol. in-8 et atlas. Paris, 1828.

DUBRUEIL (A.). — Eléments d'orthopédie. Paris, 1882.

DUCHENNE (de Boulogne). — De l'électrisation localisée. Paris, 1872.

DUFOUR. — Sur l'art de prévenir ou de corriger les difformités du corps, etc. Paris, 1827.

DÜRR. — Ueber die hæufigeren Verkr. am menschl. Kœrper. Stuttgart, 1857.

DUVAL (V.). — Aperçu des principales difformités du corps humain. Paris, 1833, in-8°.

EICHLER. — Die Kœrperverkrümmungen. Gratz, 1852.

ESCHRICHT. — Ueber die Fœtalverkrümmungen, etc. Deutsche Klinik, 1851.

EULENBURG (B.). — Klin. Mitth. aus den Gebiete der Orthop., etc. Berlin, 1860.

FABRICE D'AQUAPENDENTE. — Op. chir. Venise, 1619.

FABRICE DE HILDEN. — Længst begehrte u. vollk. Leib u. Wundarzney. Francfort, 1652.

FISCHER (E.). — Handb. der allg. Verbandlehre. Stuttgart, 1884.

FISHER (F.). — Art. Orthopédie in Edition américaine de l'Encyclop. de chir.

FISCHER (G.). — Mitth. aus d. chir. Klin. in Gœttingen. Hannover, 1861.

FŒRSTER (A.). — Die Missbildungen des Menschen. Jéna, 1861.

FOURNIER-PESCAY et BÉGIN. — V. *art.* Orthopédie in Dict. des sc. méd. Paris, 1819, t. XXXVIII.

FRITZE (H.-E.). — Lehre von den wichtigsten in der Chir. u. Med. gebr. Bandagen u. Maschinen. Berlin, 1865.

GALIEN. — Hippocratis de articulis liber et Galeni in eum comment.

GAUJOT et SPILLMANN. — Arsenal de la Chir. contemp. Paris, 1867.

GERDY. — Traité des bandages, etc. Paris, 1838.

GIRALDÈS. — Leçons clin. sur les mal. chir. des enfants. Paris, 1869.

GOLDSCHMIDT (S.). — Die chir. Mechanik, etc. Berlin, 1863.

GUÉRIN (J.). — Rapport sur ses traitements orthopédiques. Académie de médecine, 1844-1848.

GUÉRIN (J.). — Résumé de l'ouvrage sur les difformités du système osseux. Paris, 1836, in-8°.

GUÉRIN et BOUVIER. — Difformités du système osseux. Rapport à l'Acad. des sc. Comptes rendus de l'Acad. des sc. 1837, t. V, p. 220.

Guersant (P.). — Notice sur la chirurgie des enfants. Paris, 1866-1867.

Hager (M.). — Die Verrenkungen u. Verkrümmungen. Vienne, 1836.

Hayward (W.). — A treatise of orthop. surgery. Londres, 1881.

Heidenreich. — Orthopaedie oder die Verkrümmungen. Berlin, 1831.

Heine (J.). — Nachr. vom gegenwært. Stande des orthop. Institutes in Würzburg, etc. 1821.

Heine (J.). — Berichte über seine orthop. Anstalt in Cannstadt, etc., seit 1829. F. Schmidt's Jahrb. V, VI, XII, XX, XXXI, etc.

Heine (J.). — Kurzer Bericht über die 25 jæhrige Wirksamkeit des orthop. Instituts in Cannstadt, 1854.

Heister (L.). — Chirurgie, in welcher alles, was zur Wundarznei gehœrt, etc. Nuremberg, 1763.

Helmke (A.). — Lehrb. der gymn. Orthopaedik. Helmstadt, 1871.

Hippocrate. — Œuvres éd. Littré. Des articul., t. IV, p. 263. Paris, 1844. De la génération, t. VII.

Hirsch. — Die Orthopædie. Prague, 1845.

Hoffa. — Lehrb. der orthop. Chir. Stuttgard, 1891.

Holmes (F.). — Thérap. des mal. chir. des enfants, trad. par O. Larcher. Paris, 1870, chap. xv.

Hueter (C.). — Klinik der Gelenkskrankheiten. Leipzig, 1860.

Hueter (C.). — Anatom. Studien an den Extremitætengelenken Neugeb. u. Erwachsener (Virch. Arch. f. path. Anat. Berlin, 1862, t. XXV, p. 572.

Humbert. — Traité des difformités du tissu osseux, etc. Paris, 1838, 4 vol. et atlas.

Jacques de Marque. — Traité des bandages de chirurgie. Paris, 1662.

Jalade-Lafond. — Recherches pratiques sur les principales difformités, etc. Paris, 1829, 3 vol.

Joerg (G.). — Ueber Verkrümmungen, etc. Leipzig. 1810.

Keating (J.). — Cyclopedia of the Diseases of Children. Philadelphia, 1889.

Kirmisson. — La chir. orthop., sa définition, ses moyens, son but. Rev. d'orthop., 1891, 161.

Kirmisson. — Maladies de l'appareil locomoteur. Leçons clin. Paris, 1889.

Klopsch (C.-J.). — Orthopaedische Studien u. Erfahrungen. Breslau, 1861.

Klopsch. — Ueber orthop. Apparate. Breslau, 1874.

Kormann (E.). — Compendium der Orthop. Leipzig, 1874.

Krauss (G.). — Fortschritte in der Kunst der Heilung der Verkrümmungen des menschl. Kœrpers. Dusseldorf, 1839.

Krauss (G.). — Ueber die orthopäd. Heilanst. in Paris, etc. Preuss. Vereinsz. 1847.

Langenbeck (V.). — Positionsmethoden gegen Verkrümmungen. Memorabilien XVI, 1871.

Langgaard. — Zur Orthopaedie, etc. Berlin, 1868.

Levacher de la Feutrie. — Traité du rakitis, etc. Paris, 1772.

Little (J.). — Lectures on deformities. Londres, 1843.

Little (J.). — Treatise on deformities of the human frame. 1853.

Little (J.). — Holmes system of surgery. Londres, 1870. vol. III.

Little (J.). — On the influence of abnormal parturition, etc. Londres, 1862.

Lonsdale. — The analysis of 3000 cases of various kinds of deformities. Lancet, II 1855.

MAISONABE (C. A.). — Orthopédie clinique sur les difformités. Paris, 1836, 2 vol.

MALGAIGNE (J.-F.). — Mém. sur la valeur réelle de l'orthopédie. Paris, 1845.

MALGAIGNE (J. F.). — Leçons d'orthopédie. Paris, 1862.

MELLET. — Manuel pratique d'orthopédie, etc. Paris, 1835, in-18.

MEYER (H.). — Missbildung des Beckens unter dem Einflusse abnormer Belastungsrichtung. Jéna, 1886.

NICOLADONI. — Ueber den Zusammenhang von Wachsthumsstœrung u. Difformitäten. Wien. med. Jahrb. 1885, n° 263.

NITZCHE (R.). — Die Heilung der orthop. Gebrechen. Dresden, 1862.

NYROP (C.). — Bandager og Instrumenter, etc. Copenhague, 1877.

OLLIER. — Traité des résections. Paris, 1891.

ORIBASE. — Veterum medicorum chirurgica. Florence, 1754.

OTT (F.A.). — Abbild. u. Beschreib. der vorzügl. aeltern u. neuern chir. Werkzeuge u. Verbände. avec atlas. Munich, 1829-1835.

OTTO (A.-G.). — Monstrorum sexcentorum descrip. anat. Vratislaviae 1841, In-fol.

OWEN (E.). — The surgical diseases of children. 2e éd. Londres. 1889, et trad. Laurent. Paris, 1891.

PALLETTA (J.-B.). — Exercitationes pathologicæ. Milan, 1820-1826. In-4°.

PANAS. — Art. Orthopédie. in Nouveau dict. de méd. et de chir. prat. Paris, 1879, t. XXV, p. 118.

AMBROISE PARÉ. — Œuvres. Edition Malgaigne. Paris, 1840.

PETIT (L. H.) — Quelques considér. sur l'histoire de l'orthop. Rev. d'orthop. n° 1. 1890.

PETRALI (G. N.). — Guida anat. patol. all' esercizio pratico della ortopedia. Venezia. 1847.

PIÉCHAUD. — Maladies chir. de l'enfance. Bordeaux, 1888.

PRINCE (D.). — Orthopedics : a systematic treatise upon the prevention and correction of deformities. Philadelphia, 1886, in-8°.

PURMANN. — Grosser Lorbeerkrantz der Wundarznei. Leipzig, 1692.

PYE (W.). — The surgical treatm. of the common deformities of children. Londres, 1889.

PYE. — Trois leçons sur les lois de l'accroissement du corps et des membres en particulier etc. Lancet 26 juill. 10 et 13 août 1890.

RAFFA. — Osservazioni di ortop. operativa. Arch. di ortop. 1886, p. 441.

RASPAIL (C.). — Notice théorique et prat. sur les app. orthopédiques. Paris, 1873.

REEVES (H.-A.). — Bodily deformities and their treatment, in-8° XII, Londres. H. K. Lewis, 1885.

RIZZOLI. — Clin. chir. Trad. Andreini. Paris, 1877.

ROBERT (Alph.). — Des vices congénitaux de conformation des articulations. Thèse de concours, Paris. 1851.

ROSS (G.). — Beitræge zur Orthopaedie. Altona, 1852, in-8°.

SAINT-GERMAIN (DE). — Chir. orthop. Paris, 1882.

SAINT-GERMAIN (DE). — Chir. des enfants. Leçons clin. Paris, 1884.

SALT. — On the mechanical treatment of deformities, Londres, 1866.

SAYRE. — Lectures on orthop. surgery and diseases of the joints. Londres, 1876, et trad. Thorens. Paris, 1887.

SCHARLAU. — Handb. der orthop. Chir. Berlin, 1870.

SCHILDBACH. — Orthop. Klinik. Leipzig, 1877.

SCHILLING (J.-A.). — Die Orthopaedie der Gegenwart, etc. Erlangen, 1860.

SCHREGER. — Handb. der chir. Verbandlehre. Erlangen, 1820-1822.

SCHREIBER (A.). — Allgemeine u. specielle orthopaedische Chirurgie, etc. in-8, Leipzig et Vienne, 1888. F. Deuticke.

SCULTET. — Wundarzneiliches Zeughaus. Erfurt, 1659.

SHAFFER (N.-M.). — The present status of orthop. surgery, N. Y. med. Journ. 26. I, 1884.

SHAFFER. — What is orthop. surgery? X Congr. intern. de méd. à Berlin, août 1890.

SHAFFER. — The hysteric element in orthop. surgery. N.-York, 1880.

SIEBENHAAR (J.). — Die orthop. Gebrechen des menschlichen Kœrpers. Dresden, 1833.

SMITH (N.). — The surgery of deformities. Londres, 1882.

SMITH (N.). — The principles of construction etc. Prov. med. journ. Mai 1886.

STROMEYER (L.). — Ueber Atonie fibrœser Gewebe u. deren Rückbildung. Würzburg, 1840.

STROMEYER. — Beitræge zur oper. Orthop. etc. Hannover, 1838.

TAMPLIN. — On the nature and treatment of deformities. Londres, 1846.

THOMAS (H. Owen). — Diseases of the hip, knee and ankle joints, etc. Liverpool, 1876, et Contributions to surgery and medecine. London, 1890.

UNTERBERGER (R.). — Ueber die Verwendung der Beely'schen Gypshanfschienen in der Orthopaedie. Inaug. Diss. Kœnigsberg, 1878.

VASLIN. — Chir. clin. Orthopédie ou traitement des principales déformations du membre inf. Angers, imp. Lachèse et Dolbeau, 1890.

VOGT (P.). — Moderne Orthopaedik. 1880. Stuttgart, 2 éd. 1883.

V. VOLKMANN (R.). — Die Krankheiten der Bewegungsorgane in. Pitha u. Billroths Handb. d. Chir. T IV, n° 2, 1882.

WAGNER. — Die Orthopaedie in der aerzt. Praxis. Deutsche med. Woch, 1881, n° 36.

WALES (Ph.). — Mech. therapeutic etc. Philadelphie, 1867.

WERNER. — Reform der Orthopædie. Berlin, 1851.

WERNER. — Grundzüge einer wissenschaftl. Orthopædie. Berlin, 1852-1853.

WILDBERGER (J.). — Streiflichter u. Schlagschatten auf dem Gebiete der Orthopædie. Erlangen, 1860.

WILLETT. — Clin. remarks on deformities. St. Barthol. hosp. rep. 1872. VIII.

WITT (H.-F.). — Ueber Verbesserung perverser Gelenkstellung mittels des Gypsverbandes etc. Arch. f. klin. Chir. XVII, 1874.

WOLFF (J.). — Ueber die Theorie des Knochenschwundes durch vermehrten Druck und der Knochenanbildung durch Druckentlastung. Lang. Arch., Bd XLII, Heft 2.

ZIEGEL. — Ueber Ursachen der Verkrümmungen. Berlin, 1871.

ZIEMSSEN. — Hand. der allg. Therapie, 1882.

ZUCKERKANDL (Z.). — Aetiol. von Deformitæten. Allg. Wien. med. Zeit. 1878.

## BANDAGES ET APPAREILS

ANDREWS (E.). — Archives of clinical surgery. New-York, 15 avril, 1877.

BRAATZ. — Die Anfertigung des Filzcorsets. Cent. für orth. Chir., n° 1, 1884.

CHESELDEN. — Anatomy. 1740.

CROSBY (J.). — Transact, of the amer. med. assoc., 1850.

CHURCHILL (J.-H.). — Medic. Record. March, 1877.

DAVY (H.) et SAYRE (L.-A.). — Ann. med. monthly. 1860.

FAYETTE-TAYLOR (C.). — N. J. med. Journal. July, 1873, n. 46.

FORSTER (S.-A.). — Annals of anat. and surgery, 1882.

GILBERT. — Philadephia med. Examiner. Déc. 1852, p. 186.

GROSS (S.-D.). — Diseases of the Bones et Joints, 1830.

GROSS (S.-D.). — N. Y. med. Gaz. 21 déc. 1850.

JUDSON (A. B.). — Uses of adhesive plaster in orthopedic surgery. New-York med. Journal, 1887.

KAREWSKI. — Ein neues orthopædisches Corset. Lang. Arch. Bd. XXX. Heft. 2.

KÖLLIKER (T.). — Ein Wasserglascorset. Cent. für ort. Chir., 1886, n° 3.

LITTLE (J.). — Deformities of the frame, 1853.

MAREY. — Bost. Med. and surg. Journal, nov. 30, 1876.

PETERSEN (F.). Ueber Gypspanzerbehandlung. Arch. für klin. Chir., 1885.

QUIMBY. — Bulletin, 20 nov. 1867.

REID (J. J.). — New-York med. Journal, 1878.

ROBERTS (S.). — Med. News, 1884.

SAYRE (L.-A.). — Transact. of the med. Assoc., 1865.

SHAFFER (N.-M.). — Archives of the clinical surgery, 1877.

STEELE. — Transaction of medic. assoc. of the state of Missouri. 1876.

STILLMAN. — Transactions of the american med. Assoc., 1880, p. 779, 792, et Med. Record. août, 1879.

TUFNELL. — Dublin quart. Journ. of med. scien. nov. 1860, n° 4, 70-72.

WALTUCH (J.). — Das abneh. Holzm. und die Holzverbände. Cent. für orth. Chir., janv. 1889.

## OSTÉOCLASIE

ADAMS (W.). — A new operation for bony anchylosis ot the hip-joint, Londres, 1871.

BROWN (Dillon). — Osteoclasis for the correction of deformities. Med. rec., 3 déc. 1887.

BRUNS. — Beit. zur Beh. schlecht geh. Beinbrüche. Deutsche Klin., 1861, n° 14, 15, 17, 18, 19.

BUTTERSACK (F.). — Ueber Osteoklasie. Inaug. Diss. Berlin, 1887.

CABOT. — Casi di osteoclasia. Raccoglitore med., 20 avril 1880.

CHALOT. — Comparer entre eux les divers moyens de diérèse. Thèse de concours, 1878.

CHARON (E.). — Du traitement général et local du rachitisme, Ostéoclasie. Presse méd. belge, 14, 1889.

COURTY. — V. *art.* Opération dans le Dict. Encyclop. des sciences méd.

DEFONTAINE — *Art.* Ostéoclasie. — Encyclop. de chir., tome II. 1883.

DESCHAMPS. — Quelques ostéoclasies. Gaz. méd. de Liège, 35, 1889.

Dubar. — Contrib. à l'étude de l'ostéoclasie. Bull. de méd. du Nord, 2. 1889.

Edouard. — Du redressement de l'ankylose du genou par les nouveaux procédés d'arthroclasie et d'ostéoclasie. Thèse de Lyon, 1883.

Pietro Ferrari. — Osteoclasia. Arch. di Ortop., 1887, p. 26.

Gautier (M.). — Contribution à l'ostéoclasie. Etude expérim. Faits clin. Th. de Bordeaux, 1888.

Henocque. — *Art.* Ostéoclasie in Dict. Encycl. des sc. méd. Paris.

Küstner. — Zwei Fälle von Osteoclasie wegen nicht reduzirter Lux. der Hüfte. Halle, 1873.

Maisonneuve. — Appl. de la méth. diaclastique au redress. des memb. inf. dans les cas d'ankylose du fémur. Gaz. des hôp., 1862.

Medini (Luigi). — Alcune utili modificazioni all'osteoclaste del Rizzoli. Tipogr. Gamberini et Parmeggianis. Bologne, 1888.

Medini. — Ancora dell'osteoclasia strumentale nelle curve rachitiche delle gambe e nel callo deforme. Bull. delle Sc. med. Bologne, juillet-août 1885.

Ménard. — Recherches expérim. sur le redressement du genu valgum. Revue de chir., 1881.

Mollière. — Ostéoclasies dans les arthrites avec pseudocagnosité. Ann. d'orthop., n° 23, 1889.

Ollier. — De l'ostéoclasie sus-condylienne du fémur, etc. Rev. d'orthopédie, 1890, 2, p. 81.

Poussor (A.). — De l'ostéoclasie. Paris, 1886. Thèse d'agrég.

Reverdin (Aug.). — Ostéoclasie; méthode de Robin. Rev. méd. de la Suisse rom. Genève, 157, 1886.

Ribera. — Osteotomia et osteoclasia en algunas deformidades des los niños. Rev. de med. y cir. pract. Madrid, 7, 7° 1886.

Richet. — Des opérations applicables aux ankyloses. Thèse de concours, 1850.

Riesel. — Ueber Osteoklasie u. Osteotomie, etc. Schmidts Jahrb. I. 170.

Rizzoli. — Nuove applicazione della frattura artifiziale del femore, etc. Bologne, 1854.

Rizzoli. — Frattura artific. del femore destro. Bologne, 1871.

Ronneau. — Obs. pour servir à l'étude du traitement des ankyloses de la hanche. Thèse de Paris, 1875.

Sayre (L. A.). — A new operation for artific. hip-joint in bony anchylosis. N. Y., 1869.

Skey. — Cases of refracture of bone, etc. Transactions, 1859, vol. 42, p. 23.

Tillaux. — Ostéoclasie manuelle. Bull. soc. chir., 1875.

Verdia. — L'osteoclaste Robin e la sua prima applicazione in Italia, nella cura del ginocchio valgo e varo. Giorn. int. de sc. med. Naples, 1886.

## OSTÉOTOMIE

Barwell. — Clin. lect. on antiseptic osteotomy for anchylosis and deformity. Brit. med. 1878. V. p. 705.

Beauregard (G.). — Des accidents de l'ostéotomie. Journ. des connais. méd. sept., oct., nov. 1885.

Bertaux. — Contribution à l'étude des déformations consécutives à la fracture de Dupuytren. Traitement par l'ostéotomie. Thèse de Nancy, 1890.

BILLROTH. — Ueber die Verwendung des Bildhauermeissels bei Osteotomien. Wien. med. Woch. 1870.

BOECKEL (J.). — Ostéotomie et ostéoclasie. Bull. et mém. de la soc. de Chir. Paris. X. p. 459, et Bull. gén. de thérap. Août 1881.

BOECKEL (J.). — Nouveaux faits d'ostéotomie. Rev. de Chir., 1882.

CAMPENON (V.). — Du redressement des membres par l'ostéotomie. Thèse d'agrég. 1883.

COLLIER (J.). — Oblique osteotomy for anterior curvature of the tibia. Med. Chronicle t. X, 5. 1889.

DANZEL. — Bemerkungen zur Osteotomie der Röhrenknochen. Arch. f. Klin. Chir. T. I, p. 235.

DEFONTAINE (L.) ET OLLIER. — Suites éloignées de l'ostéotomie trochléiforme. Congrès fr. de chir., séance du 11 oct. 1889.

DESCHAMPS. — Cas d'ostéotomie. Ann. de la soc. méd. chir. de Liège. 1885, n° 1.

DOLLINGER (J.). — Die Behandlung der rachitisch verbogenen Unterschenkel mittelst Osteotomie. Pester med. chir. Presse, n° 33, 1887.

DOLLINGER (J.). — 10 Osteotomien gegen rachit. Verkr. der Tibia. Wien. med. Woch. n° 3 1887.

DUBOURG (G.). — Quelques obs. pour servir à l'étude de l'ostéotomie appliquée au redr. des membres. Bull. de soc. chir. 1883, p. 923.

GORDON (B.). — Ein Beit. zur Gesch. und Stat. der Osteomie. Inaug. Diss. Berlin. 1888.

DUPLAY. — De l'ostéotomie linéaire du radius, etc. Arch. gén. de méd. Avril 1885.

GUÉRIN. — Note sur l'ostéotomie dans le traitement des courbures rachitiques. Bull. de l'acad. de méd. 1876, 4 avril.

GUSSENBAUER. — Die Methoden der künstl. Knochentrennung u. ihre Verwendung in der Orthopaedie. Arch. f. klin. Chir. XVIII, 1875.

HAGYARD (R.). — Notes on hundred cases of osteotomy. Lancet, 14 juin 1890.

HEISE (H.). — Ueber Osteot. bei rachit. Curv. des Untersch. Inaug. Diss. Halle 1881.

HOFMOCKL. — Ueber Osteoklase, Osteotomie u. Osteoektomie etc. Arch. f. Kinderheilk. 1885, II.

HOLMER. — Osteotomie zur antisept. Meth. zu orthop. Zwecken. Hosp. Tidende 2 R. 1887, et Schmidts Jahrb. T. 179.

KÜMMER. — Ostéotomie linéaire courbe pour ankylose du genou chez l'enfant. Rev. d'orthop. 1890, n° 6, p. 462.

KÜMMER. — Ostéotomie linéaire du tibia et du péroné. Rev. d'orthop. 1891, n° 3, p. 205.

LANGENBECK. — Die subcutane Osteotomie. Deutsche Klin. 1854.

LEDDERHOSE. — Doppelseitige Osteot. subtrochant. wegen Ankylose beider Hüftgelenke. Deuts. Zeits. f. Chir. 1883, n° 4-5.

LEVRAT. — Ostéotomie du tibia et ostéoclasie du fémur. Congrès français de Chir. Séance du 1er avril 1891.

MACEWEN (W.). — Ostéotomie. trad. Demons. Paris 1882.

MACEWEN (W.). — Brit. med. Journ. 1879 vol. I, p. 656.

MACEWEN (W.). On results of antiseptic osteotomy, etc. The Lancet, 1880. II, p. 450.

MACEWEN (W.). — De l'ostéotomie. Congrès de Berlin, 1890, section de chir. orthop.

MAGUT. — Ostéotomie linéaire sous-trochantérienne. 1er juill. 1889.

MARGARY (F.). — Pinza osteotoma. Arch., ed. Att. del soc. ital. di chirurgia, anno I.

MARGARY (F.). — Osteotomie, osteoclasie e raddrizamenti forzati, etc. Arch. di ortop. III, 1886.

Marsh (H.). — Cases of osteotomy. Brit. med. Journ. 5 avril 1884.

Meyer (A.). — Beitr. z. Osteotomie. Verh. der phys. med. Ges. z. Würzburg. 3 t.

Meyer (A.). — Die Osteotomie, etc. Ill. med. Zeitg. II, p. 1 et 65, 1852.

Morelli. — Poche osservazioni sulla osteotomia alla Macewen, Morgagni, fasc. X-XI, 1882.

V. Muralt (W.). — Zur subcut. Osteotomie. Jahrb. f. Kinderh. n° 5, 1878. T. XIII, p. 49.

Nepveu. — De l'ostéotomie et de l'ostéoclasie au point de vue orth. Arch. gén. de méd., 1875.

Novaro. — Un caso di osteotomia per correggere una grave deformita coxalgica. Arch. di ortop. 1884, p. 49.

Panzeri. — Di due rare deformità della gamba corrette coll' osteotomia. Arch. di ortop. 1884, p. 36.

Parker (R. W.). — Subcutaneous osteotomy in young children. Brit. med. Journ. 1879. II, p. 610, 319.

Poore. — Osteotomy and osteoclasis. N. York. 1884.

Postempski. — Secondo caso di osteotomia del radio e del cubito. Arch. di ortop. 1886. p. 437.

Roberts. — The electro-osteotome, a new instrument for the performance etc. New-York med. rec. 1883.

Symonds. — Osteotomy with chain-saw for talipes equino-varus or valgus. Lancet. Londres, 2 janv. 1886.

Thomas. — Short notes of a dozen cases of subcut. osteot. Brit. med. Journ. 1879, II, p. 613.

Volkmann (R.). — Zwei Fälle v. Diaphysenosteotomien wegen Knieanchylosen. Berl. Klin. Woch. 1874, p. 629.

Wahl (E. von). — Beitrag zur Osteotomie verkrümmter Rœhrenknochen. Jahrb. f. Kinderheilk, 1872, et Deut. Zeit. für Chir. Sept. 1873.

Wahl (E. von). — Zur Casuistick der Osteotomie. St Petersb. med. Wochensch., 1878.

Willett (A.). — The results in a hundred cases of osteotomy. St-Barth. hosp. rep. vol. XX., p. 59.

## TÉNOTOMIE

Adams (W.). — On the reparative process of human tendons. Londres, 1860.

Bonnet (A.). — Traité des sections tendineuses et musculaires. Lyon et Paris, 1841.

Bouvier. — Mém. sur la section du tendon d'Achille. Mém. de l'acad de méd. T. VII, p. 410, 1838.

Bouvier. — Leçons cliniques sur les maladies chroniques de l'appareil locomoteur. Paris, 1858.

*Bulletins* de la Soc. de chir., 23 et 30 oct. 1878. Ténotomies dans les résections.

*Bulletins* de l'Acad. de méd., 1842 et t. XXII, 1857. Discussions sur la ténotomie et la méthode sous-cutanée.

Delpech. — Ténotomie du tendon d'Achille. Chir. clin. T. I, p. 184. Montpellier, 1823.

De Saint-Germain. — Leçons sur l'orthopédie. Paris, 1883.

Dieffenbach (J.-E.). — Ueber die Durchschneidung der Sehnen u. Muskeln. Berlin, 1841.

GIRALDÈS. — Ténotomie. Régénération des tendons. Leçons sur les maladies chir. des enfants, p. 95, 83, etc. Paris, 1869.

GUÉRIN (J.). — Essai sur la méthode sous-cutanée. Paris, 1841.

LECONTE et DEMARQUAY. — Réparation des tendons dans les ténotomies sous-cutanées. Arch. gén. de méd., vol. II, p. 653, 1863.

MALGAIGNE. — Leçons sur l'orthopédie. Paris, 1862.

MAYO (H.). — Outlines of human physiol. Londres, 1827.

MEKREN. — Obs. medic.-chir. Cap. XXXIII. Amsterdam, 1682.

PHILLIPS (C.). — De la ténotomie sous-cutanée. Paris, 1841.

POHLMAR. — Vergl. Uutersuchungen über die subc. u. die offene aseptische Tenotomie. Inaug. Diss. Greifswald.

ROONHUYSEN. — Historische Heilcuren. Nüremberg, 1674.

SABATIER. — Ténotomies à ciel ouvert et ténotomies sous-cutanées. Montpellier méd. 28 déc. 1890, p. 373.

STROMEYER. L. — Beitrag z. oper. Orthop. oder Erfahrungen über die subc. Durchschn. verkürzter Muskeln, etc. Hanovre, 1838.

TULPIUS. — Obs. med. libr. IV, cap. LVIII, p. 372, 1685.

VERNEUIL. — Etudes de chir. réparatrice. Méthode sous-cutanée, 1876. T. I, p. 352.

## ARTHRODÈSE

ALBERT. — Lehrbuch der Chir. T. II, p. 254. Vienne.

ALBERT. — Beiträge zur operativen Chirurgie, 1880. N° 2, p. 88.

ALBERT. — Wien. med. Presse. 1882. N° 23, p. 725.

ALBERT. — Centralblatt f. Chir. 1881. N° 48, p. 766.

ALBERT. — Centralblatt f. Chir. 1888. P. 599.

DARAIGNEZ. — Sur l'arthrodèse. Thèse de Bordeaux, 1891.

DEFONTAINE. — Arthrodèse pour pied bot paralytique. Bull. soc. chir. 29 mai 1889 et Gaz. des hôp. 1889, n° 93.

DESCHAMPS. — Arthrodèse tibio-tarsienne pour pied bot équin varus. Gaz. méd. de Liège, 1890.

DOLLINGER (J.). — Arthrodesen bei der Kinderlähmung. Central. Bl. f. Chir., 5 sep. 1891.

EULENBURG. — Paralysie spinale subaiguë avec relâchement paralytique de l'artic. de l'épaule. Arthrodèse. Berl. Klin. Woch. janvier 1890, n° 3.

EURINGER. — Ein Beitrag zur Arthrodesis paralytischer Gelenke. Münch. med. Woch. 1889, n° 6 et Centralbl. f. Orthop., n° 12. 1889.

GIORDANO. — Contrib. alla cura, etc. Artrodesi, etc. Arch. di ortop. 1890, p. 22.

HEUSNER. — Arch. f. Klin. Chir. T. XXXI, 1885, p. 666.

HOLTMEIER (F.). — Ueber Arthrodesis. Inaug. diss. Greifswald, 1888.

JALAGUIER. — De l'arthrotomie. Paris, 1886.

KAREWSKI. — Soc. méd. de Berlin, 1889, 20 nov.

KAREWSKI. — Ueber Oper. an paralyt. Gelenken. Deutsche med. Woch. 1890, n°s 4 et 5.

KAREWSKI. — Congrès internat. de méd. de Berlin, section de chir. orthop. Oct. 1890

KIRMISSON. — Leçons cliniques sur les maladies de l'appareil locomoteur. 1889.

Lampugnani. — Centralbl. f. Chir. 1886.

Lesser (L. v.). — Centralbl. f. Chir. 1879 et 1886.

Lorenz. — Allgem. med. Zeitg. 1887, n°s 12, 13 et 14.

Nicoladoni. — Arch. f. Klin. Chir. T. XXVI, p. 488.

Petersen. — Arch. f. Klin. Chir. T. XXXVII, p. 235.

Petersen. — Congrès de méd. de Berlin, 1890, section de chir. orthop. 8 août 1890.

Poncet (A.). — Deuxième congrès français de chir. Paris, 1886, p. 669.

Ramally (H.). — De l'arthrodèse. Thèse de Lyon. 1891, n° 591, série 1.

Reyher. — Centralbl. f. Chir. 1885, n° 14.

Ried. — Deutsche Zeitschrift f. Chir. 1885, 1886.

Rochard (E.). — L'arthrodèse. Rev. d'orthop. 1890, II.

Rydygier. — Centralbl. f. Chir. 1886.

Schreiber. — Contrattura paralitica, etc. Artrodesi del ginocchio e dell'anca. Arch. di ortop. 1889, p. 34.

Schüssler. — Zur. Beh. der paralyt. Schlottergelenke der Schulter. Berl. Klin. Woch. 1887, p. 612.

Schüssler. — Zur Arthrodese des Schultergelenks. Berl. Klin. Woch. 5 mai 1890, n° 18.

Winiwarter. — XIV Congress der deutschen Gesellschaft f. Chir. 1885.

Winiwarter. — Arthrodèse du membre inf. dans un cas de paralysie infantile. Ann. de soc. méd.-chir. de Liège, n° 11, 1890.

Wolff (J.). — Deutsche mediz. Woch. 1886, n° 13 et 20.

Wolff (J.). — Centralbl. f. Chir. 1887.

Zinsmeister. — Deutsche Zeitschr. f. Chir. T. XXVI, p. 498. 1887.

## MASSAGE

Agustoni. — Alcuni buoni risultati del massagio. Arch. di ortop. 1884, p. 230.

Agustoni. — Nuova serie di buoni risultati del massagio. Arch. di ortop. 1889. V. et 1890, p. 1.

Althaus. — The risks of massage. Brit. med. Journ. Juin 1883.

Bouvier. — Leçons clin. sur les maladies chron. de l'appareil locomoteur, 1858. Paris.

Dally (E.). — Plan d'une thérapeutique par le mouvement fonctionnel. Thèse de Paris, 1872.

Dally (N.). — Cinésiologie ou science du mouvement dans ses rapports avec l'hygiène. Paris, 1857.

Dollinger (J.).— Ueber die Massage. Stuttgart, 1890 (F. Henke).

Du Mesnil (O.). — Massage Dict. de méd. et de Chir. prat. 1875, t. XXI, p. 690.

Estradère (J.). -- Du massage, son histoire, ses manipulations, etc. Paris, 1863.

Flashar. — Apparate zur Massage. Centralbl. f. Chir., n° 43, 1886.

Gerst. — Ueber den therap. Werth der Massage. Würtzburg, 1879.

Ghinozzi. — Sul massagio. Riforma med. n° 219, sept. 1885.

Gopadze. — Effets phys. du massage. Lancet, 22 mai 1886.

HÜNERFAUTH (G.). — Handbuch der Massage. Leipzig., 1887.

JOMARD (P.). — Du traitement du pied bot par le massage forcé. Paris, 1871.

KLEEN (E.). — Handbuch der Massage. Berlin, 1890.

LAISNÉ. — Du massage, des frictions, des manipulations. Paris, 1868.

LANDERER. — Beh. der Skoliose mit Massage. Centralbl. f. Chir. 1886, p. 41.

LEGUY. — Du massage et principalement de son application au traitement des paralysies. Thèse de Paris, 1889.

MALGAIGNE. — Leçons d'orthopédie. Paris, 1862.

MAYER. — Note sur la massothérapie. Gaz. méd. de Paris, 1852, p. 315.

MOSENGEIL. — Ueber Massage, etc. Langenb. Arch. f. Klin. Chir. T. XIX, p. 428.

MURRELL (W.). — Massage as a mode of treatment. Philadelphia, 1886.

NEBEL. — Bewegungskuren mittelst Schwedischer Heilgymnastik u. Massage, etc. Wiesbaden, 1889.

NORSTROEM. — Traité théor. et prat. du massage. Paris, 1884 et 1888.

PAGLIANI (L.). — Sul massagio. Indicazioni del massagio, etc. Collez. ital. di letture sulla med. vol. 2°, n. 1 e 4. Il massagio e le iniezioni, etc. Giorn. della R. accad. med. di Torino fasc. I. Luglio, 1882.

PHÉLIPPEAUX. — Étude pratique sur les frictions et le massage. Paris, 1870.

PETIT (L.). — Le massage par le médecin, d'après Reibmayr. Paris, 1885.

PIORRY. — Massage. Dict. des sc. méd. Paris, 1819. T. XXXI, p. 73.

PLAYFAIR. — The risks of massage. Brit. med. Journ. Juin 1883.

REIBMAYR (A.). — Die Technik der Massage. Vienne, 1884.

REIBMAYR (A.). — Die Massage u. ihre Verwerthung, etc. Vienne, 1883.

ROUX. — Sur le massage. Revue méd. de la suisse romande, n° 12, déc. 1885.

SALLIS. — Die Massage u. ihre Bedeutung als Heilmittel. Strasbourg 1886.

SCHLEGEL. — Massage of the thoracic organs. Med. rec., août 1885.

SCHREIBER (Jos.). — Praktische Anl. z. Beh. durch Massage, etc. Vienne, 1885.

THORENS (J.-H.). — Du pied bot varus cong. Thèse de Paris, 1873.

VERCHÈRE. — Fractures et Massage. Gaz. des hôp., 1833.

WEISS. — Die Massage, ihre Geschichte, etc. Wien. Klin. 11 et 12. 1879.

WETTE (C.). — Die Massage, ihre Technik, Anwendung u. Wirkung. 10e édit. in-8°. III, p. 105. Berlin.

ZABLUDOWSKI (J.). — Zur Massagetherapie. Berl. Klin. Wochens. 1886, n° 26-28.

## GYMNASTIQUE

AMOROS. — Manuel de Gymnastique. Paris, 1867, in-18, 2 vol. Roret.

AVERBECK. — Die mediz. Gymnastik. Stuttgart, 1881.

BÉGIN. — Mém. sur la gymn. méd. Extr. du Dict. abrégé des sc. méd. Paris, 1823 in-8°.

BLUNDELL. — Medicina mechanica. Londres, 1852.

BONNET. — Thérap. des malad. articul. Paris, 1853, in-8°.

BOUVIER. — Article Gymnastique du Dict. de méd. et de chir. prat. Paris, 1833, t. IX.

Bouvier. — Leçons clin. sur les mal. de l'appar. locomoteur. Paris, 1858, in-8°.

Brand (T.). — Gymnastiken. Stockholm, 1884.

Broes van Dort. — Lichaamsafeningen woor Kinderen. Nederl. Tijds v. Geneesk, 6 avril 1889.

Busch. — Orthopédie. Gym. et Massage. Ziemssens Handbuch des Allg. Ther., II, 2. Leipzig, 1882.

Chancerel. — Gymn. méd. Thèse de Paris, 1864.

Clias. — Gymn. élément., 1819. — Gymn. rationnelle, hygiénique et orthop., 6e éd. Genève, 1853, 2 vol. in-12.

Confeld. — Die Grundidee der Lingschen Gymn. Würzburg, 1856.

Dally (N.). — Cinésiologie ou science du mouvement dans ses rapports avec l'éducation, l'hygiène et la thérapeutique. Paris, 1857.

Defrance. — De l'entraînement des pugilistes, etc. Thèse de Paris, 1859.

Du Mesnil. — Art. Gymnastique du Dict. de méd. et de chir. prat., t. XVII, 1873.

Eulenburg. — Die schwedische Heilgymnastik, etc. Berlin, 1853.

Friedrich (Von). — Die Heilgymnastik, etc. Dresden, 1855.

Fromm (B.). — Die Zimmergymnastik, etc. Berlin, 1887.

Georgii. — Kinésithérapie ou traitement des mal. par le mouv. selon la méth. de Ling. Paris, 1847.

Govert. — Therap. manipul. Londres, 1882.

Hartelius (J.). Lärobok i Sjukgymnastik. Stockholm.

Hoffmann (F.). — Gründl. Anweis., wie der Mensch, etc. Magdebourg, 1715-1728.

Koch (C.-F.). — Die Gymn. aus d. Gesichtspunkt der Diätetik u. Physiol. Magdebourg, 1830.

Laisné. — Gymn. pratique. Paris, 1850.

Laisné. — Applicat. de la Gymn. à la guérison de quelques maladies, etc. Paris, 1865, in-8°.

Legrand (M.). — De la gymn. considérée dans ses rapports avec l'éducation phys. et morale. Thèse de Paris, 1849.

Ling (P.-D.). — Reglement fœr Gymn. Stockholm, 1836.

Londe (Ch.). — Gymnastique méd. Paris, 1821.

Lorinser (C.-J.). — Zum Schutze der Gesundheit in den Schulen.

Massmann. — Die Gymn. nach der Syst. des schwed. Gymn. P. H. Ling, 1847-1849.

Masson (de la Malmaison). — De l'utilité de la gymnast. orthop.

Mazzucchelli (L.). — Gli apparati del Dott. Zander per la ginnastica med. meccanica. Arch. di ortop., 1888, p. 65 et 183.

Meding. — De la gymnastique méd. suédoise. Paris, 1862, in-8°.

Meyer (H.). — Ueber die neuere Gymn. u. deren therap. Bedeut. Zürich, 1857.

Neumann (A. O.). — Das Muskelleben des Menschen in Bezug auf Heilgymn. u. Turnen. Berlin, 1855.

Neumann (A.-O.). — Heilgymn., etc. Berlin, 1850.

Nitzsche. — Die duplicirten Widerstandsbewegungen, etc. Dresden, 1861.

Nycander. — Gymn. rationnelle suédoise. Paris, 1874.

Pichery. — Education du corps. Manuel de gymn. méd. et hygién. Paris, 1864, in-18.

Pinette. — Précis de gymn. mod. Paris, 1842.

Pravaz. — Mém. sur l'applic. de la gymn. Lyon et Paris, 1837.

RICHTER (H.). — Die schwed. nation. u. med. Gymn. Dresden, 1845.

ROSENTHAL. — De medic. gymn. Diss. Berl., 1858.

ROSSBACH (M.-J.). — Lehrbuch der physik. Heilmeth. Berlin, 1882.

ROTH. — The prevention and cure, etc. Londres, 1851.

ROTHSTEIN. — Die Gymnast. nach d. System des schwed. Gymnasiarchen H. P. Lin., 1848-1859.

SALVAGE. — Anat. du gladiateur. Paris, 1812.

SCHMITZ. — Traité de gymn. d'applic. Liège, 1871.

SCHREBER. — Das Pangymnastikon, etc. Leipzig, 1862.

SCHREBER. — Kinesiatrik, etc. Leipzig, 1852.

SCHREBER. — Kallipaedie, etc. Leipzig, 1858.

SCHREBER. — Aerztliche Zimmergymn. Leipzig, 1854.

SCHREBER. — Die Aerztliche Massage. Riga, 1883.

STAFFEL. — Die orthop. Gymn. als Grundlage der Ther. der Skol. Centrabl. f. Chir. nº 10, 1884.

STEUDEL. — Praktik der Heilgymn. Stuttgart, 1860.

TISSOT (A. J.). — Gymn. méd. et chir., etc. Paris, 1780, in-12.

VERDIER. — Réflexions sur les résultats de la gymn. Paris, 1862, in-8°.

VERGNES. — Manuel de gymn. Paris, 1869.

VILLAIN. — Rapports de la gymn. avec l'éduc. phys. et morale. Thèse de doct. Paris, 1849.

ZANDER. — Die Apparate für mechanisch. heilgym. Behandlung. Stockholm, 1890.

## TORTICOLIS

AMUSSAT. — Gaz. méd. 1834, p. 829.

ANNANDALE. — Section du spinal. The Lancet, 19 avril 1879, vol. I, p. 555.

BALLANCE. — Tortic. spasm. Résection du nerf spin. access. Saint-Thomas hosp. rep. XIV, p. 95.

BEAU. — Rhumatisme du deltoïde, etc. Arch. gén. de méd., déc. 1862.

BENEDIKT. — Beitrag z. Pathol. u. Therapie des Schiefhalses. Wien. med. Presse, 1889.

BENEDIKT. — Tort. tonico-clonique. Sem. méd., 1888, n° 48.

BIANCHETTI. — Sclerosi dello sterno-cleido-mast. Arch. di Pediatria, n° 1, 1890.

BIGG (H.). — Orthopraxy, the mechanical treatment of deformities, etc. 3 édit. Londres, 1877.

BILHAUT. — Appareil à appliquer dans le cas de torticolis osseux. Annales d'orthop., 1 déc. 1887.

BLACHEZ. — Gaz. hebd., 17 mai 1876 et Bull. de soc. méd. des hôp., 1884, p. 358.

BOBICHON. — Contribution à l'étude du torticolis postérieur d'origine musculaire. Thèse de Lyon, 1886.

BOHN. — Hämatom des Sternocleidomast. bei Neugeborenen. Deutsche Klinik, 1864.

BONNET (de Lyon). — Traité de thérapeutique des maladies articulaires. Paris, 1853. J.-B. Baillière.

Bouland. — Torticolis articulaire. Guérison. France médic., 1879, p. 666.

Bouvier. — L'Expérience, 1838, t. I, p. 510.

Bouvier. — Leçons cliniques sur les maladies de l'appareil locomoteur. Paris, 1858. p. 85.

Braatz (E.). — Nouvel appareil pour le torticolis. Centralbl. f. orthopaed. Chir. févr. 1890.

Bradford. — A case of post. torticolis treated succesfully by Delore's Method. N. Y. med. Jour. Janv. 1880.

Bradford. — Torticolis. Proc. of the Bost. soc. f. med. obs. et Boston med. and surg. journ. Juillet 27, 1882.

Bradford. — Ténotomie comme traitement du torticolis musculaire. Boston med. and surg. journ., 1888.

Bradford. — Tortic. par insuffis. de la vue. Transact. of amer. Orthop. Ass., 1889, p. 46.

Bundell. — Vogels neue med. Bibl., 1762, V, p. 189.

Buzzard. — Spasmes cloniques du cou, traités par la liqueur de Fowler. Brit. med. Journ. déc., p. 937, 1881.

Charon. — Tuméfaction circonscrite du muscle sterno-cléido-mastoïdien. Journ. de Bruxelles, LXI, 1875.

Charpentier. — Tumeurs du sterno-cléido-mastoïdien chez le nouveau-né. Arch. de Tocologie, mars 1885.

Charon et Gevaert. — Hématome du sterno-mastoïdien chez un enfant de douze mois. Journ. de Médecine, n° 23, 1889.

Collier. — Spasmodic torticolis treated by nerve ligature. Lancet, 21 juin 1890, p. 1355.

Contesse. — Bull. soc. anat. 4e série. VII, p. 2.

Couillard-Labonnote. — Du torticolis. Thèse de Paris, 1869,

Cuignet. — Des attitudes dans les maladies des yeux et du torticolis oculaire. Rec. d'ophtal. série, avril 1874, p. 190.

Dally. — Du torticolis occipito-atloïdien. Bull. de Chir., LXXXIX oct. 1875.

Dawis (J.-D.-S.). — Congenital torticolis. N.-Y. med. Journ. 11, 1888.

Delore. — Du torticolis post. et de son traitement par le redressement forcé et le bandage silicaté. Gaz. hebd., III, 1878.

Depaul. — Du torticolis. Thèse d'agrégation. Paris, 1844.

De Saint-Germain. — Sur le torticolis. Gaz. des hôp. 43, 44, 45, 1881. — Du torticolis. Leçons clin. à l'hôp. des enfants malades. Paris, 1883.

Dessirier. — Des ténotomies sous-cutanées et à ciel ouvert dans le traitement du torticolis musculaire chronique. Thèse de Lyon, 1891.

Dieffenbach. — Mémoire sur la section du sterno-cléido-mast. dans le torticolis. L'Expérience, 1838, II, p. 273.

Dieffenbach. — Durchschneidung der Sehnen u. Muskeln, p. 23.

Dollinger (J.). — Beitraege z. Pathologie u. Therapie des Torticollis. Pester med. chir. Presse n° 48 et 49, 1885.

Dollinger (J.). — Ein Fall von Torticollis. Analyse dans Arch. f. Kinderheilkunde, p. 302, 1889.

Dubreuil. — Tortic. dû à la rétraction des scalènes. Gaz. hebd. des sc. méd. de Montpellier, 1886.

Duchenne (de Boulogne). — De l'électrisation localisée et de son application à la pathologie et la thérapeutique. 3 édit. Paris. 1872.

Duccrtil. — De la ténotomie à ciel ouvert comme traitement du torticolis musculaire chronique. Thèse de Paris, 1889.

Duval. — Mém. sur le tortic. ancien. Rev. des spécialistes, 1843.

Eiselsberg. — Tortic. traum. Soc. imp.-royale des méd. de Vienne. 10 févr. 1888. Sem. méd., 1888, p. 58.

Fabry. — Ueber musculaeren Schiefhals. Inaug. Diss. Bonn. Hauptmann. 1885.

Falksohn. — Ueber ein einfaches Verfahren bei der Behandlung des Spondyl. cervic. und d. Caput obstipum. Berlin. klin. Woch, 1883, p. 453.

Falkenberg. — Déform. sec. dans le tortic. musc. Deuts. Zeitschr. f. Chir. XIX, 1885, p. 338.

Fisher. — Torticolis congénital. Opération à 21 ans, résultat favorable. Lancet, 1877, vol. II, p. 609.

Fischer (G.). — Deutsche Chirurgie, 1880. Lieferung, 34. Krankheiten des Halses, 5,34. Caput obstipum.

Fleury (L.). — Mém. sur un cas de torticolis. Arch. gén. de méd., 1848, 3e série, t. II, p. 78.

Forchheimer. — Ueber Torticollis intermittens. Analyse in Arch. f. Kinderheilkunde, p. 302, 1889.

Fumagalli. — Torcicollo congenito. Arch. di ortop., 1890, p. 29.

Gaujot et Spillmann. — Arsen. de la chir. contemporaine. Paris, 1867, t. I, p. 496.

Gilbert. — Phil. med. Examiner. Déc. 1852, p. 786, 787.

Golding Bird. — Torticolis congénital. Rev. d'orthop, 1891, n° 2, p. 88.

Graser. — Zur Aetiologie u. Therap. des Caput obstip. Munch. med. Wochenschr., 1887, n° 13.

Greffié (E.). — Torticolis et asymétrie de la face et du crâne. Montpel. méd., 16 nov. 1890.

Gross. — Ténot. sous-cut. et ténot. à ciel ouvert pour tortic. musc. Sem. méd., 1890, n° 42, p. 355.

Gross. — Sur l'anatom. path. du torticolis. Philad. med. Times, oct. 1873, p. 4.

Guérin (J.). — Mém. sur une nouvelle méthode de traitement du tortic. ancien. Paris, 1838.

Guérin (J.). — Mémoire à consulter. Paris, 1844, janv. gr. in 8°.

Guyon. — Article « Torticolis » in Dict. encycl. des sc. méd. 3e série, t. XVII, p. 670.

Heusinger. — Bericht von der anthropotom. Anstalt zu Würzburg, p. 26, 1826.

Jalaguier. — Ténotomie chez une petite fille de 15 mois; cicatrice légèrement exubérante. Bull. soc. chir., 1890, t. XVI, p. 495.

Jeannel. — Art. Torticolis *in* Encyclop. intern. de Chir., 1886, t. V, p. 777.

Judson. — Torticolis par hématome du sterno-cléido mastoïdien Acad. de méd. N.-Y., séance du 18 avr. 1890).

Keen. — Une opération nouvelle pour le torticolis spasmodique. Ann. of surgery. Janv. 1891.

Kirmisson. — Leçons clin. sur l'app. locomoteur, p. 241.

Krummacher (G.). — Zur Aetiologie der Schädelassymetrie beim angeb. Schiefhals. Cenalbl. f. Chir., n° 12, 1889.

Landolt. — Tortic. oculaire. Bull. méd., 1890, p. 573.

Le Breton. — Etude sur une variété de tumeur du cou. Thèse de Paris, 1883.

Levrat. — Ténotomie à ciel ouvert du chef sternal du sterno-cléido-mast. Prov. méd., 27 oct. 1888.

LITTLE (J.). — Deformities of the human frame. London, 1853, p. 193-194.

LORENZ (A.). — Pathologie u. Therapie des musc. Schiefhalses. Wiener klin. Wochens. 23 et 30 avril 1891.

LUND. — Torticolis terminating fatally. Manch. med. soc. Brith. med. J. 26 avril, vol. I, p. 475, 1873.

MAC LANE HAMILTON. — Traitement du torticolis par l'électricité galvanique. N.-Y., med. Journ., 1880, p. 140.

MALGAIGNE. — Gaz. méd., 1832, p. 827.

MALGAIGNE. — De quelques illusions orthop. Journ. chir. 1843, p. 257.

MALGAIGNE. — Leçons d'orthopédie. Paris, 1862, p. 291.

MAUBRAC. Anat. et phys. du muscle sterno-mast. Thèse de Bordeaux, 1885.

MELLET. — Manuel pratique d'orthopédie. Paris, 1844.

MILLS. — Sur quelques cas de tortic. spasmod. The am. journ. of med. sc., oct. 1877.

MORGAN. — Section du spinal. Brit. and F. med. chir. Review, juillet 1866. The Lancet, 3 août 1867.

MOSETIG. — Tortic. spasmod. Elongation des deux nerfs spinaux. Wien. med. Presse, n° 27, 1881.

NADRA. — Two cases of congen. torticolis with remarks. The med. Rec, I, 1886.

NÈGRE. — Du tortic. fonctionnel. Thèse de Montpellier, 1883.

NICOLADONI. — Ueber den Zusammenhang von Wachsthumsstœrung u. Difformitäten. Wien. med. Jahrb., 1886, p. 263.

ORMSBY. — Torticolis clonique. Dublin Journ. of med. sc., sept. 1882, p. 248.

OWEN (E.). — Traité de chirurgie des enfants, et Lettsomian Lect. Med. society of London, 1890.

PETERSEN (F.). — Caput obstipum. Langenb. Archiv. f. klin. Med. XXX 4. 782.

PETERSEN. — Du tortic. cong. Communic. au 20° congrès de la soc. allm. de chir. Séance du 3 avril 1891.

PETERSEN. — Ueber den angeborenen musculæren Schiefhals. Zeitsch. für orth. Chir. I Band. I Heft.

PHILLIPS. — De la ténotomie sous-cutanée. Paris, 1841, p. 100.

PHOCAS (G.). — Torticolis musculaire. Son traitement. Ténotomie à ciel ouvert. Gaz. des hôp. 23 oct. 1890; et Revue d'Orthopédie, sept. 1891.

PHOCAS (G.). — Soc. de chir., séances du 25 juin et 2 juil. 1890.

POORE. — Tortic. spasm. par lésion cérébr. Soc. clin. de Londres, 1887.

POST (A.). — Torticolis treated by open operation. N.-Y. med. record. Janv. 1881.

RADZICH. — Tortic. dans l'otite moyenne. Gazzetta ospitali, n° 23, 1890.

RECKITT. — Torticolis. Blessure du sterno-mast. droit. Lancet, I, 16 avril 1880, p. 608.

REDARD (P.). — De la ténotomie à ciel ouvert comme traitement du torticolis musc. Gaz. méd. de Paris, n° 14, 1889.

RENTON (T.-C.) — Nerve-stretching for torticolis. Glasgow med. Journ., mai 1889, p. 342.

RIVERS. — Spasme des muscles du cou, etc. Saint-Barthol. hosp. rep. XXIV, 1888.

RIVINGTON. — Excision du spinal. The Lancet, vol. I, p. 213 1879. Tortic. spasmod., excision d'un morceau du spinal. Brain IV, p. 257, n° XIV juillet.

ROBERT. — Cas de mort après la ténotomie. Gaz. des Hôp. 1846, p. 174.

ROTH (B.). — The treatment of non spasmodic wry neck. Brit. med. Journ., 14 juin 1884.

ROONHUYSEN. — Obser. chirur. 22 et 23 et Hist. Heilcuren in zwei Theilen, etc., p. 82.

SANDS. — Résection du spinal pour tortic. Ann. of. anat. and surg., 1883.

SAHLET. — Torticolis et Syphilis. Le Scalpel. Liège, 6 juillet 1890, p. 2.

SAYRE (L.-A.). — Lectures on orthop. surgery. 1887.

SCHMIDT (M.). — Zum Kapitel des Schiefhalses, Centralbl. f. Chir. n° 30, 26 juillet 1890.

SCHWARTZ. — Elongation et résection du nerf spinal, appliquée au traitement du tortic. spasmod. Bull. et mém. de la soc. de Chir. XII, 1884.

SINKLER. — Wry neck, spinal and spasm. Phil. med. Times, 3 mai 1884.

SOUTHAM (F.-A.). — Traitement du tortic. spasm. par l'excision du nerf spinal accessoire. Brit. med Journ. 31 janvier 1891.

STEELE. — Transact. of med. of the state of Missouri, 1876, p. 4, 37, 49.

STROMEYER. — Operat. orthop. Chir., t. II, p. 425.

SWAN. — Du torticolis, son traitement, ténotomie, etc. The Dublin Journ. of med. sc., p. 114. 1879.

TACCOEN. — De la ténotomie à ciel ouvert dans le traitement du torticolis musc. chronique. Thèse de Lille, 1891.

TILLAUX. — Bull. soc. chir., 1890. XVI, p. 483.

TILLAUX. — Traité de chir. clin. I, p. 516.

TILLAUX. — Tortic. fonction., etc. Bull. acad. méd., 1882.

TULPIUS. — Obs. med. libr. IV, cap. 58.

VERGOZ. — Contrib. à l'étude du tortic. muscul. par contracture et rétraction. Thèse de Bordeaux, 1888.

VERNEUIL. — Divers proc. de section du sterno-cléido-mast. dans le tortic. Rev. d'orthop. 1891, n° 2, p. 81.

VERNEUIL. — De la méthode sous-cutanée. Mém. de chir., t. I, p. 311.

VIGOUREUX. — Behandl. des Caput obstipum spasticum. Wien. med. Woch. 1889, n° 28.

VOLKMANN (R.). — Handbuch der allgemeinen u. speciellen Chir. von Pitha u. Billroth, T. II, 1872.

VOLKMANN (R.). — Das sogenannte angeborne Caput obstipum u. die offene Durschschneidung des Sternocleidomastoïd. Centralbl. f. Chir. n° 14, 1885.

VOLLERT. — Zur Operation u. Pathol. Anatom. des Congenit. Caput obstipum. Centralbl. für Chir. 20 sept. 1890, n° 38.

VONCK (A.) — Studie over het Caput Obstipum Musculare. Amsterdam, 1887.

WALTHER. — Article Torticolis. Traité de chir. de Duplay et Reclus, 1891.

WEISS. — Article Torticolis. Dict. de Méd. et de Chir. prat.

WINSLOW. — Sur une contorsion involontaire du cou. Hist. de l'Acad. royale des sc., 1735, p. 299.

WITZEL. — Beitræge zur Kenntniss der secundæren Verænderungen beim musc. Schiefhals. Deutsche Zeits. f. Chir. XVIII, p. 534. 1883.

ZEHNDER. — Ueber den muscul. Schiefhals. Berlin, 1886.

(Voir *Ténotomie*, p. 953).

## DÉVIATIONS DU RACHIS. — CYPHOSE

AHRONHEIM. — Zur Pathologie u. Therapie der Pott'schen Kyphose. Deuts. Zeits. f. prakt. Med.

ALDIBERT. — Fistule trachéo-bronchique dans un cas de mal vertébral postérieur. Rev. mens. des mal. de l'enfance, n° 6, 1889.

ALTHAUS. — Paraplegie in Folge von Potts'cher Krankeit, etc. Deuts. med. Woch., n° 23, 1886.

ANDERS (E.). — Ueber Behandl. der Spondylitis mittelst tragbarer Apparate aus Filz, etc. Petersb. med. Woch, 1881.

ARBUTHNOT LANE. — Angular curvatures; rapidly developing paraplegia; laminectomy; recovery. Lancet, 5 juillet 1890, p. 11.

ATKIN. — Spin. caries : paraplegia; trephining, etc. The brit. med. journ., avril 1883.

AUDRY. — Du pseudo-mal de Pott hystérique. Lyon méd. 23 oct. 1887.

BAMPFIELD. — On the diseases of the spine and chest. Edition allem. Leipzig, 1831 (de Siebenhaar).

BARTHEZ (E.). — Contrib. à l'ét. du trait. du mal de Pott. Thèse de Paris, 1880.

BARWELL. — On the treatment of angular curvature of the spine. Londres, Lancet n° 27, 1877.

BARWELL. — On an expensive and efficient support for the head in caries of the cervical spine. Lancet, 15 déc. 1889.

BAUDOUIN. — Contribution à l'étude de la tuberculose de la région cervicale, etc. Centralbl. f. Orthop. n° 3, 1890.

BEELY (F). — Ein Wagen zum Phelps'schen Stehbett. Cent. für orth. Chir., Mai 1889.

BEYER. — Brückengypsverband bei Spondylitis cervicalis. Berl. klin. Woch., 1881, n° 33.

BILHAUT. — Résultats immédiats et éloignés du corset de Sayre dans le mal de Pott. Ann. d'orthop., n° 7, 1889.

BOUVIER. — Sur le rapport des lésions dans le mal vertébral Soc. de chir., 1858.

BRALLET. — Essai sur le traitement antiseptique des abcès par congestion, d'origine vertébrale. Thèse de Strasbourg, 1883.

BRODHURST. — On curvatures and diseases of the spine. Londres, 1883.

BRUNS. — Ueber die Jodoformbeh. der tuberc. Abcesse, insbes. der spondyl. Senkungsabcesse. Beitr. z. Klin. Chir. T. IV. Tübingen, 1888.

CHÉNIEUX. — Mal de Pott dorsal avec rejet de fragments osseux par le larynx et la trachée. Thèse de Paris, 1873.

CLARK (E.). — A new apparat for supporting the head, etc. Brit. med. journ., 31 oct. 1885.

CONTA (Mme). — Du mal de Pott au-dessous de la moelle chez les enfants, etc. Thèse de Paris, 1887.

COTREL (P.). — De l'arthrite sous-occipitale. Thèse de Paris, 1872.

COUDROY DE LAURÉAL. — Quelques considérations sur le mal vertébral chez l'enfant. Thèse de Paris, 1874.

COULSON. — On the deformities of chest and spine. Londres, 1836.

DALLY. — Traitement des déformations de la colonne vertébrale. Journ. de thérap., 1888, n° 1.

DAVID. — Sur les effets des mouvements et du repos en chirurgie, 1779.

DEMARS ET DUMOULIN. — Mal de Pott dorso-lombaire, etc. Progrès méd., n° 48, 27 nov. 1886.

DOLLINGER. — Die frühe oper. Beh. der eitrigen Wirbelentzündung. Wien. med. Woch. XXXV, 52. 1885.

DORNBLÜTH. — Zur Beh. der Rückgratsverkr. Jahrb. f. Kinderheilk. Leipzig, 1885, p. 343.

DUBREUIL-CHAMBARDEL. — Traitement des déviations du rachis. Soc. chir., nov. 1874.

ECHEVERIA. — De la nature des affections dites tuberculeuses des vertèbres. Thèse de Paris, 1860, n° 9.

ENGEL. — Ueber Wirbelsaüleverkrümmungen. Eine anatom. Skizze. Wien. med. Woch. 1868, 66.

FALKSON. — Abnehmbarer Wasserglasverb. f. Spondylitis cervicalis, etc. Berl. Klin. Woch., 1883, p. 53.

FLEMING (W.-J.). — The treatment of the disease of spinal column. Lancet, 1887.

FLEMMING (F.). — Die Rückgratsverkrümmungen. Dresden, 1858.

FRAENKEL. — Et Tilfælde af Spondylitis cervicalis behandlet med. Vaegtextension, etc. Hospit. Tid., T. II, n° 6, p. 121. Copenhague, 6 février 1884.

GEVAERT (C.). — Traitement des déviations rachidiennes par les corsets plâtrés. Thése d'agrégation de Bruxelles, 1889.

GIBNEY. — Compression myelitis of Pott's disease, etc. Med. Rec, 1888.

GIBNEY. — Un diagnostic précoce est le meilleur traitement du mal de Pott. Méd. rec., 17 oct. 1891.

GILLEBERT D'HERCOURT. — Du traitement du mal de Pott. Gaz. des hôp., 1863.

GRANCHER. — Mal de Pott. Gaz. des hôp., 20 sept. 1887.

GRASSET. — Mal de Pott cervic. Contradiction entre le diagnostic et les résultats de l'autopsie, etc. Gazette hebd. des sc. méd. de Montpellier, 19 et 26 mars 1887.

HARE. — Practical observ. on the causes and treatm. of curvatures of the spine. Londres, 1838.

HIRSCH (D.-B.). — The hammoc method of applying the plaster jacket. Phil. med. and surg. rep. mai 1885.

ILLIOT. — Paralysie par compression dans le mal de Pott. N. Y. med. journ., 2 juin 1888.

IMBERDIS. — Contrib. à l'étude des symptômes du mal de Pott au début. Gaz. méd., janv. 1888.

JACOBSON (L.). — Ueber die Behandlung der Spondylitis mittelst des Gipscorsets. Inaug. Diss. Berlin, 1880.

JOFFROY. — Sui sintomi nervosi del mal de Pott. Dalla Riforma med., 30 mars 1885.

JUDSON. — A practical point in treatment of the Pott's disease of the spine. N. Y. med. journ., 22 sept. 1888.

KIRMISSON. — Mal de Pott; origine tuberculeuse et origine traumatique. Gaz. des hôp., 1890.

KŒNIG. — Ueber die Fortschritte in der Behandlung der Pott'schen Kyphose. Berl. Klin. Woch. 1880, n° 7.

KRASKE. — Trépanation du rachis dans le mal de Pott (19° Congrès de la Soc. allem. de chir.: Voir analyse dans la Semaine méd., 23 avril 1890 ou Rev. d'orthop., n° 4, 1890, p. 313).

LACHARRIÈRE. — Essai sur le traitement des abcès par congestion d'origine vertébrale. Thèse de Paris, 1883.

LANGENBECK. — Vorstellung eines Falles von Pott'scher Krankheit, etc. Verh. der deutschen Ges f. Chir. Berlin, 1878.

LANNELONGUE. — Tuberculose vertébrale. Paris, 1888.

LEDIARD. — Spondylitis deformans and osteitis deform. Brit. med. journ., 1883, juin.

LEE (B.). — Suspension as a means of treating spinal distortions. Trans. amer' med. assoc., 1877.

LEMANSKI. — Traitement du mal sous-occipital à l'aide d'un appareil plâtré. Thèse de Paris, 1883.

LE ROY-HUBBARD. — Cas de paraplégie dans le mal de Pott traité par la suspension Acad. de méd. de N.-Y., séance du 21 mars 1890.

LEVY (S.). — Bidrag til den mekaniske behandling af ryggens deformiteter, Copenhague, 1884.

LORENZ (A.). — Ueber Rückgratsverkrümmungen. In Real Encyclopaedie der ges. Heilk. Vienne, 1889.

LORENZ (A.). — Spondylitis, ibidem, 1889.

LORENZ (A.). — Traitement du mal de Pott tuberculeux. Congrès de Berlin, 1890 octobre.

LORENZ (A.). — Die Behandlung der tuberculœsen Spondylitis. Wiener Klinik 5, 1889.

LOUIS. — Recherches sur l'état de la moelle épinière dans la carie vertébrale. Mém. ou Recherches anatomo-pathologiques sur diverses maladies, p. 410, ob. 2.345.

LOVETT (R. W.). — Lateral deviation of the spine as a diagnostic symptom in Pott's disease. Boston med. and surg. journ., 9 oct. 1890.

LŒWENSTEIN (A.). — Die Rückgratsverkrümmungen, u. die Heilgymnastik. Berlin, 1869.

MADELUNG. — Ueber die Sayre'sche Methode der Behandlung von Wirbelsæuleerkrankungen. Berlin. Klin. Woch. n° 5 et 6. 1879.

MAQUET. — Du traitement de L. Sayre (corset plâtré) dans le mal de Pott. Thèse de Montpellier, 1885.

MERLIN. — Du pseudo-mal de Pott hystérique. Thèse de Paris, 1889.

MICHAUD. — Sur la méningite et la myélite dans le mal de Pott. Thèse de Paris.

MOLLIÈRE (D.). — Complications et traitement du mal de Pott. Province méd. 16 et 23 avril 1887.

MOTTA. — Della cifosi, etc. Archiv. di ortop. Ann. 1, 1884, p. 393.

MOTTA. — Di un caso di cifosi dorsale con paraplegia curato col bandaggio Sayre Giorn. della R. Accad. di med. di Torino, 1885.

MOTTA. — Sulla cura della cifosi. Arch. di ortop. 1888, p. 204.

V. MURALT (W.). — Zur Beh. von Spondylitis mit Sayre'schem Gypsverband. Correspondenzblatt für Schweizer Aerzte 1888.

NEBEL (H.). — Die Beh. der Rückgratsverkr. mittelst des Sayre'schen Corsets. Volkmann's Samml. Klin. Vortr., n° 277.

NICHET. — Mém. sur le mal vertébral de Pott. Gaz. méd., 1835 et 1840.

NOBLE-SMITH. — Curvatures of the spine. Londres, 1883.

NOENCHEN (H.). — Das Stehbett. Deut. med. Woch., Mai, 1886.

NOTA (A.). — Contrib. alla cura della cifosi. Rivista clin., juin 1889, p. 48.

ORY. — Mal de Pott vertébral. Injections d'éther iodoformé. Guérison. Journ. de méd. 8 janv. 1888.

OXLEY (Martin). — Caries of the spine with partial paraplegia, treated by application of Sayre's Jacket. Lancet, Londres, 25 avril 1885.

PAPAIL (H.). — De l'emploi du corset plâtré dans les lésions de la colonne vertébrale. Thèse de Paris 1889.

PARANT (P.). — Cont. au trait. du mal de Pott cervical. Nouvelle minerve plâtrée. Thèse de Lyon, 1892.

PAPAZIAN. — Quelques considérations sur le mal vertébral et sur la pachyméningite caséeuse. Thèse de Paris, 1875.

PETERSEN (E.). — Ueber Gypspanzerbehandlung. Arch. f. Klin. Chir., T. XXXII, 1.

POST (S.-E.). — On basilar cyphosis : its relation to the certain cerebral deformities N.-Y., med. Record, 21 déc. 1889. T. XXXVI, p. 681.

POTT (Percival). — Œuvres chirurgicales. Traduites de l'anglais, t. III, 1792. 1er mém. publié en 1779, traduit en 1790; 2e mém. publié en 1783, traduit en 1792.

PRAVAZ. — Traité des déviations de la col. vert. Paris, 1875.

PUEL (G.). — Traitement du mal vertébral. Thèse d'agrég. 1878.

REYHER. — Die Behandlung der Spondylitis dors. (Rauchfuss'sche Schwebe). Langenb. Arch. T. XIX, p. 340.

RIDLON. — Notes on two cases of Pott's disease. N.-Y., med. rec., 28 avril 1887.

RIDLON. — Continuous traction in the treatment of Pott's disease, ibid. 7 février 1885.

RIPOLL. — Essai sur l'arthrite vertébrale. Thèse de Paris, 1850.

RIPOLL. — Note sur l'arthrite vertébrale. Union méd., 1868, p. 850.

ROBERTS (G.). — Mechanical treatment of caries of the lumbar vertebrae. The Lancet, 1883, 27 janv.

ROMANO. — La sospensione ed il corseto gessato nella cifosi di Pott, etc. Movim. med. chir. fasc. 7-8 1885.

ROTH. — Die rationnelle Beh. der Erkrankungen der Wirbelsäule. Centralbl. f. Orthop., n° 3, 1890.

SAYRE (L.-A.). — Spinal disease and spinal curvatures; the treatment by suspension and the use of plaster of Paris bandage. Londres, 1877.

SAYRE (L.-A.). — Mal de Pott depuis la deuxième jusqu'à la neuvième dorsale, etc. Centralbl. f. Chir., n° 7, 1884.

SCHILDBACH. — Erfahrungen über Spondylarthrocace. Wien. Jahrb. f. Kinderheilk. V. 2, p. 51.

SCHLEGTENDAL. — Ueber das Sayre'sche Gypscorset nach der vervollkommneten Methode. Deutsche med. Woch., 1885, n° 45.

SCHMAUS. — Die Kompressionsmyelitis bei Caries der Wirbelsäule Wiesbaden, Bergmann, 1890.

SCHREIBER. — Contributo alla cura delle malattie delle vertebre cervicali. Arch. di ortop., 1888, p. 161.

SCRIBA. — Beitrag zur mechanischen Behandlung der Spondylitis. Berl. Klin. Woch., 1878, n° 28 et 29.

SHAFFER. — Pott's disease; its pathology and mechan. treatment, etc. New-York, 1878.

SONNENBURG. — Erfahrungen über die Verwerthbarkeit des Sayre'schen Gypscorsets. Berl. Klin. Woch., 1883, 3, 8, 9.

STAFFEL. — Die menschlichen Haltungstypen u. ihre Beziehungen zu den Rückgratsverkr., in-8°. Wiesbaden, 1889.

STAFFORD. — Treatise on the injuries, the diseases, etc. Londres, 1832.

STILLMAN. — Physiological method of treating caries of the dorsal vertebræ. Bost. med. and. surg. journ., 1883.

STILLMAN. — Mechanical treatment of Potts disease. Journ. of the amer, med. assoc., 1883.

STILLMAN (C.-F.). — Round shoulders. Trans. of the Am. Orth. Assoc., vol. I. p. 62, 1889.

TAVIGNOT. — Recherches sur le mal vertébral de Pott. L'Expérience, 1844.

TAYLOR-LING. — A case of Pott's disease with an unusual deformity. Med. Rec. 19 nov. 1887.

TAYLOR (G.-H.). — La cure du mal de Pott avec disparition de la difformité. Med. Rec., 8 janv. 1887.

TAYLOR (G.-H.). — Angular curvature. N.-Y. med. journ., 5 et 12 oct. 1889. T. I, p. 337 et 400.

TERRILLON. — Abcès froids ossifluents. Progrès méd., 1887, n° 4.

THOMPSON (H.). — Mal de Pott; gibbosité angulaire; paraplégie récente; résection des lames vertébrales, guérison. The Lancet, 17 août 1889. T. II, p. 315.

TOUNISSOT. — Des déviations aortiques dans le mal de Pott. Thèse de Paris, 1887.

TOURNADOUR. — De l'ostéomyélite de la col. vert. Thèse de Paris, 1890.

TREVES. — Vices de conformation et affections de la colonne vertébrale. Article Mal de Pott dans Encyclop. intern. de chir. » T. V, p. 718.

TREVES. — The direct treatm. of spinal caries by operation. Amer. Journ. of med. Sc., avril 1884.

VERNEUIL. — De la cyphose des adolescents. Gaz. méd., 3-10 août 1886.

VOLKMANN. — Behandlung der Senkungsabcesse. Beitr. z. Chir. Leipzig, 1875.

WALSHAM (W.-J.). — On the treatment of angular curvature of the spine, etc. Brit. med. journ., 31 octobre 1885,

WALZBERG. — Sayre's Gypsjacket. Berl. Klin. Woch., 1879, 10 et 20.

WEIR-MITCHELL. — Treatm. of Pott's paralysis by suspension. Journ. of med. Amer. sc., 1889.

WEISS. — Ein Beitrag zur Beh. der Spondylitis. Centralb. f. die ges. Therapie. Vienne, nov. 1884.

WITTELSHŒFER. — Die Beh. von Verkr. der Wirbelsæule mittelst starrer Verbände. Wien. med. Woch. 1880, n° 20.

WITZEL. — Erworbene Krankh. der Wirbelsæule. Gerhard's Handb. VI. Abtheil. der Kinderkrankh.

WOOD. — Traitement du mal de Pott et des traumatismes de la colonne vertébrale par la suspension. Bull. méd., 6 février 1789.

ZESAS, — Ueber die Behandlung der Paraplegie bei Spondylitis. Arch. f. Klin. chir. T. XXXI, n° 2.

## SCOLIOSE

ADAMS (W.). — Lectures on orthop. Med. Times and Gaz. 1855 et 1861.

ADAMS (W.). — Lect. on the pathol. and treatm. of lateral and other forms of curvature of the spine. London, 1865.

ADAMS (W.). — On the treatm. of lat. curv. Brit. med. J., p. 810. 1880.

AHRONHEIM. — Die Skoliose in ihrer rationnellen Beurtheil. u. Beh. Deutsche Klin. 1873, 32.

ALBERT (E.). — Eine eigenthüml. Form der Totalskoliose. Wien med. Presse, XXVII, 86.

ALBERT (E.). — Nekolik poznamek o theorii patere skoliotike, Sbornik Lekarski. III, 2-3.

ALBERT (E.). — Die Skoliose. Acad. de Vienne, séance du 7 fév. 1890.

ALBERT (E.). — Zur Theorie der Skoliose, 1890, Vienne.

ALBERT (E.). — Ueber Skoliose. Wien. med. Woch., 1890.

ALBRECHT. — Base anatomique de la scoliose, in-8° 9 p. 3 pl. Hambourg 1887.

ANDRY (N.). — L'orthopédie ou l'art de prévenir, etc., in-8°, 2 vol. Paris, 1741.

ASCHER (L.). — Zur orthop. Beh. der hab. Skoliose. Prag. med. Woch. XI, 42, 1886.

AUFRECHT (A.). — Ein neuer Apparat für Skoliotische. Berl. klin. Woch. 1873., p. 538.

BABINSKI. — Sur une déformation partic. du tronc causée par la sciatique. Arch. de Neurologie, n° 43.

BAMPFIELD (R.-W.). — An essay on curvat. and distort. of the spine, etc. 8° Londres, 1824.

BAMPFIELD. — An essay on distort. and diseases of the spine and chest. etc. Londres 1826.

BARDELEBEN. — Lehrb. der Chir. und Operationsl. T II, p. 561. Berlin, 1867.

BARWELL (R.). — Causes and. treatm. of lat. curv. of spine. Londres, 1868.

BARWELL (R.). — On curvat. of the spine, their cause and treatm, Londres, 1877.

BARWELL (R.). — Traitem. de la scoliose par la rachilysie. Lancet 15 mars 1890, p. 601.

BARWELL (R.). — Rachilysis: a meth. of treatm, etc. Lancet 1889, 27 avril.

BARWELL (R.). — Méthode de traitem. des dév. du rachis. Internat. journ. of surg., p. 137. Juin 1888.

BAUDRY (S.). — Traitement de la scoliose. Thèse d'agrégation 1883.

BÉCLARD. — La courb. lat. du rachis dépend-elle du voisinage de l'aorte? Bull. de la soc. des prof. de la fac. de méd. Paris, 1813 T. III, p. 434.

BEELY (F.). — Sammlung klin. Vorträge n° 62; Berlin klin. Woch n° 15; Illustr. Vierteljahresschrift der aerztl. Polyt. p. 108 et 150. 1880.

BEELY (F.). — Demonstr. orthop. Apparate. Chir.- Kongr. Verh. I, p. 57. 1883.

BEELY (F.) — Stützapparat für die Wirb. Cent. für ort. Chir. 1885, n° 1, et 1888.

BEELY (F.). — Apparat zur gewalts. Geradericht. skol. Wirbels. Centralbl. für orthop. Chir., oct. 1886.

BEELY (F.). — Skoliosenbarren zur Gewichtsbehandlung der Skoliose, nach Fischer. Centrabl. f. orthop. Chir. juillet, 1889.

BEELY (F.). — Lagerungsapparat für Skoliotische. Ibid. 1er mars 1886.

BERNHARDI. — Die hohe Schulter. Skoliosis, etc. 1869.

BERNHARDT. — Syringomyélie et scoliose. Centralbl. für Nervenheilk., 1889, et Centralbl. für Chir., 1890.

BESSON. — Etude sur les déviations de la taille d'origine réflexe. Thèse de Paris 1888. et Annales de d'orthopédie et de Chir. prat., n° 10, 1888.

BIGG (Heather). — On curvature of spine and its mechanical treatment, in-8°, p. 15-208. Churchill, 1871.

BIGG (Heather). — Spinal curvature. Londres, 1882.

BIGG (Heather). — Orthopragms of the spine. London, 1880.

BILHAUT. — Scoliose consécutive à la pleurésie. L'Actualité méd., n° 1, 1889.

BIRD (Golding). — Sur la valeur de la méth. de Sayre dans le traitement des scolioses. Rev. d'orth., n° 1, p. 35. Paris, 1890, et Guy's hosp. rep., t. XLV, 1888, p. 91.

BIRD (Golding). — On the mech. treatm. of diseases of the spine. Brit. med. journ., 13 mai 1882.

BONNET. — Traité des maladies articul. Paris, 1860.

BONSDORF (H.-J.). — V. Ein Fall von Ischias scoliot. Finska laekare Sallskapets handl., mai 1890.

BOUCHARD. — Article Rachis. Dict. encycl. des sc. méd., p. 426.

BOULAND (P.). — Des actions musc. capables de déterminer l'extension latérale du rachis, etc. Comptes rendus de l'Acad. des sc., 1866.

BOULAND (P.). — Trait. physiol. de la scol. spont. Bull. de la soc. de méd. prat., 1868.

BOULAND (P.). — De l'électricité dans le traitem. de la scol. Paris, 1872.

BOULAND (P.). — Ceintures orthopédiques, etc. Gaz. des hôp., p. 866, 1875.

BOULAND (P.). — Courbures physiol. du rachis. Arch. de phys., 1872, et Comp. rend. de l'Acad. des sciences, 1874.

BOULAND (P.). — Les courb. lat. pathol. du rachis. Nice médic., 1889, nº 49.

BOUVIER. — Article « Vertébral » in Dictionn. de méd. et de chir. prat., XV, p. 654, 1836 et Article « Orthopédie », ibid. 1834, T. XII.

BOUVIER. — Mém. sur l'état anat. des muscles du dos dans les déviations lat. du rachis. Bull. de l'Acad. de méd., 1839-40.

BOUVIER. — L'Expérience, nº 8, 1839.

BOUVIER. — Appréc. de la myotomie appliquée au traitem. des déviations rachid. Ann. de la chir. franç. et étrangère. T. III. Bull. de l'Acad. de méd., 1841. T. VII.

BOUVIER. — Leçons clin. sur les mal. chron. de l'appareil locomoteur. Paris, 1858.

BOUVIER. — Gaz. des hôp., 1857, nº 141.

BOUVIER et BOULAND. — Article Rachis dans Dict. encyclop. des sciences méd., p. 540. Paris, 1874.

BRAATZ. — Die Anfertigung des Filzkorsetts. Centralbl. f. orthop. Chir., p. 1 et 2, 1884.

BRENNSOHN (J.). — Ueber den heutigen Stand der Skoliosenthe rapie. St.-Petersb med. Woch., 6 janv. 1890, p. 19.

BRISSAUD. — Des scolioses dans les névralgies sciatiques. Arch. de neurologie, nº de janv. 1890, p. 10 et Gaz. hebd., 22 mars 1890, p. 10.

BROCA (A.). — Note sur les scol. trophiques. Gaz. hebd., 28 sept. 1888.

BRODHURST (B.-E.). — Curvat. of the spine, p. 93, in-8º, 1864, et 4ᵉ éd., 1888.

BRODHURST (B.-E.). — The deform. of the human body, p. 722, in-8º, 1877.

BRODHURST. (B.-E.). — Lect. on orthop. surg. London, 1883.

BRODHURST (B.-E.). — Traitem. de la scoliose. Revue d'orthop., 1891, nº 2, p. 115.

BRUÏNE (H. de). — Over het onderzoek en. de Behandeling van scoliosis. Thèse inaug. Amsterdam, 1889.

BRÜHL. — Syringomyélie. Thèse de Paris, 1890.

BÜHRING. — Die seitliche Rückgratverkr. Berlin, 1851.

BUSCH. — Die Belastungsdef. der Gelenke. Berl. klin. Woch. 38 et 39, 1879, nº 8, 1880.

BUSCH. — Allg. Orthop., Gymn. u. Massage : dans Ziemssens Handb. der allg. Ther. T. II, 2ᵉ part. Leipzig, 1882.

CAPURON. — Traité des mal. des enf. Paris 1813, 1820.

CECCHERELLI. — Le deviaz. della col. vert., 1880.

CHASSAIGNAC. — Sur l'appréc. des app. orthop. Thèse de Paris, 1841.

CHARON et GEVAERT. — Scolioses d'origine réflexe in Leçons de Chir. inf. Bruxelles 1891.

CHATELLIER. — Maladies du pharynx nasal. — Tumeurs adénoïdes. Paris, 1890.

CHURCHILL. — The aetiol. of spin. curv. Med. Times, 23 août 1884.

COULOMB. — Du traitement des dév. de la col. vert. par la méth. de Sayre, Paris, 1881.

CRUVEILHIER. — Bull. de la soc. anat. T. I. 1826.

DALLY. — Des ressources de l'orthop. physiol. Masson, in-8°. Paris, 1872.

DALLY. — Déform. scol. de la col. vert. Gaz. hebd., p. 185, 1880.

DALLY. — Traitement des dév. idiopath. de la col. vert. Bull. de thérap., n° 1 et suiv., 1883.

DALLY. — Du traitem. des déform. du rachis par la suspension cervico-axillaire. Paris, 1879.

DALLY. — Sur les déform. du corps pendant la période scol. Congrès intern. d'hygiène, 1883.

DEBOVE. — Gaz. hebd., 1889.

DELPECH. — Consid. anatomo-méd. sur l'art appelé orthop., etc. Rev. méd. franç. et étrang., avril 1827 et Journ. de clin, T. XIV, 1827. Paris.

DELPECH. — De l'orthomorphie par rapport à l'espèce hum., 2 vol., avec atl. in-fol. Paris et Montpel., 1828, in-4°, 1829.

DELPECH et TRINQUIER. — Obs. clin. sur les diff. de la taille et des membres. Paris et Montpel., 1833.

DEMUSSY (A.). — Hist. de quelques affect. de la col. vert. In-8°. Paris, 1812.

DESBORDEAUX (P.-F.). — Nouvelle orthop., in-12, p. 177. Paris, 1805.

DICK. — Brit. med. Assoc., août 1864.

DOLLINGER (J.). — Messungen zur Gypspanzerbeh. der Skoliose. Wien. med. Woch., 1880, n° 39.

DORNBLUETH (Fr.). — Hüter's Theorie der Skoliose. Virch.Arch. T. LXXVI, n° 2, . 253, 1879.

DORNBLUETH (Fr.). — Die Skoliose. Samml. Klin. Vortr., n° 172. Leipzig, 1879

DRACHMANN (A.-G.). — Mechanik u. Statistik der Skoliose. Berl. Klin. Woch., n° 3 1885.

DRUMMOND (D). — Brit. med. Journal, 22 nov. 1879, p. 812.

DUBRUEIL. — Eléments d'orthop. Paris, 1882.

DUBRUEIL-CHAMBARDEL. — Traitem. des déviat. du rachis. Soc. de chir., 4 oct. 18.., Ibid., n° 45, p. 721, 1874.

DUCHENNE (de Boulogne). — Electrisation localisée. Paris, 1861, p. 870.

DUFOUR. — Mém. sur l'art de prévenir et de corriger les difformités du corps, et Rev. méd., janv. et juin 1817.

DUVAL (V.). — Aperçu sur les princ. diff. du corps humain. In-8°. Paris, 1833.

DUVERNEY. — Traité des mal. des os. 2 vol. in-12. Paris, 1751.

ELLIOT (W.-A.). — On lat. curv. of the spine and its treatm. Dubl. Journ. of med. soc., 1873.

ENGEL. — Ueber Wirbelsaülekrümm. Eine anat. Skizze. Wien. med. Woch., 18.., n°s 66-68.

EULENBURG (M.). — Beitr. zur Aetiol. u. Therap. der Scoliosis habitualis, 186.

EULENBURG (M.). — Die seitl. Rückgratverkr, 1862. Journ. f. Kinderkr, 1 et 2. 18..

EULENBURG (M.). — Langenb. Arch. T. IV., 1863.

EULENBURG (M.). — Zur Aetiol. der hab. Skoliosen. Berl. Klin. Woch., n° 18 et 19, 1865.

EULENBURG (M.). — Berl. Klin Woch, n° 40, 1871.

EULENBURG (M.). — Die seitl. Rückgratsverkr, in-8°. Berlin, 1876.

EULENBURG (M.). — Rückgratsverkr. dans Real = Encyclop. der ges. Heilk. I, p. 559-585. Vienne et Leipzig, 1882.

FISCHER (Ernest). — Geschichte u. Beh. der seitl. Rückgratsverkr., etc. Strasbourg, 1885.

FISCHER (Ernest). — Die Beh. der Skol. mittelst elastisch rotirenden Zuges. Centralbl. f. Chir., 1885.

FISCHER (E.). — Eine neue Behandlungsmeth. der seitlichen Rückgratsverkr. Berl. Klin. Woch, 1888, p. 781 et 808.

FISCHER (E.). — Das Drehungsgesetz bei dem Wachstume der Organismen. Strasbourg, 1886.

FISHER. — Lateral dev. of the spine. Lancet, Londres 28 févr. 1885.

FLEMMING (F.). — Ueber Verhütung des Schiefwerdens der Kinder u. jungen Leute. Dresde, 1870.

FLEMING (W. J.). — Extension continue dans la position horiz. dans le trait. des affect. de la col. vert. Glasg. med., p. 224. 7 nov. 1886.

FOCHIER. — Mensuration de la déviation dans la scoliose. Lyon méd., 16 mars 1879.

FODÉRÉ. — Mém. sur les incurvations morbides de la col. épinière. Journ. compl. du dict. des sc. méd., mai 1824.

FOLLIN et DUPLAY. — Traité de pathol. ext. Paris, III, 1870.

FRÆNKEL. — Zur Gypspanzerbeh. der Skoliose. Wien med. Woch. 1886, n° 19.

GAUJOT et SPILLMANN. — Arsenal de chir. contemp. Paris, 1867.

GAUTHIER (H.). — Manuel des bandages de chir., in-12. Paris, 1760.

DE SAINT-GERMAIN. — Causes et traitem. de la scoliose Soc. de chir., 31 octobre 1874.

DE SAINT-GERMAIN. — Du traitement de la scoliose. L'Union méd., n° 47, 1882.

DE SAINT-GERMAIN. — Chir. orthop. In-8°. Paris, 1883.

GIBNEY (O.-P.). — Clin. lect. on lat. curv. of the spine. Philad med. Times, déc. 1886.

GIBNEY (O.-P.). — The treatm. of lateral curv. of the spine by post. and exercise. N.-Y. med. journ., septembre 1888, et Am. Journ. of obst. and Dis. of wom. and Child. avril 1876.

GIBNEY (O.-P.). — The prognosis of lat. curv. in young girls. N. Y. med. rec., 23 août 1890, p. 205.

GOUSSY. — Diss. inaug. sur les dév. de la col. vert. In-4°. Paris, 1828.

GRANCHER. — De la scoliose. Union méd., 1890.

GRATTAN. — On treatm. of spin. curv. Brit. med. journ., 13 mars 1882.

GUÉNEAU DE MUSSY. — Union méd., n° 9, 1880.

GUÉRIN (J.). — Gaz. méd., p. 732, nov. 1835.

GUÉRIN (J.). — Ibid., n°s 15 et 16, 1839.

GUÉRIN (J.). — Traitement des déviat. lat. de l'épine par la myotomie rachidienne. Gaz. méd., 1839.

GUÉRIN (J.). — Gaz. méd., n° 14, 1840.

GUÉRIN (J.). — Rapport sur les trait. orthop., etc. Paris, 1848.

GUÉRIN (J.). — Bull. de l'Ac. de méd., 4 mars 1879.

GUSSENBAUER. — Ueber Ischias scoliotica. Wien. med. Presse. 1890, n° 11 et Prag. med., Woch. 17 et 18.

HARISSON (Ch.-R.). — Deformities of the spine and chest, etc. London, 1842.

HECKENBACH. — Unters. an einen skol. Thorax. Diss. inaug. Greifswald, 1872.

HEINECKE. — Hilfsapp. f. Skoliosenmess. Illust. Monats. f. orthop. Chir., 1882.

HERTH (R.). — Zur path. Anat. und Mech. der Torsionsskoliose. Zeitsch. für orth. Chir., 1891. I Band, 2 u. 3. Heft p. 123.

HIRSCH (J.-J.). — Wie wird man schief? Wie wird man gerade? Leipzig, 1864.

HOFFA (A.). — De l'emploi de la traction et de la pression élastique dans le traitem. de la scol. 61e Cong. des natur. allem. à Bonn. Berl. klin. Woch, p. 872, 22 décembre 1888.

HOFFA. — Traitem. de la scol. Centralbl. für ærzt. Polyt. 30 mai 1890 et Münch. med. Woch, n° 26, 25 juin 1888.

HOFFA. — Ein Beitrag zur Skoliosenbeh. Münch. med. Woch. n°s 26 et 27, 1889.

HOFFA. — Eine Redressionsvorrichtung zur Corr. der Thoraxdeformitat bei der Scoliose. Zeitsch. für orth. Chir. 1891. 1 Band. 1 Heft.

HOFFA. — Mittheilungen aus der chirurgisch-orth. Privatklinik., 1889.

HUETER (C.). — Klin. der Gelenkkr. T. III, 1861.

HUETER (C.). — Die Formentwickl. am Skel. des menschl. Thorax, p. 100, 1865.

HUMBERT et JACQUIER. — Traité des difform. du syst. osseux, etc. In. 8° avec atas in-4°. Paris, 1835-1838.

HUNT. — Philad. med. Times, janvier 1875.

HUTCHINSON (J.-C.). — Contrib. to orthop. surg. New-York, 1880.

JACH (G.). — Klin. Stud. über das Verhalten der Torsion bei Scoliose. Zeitsch. ür orth. Chir. 1891. Band I. 2 u. 3. Heft.

JAFFÉ (M.). — Zur Therap. der hab. Skoliose. Samml. klin. Vortr., n° 348, 28 de. 1889.

JALADE-LAFOND. — Exposé succinct des moyens méc. oscil. etc., in-8°. Paris, 185.

JALADE-LAFOND. — Recherches prat. sur les princ. diff., etc., in-4°. Paris, 182.

JASINSKY (K.). — Ueber neuropath. Skoliosen Przcglad Lekarski, 1890, n°s 7 et 8.

JUDSON (J.-B.). — M. Brodhurst's view of the causes of rotation in lateral cuv. of spine. Med. rec., 19 janv., p. 65, 1884.

JUDSON (J.-B.). — The treatm. of lat. curv. of spine. New-York med. rec., 186, nov.

JUDSON (J.-B.). — On the causes of rotation in lat. curv. of the spine. New-Yck med. rec. XXII, 17 sept.

KAREWSKI. — Ein neues Skoliosenkorset. Deuts. med. Woch., 1883, n° 9 et Bel. klin. Woch., 1883, 20, VIII, p. 524.

KIRMISSON. — Scoliose essentielle des adolescents. Rev. d'orth., 1890, n°s 5 et 6.

KIRMISSON. — Art. Scoliose dans Traité de chir. de Duplay et Reclus.

V. KLEVESAHL (Th.). — Ueber die Ursache u. Verhütung des Schiefwuchses, scd. hab. Petersb. med. Zeits, 1870.

KLIPPEL. — Lésions de la moelle dans la scoliose de l'enfance. Gaz, hebd. de mé. et de chir., mars 1891.

KŒLLIKER. — Notes statist. sur la scol. Centralbl. f. Chir. 1886, n° 21, p. 37.

KOENIG (A.). — Neueste Andeutungen über die Seitwærtsbeugung des Rückgrats, ec. Stuttgart, 1838.

KOENIG (Fr.). — Lehrb. der Chir., 1890.

KOLACZECK. — Zur Theorie u. Beh. der hab. Skol. Bresl. ærztl. Zeitsch., 188, n° 4.

KORMANN (E.). — Compend. d. Orthop. Leipzig, 1874.

KORTEWEG. — Tijds. voor Geneesk., n° 52, p. 949, déc. 1883.

KRŒNIG. — Affections du rachis dans le tabes. Zeitsch. f. klin. Med. 1888.

KRUSCHWITZ. — Zur Path. u. Therap. der Skol. Munich, 1882.

LACHAISE. — Arch. gén. de méd., août 1825.

LACHAISE. — Précis physiol. sur les courb. de la col. vert. etc. Paris, 1827.

LAMY. — Scol. dans la sciatique. Rev. d'orthop., n° 3, p. 210, 1891.

LANE (A.). — The forms of spinal deformity. Med. chir. trans., vol. 67, p. 233, 188.

LANDERER (A.). — Vorschriften für die Beh. von Rückgratsverkr. mit Massage. 2e édit., in-8°, Leipzig, 1887.

LANDOIS (E.). Des dév. du rachis dans leurs rapports avec la névropathie héréd. Thèse de Paris, 1889, n° 25.

LANGGAARD (O.). — Zur Orthopaedie etc. Berlin. Hirschwald, 1868.

LANGENBECK (M.). — Apparat gegen Rückgratsverkr. Deuts. Klin., 16 février 1850.

LESSER (L. v.). — Zur Theorie der Skoliose. Verh. der deuts. Ges. f. Chir. Berlin, 1880.

LESSER (L. v.). — Ueber Skoliose. Berl. klin. Woch., 1884, n°38.

LESSER (L. v.). — Experim. und Klin. über Skoliose. Virch. Arch. für path. Anat. und. Phys. 113 Bd., 1888.

LE VACHER. — Nouv. moyen de prévenir et de guérir la courb. de l'épine. Mém. de l'acad. roy. de chir. T. IV, p. 596-613. Paris, 1768.

LEVACHER DE LA FEUTRIE. — Traité du rakitis, etc., in-8°. Paris. 1772.

LEVY (Sigf.). — Bidrag til den mekaniske behandling af ryggens deformiteter. Copenhague, 1884.

LEVY (Sigfr.). — Om Trojebeh. supplerende Meddelser hosp. Copenhague, 18 mars 1885.

LEVY (Sigfr.). — Klin. Beitr. z. Aetiolog. der Skoliose. Orthop. Centralbl., 1887.

LONSDALE (Ed.). — Obs. on the treatm. of. lat. curv. of the spine, 8°. Londres, 1847.

LONSDALE (Ed.). — An Analysis of 3000 cases of various kinds of def., etc. Lancet, sept. 1855.

LORENZ (A.). — Pathol. u. Therap. der seitl. Rückgratsverkr. Vienne, 1886.

LORENZ (A.). — Die Torsion der skol. Wirbels. Wien. med. Woch. XXXVI, 1-4, 1886.

LORENZ (A.). — Lagerungsapp. zur Detorsion der Wirbels. in der Beh. der Skoliose. Wien. med. Woch., 13 novembre 1887

LORENZ. — Ueber Rückgratsverkr. dans Realencyclop. der ges. Heilk. Vienne, 1889.

LORENZ (A.). — Die heutige Schulbankfrage. Vienne, 1888. Hœlder.

LORENZ (A.). — Ueber die Indicationen bei Anlegung des Filzverbandes bei der Skoliosenbeh. Wiener med. Presse, n° 14, 1885.

LORENZ (A.). — Beiträge zur Scoliose. Zeitsch. fur. orth. Chir. Band, 1 Heft. 1, 1891.

LORET. — Diss. sur les dév. de la courb. vert. Thèse de Paris, 1829.

LORINSER (F.-W.). — Scheinbare u. wirkliche Skoliose. Wien. med. Woch., 1856 n° 22 et 1884, n° 62. Ibid. 1886, n° 22.

LOEWENSTEIN. — Die Rückgratsverkr. u. die Heilgymnastik. Berlin, 1869.

MAGNY. — Mém. sur le rakitis, in-8°, Paris, 1780.

MAISONABE (C.-A.). — Orthop. clin. sur les diff., 8° II vol., Paris, 1834.

MAISONABE (C.-A.). — Mém. sur l'incurabilité de la dév. lat. droite de la col. vert. Paris, 1837.

MALGAIGNE (J.-F.). — Mém. sur la valeur réelle de l'orthop. etc. Comptes rendus de l'Ac. des sc. T. XIII, 1844. Journ. de chir. T. I, 1844.

MALGAIGNE (J.-A.). — Leçons d'orth. Paris, 1862.

MARIE. — Arch. de Médecine, 1886.

MAUTAZ. — Du traitem. de la scol. par la méth. de Sayre. Gaz. des hôp., 3 déc. 1886.

MAYER (W.). — Unters. über die Anfænge zu Wirbelsaüleverkr. der Kinder. Bayer. aerzt. Intelligenzbl., 1882, nos 27 et 28.

MAYOR. — Mém. sur le trait. des gibbosités. Paris, 1829. Journ. des progrès des sc. 1829 et Instit. méd. T XIII, p. 161.

MELLET (F.-L.). — Manuel prat. d'orth., etc. Paris, 1835.

MÉRY (M.). — Obs. faite sur un squel. d'une jeune femme, etc., 22 févr. 1706. Hist. de l'acad. roy. des sc. méd., p. 472 et 480, 1706.

MEYER (H.). — Die Mechanik der Skoliose. Virch. Arch. f. pathol. Anat., 1866, p. 225.

MEYER (H.). — Die Beh. der Skoliose. Inaug. Diss. Bonn., 1880.

MEYER (H. v.). — Zur Schulfrage. Zeitsch. für Hygiene.

MEYER (W.). — Ueber die Anfænge der seitl. Wirbelsæulekr. etc. Bayr. ærzt. Intelligenzbl. T. XXIX, 27-28.

MIKULICZ. — Skoliosometer, etc. Centralbl. f. Chir., 1885, n° 20.

MONSARRAT (L.). — Des scolioses myélopathiques. Thèse de Paris, 1891.

MONTAZ. — Gazette des hôpitaux, 1881.

MORTON (Ph.-G.). — On spinal curv. with remarks on its pathology and treatm Philad. med. Times, février 1883.

MORTON (Ph.-G.). — Inégalité dans la longeur des deux membres inf. comme cause de la scoliose. *Ibid.* 1er mars 1889, et Philadelphia. 1888.

MORVAN. — De la scoliose dans la paréso-analgésie. Gaz. des hôpitaux, 41, 1887. Gaz. hebd., 1889.

NEBEL. — Traitement des dév. de la colonne vert. par les corsets de Sayre et l'appareil de Phelps. Samml. klin. Vortr., n° 277 et 278, 1886.

NEBEL. — Betracht. über Skoliose, etc. Deuts. med. Woch., 1887, n° 26.

NEIDERT. — Ueber die Todesursachen bei Deform. der Wirbels. Inaug. diss. Munich, 1886.

NÉLATON et PÉAN. — Déviation du rachis, in Elém de pathol. Paris, 1870.

NICOLADONI. — Ueber Torsion der skol. Wirbels. Stuttgart, 1882.

NICOLADONI. — Die Architectur der skol. Wirbels. Vienne, 1889. (F. Tempsky.)

NICOLADONI. — Nouveau cas de scol. consécut. à la sciatique. Wien. med. Presse, n° 39, 1886.

NICOLADONI. — Ueber den Zusammenhang von Ischias u. Skoliose. *Ibid.*, 1886, n° 26

NICOLADONI. — Ein Fall von durch Ischias bedingter Skoliose. *Ibid.*, 39, 1887.

NITZSCHE. — Beitrag zur Therap. der Rückgratverkr, etc. Dresde, 1860.

NOENCHEN. — Zur typischen Skoliose. Centralbl. f. orthop. Chir. Juin 1889.

NUECK (A.). — Operationes et experimenta chirurgica, in-12. Lugdun. Batav., 1696.

NYROP (C.). — Praktiske Anvisninger. Copenhague 1881.

PARÉ (A.). — Œuvres complètes, éd. par Malgaigne, t. II, p. 611. Paris, 1840.

PAROW. — Studien über die physiol. Beding. der aufrechten Stellung u. der norm. Krümmung der Wirbels. Virch. Arch. XXXI nos 1 et 2, 1864. Berl. klin. Woch., n° 45, 1864.

PAULET. — Bull. et mém. de la Soc. de chir. de Paris, 1877, t. II, p. 345.

PERRÉ (E.). — Cons. sur un cas de bass. cypho-scoliotique. Thèse de Lyon, 1890.

PERLSTEIN. — Ueber hab. Skoliose. Wurtzbourg, 1886.

PETERSEN (F.). — Ueber Gypspanzerbeh. Langenb. Arch. f. klin. Chir. T. XXXII, n° 1.

PETIT (L.-H.), — Pathog. et trait. de la scol. essent. des adolescents. Assoc. franç. pour l'avanc. des sciences. Marseille, 1891.

PETIT (J.-L.). — Traité des mal. des os. Paris, 1758.

PHOCAS. — Déformations thoraciques dues à l'hypertrophie des amygdales. Rev d'orthop., n° 3, 1890.

Picqué. — Réflexions clin. sur l'emploi du corset de Sayre dans le traitem. de la scol. Gaz. méd., 1883.

Polosson (A.). — Note relative à l'étiologie des déviations de croissance de la col. vert Lyon méd., 19 juillet 1885.

Portal. — Mém. où l'on prouve la nécessité de recourir à l'art pour corriger et prévenir les diff. de la taille, etc. — Hist. de l'Acad. R. des sc., année 1772.

Portal. — Obs. sur la nature et le trait du rachitisme, etc. In-8°. Paris, 1797.

Portal. — Sur quelques mal. hérédit. Mém. lu à l'Institut, p. 14. Paris, 1868.

Pravaz, père (C.-G.). — Méthode nouvelle pour le trait. des dév. de la col. vert. In-8°. Strasbourg et Paris, 1827.

Pravaz, père (C.-G.). — Mém. sur l'orthop. Journ. hebd. de méd. Paris, 1829.

Pravaz, père (C.-G.). — Journ. de méd. de Lyon, n° 1844.

Pravaz, fils (J.-Ch.-T.). — Essai sur les dév. lat. de la col. vert. — Mém. de la Soc. méd. chir. d'Amsterdam, 1862.

Pravaz, fils (J.-Ch.-T.). — Le trait. et les causes de la scoliose. Gaz. hebd., 1874 n° 43.

Pravaz, fils (J.-Ch.-T.). — Du pronostic des déviations de la col. vert., etc. Lyon, 1884.

Prouff. — Gaz. heb. 1886.

Raspail (C.). — Notice théorique et prat. sur les app. orthop., etc. — 2e édit. Paris, 1873.

Redard (P.). — De l'obstruction nasale, principalement par les tumeurs adénoïdes, dans leurs rapports avec les déviations de la col. vert. et les déformations thoraciques. Gaz. méd. de Paris, 22 mars 1890, p. 134.

Remak (E.). — Alternirende Skoliose bei Ischias. Deuts. med. Woch., 12 février 1891. p. 257.

Reynier (J. B.). — Contrib. à l'étiol. et au traitem. de la scoliose, etc. Ann. d'orthop., 15 juin 1888.

Reynier (J.-B.). — Leçons d'orthopédie. Déviations de la taille. Paris, Masson, 1890.

Ridlon. — Du diag. et du trait. rat. des courb. de la col. vert. New-York med. rec., p. 488, oct. 1888.

Ridlon. — Scoliose cervicale. Acad. de méd. de New-York, séance du 21 mars 1890.

Robert. — Sur la pathogénie des difformités chez les filles. Lancet II, 11 sept.

Roth. — The treatment of lat. curv. of the spine. Brit. med. Journ., mai 1882.

Roth (B.). — The prevention of lat. curv., etc. Londres, 1885.

Roth (B.). — 200 cases of lat. curv., etc. Brit. med. J., 1885.

Roth (B.). — Prophyl. a. ration. treatm. of scol. in-8°, p. 178. Londres, Baillière-Tindal et Cie, 1885.

Roth (B.). — The treatment of lat. curv. of the spine. Londres, 1889.

Roth (B.). — Scoliosometry or an accurate and practical methode of recording case o lateral curv. of the spine. Brit. M. J., 27 oct. 1888.

Roux. — Thèse médico-chir. 1762. Paris.

Rupprecht. — Ueber Natur u. Beh. der Skoliose. Centralbl. f. orthop. Chir., 1886, 2.

Sabatier. — Mém. sur la situation des gros vaisseaux. A la suite de l'anatomie de Sabatier. T. III, p. 406. 3e éd., 1791.

Sayre (L.-A.). — Lecture on orthop. surg. and diseases of the joints. In-8°. New-York, 1876.

SAYRE (L.-A.). — Spinal disease and spin. curv. Their treatm. by suspension and the use of the plaster of Paris bandage. Londres, 1877.

SAYRE (L.-A). — Spondylitis and rotary lat. curv. of the spine. New-York State Assoc. 1885.

SAYRE (R.). — The treat. of rot. later. curv. of the spine. New-York medical Journal, 1888.

SCHEELE. — 2 Falle von Situs viscerum inversus, etc. Berl. Klin. Woch., n$^{os}$ 29 et 30, 1875.

SCHENK. — Zur Ætiologie der Skoliose. Corresp. Bl. f. schweit zer Aerzte, n° 28, 1884, et Centralbl. f. Orthop. Chir., 1884, p. 63.

SCHILDBACH (C.-H.). — Beob. u. Betracht. ueber Skoliose. Amsterdam, 1862.

SCHILDBACH (C.-H.). — Die Skoliose. Leipzig, Virch. Arch., T. 41, 1872.

SCHILDBACH (C.-H.). — Zur Behandlung der Skoliose im elterlichen Hause. Jahrb. f. Kinderheilk., XXV, p. 351.

SCHILDBACH (C.-H.). — Orthop. Klin. 64. Leipzig, 1877.

SCHILDBACH (C.-H.). — Einige Bemerk. zur Entstehungsweise der Skoliose. Centralbl. f. Orthop., 1886.

SCHILLING (J.-A.). — Die psychische Aetiol. der Skol. Augsbourg, 1866.

SCHMIDT (B.). — Ueber die Achsendrehung der Wirbels. bei hab. Skoliose u. deren Beh. Leipzig, 1882.

SCHON. — Ueber Skoliosebehandlung. Centralbl. f. Orthop., n° 1, 1890.

SCHREIBER (Jos.). — Prakt. Anleit. zur Beh. durch Massage u. meth. Muskelüb. In-8°. Vienne et Leipzig, 1883.

SCHREIBER (Aug.). — Allgem. u. spec. orthop. Chir., etc. Vienne et Leipzig, 1888.

SCHULTHESS (W.). — Klin. Stud. über das Verhalten der physiol. Krümmungen der Wirbels. bei Skoliose. Centralbl. f. Orthop. Chir., sept. et oct., 1889.

SCHULTHESS (W.). — Ueber die Wirbelsaülenkrümmung sitzender Kinder. Correspondenzbl. f. Schweitz. Aerzte, 1890, n° 1, p. 2.

SCHULTHESS (W.). — Ein neuer Mess-und Zeichnungsaapparat für Ruckgratsv. Centr. für. Ort. Ch., 1887.

SCHULTHESS (W.). — Eine neue Arbeitsschulbestuhlung in der Züricher Mädchensecundarschule. Zeitsch. für orth. Chir. 1891. 1 Band. 1 Heft.

SCHULTHESS (W.). et LÜNING (A.). — Untersuchungen über die Wirbelsaülenkrümmung sitzender Kinder, ein Beitrag zur Mechanik des Sitzens. Zeitsch. für orth. Chir., 1891. 1 Band. 1 Heft.

SCHUSTER. — Ueber Scoliosis habitualis, etc. Würtzburg, 1885.

SCHUSTER. — Ein neuer Mess-und Zeichnungsapp. für Rückgatsverkr. Centralbl. f. orthop. Chir., 1887, n° 4.

SCHWARZ (K. M.). — Nouveau mode de suspension et de correction de la scoliose par les corsets plâtrés. Wien. med. Presse, 30 sept. 1888. et Central für orth. chir. 1$^{er}$ février 1889.

SCUDDER. — Appareil contre les courb. lat. du rachis. New-York med. Journ., n° 7, 1888.

SECCHI. — I corsetti mecanici nella cura della scoliosi. Arch. di ortop., I. p. 23-25. Centralbl. f. Orthop. Chir., 1884, p. 2.

SEEGER (L.). — Zur Pathologie der Skoliose. Wien. med. Presse, n° 37-41, 1889.

SEEGER (L.). — Path. und Therapie der Rückgratsverk. Wiener Klinik, 1880.

SHAFFER (N.-M.). — The present status of orthop. surg. New-York med. Journ., 26 jan. 1884.

SHAW (J.). — On the nature a. treatm. of the distortions, etc. Londres, 1883. Ave atlas.

SHAW (J.). — Further obs. on the lat. serpentine curv. of the spine, etc. Londres, 1825.

SHAW (J.). — Obs. on the causes and early symptoms of defects in the form of the spine, etc. In-8°. Londres, 1821.

SHAW (Alex.). — Lat. curv. of the spine in T. Holmes, in-8°, 2e éd., 1871.

SKEY. — On a new operation for the cure of lat. curv. of the spine. London, 1841.

SKLIFOSOWSKI (N.-W.) — Beitr. zur Aetiol. der hab. Skol. Vratch, 1883, et Centralbl. f. Chir., 1884, p. 43.

SMITH (Noble). — Lat. curv. of the spine. Lancet, p. 90 et 130, 1883, et Centralbl. f. Orthop. Chir., p. 82, 1884.

SMITH (Noble). — Curvatures of the spine. In-8°. London, 1883 et 1888.

SMITH (Noble). — The treatm. of lat. curv. of the spine. Brit. med. Journ., 12 déc. 1885.

SOCA. — Maladie de Friedreich. Thèse de Paris, 1888.

SOTTAS (E.). — De l'influence des dév. lat. sur les fonctions de la respiration et de la circulation. Paris, 1865.

STAFFEL (F.). — Neue Hülfsmittel in der Skoliosentherapie. Berl. Klin. Woch., 1885, juin.

STAFFEL, — Zur Hyg. des Sitzens etc. Cent. für ort. Chir. 1885, n° 5.

STAFFEL. — Orthop. Gymnastik als Grundlage der Ther. der Skoliose. Verh. der phys. med. Ges. zu Würzburg, XVII.

STAFFEL. — Die menschlischen Haltungstypen u. ihre Beziehungen zu den Rückgrats verkr. In-8°. Wiesbaden, 1889.

STAFFEL. — Ueber die statischen Ursachen des Schiefwuchses. Deuts. med. Woch., 1885, 2.

STAFFEL et DORNBLUETH. — Die Behandl. der Skoliose. Tageblatt der 60. Vers. deuts. Naturf. u. Aerzte in Wiesbaden, n° 4, p. 97, 1887.

STAFFORD. — Two essays on diseases of the spine. Londres, 1844.

STAVEREN (W.-B. van). — Ueber die Wirbeltorsion bei der Skoliose. Thèse inaug. Amsterdam, 1887. Analyse dans Arch. f. Kinderheilk., 1889, p. 310.

STETTER. — Deutsche Zeitsch. f. Chir., 1880, 13.

STILLMAN. — Some new features in the mech. treat of. lat. rotatory curv. of the spine. New-York med. Rec., 21 mai 1887 et oct. 1888.

STROMEYER. — Ueber Paralyse der Inspirationsmuskeln. Hannover, 1836.

STROMEYER. — Beitræge zur oper. Orthop. In-8°. Hannover, 1838.

SYME. — Acute Verk. der Wirbels. Dublin Presse, 1855.

TAMPLIN (W.-R.). — Lect. on the nature and treatm. of deformities, etc. London med. Gaz., 1844 et 1845.

TAVERNIER. — Des indications princip. à remplir dans le traitement des déviatio de la col. vert. Bull. gén. de thérap., XIX, p. 289-297. Paris, 1840.

TAYLOR (H.-F.). — Primary crural asymmetry. New-York Med. Rec. 1884, p. 455.

TEXIER. — Déformation particulière du tronc causée par la sciatique. Thèse de Paris, 1888.

TIDEMAND (A.). — Om Distriktslæge Kjolstads selvretninjsorthopædi, etc. Christiania, 1876.

TILLMANNS. — Zur Pathologie der Skoliose. Arch. der Heilk., XV, p. 359, 1874.

TIVY (W.). — Lat. curv. of the spine. London, 1886.

ULRICH (A.-S.). — Pathol. u. Therap. der muscul. Rückgratsverkr. Bremen, 1874.

VENEL. — Description de plusieurs nouveaux moyens mécaniques propres à prévenir, borner et même corriger dans certains cas les courb. lat. et la torsion de l'épine du dos. In-8°. Lausanne, 1788.

VERNHES. — Essai sur les dév. de la col. vert., etc. Thèse de Paris, 1827.

VINCENT. — Voir article « Rachitisme » dans l'Encyclop. intern. de chir. 1885, t. IV, p. 339.

VIRCHOW. — Demonstr. eines App. zum Anschreiben der Rückenkrüm. beim Lebenden. Berlin. Kl. Woch, 1886, n° 28.

VOGT. — Moderne Orthopædie, 1880.

VOLK. — Verk. der Wirbels. Diss. Würzburg, 1854.

VOLKMANN. — Orthop. Chir. dans Pitha-Billroth's Handb. der Chir., t. II, 1872. Erlangen.

WAGNER. — Die Orthop. in der aerzt. Praxis. Deutsche med. Woch. n° 36, 1881.

WALSHAM (W.-S.). — Notes from the orth. dep. on the treatm. of lat. curv. Barthol. hosp. rep. XX, 195.

WALTUCH (Jos.). — Das abnehmbare Holzmieder u. die Holzverbænde. Centralbl. f. orthop. Chir. Janv., 1889.

WALZBERG. — On the treatm. of scol. Glasgow med. Journ., 1880.

WERNER. — Zur Aetiol. der seitlichen Rückgratverkr. bei jungen Mædchen. Wien. med. Woch., 1869, n° 79.

WILDBERGER (J.). — Die Rückgratsverkr. oder der Schiefwuchs. Leipzig, 1862.

WILKINSON. — Physiol. and philosoph. essay on the distortion of the spine. Londres, 1796.

WITZEL. — Verkr. der Wirbelsaüle. Gerhard's Handb. der Kinderheilk., 1887, VI.

WOLFERMANN et BŒKLE. — Ueber Entstehung u. Beh. der seitl. Rückgratsverkr. Stuttgard, 1890.

WOLFERMANN. — Ueber eine Behandlungsweise der Skoliose. Centralbl. f. Chir., 1888, n° 42.

WŒLFLER. — Verein der Aerzte in Steiermark. Séance du 12 mars 1888.

ZANDER (G.). — Om den habituela Skoliosens behandling medels mekanisk Gymnastik. Nordiskt Med. Arkiv., t. XXI, 1889, n° 22.

ZIEM. — Ueber Verkrümmung der Wirbelsæule bei obstruirenden Nasenleiden. Monatschr. f. Ohrenheilk, n° 5, 1890.

## DIFFORMITÉS DU THORAX

BALME. — Thèse de Paris, 1888.

BENNETT. — Malformation of the thorax. Brit. Med. Journ., 1883.

BILHAUT. — Déformation du thorax dans l'hypertrophie des amygdales. Annales d'orthopédie, 1889.

CHATELLIER. — Maladies du pharynx nasal. Tumeurs adenoïdes. Paris, 1890.

COEN. — Un nuovo caso di torace imbutiforme. Bull. delle Sc. Mediche, 1884.

COOPER FORSTER. — Surg. diseases of. children. p. 44.

COPLAND. — Dict. of pract. med. Art. Throat, 1858.

COULSON. — On deformities of the chest and the spine. Londres.

DUPUYTREN. — Mémoire sur la dépression latérale des parois de la poitrine. Répert. gén. d'anat., 1828, p. 110-119.

EBSTEIN. — Deuts. Arch. f. klin. Med. T. 30. p. 411 et T. 33. p. 100.

GAILLARD (T.) — De l'hypertrophie des amygdales. Thèse de Paris, 1881.

HOOPER. — Boston City Hospital Reports, IVe S. 66.

KLEMPERER. (G.) — Zur Lehre von der Trichterbrust. Deuts. med. Wochens. 6 sep. 1888.

LAMBRON. — De l'hypertrophie des amygdales, 1861.

LOEWENBERG (B.). — Les tumeurs adénoïdes du pharynx nasal, Paris, 1879.

PHOCAS. — Déformations thoraciques dues à l'hypertrophie des amygdales. Revue d'orth., n° 3, 1890, et Gazette des hôpitaux, mai 1891.

REDARD (P.). — De l'obst. nas. dans leurs rapp. avec les dév. de la colonne vert. et les déform. thoraciques. Gaz. méd. de Paris, 1890.

RESCI (Francesco). — Notevole deformita toracica. Gior. med. del R. Esercito e della R. Marina, nov. 1885.

RIBBERT. — Berl. klin. Woch. 1884, n° 42.

ROBERT (A.). — Gonflement chronique des amygdales. Gaz. méd. de Paris, 1843.

SEITZ. — Eine seltene Missbildung des Thorax. Virch. Arch. Bd. XCVIII.

SWOBODA. — Cont. à l'étude des changements de forme de la cage thoracique chez l'enfant. Jahrb. für Kinderheilk, XXXI, 3.

VETLESEN. — Centralbl. f. klin. Med. 1886. n° 43.

WARREN (Mason). — Philad. med. Exam., 1838.

ZIEMC (C.). — Ueber Asymmetrie des Schädels bei Nasenkrankheiten. Monats. für Ohrenheilk, 1883.

ZIEM (C.). — Ueber Verkrümmung der Wirbelsaüle bei obstruirenden Nasenleiden. Monats. für Ohrenheilk, 1890.

ZUCKERKANDL. — Med. Jahrb. Vienne, 1880, 67-102.

## DIFFORMITÉS DE LA MAIN ET DES DOIGTS

ABBE (Rob.). — On Dupuytren's finger contraction : its nervous origine. N. Y. med. journ., 1884, n° 16.

ADAMS (W). — On finger contract. London, 1879.

ADAMS (W.). — Operat. plast. pour une grave rétraction de l'annulaire. The Lancet, 1883.

ALBRECHT. — Ueber den morphologischen Werth überzæhliger Finger u. Zehen Beil. z. Centralbl. f. Chir., 1884, n° 24.

ANNANDALE. — The malformations, diseases et injuries of the fingers and toes, and their surgical treatment. Edinbourg, 1865 in-8°.

AVEZOU. — Thèse de Paris, 1879.

BARETTE. — Main bote in Encyclop. intern. de Chir., 1886 t. IV, p. 691.

BOMBEKE. V. — Cas d'anomalie des doigts. Ann. de la soc. de méd. de Gand, 1861.

BEAUGRAND. — Thèse de Strasbourg, 1864.

BEAUREGARD. — Séméiotique des dactyloses. — Thèse de Paris, 1875.

BEAUVAIS (De). — Observation de Polydactylie. Gaz. des hôp. 24 avril 1875, et Soc. de méd. de Paris, 23 janv. 1875.

BÉCHET. — Doigt surnuméraire. Bull. soc. anat. 1851, p. 247.

Beno. — Essai sur la syndactylie congénitale. Thèse de Nancy 1887.

Bérard. — V. Dict. de méd. 1838. Paris, art. Main, t. XVIII.

Bérigny. — Sur les cas de palmidactylisme etc., Comptes rendus de l'Acad. des sc. et Gaz. méd. de Paris, 1863, p. 745.

Bilhaut. — Guérison d'un pouce bifide. Ann. d'orthop. n° 3, 1890.

Billroth. — Hypertrophie congénitale des doigts. Arch. de Langenbeck, t. X, p. 653.

Blum. — Chirurgie de la main. Paris, 1882.

Bouchart. — Contribution à l'étude des malformations et déformations du pouce. Thèse de Bordeaux, 1891.

Boulian et Vidal. — Polydactylie, opération, etc. Mém. de méd. mil., 1865, p. 67.

Bouteiller. — Pouce surnuméraire. Bull. de la Soc. anat., 1851, p. 197 et 231.

Bouvier. — Dict. encycl. des sc. méd., art. Main.

Brown. — Polydactylie hérédit. Weekly med. rev. Chicago, 1884.

Brown-Séquard. — Difformité singulière des doigts. Med. Rec., 2 janv. 1887.

Bulley. — Contraction and thickening of the palmar fascia, etc., Med. Times and Gaz., Londres, 30 avril 1864, p. 479. Contraction of the fingers, etc., ibid., 27 août 1874.

Busch. — Hypertrophie congénitale des doigts. Langenbeck's Arch., 1865.

Busi. — Procédé d'autoplastie pour la cure radicale des doigts palmés. Bull. delle Sc. med., 1857 et Gaz. méd. de Paris, 1858, p. 702.

Carlisle. — Supernumerary fingers occuring through four generations. Philosoph. transact., 1814.

Cazeaux. — Existence d'un doigt surnuméraire. Comptes-rendus Soc. biol., 1851.

Cerné. — Bifidité du pouce. Assoc. franç. pour l'avanc. des sc. Comp. rend., 1883.

Charrière. — Ectromélie. Vices de conformation des deux mains et des deux pieds. Lyon méd., 25, 1887.

Chassaignac. — Rétraction de l'apon. palm. traitée avec succès. Bull. soc. chir., 1858, t. VIII, p. 506.

Chassaignac. — Hypertrophie cong. des doigts. Gaz. des hôp., 1858, n° 54.

Cock. — Finger growing into the palm. Lancet, 1858, p. 423.

Copsey. — Polydactylie. London med. Gaz., 1834.

Courrégelongue. — Rétraction des doigts à la suite du phlegmon de l'avant-bras et de la main. Thèse de Paris, 1874.

Couyba. — Thèse de Paris, 1871.

Coutagne. — Hypertrophie cong. des doigts. Gaz. méd. Lyon, 1867.

Cruveilhier (J.). — Anatomie du corps humain. Mal. des articul., rhumatisme, déplac. conséc. des doigts. Paris.

Curling. — Hypertrophie congénitale. London med. surg. Transact., t. XXVIII, p. 337, 1845.

Davaine. — De l'absence congénitale du radius chez l'homme. Comptes rendus de Soc. de biologie, 1850. Paris, 1851, 1re série, t. II, p. 39.

Deguise. — Syndactylie congénitale. Bull. soc. chir., 1857, t. VII, p. 433, t. VIII, p. 84.

Delore (X.). — De la syndactylie congénitale et de son traitement par la pression élastique. Gaz. méd. de Lyon, 1861, p. 158.

Derode. — De la brachydactylie. Thèse de Lille, 1888.

Desprès. — Rétraction de l'aponévrose palmaire. Gaz. méd. de Paris, 1880.

Didot (A.). — Note sur la séparation des doigts palmés, etc. Bull. de l'Acad. de Belgique, 1850, p. 351, t. LIX.

DIDOT (A.). — Rapport de Deguise. Bull. de la Soc. de Chir., 1854, t. IV, p. 506.

DIXON. — Superfluous fingers, etc. Med. Times and Gaz., 16 janv. 1859, p. 59.

DOUBOWITSKI. — Mém. sur la section sous-cutanée des muscles pronateurs, etc. Ann. de chir. franç. et étrang., Paris, 1841.

DRUILLET. — Ectrodactylie. Thèse de Paris, 1886.

DUBREUIL (A.). — Contracture siégeant sur les interosseux palmaires. Gaz. des hôp., 1870, p. 33.

DUCHENNE (de Boulogne). — Traité de l'électrisation localisée. Paris, 1872, chap. XVIII, art. 2.

DUPLAY. — Difformité de la main d'origine musculaire. Bull. Soc. chir., 1876, p. 788.

DUPUYTREN. — Leçons de clin. chir., 1839, t. IV, p. 482.

DUTERTRE. — Traité d'opérations et inventions méc. Paris, 1814.

DUVAL et LE DENTU. — V. Main, in Dict. de méd. et de chir. prat.

FÉLIZET. — Opér. de la syndactylie cong. (autoplastie). Rev. d'orth., 1892, p. 49.

FERGUSSON. — Webbed fingers. Lancet, 15 avril 1857, p. 425.

FISCHER. — Hypertrophie congénitale des doigts. Deutsche Zeits. f. Chir., 1880.

FORSTER (Aug.). — Die Missbildungen des Menschen. Iéna, 1861.

FORT (J.-A.). — Des difformités congénitales et acquises des doigts. Thèse de concours, Paris, 1869.

FOUCHER. — Syndactylie, etc. Gaz. des hôp., 1861, p. 254.

FOURNIER-PESQUAY et BÉGIN. — Dict. des sc. méd. Paris, 1819, t. XXXVIII, art. Orthopédie.

FRIEDINGER. — Anomalies des doigts. Wien. med. Wochenblatt, n° 13. Med. Times and Gaz., 7 sept. 1861, p. 251.

GAILLARD. — Difformité cong. des quatre extrémités. Mém. soc. biol., 1859.

GAILLARD. — Note sur les doigts surnuméraires. Ibid., 1865.

GAUJOT et SPILLMANN. — Ars. de la chir. contemp. Paris, 1867, t. I, sect. II, chap. II, p. 597-620.

GEOFFROY SAINT-HILAIRE (Is.). — Anomalies de l'organisation, etc. Paris, 1832, t. I.

GEISSENDORFER (W.). — Zur Kasuistik des congenitalen Radiusdefectes. Diss. Inaug. Munich, 1890.

GHERINI. — Polydactylie, etc. Gaz. med. Lomb., 1876, n° 33.

GIRALDÈS. — Pouce surnum. de la main droite. Bull. Soc. anat., 1864, p. 290.

GIRALDÈS. — Maladies chir. des enfants. Paris, 1865.

GOYRAND. — Nouvelles recherches sur la rétraction permanente des doigts, etc. Mém. de l'Acad. de méd., 1833, t. III, p. 489.

GOYRAND. — Nouvelles recherches. Gaz. méd. de Paris, 1835, p. 481.

GRANDCLÉMENT. — Polydactylie et syndactylie chez un ouvrier vigneron. Gaz. des hôp., 1861, p. 553.

GRUBER. — Polydactylie. Bull. de l'Acad. des sciences de Saint-Pétersb., t. XV, p. 460.

GUARACINO. — La malattia di Dupuytren. Riforma med., 1er avril 1886.

GUBLER. — Vice de conformation des mains. Comptes rendus de la Soc. de biol, t. II, p. 92, 1850.

GUÉRIN (J.). — Revue de la clin. de Dupuytren, etc. Gaz.méd. de Paris, 1863, p. 112.

GUÉRIN (J.). — Flexion perm. de la main et des doigts par rétraction des muscles fléchisseurs, etc. Bull. de l'Acad. de méd., 1842, p. VIII.

GUERMONPREZ. — Sur le pronostic des mutilations de la main. Bull. Soc. chir., séance du 30 avril 1884.

GUERMONPREZ. — Ectrodactylie, etc. Bull. Soc. chir., séance du 29 oct. 1884.

GUERMONPREZ. — Sur divers faits de polydactylie. Ibid., séance du 5 août 1885.

GUERSANT. — Doigts palmés. Bull. Soc. chir., séance du 16 mai 1846, t. I, p. 246; 1857, t. VIII, p. 120; 1858, t. VIII, p. 401. Union méd., 2e série, 1859, t. II, p. 382.

GUYON (F.). — Polydactylie irrégulière. Bull. Soc. chir., 2e série, t. VI, p. 485.

HELMUTH. — Congenital atresia of the fingers. New-York med. Times, 1882.

HILTON. — Webbed fingers. Lancet, 19 déc. 1857, p. 627.

HOLMES. — Thérap. des mal. chirurg. des enfants. Traduction Larcher, Paris, 1870.

HORROCKS. — Arrested growth of bones of forearm. Illustr. med. News. London. 1889, p. 200.

HOUZEL. — Polydactylie. Amputation des doigts surnum. Bull. Soc. chir., séance du 3 déc. 1884.

JANICKE. — Zur Casuistik der angeb. chir. Krankh. des Menschen. Bresl. aerzt. Zeitschr., 30 mars 1889.

JOBERT (de Lamballe). — Traité de chir. plastique. Paris, 1849, t. II, p. 50-75.

JUENGST. — Ueber die operat. Beh. der Narbencontract. der Hand. Deutsche med. Woch. 43, 1887.

KOCHER. — Behandl. der Retract. der Palmaraponeurose. Centralbl. f. Chir., 1887, n° 27.

KOELEN. — Angeb. Riesenwuchs des linken Mittelfingers, etc. Berl. klin. Woch., 12 mars 1888.

KOLLMANN. — Handsquelett u. Hyperdactylie. Verh. d. anat. Ges. Würzburg, 20-23 mai 1888.

KÜMMER. — Syndactylie cong.; anaplastie par la méth. italienne. Rev. d'orthop., 1891, n° 3.

KUESTER. — Monstruosités congén., membres palmés. Berl. klin. Woch., 1883.

LACAYRE. — De la syndactylie et de son traitement (ligature élastique). Thèse de Bordeaux, 1887.

LACROIX (Ch.-J.). — Consid. sur la flexion perman. des doigts, etc. Thèse de doct., Paris, 1868.

LANCEREAUX. — Anat. pathol., p. 194.

LANGE. — Zur Aetiologie der Dupuytren' schen Fingercontracturen. Virch. Arch., t. CII.

LANNELONGUE. — Hypertrophie cong. des doigts. Bull. soc. chir., 1880.

LAUNAY. — Vice de conformation des mains et des pieds. Bull. Soc. chir., 1874, 3e série, t. III, p. 444.

LE DENTU. — Art. Main in Dict. de Jaccoud.

LEDOUX (L.). — Des atrophies de la main consécutive aux lésions du nerf cubital. Thèse de Paris, 1878.

LEMAISTRE. — Doigts palmés. Bull. Soc. anat., 1849, p. 148.

LETIÉVANT. — Traité des sections nerveuses, 1872.

LOEBKER. — Ein Fall von sym. Brachydactylie. Mitth. a. d. chir. Klin. in Greifswald, 1882-83. — Vienne et Leipzig, 1884, 48-56.

LONDE. — Difformités de la main par lésions nerveuses. Thèse de Paris, 1860.

LORAIN (P.). — Note sur un cas de pouce surnuméraire chez un nouveau-né. Comptes rend. Soc. biol., t. IV, 1852.

MADELUNG. — Rétraction de l'apon. palm. Berl. klin Woch., 1875.

MALGAIGNE. — Leçons d'orthopédie. Paris, 1862.

MARJOLIN (R.). — Doigts surnuméraires. Bull. Soc. chir., 1865, t. V, p. 491.

MASMEJEAN. — Des hypertrophies latérales du corps. Thèse de Montpellier, 1888.

MEGIS. — Maladie de Dupuytren. Paralysie générale. Arthritisme. Gaz. méd. de Paris, 1887.

MEILLET. — Rétract. de l'apon. palm. Thèse de Paris, 1871.

MELLET. — Manuel prat. d'orthop. Paris, 1844.

MENJAUD (A.-L.). — De la rétraction spontanée et progressive des doigts dans ses rapports avec la goutte et le rhumatisme. Thèse de Paris, 1861, n° 148.

MERCIER (L.-A.). — Absence héréditaire d'une phalange aux doigts et aux orteils. Bull. Soc. anat., 1838, p. 35.

MICHON. — Syndactylie. Bull. Soc. chir., 16 nov. 1859. Monit. des sc. méd., 1859, p. 314.

MINOR. — Dix-sept cas de syndactylie dans une même famille. Rev. de clin. et de thérap., 23 févr. 1888.

MIRABEL. — Malformation des doigts, etc. Thèse de doct., Paris, 1873.

MITCHELL. — Gunshot wounds and other injuries of nerves. Philad., 1864. Morheouse et Keen.

MOREL-LAVALLÉE. — Didactylie ou les deux mains et le pied droit en pinces d'écrevisse Bull. soc. chir., séance 10 juillet 1861, 2e série, t. II, p. 409.

MOREL-LAVALLÉE. — De la rétraction permanente des doigts. Th. de concours. Paris, 1844.

MOSENGEIL. — Polydactylie. Archiv. de Langenb., t. XII, p. 719.

MORGAN. — Arrested development of the right upper extremity. Lancet, 1888. 1237.

MOUGEOT. — Thèse de Paris, 1867.

MUIR. — Polydact. héréd. Glasgow. med. Journ., 1884.

NICOLADONI. — Ueber den cubitus varus traumaticus. Prag. Zeit. für Heilk., 1884, p. 38.

PANAS. — Vice de conformation de la main Bull. Soc. anat. 1856, p. 457.

PIÉCHAUD. — Sur un cas de main bote. Gaz. hebd. de Bordeaux, 30 sept. 1888.

POLAILLON. — Rapport sur la polydactylie. Soc. de Chir., 1885.

POST. — Cong. def. of the hand; combined ectrodactylism and syndactylism. New-York med. Journ., 14 juin 1884.

POWER. — Hypertrophie cong. des doigts. Dublin. Journ., vol. XVII, p. 243.

REDARD (P.). — De l'hypertrophie congénitale partielle. Arch. gén. de médecine, janvier 1890.

REIBMAYR (A.) — Apparat zur Rectificirung seitl. Verkrüm. der Finger. Wien. med. Woch., n° 33, 1887.

REID. — Hyperthrophie cong. des doigts. Edimb., med. Journ., 1843.

RICHET. — Pouce surnuméraire, etc. Bull. soc. chir., séance du 3 avril 1861, t. II, p. 227.

ROQUE (P.-E.). — De la rétraction de l'aponévrose palmaire. Thèse de Paris, 1872.

ROBBERG. — Doigts surnuméraires. Journ. f. Kinderkr. t. XXXV, p. 426. — Med. Times and Gaz. Londres, mars 1861, p. 312.

ROUSSEAU (A.). — Malformations multiples des mains et des pieds chez plusieurs membres d'une même famille. Ann. d'orthop., 15 avril 1890.

DECREF Y RUIZ. — Revista de med. y cir. praticas. Madrid, 1891.

SCHÆFER (W.). — Ueber congenitale Defecte an Hænden und Füssen. Beitræge zur klin. Chir. VIII, 2, 1891.

SCOUTETTEN. — Difformités cong. des pieds et des mains. Bull. de l'Acad. de méd., t. XXIII, p. 97 et Mon. des hôp., 1857, p. 225.

SÉDILLOT (CH.). — Note sur l'amputation des doigts surnuméraires. Comptes-rend., Soc. de biologie, 1854, t. V, p. 145 et 146.

SEGOND. — Difformité de la main d'origine musculaire. Progrès méd., juillet 1880.

SIBUT. — Syndactylie. Thèse de Strasb., 1868.

SKEY. — Morbid contractions of a part of muscular system. Med. Times and Gaz. Londres, 1866, p. 386.

STEIN. — Ein Fall v. Polydactylie. Prag. med. Woch. 1885.

SYDNEY ROBERTS. — Deformity of the forearm and hands. Annals of Surgery, 1886.

TILANUS (C.-B.). — Ueber einen Fall von cubitus valgus. Zeitsch. für orth. Chir. 1891, Bd I, Heft 2-3.

TAPIE. — De la Polydactylie. Thèse de Paris, 1835.

TATUM. — Supernumerary little finger in an adult. Removal. Lancet, 24 janvier 1863, p. 93.

TERRILLON. — Rétraction de l'aponévrose palmaire. Bull. méd. 1er avril 1888.

TILLAUX. — Thèse d'agrég. 1866.

TRÉLAT et MONOD. — Hypertrophie congén. des doigts. Arch. gén. de méd., 1869.

TURC et MASMEJAN. — Des hypertrophies du corps, latérales ou partielles. Montpellier méd., 16 mars 1888.

VALFRANI. — Note di Teratologia. Arch. di Orthop., 1887, p. 325 et 327.

VERNEUIL (A.).—Syndactylie et cicatrices vicieuses des doigts. Rev. de thérap. méd. chir., 1856.

VERNEUIL (A.).— Syndactylie accidentelle. autoplastie. etc. Bull. soc. chir., 1856.

VERNEUIL (A.). — Brûlure ancienne de la main, flexion permanente des doigts, etc. Bull. Soc. chir., 1862.

VERNEUIL et GIRALDÈS. — Bull. soc. chir., 2e série, t. IV, p. 505 et 506.

VIGER. — Retraction de la aponeurosis en la diabetes. El siglo med., 14 septembre 1884.

WAKERHAGEN. — A case of deformity of the right hand, improved by plastic operations. Med. Rec., 12 mars 1887.

WINDLER. — Fingerstreckapparat Centralbl. f. Orthop., mars 1886.

WINDRIFF. — Des principales difformités des doigts et des orteils. Thèse de Paris, 1840.

WOLFF (J.). — Eine Familie mit erblicher symet. Polydactylie. Berlin. klin. Woch. XXIV, n° 32.)

## GENU VALGUM ET VARUM

ALBERT (E.). — Z. Symptomat. des Genu valg. Wiener med. Blaetter, n° 607. 1882.

ANGER. — Genu valgum double Bull. soc. chir., séance du 21 oct. 1885.

ANNANDALE (Th.). — Neue Operation f. gewisse Faelle von hochgradigem Genu valgum. Edinb. med. Journ. 1875. Centralbl. f. Chir. 1875. 589.

D'ANTONA (Antonino). — Sul ginocchio valgo. Movimento Med. Chir. XIV. 1 et 2, p. 46.

BARBIER (A.). — Etude sur le genu valgum. Thèse de Paris, 1874.

Barwell (R.). — On osteotomy of both thigs and legs for genu valgum. British med. Journ. 1879, II.

Bauer (L.). — Hochgradiges traumat. genu valgum. Resection. etc. Arch. f. Klin. Chir. II, 644.

Bauer (L.). — Traité de Chir. orthop. New-York.

Beauregard. — Sur un cas d'ostéotomie. Bullet. et mém. de la soc. de Chir. 1881, p. 287. 1879, n° 10, et Trait. du genu valgum de l'enf. Arch. gén. de méd, 1888.

Beely (J.). — Apparat f. leichte Formen von Genu valgum u. var. Centralbl. f. orthop. Chir. Juin 1884.

Bergmann. — Fall von Genu valgum. Dorpater med. Zeitschr. 1871, p. 159.

Bidder. — Appareil simple pour le traitem. du genu valg. Deutsche med. Woch. n° 4, p. 66, 1889.

Bielefeld (A.). — Genu valgum Apparat. Centralbl. f. Chir.. N° 42. 1886.

Boeckel (J.). — Ostéotomie et ostéoclasie. Gaz. méd. de Strasbourg, 1884, n° 10.

Boeckel (J.). — Nouveaux faits d'ostéotomie. Rev. de Chir. 1882.

Brachini (A.). — Genu valgum doppio. Osteotomia di Macewen. Lo Sperimentale, maggio 1884.

Braude. — Du genu valgum. Thèse de Lille, 1880.

Bbaye (L.). — Du genu valgum et de son redressement par l'appareil de Collin. Thèse de Paris 1880.

Brodhurst (B.-E.). — Observations sur la nature et le traitement du genu valgum Brit. med. Journ. 13 nov. 1881.

Bruns (P.). — Die supracond. Osteotomie bei Genu valgum. Centralbl. f. Chir. N° 31. 1880,

Busch. — Genu valgum. Berl. Klin. Wochensch. 38. 1879.

Casse. — Note au sujet du traitement du genu valgum. Acad. roy. de Bruxelles. 1890.

Ceccarelli. — Prospetto clinico. Statistico dei casi di ginocchio valgo, etc. Arch. di ortop. 1884, p. 56.

Championnière (L.). — Genu valg. opéré. Bullet. et mém. de la soc. de Chir. 3 déc. 1884.

Chaput. — Genu valgum caract. presque excl. par des lésions tibiales. Bull. Soc. anat., mai 1887.

Chiene (J.). — On the treatment of knock-knee. Edinb. med. Journ. 1879, p. 881.

Chotzen (M.). — Resultate von 33 Operationen des genu valgum nach Ogston. Bresl. Aerztl. Zeitsch. 23. 1884.

D'Ambrosio. — Ginocchio varo et valgo. Osteotomia ed osteoclasia. Resoconto della R. Academia med. chir. Naples, 1883.

D'Ambrosio. — Ginocchio varo et valgo. Ostéoclaste de Robin. Medicina contemporanea, 1887.

Delarue. — Du redressement du genu valgum par l'ostéoclasie. Thèse de Paris, 1884.

Delens. — Genu valgum. Ostéoclasie. Bulletins et mém. de la soc. de chirurgie de Paris, 15 avril 1885.

Delore. — Du genou en dedans, de sa naissance et de son traitement par le décollement des épiphyses. Gaz. des Hôp., 1879.

Demons (A.). — Ostéotomie et ostéoclasie dans le traitement du genu valgum des adolescents. Congrès de Chir., 1885.

Dittel. — Genu valgum. Zeitschrift der Ges. der Aerzte zu Wien XI, 1853.

Dollinger (J.). — Erfahrungen über die Macewen'sche supracondyloidale Osteotomie beim Bäckerbein (genu valgum). Wien. med. Wochenschr, 1886, n° 15.

DUBREUIL. — Sur le genu valgum. Gaz. méd. de Paris, 25, 1881.

DURET. — Pathog. et trait. du genu valgum. Sem. méd., 15 août 1889.

DUERR. — Zur Behandlung des einwaerts gekrümmten Knies. Würtemb. Corr. B. XXIII, 1842.

ELIAS. — Ueber die Behandlung des genu valgum rachiticum durch die linear Osteotomie der Unterschenkelknochen. Bresl. aerztl. Zeitsch. 1886 ou Centralbl. . Chir., 1887, n° 9.

ERTL. — Zerreissung des linken Ligam. lat. int. Virchow Hirsch's Jahresb. 1870, I. 590.

EULENBURG. — Zur Behandlung des genu valgum. Berl. klin. Woch, 1885, n° 15.

FABIANI. — Oper. Beh. des genu valg. Giorn. inter. d. sc. med. IV, 5 et 6, p. 523.

FISHER (F.-R.). — The treatment of genu valgum. Lancet, 1877, p. 84.

FLORENTIN. — Des divers modes de traitement du genu valgum. Thèse de Paris, 188(

GACON. — Essai sur le traitement du genu valgum. Thèse de Bordeaux, 1883.

GAUREL. — Essai sur le genou en dedans. Thèse de Paris, 1872.

GILLETTE. — Genu valgum gauche. Ostéoclasie. Bull. soc. chir., 12 déc. 1883.

GIRARD. — Zur Kenntniss des genu valgum. Centralbl. f. Chir., 1874, 272.

GOLDTHWAIT. — Résultats éloignés de l'ostéot. et de l'ostéocl. dans le genu valgum Bost. med. et surg. journ. 1889.

GOULD. — Bones of a case of genu valg. Transact. of the path. soc., XXXIII, p. 26.

GOSSELIN. — Genu valgum. Gaz. des hôp., 1876, p. 715.

GRAEFF (W.). — Beitrag zur Operation des genu valgum u. varum. Diss. Tübinge, 1880.

GRATTAN (N.). — Treat. of genu valgum. Brit. med. Journal, 9 fév. 1889.

GRUENBAUM (P.). — Zur operativen Behandlung des genu valgum nach Ogston. Dis. Berlin, 1879.

GUERS (A.). — Traitement du genou en dedans chez l'adolescent par un nouvel appareil. Lyon, 1881.

GUSSENBAUER. — Die Methode der künstlichen Knochentrennung und ihre Verwendung in der Orthopädie. Arch. f. klin. Chir., XVIII, p. 75-66.

HAGEN (U). — Zur Behandlung des genu valgum. Berlin, 1885

HAGYARD. — Note sur 100 cas d'ostéotomie. Lancet, 1890, p. 1297.

HAHN (E.). — De l'ostéotomie dans le genu valgum. Berlin. klin. Wochensch. 14 janv. 1889.

HAHN (E.). — Eine Methode der Osteotomie bei genu valg. Centralb. f. Chir. 1888, 4.

HAHN (E.). — Ueber die Behandlung des g. val. u. var. mit besond. Berücksick. der Osteotomie. Berlin. Klinik., 1889, X.

HEINEKE. — Beiträge zur Kenntniss u. Behandlung der Krankheiten des Knis. Danzig, 1866, p. 263.

HEINEKE. — Ueber die Beh. des genu valgum u. anderer Verkr. mit Hilfe ds Gipsplattenverbandes. Greifswalder Beitr. II, Heft.

HOFMOKL. — Genu valgum. Ostéotomie. Guérison, Wien. med. Presse, n° 50, 188.

HORNE. — Du genu valgum et de son traitement par l'opération de Macewen. Thera. Gaz., 15 janv. 1882.

HOWSE. — Genu valgum treated by excision of the knee joint. Guy's hosp. ro, 1875, p. 331.

HUETER (C.). — Zur Theorie u. Therapie des genu valgum. Arch. f. klin. Chir. I, p. 961. Deutsche Zeits. f. Chir. VI, p. 300.

HUETER (C.). — Ein Beitrag zur Anatomie des genu valgum. Arch. f. klin. Chir. II, 622.

HUETER (C.). — Anatom. Studien, etc. Das Kniegelenk. Virch. Arch. XXVI, 484.

HUETER. — Zur Kenntniss des genu valgum. Deuts. Zeits. f. Chir. VI, p. 300.

HUETER. — Klinik der Gelenkkrankheiten, 2e édit., 1877, II.

KARSTROEM (W.).— Doppels. Genu valg. Subcut. Osteot. über den Condylen. Hygiea, XL, IV, 3, p. 136.

KLEINMANN (E.). — Ueber die supracond. Osteotomie des Femurs etc. Mittheilungen aus der Chir. Klin. zu Tübingen. 3 Heft. 1834.

KOENIG (Fr.). — Fall v. Osteotomie beider Tibiae. Verh. der deutsch. Ges. f. Chir., 1880.

KOERBITZ (A.). — Ueber die supracond. Osteotomie des Femurs zur Heilung des genu valgum Halberwachsener. Inaug. Diss. Berlin, 1882.

KUMAR. — Ueber gewaltsame Geradestellung bei genu valgum. Wien med. Presse XXVI, p. 274.

KUESTNER.— Ueber einen Fall von hochgr. ang. genu valg. etc. Langenbeck's Archiv., t. XXV, p. 601.

LANDERER. — Elastischer Zugverband bei genu valg. inf. Arch. f. klin. Chir. XXXII, 2.

LARGER. — De la torsion combinée aux mouvements forcés dans la réd. man. du genu valgum chez les enfants Bull. soc. chir. 19 déc. 1883.

LECENE (du Havre). — Genu valgum d'origine tibiale. Thèse de Paris. 1881.

LE FORT. — Genu valgum. Revue de thérap. 1re p. 1885.

LE FORT. — Du genu valgum guéri par un appareil, etc. Revue de thérap., n° 11, juin 1885.

LEHMANN. — Ostéot. dans le genu valg. Thèse de Nancy, 1882.

LITTLE (E.-M.). — Case of genu valg. treated by manip. Lancet, 17 sept. 1881.

LITTLE (E.-M.). — Du genu valgum, ses rapports avec le rachitisme, moyen de le préserver (in-8, Londres, 1883).

LUECKE. — Fract. des Condyl. int. fem. u. genu valg. consec. Deutsche Zeitschr. f. Chir. I, 302; Centralbl. f. Chir., 1881, n° 10.

LUECKE. — Ueber die gewöhnliche Ursache von genu valgum bei Kindern, ibid., n° 10, 1884.

LUMNICZER (Budapest). — Doppelseitiges genu valg. bei einem 19 jährigen Maschinenarbeiter. Centralbl. f. Chir. n° 37, 1881.

MACEWEN (W.). — Osteotomy for genu valgum. Lancet, 27 sept. 1884.

MADRAZO. — Dos casos de genu valgum. Osteotomia linear, etc. Gazeta medica catalana, 28 février 1887.

MAZZUCCHELLI. — La cura operativa del ginocchio valgo. Archivio di ortop., p. 370, 1885, Milano.

MIDDELDORPF. — Zur Therapie u. Casuistik des genu valgum u. varum. Deutsche Zeitschrift f. Chir., XXIV, 1886, p. 151.

MIKULICZ. — Die seitlichen Verkrümmungen an Knie u. deren Heilungsmethoden. Langenbeck's Archiv. f. klin. Chir., t. XXIII, p. 561.

MOLLIÈRE (D.). — Ostéoclasie dans le genu valgum, app. de Robin. Gaz. des hôpitaux, 1882, n° 26.

MOREAU (C.). — Du genu valgum et de son traitement Bull. de la Soc. méd. de l'arrond. de Charleroi, 1er avril 1887.

MORRIS (H.). — Genu valgum. Transact. of pathol. soc. XXXII, p. 160.

MOSETIG-MOORHOF. — Zur Ogston'schen Operation d. genu valgum. Wiener med. Wochenschr., 1879, n° 42.

MOTTA. — L'estensione a pesi nella cura consecutiva alle osteotomie per ginocchio valgo e varo. Archi. di ortop., 1887, p. 179.

NEUDOERFER (J.). — Das genu valgum. Deutsche Zeits. f. Chir., Leipzig, 1886, XXIV, 304.

NIESSEN (W.). — Genu valgum. Inaug. Diss. Würzburg, 1884.

OGSTON (A.). — The operative treatment of genu valgum. Edimb. med. journ., 1877, p. 782. Centralbl. f. Chir. 1877.

OGSTON (A.). — Zur operativen Behandlung des genu valgum. Arch. f. klin. Chir. XXI, 537.

OHRLOFF (W.). — Ueber congenitale Patellarluxation mit hochgradigem genu valgum Diss. Würzburg, 1886.

PANZERI (P.). — Risultati di cure operative per ginocchia valge. Communic. alla Soc. di chir. 2 Maggio, 1883.

PAOLI (A. DE). — La correzione rapida manuale del ginocchio valgo rachitico. Gaz. med. di Torino, 1885.

PARKER (R.-W.). — Treatment of knock knee and other deformities of the lower extrem. Med. Press. and Circ., London, 1886, 451.

PARTSCH (K.). — Die Resultate von 34 Ogston'schen Operationen v. Langenb. Arch. f. klin. Chir. XXXI, p. 256.

PEYRE. — De la déviation en dedans du genou. Path. et traitement. Thèse de Paris, 1879.

PHOCAS. — Contr. à l'étude du genu valgum inf. Rev. d'orthop., 1891, p. 431.

PHOCAS. — Le genu valgum. Gaz. des hôp., 31 mai 1890, p. 565.

PINNER (O.). — Ueber das genu valgum. Bresl. aerztl. Zeitschrift, t. I, 1879.

RAFFA (C.). — Osteotomia, etc. Lo Sperimentale, 1880.

RECLUS (P). — Du genu valgum et de son traitement. Gaz. des hôpitaux, n° 59, 1891

REGNARD (E.). — Expériences avec le nouvel appareil de Collin pour le redr. brusque du genu valgum. Thèse de Paris, 1884.

REUTER (C.). — Die verschiedenen Arten der Osteotomie bei genu valgum. Diss., Bonn. 1883.

RIEDINGER. — Zur Therapie des genu valgum nach Ogston. Langenbeck's Arch. XXIII, p. 288.

ROBIN. — Traitement du genu valgum à tous les âges, par un nouveau procédé d'ostéoclasie méc. Lyon, 1882.

ROBIN. — Note sur un nouvel ostéoclaste, etc. Lyon, méd., 1882, n° 13.

ROBIN. — Présentation de pièces anatomiques relatives au genu valgum. Congrès franc. de chir., séance du 12 oct. 1889.

ROGER (M.). — Etude comparative de l'ostéotomie et de l'ostéoclasie dans le traitement du genu valgum. Thèse de Paris, 1885.

ROMANO. — Pathologia e clinica del ginocchio valgo. Giorna. int. delle sc. med. Naples, 1886.

ROMANO. — Due casi di ginocchia valghe operate coll'osteotomia. Rivista clin. dell' Univers. di Napoli, mars 1884.

ROMANO. — Il raddrizzamento brusco e la osteotomia, etc. Dal Morgagni, 1884.

RUMOR. — Ueber forcirte Geradestellung in der Narkose. Wien. med. Blätter, n° 40, 1884.

SANTI (DE). — Du genu valgum chez l'adolescent. Thèse de Paris, 1876. Arch. gén. de méd., 1879.

SAVIO (LO). — Dell' osteoclasia strum. per la correz. del ginocchio valgo. Giorn. intern. delle sc. med. 1884, fasc. 7.

SAUREL. — Essai sur le genou en dedans. Thèse de Paris, 1872.

SCHAEFER (A.). — Ueber die Osteotomie bei genu valgum. Diss. Halle, 1881.

SCHEDE (M.). — Ueber keilförmige Osteotomie bei genu valgum. Berl. klin. Woch., 1876, n° 52.

SCHEDE (M.). — Verhandl. der deuts. Gesells. f. Chir. XI, Congress 1882, VI, p. 49 et 76.

SCHEFFER. — Deux cas de genu varum guéris par l'ostéotomie. Gaz. hebd. de méd. et de chir., 16, 1879.

SCHMITZ. — Modification der Ogston'schen Operation des genu valgum. Centralbl. f. Chir., 1882.

SCHOECHTER. — Eine Modification des « brisement forcé », bei der Streckung contrakter Kniegelenke. Centralb. f. Chir. 45, 1884.

SCHOENBERG. — Genu valgum infantum. Norsk Magazin for Laegevidenskaben, mai 1889.

SCHOENBORN. — Virchow Hirsch's Jahresb. 1884, p. 359.

SCHRANK. — Das genu varum. Wiener all. med. Zeitg. 1870, 40-47.

SCHREIBER. — Ginocchio valgo rachitico destro. Osteot. cuneif., etc. Arch. di ortop., 1889, p. 36.

SCHUH. — Bemerkungen über genu valgum. Zeitschr. der Ges. d. Aerzte. Wien, 1849.

SEYDL (C.). — 12 Faelle von genu valg. operirt nach Ogston, etc. Diss. Munich, 1879.

SPRENGLER. — Die neuste Operation des genu valgum, nach Ogston. Bair. Intlb. 1877. n° 49. Vers. der deutsch. Ges. f. Chir. VI, Congress Berlin, 1877.

SWAN (Rob.-L.). — Condylotomy by osteotome for the treatment of the knock-knee. Transactions of the ac. of the med. of Dublin, III, p. 183, 1885.

TANSINI. — Osteotomia dei femori per doppio ginocchio valgo. Gaz. med. ital. lomb. juin 1884.

THIERSCH. — Zu Ogston's Operation des genu valgum v. Langenb. Arch. f. klin. Chir. XXIII, p. 296.

THIRIAR. — Du genu valgun et de son traitement par l'ostéotomie. Clin., 10 févr. 1888.

THOMSEN. — Sectionsresultat eines vor 20 Monaten nach Ogston oper. genu valgum. Langenb. Arch. XXVIII, p. 927.

THORENS. — Du genu valgum et de son traitement chirurgical. Revue génér. in Rev. Hayem, XVII.

TILLAUX. — Redress. du genu valgum. Bull. soc. chir. Séance du 17 nov. 1875.

TILLAUX. — Traitement du genu valgum. Bull. soc. chir. 1886, 7 et 8, 1875.

TILLAUX. — Note sur le genu valgum des adolescents. Gaz. des hôp., 20 sept. 1887.

TISON. — Traitement du genu valgum. De l'ostéotomie partielle suivie d'ostéoclasie manuelle. Thèse de Lille, 1889.

TOPAI. — Sul ginocchio valgo. Mem. alla soc. Lancis. de ospedali di Roma, 1883.

TRÉLAT (U.). — Ostéoclasie par l'appar. de Robin, etc. Bull. soc. chir., 1884, 30 juillet.

TRENDELENBURG. — Présentation d'un malade. Berl. klin. Woch, 1875, 433.

TRIPIER (L.). — Sur la pathogénie du genou en dedans. Gaz. hebd. 1875, n° 38.

TRZCINSKI (J.). — Ueber die Pathogenese u. Aetiol. des genu varum adolescentium Diss. inaug. Berlin, 1884.

TUPPERT. — Die Behandlung des genu valgum. Bair. aerz. Intbl. XXXII, n° 4.

VANCE (A.-P.). — Ostéot. sous cut. au-dessus des condyles pour genu valg. Med. News. XL, 23 juin.

VERDIA. — L'ostéoclaste Robin e la sua prima applicazione en Italia sulla cura del ginocchio valgo e varo. Giorn. int. de s. med. Naples, 1886.

VERGNE (H.). — Du traitement du genou en dedans par le redressement brusque. Thèse de Paris, 1875.

VERHANDLUNGEN, der deutsch. Ges. f. Chir. VI. Congr. Berlin, 1877. Disc. IX. Congr. Kœnig. Langenbeck, Schœnborn, etc.

V. VOLKMANN (R.). — Deutsche Ges. f. Chir. 1884, XIII Congr.

V. WAHL. — Fall von Genu valg. Petersb. med. Zeitschr. V. F. III, 562.

V. WAHL. — Casuistik der Osteotomie. Deutsch. Zeitschr. f. Chir. III, 144.

WAITZ. — Die chir. Klin. der Univers. zu Kiel, 1875. Arch. f. klin. Chir. XXI, 88.

WEIL. — Beiträge z. Kenntniss des Genu valgum. Prager Vierteljahrschr. T. CXI, p. 108.

WILLIM (M.). — Beiträge z. d. Operationsmethoden bei Genu valgum. Inaug. Dis. Breslau, 1879.

WOLFF (J.). — Berlin. klin. Wochensch. 1884, XXI, p. 286.

WOLFF (J.). — Verhandlungen der deutschen Gesell. f. Chir. XIII. Congr. 16 avril 184.

WOLFF (J.). — Ueber die Behandlung des Genu valgum u. varum nebst Bemerkungen zur Pathogenese dieser Deformitaeten. Deutsche med. Woch., 1889, n° 50.

Voir *Ostéoclasie*, p. 950 et *Ostéotomie*, p. 951.

## DIFFORMITÉS RACHITIQUES DES MEMBRES

### Incurvation et torsion rachitiques des diaphyses

ARCARI. — Cura delle dev. rach. Gaz. med. Lombarda 1883.

AYSAGUER. — Du redressement des courbures rachitiques des membres inférieurs chez les enfants. Thèse de Paris, 1872.

BILLROTH. — In Gussenbauer. Die Methoden der künstlich. Knochentrennung, etc. In Arch. für Klin. Chir., Bd. XVIII, p. 1. Berlin, 1876.

BOECKEL (J.). — De l'ostéotomie dans les courbures rachitiques. Mém. de la sc. de chir. Rapport de M. Tillaux, séance des 16 et 23 févr. 1876.

BOECKEL (J.). — Gaz. méd. de Strasbourg, 1870.

BRADFORD. — Cas de double ostéotomie et ostéoclasie pour difformité des membres inférieurs. Bost. med. a. surg. Journ., CVII, p. 611. Dec.

CABOT. — Boston med. and surg. Journal, 1879.

CARMAL (W.-H.). — Osteotomy for bow legs. The american journal of the medical sciences. Juin, 1884.

CELLI. — Triplice osteotomia per deformità rachitiche degli arte inferiori. Bullettio del comitato Medico Cremonense. N° 5, sept.-oct., 1885.

COLLIER. — Ostéotomie oblique pour les courbures du tibia. Med. chronicle. Aût 1889, n° 358.

CONTI. — Undici osteotomie per deformità rachitiche degli arte inf. Raccoglitre med. 10 juillet 1888.

D'AMBROSIO. — Quatro casi di incurvamenti di ambedue le gambe da rachitismo, curati con l'osteoclasia strumentale. Il Movimento med. chir., 1882.

D'AMBROSIO. — Incurvature diafisarie delle ossa da rachitismo. Osteotomia ed ostoasia. Medicina contemporanea, 1887.

DOLLINGER (J.). — Osteot. an rhach. verbogenen Untersch. Wiener med. Presse. XXXVIII.

GUÉRIN (J.). — In Rapport au délégué du gouvernement provisoire sur les traitements orthopédiques de M. J. Guérin, 1848.

GUERNAUD (J.). — Ueber Osteotomie bei rhach. Verkrümmungen. Würzb., 1882.

GIBNEY (V.-B.). — The surgical management of rachitic deformities of the lower extremities. New-York Medical Record, 1884, et Trans. of. the Acad. of. med., 1886.

GILLETTE (A.-J.). — Bow-leg. (ostéotomie et ostéoclasie combinées). Northwest Lancet, 15 avril 1890, p. 121.

HOFMOKL. — Arch. für Kinderheilkunde. Bd. VI, 1885.

LANNELONGUE. — Art. Rachitisme. In nouveau Dict. de méd. et de chir. pratique t. XXX.

MARGARY. — Pinza osteotoma Arch. ed Atti della soc. ital. di chir. anno I.

MEDINI. — Ancora dell'osteoclasia strumentale nelle curve rach., etc. Bull. della Soc. med. di Bologna., serie VI, vol. VI.

MESSENGER-BRADLEY. — The Lancet, 21 juillet 1877.

MÜLLER (E.). — Ueber die Verbiegung des Schenkelhalses im Wachsthumsalter. Beitr. z. klin. Chir. Tübingen, 1889, t. IV, p. 137-148 et pl. V.

ORMSBY. — Dublin. journal med. sc., 1885.

PHOCAS. — Courbures rachitiques de la jambe; ostéotomie. Annales d'orthop., n. 5, 6. 1890.

RECLUS (P.). — Clinique et critique chirurgicales. Paris.

REUSS (L.-J.-M.). — De l'ostéotomie dans la courbure rachitique des os. Thèse de Paris, 1878.

ROBERTS. — Cuneiform osteot. for ant. curv. of. both tib. and both fib. Therap. Gaz. 3. III.

ROTTER (J.). — Ein Fall von doppelseitiger rhachitischer Verbiegung des Schenkel. halses. Münch. Klin. Woch. 1890, p. 547-549.

RÖSER. — Ueber Morbus coxarius (Luxatio spontanea). Württemb. Corresp. Bl. 1843, n° 25 et Schmidts Jahrb., 5 t. supplém., Leipzig, 1847, p. 256, n° 1.

SCHULTZ (J.). — Zur Casuistik der Verbiegungen des Schenkelhalses. Zeitschr. f. orth. Chir., 1891, I.

TOWSEND. — Courbure rachitique post. du tibia Acad. de méd. de New-York. 18 avril 1890.

TRIPIER. — Art. Rachitisme in Dict. de méd. et de chir. pratique.

VOLKMANN. — Beitræge zur klin. Chirurgie., n° 224.

ZEIS (Ed.). — Beitrage zur path. Anat. und zur Pathologie des Hüftgel, n° 1. Verh. der kais. Leopoldinisch-Carolinischen Akad. der Naturf. Breslau et Bonn., 1851, t. XV, p. 224-236, pl. 21,1 et 23,1.

Voyez aussi : *Ostéoclasie*, p. 950 et *Ostéotomie*, p. 951.

## PIED BOT

ALEXIS ADAM. — De la tarsectomie pour pieds bots varus équins congénitaux. Thèse de Nancy, 1890.

ADAMS (W.). — Club-foot, its causes, pathology and treatment. London, 1866. Jacksonian Prize essay.

AGUSTONI (A.). — 23 casi d'estirpazione dell'astragalo per la correzione del piede torto. Arch. di ortop., 3-4, 1888.

AMMON (V.). — Die angeb. chir. Krankeiten. Berlin, 1840.

AUDRY. — Pied creux dans la tub. du genou. Mercredi méd. 1891, 9 sept.

BAILLY. — Du traitement et de la curabilité du pied bot invétéré. Thèse de Lyon, 1882.

BAKER. — Pied bot varus équin. Lancet, 1879, vol. I, p. 625.

BANGA. — Zur Aetiolog. des angeb. Klumpfusses. Deuts. Zeits. f. Chir. VII, p. 274, 1877.

BARD. — Anatomie path. du pied bot varus cong. Lyon méd., 1875.

BARRAUD. — Ténotomie et tarsotomie. Th. de Paris, 1886.

BARTELS. — Pes varus acquisitus traumaticus. Archiv. f. klin. Chir. 1873, t. XV, p. 91.

BARWELL (R.). — On the cure of club-foot without cutting tendons. London, 1863.

BARWELL (R.). — Case of Talipes equinus. Osteot. of tarsus. Med. Times and Gaz, 1878, II.

BEAUREGARD. — Résection cunéiforme du tarse dans le pied bot varus équin. Bull. de la soc. de chir., 1882.

BECKEL. — De pede varo. Halis, 1856.

BEELY. (F.). — Apparate zur Behandlung leichter Fussdeformitäten. Cent. für ort. Chir., n° 7, 1884.

BEELY (F.). — Eine Klumpfussmaschine. Centralb. f. orthop.Chir., 1888, août.

BEELY (F.). — Klumpfussmaschine mit Abductionsbewegun. Centralbl. f. Chir. oct. 1887.

BEELY (F.). — Eine Klumpfuss-Schiene. Cent. für ort. Chir., 1888. Août.

BÉGIN. — Pieds bots cong. dus à des pressions mécaniques intra-utérines. Journ. méd., 1829.

BEHREND (A.). — Ueber Anwendung des permanenten Zuges bei Klumpfussbeh. Inaug. dis. Leipzig, 1886.

BENNETT (W.-H.). — Résection des os du tarse pour un pied bot varus équin. Clin. soc. trans., XV, p. 81.

BEREND. — Pathol. u. Therap. des Spitzfusses. Berl. Klin. Woch, 5 août 1872.

BERG et PARKER. — A question of priority concerning a new theory of the etiol. of cong. club foot. New-York, med. rec. XXXII, 16 oct., 31 déc. 1887.

BERG (H.-W.). — Zur Aetiol. des ang. Talipes equinovarus. Arch. of med. VIII, p. 226.

BERGMANN. — Ueber Behandlung des angeborenen Klumpfusses. Sitz. der phys. Ges. zu Würzburg, 1881.

BESSEL HAGEN. — Die Pathologie und Therapie des Klumpfusses. Heidelberg, Petters, 1889.

BESSEL HAGEN. — Ueber die Pathol. des Klumpfusses, etc. Verhandl. d. deuts. Ges. f. Chir., 1885.

BIENAIMÉ. — Orthop. Paris, 1841.

BIERSTEDT. — De pedum deformitatibus.

BILHAUT. — A propos de la discussion sur le traitement du pied bot invétéré. Ann. d'orthop., n° 4, 1889.

BILHAUT. — De l'emploi des tracteurs en caoutchouc dans le traitement du pied bot paralytique. Centralb. f. Orthop., n° 4. 1890.

BILHAUT. — A quel âge l'enfant atteint du pied bot cong. doit-il être opéré? Ann. d'orthop., n° 8, 1889, et Congrès de Berlin, 1890.

BLICK. — Traitement du pied bot par les appar. plâtrés de huit en huit jours. Berl. Klin. Woch, 1874, p. 534, n° 42.

BLUM. — Chir. du pied, 1888. Paris.

BOECKEL (E.). — Résection du calcanéum. Gaz. des hôp., 1867.

BOECKEL (E.). — Traitem. des pieds bots invétérés par l'extirpation de l'astragale. Bull. de la soc. de chir., 18 avril 1883.

BOEGEHOLD. — Ostéot. cunéif. p. varus équin. congénital. Arch. f. Klin. Chir., 1881.

BOETTGER. — Die natürliche Dynamik bei Pes valgus, etc. Wien. med. Woch., 1871, n° 15, p. 361.

BOLLICI. — Un caso di piede torto equino varo. Estirpazione dell'astragalo. Arch. di ortop., 1888, p. 428.

BORNEMANN (C.-J.). — Therapie des Pes varus congenit. Berlin, 1878.

BOURON. — Etude sur le pied bot cong. à manifest. tardives. Th. de Paris, 1891.

BOUVIER. — Pied creux équin. Bull. soc. chir., 2e série I, p. 210.

BOUVIER. — Mém. sur la section du tendon d'Achille dans les pieds bots. Paris, 1838.

BOUVIER. — Pied bot cong., section du tendon d'Achille et de l'aponévr. plantaire. Bullet. de l'acad. de méd. Paris, 1839, p. 156.

BOUVIER. — Pied bot ancien. Ibid, p. 206. — Double varus cong. Ibid, t. III, p. 918.

BOUVIER. — Altération graisseuse des muscles. Bull. Acad. de méd., 1839, t. III, p. 959.

BOY (J.). — Traitement des pieds bots varus équins congénitaux. Thèse de Bordeaux, 1891.

BRAATZ. — Spitzfussstiefel. Centralbl. f. orthop. Chir., mars 1886.

BRADFORD (E.-K.). — On the use of force in the treatment of resistent club-foot. New-York med. record., 1884, 2 mars, et Trans. of the Am. orth. Assoc., 1889.

BRADFORD (E.-K.). — Methods of treatm. of resistent club-foot. Journ. of the med. ann. Chicago, 28 févr. 1888.

BRADFORD. — Résection cunéif. du tarse pour varus équin. cong. Bost. med. a surg. Journ., 1881.

BRINKMANN. — Resectionen b. Pes var. congen. Diss. Wurzburg, 1885.

BROCA. — Pieds bots varus. Bull. soc. anat., 1849, p. 265, 327, 342.

BROCA. — Deux pieds bots équins légèrement varus Ibid., 1851, p. 115 et 234

BROCA. — Bull. soc. anat., 1852, p. 11, 118, 390, 208.

BROCA. — Pieds bots; de l'altération graisseuse des muscles, etc. Ibid, 1851, p. 50, 381, 394.

BROCA. — Résection du calcanéum. Bull. soc. chir., 1868.

BROCA. — De l'extirp. de l'astragale. Gaz. des hôp., 1852.

BROCA (A.). — Sur un pied creux talus. Progr. méd., 1884, p. 775.

BRODHURST (B.-G.). — On the nature and treatment of club-foot. London, 1856.

BRODHURST (B.-G.). — The treatment of talipes varus. Med. Times. 1855, 9 juin.

BRÜCKNER (Aug.). — Ueber die Natur, Ursachen u. Behandlung d. einwaertsgekr. Füsse od. der sog. Klumpfüsse, 1796. Gotha. J. Perthes,

BRUNS. — De talipede varo. Berol., 1827.

BRYANT. — Excision, etc. Clin. soc. of. London. Lancet, 30 nov. 1878.

BUCHANAN. — Clin. sur le pied bot et son traitem. Brit. med. Journ., 1875, p. 339.

BUCHANAN. — Résection des os du tarse dans un pied bot varus équin cong. Brit. med. J., 1878.

BUCHANAN. — De la résection partielle du tarse. Edinb. Journ., 1877.

BUENGNER (O. v). — Centralbl. f. Chir., 1889, et Revue d'orthopédie, 1890.

BUENGNER (O. v.). — Traitement du pied bot congénital à la clinique de v. Volkmann à Halle. Centrabl. f. Chir., n° 24, 1889.

BUROW. — Klumpfussmaschine. Deutsche Zeitschr. f. Chir., II, 1873.

BUSACHI. — Pied bot bilat. cong. au plus haut degré. Rivista clin. di Bologna. Juillet 1886.

BUSACHI. — Mancanza congenita della tibia. Archivio di ortop., 1888.

BUSCH. — *V.* Langenbecks. Arch. f. klin. Chir., VII, p. 877.

BUSCH. — Berl. Klin. Woch., 1880, n° 9, 127.

CAMERON. — A case of talip. acqui. Glasgow med. Journ. XVIII, 5, p. 584., nov.

CERNÉ. — Redressement d'un pied bot cicatriciel par l'ablat. du calcanéum. Norm. méd., 1er sept. 1889.

CERNÉ. — Pied bot varus équin redressé par la méthode sanglante. La Normandie méd., 1er nov. 1890, p. 358.

CHAINTRE. — Opér. pour pied bot. Gaz. hebd., 4 avril 1891.

CHAPPLAIN. — Pied bot. Thèse de Paris, 1842.

CHAPUT. — Consid. sur le mécanisme des mouvements du pied, etc. Progrès méd., 15, V, 1886.

CHAPUT. — Pied bot var. éq. consécutif à une paralysie infantile. Bull. soc. anat., p. 872 et 834, 1886.

CHARON. — Pied bot varus équin chez un enfant de 9 ans ; extraction de l'astragale et résection de la malléole externe. Journ. de Brux., LXXX, n° 25, 1888.

CHARON. — Du traitement du pied bot chez l'enfant. La clinique de Brux., 27 mars 1860.

CHASSAIGNAC. – Pied-bot par rétraction musculaire. Bull. soc. chir., 2e série, t. I, p. 353.

CHAUVEL. — Tarsotomie dans le pied bot invétéré. Archiv. gén. de méd., 1882.

CHAUVEL. — Tarsotomie. Académie de méd., 19 déc. 1882.

CHAUVEL. Dict. encyclop. des sc. méd., 1886. Artic. Pied.

CHÉNIEUX. — Pied bot équin varus gauche. Tarsotomie. Congrès de l'assoc. franc. pour l'avanc. des sciences à Limoges, août 1890. V. Rev. d'orthop., 1890, n° 6, p. 483.

CHOBAUT. — De la Tarsect. ant., totale et partielle dans les cas pathol. Thèse de Lyon, 1889.

CHURCHILL (N.). — Face and foot deformities. Londres, 1885. — Sur l'importance de l'extens. contin. après ténotomie pour pied bot cong. avec déformation du tarse. Lancet, II, 13 sept.

CHURCHILL (F.). — The mult. caus. and the imm. treat. of congenital club-foot. Brit. med. jour., 1886.

COCK. — Ablation de l'astragale, du scaphoïde, des cunéiformes et du cuboïde. Med. Times, 1857.

COLLEY (D.). — Med. Times and Gaz., 21 octobre 1876.

CONRAD. — Schweitzer Corr.-Blatt., V Bd., 1875.

COUNER (P. S.). — De l'emploi du plâtre dans le trait. du pied bot. New. Med.. XLI.

CUIGNET. — Obs. de pieds bots. Bull. méd. du Nord, 1870, n° 4.

CZERNY. — Machine pour pied bot. Modific. de la machine de Scarpa. Berl. klin. Woch., 1880, 10 mai.

Dareste. — Mém. sur les anomalies des membres et sur le rôle de l'amnios dans leur production. Journ. de l'anat., sept. 1882.

Dareste. — Production artificielle des monstruosités. Paris, 1891.

Davy. — On excision of, etc. Brit. med. J., april, 1876.

Davy. — Clin lect. on excision of an osseous wedge at the traverse tarsal joint, etc. Brit. med. Journ. V. 1883.

Davy. — Talipes equin and calcan., etc. Ibid., 15 févier, 1879.

Derout et Bouvier. — Pied creux valgus accidentel. Bulletin soc. chir., 2e série, t. I, p. 204, 328, 385.

Degaille (A.). — De l'étiologie et du traitement du pied bot. Paris, 1850.

Déjerine. — Note sur l'état de la moelle épin. dans un cas de pied-bot équin. Archives de phys., 1875, 253-257.

Delore. — Du traitem. du pied bot var. éq. dans les cas difficiles. Bull. de thérapeuthique 1862. Société de chirurgie, 1885, et Congrès français de chirurgie, 1882.

Demarquay. — Altérations des muscles de la jambe dans le pied bot. Bull. soc. chir., t. Ier, p. 534, 537.

De Saint-germain. — Chirurgie orthopédique, 1882.

De Saint-Germain. — Des opérations second. à pratiquer dans le traitement du pied bot. Tarsotomie. Rev. gén. de clin. et de thér., 29 déc. 1889.

Deschamps. — Traitement du pied bot par le procédé de Reeves, 1889. Ann. d'orthop., 1889, p. 155.

Deschamps. — Du meilleur traitement des déform. cong. du pied. Paris et Liège, 1889.

Deschamps. — Résection du tendon d'Achille dans le pied bot calcanéen. Gaz. méd. de Liège, n° 44, 1889.

Deschamps. — Arthrodèse tibio-tarsienne pour pied bot équino-varus. Gaz. méd. de Liège, n° 19, 1890.

Desprès. — Pied valgus accidentel. Rev. de thérap., 1875, b. 340.

Dittel. — Ueber das frische Præparat eines pes varus. Zeitsch. d. kk. Ges. d. Aerzte zu Wien, 1851, Heft 3 u. 5 1852.

Dobrowolski. — Pied bot. Th. de Paris, 1842.

Dollinger (J.). — Wie verhælt sich die Vererbung des ang. Klumpf. zur Weissmann-Zieglerschen Theorie der Vererbung? Wien. med. Woch. n° 48 et 49. 1887.

Dubois. — Causes principales des différentes var. du pied bot. Thèse de Paris, 1842.

Dubreuil. — De la part de déformation qui revient aux os de la jambe dans le pied bot varus équin. Rev. d'orthop., 1890, IV, p. 241.

Dubreuil. — Leçons d'orthop. Paris, 1874.

Dubreuil. — Leçons de clin. chir. Paris, 1880.

Ducros. — Influence des div. var. de pieds bots. Thèse de Paris, 1840.

Dumont (Berne). — Extirp. de l'astragale. Deutsche Zeits. f. Chir., 1882.

Duval. — Traité pratique du pied bot. 3e éd., Paris, 1859.

Ebner. — Die Contracturen der Fusswurzel u. ihre Behandlung. Stuttgart, 1860.

Ehrendorfer. — Excision cunéiforme de divers os. Wien. med. Woch. 1881, n° 14.

English (Jos.). — Die Behandlung d. angeb. abn. Stellungen des Fusses. Oestreich. Jahrb. f. Pædiatrik VIII, 1, 1871.

Eschricht. — Ueber die Fœtalkrümmungen. Deut. Klinik., 1856.

Ewens (J.). — De l'ostéot. en général et partic. de la tarsectomie dans les cas de pieds bots varus équins invétérés. Brit. med. Journ., 17 oct. 1891.

FAIRBANK. — Pied bot varus éq. chez l'adulte; opér. de Davies Colley. Brit. med. journ., 27 oct. 1889.

FEURING. — Behandlung des Pes varus durch part. Resection. Inaug. Diss. Bonn., 1879.

FISHER (F.-R.). — De l'extension pour pied bot. Lancet, I, 12 mars.

FOCHIER. — Pied bot paralytique, ténotomie, guérison. Soc. des sc. méd. de Lyon, août 1877. Lyon, méd., 1877.

FRANCILLON. — De l'étiologie du pied-bot congénital. Diss. Berne, 1869.

FRANKZ (Kendal). — On flat foot treated by Ogston's method. Transact. of the Ac. of med. Dublin, III, p. 148, 1885.

FRÈNE. — Thèse de Paris, 1840.

GIARDINO. — Contributo alla cura, etc. Arch. di ortop. 1890, p. 22 id.

GIARDINO. — Piede eq. vari, etc. Ibid., 1889, p. 312.

GIBNEY (V.-P.). — Pied bot varus. Trans. of Ac. med. scienc. 21 févr. 1890. V. Rev. d'orth., III, p. 222, 1890.

GIBNEY (V.-P.). — Sur diverses variétés de pied bot et sur leur traitement. Rev. d'orth., 1890, n° 4, p. 244.

GIBNEY (V.-P.). — Remarks on the management of club-foot. New-York, 1886.

GIBNEY (V.-P.). — Rapport sur le traitement du pied bot suivant la méthode de torsion de Thomas. Ann. chir. Saint-Louis, 1889.

GOEPEL (L.-A.). — De talipedibus varis de valgis eorumque cura. Lipsiae 1811.

GOLDSCHMIDT. — Zur operat. Behand. des Klumpf. durch Osteotomie. Inaug. Diss. Berlin, 1883.

GOSSELIN. — Pied valgus traumatique. Bull. soc. chir., 2e série, t. I, p. 558.

GRASER (E.). — Beh. des Klumpf. Arch. f. klin. Chir. 1888, 824-833.

GRIPAT. — Monstre acéphale avec deux pieds bots valgus. Bull. soc. anat., 1872, p. 176.

GROSS. — Des pieds bots varus congénitaux anciens. Progr. méd., XIV, 44, 1886.

GROSS. — Tarsot. post. dans les pieds bots varus anciens. Revue de chir., 1885, n° 5, 10 mai, et Congrès de chirurgie, 1885.

GROSS. — Leçons clin. sur les pieds bots. Rev. méd. de l'Est, 1877.

HACKER. — Beh. des Pes calc. paral. mitt. Transp. der Peron. in die Achill. Wien. med. Presse, 1886.

GUÉRIN (J.). — Mém. sur l'étiol. gén. des pieds bots congénit., 1838.

GUÉRIN. — Mém. sur les div. variétés de pied-bot dans leurs rapports avec les rétractions musc. Paris, 1839.

GUYER (O.). — 34 tarsotomie nell' Ospedale dei fanciulli, in Zurigo. Contrib. alla cura del piede torto congen. Arch. di Ortop., 5-6, 1888.

GUERSUNY. — Traitement du pied-bot chez l'adulte. Wien. med. Woch., 1878, n° 30 p. 823.

GRÜNBERG (L.). — Traitement du pied bot varus équin congénital par l'opération de Phelps. Thèse de Paris, 1892.

HAHN (E.). — Zur Behandlung des Pes varus. Berl. Klin. Woch., 1883, 19. 3.

HAINES. — Talipes equinus. N. Y. med. journ. Dic., 1889.

HANIN. — Traitement du pied bot. Thèse de Paris, 1843.

HARDEL (J.). — Die Keilresect. im Chop. Gelenk bei Klumpfuss. Inaug. Diss. Greifswald, 1883.

Harsant. — Congenital talipes. Brist. med. surg. Journ., juillet, 1884.

Heidenhain (A.). — Zur Behandlung der Spitz. u. Klumpfüsse. Langenb. Arch. XXIII, p. 431.

Heydenreich (A.). — La tarsectomie dans les pieds bots. Sem. méd., 22, 226, 1886.

Held. — Sur le pied bot. Thèse de Strasb., 1836.

Henke (W.). — Handb. der. Anat. u. Mechan. der Gelenke mit Rücksicht auf Luxat. u. Contract. Leipzig, 1862, et Cent. für Chir., 1875.

Hergott. — Thèse d'agrég. en chir. Strasbourg, 1853.

Heusner. — Excision cunéif. pour varus équin cong. double. Deutsche med. Woch., 1878.

Hirschberg. — Ueber die Path. des Klump. Cent. für Chir., 1885.

Hirschfeld (H.). — Ueber die Behandlung der Klumpfüsse, Kœnigsberg, 1869.

Hue. — Considérations sur le pied bot varus cong. Union méd. de la Seine-Inf., 15 août 1877.

Hueter (C.). — Klin. der Gelenkskrankheiten. Leipzig 1860.

Humphry. — On flat foot and the construct. of. plant. arch. Lancet, London, 20 mars 1886.

Hutchinson (J.). — Lectures on club-foot. N.-Y. med. Record, 1878, II, p. 421.

Hutchinson (J.). — Du pied bot. N.-Y. med. Record, janvier, 1879.

Jackson (Vincent). — Treatm. of club-foot by immed. straigthening of the foot seq. tenotomy. Lancet, I, 24, 1888.

Jacquemin. — Variétés du pied bot varus. Thèse de Paris, 1842.

Jacqmain. — Du trait. du pied bot chez l'enfant. La clinique, 13, 1890.

Jeannel. — Extirpation de l'astragale dans les cas de pied bot osseux var. équin., Rev. méd. de Toulouse, 15 fév. 1885.

Joerg. — Ueber Klumpfüsse und eine leichte und zweckm. Heilart ders. Leipzig, 1806.

Joffroy. — Pied bot tabétique. Progr. méd., 1885, n° 47.

Jomard. — Du traitement des pieds bots par le massage forcé. Thèse de Paris, 1871.

Jones (Dixon). — The treatm. of obstinated club. foot by open incis. N.-Y. med. Rec., XXXII, 2, p. 49. Janv. 1888.

Jones (C.-D.). — Cong. Club.-foot. Med. News, 1888.

Judson (A.-B.). — Traitem. du pied bot talus paralytique. Revue d'orth., 1891 n° 1, p. 42.

Judson. — Mechanical treatment of talipes calcaneus. New-York med. record., mai 16, 1885.

Kapteyn (H.). — Die Phelps'sche Operation. Tijdschr. v. Genecsk., n° 14, oct. 1887, et Cent. für ort. Chir., 1888.

Kiessler (A.). — Zur Aetiologie u. Entstehungsweise des angeb. Klumpfusses, Bonn. 1886.

Kirchhoff (L.). — Zur Therapie des Hohlfusses. Cent. für orth. Chir., 1891, Bd. I, Heft 2-3.

Kirmisson. — Clin. de l'Hôtel-Dieu, 1885, Paris.

Kirmisson. — Congrès de chir., 1885.

Kirmisson. — Traitement du pied bot par la méthode de Phelps. Congrès de chir., 1889.

Kirmisson. — Leçons sur le pied bot. Union méd., 23 et 26 mars 1889.

KIRMISSON. — Emploi de la méthode de Phelps dans le traitement des pieds bots. Soc. de chir., séance 12 févr. 1890.

KIRMISSON et PHOCAS. — Trait. orthop. du pied bot paralytique. Soc. de chir., 25 juin 1890.

KNIE. — Du trait. du pied bot équin paralyt. Petersb. med. Woch. 1876, n° 26.

KNOX. — Double pied bot varus équin. Med. chir. soc. Glasgow, 12 oct. 1888.

KOCHER. — Zur Aetiologie u. Therap. des Pes var. cong. Deuts. Zeits. f. Chir. 9, p. 329.

KOLBE and Son. — Suggestions on the treatm. of club-foot. Philadelphia.

KOLENSKI. — Variétés de l'équin. Th. Paris, 1843.

KŒLLIKER (Th.). — Klumpfuss-Schiene. Centralbl. f. Chir., 15, 1889, p. 257.

KŒNIG. — Résection cunéif. pour pied bot varus équin, etc. Centralbl. f. Chir., 1880, t. VII, et Arch. f. klin. Chir. XL, 4, 1890.

KRAUSS. — Contrib. à la path. musc. et recherches histolog. et cliniques après la ténotomie et la névrotomie. Archiv. de Virchow, t. CXIII. Centralbl. f. Chir., n° 15, 1889.

KRAUSS. — Traitement du pied bot. Centralbl. f. Ch., n° 15, 1889.

KRAUSS. — Ueber den Werth der Resection in der Fusswurzel zur Heil. des Klumpf. Beil. z. Centralbl. f. Chir., 24, 1886.

KRUMBHOLZ. — Ueber Keilres. aus der Fusswurzel bei veraltetem Klumpfuss. Berlin, 1881.

LABORDE. — De la paralysie infantile et des déform., etc. Thèse de Paris, 1864.

LAISNEY. — Sur les pieds bots. Thèse de Paris, 1839.

LANDOUZY. — Pied bot valgus par rétraction cicatricielle, suite de brûlure. Bull. soc. anat., 1872, p. 525.

LANNELONGUE. — Du pied bot cong. Thèse d'agrégation, Paris, 1869.

LAMOTHE-RANSAY. — Ostéotomie cunéif. pour pied bot cong. Ann. of surgery, déc. 1890, XII, p. 420.

LARGER. — Déformation du pied bot à la suite des lésions du memb. inf. Rev. mens. de méd. et de chir., 1880, p. 689, t. IV.

LAUENSTEIN. — Beiders. angeb. Klumpfuss, Phelps'che offene Durchschn., etc. Deuts. med. Woch., XIII, p. 115.

LE DENTU. — Du pied bot d'origine paralytique. Journ. de méd et de chir. prat., 1876, p. 491.

LE FORT (L.). — Amputation des deux pieds pour double pied bot congén. Bull. Acad. de méd. 1er déc. 1874.

LENGER. — Pied bot double varus osseux invétéré, etc. Ann. de la soc. méd. chir. de Liège, n° 5, 1890.

LENGER. — De la tarsectomie post. dans les pieds bots varus osseux invétérés. Ibid, 1889, avril.

LEPÈRE (C.). — Zur Casuistik d. Fussdifformitæten. Inaug. Diss. Erlangen, 1887.

LESSER (Von). — Traitement opératoire du pied bot paralytique. Centralb. für Chir., 1886.

LEVY (S.). — Beh. af Pes varus bos Bœrn. Hosp. Tidende, 1886, II, 12, et Central. für Orth. chir., 1888.

LITTLE (J.). — Treatise on the nature of club-foot. Londres, 1839.

LITTLE (J.). — Ablat. du cuboïde dans un varus cong. Brit. med. journ., 1876.

LONGUET. — Pieds bots, syndactylie, etc. Soc. de biol., 1er avril 1877, et Gaz. méd., 13 mai 1876.

LORENZ (A.). — Ueber die oper. Orthop. des Klumpf. Wien. Klin., 5-6, 1884.

LORENZ (A.). — Beiträge zur unblutigen u. blutigen Therapie d. Klumpf. Allg. Wien. med. Zeit., 22 mars 1887.

LORINSER. — Beh. des Klumpfusses bei Neugebornen. Wiener med. Woch, 1874, 1874, n° 1, p. 1.

LUCAS-CHAMPIONNIÈRE (J.). — Traitem. des pieds bots par l'ablation de l'astragale, etc. Journ. de méd. et de chir. prat., avril 1890.

LUECKE. — Ueber den angeb. Klumpf. Samml. klin. Vortræge, n° 6, 389.

LUND. — Ablation des deux astragales pour un pied bot varus équin cong. Lancet, 16 mars 1878, et British med. Journ., 1878.

MAISONNEUVE. — Pied bot valgus et éq. non cong. Gaz. des hôp., 1851, p. 213.

MALPHETTES (J.-M.). — Contrib. à l'étude du pied bot paralyt. Thèse de Bordeaux, 1885.

LE MARC'HADOUR. — Traitement chirurgical du pied bot varus équin. Thèse de Paris, 1890.

MARGARY. — Sulla cura operativa del piede varo congenito invet. Archivio di ortopedia, I, 1884.

MARGARY. — Della osteotomia cuneiforme del tarso per piede equino varo. Torino, 1882.

MARGARY. — Sulla cura ort. del piede varo cong. Arch. di Orth., 1884.

MARGARY. — Casuistica personale delle op. osteotomiche praticate per piedi varo equini cong. etc. Arch. di ortop., 3-4, 1884.

MARSH (H.). — Equin et varus apparents et réels du pied. Lancet, 10 mars 1888.

MARTIN (Henry). — Du trait. des pieds-bots. Lausanne, 1887.

MARTIN (F.). — Mém. sur l'étiol. du pied bot. Paris, 1839. Traitement orthop. des pieds bots. Progrès méd. XIV, 1886.

MARTIN (J.). — Ablation de l'astragale dans le pied bot. Thèse de Paris, 1889.

MARTINS (Ch.). — De la position des membres. Comptes rendus de l'Académ. des sciences, 1872.

MASON (E.). — New-York med. Record. Jul. 1879, p. 466.

MELLET (P.-L.). — Consid. génér. sur les déviations des pieds. Paris, 1823.

MESSNER. — Ueber Knochenveränderungen bei Pes calc. cong. Arch. für klin. Ch., t. XLII, p. 578, et Zeitsch. für orth. Chir., 1891, Bd. I, Heft 2-3.

MEUSEL. — Heilung eines alten Klumpfusses durch eine keilfœrmige Resection. Centralbl. f. Chir., 1877, n° 50.

V. MEYER. — Klumpfuss. Centralbl. f. Chir., n° 28, 1889.

V. MEYER. — Der Klumpf. u. seine Folgen für das übrige Knochengerüst. Jéna, 1888.

V. MEYER. — Influence du pied bot sur le squelette du tronc. Berlin. Klin. Woch., 24 octobre 1888.

MEYER. — Mécanisme de la déformation du pied bot plat. Berl. Klin. Woch., 2 oct. 1882, et Jena 1883.

MOLLIÈRE. — Du pied bot transversal antérieur. Lyon médical, 22 fév. 1884.

MOORE. — Double équin varus. The internat. journ. of surg. mars 1890.

MORISANI. — Résult. lointains de la tarsot. post. dans le pied var. éq. Il Progresso medico, sept. 1888.

MORISANI. — Pes equinus artificialis. Progresso medico, 1890.

MORTON. — Double opération pour pied bot varus équin double. Philad. Acad. of. surg., 3 juin 1889.

MORTON. — Inst. for the forcible corr. of club-foot. Trans. of Ass. Assoc., 1889

Mosengeil. — Lang. Arch., Bd. 16 und 17.

Motta (M.). — De l'opér. de Phelps dans le trait. du pied bot varus équin. Il Policlinico, n°s 2 et 4, 1890.

Muller (O.). — Beitr. z. Beh. des Klumpfusses. Inaug. Diss. Berlin, 1885.

V. Muralt. — Filzschienen z. Nachbeh. des Klumpf. Corresp. f. schweitz. Aerzte, 1 août 1889, et Ostéotomie cunéiforme, etc., ibid., 1879.

Naudin. — Essai sur la tarsotomie. Thèse de Paris, in-4°, 102 p., 1885.

Negretto (A.). — Correzione di piede varo equino, etc. Arch. di ortop., 1885, p. 97, vol. II.

Nélaton (A.). — Appareil pour le traitem. du pied bot. Bull. de thérap., 1868.

Nélaton (Ch.). — Société de chirurgie, 1890, séance du 29 janv., et Arch. gén. de méd. Avril 1890.

Nélaton (Ch.). — Du valgus équin. cong. accompagné de courbure antérieure du tibia et d'absence du péroné. Revue d'Orth., juillet 1881.

Nicoladoni. — Ueber Pes calcan. u. Transplantation der Peronealsehnen. Arch. f. klin. Chir. XXVII, 3, p. 660.

Nicoladoni. — Ueber Pes calc. traumat. Wien. med. Woch. XXXII, 23.

Noyon (L.). — Sur la méthode de Phelps. Dissertation inaugurale. Amsterdam, 1889, Revue d'orthopédie, 1890, n° 1.

Ollier. — De la tarsectomie antérieure totale ou antéro-tarsectomie. Rev. d'orth., 1891, p. 174.

Ogston (A.). — An improved method of treating club-foot. Edinb. med. a. s. Journ., 1878. Transact. pat. soc., 1884.

Ogston. — Du traitem. du pied bot. Brit. med. journ., 1879.

Ollier. — Traitement des pieds bots rebelles par la tarsotomie. Lyon méd., 1881.

Ollier. — Tarsectomie ant. totale. Revue de chir., 1855, n° 5, 10 mai.

Ollier. — Traitement des pieds bots. 13 mai 1889, Acad. des sciences.

Onimus. — Déformations de la plante des pieds dans les affections atrophiques et paralyt. de la jambe. Gaz. hebd., 1876, n° 34.

Onimus. — Déformation du pied et troubles généraux déterminés par les chaussures à talon haut et étroit. Union méd., 1877, t. XXIII, p. 244.

Owen. — Cong. talipes. Brit. med, journ., 1883, t. I, p. 460.

Pabst. — Path. und Ther. der paraly. Klump. Inaug. Diss. Würzb., 1886.

Paci (A.). — Storia di tre casi di piedi torti. Lo Sperimentale, juil. 1887.

Paladini. — Piede equino varo paralitico di alto grado coretto con la exstirp. tot. del astr. Arch. di Ortop. 1886, I.

Panas. — Article Orthopédie in Dict. Jaccoud, XXV. Paris.

Parker (V.-W.). — The pathol. of cong. club foot. Brit. med. J., XI, 1883.

Parker (V.-W.). — Cong. club-foot, the part played, etc. Brit. med. J., VI, 1886.

Parker (V.-W.). — Congenital club-foot, its nature and treatm., 1887, ibid.

Parker (V.-W.). — A discussion on the oper. treatm. of club-foot, 1888, ibid.

Parkin. — Pied creux. Soc. roy. de méd. et de chir. de Londres, 6 juin 1891.

Parona (Fr.). — Dell'osteot. nella cura del piede varo-equino. Ann. uni., vol. 279, p. 118.

Pascaud (L.). — Appareils orthopédiques dans le traitement du pied bot, appareil à plaquette. Thèse de Paris, 1882.

Paulin (F.). — Du pied bot phlébitique. Thèse de Paris, 1890.

PAROW. — Froriops Notizen auus dem Gebiete der Natur und Heilkunde, 1856.

PELLEREAU. — Du pied bot varus et de ses divers traitements. Tarsotomie. Thèse de Bordeaux, 1882.

PHELPS (A.-M.). — Treatment of certain forms of club-foot by open incis. Congr. ntern. 1884. Copenhague. Prov. med. journ., 1887, 57.

PHELPS (A.-M.).— Treatm. of tal. var. equin. by open incision and fixed extension. The prov. med. journ., sept. 1886.

PHELPS (A.-M.).—A case of double talipes eq. varus treated by open incision and fixed extension. Trans. of the med. soc. of the state of N.-Y., 1881.

PHELPS (A.-M). — The present status of the open incision method for talipes varo-equinus. Medical Record. New-York, 29 novembre 1890, vol. 38, n° 22.

PHILIPPSON (A.). — Die Phelps'che Meth. d. Klumpfuss., etc. Diss. Munich, 1886. Deutsche Zeits. f. Chir., V. 1887.

PHOCAS. —Piep bot valgus. Extirp. de l'astrag. Rev. d'orthop., 1890, in-4°.

PILLIET. — Un cas de pied bot cong. avec malform. multiples. Progr. méd., 22-29 sept. 1888.

PLAGEMANN. — Congen. Gelenkcontracturen. Diss. inaug. Berlin, 1888.

POINSOT. — Résection du tarse dans le pied bot. Bull. soc. de chir., 1880.

POLAILLON. — Pied bot varus équin. Semaine méd. 48, 1887.

POORE (Ch.). — The treatment of inveterate talipes equino-varus by osteotomy. N.-Y. med. journ., 1887.

POST (Q.). — On the immed. applic. of plaster of Paris splint in the treatm. of club-foot. N.-Y. med. rec., XXVIII, 2, p. 34, 1888.

PUJOL (E.). —Contrib. à l'étude des rapports du pied bot congénital avec l'hydrocéphalie et l'hydrorachis. Thèse de Paris, 1890, n° 201.

RAIMBERT. — Sur les pieds bots. Thèse de Paris, 1839, n° 166.

REAL. — Traitem. du pied bot. Thèse de Paris, 1852.

REDARD (P.). — Emploi de la force dans le trait. de certaines formes de pieds bots. Congrès franç. de chir., séance du 11 oct. 1889.

REDARD (P.). — Difform. du pied en rapp. avec l'absence congénitale des os de la jambe. Rev. mens. des mal. de l'enf., sept. 1890, p. 385.

REEVES (A.-H.). — The rapid treatm. of club-foot. Med. Times, 25 oct. 1879.

RENTON. — Note on the treatm. of club-foot. Glasg. med. Journ., 1881, n° 1.

REVERCHON. — Thèse de Paris, 1872.

RHEA BARTON. — On the treatment of anchylosis by the formation of artificial joints. North Am. med. and surg. journ., Avril 1827.

RICHET. — Pied bot varus équin, traité par l'extirpation de l'astragale. Ann. d'orthop. et de chir. prat., 15, 1888.

RIED. —Ueber die Beh. hochgradiger Klumpf. etc. Deuts. Zeits. f. Chir., 1882, XIII.

RIED. — Weitere Beitr. z. op. Beh. des Klumpf., ibid. 1886, XXIII, 506.

RIEDEL. — Ostéot. cunéif. pour varus équin cong. double. Deutsche Zeits, f. Chir., 1881.

ROCHARD (J.). — Traitement opératoire du pied bot talus paral. Rev. d'orthop., 1890, n° 5.

ROCHARD (J.). — Autopsie d'un double pied bot congénital. Revue d'orthopédie, sep. 1891.

RÖLL (J.). — Der Klumpf. u. s. Beh. Diss. Munich, 1886.

ROMANO (Cl.). — Intorno al piede varo equino cong. e alla sua opportuna terapia. Gior. intern. di scien. med. 1883.

ROSE. — Ablation d'un coin du tarse pour varus équin. Lancet, t. II, 1887.

ROSER. — Beitr. z. Lehre v. Klumpf. u. v. Plattfusse. Cassel-Bertin. 1885.

RŒSTEL (E.). — Beitr. z. Beh. des Klumpfusses. Inaug. Diss. Würzb, 1885.

ROUTIER. — Du pied bot accidentel. Thèse de Paris, 1881.

RUPPRECHT.— Zur Tarsotomie veralteter Klumpfüsse. Centralblatt f. Chir., 1882, n° 31.

RYDYGIER. — Eine neue Resectionsmeth. der Fusswurzelknochen beim veralt. Pes varus. Berl. klin. Woch. 1883, 5, II, et 4 oct. 1886.

RYDYGIER. — Zur op. Beh. des Pes varus paraly. Vers. deuts. Naturf. und Aerzte, 1886.

SALOMONI. — Contributo alla cura dei piedi torti congeniti. Arch. di ortop., 1889, p. 473.

SALVI. — Des principaux appareils propres à redresser le varus. Thèse de Paris, 1841.

SAYRE (L.-A.). — Clin. lect. of club-foot. N.-Y. med. rec., 15 juillet 1874.

SAYRE (L.-A.). — On treatm. on club-foot. Med. News, XL, 2.

SCARPA (A.). — Memoria chirurgica sui piedi torti congeniti del fanciulli e sulla maniere di corregere questa deformità. Pavia, 1803.

SCHAEFER (W.). — Ueber cong. Def. an Händen und Füssen. Beitr. zur klin. Chir. VIII, 2, 1891.

SCHALLGRUBER. — Anatomie des Klumpfusses. Allg. med. Ann. Altenb., 1841.

SCHEDE. — Ueber Klumpfussbeh. Deut. med. Woch., 1880

SCHEDE. — Ueber Klumpfussbeh. Deuts. med. Woch, XII, 30 p. 522, 1886.

SCHEDE. — Verh. der deuts. Ges. f. Chir., 1888.

SCHMITZ (R.). — D. Klumpfuss u. seine Beh. Paris, 1867.

SCHREIBER. — Fälle von hochgrad. Klumpf. resp., etc. Centralbl. f. orthop. Chir., n° 1 mai 1890.

SCHWARTZ. — Des différentes espèces de pieds bots et leur traitement. Thèse d'agrégat. Paris, 1883.

SCOUTETTEN. — Mém. sur la cure rad. des pieds bots. Paris, 1838.

SCUDDER (C.). — Cong. talipes eq. var. Bost. med. and surg. J., 27 oct. 1887.

SÉE (M.). — Pied bot, etc. Rev. de thérap., 1875, p. 32.

SÉE (G.). — Leçon clin. Rev. de thérap., 1877, p. 477.

SEYDL. — Ueber den Klumpfuss. Prague, 1847.

SHAFFER (N.). — The use of traction in the treatm. of club-foot, etc. N.-Y. med. Journal, 5 mars 1887.

SHAFFER (N.). — Remarks on the treatm. of club-foot by open excision N.-Y. med. Journ., 27 oct. 1887.

SHAFFER (N.). — Pied bot équin varus hyst., ibid., 1889.

SHAFFER (N.). — Traction forcée dans le trait. du pied bot. Rev. d'orthop. Paris, 1891, n° 3, p. 190.

SHAFFER (N.). — Sur quelques diff. du tarse dans le pied bot varus éq. cong., etc. N.-Y. med. rec., 1889, 450.

SHELDRAKE. — Observations on the causes of distorsions of the legs of children, London, 1794. Pract. essay on the club-foot., etc. London, 1798.

SOCIN. — Tarsotomie cunéif. après ténotomie pour pieds bots cong. Corresp. Bl. f. Schweitz. Aerzte, 1882.

SOLLY. — Ablation du cuboïde dans le varus équin. Roy. med. and surg. Soc., The Lancet. I, 1857, p. 478.

SPRINGSFELD (E.). — Die Beh. des Klumpf. Inaug. Diss. Bonn., 1884.

SCHEIBER (A.). — Fälle von hoch. Klumpfuss, resp. Zehendiff. im Gefolge eines Trauma's. Cent. für orth. Chir., 1890.

STETTER. — Deutsche Zeitschr f. Chir., 1880, t. XIV, p. 93.

STOKES (W.) — The astragaloid osteot. in treatm. of flat foot. Transact. of ac. of med. scienc. Dublin, 1885.

STRECKEISEN. — Notizen über Bau und Beh. des Klumpfuss. Jahrb. f. Kinderheilkunde. Leipzig, 1868-69.

STROMEYER. — Beiträge zur operativen Orthopädie. Hannover, 1838.

SWAN. — An analysis of 40 cases of club-foot. Med. press. and circ. London, 1878.

SYDNEY ROBERTS. — The etiol. morb. anat., varieties and treat. of club-foot. Phil. med. News, march, 1886.

SYMONDS. — Osteot. with chain-saw talip. eq. varus or valgus. Lancet, 2 janv. 1886.

TAYLOR. — The treatment of talipes equino varus by continuous leverage, N.-Y. acad. of. med. séance 15 nov. 1889.

TEMMINK. — Traitement du pied bot varus. Centralbl. für orthop. Chir., janvier 1890.

THIRIAR. — Pied bot éq. var. et tarsect. post. La Clinique, 10 mai 1889.

THIRIAR. — Un cas de pied bot traumatique; ostéot. cunéif. Ann. d'orthop., 1890, n° 13, p. 265.

THOMAS (H.-O.). — A new wrench for club-foot. Prov. med. Jour. jun. 1 1886, p. 286.

THORENS. — Documents pour servir à l'histoire du pied bot varus congénital. Thèse de Paris, 1873.

TILLAUX. — De l'appareil qu'il convient d'employer après la ténotomie dans le traitement du pied bot Bull. de thérapeut. 1867.

TILLAUX. — A quel moment faut-il opérer le pied bot cong. ? Soc. de chir., séance du 12 juillet 1876.

TOWSEND (W.-R.). — Acad. de N.-Y., séance du 17 janvier 1890. V. Revue d'orthop., n. 3, 1890.

TRÉLAT. — Pied bot varus; pied creux, etc. Bull. soc. chir., XIII, p. 327, 1886.

TROISFONTAINES. — Relat. d'un cas d'ostéotomie cunéif. du tarse et considér. Ann. de la soc. méd.-chir. de Liège, n° 8, VIII, 1884.

ULCOCQ. — Du pied bot consécutif à la paralysie infantile. Thèse de Paris, 1881.

VASLIN. — Trait. chir. du pied bot paralyt. Bulletin de la Soc. de méd. d'Angers, 2e semestre 1888, p. 20. — Chir. clin. Angers, impr. Lachèse et Dolbeau, 1890.

VELPEAU. — Elém. de médecine opératoire. Paris, 1889.

VEREBELY. — Guérison du pied bot congénital par l'évidement sous-périosté de l'astragale. Pest. med. ch. Pr. 1877, n° 64, p. 224.

VERNEUIL. — L'ostéotomie dans le pied bot. Progr. méd., 10 avril 1886.

VERNEUIL. — Pieds bots phlébitiques. Académie des sciences, séance du 29 mars 1890.

VOGT (P.). — Zur Beh. des angeborenen Klumpfusses, Archiv. f. Kinderheilk. Stuttgart, 1880, Moderne Orthopædik. Stuttgart, 1880. 2 Auflage et Cent. für Chir., 1884.

VOGT. — Ueber Resection des Fussgelenkes wegen Ankylose in fehlerhafter Stellung des Fusses. Diss. inaug. Iéna, 1875.

VOLKMANN (R.). — Zur Aetiologie der Klumpfüsse. Deutsche Klinik. Berlin, 1863.

VOETSCH. — Die Fussleiden aus der Perspective der Conscriptionslisten. Med. Corrbl. d. württemb. ærzt. V. Stuttgart, 1863.

VULPIAN. — Du pied bot par altération de la moelle épinière. Soc. de biol., séance du 21 juin 1870.

WACKERLAGEN. — Case of talipes varus. The Brooklyn med. Journ., 3. 1890.

WAGNER. — Tarsotomie pour pieds bots cong. Diss. inaug. Strasbourg, 1881.

WAHL. — Présentation de pied bot cong. varus. Petersb. med. Woch. 1871.

WALSHAM (W.-J.). — The treatm. of club-foot, etc. Lancet I. 1888. Four cases of talipes calcaneus of paralytic origin, treated by excision of a portion of the tendo Achillis. Brit. med. Journ., 1884, 14 juin.

WERNER. — Der Werth der subcut. Tenotomie als Heilmittel des angeb. Klumpfusses. Wochensch. f. d. ges. Heilk. Berlin, 1851.

WEST. — Ablation de l'astragale et du cuboïde pour varus équin. Brit. med. Journ., 1878.

WILHELM. — Ueber die Ursache des cong. Klumpf.

WILLARD (F.). — Club-foot, simple measures for its early relief. Trans. of med. Soc. of the State of Pennsylvania, 1883.

WILLARD (F.). — Club-foot. Is excision of the tarsus necessary in children? Transact. med. soc. Pensylv., 1884. Centralbl. f. Chir., 1885.

WILSON. — Pied bot et spina bifida. Brit. med. Journ., 1er oct. 1891.

WITTELSHŒFER. — Apparat für Behandlung des angeb. Klumpfusses. Wien. med. Presse. 1887.

WOOD. — Résection cunéiforme du tarse pour varus double. The Lancet, 1878, t. I.

WOLFF (J.). — Klumpfussbehandlung Centralbl f. Chir., 1889, n° 41.

WOLFF (J.). — Zur Klumpfussbeh. mittels der portativen Wasserglassverbænden. Berl. med. Ges., 12, VII, 1888, et Berl. Klin. Woch., 1885 et 1889.

YOUNG (J.-K.). — Ténotomie pour pied bot. Ann. Journ. of the med. sc., avril 1890, vol. XCIX, p. 363.

ZEISSL. — Beitr. zur operativen Chirurgie, 1881. Wiener med. Presse, n° 12.

ZIMMERMANN (D.). — Klumpfuss und Pferdefuss. Leipzig, 1830.

ZIMMERMANN (D.). — Ueber Behandlung der Klumpfüsse. J. d. Chir., Berlin, 1830.

ZOEHRER. — Die Natur und gründliche Heilung der Klumpfüsse. Med. Jarhrb. der K. K. œst. Staats. 1840, XXXV.

## PIED PLAT

ALBERT (E.). — Die neueren Untersuchungen ueber den Plattfuss. Wien. med. Presse, n° 1, 3, 49, 1884.

ANTHELMY. — Thèse de Paris, 1884.

BEELY (F.). — Federnde Einlegesohlen f. Pes planus u. valgus. Monatsch. f. aerzt. Polytechn., III, 1886.

BEUCLER. — Essai sur la valeur séméiologique de la tarsalgie. Thèse de Paris, 1879.

BLUM. — Archives gén. de méd. Juin, 1886, et Chirurgie du pied, 1888.

BONNET. — Thérapeutique des mal. articulaires. Paris, 1853.

BUCCHETMANN. — Ueber den Plattfuss. Diss. Erlangen, 1830.

BURELOT. — Thèse de Paris, 1877.

BUSCH. — Berliner Klin. Woch., 1879.

CABOT. — Thèse de Paris, 1866.

CHALOT. — Thèse de Montpellier, 1877.

CHAPUT. — Etude anat. path. de deux pièces de pied plat valgus guéri par ankylose. Progrès méd., XIV, 1886.

CHAPUT. — Bull. de la Soc. anat., juin 1886, p. 429.

CHARPY. — Variétés anatomiques et physiologiques du pied. Journal d'anatomie, 1887.

CHAUVEL. — Note relative à des recherches faites au sujet des conscrits exemptés pour pied plat des années 1876 à 1883. Bull. Soc. de Chir., janvier 1884.

COLLIER (M.-P. MAYO-). — On the causes and prevention of flat foot. Lancet, 4 sept. 1886.

DENOUX. — Principaux appareils propres à redresser le pied bot. Thèse de Paris, 1840.

DESCOQS. — Thèse de Paris, 1874.

DUBREUIL. — Deux cas de pied plat. Gaz. méd. Paris, 14, V, 1887.

DUCHENNE (de Boulogne). — De l'électrisation localisée. 3° édit., Paris, 1872, et Union méd., t. XXXVII, p. 599, 1868.

ELLIS (T.-S.). — Acute and painful valgus. Lancet, I, 23, p. 2, 1154, 1883 et 1884.

ELLIS (T.-S.). — Rickets in relation to flat foot. Brit. med. Journ., 9 fév. 1889.

ELLIS (T.-S.). — The human foot its form and structure, functions and clothing. London, 1889.

FOREST DE FAYE. — Déviation consécutive à l'arthrite et de son rôle dans une variété de pieds douloureux. Thèse de Paris, 1888.

FRANKS (K.). — On flat foot treated by Ogston' s method. In Transact. of the Acad. of med. of Ireland, 1885. Centralbl. f. Chir., 1886, 16, p. 283.

FROUSTEY. — Thèse de Paris, 1873.

GOLDING-BIRD. — Guy's Hosp. Report, 1883.

GOLDING-BIRD. — Operations on the tarsus in confirmed flat foot. Lancet, 1889.

GOSSELIN. — Bull. de l'Acad. de médecine, 1865, t. XXXI, p. 14, et Chirurgie de la Charité, t. I, p. 200.

HAHN. — Congrès int. de Berlin, 1890.

HENKE. — Die Contracturen der Fusswurzel. Zeitch. f. rationnelle Medizin, 1859, et Prager Vierteljahrsch., 1875.

HOLL. — Beitræge zur chir. Osteologie des Fusses. Archiv. für Klin. Chir. Bd. XXV, 1, p. 211.

HOLL. — Zur Aetiologie des angebornen Plattfusses. Arch. f. Klin. Chir. Bd. XXV, 4.

HUETER. — Archives de Virchow, 1862, et de Langenbeck, 1863.

HUMPRY. — On flat foot. Lancet, 1886.

JOUVAUX. — Distribution géographique des pieds plats en France. Recueil de médecine militaire, 1863.

KIRMISSON. — Du pied plat valgus douloureux; différents procédés d'ostéotomie applicables à la cure de cette affection. Revue d'orthopédie, 1890, n° 1.

KIRMISSON. — Pied plat valgus douloureux. Opér. d'Ogston. Acad. de méd., séance du 21 janv. 1891.

KUESTNER (OTTO). — De la fréquence du pied plat congénital. Archiv. f. Klin. Chir., XXV, 1881, p. 396.

LANDERER. — Emploi du massage dans le traitement du pied plat douloureux. Berl. Klin. Woch., 1889, n° 47.

LANDERER. — Behandl. des Platfusses. Münch. med. Woch., 27 janv. 1891, p. 59.

LORENZ (A.). — Die Lehre vom erworbenen Plattfusse. Neue Untersuchungen. Stuttgart, 1883.

LUECKE. — Samml. klin. Vortr., 1871.

MAUNDE. — Med. Times, oct. 1871.

MEYER (H.). — Die richtige Gestalt der Schuhe. Zurich, 1858.

V. MEYER (H.). — Ursache und Mechanismus der Ents. des erw. Plattf. nebst Hinw. auf die Ind. zur Beh. dess. Iéna, 1883.

MEYER (H.). — Die Controversen der Plattfussfrage. Zeitschr. f. Chir., XXI, p. 217.

MEYER (H.). — Ursache u. Mechanik der Entstehung des erworbenen Plattfusses. Jena, 1883.

MEYER (W.) — Operative treatment of flat foot by supramalleolar osteotomy. New-York med. Journ., 24 mai 1890.

MILLER. — Du pied plat. Edinburgh med. Journ., 1889.

MILLER. — Traitement du pied plat. Edinb. med. Journ., 1890, p. 221.

MORTON. — On cases of painful affection of the foot. Philad. med. Times, oct. 1886.

MOTTA (M.). — Pied plat spasm. Arch. di ortop., 1891.

NEVERMANN. — Zeitschrift f. d. ges. Med., IV, Hambourg, 1837.

OGSTON. — On flat foot and its cure by operation. Bristol med. and surg. Journal, 1884, III.

OGSTON. — Sur le pied plat et sa cure par une opération. Lancet, 1884, janv. 26.

OGSTON et PARKER. — A discussion on rickets. In the section of diseases of children at the annual meeting of the British med. Assoc. Glasgow, 1888.

PERROTTE. — Etude sur le pied plat valgus rachitique. Thèse de Lyon, 1887.

PIQUARD. — De la tarsalgie des adolescents. Thèse de Paris, 1887.

RAYNAUD. — Bull. de l'Acad. de méd., 1877.

REISSMANN (L.). — Der erworbene Plattfuss, etc. Langenbeck's Archiv., II, Bd. 3, 1869, et Krit. Betrachtungen, etc. Langenbeck's Archiv., XXVIII, 4 et 1883.

RICHARD (DAVY). — On excision of the scaphoid bone for the relief of confirmed flat foot. The Lancet., 6 août 1889.

ROBERTS. — Flat foot. Saint-Georges Hosp. rep., 72-74, 1875.

ROBERTS (A.-S.). — A plantar spring for use in flat foot. Trans. of the Amer. orth. Ass., vol. 1, p. 42, 1889.

ROSER. — Arch. der Heilkunde, 1868.

ROSER. — Beiträge z. Lehre von Klumpfusse und vom Plattfusse. Th. Fischer, Berlin, 1885.

ROTH (B.). — The early treatment of flat floot. The Brith. med. Journ., n° 18, 1883.

ROTH (B.). — New-York med. Record, 17 mars 1888.

SMITH (N.). — The treatment of flat-floot. The practitioner, 1888, juin, n° 235, V.

STILLMAN. — On the so called rheumatic foot. The New-York med. Record, II, p. 202, 1884.

STILLMAN. — Apparatus for daily exercices in case of flat foot. Trans. of the Am. ort. Assoc., vol. 1, 1889.

STOKES. — Transactions of the Academy of medecine of Ireland, 1885.

SYMINGTON. — The anatomy of acquired flat-floot. Journ. of Anatomy, 1884, p. 83, XIX.

TERRILLON. — Pied plat valg. par impotence muscul. avec manifestations douloureuses et inflammatoires au niveau de l'art. péron tib. inf. Bull. soc. chir., 1884.

THORENS (H.). — Des déformatious douloureuses du pied par impot. musc. Union méd., 26 octobre 1884.

TOUBERT. — Contrib. à l'étude anat.-path. du pied plat acquis. Thèse de Lyon, 1890.

TOWNSEND (W.). — The treat. of flat foot by Thomas' method. Trans. of the amer. med. Ass. 9 août 1890.

TRAUTMANN. — Zur Casuistik des erworbenen Plattfusses. Münch. med. Wochenschr., 1887, n° 13.

TRENDELENBURG. — Ueber Plattfussoperationen. Arch. f. klin. Chir., XXXIX, n° 4, 1889, p. 751, et Congrès internat. de Berlin, 1890.

VOGT. — Ueber angeborene Belastungsdeformitæten. Pes varus und valg. cong. u. deren Behandlung mittelst extirpatio tali beim Neugeborenen. Mitth. aus d. chir. Klinik in Greifswald, 1884.

VOLKMANN. — Der Plattfuss bei kleinen Kindern. Arch. f. klin. Chir., 1881, n° 6, p. 81.

WALSHAM (W.-J.). — Note an the treatment of the flat foot. Lancet, 26 january 1848.

WEBER (C.). — Ueber die Anwendung permanent. Ext. durch elast. Strænge bei Pes valg. Giessen. 1863.

WEINLECHNER. — Extirpation des Talus bei Plattfuss. Centralbl. f. Chir., 1889, n° 50, p. 936.

WHITMAN (ROYAL). — Communication sur le traitement du pied plat. Trans. of. amer. orthop. Ass., 1889. Acad. de méd. de New-York, 21 mars 1890. V. Revue d'orth., 1890, n° 4.

WILLETT (A.). — Note on manipulation as a means of treatment of flat foot in the acut form. St.-Barth. hosp. rep. XVIII.

WOLFERMANN (H.). — Plattfussapparat., Monatss. f. ærztl. Polyt., III, 1886.

YOUNG (G.). — Pied plat ou pied valgus acquis. New-York med. Record, 6 juillet 1889.

## DIFFORMITÉS DES ORTEILS

ADAMS (W.). — On the successful treatment of hammer-toe, 1888, Londres.

ANDERSON (W.). — Hammer-toe. Clinical Society. May, 1887, et Trans. clin. Society, vol. XX, 1887.

ANNANDALE. — The malformations diseases of fingers and toes. Edimb., 1865.

ASHTON. — On corns and bunions. Med. Times, 1818.

BARKER (A.-E.). — On operation for hallux valgus. Lancet, 12 avril 1884.

BARETTE. — Encyclop. intern. de Chir. Paris, 1886, Article « Orthopédie ».

BEC (Le). — De l'orteil en marteau. Clin. franç., 1891, n° 7.

BIGG. — Orthopraxy. Londres, 1865.

BILHAUT. — De l'orteil en marteau. Clin. franç., 1891, n° 5.

BLUM (A.). — De l'orteil en marteau. Bull. de la Soc. de chir. 10 octobre 1883.

BLUM. — Chirurgie du pied. Paris, 1888.

BOYER (DE). — Des déformations du pied causées par les chaussures. Prog. méd. 1877.

BROCA. — Bull. soc. anat. 1843, p. 49-50, 52. — *Ibid.*, 1852, p. 132 et 208.

BROCA. — Des difform. de la partie ant. du pied, causées par les chaussures. Bull. Soc. anat., 1852, p. 60.

CAMPER. — Dissertation sur la meilleure forme des souliers, 1791.

CHASSAIGNAC. — Quelques difform. des orteils, déterm. par l'action des chaussures. Bull. soc. chir., 1853.

COHEN (E.). — Orteil en marteau. Thèse de Paris, 1887.

COULSON. — Lancet, 1850.

DEBAUSSAUX. — Rev. de méd. milit. 1880.

DECÈS. — Bull. soc. chir., 1858.

DELAROCHAULION. — De l'arthrite déform. de l'artic. métatarso-phal. du gros orteil, etc. Th. de Paris, 1885.

DELORME. — Dict. de méd. et de chir. prat., 1878. Article « Pied ».

DEMARQUAY. — Vice de conform. des mains et des pieds. Bull. Soc. chir., 1874, p. 444

DESGRANGES. — Vice de conf. des doigts et des orteils. Lyon méd., 1873.

DUBREUIL. — Diff. des orteils. Bull. soc. chir., 1855, V, p. 243.

DUBREUIL. — Eléments d'orthop. Paris, 1882.

ELLIS. — Deform. of the great toe. Brit. med. Jour. May, 1883, et The human foot. London, 1891.

FANO. — Ditto a martello. Rivista veneta di sc. med., déc. 1887.

FANO. — Difform. des orteils. Bull. soc. chir., 1854-1855, t. V, p. 243.

FOCHIER. — Sur l'affection douloureuse du gros orteil. Lyon med., 1880, XXXV, p. 84.

FORT. — Des difform. cong. et acquises des doigts, etc. Thèse d'agrégat. 1863.

GUIOT. — Des princip. difform. de la main et du pied. Thèse de Paris, 1830.

HARRIS. — Transact. of Philad. med. soc., 1881.

HORROCKS. — Arrested growth of bones of forearm. Ill. med. News. London, 1889. p. 200.

HUTCHINSON. — Distorted toes. Med. Times, 1875.

LAFOREST. — L'art de soigner les pieds, 1782, Paris.

LEGÉE (E.). — Des difformités des orteils. Thèse de Paris, 1869.

MALGAIGNE. — Leçons d'orthop., 1862, et Mémoire sur la déviation lat. du gros orteil. Rev. méd., chir., t. XI, p. 212.

MANOUVRIER. — Bull. de la Soc. anthropologique, 1891.

MARMY. — Bull. soc. anat., 1848.

MELLET. Manuel d'orthop., 1844.

MIRABEL. — Des malform. des doigts et des orteils dans leurs rapports avec l'hérédité. Thèse de Paris, 1873.

MONGLOND (H.). — De l'oignon ou déviation du gros orteil. Thèse de Paris, 1876.

MOLLIÈRE. — Du pied bot transv. ant. Lyon méd., 1885, p. 8.

NÉLATON. — Dév. du gros ort. chez les vieillards. Gaz. des hôp., 1855, p. 391.

NEPVEU. — Arch. gén. de méd., 1880.

NICOLADONI. — Wien. med. Woch., 1881.

NOBLE SMITH. — Prov. Med. Journal, 1886.

ONIMUS. — Déformations du pied et troubles généraux déterminés par les chaussures à talon haut et étroit. Union méd., 1877, t. XXIII, p. 244.

PAGET. — Lancet, 1867.

PANAS. — Thèse d'agrég., 1863.

PAULET. — Dict. Dechambre, article « Orteils », 1883.

PETERSEN. — Behandl. verkrümmter Zehen. Beil. z. Centralbl. f. Chir., n° 24, 1888.

POLAILLON. — Malform. du gros orteil gauche. Amputation. Bull. Soc. chir., 6 juin 1883.

QUERMONNE. — Syndactylie héréditaire des orteils. Ann. d'orthop., n° 1, 1890.

RIEDEL. — Oper. Beh. d. Hallux valg. Centralbl. f. Chir., 1886, p. 753.

RICHELOT. — Amput. d'un orteil surnuméraire. Union méd., 1883.

ROHMER. — Des variations de forme normales et pathologiques de la plante du pied. Thèse de Nancy, 1879.

ROUSSELOT. — Toilette des pieds, 1769. Paris.

SHATTOCK. — Hammer-toe. Trans. path. Soc. 1887, p. 449.

STARKE. — Misstaltung der Füsse d. unzweckm. Bekl. Samml. Klin. Vortr. v. Volkm., n° 194.

STAURENGHI (C.). — Caso di esadattilia dei piedi. Arch. di orto. 1889, p. 184.

TERRIER, SCHWARTZ, DESPRÉS, etc. — De l'orteil en marteau. Discus. à la soc. de chir. de Paris, séance du 18 juillet 1888. Bull. méd., n° 58, 1888.

TILLAUX. — Chir. clin. Paris, 1889.

VALAT. — Double orteil en marteau, ostéotomie, guérison. Ann. d'orthop., n° 10, 1888.

VALERANI. — Note di teratologia. Arch. di Ortop., 1887, p. 325.

VERNEUIL. — Bull. de la Soc. de chir., 29 nov. 1865.

V. VOLKMANN. — Ueber die sogen. Exost. der grossen Zehe. Virch. Arch., 1856, p. 297.

WINDRIFF. — Des princip. diff. des doigts et des orteils. Thèse de Paris, 1840.

YOUNG. — Un cas de main bote. Med. News, 12 mai 1888.

ZIEGLER. — Effets de la chaussure vicieuse et moyens de les prévenir. IV° congrès intern. d'hygiène, 1883.

## DIFFORMITÉS D'ORIGINE NERVEUSE

ADAMS (W.). — Infantile Paralysis. Lancet 1877 n° 25. Du traitement chir. des déform. postparalytiques. The Lancet, 27 sept. 1890.

ALBERT (E.). — Einige Fälle künstlicher Anchylosenbildung an paralytischen Gliedmassen. Wien. med. Presse, n° 23, 1882.

ALTHAUS (J.). — On infantile Paralysis, Londres 1878. Le percuteur muscul. dans la paralysie inf. Brit. med. Journ. 1879.

BABINSKI (J.). — De l'atrophie musculaire dans les paralysies hystériques. Arch. de neurologie, 1886.

BENEDIKT. — Nervenpathologie u. Electrotherap. Leipzig, 1878, 2° éd.

BLOCQ (P.). — Des contractures. — Thèse de Paris 1888.

BRENNER (R.). — Vorträge über Poliomyelitis ant. ac. der Kinder. Deutsche Zeits. f. prakt. Med., 1878, n° 82.

BRISSAUD. — Contract. perm. des hémiplégiques. Thèse de Paris, 1880.

BRISSAUD et RICHER. — Faits pour servir à l'histoire des contractures. Progrès méd., 1880.

BYWALKEWITSCH. — Paralysie progressive de l'enfance avec pseudo-hypertrophie musculaire. Vratch 25, 1889.

CARBONE. — Della paralisi spastica inf. Arch. di Ortop., 1887, p. 73.

CHARCOT. — Leçons sur les mal. du syst. nerveux. Œuvres complètes. Paris.

CHARCOT. — Rétractions fibro-tendineuses dans les paralysies spasmodiques par lésions organiques spinales et dans la contracture spasmodique; pied bot hystérique. Bull. médical. 1887. Leçon recueillie par Babinski.

COTARD (J.). — Etude sur l'atrophie cérébrale. Thèse de Paris, 1868.

DESCHAMPS. — Traitement chir. de la paral. spin. de l'enfance, Gaz. méd. de Liège, 21 nov. 1889.

DREYFOUS (F.). — De la pseudo-paralysie syph. 1885.

DUCHENNE (de Boulogne). — Paralysie atroph. graisseuse de l'enfance. Arch. gén. de l'électris. local. 3 éd. 1872.

DUMONTPALLIER. — Traitement des contract. hyst. Sem. médicale, 26 mars 1890.

ERB. — Memorabilien 1887, n° 12. Lehrbuch der Rückenmarkskrankh. Ziemssens Handb. XI.

FEER (E.). — Ueber angeborene spastische Gliederstarre. Jahrb. f. Kinderheilkunde, t. XXXI, p. 360.

FISCHL. — Ein Fall von period. auftret. Lähmung der unteren Extremit. Prag. med. Woch. 1885, n° 42.

FOREST-WILLARD (De). — Surgical and mechanical treatm. of the deformities following infantile spin. paralysis. Am. Journ. of med. sc., mai 1891.

FRISSARD. — Des troubles trophiques de la peau consécutifs à la paralysie inf. Thèse de Paris, 1887.

GAUDARD. — Cont. à l'ét. de l'hémipl. céréb. inf. Thèse de Genève, 1884.

GARABET-NAZARET. — Essai sur le traitement chir. de la contracture permante infantile. Thèse de Lyon, 1885.

GIORDANO. — Contributo alla cura degli esiti della paralisi infantile. Archiv. di ortoped., n° 1, 1890.

GIBOTTEAU (A.-M.). — Notes sur le dévelop. des fonct. céréb. et sur les paral. d'or. cérébrale chez les enfants. Thèse de Paris, 1890.

HAMMOND. — A treatise on the diseases of the nervous system, 6e éd., Londres. Lewis, 1876.

HEINE (J.). — Beobachtungen über die Lœhmungszustænde etc. Stuttgart, 1890. Spinale Kinderlæhmung 2e éd , 1860.

HEUSNER. — Ueber in en Stützapparat bei hochgradiger Lähmung der unteren Extremitaten. Lang. Arch. für Chir., 1884, p. 663.

JOFFROY. — De la pachyméningite cervicale hypertrophique. Thèse de Paris, 1870.

KAREWSKI. — Ueber paral. Lux. der Hüfte, etc Lang. Arch. Bd. XXXVIII. Heft 2.

LITTLE. — Transact. of the obstetr. soc., vol. III. Londres 2e éd., 1862.

MARIE (P.). — Art. Hémiplégie spas. inf. dans dict. de Dechambre.

NAF (J.). — Die spastische spinal Par. im Kinders. Inaug. diss. Zürich. 1885.

ONIMUS. — Contract. pseudoparal. inf. Revue mens. des mal. de l'enfance, 1884.

PETERSON et FISHER. — Cranial measurements in twenty cases of inf. cerebr. hemiplegia. N. Y. med. J., 6 avril 1889.

RANKE (H.). — Ueber cerebrale Kinderlæhmung, etc. Münch. med. Woch., 27 avril 1886.

ROSS (J.), — On the spasm. Paraly. of Infancy. Brain. 1882, 1883.

ROTH. — Traitement des paral. inf. Brit. med. J., 1879. The surgical and orthopædic treatment of infantile paralysis. (Brit. med. Journ., 6 sept. 1884.)

RUPPRECHT (P.). — Ueber angeborne spast. Gliederstarre u. spast. Contract. Volkm. klin. Vortr., n° 198, et Jahrb. fur Kinderh. 1879, p. 317.

RYAN (G.-W.). — The orthop. of inf. paralysis. Americ. pract. news, 26 oct. 1889.

SCHREIBER. — Contrattura paralytica grave dell'anca e del ginocchio, etc. Piede varo paralitico. Raddrizzamento, artrodesi del ginochio e dell' anca. Arch. di Ortop. p. 34, 1889.

SCHÜSSLER (H.). — Zur Beh. des paral. Schlottergel. der Schulter. Berl. klin. Woch. 1886.

SEELIGMÜLLER. — Gerhards Handb. f. Kinderkr. Tübingen, 1880.

SHAFFER (N.). Hysterical element in orth. surg. New-York, 1880.

STRÜMPELL. — Ueber die ac. Encephalitis der Kinder etc. Deutsche med. Woch., 1884, et Jahrb. f. Kinderheilk. 1884, 173.

TERRILLON. — Int. chirurg. dans les att. vic. dues aux rétr. musc. succédant à la cont. Bull. de la Soc. de chir. 1888.

TODD. — Clin. lect. on paralysis. London, 1856.

VOLKMANN. — Ueber Kinderlæhmung. u. paralytische Contracturen. Samml. klin. Vortr. 1870, n° 1, Leipzig.


Voyez aussi Arthrodèse, p. 954.

## DIFFORMITÉS CONSÉCUTIVES AUX FRACTURES ET AUX LUXATIONS

ALBERS. — Mittheil. einer Osteot., etc. Arch. f. klin. Chir. T. VII, p. 877.

ALBERT. — Arthrodèse pour une luxation habituelle de l'épaule. Int. klin. Runds. 1888.

ALBERT (E.). — Keilexcision aus der Tibia u. Osteoklase wegen winklig geheilt. Unterschenkelfractur. Wien. med. Presse 1877.

BARDENHEUER. Jahresber. des Kœln. Bügerhosp., 1875, p. 255. Verletzung der ob. Extr. Deutsche Chir.

BEHLA (R.). — Ueber Resection in der Contin. bei diff. Callus. Diss. Berlin, 1874.

BÉRENGER-FÉRAUD. — Traité des fractures non consolidées ou pseudarthroses. Paris, 1871.

BIDE. — Etude sur les résections anaplastiques articulaires. Thèse de Paris, 1879.

BLOCH (O.). — Traitement des lux. irréductibles de la hanche. Revue d'Orth. 1890.

BOUILLY. — Traitement des consolidations vicieuses de la fract. de l'extr. inf. du radius. Bull. et mém. soc. chir. 14 mai 1884.

BROCA. — Ostéotomie sous-troch. pour ank. vicieuse de la hanche, n° 1. Revue d'orthopédie, 1892.

BRUNS (P.). — Die Lehre von den Knochenbrüchen. Deutsche Chir., n° 27, 1886.

CASELLI. — Trattamento delle lussazioni post. antiche del gomito. Riforma med., 1885.

DENNETIÈRES (F.). — Causes des lux. irréd. de la hanche. Leur traitement par la méthode sanglante. Thèse de Paris 1890.

DUPLAY (S.). — De l'ostéotomie linéaire du radius pour remédier aux difformités du poignet, etc. Arch. gén. de méd., 1885.

DUPLAY (S.). — Cal vicieux de la jambe, résection cunéiforme du tibia. Guérison. Bull. soc. chir., p. 352, 1880.

FRÉTIN. — Interv. chir. sanglante dans le traitement des lux. traum. irréd. de la hanche. Paris, 1887.

GANGOLPHE. — De l'ostéotomie dans le traitement des cals vicieux. Th. de Lyon, 1882.

GAYRAUD. — Rupture manuelle du cal dans une fracture ancienne de l'avant-bras chez un enfant. Gaz. hebd. des sc. méd. de Montpellier, 6 sept. 1887.

GURLT. — Handb. der Lehre v. d. Knochenbrüchen. Berlin,1862.

HEYFELDER. — Operationslehre u. Statistik der Resectionen. Vienne, 1861.

JERICHO. — Diss. de osteopalinklasi. Halle, 1838.

KNAPP (O.). — Von Bruns Beiträge. Bd. IV.

KUESTER. — Fünf Jahre im Augusta-Hosp., p. 255.

LAUGIER (S.). — Des cals difformes, etc. Thèse de concours 1841, Paris.

LESSER. — Zur Beh. fehlerh. geh. Brüche der carpalen Radiusepiphyse. Centralbl. f. Chir. XIV, 15.

LUMNICZER. — Osteotomie nach schlecht geh. Fraktur des Femur. Centralbl. f. Chir., n° 35, 1884.

MARCHAND. — Des accidents qui peuvent compliquer la réduction des luxations traumatiques, 1885.

MARGARY (F.). — Callo deforme da frattura dell'estremità inf. del radio, in-8°. Milan (Agnelli).

MAUNDER. — Fractures of the leg, malunion, osteotomy, etc. Med. Times and Gaz., 1878.

NÉLATON (Ch.). — Arch. gén. de med., 1882, 1888, 1889, et article Luxations dans le Traité de chirurgie de S. Duplay, t. III.

NICOLADONI. — Zur Osteotomie veralt. Luxationen. Wien. med. Woch. Juin 1885

NODET. — Della indicazioni operat. nelle lussazioni del cubito. Gaz. degli ospitali, n° 87, 1889.

NUGUET. — Du traitement des fract. de l'extr. inf. du radius vicieusement consolidées. Thèse de Lyon, 1885.

OEHLER. — Ein neuer Apparat zur Streck. von knieank. etc. Cent. für chir. Orth 1886.

OESTERLEN. — Ueber das Wiederabbrechen fehlerh. geh. Knochenbr. der Extr. in callus. Tübingen, 1827.

OLLIER. — Traité des résections. Paris, 1879.

PACI. — Traité expérimental des luxations, 1889.

PACKARD. — Internat. encyclop. of. surgery, vol. IV.

POLAILLON. — De la sect. sous-cutanée des adhérences dans les lux. anc. de l'épaule Bull. de Soc. de chirurgie, 1882 et 1883.

PONCET (G.). — De l'ostéotomie dans le traitem. des cals vicieux. Thèse de Lyon 1882.

POSTEMPSKI (P.). — Osteot. cuneif. del cubito e lineare del radio, et. Gaz. med. d Rome, 1887.

REDARD (P.). — Sur l'ostéoclasie dans les cals vicieux des membres inf. Congr intern. de Copenhague, 1884.

REDARD (P.). — Résection du tibia pour cal difforme. Comm. au Congrès de chir de Paris, 1888.

RICARD. — Bull. de la Soc. de chir., 1890.

RITTER. — Zur Geschichte des Wiederabbrechens fehlerhaft geh. Knochenbrüche in Callus. v. Walther. Journ. f. Chir. T. XXXVII.

RIZZOLI. — Nuove applicazione della frattura artificiale del femore. Bologna, 185[illegible]

SARDOU. — Traitem. des cals vicieux avec chevauchement par l'ostéot. oblique Thèse de doct. Paris, 1891.

SCHULLER. — Fall v. subperiost. Diaphysenresect., etc. Deutsche med. Woch. 187[illegible] n° 9.

SCHULLER. — De Behandeling der Oybrenken by klein Kinderen. Nederl. Tijds. v Geneesk. 16 avril 1887.

SCHWARTZ. — Ostéotomie sous-troch. pour ank. vic. de la hanche. Revue d'orth. Janv. 1892.

SÉNIQUE (A.). — Cons. sur le trait. des pseud. en part. par la résec. Thèse de Nancy, 1889.

SIMONOT (P.). — Contribution à l'étude du traitement chir. des pseudarthroses et du cal vicieux du fémur. Thèse de doct. Paris, 1890.

STILLMAN (C.). — A cont. to the mech. treat. of dis. of the knee-joint. Boston med. and. surg. Journ., 1885.

TERRIER et HENNEQUIN. — Ostéotomie oblique du fémur pour ankyl. vicieuse de la hanche. Revue d'orthopédie, n° 1, 1892.

VECELLI. — Archivio di ortopedia. 1887.

VOLKMANN (R.). — Beitr. z. Chir. p. 87, et Berl. klin. Woch., 1877.

WAGNER (A.). — De ratione quadam fracturas ossium deformiter consolidatas violenta extens. sanandi. Regiomont, 1858.

## ANKYLOSES ET CONTRACTURES

ADAMS. — A new operation for bony anchylosis of the hip joint with malposition of the limb. Brit. med. journ., 1861, p. 439.

ADAMS. — *Ibid.* 1870, II, p. 673.

ALBANESE. — Anchilosi scapolo-omerale destra in posizione difettosa, etc. Arch. di ortop., 1884, p. 125.

AGNELLO. — Contratture e paralisi atrofica, etc. Med. contemporanea. anno II, nov. 1885.

ANGER. — Des flexions permanentes des doigts et de leur traitement. France méd., 1875.

BÉRARD. — Rapport sur la méthode de Louvrier relat. au redress. de l'ankylose angul. du genou. Bull. de l'Acad. 1841, t. VI.

BÉRARDO-CONSTANTINI. — Du trait. sans aucune section de l'ankyl. ang. du genou. Lyon méd. 1871.

BOLLICI.— Resezione collo scalpello per anchilosi angulare dell'anca. Arch. di ortop., 1889, p. 65.

BONNET. — Gaz. médicale, 1840, 1850. Traité des maladies articulaires, 1845. Traité des sections tendineuses, 1841.

BOYER (P.). — De l'ankylose. Paris, 1848.

BRAATZ. — Die allmählige Streckung des Kniegelenkes mittelst orthop. Schienen. Centralbl. f. orthop. Chir., 1885, 1^er^ févr.

BROCA. — Ostéot. sous-troch. obl. pour ankyl. de la hanche. Rev. d'orthop., 1892, p. 40.

BRODHURST (B.-E.). — On anchylosis and the treatment for the removal of deformity, etc. Londres, 1881.

BULL (Ed.). — Ueber die Flechsig'sche Flexionscontractur der Kniegelenke bei Gehirnkrankheiten. Berl. Klin. Woch, 28 nov. 1885.

BUSACHI. — Resezione collo scapello per anchilosi angolare dell'anca. Giorn. della R. Acad. di medicina di Torino, n° 3-4, 1887.

BUSCH (W.). — Beitrag zur Kenntniss der Contracturen im Hüft-und Kniegelenk. Langenbeck's Arch. IV.

CABOT. — Anchylosis of the temporo-mascellary joint relieved by osteotomy of the neck of the maxilla inferior. Analyse du Centralbl. f. Chir. n° 59, 1889.

CAMPENON (V.). — Thèse de Paris, 1879, et Du redressement des membres par l'ostéotomie. Thèse de concours pour l'agrégation, 1883.

CAPONOTTO. — Anchilosi delle due anche in posizione viziosa. Resezione collo scalpello. Guarigione. Arch. di ortop., 1885, p. 501.

CHABOUX. — De la rupt. de l'ankylose du genou. Thèse de Paris, 1879.

CHAILLY. — Etude sur les ankyloses et leur traitement. Thèse de Paris, 1874.

DEFONTAINE (L.). — Ostéotomie trochléiforme pour ankylose du coude. Revue de chir., 1887 et Cong. franç. de chir. 1889.

DELORE. — Du traitement des ankyloses. Paris, 1864.

DENUCÉ. — Ankylose in. Nouveau dict. de méd. et de chir. pratiq., 1865.

DEROYER (A.). — Du traitement des ankyloses. Paris, 1865.

DURET. — Bull. de la Soc. Anat., 1879.

DUVAL (V.). — De la fausse ankylose du genou. Paris, 1864.

EANTRIKIN. — The Clinic., t. XII, mars 1876.

EDOUARD. — Du red. de l'ank. du genou par les nouv. procédés d'arthroclasie d'ostéoclasie succ. Thèse de Lyon, 1883.

EULENBURG. — Bemerkungen über die flectirten Fingercontracturen. Berl. klin. Woch., 1864. 22, 23.

FARGUHAR CURTIS. — Cong. anchylosis of the radio-ulnar artic. N.-Y. med. journ., 19 sept. 1885.

FESSLER. — Ankylose im Kniegelenk. Brisement forcé. Allgem. Wiener med. Zeit. 16 août 1887.

FISCHER (A.). — De anchylosi. Halis, 1848.

FRANK. — De contractura et anchylosi art. genu et coxae isdemque Langenbeckii methodo viol. extensione sanandis. Berlin, 1853.

FROMET DE ROSNAY. — Des raideurs articulaires. Paris, 1867.

FROPO. — De l'ankylose. Paris, 1843.

GURDON BUCK. — Gazette des hôpitaux, 1846.

GRITTI (R.). — Claudicazione da anchilosi angulare del cotile sinistro, In-8°, Milan, Agnelli.

GUSSENBAUER. — Die Methode der künstlichen Knochentrennung, etc. Langenbecks Arch. XVIII.

HARDIE (J.). — Anchylosis of the hip joint with malposition of the limb, etc. Brit. med. journ., 1874, II.

HELFERICH. — Nouveau procédé opératoire des ankyloses du genou. Résection arciforme, 19° congrès de la soc. allem. de chir. 1890. Semaine méd., n° 17.

HELFERICH. — Arch. f. klin, Chir. T. LI, n° 2, p. 346.

HEUSNER. — Ueber orthopädische Behandlung der Hüftgelenkserkrankungen. Arch. f. Klin. Chir. XLIII. 3. 1891.

HEUSNER. — Ueber die orth. Behand. der chronischen Hüftgelenkentzündungen. Zeitsch. für Orth. Chir., 1891, 1 Band., 2 u 3 Heft.

HOFFMANN (J.-G.). — De operationibus quibus anchyloses tolluntur. Jenae 1855.

HOMANS. — False anchylosis of the knee joint, etc. Bost. med. and. surg. journ., 1876.

HUETER (C.). — Klinik der Gelenkkrankheiten, 1877.

JOULIARD. — Traité de l'ank. complète du coude chez les enfants. Revue mens. des mal. de l'enfance, 1887.

KEETLEY. — Treatment of anchylosis. Brit. med. journ., 2 janv. 1883.

KŒLLIKER (Ph.). — Beitrag zur Resection und Osteotomie anchylosirter Gelenke. Deuts. Zeits. f Chir. XXIV, 593.

KUECHLER. — Ueber die gewaltsame Aufhebung von erworbenen Contracturen, etc. Deutsche Klinik, 1859.

KRUKENBERG (H.). — Ein neuer Schienenapparat zur Behandlung von Contracturen. Zeitsch. für orth. Chir., 1891. Band 1, Heft 1.

KÜMMER (E.). — Ostéotomie linéaire courbe pour ankylose du genou chez l'enfant. Rev. d'orthop., 1890, n° 6, p. 462.

LACROIX (E.). — De l'ankylose. Ann. de la chir. franç., etc. Paris, 1843.

LAGRANGE. — Traitement de l'ankylose du genou. Thèse d'agrég., 1883, et article Ankylose in Traité de chirurgie de S. Duplay. T. III.

LAGRANGE. — Des résections orthopédiques. Gaz. des hôp., 1885, p. 125, et Progrès médic., 1886, p. 907.

LAMPUGNANI. — Delle ankilosi. Arch. di ortop., 1886, p. 97.

LANGENBECK. — Comm. de contractur. et ankylos. genu novo methodo violentæ extensionis ope sanandis. Berlin, 1850.

LANGENBECK. — Die gewaltsame Streckung der Kniecontracturen, etc. Leipzig., 1859.

LE BEC. — Ankylose angulaire du genou; résection cunéiforme. Guérison parfaite Gaz. des hôp., 13 oct. 1888.

LITTLE (W.-J.). — On ankylosis of stiff joint. Londres, 1843.

LITTLE (E.-M.). — Remarques sur la flexion permanente du genou et son traitement. Rev. d'orthop., 1890, n° 5, p. 326.

LORENZ (A.). — Redressement des contractures et ankyloses de la hanche. Lettres d'Autriche, 19 janv. 1889. V. Semaine méd., 23 janv. 1889.

LORENZ (A.). — Orthopaedie der Hüftgelenks-Contracturen und Ankylosen. Vienne, 1889.

LOUVRIER. — Du red. forcé de l'ankylose. Gaz. des hôpitaux, 1839-1840.

LUTENS. — An. de la Soc. des Sciences méd. d'Anvers, 1841, et Bull. gén. de thérap. T. XXIV.

MADELUNG. — Die Aetiologie u. oper. Behandlung der Dupuytren' schen Fingerverkrümmung. Berl. klin. Woch., 1875, n° 15.

MARANGOS. — De la résection du coude dans les cas d'ankylose et en particulier de la résection humérale du coude. Th. de Lyon, 1883.

MAYOR. — Traité des ankyloses, 1841.

MAZZONI. — Anchilosi angulare del ginocchio. Gaz. med. di Roma, sept. 1886.

MORDHORST. — Doppelseitige Ankylose des Hüftgelenkes, etc. Arch. f. klin. Chir. T. XXXI, n° 15, 1885.

MÜLLER (W.-H.). — De anchylosis. Lugduni, 1707.

MURRAY. — Dissertatio de anchylosis. Upsala, 1797.

NICAISE. — App. destinés à combattre les raideurs artic. du coude et du genou. Bull. soc. chir., séance du 25 févr. 1885.

NORSTRÖM. — Traitement des raideurs articulaires au moyen du redressement forcé et du massage. Rev. de chir., 1887, p. 750, et Traité de massage, 1884.

NUSSBAUM. — Pathologie u. Therapie der Anchylose. Munich, 1862.

OEHLER. — Neuer Apparat zur Streckung von Knieankylosen mittels Federkraft. Centralbl. f. orthop. Chir., mars 1886.

OLLIER. — Art. Ankylose. Dict. des sc. méd., 1866, et Traité des résections, 1891.

ONIMUS. — Contracture pseudo-paral. infant. Rev. mens. des mal. de l'enfance, sept. 1883

PALASCIANO. — Mémoire sur la rupture de l'ankylose du genou. Lyon, 1847.

PANZERI. — Osteotomie per anchilosi del cotile. Arch. di ortop., 1884, p. 215.

PASSOT (G.). — Du redressement brusque de l'ankylose de la hanche. Thèse de Paris, 1869.

PENNEL — Traitement de l'ankylose angul. du genou par l'ostéot. lin. du fémur. Thèse de Paris, 1884, et Gaz. méd., 27 février 1886.

PÉNIÈRES (L.). — Des résections du genou. Thèse de Paris, 1869.

PERMANN (E.-S.). — Zwei Faelle doppelseitiger Hüftgelenkankylose. Hygiea, 1889, et Centralbl. f. Chir. 1890, n° 1.

PERUSSET (G.). — Traitement de l'ankylose angulaire du genou par l'ostéoclasie sus-condylienne. Thèse de Lyon. 1885.

PHELPS (A.). — Ce qui produit et ce qui prévient l'ankylose des articulations. New-York med. Journ. 17 mai 1890, vol. LI, p. 536.

PHILIPPEAUX. — Thérap. des ankyloses. in Comptes rendus et mém. du Congrès méd. de France, 1864, p. 244.

OLLIER. — De l'ostéoclasie sus-condylienne du fémur et de la résection du genou dans les ankyloses osseuses de cette articulation. Rev. d'orthop., 1890, n° 2, p. 81.

RECLUS. — Du redressement des membres inférieurs par l'ostéotomie et l'ostéoclasie. Gaz. hebd., 18 février 1881.

REIBMAYR (A.). — Die Behandlung der Anchylosen und Contracturen mit Massage und elastischem Zuge Wien. med. Woch. 1885, n°s 25 et 26.

RHEA BARTON. — On the treatment of ankylosis. Philadelphia. 1827, et American Journal of med. Sc. 1837.

RIZZOLI. — Operazione chir. eseguite in diversi casi onde togliesi ha immobilità della man. inf. 1858.

RICHET. — Des op. applic. aux ankyl. Thèse de concours 1850.

ROBIN. — Red. succ. dans l'ank. du genou. Annales d'orth. 1889.

ROSMANIT (J.). — Zur operativen Beh. der schweren Formen von Contracturen u. Anchylosen in Hüftgelenk. Langenb. Arch. f. klin. Chir., XXVIII, 1.

ROTH. — Ueber Anchylosen u. Contracturen. Med. Corr. Bl. des württemb. ærztlichen Vereines. Stuttgart, 1863.

ROTH. — Sull'intervento chirurgica nelle anchilosi del ginocchio, in-4°. Cagliari, 1886.

RUPPRECHT. — De la rigidité spasmodique cong. des membres et des contractures spasmodiques. Samml. klin. Vortr. von Volkmann, 1884, n° 198.

SALZER (Fr.). — Zur Therapie der Narbencontractur der Hand. Wien. med. Woch., 15, I, 1887.

SANSON (A.). — Dict. de méd. et de chir. prat. Art. ankylose.

SAYRE (L.-A.). — A new operation for artificial hip joint in bony ankylosis ill. by 2 cases, 1863.

SAYRE (L.-A.). — On ankylosis, etc. New-York med. Acad., 1876.

SAYRE (L.-A.). — Cas d'ankylose congén. de la mâchoire. *Ibid.* 18 avril 1890.

SCHAECHTER. — Eine Modif. des brisement forcé bei der Streckung kontrakter Kniegelenke. Centralbl. f. Chir, 45, 1884.

SCHUCH. — Ueber die Contract. Wien. med. Woch., 1853.

SCHUETTER (E.-D.). — Diss. inaug. de anchylosi. Groningue, 1844.

SCHREIBER. — Ein Fall von Keilexcision *en bloc* wegen rechtwinkeliger knœcherner Kniegelenkankylose. Münch. med. Woch., 1886.

SCHWARTZ. — Deux cas d'ostéotomie sous-trochant. pour des ankyl. vicieuses de la hanche. Rev. d'orthop. 1892, p. 46.

STILLMAN (C.-F.). — Extension of the hip and its production. Med. record., vol. 25, n° 24, 1884.

STUDENSKI. — Resection beider Hüftgelenke wegen Ankylose. Centralbl. f. Chir., 11 avril 1885.

SWAIN. — Injuries and diseases of knee joint. London. 1869.

TERRIER et HENNEQUIN. — Ostéot. oblique du fémur pour ankylose vic. de la hanche. Rev. d'orth. 1892, n° 1, p. 23.

TERRILLON. — Fausse ankylose des deux genoux, etc. Bull. soc. chir., séance 26 nov. 1884.

TROISFONTAINES — Ostéotomie cunéif. sous-troch. dans un cas d'ankylose vicieuse de la hanche. Annales de soc. méd. chir. de Liège, avril 1885.

URLATIANU. — Résection orthop. du genou pour ankylose angulaire. Th. de Paris, 1890.

MORGAN VANCE. — Femoral osteotomy for the correction of deformity resulting from hip-joint disease. New-York. med. Journ., 1er déc. 1888.

VERDUC. — Traité des fractures et luxations. Paris 1685.

VINAVER. — De l'ostéot. sous-trochant. dans les ankyloses vic. de la hanche. Thèse de Paris, 1889.

VOLKMANN (R.). — Nonnulla de anchylosium anatomia obs. anat. et chir. quatuor. Leipzig, 1857. — Berl. klin. Woch. 1874. Cent. für Chir. 1885, et Handb. de Pitha et Billroth.

WUNDERLY (E.). — Ueber anchylosis. Wurtzbourg, 1840.

ZIPFEL. — De l'ankylose osseuse de l'articul. temporo-maxil. Gaz. méd., 1887.

## LUXATIONS CONGÉNITALES EN GÉNÉRAL

V. AMMON. — Die angeb. chir. Krankh. des Menschen, etc. 1840.

GUÉRIN (J.). — Recherches sur les luxat. congén., 1841.

HAMILTON et POINSOT. — Luxations et fractures, 1884.

HEINE (J.).— Ueber spont. u. congen. Luxationen. Stuttgart, 1842.

HUMBERT et JACQUIER.— Essais et observ. sur la man. de réduire, etc. Paris, 1835.

LANGGAARD. — Z. Orthopaedie. Berlin, 1868.

MAYER (A.). — Das neue Heilverfahren der Foetalluxationen durch Osteotomie Würzb., 1835.

MELICHER (H.-J.). — Die angeborenen Verrenkungen. Wien, 1845.

MOTTA. — Marg. estr. del giorn. della. R. acad. d. med., 1886, nos 7-8.

PALLETTA. — Exercitat. pathol. Mediolan, 1820.

PRAVAZ. — Rev. médic., avril 1835.

SANDIFORT. — Mus. anat. acad. Lugd. Batav. Vol. II, 1793-1836.

SANSON. — Des luxations congén. et des méth. opér. pour y remédier. Thèse de concours, 1841.

V. SMITH. — A treatise on fractures in the vic. of joints and on certain forms of acq. and cong. dislocations. Dublin, 1850.

VROLIK (G.). — Mém. sur quelques sujets intéressants d'anat. et de phys., 1822.

## LUXATIONS CONGÉNITALES DE LA HANCHE

ADAMS (W.). — The so called cong. lux. of the hip joint by long continued recumbency and extension. Brit. m. J., 23 août 1887.

ADAMS (W.).— Un cas de lux. de la hanche et de la mâchoire. Glasg. med. Journ., oct. 1882, vol. XVIII, p. 254.

ADAMS (W.). — Luxation congenit. de la hanche. Brit. med. J., 7 nov. 1885.

ADAMS (W.). — Leçons sur les lux. cong. de la hanche. Brit. m. J., avril 1887.

ADAMS (W.). — On the so called cong. lux. of hip-joint. Path. soc. of London, 29 janv. 1889.

ADAMS (W.). — On the successfull treatment of cases of congenital displacement of the hip-joint by complete recumbency with extension for two years. Brit. med. Journ., 22 février 1890.

ALBERT (E.-Z.). — Diagn. d. angeb. Lux. des Hüftgelenks. Wien. med, Presse, 1887.

V. AMMON. — Die angeb. chir. Krankh. des Menschen, etc. Berlin, 1840.

ANGOT. — Luxations cong. de la hanche. Thèse de Paris, 1883.

BAILLEUL (A.). — Ueber eine Lux. cong. fem. im Anschluss an einen Fall, etc. Berlin, 1886.

BARKER (A.-E.). — Cong. disloc. of hip. Brit. med. Journ., I, 342, Londres, 1882, et Lancet, 1882, I, 395.

BARTH. — Ein Fall angeb. Knie u. Hüftlux. Arch. f. Klin. Chir., t. XXX, p. 670.

BARTHEZ. — Des causes de claudication chez les enfants. Thèse de Paris, 1880.

BARWELL (R.). — On the treatm. of cong. disloc. of the hip. Brit. med. J., 28 mai 1887.

BENNETT (E.-H.). — On cong. disloc. of the hip. Dublin Journ. of med. sc., janvier 1885.

BENNETT (E.-H.). — Cong. disloc. of the hip. Transac. of the ac. of med. Dublin III, p. 293. 1885.

BIRNBAUM (F.-G.). — Ueber lux. cong. fem. Diss. Giessen, 1858.

BLACK. — Cong. disl. of the hip both thigs. Brit. m. Journ. 22 mai 1886.

BONNET (Lyon). — Traité de thérapeutique des maladies articulaires. Paris, 1853.

BOUISSON. — Tribut à la chirurgie, 1858, t. I, p. 503.

BOUVIER. — Rapport sur la curabilité des luxations congénitales de la hanche. Gaz. des hôp., 1864, X, n° 56.

BOUVIER. — Mém. sur la réd. des lux. cong. du fémur, Paris, 1882.

BOUVIER. — Leçons clin. sur les maladies chron. de l'appareil locomoteur. 1858, Paris.

BOUVIER. — Luxation spontanée de la hanche. Bull. soc. chir. 1858, t. XIX.

BOWLBY (Anth.). — Luxation cong. de la hanche Brit. med. Journ., p. 879, avril 1887.

BRAATZ. — Wasserglass-Schellackfilzcorset f. die ang. Hüftlux. Centralbl f. orthop. Chir., sept., 1887.

BRADFORD. — Un cas de luxat. de la hanche d'origine paral. etc. Bost. med. and surg. journ., janvier 1883, vol. CVIII, p. 73.

BRANFOOT. — Malform. cong. de la hanche. South. Indian Branch., 4 juin 1887.

BROCA. — Etiol. des lux. cong. de la hanche. Gaz. des hôp. 1866, p. 139 et Bull. soc. chir. 1866, p. 329, 341.

BRODHURST. — Orthopedic surgery on congenital dislocation. Brit. med. Journ., 25 février 1865; and in St-Georges hospital reports., t. I, p. 217, 1866.

BRODHURST. — Holmes surgery, t. V, p. 828.

BRODHURST. — Cong. disl. of the hip. Lancet, 7 févr. 1885.

BROUSSOLE (E.). — De la claudication chez les enfants (séméiologie et traitement.) Thèse de Paris, 1886.

BUCKMINSTER-BROWN. — Luxation cong. double de la hanche prise pour une scoliose. Bost. med. and surg. Journ. 15 nov. 1877.

BUCKMINSTER-BROWN. — Luxation congén. double de la hanche, ibid. 4 juin 1885.

BUCKMINSTER-BROWN. — Double cong. displacement of the hip, etc. Boston, 1885. Cupples, Upham et Co., 24, p. 4, l. sm. 4°.

CARNOCHAN. — A treatise on the etiologie, pathologie and treatment of congenital dislocations of the head of the femur. New-York, 1850.

CHAPUT. — Soc. anat. oct., 1885.

CHASSAIGNAC. — Soc. de chir., janv. 1853.

CICEI. — Zur Kenntn. der cong. Hüftlux. München, 1884.

CLARCKE (H.-E.). — Un cas de lux. cong. de la hanche. Glasgow med. Journ., p. 202, fév. 1890.

CONRADS. —Ueber lux. cong. fem. Inaug. Diss. Wurtzb. 1885.

CORRADI (J.). — La contratture et la lussazione coxo-femorali. Florence. 1873.

COUDRAY. — Deux cas de luxat. cong. de la hanche. Prog. méd. Paris, n° 52, 1882.

COWEL. — Proc. of the roy. med. and surg. soc. of London, 1883, II n° 4.

CRUVEILHIER. — Traité d'anatomie pathologique, t. I, p. 505.

DALLY. — Obs. sur l'étiol. et sur le trait. des lux. atrophiques du fémur dites congénitales. Bull. gén. de thérap. 1873.

DELACOUR. — Obs. de lux. doubles du fémur, etc. Rev. méd.-chir., Paris, 1855.

DELPECH. — De l'orthomorphie, etc., Paris.

DEPAUL. — Mémoires de la société de chirurgie, 1869, t. VI.

DESCHAMPS (J.).— De la résection de la hanche dans la luxation congénitale de l'articulation coxo-fémorale. Gazette médicale de Liège, 13 mai 1890.

DOLLINGER. — Die angeborne Hüftgelenkverrenkung. Arch. f. Klin. Chirurg., t. XX, p. 622.

DOUTRELEPONT. — Drei Faelle von Hüftgelenklux. Deuts. Zeits., n° 1, 2, 21 septembre 1873.

DRACHMANN (A.-G.). — Hosp. tidende, 2 R., VII, 1880, ou Schmidt's Jahrb. B 190.

DUBREUIL. — De la thérap. des lux. cong. de la hanche. Gaz. hebd. de la soc. méd. de Montpellier, 1887, 40-43, 49, 52.

DUBREUIL. — Leçons d'orthop. 1882, Paris, Lecrosnier, in-8°.

DUBREUIL. — De quelques complic. des lux. cong. de la hanche. Gaz. hebd., Montpellier, n° 42, 1884.

DUBREUIL.— Des accidents douloureux dans la lux. cong. de la hanche. Rev. d'orth., 1890, p. 187.

DUPRÉ (M.). — Lux. cong. de la hanche. Th. de Paris, 1891.

DUPUYTREN. — Leçons orales de clinique chirurgicale. Paris, 1835, t. I, p. 135.

FISCHER (R.). — Becken bei doppels. Oberschenkellux. Arch. f. Anat. u. Phys. fasc. 6, p. 519, 1878.

FOOLE. — Malformation cong. de l'artic. de la hanche. Brit. med. Journ., 6 nov. 1880.

FREELAND. — Cong. disloc. of the hip. Indiana M. 1887.

GEIER. — Ueber ein Becken mit doppels. cong. Lux. fem. Halle, 1885. Karras 27, p. ipl. 4.

GERDY. — Rapports sur deux mém. du Dr Pravaz, etc. Lyon, 1840.

GIRALDÈS. — Des lux. cong. du fémur. Union méd. 1869.

GRAWITZ. — Cause des luxations fémorales spontanées. Arch. f. path. Anat. u. Phsiol. t. 74, p. 1, 1873.

GROSS. — Luxat. de la hanche chez un enfant de six mois. Phil. med. Times, 14 oct. 1876.

GRUENWALD. — Deux cas de luxat. cong. de la hanche (Wien. med. Presse, n° 50, 1882.

GUÉNIOT. — Lux. cong. de la hanche, Paris. (Monographie 1864.)

GUÉRIN (J.). — Recherches sur les luxations congénitales, Paris, 1841.

HAMILTON et POINSOT. — Traité pratique des fract. et luxat., Paris, 1884, p. 1272.

HAVAGE. — Lux. anc. du fémur. Bull. de la soc. an. de Paris, juin 1879.

HEINE (J.). — Ueber spont. u. cong. Lux. Stuttgart, 1842.

HEUSNER. — Résection dans le cas de luxation congénitale de la hanche. Assemblée des naturalistes et médecins allemands de Magdebourg, 18 septembre 1884.

HEUSNER. — Ueber orthop. Beh. der Hüftgelenkluxationen. Arch. f. Klin. Chir., t. XLII, p. 709.

HIPPOCRATE. — Œuvres édit. Littré, t. IV, p. 239.

HOFFA (de Würzburg). — Traitement opératoire des luxations congénitales de la hanche. XIXe congrès de la Société allemande de chirurgie, 9 au 12 avril, Berlin. Analyse in Semaine médicale du 16 avril 1890.

HOFFA. — Contrib. au trait. opér. des lux. cong. de la hanche. Rev. d'orth., 1891, n[os] 1 et 2.

HOLMES. — Thérapeutique des maladies chirurg. des enfants, 1870.

HOWARD-MARSH. — Quelques cas de lux. cong. de la hanche avec remarques. Saint-Bartholomew's hosp. rep., vol. XI, 1875, p. 113).

HUMBERT et JACQUIER. — Essai et observations sur la manière de réduire les luxations spontanées et symptomatiques de l'articulation ilio-fémorale, méthode applicable aux luxations congénitales et aux luxations anciennes par causes externes. Paris, 1835.

HUETER. — Klinik des Gelenkkrankheiten. Leipzig, 70-71.

KAPPELER. — Résection de la hanche. Arch. d. Heilk, 13, p. 43.

KAREWSKI. — Zur Pathologie and Therapie der paralytischen Hüftgelenksluxation. Deutsch. med. Wochens, 1889.

KAREWSKI. — Ueber paralytische Luxationen der Hüfte. Arch. f. Klin. Chir., 1888. p. 346.

KAREWSKI. — Opérat. de deux luxations spontanées de la hanche survenues à la suite de paralysie infantile. Berl. Klin. Wochens, p. 102, 1888.

KOCHER. — Triple luxation cong. bilat. des genoux, hanches, radius. Corresp. Blatt. f. Schweitz. Aerzte, 13, 402, 1er juillet 1889.

KŒLLIKER. — Congrès des sc. méd. Berlin, août 1890.

KŒNIG. — Lux. cong. de la hanche. Création d'un nouveau condyle. Comm. au XXe congrès de la soc. allem. de chir., 2 avril 1891.

KRAUSE. — Deux cas d'arthrite supp. dans les artic. coxo-fémorales avec luxation cong. Centralbl. f. Chir., n° 29, 1889.

KRAUSSOLD. — Ein einfacher Apparat z. Beh. der angeb. Hüftverrenk. Centralbl. f. Chir., 1881.

KROENLEIN. — Die Lehre von den Lux. Deuts. Chirurgie v. Billroth u. Lücke, 1882.

KRUECKENBERG. — Die Beckenform beim Neugebornen mit Hüftgelenklux. Arch. f. Gynækol., t. XXV.

LAMPUGNANI (C.). — Ancora sulla cura della lussaz. cong. dell' anca. Giorn. d. r. ac. di med. di Torino, 1889, 3e s. XXXVII, 347-352.

LAMPUGNANI. — La decapitazione del femore nella luss. cong., etc. Giorn. R. Ac. del Torino, 1885, XXXIII, 528-551.

LANCEREAUX. — Traité d'anat. path. Paris.

LANDERER. — Ein einfacher Verband der angeb. doppels. Hüftverrenkung. Archiv. f. Klin. Chir., 1885., t. XII.

LANGTON. — Difformité cong. du membre inf. Bright med. J., mars 1878.

Lefeuvre (J.). — Luxations cong. du fémur au point de vue des accouchements. Thèse de Paris, 1862.

Leopold (G.). — Ueber die Veraenderungen der Beckenform durch einseitige angeb. oder erworbene Oberschenkelluxation. Arch. f. Gynækologie, Ve fasc., 3, Berlin, 1873.

Lovett. — Etude expérimentale sur la fixation et la traction dans le trait. des affections de la hanche. N.-Y. med. J., 2 févr. 1889, p. 116.

Luecke. — Ueber die sog. cong. Hüftverrenkung Tagebl. der Strassb. Naturf.-Vers., p. 274, 1884.

Luecke. — Insuffis. du muscle quadriceps fémoral, etc. Deuts. Zeit. f. Chir., t. XVIII, p. 140.

Luecke. — Forme de la luxation de la hanche dite congén. Berl. klin. Woch., 9 nov. 1885.

Malgaigne. — Traité des fractures et des luxations, t. II, page 267, et Traité d'anatomie chirurgicale. Paris, t. II, p. 760.

Malgaigne. — Revue et obs. sur le diagn. diff. des luxations cong. et des luxat. de la première enfance. Revue méd.-chir., 1853.

Malgaigne. — Leçons d'orthopédie, 1862.

Margary. — Traitement opératoire de la luxation congénitale de la hanche. Congrès intern. des sc. méd. de Copenhague, 10 août 1884.

Margary. — Cura operativa della luss. cong. dell'anca. Arch. di ortopedia. Milan, 1884, L, 381, 391, 2 pl.; et Gaz. med. di Torino, 1885, XLI, 193-197.

Margary. — Trait. opér. de la lux. cong. de la hanche. Cong. intern. périod. d. sc. med. c. r. sect. de chir., 1884, Copenhague, 1885, VIII, 217, 221.

Margary-Motta. — Sulla cura ortop. meccanica della luss. cong. dell'anca Gior. della Accad. di Med. Turin, 1886, 3 s., XXXIV, 675-678.

Martin (E.). — Zur Behandlung der angebornenen Hüftgelenksluxation, und zwar besonders der einseitigen. Deutsche med. Wochenschrift, 16, 1889.

Meyer (A.). — Das neue Heilverfahren bei Foetallux, d. Osteot., Würtzb., 1855.

Mollière. — Lyon médical. 1887, 27 févr., p. 299. — Trait. de deux lux. cong. de la hanche par le procédé de Margary.

Monnier. — Lux. cong. du fémur. Soc. anat., 5 févr. 1882.

Montaz. — Des bassins rétrécis par double lux. ilio-fém. congén. Lyon méd., 11 sept. 1882.

Morgan (J.-H.). — Cong. disl. of hip. Tr. path. soc. Londres 1886-87, 1887, XXXVI, 298.

Motaz. — Trib. à l'hist. des bassins rétrécis par double lux. cong. de la hanche Arch. de Tocologie, nov. 1887.

M. Motta. — Contributo alla cura della lussazione congenita dell'anca; Com. all. Accad. di med. di Torino, 18; VI, 1889; et Archivio di ortopedia, Fascicolo, 3°, 4°, 5°, p. 304, 1889.

Nicaise. — Lux. cong. de la hanche. Soc. anatom. de Paris, 1868.

Ogston. — Trait. de la lux. cong. de la hanche. Soc. med. of Aberdeen, 18 nov 1885.

Ogston. — Brit. med. J. 1885, p. 116.

Ollier. — Tr. des résections, 1883, p. 528.

Orecchia (Car.). — La luss. cong. femore et la sua cura oper. Milan, Arch. di ortop. III, 5 et 6.

Paci (A.). — Studio ed osservazioni sulla lussazione iliaca commune congenita del femore e sua cura razionale. In-8°, 70 p., Genova, 1888.

Paci (A.). — Sulla cura razionale ortopedica della lussazione iliaca comune congenita del femore. Secondo contributo. Archivio di ortopedia, 1890, Anno VII, n° 3.

PALLETTA (J.-B.). — De claudicatione cong. Lugd. Batav., 1877 ou Chir. adv. prim. Milan, 1788.

PARISE. — Arch. gén. méd., 1842, XIV, p. 428.

PARKER. — Cong. disl. of hips. Tr. clin. London, 1882, XVI, 257.

PAROW. — Beitrag zur Therapie der Hüftgelenkluxationen in Behrend's Journal. Jahrg. XIX, Hefte 3 et 4, 1863.

PFENDER. — De la pathogénie des luxations congénitales de la hanche. Revue mensuelle des maladies de l'enfance, p. 312, 1889.

PFENDER. — Etiologie des lux. cong. de la hanche. Thèse de Paris, 1890.

POGGI (A.). — Contributo alla cura cruenta della lussazione congenita coxo-femorale unilaterale. Archivio di ortopedia, 1890, fasc. 2, p. 105.

POOLE. — Cong. disl. of the hip. Obstetr. journ., VIII, p. 682 n° 93, nov. 1880.

PORTO (F.). — Des luxations congénitales de la hanche, envisagées plus spécialement au point de vue thérapeutique. Th. de Paris, 1887.

POST (A.). — Cong. disloc. of hip. Bost. med. and surg. J., 1883, C. IX, 193.

POULET. — Soc. de chir., 1885.

POZZI. — Luxat. fém. ancienne, soc. anat. Paris, 1872, mars.

PRAVAZ (J.). — Tr. théorique et pratique des luxations congénitales du fémur. Paris, 1847.

PRAVAZ. — Curabilité des luxations congénitales du fémur. In Gaz. hebd., 1864, 23 septembre.

PRAVAZ. — Un cas de lux. cong. du fémur. Union médicale, 1869.

PRAVAZ, HUMBERT et BOUVIER. — Bull. de l'ac. roy. de méd., III, p. 4088.

PRAVAZ. — Considérations sur l'étiol. des lux. cong. du fémur. Mars. Lyon méd., 1881.

PRAVAZ. — Etiol. des lux. cong. du fémur. Gaz. des hôp. Janv. 1881.

RECLUS. — Les luxations paralytiques du fémur. Revue mens. de méd. et chir., 1873, p. 176.

RECLUS. — Des luxations subites au cours des fièvres graves. Gaz. hebd. méd. et chir., 1883, p. 781.

RECLUS. — Gaz. hebd., 1884, p. 238.

RECLUS et FORGUES. — Trait. des lux. cong. Gaz. hebd., 22 nov. 1890.

REDARD (P.). — Sur une nouvelle méthode de traitement des luxations dites cong. de la hanche. Revue des mal. de l'enfance, 1890, nov., p. 503.

RIDLON (J.). — Fixation and traction in the treat. of hip disease. N.-Y. med. Journ., 1890, II, 169-172.

RIDLON (J.). — Notes on two cases of hip disease, etc. Med. chips Saint-Louis, 1888-1889, II, 283-288.

RIDLON (J.). — Case of cong. disloc. of the hip. N.-Y. med. Rec., 16 nov. 1889.

RIEDINGER. — Ueber Gelenkmissbild. Verh. d. deutsch. Ges. f. Chir. Berlin, 1889, XVIII, 76-80.

RINNE — Du traitem. des lux. cong. de la hanche. Corresp. Bl. f. Aerzte. Stralsund, n° 24, 1887.

ROBERT. — Malformations congénitales des articulations. Th. pour concours de clinique chirurgicale de Paris, 1851.

ROHMER. — Article Hanche. Dict. encyclop. des sc. méd. XII.

ROSENFELD. — Oper. Beh. d. ang. Hüftverr. Münch. Med. Woch., 1890.

ROSER. — Mécanisme de production des lux. cong. de la hanche. Arch. f. klin. Chir., t. XXIV.

Roser. — Die Lehre von den Spontanluxationen. Arch. der Heilkunde. Jahrg. V., 1864.

Roser. — Ueber angeb. Hüftverrenkung. Verh. der deuts. Ges. f. Chir. 8e Congrès. 1879.

Rueckert (C.). — Ueber angeb. Lux. des Hüftgel. Erlangen, 1842.

Ruege. — Présent. d'un bassin, etc. Berl. klin. Woch., févr. 1877.

Ryan. — Double cong. disl. of the hip joint. Cincin. Lancet Clin., 1889, n° 3, XII, 67.

Saint-Germain (De). — Chir. orthop, 1883.

Sands. — Double cong. disl. of the hip. Ill. med. a. s. New-York, 1888, II, 158.

Sassmann. — Das Becken bei ang. doppels. Hüftgelenklux. Arch. f. Gynäkologie, t. V, fasc. 2, 1873.

Sayre (L.-A.). — Double cong. disl. of the hip. Phil. med. times, 1876, p. 169, 8 janv.

Schuessler. — Ueber Hüftresection wegen ang. Luxation. Berl. Klin. Woch., 1886, t. XXIV.

Schuessler. — Zur op. Beh. der cong. Hüftlux. Centralbl. f. Chir., 17 janv. 1891.

Sébileau. — Subluxation iliaque droite chez un nouveau-né. Journ. méd. Bordeaux, 29 avr. 1883.

Sédillot. — Journal des connaissances médico-chirurgicales, 1836, février.

Sédillot. — L'Expérience, 1838.

Shattock. — Bilat. disloc. of hip joints, prob. cong. Tr. path. Londres, 1887, XXXVIII, 299.

Shephed (F.-J.). — Note sur la dissection d'un cas de disloc. cong. de la tête du fémur. Journ. of anat. and physiol., t. XIV, avril 1880, p. 363.

Sidney jones. — Cong. disl. of both hips. Trans. of. path. soc. London. XXVI, p.158.

Simon. — Des causes de claudication chez les enfants. Gaz. des hôp., V, 137 et 138, 1879.

Sironi. — Decapitazione di amboi femori (oper. Margary) per doppia luss. cong. dell'anca. Boll. a Poliamb. di Milano, 1888, I, 50-54.

Sonnenburg. — Spontanlux. u. ihre Beh. Arch. v. Langenb., XXXII.

South. — Note to Chelius, t. II, p. 245.

Stimson. — Five cases of disl. of the hip. N.-Y. med. J., 1889, I, 118-121.

Teufel (G.). — Ueber einen Fall v. multiplen Missbildungen und die operative Behandlung der congenitalen Hüftluxation. D. Zeitschrift. f. Chir., Bd., 4,4, 1889.

Thilo Otto. — Zeugcorset mit Trochanterstützen bei angeb. Hüftgelenkverrenkung. Centrabl. f. orth. Chir. und. Mechan., 1, VI, 1888.

Tillmanns (H.). — Zur Lehre v. d. cong. Hültgel. Lux. Arch. f. Heilkunde 1873, H. 3 et 4.

Trélat (U.). — Diagnostic de la coxalgie. Des pseudo-coxalgies. Union méd., 31 janv. 1885.

Vance. — Two cases of cong. disl. of the hip. Louisville med. News 1882, XIII, 234.

Veit. — Soc. d'obstr. et de gyn. de Berlin, 23 juil. 1878.

Verduc fils. — Pathologie chirurgicale, 1736.

Verneuil. — Union méd., 1866. — Gaz. hebd. 1866. — Gaz. des hôp., 1866.

Verneuil. — Soc. de chir., 1883.

Verneuil. — Sur les luxations prétendues congénitales de la hanche. Rev. d'orthop., 1890, 23-35.

Verrier. — Influence de la luxation coxo-fém. sur la conform. du bassin. Bull. Ac. de méd., X.

VINCENT. — Opér. communic. au Cong. de chir. Revue de chir., 1886, la Semaine médicale, 1886, p. 433.

VOSS. — Inversio vesicae ur. og lux. fem. cong., etc. Christiania, 1857, ou Schmidt, Jahrb, t. IC, 109.

VROLIK. — Effets produits par la luxation congénitale et accidentelle non réduite du fémur. Amsterdam, 1839.

WHARTON. — Cong. disl. of the hip joint. Medic. rep. Philadelphie, 1886, 5. 3.

WILDBERGER. — Spontane Luxationen im Hüftgel. Leipzig, 1863.

ZAHN. — Angeborne Lux. des Hüftgel. Canstatter Jahresb., 1858, II, p. 48.

## LUXATIONS CONGÉNITALES DE LA ROTULE

BESSEL HAGEN. — Luxation congénitale de la rotule en dehors. Deutsche med. Woch., n° 3, 1886.

EULENBURG. — Fall von cong. Lux. beider Kniescheiben vertical nach oben. Deuts. Klin., 1857.

HOLTHOUSE. — Case of cong. disl. of the patella outwards. Lancet, 24 août

LANNELONGUE. — Sur un cas de lux. cong. de la rotule. Bull. soc. chir., 1880.

MICHAELIS (E.-O.). — Ueber zwei Falle v. ang. Lux. d. Kniescheibe. Deuts. Klin. n° 5, 1884.

MIDDELDORPF. — Angeb. Patellarlux. als Ursache von Genu valgum. Deuts. Zeits. f. Chir., t. XXXIV, p. 151.

OHRLOFF (W.). — Ueber cong. Patellarlux. mit hochgrad. Genu valg. Inaug. disss. Würzburg, 1886.

RAVOTH (D.). — Cong. disl. d. patella nach oben. Deustche Klin., n° 4, 1857.

SCHLING (PH.). — Ueber angeb. Kniescheibenverrenkungen. Inaug. Diss. Wurzburg, 1885.

SINGER. — Fall von angeb. vollst. Verrenkung beider Kniescheiben nach a. b. gut. Gebrauch der Gliedmassen. Zeits. d. Ges. der Aerzte z. Wien, 1856.

UHDE. — Lux. patellarum cong. Deuts. Klin., 1857, n° 14.

WEGER. — Diss. de morbis genu cong. 1836.

## LUXATIONS CONGÉNITALES DU GENOU

AUJAY DE LA DURE. — Fractures des membres du fœtus pendant l'accouchement. Th. de Paris, 1889.

BARD. — Bost. Med. and Surg. Journ., 1834.

BARD. — Amer. Journ. of med. sc., 1835, t. XV, 2e partie, p. 255.

BARTH (A.). — Ein Fall v. angeb. Knie u. Hüfgelenklux. Archiv. f. klin. Chir. XXXI, p. 670.

BARWELL. — On cong. disl. of the knees, tibia forwards. Proc. Roy. med. and surg. soc., London, 1875-80, p. 218-220.

BERTIN. — Union méd. de Paris, 1880, p. 616.

BLANC (Ed.). — Note sur un cas de luxation congénitale du genou en avant. Gaz. méd. de Paris, 21 avril 1884.

BOUVIER. — Bull. de l'Acad. de méd., 1837, t. II, p. 701.

CHATELAIN. — Bibl. méd., t. LXXV, p. 103.

CRUVEILHIER. — Atl. d'anat. path., 2e livraison, 2 planches et dans œuvres de J. Guérin, 1880.

DECHY. — Du genu recurvatum congénital, etc. Th. de Lille, 1890.

DICT. ENCYCLOP. — Lux. cong. du genou.

DUBRISAY (J.). — Lux. cong. du genou. Le mouvement méd., 1875, p. 624.

DUCOURMEAU. — Th. de Paris, 1876.

DUPLAY. — Pathol. ext., t. III, p. 412.

GUÉNIOT. — Sur la luxation congénitale du genou. Bullet. de la société de chir., 1883.

GUÉNIOT. — Sur la lux. cong. du genou. In Bull. Soc. de chir. séances du 7 juillet 1880, t. VI, p. 442.

GUÉRIN (J.). — Œuvres grand in-8° avec atlas, 1re liv., 1880, p. 43.

GUÉRIN (J.). — Rech. sur les lux. cong., 1841. Œuvres, 1880.

GRICHMAN GODLEE. — Lux. cong. du genou en avant. Lancet, 1877.

HARTIGAN. — Malform. partic. du genou. Nat. med. Rev., Washington, 1878-1879, p. 92-98.

HIBON (L.). — De la lux. congénit. du tibia avec renversement de la jambe sur la cuisse. Thèse de Paris, 1881.

HOFMOKL. — Soc. imp. et royale de méd. de Vienne. Séance du 7 nov. 1884. Sem. méd., 1883-84.

JALAGUIER (A.). — Flexion antéro-postérieure de la partie supérieure du tibia. Revue d'orthopédie, 1890, p. 357.

KAREWSKI. — Langenb. Arch. Heft. 2, Bd. XXXIII.

KIRMISSON. — Sur une déf. partic. du genou simulant la luxation du tibia en arrière. Rev. d'orthop., 1er mars 1890.

KLEEBERG. — Angeb. Lux. des Kniegelenkes. Hamb. Zeits. f. ges. Med., t. VI, 2.

KOENIG. — Traité de path. ext. Trad. Comte, t. III, 2e fasc., p. 539.

MAAS. — Ang. Verr. des rechten Unterschenkels nach vorn. Arch. f. Klin. Chir., XVII, p. 492.

MALGAIGNE. — Traité des fract. et lux., t. II, p. 274 et 982.

MOTTE. — Chir. inf. in Bull. de l'Acad. royale de méd. de Belgique, t. X, 3e série, n° 2.

NISSEN. — Zwei Faelle v. ang. Diff. des Kniegel. Magdeb., 1880.

OWEN (E.). — Case of genu recurvatum on both sides. Med. soc. trans vol. XIV. London.

PÉRIER (E.). — Lux. cong. du genou. Bull. soc. de chir., 1880, 11 nov.

RICHARDSON et PORTER. — Bost. med. and surg. Journ., 1872, II, p. 321.

RICKMANN. — Lancet, 1877, I, 316.

ROBERT. — Des vices cong. de conf. des artic. Th. de concours, 1851.

ROBERTSON (J.-R.). — On a peculiar case of cong. anteflexion of the right knee-joint Glasg. med., VII, 1884.

SANSON. — Des lux. cong. Th. de concours, 1841.

SCHOENFELD. — De lux. cong. et singul. quadam lux. genuum. Inaug. Diss. Berol., 1865.

TURNER. — Glasgow obst. and gynæc. Soc., nov. 1888.

VIDAL DE CASSIS. — Path. int., t. II, 4e éd.

VILCOQ. — Des fract. intra-utérines. Th. de Paris, 1888.

WEINLECHNER. — Vorst. eines 10 Wochen alten Kindes mit angeb. Lux. des l. Kniegelenkes. Gesellsch. d. Aerzte in Wien., n° 21, 1884.

WUTZER. — Angeb. Lux. des Kniegelenkes. Müller's Archiv. f. Anat. u. Physiol., IV, 1835.

YOUMANS. — Bost. med. and surg. Journ., 25 oct. 1860, p. 250.

## LUXATIONS CONGÉNITALES DU COU-DE-PIED

DORNSEIFF (O.-Z.). — Aetiol. de cong. Lux. des Hand-und Fussgelenkes. Inaug. Diss. Giessen, 1866.

VOLKMANN (R.). Ein Fall. v. heredit. congenitaler Lux. beider Sprunggelenke. Zeitschr. f. Chir., XXVIII, 2 Heft.

## LUXATIONS CONGÉNITALES DU MEMBRE SUPÉRIEUR

ARSDALE (W.-W.). — On subluxation of the head of the radius in children, etc. Ann. of surg., 6, 1889.

BARTELS. — Arch. de Langenbeck, t. XVI, p. 636.

BESSEL HAGEN. — Ueber Knochen u. Gelenkanomalien, etc. Arch. f. klin. Chir., t. XI, n° 2. p. 420.

HEELIS. — Cong. bil. disloc. of the head of the radius. Lancet, 7 août 1886.

HERKOWIKS (L.).— Ein Fall. v. ang. beiders. Lux. des radius.Wien. med. Presse, 1888.

LINDEMANN. — Partial disloc. of the head of the radius peculiar to children (Brit. med. J. Londres, 5 déc. 1885).

PINGAUD. — Art. coude du dict. de Dechambre.

SCUDDER (C.-L.). — Congenital dislocation of the Shoulder-Joint. Arch. of Ped., 1890.

SMITH (R.-W.). — A treatise on fracture in the vic. of joints and on certain forms of ac. and cong. dislocations. Dublin, 1850.

SPRENGEL. — Die angeborene Verschiebung des Schulterblattes nach oben. Arch. f. Klin. Chir. XLIII, 3, 1891.

SPILLMANN. — Bull. soc. chir., 1874, p. 62.

SYDNEY (Phillips). — Cong. disl. of. radii. Brit. med., J., IV, 1883.

# TABLE DES MATIÈRES



## CHAPITRE PREMIER

### CHIRURGIE ORTHOPÉDIQUE EN GÉNÉRAL

## CHAPITRE II

### TORTICOLIS



## CHAPITRE III

### DÉVIATIONS DE LA COLONNE VERTÉBRALE

## CHAPITRE IV

### DIFFORMITÉS DU THORAX



## CHAPITRE V

### DIFFORMITÉS DU MEMBRE SUPÉRIEUR

## CHAPITRE VI

### DIFFORMITÉS DU MEMBRE INFÉRIEUR

## CHAPITRE VII

### DIFFORMITÉS DANS LES MALADIES DU SYSTÈME NERVEUX

## CHAPITRE VIII

### DIFFORMITÉS A LA SUITE DE FRACTURES ET DE LUXATIONS



## CHAPITRE IX

### CONTRACTURES ET ANKYLOSES

# TABLE ALPHABÉTIQUE DES MATIÈRES

## A

## B

## C

D



E

## I



## J



## K



## L

## M



## N

P

## R

## S

## T

## V



## W



ÉVREUX, IMPRIMERIE DE CHARLES HÉRISSEY

www.ingramcontent.com/pod-product-compliance
Ingram Content Group UK Ltd.
Pitfield, Milton Keynes, MK11 3LW, UK
UKHW022314190726
13856UKWH00001B/8